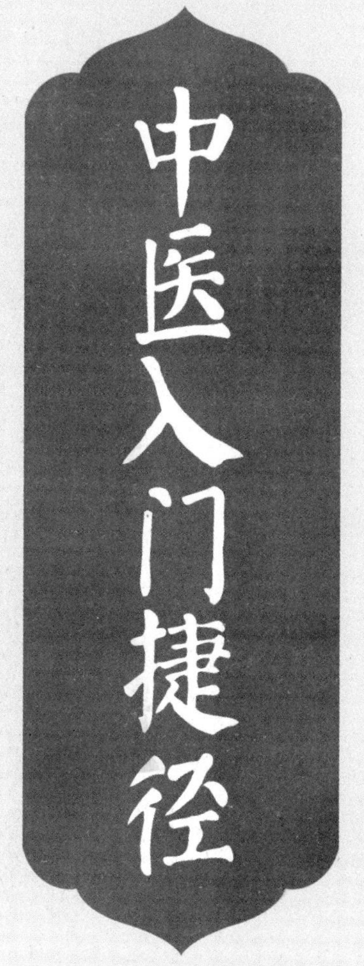

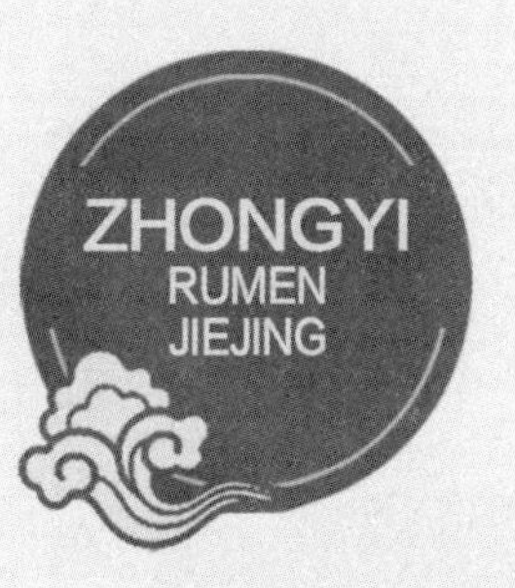

周德生 / 主编

湖南科学技术出版社

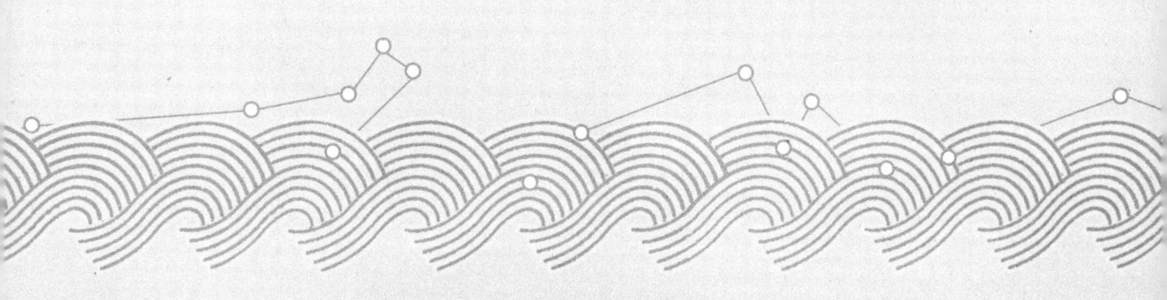

前　言

中医药作为中国优秀传统文化之一，其实践性强，应用范围广，在人类健康事业中始终发挥着巨大的作用，特别是对一些慢性病或重大疾病的临床诊疗及预防保健拥有绝对的特色和优势。中医学思想是中医的灵魂，中医特色优势是中医的生命力。中医学思想体现在大医精诚的医德观、天人合参的整体观、阴平阳秘的健康观、内外相因的疾病观、辨证论治的诊疗观、未病先防的预防观、形神并调的养生观、针药并用的医技观等。中医特色优势包括追求一统、崇尚中和、取类比象、司外揣内、心法顿悟等特色思维，包括辨神、切脉、望舌、诊腹、按腧穴等特色诊法，也包括中草药制剂、针灸、推拿、理疗、食疗等特色疗法，体现了自然科学与社会科学、人文科学的高度融合和统一。

但是，由于中医药博大精深，理论内容丰富深奥，临床技术变化玄妙，语言文字古朴简约，初学者往往难于入门，故有《此事难知》之感叹。那么，在保持原汁原味中医精髓的同时，如何推动中医药话语体系的大众化？为了帮助零基础者轻松地学习中医，快速地完善中医药知识，达到《医学实在易》之化境，笔者根据多年的医疗教学工作经验和中西医结合临床体会，把中医学与现代医学结合起来，基础理论与临床实践结合起来，学科广度与专精深度结合起来，编撰了这本“小而全”的《中医入门捷径》。

自古中医不分科，以技进乎艺而悟道，强调预防胜于治疗。中医中药不分家，故防治康养为一体，强调用药如用兵。本书分为总论篇、基础篇、临床篇、方药篇、理疗篇、养护篇。第一篇总论篇包括理论思维方法、临床思维方法；第二篇基础篇包括脏腑生理、病因病机、辨证诊断；第三篇临床篇包括神经精神科疾病、内科疾病、传染科疾病、肿瘤科疾病、外科疾病、骨伤科疾病、眼科疾病、耳鼻咽喉科疾病、口腔科疾病、皮肤科疾病、肛肠科疾病、妇产科疾病、男科疾病、小儿科疾病，共 120 个病种；第四篇方药篇包括名方类聚、药物备要，共 114 首方剂、147 种中药；第五篇理疗篇包括非药物疗法、医用器械疗法；第六篇养护篇包括康复调理、预防养生。本书内容涵盖中医预防、诊疗、康复、养生、调理等领域，系统全面，科学规范，提纲挈领，简明扼要，通俗易懂，临床实用。

于谦说："书卷多情似故人，晨昏忧乐每相亲。"本书从浅入深，循序渐进，群学群教之门径在此矣。本书适合中医药初学者以及基层中医药、中医全科医学、民族医药、中西医结合、西医从业人员学习中医药者等各类从业人员和中医药爱好者阅读参考。

湖南中医药大学第一附属医院
周德生

目　录

第一篇　总论篇

第二篇　基础篇

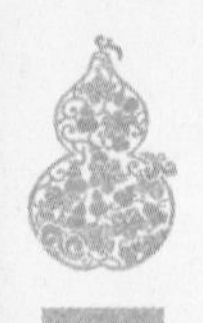

第三篇 临床篇

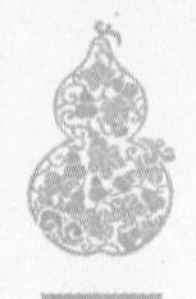

第四篇　方药篇

第五篇　理疗篇

第六篇　养护篇

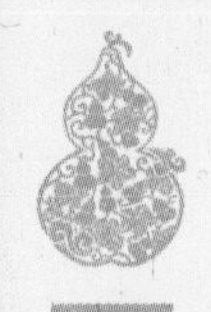

第一篇 总论篇

第一章
中医学理论思维方法

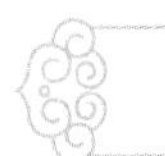

第一节　天人相应学说

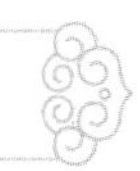

中国古代医家通过“仰观天文，俯察地理”的长期实践，运用医学、天文学、气象学、物候学等自然科学论证天人关系的哲学理论。

一、天人相应学说的概念

天指自然界。天人相应，指天运人随，天体具有的方位性、时空性、主气性、当令性、周期性、平衡统一性等，即自然界（大宇宙、宏观整体）与人（小宇宙、微观个体）通过“气”的中介作用，互相感应、互为反应、互为映照。

二、天人相应学说的基本含义

其主要内容有 3 个方面：生气学说应阴阳四时之法学说，藏象学说应五行生克制化学说，经络学说应五运六气学说。简称为应气，应形，应法。

（一）人赖大自然生存，并与之息息相通

恩格斯《自然辩证法》指出“生命是整个自然界的结果”。大自然是人类赖以生存的泉源，《素问·六节脏象论》曰：“天食人以五气，地食人以五味”。五气、五味是自然界直接供给人类生存的必需物质，所以《素问·宝命全形论》曰：“人能应四对者，天地为之父母。”《素问·六微旨大论》曰：“上下之位，气交之中，人之居也。”人处于天地“气交”之中，势必会受自然界各种变化的影响。如一年之中，气候变化有春温、夏热、长夏湿、秋燥、冬寒之别，生物亦相应有生、长、化、收、藏的变化，人也不能例外。《素问·金匮真言论》所谓“五藏应四时，各有收受”，肝主春、心主夏、脾主长夏、肺主秋、肾主冬，脉象也有春弦、夏洪、秋毛、冬石之应。一天之中，太阳有日出、日中、日夕之变，人体阳气亦随之有相应的变化。《素问·生气通天论》称为“平旦人气生，日中阳气隆，日西而阳气已虚，气门乃闭”。月亮有盈亏圆缺，人体气血有虚有实。《素问·八正神明论》曰：“月始生，则气血始精，卫气始行；月郭满，则血气实，肌肉坚；月郭空，则肌肉减，经络虚，卫气去，形独居。”由此可见，机体的生理活动随四时六气、日月星辰运行的变迁而变化。

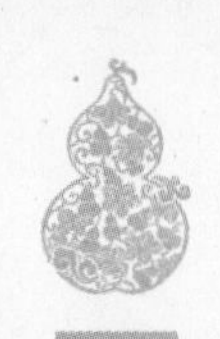

（二）人体对自然界的变化有调节适应能力

人类在长期的生存竞争中形成了一种特殊的本能，这就是机体本身的自动调节功能。《灵枢·五癃津液别》指出："天暑衣厚则腠理开，故汗出；……天寒则腠理闭，气湿不行，水下留于膀胱，则为溺与气。"说明古代先哲已通过人体水液代谢的细致观察，揣测到机体的自我调节作用对保持其内环境的恒定有重要的意义。人体在正常情况下应该保持在"阴平阳秘"的健康状况，如果机体失去阴阳的平衡状态就会产生疾病，故可以通过药食来调节阴阳以保持健康。

（三）天人相应学说特别突出人的主观能动作用

《抱朴子内篇·黄白》提出"我命在我不在天"。《素问·宝命全形论》曰："天复地载，万物悉备，莫贵于人。"《灵枢·玉版》则指出："人者，天地之镇也。"万物之中，只有人类才能征服自然，突出了人的主观能动作用。这种思想文化环境为医学实践提供了认识方法和思想基础。如道教经典《太平经·己部》曰："人欲去凶而远害，得长寿者，本当保知自爱自好自亲，以此自养，乃可无凶害也。"这是一种以人为核心的积极观念，它与那种将生死寿夭归结为"天命"的观点比较起来，充满了可贵的奋斗精神，为中国医学的发生、发展提供了良好的思维基础。

三、天人相应学说在中医学中的应用

天人相应的观点，把人与自然作为一个统一的整体来考察，它贯串于中医学的生理、病理、疾病的诊断、治疗、预防等各个方面，成为中医学理论的一大特色，对中医学的发展具有深远的影响。

（一）中医诊察疾病强调"谨候气宜，无失病机"

譬如望诊，重点是望神色，而望神色必须结合内外（机体和自然界）来判断。《史记·扁鹊仓公列传》记载扁鹊结合望色察病决预后的佳话：齐丞相舍人奴从朝入宫，扁鹊望其色有病气，告之曰此伤脾气，当至春隔塞不通，不能食饮，法至夏泄而死。后至春果病，至四月泄血死。原来扁鹊掌握了患者面色"杀然黄"（黄兼青黑之色）为脾土衰败之象，至春则土不胜木，故死。清代张石顽认为切脉还必须结合地理环境来分析，"江南人之气薄，所以脉多不实；西北人习惯风寒，内外坚固，所以脉多沉实；滇粤人表里疏豁，所以脉多微数，按之少实"。在剖析病机时亦须注意机体与自然界的关系。同是感冒，春天风木当令，感冒常以风为主因；夏天多暑热，感冒每必夹暑湿；秋天燥金司令，感冒多燥气偏胜：冬天多寒，感冒常以寒邪为主，这是四季感冒的病机特点。在疾病过程中，昼夜阴阳消长的变化亦可影响到疾病的转归。《灵枢·顺气一日分为四时》有"旦慧""昼安""夕加""夜甚"的记载；临床上发热患者的体温往往下午开始增高，晚上常达最甚，下半夜至清晨体温渐趋下降。因此，我们在判断发热患者的病势以及治疗效果时，尚不能排除自然因素，否则就有贻误病机的可能。

（二）中医在治病时，强调因时因地制宜

根据人与天地相应的观点，中医在治病时，强调三因制宜。因人制宜，强调根据社会、心理、体质因素辨治。因时因地制宜即根据季节气候、地理环境的特点，结合病机制订治疗大法，体现了辨证论治的整体性和灵活性。《素问·生气通天论》强调"治不法天之纪，不因地之理，则灾害至矣"，"必先岁气，毋伐天和"，所谓"岁气"，即每年的气候变化。明代医家吴崑说："岁气有偏，人病因之，用药必明乎岁气。"例如，夏天阳气升发，人体腠理疏松开泄，即使患外感风寒，也不宜过用辛温发散，以免开泄太过，耗伤气阴；反之，冬季阴盛阳衰，人体腠理致密，阳气敛藏于内，若非大热，慎用苦寒，以免伤其阳气。故李东垣有“冬不用白虎，夏不用青龙”之诫。李时珍根据四时气侯特点立法用药，即从“岁气”对人患病的影响立论的。《本草纲目·四时用药例》曰：“岁有四对，病有四时。”“春月宜加辛温之药，薄荷、荆芥之类以顺春升之气；夏月宜加辛热之药，香薷、生姜之类以顺夏浮之气；长夏宜加甘苦辛温之药，人参、白术、苍术、黄柏之类以顺化成之气；秋月宜加酸温之药，芍药、乌梅之类以顺秋降之气；冬月宜加苦寒之药，黄芩、知母之类以顺冬沉之气。所谓顺时而养天和也。”

（三）天人相应是指导养生防病的首要准则

生命是自然赐予的，自然界为生命活动提供了合适的条件，人体要保持健康，必须顺应自然变化规律，以维持人和自然的统一。《素问·四气调神大论》曰：“故阴阳四时者，万物之终始也，死生之本也，逆之则灾害生，从之则苛疾不起，是谓得道。”该篇还提出根据春生、夏长、秋收、冬藏的生化规律来调节生活节奏及情志活动。提倡“春夏养阳，秋冬养阴”。春夏之季，自然界阳气旺盛，而人体的阳气也盛于外而虚于内，故应保养体内阳气，不使宣泄太过，否则会使阳气虚损而腹泻腹痛诸证丛生；秋冬之季，自然界气候寒冷，阴气旺盛，人体阴气外盛而内虚，故秋冬养阴而不伤精，以顺应来春生气的宣发。《灵枢·本神》概括曰：“故智者之养生也，必顺四时而适寒暑，和喜怒而安居处，节阴阳而调刚柔，如是则僻邪不至，长生久视。”

综上所述，天人相应学说是中医学的一个十分重要的学术思想。这里必须指出的是，中医学所说的天人相应与古代唯心主义哲学中的“天人合一”论和“天人感应”论是完全不同的，其本质的区别在于后者承认天有意志，可以主宰人事祸福。如西汉董仲舒《春秋繁露·为人者天》曰：“天亦人之曾祖父也，此人之所以乃上类天也。人之形体，化天数而成。”认为天造人是为了通过人表现自己的力量和意志，所以人体构造与天数相合，社会人事与天意相应，这就跌入了唯心主义的泥坑。而中医学的天人相应学说是建立在大量的实际观察和丰富的临床经验的基础之上，强调人与天地相应，而不是天地与人相应，它与鬼神迷信势不两立，属于唯物主义的范畴。这也是为什么天人相应学说至今仍有其实际价值和积极意义的根本原因之所在。

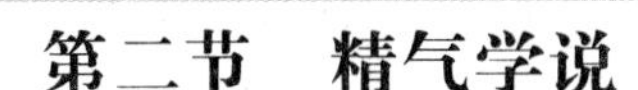

第二节　精气学说

精气学说又称元气论，或气一元论，是研究精气（气、元气）的内涵及其运动规律，并用以阐释宇宙万物形成本原和发展变化的一种哲学理论。

一、精气学说的概念

精，又称精气，在古代哲学中，一般泛指气，是一种充塞宇宙之中的无形（肉眼看不见的形质）而运动不息的极细微物质，是构成宇宙万物的本原。气是无形而运动不息的极细微物质，是宇宙万物生成的本原。

二、精气学说的基本内容

精气的存在形式，有“无形”和“有形”两种状态，“太虚无形，气之本体”“气合而有形”“天地合气，万物自生”，且“无形”与“有形”之间处于不断的转化运动之中。

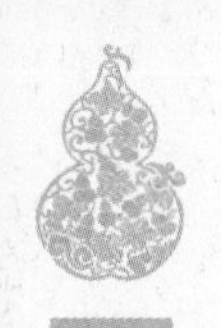

（一）精气是构成宇宙的本原

精气学说认为，宇宙中的一切事物都是由精或气构成的，宇宙万物的生成皆为精或气自身运动的结果，精或气是构成天地万物包括人类的共同原始物质。

（二）精气的运动变化

精气是活动力很强，是运行不息的精微物质。由于精气的运行不息，使得由精气构成的宇宙处于不停的运动变化之中。自然界一切事物的纷繁变化，都是精气运动的结果。气的运动称为气机，其具有普遍性。“气化”和“形气转化”，即是精气运动变化的过程和体现。气化的形式，主要表现为气与形、形与形、气与气的转化，以及有形之体自身的更新变化。

（三）精气是天地万物的中介

精气是天地万物之间相互联系、相互作用的中介性物质。体现在两个方面：①维系着天地万物之间的相互联系。天地万物之间充斥着无形之精气，并相互作用，且这些无形之精气能够渗入于有形的实体，并成为参与构成有形实体的精气。②自然界具有某种共性的物质，它们之间的精气进行着各种形式的联系和相互感应。

（四）天地精气化生为人

人为宇宙万物之一，宇宙万物皆由精气构成，而人类也是由天地阴阳精气交感聚合而化生。但人不仅有生命，还有精神活动，故由“精气”，即气中的精粹部分所化生。人体生命力的强弱，生命的寿夭，都在于元气的盛衰存亡；人体新陈代谢的生化过程，称为气化生理。生命现象，本源于气的升降出入。

三、精气学说在中医学中的应用

古代哲学精气学说，在中医学中用以阐释人体的基本构成、生理功能、病理变化、疾病诊断、治疗原则方法，等等。

（一）构建中医学精气生命理论

精气学说关于精或气是宇宙万物本原的认识，作为一种哲学思维，与中医学固有的精气理论和实践相融合，从而创立了独特的中医学精气生命理论。精是人体生命之本原，气是人体生命之维持；人体诸脏腑、形体、官窍，均由精所化生，人体的各种功能活动均由气所推动和调控等；神是指反映整个生命存在状态的活动表现，包括代表人体生长壮老已、脏腑气血运动变化的现象，也指主宰人体生命活动的灵明神气，以及这种灵明神气所具有的精神意识思维情感等心理活动。古代哲学精气学说通过类比推理的方法论，极大的影响了中医学精气学说理论体系的形成和发展。

（二）构建中医学整体观念

精气学说认为，精气的概念涵盖了自然、社会、人类的各个层面。精气学渗透到中医学中，促使中医学形成了同源性思维和相互联系的观点，构建了表达人体自身完整性及人与自然环境统一性的整体观念。自然、社会环境的各种变化，对人体的生理、病理则产生一定影响。剧烈的气候变化与社会动荡，则引致病邪的产生，侵犯人体而致疾病发生。因此，《素问·举痛论》曰：“百病生于气也。”临床诊断中能够以表知里、司外揣内；临床上能够使用推拿、按摩、针刺、艾灸、药物治疗等等调理气血。张介宾《杂证谟·诸气》指出：“夫所谓调者，调其不调之谓也。凡气有不正，皆赖调和，如邪气在表，散即调也；邪气在里，行即调也；实邪壅滞，泻即调也；虚羸困惫，补即调也。”

第三节　阴阳学说

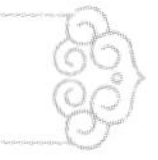

中医学用阴阳学说来阐释人体生理、病理的各种现象，并用以指导总结医学理论和临床经验。由于阴阳学说的影响，中国的哲学、天文学、气象学、音乐学、数学等，与中医学有深层次的联系。

一、阴阳学说的概念

（一）阴阳和阴阳学说的含义

阴阳是宇宙中相互关联的事物或现象对立双方属性的概括。既可代表对立的两个事物，也可代表同一事物对立的双方。阴阳学说，是研究阴阳的内涵及其运动变化规律，并用以阐释宇宙间万事万物的发生发展和变化的一种古代哲学理论。

（二）事物阴阳属性的相对性

一般来说，凡是运动的、外向的、上升的、温热的、明亮的、兴奋的都属于阳；相对静止的、内守的、下降的、寒凉的、晦暗的、抑制的都属于阴。事物的阴阳属性，并不是绝对的，而是相对的。这种相对性表现在：一方面，在一定条件下阴阳之间可发生相互转化；另一方面，阴阳的无限可分性，阴阳之中复有阴阳。

二、阴阳学说的基本内容

（一）阴阳的对立制约

阴阳对立，是指阴阳代表了属性相反的两种事物和现象，或一事物内部对立的两个方面。如寒与热、升与降、动与静、上与下、天与地、水与火等。阴阳制约，是指阴阳中一方可抑制、约束与之对立的另一方。正是由于阴阳的相互制约，才使事物取得了统一，使阴阳维持相对的协调平衡状态，即所谓“阴平阳秘”。相互对立的阴阳双方中，若有一方过于亢盛，则对另一方过度抑制，可致其不足；若一方过于虚弱，则对另一方的抑制不足，可致其相对偏亢。如此，阴阳双方失去了相对的平衡协调，称为“阴阳失调”。

（二）阴阳的互根互用

阴阳互根，是指一切事物或现象中相互对立着的阴阳两个方面，具有相互依存、互为根本的关系。每一方都以相对的另一方的存在作为自己存在的前提和条件。即阴和阳任何一方都不能脱离另一方而单独存在，正所谓“孤阴不生，独阳不长”。阴阳互用，是指阴阳双方不断地资生、促进和助长对方。故《素问·阴阳应象大论》曰：“阴在内，阳之守也；阳在外，阴之使也。”相互为用的阴阳双方，若有一方虚弱，久之必致另一方亦不足，从而出现“阴阳互损”的病理变化。

（三）阴阳的交感互藏

阴阳交感，是指阴阳二气在运动中相互感应而交合，亦即相互发生作用。阴阳交感理论告诉我们，阴阳二气是永恒运动的，当他们在运动的过程中相遇而处于相对、耦合状态时，就会产生交感作用。阴阳互藏是宇宙万物赖以生成和变化的根源，相互对立的阴阳双方中的任何一方都包含着另一方。即阴中有阳，阳中有阴。

（四）阴阳的消长

阴阳消长，是指对立统一的阴阳双方的数量和比例不是一成不变的，而是处于不断

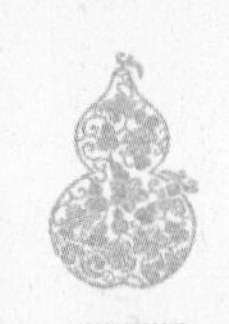

的消长变化之中。阴阳互为消长一般有两类不同的形式：此消彼长，此长彼消。这种消长形式一般出现在阴阳的对立制约过程中。阴阳运动时刻都处于阳消阴长，或阴消阳长的变化之中，以维持阴阳在一定范围内相对的动态平衡。阴阳皆消皆长，是指在阴阳双方互根互用的过程中，阴与阳之间又会出现某一方增长而另一方亦增长，或某一方消减而另一方亦消减的皆消皆长的消长变化，前者称为阴随阳长或阳随阴长，后者称为阴随阳消或阳随阴消。

（五）阴阳的转化

阴阳转化，是指一事物的总体阴阳属性在一定条件下，可以向其相反的方向转化，即属阳的事物可以转化为属阴的事物，属阴的事物可以转化为属阳的事物。事物之所以能够转化，一方面是因为阴阳之间存在着依存关系，这是事物转化的内在依据。另一方面是因为阴阳之间不断消长变化，转化是消长的结果。另外，事物转化还必须具备一定的外部条件。“重阴必阳，重阳必阴”，“寒极生热，热极生寒”，这里的“重”和“极”就是促进转化的条件。

（六）阴阳的自和与平衡

阴阳自和，是指阴阳双方自动维持和自动恢复其协调平衡状态的能力和趋势。阴阳自和是生命体内的阴阳两气在生理状态下的自我协调和自我恢复平衡的能力。阴阳平衡，是指阴阳双方在相互斗争、相互作用中处于大体均势的状态，即阴阳协调和相对稳定状态。

三、阴阳学说在中医学中的应用

（一）在组织结构和生理方面的应用

说明人体的组织结构：人体是一个有机整体，人体内部充满着阴阳对立统一的关系。故《素问·宝命全形论》曰：“人生有形，不离阴阳。”人体脏腑组织的阴阳属性，就大体部位来说，上部为阳，下部为阴；体表属阳，体内属阴。就其背腹四肢内外而言，则背属阳，腹属阴；四肢外侧为阳，四肢内侧为阴。就脏腑而言，五脏为阴，六腑为阳。就五脏而言，心肺居于上部（胸腔）属阳，其中心为阳中之阳，肺为阳中之阴，肝、脾、肾位于下部（腹腔）属阴，其中肝为阴中之阳，肾为阴中之阴，脾为阴中之至阴。概括人体的生理功能：由于阴阳二气的升降运动及其相互作用，推动着物质之间的相互转化，推动着人的生命进程。体内阴阳的对立制约、互根互用以及在此基础上的一定限度内的消长和转化，共同维持着阴阳的动态常阈平衡与协调，从而维持正常的生命活动。

（二）在病理方面的应用

由于邪气作用于人体，而使人体阴阳之间失去了协调平衡，称为“阴阳失调”。阴阳失调包括阴阳的偏胜、偏衰、互损、格拒、亡失等多种病理变化，但最常见者乃阴阳的偏胜与偏衰，故中医学把“阳胜则热，阴胜则寒，阳虚则寒，阴虚则热”称为病机总纲。

（三）在疾病诊断方面的应用

在诊法方面，运用望、闻、问、切四种诊法来搜集临床资料，对具体症状和体征，常用阴阳学说进行分析。如望诊方面，以色泽分阴阳，则鲜明者属阳，晦暗者属阴。闻诊方面，以语声分阴阳，则高亢洪亮者属阳，低微无力者属阴。问诊方面，以喜恶寒热分阴阳，则喜寒恶热属阳，喜热恶寒属阴。切诊方面，以脉象分阴阳，则浮、数、洪、滑等属阳，沉、迟、细、涩等属阴。在辨证方面，阴阳是“八纲辨证”的总纲。表证、热证、实证属阳；里证、寒证、虚证属阴。

（四）在疾病治疗方面的应用

1. 确定治疗原则：由于疾病发生发展的根本原因是阴阳失调，因此，调整阴阳、补其不足、损其有余，促使阴平阳秘，恢复阴阳的协调平衡，是治疗疾病的根本原则。

2. 归纳药物的性能：药物的性能，主要靠其性、味和升降浮沉来决定。药性主要有寒、热、温、凉四种，又称“四气”。其中寒、凉属阴，热、温属阳。药味主要有辛、甘、酸、苦、咸五种，称为“五味”，另还有一种轻清的淡味，其中辛、甘、淡属阳，酸、苦、咸属阴。升降浮沉是药物作用趋向的一种概括，升、浮属阳，降、沉属阴。

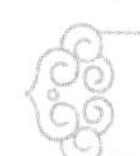

第四节　五行学说

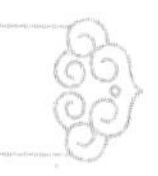

中医学也用五行学说来阐释人体生理、病理的各种现象，并用以指导总结医学理论和临床经验。中医学的五行学说有历史局限性，但完全不同于古代哲学唯心论的五行学说，在临床实践中应当批判地继承发展。

一、五行学说的概念

（一）五行和五行学说的含义

五行，即木、火、土、金、水五种物质及其运动变化。五行学说是指以木、火、土、金、水五种物质的特性及其相生、相克规律来认识世界、解释世界和探索宇宙变化规律的一种世界观和方法论。

（二）五行的特性和事物与现象的五行归类

1. 五行的特性：

(1) 木的特性：“木曰曲直。”引申为凡有生长、升发、条达、舒畅等性质或作用的事物，均归属于木。

(2) 火的特性：“火曰炎上。”引申为凡具有温热、向上、明亮等性质或作用的事物，均归属于火。

(3) 土的特性：“土爰稼穑。”引申为凡具有生化、承载、受纳等性质或作用的事物，均归属于土。

(4) 金的特性：“金曰从革。”引申为凡具有沉降、肃杀、收敛等性质或作用的事物，均归属于金。

(5) 水的特性：“水曰润下。”引申为凡具有滋润、下行、寒凉、闭藏等性质或作用的事物，均归属于水。

2. 五行的归类：在五行学说中，五行已脱离了木、火、土、金、水五种物质的本身含义，而以五行的抽象特性来归纳各种事物和现象。中医五行学说，以“取象比类”或“推演络绎”的方法，按照事物的不同形态、性质和作用存在相同的或相似的特定属性，彼此构成一定的联系，分别归属于木、火、土、金、水“五行”之中，用以阐释人体脏腑组织之间在生理、病理方面的复杂联系，以及人体与外界环境之间的相互关系。从而将人体生命活动和自然界的事物和现象联系起来，形成了联系内外环境的五行系统，表达了人体自身的整体性及人与自然环境的统一性。现将自然界和人体有关事物或现象的五行归属，列于表 1-1 中。

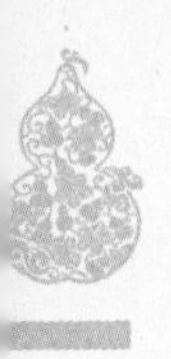

二、五行学说的基本内容

（一）五行相生与相克

1. 相生：五行相生，是指木、火、土、金、水存在着有序的依次递相资生、助长和促进的关系。五行相生的次序是：木生火，火生土，土生金，金生水，水生木。在五行相生关系中，任何一行都具有“生我”和“我生”两方面的关系。其中“生我”者为母，

表 1-1　事物属性的五行归类

自然界							五行	人体				
五音	五味	五色	五化	五气	五方	五季		五脏	五腑	五官	形体	情志
角	酸	青	生	风	东	春	木	肝	胆	目	筋	怒
徵	苦	赤	长	暑	南	夏	火	心	小肠	舌	脉	喜
宫	甘	黄	化	湿	中	长夏	土	脾	胃	口	肉	思
商	辛	白	收	燥	西	秋	金	肺	大肠	鼻	皮	悲
羽	咸	黑	藏	寒	北	冬	水	肾	膀胱	耳	骨	恐

“我生”者为子，故《难经》喻为母子关系。

2. 相克：五行相克，是指木、火、土、金、水之间存在有序的间隔递相克制、制约的关系。五行相克的次序是：木克土，土克水，水克火，火克金，金克木。在五行相克关系中，任何一行都具有“克我”和“我克”两方面的关系。“克我”者为“所不胜”，“我克”者为“所胜”。故《黄帝内经》把相克关系，称为“所胜”和“所不胜”关系。

（二）五行制化与胜复

1. 五行制化：是五行相生和相克的结合，即五行之中，生中有克，克中有生，生克互用，维持其平衡协调。

2. 五行胜复：又称“子复母仇”，是指五行中一行亢盛（即胜气），则引起所不胜（即复气）的报复性制约，从而使五行之间复归于协调和稳定。五行胜复的规律是“有胜则复”。

（三）五行相乘与相侮

五行的相乘和相侮，是五行之间的异常克制现象。

1. 五行相乘：是指五行中某一行对其所胜一行的过度克制。五行相乘的次序与相克相同，即木乘土，土乘水，水乘火，火乘金，金乘木。

2. 五行相侮：是指五行中某一行对其所不胜一行的反向克制，又称“反侮”。相侮次序与相克相反，即木侮金，金侮火，火侮水，水侮土，土侮木。引起五行之间相乘相侮的原因，有“太过”和“不及”两个方面。

（四）五行的母子相及

五行的母子相及包括母病及子和子病及母两种情况，皆属于五行之间相生关系异常的变化。

1. 母病及子：是指五行中的某一行异常，累及其子行，导致母子两行皆异常。一般规律：母行虚弱，引起子行亦不足，终致母子两行皆不足。

2. 子病及母：是指五行中的一行异常，影响到其母行，终致子母两行皆异常。一般规律有 2 种：一是“子病患母”，子行太过，引起母行亢盛，导致子母亢盛；二是“子盗母气”，子行虚弱，上累母行，引起母行亦不足，终致子母俱不足。

三、五行学说在中医学中的应用

1. 在生理方面的应用：①说明五脏的生理特点及其相互关系；②构建整体动态的五脏系统；③说明五脏之间的相互资生和相互制约的关系。

2. 在病理方面的应用：五行学说运用相生相克关系的异常来说明五脏病变的影响。①相生关系的传变，包括“母病及子”和“子病犯母”。其中子病及母病情较重，母病及子病情轻浅。②相克关系传变，包括相乘和相侮，其中相乘传变病情较深重，而相侮传变病情较轻。

3. 在疾病诊断方面的应用：①用于指导四诊，确定五脏病变的本脏之病或相兼病变部位；②根据主色、客气变化，色脉合参，推断病情的轻重顺逆。

4. 在疾病治疗方面的应用：①根据中药的色、味、性等药象与五脏相关性，指导脏腑用药；②针对所病之脏处理的同时，还应调整其他脏腑，控制疾病的传变；③确定补母、泻子、抑强、扶弱的治则治法；④根据脏腑、经络、腧穴的五行属性加以归类，指导针灸取穴；⑤指导情志疾病的以情胜情治疗。

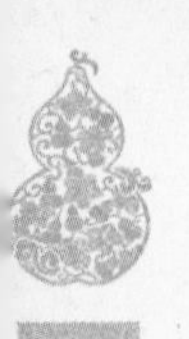

第二章 中医学临床思维方法

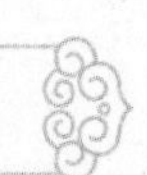

第一节 辨病辨证论治

病，是指有特定病因、发病形式、病机、发展规律和转归的一种完整的过程，如感冒、痢疾等。症，是指疾病的具体临床表现，即症状和体征，如发热、咳嗽、头痛、舌红、苔黄等。证，即证候，是指在疾病发展过程中，某一阶段的病理本质概括。其内容包括病的原因（如外邪、瘀血、痰饮等）、病的部位（如表里、脏腑、经络等）、病的性质（如寒、热等）和邪正关系（如虚、实等）。

一、辨病论治

（一）辨病论治的概念

辨病论治，是指辨中医病名或者西医之病种，并在中医学理论指导下对症状表现、疾病原因、性质、部位、患者的体质，以及各种检查的结果等进行全面分析与辨别，做出疾病种类的诊断，以此为依据来决定中药治疗措施。或者结合现代医学对疾病的认识以及现代中药药理学的研究成果来指导选择中药进行治疗。

（二）专病专方专药

专病专方专药，针对的就是基本病机，即疾病发生、发展的基本矛盾。如《金匮要略》以百合剂治疗百合病，根据发病的不同阶段，予以百合地黄汤、百合鸡子黄汤、百合知母汤、滑石代赭汤以及百合洗剂。徐灵胎说：“一病必有一主方，一方必有一主药。”王琦基于对整个疾病整体的把握，提出主病主方论，即针对贯穿整个疾病始终的主导病机的方剂，以一方为主，并可根据病情、证候、体质的多样性，据主方加味，体现病-体-证一统观。主病主方的制方思路大抵为审机制方、专病专药、辨体制方、移植成方、组合小方、新拟验方等；其运用模式有主方加减、合方分击、调体用方、序贯用方。

二、辨证论治

（一）辨证论治的概念

辨证论治分为辨证和论治两个阶段。辨证，就是将四诊（望、闻、问、切）所收集的资料、症状和体征，通过分析、综合，辨清疾病的原因、性质、部位和邪正之间的关系，概括、判断为某种证。论治，则是根据辨证的结果，确定相应的治疗方法。辨证是确定治疗方法的前提和依据，论治是辨证的目的，通过辨证论治的效果，可以检验辨证论治是否正确。辨证论治是中医认识疾病、治疗疾病的基本原则，是中医临床各科的诊疗特点，也是中医学的基本特点之一。

（二）同病异治和异病同治

同病异治，是指同一种疾病，由于发病的时间、地区以及患者机体的反应性不同，或处于发展的不同阶段，所以表现的证不同，因而治法也就不同。即相同的病，证候不同，治疗不同。异病同治，是指不同的疾病在其发展过程中，由于出现了相同的证，因而可采用相同的方法治疗。即不同的病、证候相同，治法相同。

三、辨证论治与辨病论治相结合

辨病是辨证的基础，辨证是辨病的最高形式。病证结合，以病统证，不仅使诊断标准变得可行，可以弥补中医证型缺乏标准化、规范化、客观化的不足。辨证论治与辨病论治相结合即中医药学与现代生物医学相结合，有利于中医药学及时汲取现代医学的成果，推动中医药学的现代化和科学化；有利于明确中医药治疗的适应证，把握治疗的难易度。同时，针对病种特异性以及某个病理环节处方用药，有助于提高临床疗效。

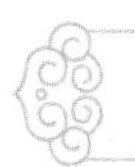

第二节　三因制宜

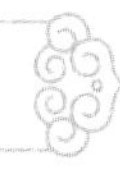

因人、因时、因地等三因制宜，强调药物与疾病之间的关系相得。在共性治疗原则的规律下，实施个体化治疗方案。

一、因人制宜

个人自身的情况最为复杂。根据患者年龄、性别、体质、生活习惯、职业、性格、精神心理、遗传因素、疾病因素不同等个体差异，用药不同。患者的既往病史和用药史、有何基础疾病、药物过敏史及现用药情况，以及肝脏疾病、肾功能损伤、心脏疾病、甲状腺疾病及胃肠道功能失常等各种疾病状态都可能对药物作用产生影响。《医学源流论·病同人异论》曰："夫七情六淫之感不殊，而受感之人各殊，或气体有强弱，质性有阴阳，生长有南北，性情有刚柔，筋骨有坚脆，肢体有劳逸，年力有老少，奉养有膏粱藜藿之殊，心境有忧劳和乐之别。更加天时有寒暖之不同，受病有深浅之各异。"

二、因时制宜

人体生理功能和疾病发展与不同季节的气候变化、一天的昼夜变化有着密切的关系。《素问·六元正纪大论》曰："用寒远寒，用凉远凉，用温远温，用热远热。"

三、因地制宜

不同地区的自然环境，如气候、水土以及生活习惯，对人体的生理活动和病理变化有着不同的影响，或者产生地方性疾病，所以治疗用药也有特殊性。《千金要方·论治病略例》曰："凡用药皆随土地所宜，江南岭表，其地暑湿，其人肌肤薄脆，腠理开疏，用药轻省。关中河北，土地刚燥，其人皮肤坚硬，腠理闭塞，用药重复。"

第二篇　基础篇

第三章
脏腑生理

中医学以生理功能特点的不同将脏腑分为脏、腑及奇恒之腑。脏有五，即心、肺、脾、肝、肾，合称五脏（在经络学中将心包亦作为脏，又称六脏）。腑包括胆、胃、大小肠、膀胱、三焦，合称六腑。奇恒之腑有脑、髓、骨、脉及女子胞。五脏者藏精气而不泻，六腑者传化物而不藏，五脏六腑的生理功能特点，对临床辨证诊治有重要指导意义。本章主要阐述五脏六腑及奇恒之腑的生理功能及生理特性。

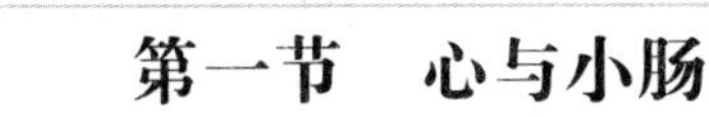

第一节　心与小肠

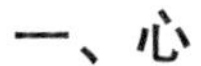

一、心

心位于胸腔偏左，膈膜之上，肺之下，圆而下尖，形如莲蕊，外有心包卫护。如《类经图翼·经络》曰："心居肺管之下，膈膜之上，附着脊之第五椎。"心是在脊柱之前，胸骨之后的一个重要脏器。心为阳中之阳脏，乃"君主之官"，为五脏六腑之大主、生命之主宰。《医学入门》称为"血肉之心"与"神明之心"。

（一）生理功能

1. 心主血脉：心主血脉，指心有主管血脉和推动血液循行的作用，包括主血和主脉两个方面。血就是血液。脉，即脉管，为血之府，是血液运行的通道。心脏和脉管相连，形成一个密闭的系统，成为血液循环的枢纽。心脏不停地搏动，推动血液在全身脉管中循环无端，周流不息，成为血液循环的动力。故《医学入门·脏腑》曰："人心动，则血行于诸经，……是心主血也。"

心主血脉体现在两方面：一是行血以输送营养物质。心气推动血液在脉内循环运行，血液运载着营养物质以供养全身，使五脏六腑、四肢百骸、肌肉皮毛，整个身体都获得充分的营养，藉以维持其正常的功能活动。二是生血，使血液不断地得到补充。胃肠消化吸收的水谷精微，通过脾主运化、升清散精的作用，上输给心肺，在肺部吐故纳新之后，贯注心脉，经心火，即心阳的作用，化赤而成为血液，如《素问·阴阳应象大论》曰："心生血"。

心完成主血脉这一生理功能，必须具备两个条件，即心之形质无损与心之阳气充沛。心气推动和调控心脏的搏动，从而维持正常的心力、心率和心律，维持正常的心脏泵血。心之阳气充沛，血液充盈和脉道通利，才能使血液在脉中正常的运行。心气与心血、心

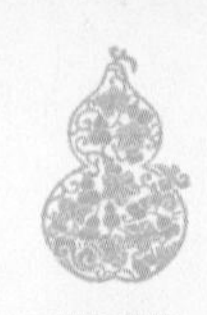

阳与心阴协调运动，从而维持心脏的正常生理功能。

2. 心主神志：又称心主神明、心藏神。在中医学中，将神分为3种，其一，一般称之为广义的神，指人体生命活动的总称，整个人体生命活动的外在表现。其二，一般称之为狭义的神，是指人们的精神、意识、思维活动。其三，指自然界物质运动变化的功能和规律。即《素问·天元纪大论》中所谓“阴阳不测谓之神”。

心藏神，为人体生命活动的中心。其生理作用有二：其一，主宰生命活动。心为身之主宰，万事之根本。神明之心为人体生命活动的主宰。心为君主而脏腑百骸皆听命于心。如《灵枢·邪客》中记载：“心者，五脏六腑之大主也，精神之所舍也。”五脏六腑必须在心的统一指挥下，才能进行统一协调的正常的生命活动。其二，主思维、意识、精神。在正常情况下，神明之心接受和反映客观外界事物，进行精神、意识、思维等活动，这种作用称之为“任物”。任，是接受、担任、负载之意，即是心具有接受和处理外来信息的作用。有了这种“任物”的作用，才会产生精神和思维活动，对外界事物作出判断。

心主血脉与主神志功能密切相关。血液是神志活动的物质基础之一，心血充足则能化神、养神而使心神灵敏不惑。而心神清明，则能驭气并调控心血的运行，以濡养全身及心脉自身。

（二）生理特性

1. 心为阳脏而主通明：心为阳中之阳，故称为阳脏、火脏，其意义在于说明心以阳气为用，心之阳气能推动心脏搏动，推动血液循环，温通全身血脉，兴奋精神，维持人的生命活动，使之生机不息。心主通明，指心脉以通畅为本，心神以清明为要。心脉畅通需心阳温煦和推动，心阴濡润宁静；心神清明需心阳鼓动和兴奋，使人精神振奋，神采奕奕，思维敏捷；心阴宁静抑制，能制约和防止精神躁动。心阳和心阴协调运作，才能使心血通畅地运行于脉中，使精神内守，既无抑郁，也无亢奋。

2. 心气与夏气相通应：心通应于夏气，是指心阳在夏季最为旺盛，功能最强。人与自然是一个统一整体，自然界的四时阴阳消长变化，与人体五脏功能活动系统是通应联系着的。心与夏季、南方、热、火、苦味、赤色等有着内在联系。心为阳脏而主阳气，在自然界中夏季以火热为主，在人体则与阳中之太阳的心相通应。

（三）与形、窍、志、液的关系

1. 在体合脉，其华在面：脉是指血脉。心合脉，即是指全身的血脉都属于心。心气的强弱，心血的盛衰，可从脉象反映出来。心合脉，成了切脉的理论根据之一。中医学认为，内在脏腑的精气盛衰、功能强弱，可以显露在体表组织器官上，称为荣华外露。五脏各有其华。心其华在面，是说心的生理功能是否正常以及心的精神气血的盛衰，可以显露于面部色泽的变化上。人的面部血脉丰富、皮肤薄嫩，又易于观察，所以望面色常作为推论心脏气血盛衰的指标。若心的气血旺盛，则面色红润有光泽。若心脏发生病变，气血受损，则常在面部有所表现。

2. 在窍为舌：窍即孔窍，在中医学理论中，用来说明脏腑与体表官窍之间的内在联系，亦属于中医学整体观念的一部分。五脏六腑居于体内，官窍居于头面、体表，但脏腑与官窍之间存在着密切联系。心在窍为舌，是指舌为心之外候，又称舌为“心之苗”。心的精气盛衰及生理功能是否正常可从舌的变化反映出来。舌主司味觉、表达语言。心的功能正常，则舌体红活荣润灵活，舌质柔软，语言清晰，味觉灵敏。若心有病变，亦可从舌部反映出来。

3. 在志为喜：心的生理功能和精神情志的“喜”有关。喜，对外界刺激的反应，一般属于良性反应。一方面适当的喜乐，能使血气调和，营卫通利，心情舒畅，有益于心的生理活动。故《素问·举痛论》曰："喜则气和志达，营卫通利。"但过度的喜乐，则可损伤心神。故《素问·阴阳应象大论》曰："喜伤心。"另一方面，由于心为神明之主，不仅喜能使心神受伤，五志过极均能损伤心神。

4. 在液为汗：汗乃津液在阳气蒸腾气化作用下，从玄府（汗孔）排出体外的液体。故《素问·阴阳别论》曰："阳加于阴谓之汗。"清代吴鞠通在《温病条辨·汗论》曰："汗也者，合阳气阴精蒸化而出者也。《内经》曰：人之汗，以天地之雨名之。盖汗之为物，以阳气为运用，以阴精为材料。"由于汗为津液所化，而津血同源，且津液为血的重要组成部分，故有"血汗同源"之说。而全身之血归心所主，如《类经》曰："心主血，汗者血之余。"《黄帝内经素问集注》也曰："心主血，汗乃血之液也。"故《素问·宣明五气》曰："五脏化液，心为汗。"汗液的形成与排泄是气血运行共同作用的结果，而气血运行与心肺作用有关，汗液亦应与心肺两脏的功能有关，为何独言"汗为心之液"？这主要是强调汗液的生成源于津血之故，故此《医宗必读·汗》曰："心之所藏，在内者为血，发于外者为汗，汗者心之液也。"

二、小肠

小肠位于腹中，上端与胃相接处为幽门，与胃相通，下端与大肠相接为阑门，与大肠相连，是进一步消化饮食的器官。小肠呈纡曲回环迭积之状，是一个中空的管状器官。小肠包括回肠、空肠、十二指肠。主受盛化物和泌别清浊。与心相表里，属火属阳。

（一）生理功能

1. 主受盛化物：小肠主受盛化物是小肠主受盛和主化物的合称。受盛，接受、盛纳、贮存，以器盛物之意。化物，变化、消化、化生之谓。小肠的受盛化物功能主要表现在两个方面：一是小肠盛受了由胃腑下移而来的初步消化的饮食物，起到容器的作用，即受盛作用；二指经胃初步消化的饮食物，在小肠内必须停留一定的时间，由小肠对其进一步消化和吸收，将水谷化为可以被机体利用的营养物质，精微由此而出，糟粕由此下输于大肠，即"化物"作用。

2. 主泌别清浊：泌，即涓流隐佚。别，即分离各置。清，即精微物质。浊，即代谢产物。所谓泌别清浊，是指小肠对承受胃初步消化的饮食物，在进一步消化的同时，并随之进行分别水谷精微和代谢产物的过程。分清，就是将饮食物中的精华部分，包括饮料化生的津液和食物化生的精微，进行吸收，再通过脾之升清散精的作用，上输心肺，输布全身，供给营养。别浊，则体现为两个方面：其一，是将饮食物中的残渣糟粕，通过阑门传送到大肠，形成粪便，经肛门排出体外；其二，是将脏腑代谢后的浊液经肾脏气化作用渗入膀胱，形成尿液，经尿道排出体外。如《诸病源候论·诸淋候》曰："膀胱与肾为表里，俱主水，水入小肠，下于胞，行于阴，为溲便。"因为小肠在泌别清浊过程中，参与了人体的水液代谢，故有"小肠主液"之说。张景岳说："小肠居胃之下，受盛胃中水谷而分清浊，水液由此而渗入前，糟粕由此而归于后，脾气化而上升，小肠化而下降，故曰化物出焉。"小肠分清别浊的功能正常，则水液和糟粕各走其道而二便正常。

（二）生理特性

小肠具升清降浊的生理特性：小肠化物而泌别清浊，将水谷化为精微和糟粕，精微赖脾之升而输布全身，糟粕靠小肠之通降而下传入大肠。升降相因，清浊分别，小肠则司受盛化物之职。否则，升降紊乱，清浊不分，则现呕吐、腹胀、泄泻之候。小肠之升清

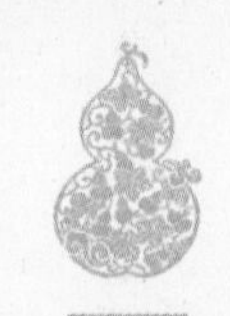

降浊，实为脾之升清和胃之降浊功能的具体体现。

三、心与小肠的关系

手少阴心经属心络小肠，手太阳小肠经属小肠络心，心与小肠通过经脉相互络属构成表里关系。表里者，内外也。中医学讲脏在内，腑在外，相表里即脏腑相关。

心与小肠相表里体现在两个方面：一是生理上相互为用。心阳的温煦作用，有助于小肠的化物功能，使水谷精微转化成气血输布全身，将重浊之糟粕和水液下输大肠和膀胱，维持人体饮食物的消化、吸收和水液代谢的正常。小肠主受盛化物，泌别清浊，小肠吸收的水谷精微和水液，其中浓厚部分经脾气转输于心，化血以养其心脉。故《本草述钩元》曰："阳得阴以行其化，小肠因为心主行其气化者也。""夫心为火主，气者火之灵也，而小肠与之合，心不司气化，而小肠为心司气化之权，又心生血，而小肠即为血化之府。"二是病理上相互影响。如心经有热传至小肠故见尿血，小肠有热也可上熏于心，见心烦、舌烂。

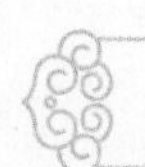

第二节　肝与胆

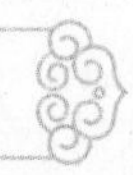

一、肝

肝位于腹部，横膈之下，右胁下而稍偏左。如《医宗必读·改正内景脏腑图》曰："肝居膈下上着脊之九椎下。"肝为分叶脏器，左右分叶，其色紫赤。对于肝的分叶，中医学文献虽有记载，但有许多不确切之处，如《难经》就有"独有两叶"和"左三叶、右四叶，共七叶"之异。杨上善则认为："肝者，据大叶言之，则是两叶也。若据小叶言之，则多叶矣。"肝为魂之处，血之藏，筋之宗，在五行属木，主动主升，被称为"将军之官"。

（一）生理功能

1. 肝主疏泄：所谓"疏泄"，即指疏通、畅达、宣散、流通、排泄等综合生理功能。古代医家以自然界树木之生发特性来类比肝的疏泄作用。肝就像春天的树木，条达疏畅，充满生机。其舒展之性，使人保持生机活泼。肝主疏泄这一生理功能，一方面代表着肝本身的柔和舒展的生理状态，另一方面主要关系着人体气机的调畅。肝的疏泄功能正常，则气机调畅，气血调和，经脉通利，各脏腑器官的活动正常协调，各种富有营养的物质不断化生，水液和糟粕排出通畅。若肝失疏泄，气机不畅，不但会引起情志、消化、气血水液运行等多方面异常表现，还会出现肝郁、肝火、肝风等多种肝的病理变化。肝主疏泄在人体生理活动中的主要作用有如下 6 点。

（1）调畅气机：肝主疏泄的生理功能，总的是关系到人体全身的气机调畅。气机，即气的升降出入运动。升降出入是气化作用的基本形式。人体是一个不断地发生着升降出入的气化作用的机体。气化作用的升降出入过程是通过各脏腑的功能活动而实现的。人体脏腑经络、气血津液、营卫阴阳，无不赖气机升降出入而相互联系，维持其正常的生理功能。肝的疏泄功能，对全身各脏腑组织的气机升降出入之间的平衡协调，起着重要的疏通调节作用。如《读医随笔》曰："凡脏腑十二经之气化，皆必藉肝胆之气化以鼓舞之，始能调畅而不病。"因此，肝的疏泄功能正常，则气机调畅、脏腑组织的活动也就正常协调。

（2）调节精神情志：情志，即情感、情绪，是指人类精神活动中以反映情感变化为主的一类心理过程。中医学的情志包括喜、怒、忧、思、悲、恐、惊，又称为七情。肝通过其疏泄功能对气机的调畅作用，可调节人的精神情志活动。人的精神情志活动，除由心神所主宰外还与肝的疏泄功能密切相关，故有“肝主谋虑”之说。肝主谋虑就是肝辅佐心神参与调节思维、情绪等精神活动的作用。在正常生理情况下，肝的疏泄功能正常，肝气升发，既不亢奋，也不抑郁，舒畅条达，则人就能较好地协调自身的精神情志活动，表现为精神愉快，心情舒畅，理智清朗，思维灵敏，气和志达，血气和平。若肝失疏泄，则易于引起人的精神情志活动异常。疏泄不及，则表现为抑郁寡欢、多愁善虑等。疏泄太过，则表现为烦躁易怒、头胀头痛、面红目赤等。故《柳州医话》曰：“七情之病，必由肝起。”

（3）促进消化吸收：脾胃是人体主要的消化器官。胃主受纳，脾主运化。肝主疏泄是保持脾胃正常消化吸收的重要条件。肝通过协调脾胃的气机升降和协调胆汁的分泌、排泄，从而促进脾胃的消化吸收。协调脾胃的气机升降：胃气主降，受纳腐熟水谷以输送于脾；脾气主升，运化水谷精微以灌溉四旁。脾升胃降构成了脾胃的消化运动。肝的疏泄功能正常，是保持脾胃升降枢纽能够协调不紊的重要条件。故《血证论·脏腑病机论》曰：“木之性主乎疏泄。食气人胃，全赖肝木之气以疏泄之，则水谷乃化。没肝不能疏泄水谷，渗泄中满之证在所难免。”可见，饮食的消化吸收与肝的疏泄功能有密切关系，故肝的疏泄功能，既可以助脾之运化，使清阳之气升发，水谷精微上归于肺，又能助胃之受纳腐熟，促进浊阴之气下降，使食糜下达于小肠。若肝失疏泄，犯脾克胃，必致脾胃升降失常，可见腹胀腹痛、呕吐、泄泻等。故曰：“肝气一动，即乘脾土，作痛作胀，甚则作泻，又或上犯胃土，气逆作呕，两胁痛胀。”协调分泌、排泄胆汁：胆附于肝，内藏胆汁，胆汁具有促进消化的作用。胆汁的生成、排泄都依靠肝之余气，通过疏泄作用，溢入于胆，聚合而成。肝疏泄正常，气机调畅，胆道畅通，胆汁方能顺利排入消化道，以起到帮助消化的作用。肝的疏泄功能正常，则胆汁能正常地分泌和排泄，有助于脾胃的消化吸收功能。如果肝疏泄失职，影响胆汁的分泌和排泄，可导致脾胃的消化吸收障碍，出现胁痛、口苦、纳食不化，甚至黄疸等。总之，脾为阴中之至阴，非阴中之阳不升，土有敦厚之性，非曲直之木不达。肝气升发，疏达中土，以助脾之升清运化，胃之受纳腐熟。

（4）维持气血运行：肝的疏泄能直接影响气机调畅。只有气机调畅，才能充分发挥心主血脉、肺助心行血、脾统摄血液的作用，从而保证气血的正常运行。所以肝气舒畅条达，血液才得以随之运行，藏泄适度。血之源头在于气，气行则血行，气滞则血瘀。若肝失疏泄，气机不调，必然影响气血的运行。如气机阻滞，则气滞而血瘀，则可见胸胁刺痛、瘕积、肿块等。若气机逆乱，又可致血液不循常道而出血。故《格致余论·经水或紫或黑论》所谓：“血为气之配，气热则热，气寒则寒，气升则升，气降则降，气凝则凝，气滞则滞。”

（5）调节水液代谢：水液代谢的调节主要是由肺、脾、肾等脏腑共同完成的，但与肝也有密切关系。因肝主疏泄，能调畅三焦的气机，促进上中下三焦肺、脾、肾三脏调节水液代谢的功能，即通过促进脾之运化水湿、肺之布散水津、肾之蒸化水液，以调节水液代谢。三焦为水液代谢的通道。如《类经·脏象类》曰：“上焦不治，则水犯高原；中焦不治，则水留中脘；下焦不治，则水乱二便。三焦气治，则脉络通而水道利。”三焦这种司决渎的功能，实际上就是肺、脾、肾等调节水液功能的综合。肝的疏泄正常，气机调畅，则三焦气治，水道通利，气顺则一身之津液亦随之而顺，故曰：“气行水亦行。”若肝失疏泄，三焦气机阻滞，气滞则水停，从而导致痰、饮、水肿，或水臌等。故曰：“水者

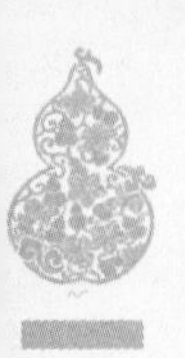

气之子，气者水之母。气行则水行，气滞则水滞。”由此可见，肝脏是通过其疏利调达三焦脏腑气机的作用，来调节体内的水液代谢活动，使之无聚湿成水生痰化饮之患。

(6) 调节性与生殖：这一作用体现在两方面，一是调理冲任：妇女经、带、胎、产等特殊的生理活动，关系到许多脏腑的功能，其中肝脏的作用甚为重要，向有“女子以肝为先天”之说。妇女一生以血为重，由于行经耗血、妊娠血聚养胎、分娩出血等，无不涉及于血，以致女子有余于气而不足于血。冲为血海，任主胞胎，冲任二脉与女性生理功能休戚相关。肝为血海，冲任二脉与足厥阴肝经相通，而隶属于肝。肝主疏泄可调节冲任二脉的生理活动。肝的疏泄功能正常，足厥阴经之气调畅，冲任二脉得其所助，则任脉通利，太冲脉盛，月经应时而下，带下分泌正常，妊娠孕育，分娩顺利。若肝失疏泄而致冲任失调，气血不和，从而形成月经、带下、胎产之疾，以及性功能异常和不孕等。二是调节精室：精室为男子藏精之处。男子随肾气充盛而天癸至，则精气溢泻，具备了生殖能力。男性精室的开合、精液的藏泄，与肝肾的功能有关。“主闭藏者，肾也，司疏泄者，肝也。”肝之疏泄与肾之闭藏协调平衡，则精室开合适度，精液排泄有节，使男子的性与生殖功能正常。若肝之疏泄失常，必致开合疏泄失度。其不及，可见性欲低下、阳痿、精少、不孕等；其太过，则性欲亢奋、阳强、梦遗等。故《类经·藏象类》曰：“肝为阴中之阳，其脉绕阴器，强则好色，虚则妒阴，时憎女子。”

2. 肝主藏血：肝藏血是指肝脏具有储藏血液和调节血量的功能。人体的血液由脾胃消化吸收来的水谷精微所化生。血液生成后，一部分运行于全身，被各脏腑组织器官所利用，另一部分则流入到肝脏而储藏之，以备应急的情况下使用。肝主藏血的生理作用有以下两点。

(1) 贮藏血液：血液来源于水谷精微，生化于脾而藏受于肝。肝内贮存一定的血液，既可以濡养自身及筋目、涵养肝气，制约肝的阳气而维持肝的阴阳平衡、气血和调；肝气充足，可固摄肝血而不致出血，肝之阴阳协调，又能发挥凝血功能防止出血。因此，肝不藏血，不仅可以出现肝血不足，阳气升腾太过，而且还可以导致出血。

(2) 调节血量：肝根据生理需要调节人体各部分血量的分配。在正常生理情况下，人体各部分的血液量是相对恒定的。但是，人体各部分的血液，通常会随着不同的生理情况而改变其血量。当机体活动剧烈或情绪激动时，人体各部分的血液需要量也就相应地增加，于是肝脏所贮藏的血液向机体的外周输布，以供机体活动的需要。当人们在安静休息及情绪稳定时，由于全身各部分的活动量减少，机体外周的血液需要量也相应减少，部分血液便归藏于肝。故所谓“人动则血运于诸经，人静则血归于肝脏”。

肝的疏泄与藏血功能之间有着相辅相成的密切的关系。藏血是疏泄的物质基础，疏泄是藏血的功能表现。肝的疏泄既赖血之濡养作用，又赖血之调节功能正常才能发挥其作用。就肝之疏泄对藏血而言，在生理上，肝主疏泄，气机调畅，则血能正常地归藏和调节。在病理上，肝失疏泄可以影响血液的归藏和运行。如肝郁气滞，气机不畅，则血亦随之而瘀滞。若疏泄太过，肝气上逆，血随气逆，又可导致出血。就肝之藏血对疏泄而言，在生理上，肝主藏血，血能养肝，使肝阳勿亢，保证肝主疏泄的功能正常。在病理上，肝之藏血不足或肝不藏血而出血，致肝血不足，血不养肝，疏泄失职，则出现夜寐多梦，女子月经不调等。

(二) 生理特性

1. 肝喜条达而恶抑郁：条达即舒展、条畅、通达之意。抑郁即遏止、阻滞之意。肝为风木之脏，肝气升发，喜条达而恶抑郁。肝主升发是指肝具升发生长，生机不息之性，有启迪诸脏生长化育之功。肝属木，木性条达，故条达亦为肝之性。肝喜条达是指肝性喜舒展、条畅、畅达，实即肝之气机性喜舒畅、调畅。在正常生理情况下，肝气升发、柔和、舒畅，既非抑郁，也不亢奋，以冲和条达为顺。故《血证论·脏腑病机论》曰："肝属木，木气冲和发达，不致遏郁，则血脉得畅。"若肝气升发不及，郁结不舒，就会出现胁肋胀痛、抑郁不乐等症状。如肝气升发太过，则见急躁易怒、头晕目眩、头痛头胀等症状。肝的这种特性与肝主疏泄的生理功能有着密切关系。

2. 肝为刚脏：肝为风木之脏，喜条达而恶抑郁，其气易逆易亢，其性刚强，故被喻为"将军之官"。肝为刚脏系由肝体阴用阳之性所致。肝体阴柔，其用阳刚，阴阳和调，刚柔相济，则肝的功能正常。故曰："肝为风木之脏，因有相火内寄，体阴用阳，其性刚，主动，主升，全赖肾水以涵之，血液以濡之，肺金清肃下降之令以平之，中宫敦阜之土气以培之，则刚劲之质，得为柔和之体，遂其条达畅茂之性，何病之有。"在生理情况下，肝之体阴赖肾之阴精以涵，方能充盈，故肝之自身体阴常不足而其用阳常易亢。刚柔不济，柔弱而刚强，故肝气易亢易逆。肝气、肝阳常有余的病理特性，反映了肝脏本身具有刚强躁急的特性。

3. 肝体阴而用阳：体用是中国古代哲学范畴，指实体及其作用、功能、属性，引入中医学领域，旨在说明脏腑的本体及其与生理功能、生理特性的关系。所谓"体"，是指肝脏的本体；所谓"用"，是指肝脏的功能活动。肝为藏血之脏，血属阴，故肝体为阴；肝主疏泄，性喜条达，内寄相火，主升主动，故肝用为阳。肝为刚脏，以血为体，以气为用。气为阳，血为阴，阳主动，阴主静，因而称肝脏"体阴而用阳"。

4. 肝气与春气相应：春季为一年之始，阳气始生，万物以荣，气候温暖多风。人与天地相参，则肝应春气。春季万物复苏，欣欣向荣，有利于肝气升发、调畅。肝的病变，在春季，得自然界少阳之气滋助，可逐渐好转。此外，肝气在春季最旺盛，反应最强，故而在春季也多见肝脏病变。

（三）与形、窍、志、液的关系

1. 在体合筋，其华在爪：筋，即筋膜，包括肌腱、韧带等组织结构。筋膜附于骨而聚于关节，是联结关节、肌肉，专司运动的组织。肝主筋，是说全身筋膜的弛张收缩活动与肝有关。中医学认为，人体筋膜的营养来源于肝脏。如《素问》曰："食气入胃，散精于肝，淫气于筋。"因此，肝的血液充盈，筋膜得养，功能才能正常，从而使筋力强健，运动有力，关节活动灵活自如。若肝有病变，肝血不足，筋膜失养，可引起肢体麻木，运动不利，或肢体屈伸不利，筋脉拘急，手足震颤等症。爪，包括指甲和趾甲。中医学认为，爪甲是筋延续到体外的部分，故又称"爪为筋之余"。肝血的盛衰，常反映于爪甲。肝的阴血充足，筋膜得养，则爪甲坚韧，光泽红润，富有华色。若肝血不足，爪甲失其滋养，则爪甲苍白，软薄，或枯而色夭，容易变形，脆裂。

2. 在窍为目：肝的经脉上联于目系，目的视物功能正常与否，主要依赖于肝精肝血的濡养。肝藏血，血随肝经上注于目，目得血养，则能发挥视万物、别白黑、审短长的功能。故《素问·五脏生成篇》曰："肝受血而能视"，《诸病源候论·虚劳病诸候》亦曰："肝候于目而藏血，血则营养于目。"若肝阴不足，则两目干涩；肝血亏虚，则视物昏花。

3. 在志为怒：怒是常见的激情反应，是否定性的情绪变化。由于肝为将军之官，其性条达而不堪委曲，若遇屈辱则肝必应之而生怒，故怒志属肝。在一般情况下，当怒则怒，怒而有节，未必有害，时或有疏展肝气，令其畅达之功。病理情况下，怒的产生与肝的功能失调之间互为因果。一方面，肝的疏泄功能失常，常致患者急躁易怒，如疏泄不及，肝气抑郁，多为郁怒恚恨，愤懑难伸；疏泄太过，肝气暴张，则见暴怒盛怒。另一方面，怒易伤肝，情志抑郁不畅，甚或郁怒不解，导致肝失条达，气机郁滞，日久常致津

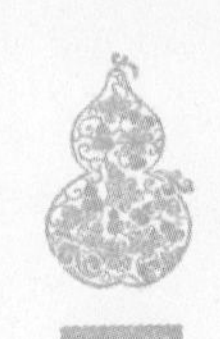

停、血瘀，或者耗伤肝阴肝血；二为暴怒盛怒，可致肝气肝阳暴张，升动无制，气逆于上，血随气逆，发为中风昏厥等病症。

4. 在液为泪：泪从目出，肝开窍于目，且泪由肝血肝精所化，故泪为肝之液。泪有濡润、保护眼睛的功能。正常情况下，泪液的分泌，濡润而不外溢。泪的过多过少，若非情志悲哀致泪液流出，均属病态，且大多与肝有关。若肝阴血不足，泪液分泌减少，则两目干涩，甚或干而作痛。

二、胆

胆与肝相连，附于肝之短叶间，肝与胆又有经脉相互络属。胆是中空的囊状器官，胆内贮藏的胆汁，是一种精纯、清净、味苦而呈黄绿色的精汁，所以胆有“中精之府”“清净之府”之称。因胆贮藏精汁这个生理特点，故胆又属于奇恒之腑。

（一）生理功能

1. 贮藏和排泄胆汁：胆汁，又称精汁、清汁，来源于肝脏。胆汁由肝脏形成和分泌出来，然后进入胆腑贮藏、浓缩，贮藏于胆腑的胆汁，通过肝的疏泄作用，使之排泄，注入肠中，以促进饮食物的消化。胆的疏泄功能须赖肝气疏泄而行其职。故若肝胆的功能失常，则胆的分泌与排泄受阻，从而影响脾胃的消化功能，而出现厌食、腹胀、腹泻等症。

2. 主决断：胆主决断，指胆在精神意识思维活动过程中，具有判断事物、作出决定的作用。胆主决断对于防御和消除某些精神刺激的不良影响，以维持和控制气血津液的正常运行，确保脏器之间的协调关系有着重要的作用。故曰：“胆者，中正之官，决断出焉。”精神心理活动与胆之决断功能有关，胆能助肝之疏泄以调畅情志。肝胆相济，则情志和调稳定。胆气豪壮者，剧烈的精神刺激对其所造成的影响不大，且恢复也较快。所以说，气以胆壮，邪不可干。

（二）生理特性

1. 胆气主升：胆为阳中之少阳，禀东方木德，属甲木，主少阳春升之气，故称胆气主升。胆气主升，实为胆的升发条达之性，与肝喜条达而恶抑郁同义。胆气升发条达，如春气之升，则脏腑之气机调畅。胆气主春之升，即木之升发疏泄。胆气升发疏泄正常，则脏腑之气机升降出入正常，从而维持其正常的生理功能。故曰：“胆者，少阳春升之气，春气升则万物化安，故胆气春升，则余脏从之。胆气不升，则飧泄、肠澼不一而起矣。”

2. 性喜宁谧：胆为清净之府，喜宁谧而恶烦扰。宁谧而无邪扰，胆气不刚不柔，禀少阳温和之气，则得中正之职，而胆汁疏泄以时，临事自有决断。邪在胆，胆失清宁而不谧，失其少阳柔和之性而壅郁，则呕苦、虚烦、惊悸，甚则善恐如人将捕之状。

三、肝与胆的关系

肝位于右胁，胆附于肝叶之间。肝与胆在五行均属木，经脉又互相络属，构成表里相合关系。肝与胆的关系，主要表现在消化功能和精神情志两方面。

1. 消化功能：肝主疏泄，分泌胆汁；胆附于肝，贮藏、排泄胆汁，肝胆共同合作使胆汁疏泄到肠道，以帮助脾胃消化食物。所以，肝的疏泄功能正常，胆才能贮藏排泄胆汁，胆疏泄正常，胆汁排泄无阻，肝才能发挥正常的疏泄作用。

2. 精神情志：肝主谋虑，调节精神情志；胆主决断，与人之勇怯有关。肝胆两者相互配合，相互为用，人的精神意识思维活动才能正常进行。故《类经·脏象类》曰：“胆附于肝，相为表里，肝气虽强，非胆不断，肝胆相济，勇敢乃成。”

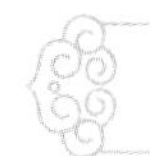

第三节　脾与胃

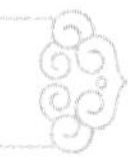

一、脾

脾位于腹腔上部，膈膜下面，在左季胁的深部，附于胃的背侧左上方，脾与胃以膜相连。脾是一个形如刀镰，扁平椭圆弯曲状器官，其色紫赤。在中医文献中记载，脾“扁似马蹄”，胰“其色如马肝紫赤，其形如刀镰”，“形如犬舌，状如鸡冠，生于胃下，横贴胃底，与第一腰骨相齐，头大向右至小肠，尾尖向左连脾肉边，中有一管斜入肠，名曰珑管”。

（一）生理功能

1. 主运化：“运”有运输、布散之意，主要指体内各种精微物质的运输布散等；“化”有消化、化生之意，主要指饮食物的消化和水谷精微的吸收等。脾主运化就是将水谷消化成为精微物质并将其运输、布散到全身。脾的运化功能可分为运化水谷和运化水湿两个方面。

（1）运化水谷：水谷，泛指各种饮食物。脾运化水谷，是指脾对饮食物的消化吸收并转输其精微的作用。脾运化水谷的过程：一是胃初步腐熟消化的饮食物，经小肠的泌别清浊作用，通过脾的磨谷消食作用使之化为水谷精微；二是吸收水谷精微并将其上输心肺，转输全身，化为气血，内养五脏六腑，外养四肢百骸。概言之，脾主运化水谷，包括了消化水谷、吸收转输精微并将精微转化为气血的重要生理作用。

（2）运化水湿：即运化水液，是指脾对水液的吸收、转输布散和排泄的作用。脾在调节水液代谢、维持水液代谢平衡方面，发挥着重要作用。脾的运化水湿功能，可以概括为两个方面：一是摄入到体内的水液，需经过脾的运化转输，气化成为津液，并输布于肺，通过心肺而布达周身脏腑器官，发挥其濡养、滋润作用；二是将全身各组织器官利用后多余的水液，及时地输送到相应的器官，如肺、肾、膀胱、皮毛等，变成汗和尿液被排出体外。因此，在水液代谢的全部过程中，脾都发挥着重要的枢纽作用，促进着水液的环流和排泄。脾运化水谷精微和运化水湿两个方面的作用，是相互联系、相互影响的，一种功能失常可导致另一方面的功能失常，故在病理上常常互见。

2. 脾主生血统血：脾主生血，指脾有化生血液的功能。脾主统血，指脾具有统摄、控制血液，使之在经脉中运行而不溢于脉外的功能。

（1）脾主生血：脾运化的水谷精微是人出生之后维持生命活动所必需的营养物质的主要来源，也是生成气血的物质基础。饮食水谷的运化由脾所主，经过气化作用化生为血液。所以说脾为后天之本，气血生化之源。故《医宗必读》曰：“一有此身，必资谷气，谷入于胃，洒陈于六腑而气至，和调于五脏而血生，而人资之以为生者，故曰后天之本在脾。”

（2）脾主统血：“脾统诸经之血”，脾气能够统摄周身血液，使之正常运行而不致溢于血脉之外。脾统血的作用是通过气摄血作用来实现的。脾为气血生化之源，气为血帅，血随气行。脾的运化功能健旺，则气血充盈，气能摄血；气旺则固摄作用亦强，血液亦不会逸出脉外。反之，脾的运化功能减退，化源不足，则气血虚亏，气虚则统摄无权，血离脉道，从而导致出血。由此可见，脾统血，实际上是气摄血作用的具体体现，所谓“脾统

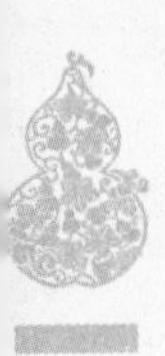

血者，则血随脾气流行之义也”。脾之统血与脾阳也有密切关系。若脾失健运，阳气虚衰，不能统摄血液，血不归经，则可见便血、尿血、崩漏等。

3. 脾气主升：即脾气的功能特点以向上升腾为主，它包括两个方面的内容。

(1) 脾主升清：“升清”即指精微物质的上升布散。经过脾胃和小肠等消化后生成的精微物质在脾的升清作用下，上输于肺，并通过心肺，分布到周身各处。因此，脾的升清功能正常，则各脏腑组织器官得到足够的物质营养，功能活动才能强健。若脾的升清作用失职，则会出现头晕、目眩等症。若清阳不升，清浊不分，混合下注，可发为遗精、带下、腹胀、腹泻等症状。

(2) 维持人体内脏位置的稳定：人体的脏腑，在体内都有固定的位置。中医学认为，脏腑之所以能固定于一定的部位，全赖脾气主升的生理作用。脾气能升举内脏，防止各脏腑器官下垂；支持和固定人体内脏的肌肉、韧带、筋膜，需要依靠脾运化生成的水谷精微的充养，才能强健有力。若脾气不升，反而下陷，则可出现胃、子宫等内脏的位置下移或脱肛等，其病变基础是韧带、肌肉松弛，失去对内脏的牵引作用。

（二）生理特性

1. 脾喜燥恶湿：脾之所以喜燥恶湿，是与其主运化水湿的生理功能有密切关系。脾胃在五行中属土，但按阴阳来分类，脾为阴土，胃为阳土。脾的阳气易衰，阴气易盛，脾主运化水湿，而湿邪侵犯人体，最易伤害脾阳。脾阳虚衰，不仅可引起湿浊内困，还易引起外湿侵袭。故《临证指南医案》曰：“湿喜归脾者，与其同气相感故也。”故脾主湿而恶湿，若湿邪伤脾，脾失健运，可见头重如裹、脘腹胀闷、口黏不渴等症。

2. 脾为气机升降之枢纽：脾位于人体中焦，心肺居其上，肝肾居其下。故人体气机升降运动，皆以脾为其枢纽。心肾相交，水火既济，心阳下降，肾阴升腾，也以脾为升降之枢。五脏之精，悉运于脾，脾旺才能清气上升布散。肝气升于左，肺气降于右；肺气通调水道，肾之气化蒸腾，无不以脾为枢纽。故脾胃互相配合，升降协调，则使气血水津布散通利，气机升降得宜，生发之机旺盛。若脾虚气弱，枢机不利，则种种病变莫不由之而生。

3. 脾气与长夏相应：春夏属阳，秋冬属阴，而长夏季节居于夏秋之交，为阴之始。长夏季节，湿气当令，酝酿生化，合为土生万物之象，而脾为至阴之脏，主运化，奉生身，类于“土爰稼穑”之理，故脾气旺于长夏，脾脏的生理功能活动，与长夏的阴阳变化相互通应。因而脾病在长夏季节可以好转，但长夏湿气过盛，又容易损伤脾脏。

（三）与形、窍、志、液的关系

1. 在体合肉，主四肢：人体的四肢、肌肉，均需要脾胃运化来的水谷精微的充养。只有脾气健运，气血生化有源，周身肌肉才能得到水谷精微的充养，从而保持肌肉丰满，壮健有力。故《黄帝内经素问集注》曰：“脾主运化水谷之精，以生养肌肉，故主肌肉。”四肢为人体肌肉丰厚之处，同样需要脾胃运化的水谷精微等营养，方能维持其正常的生理活动，四肢的营养输送，全赖清阳的升腾与宣发。脾气健运，则四肢的营养充足，其活动亦强劲有力；若脾失健运，清阳不升，布散无力，则四肢的营养不足，则可见四肢倦怠无力，甚则萎弱不用。

2. 在窍为口，其华在唇：脾与口在生理、病理上息息相关。主要表现在：其一，结构上，口腔是消化道的最上端，舌、咽、唾液腺等器官与脾相互联系，共同完成对饮食物的受纳、研磨、消化、吸收。其二，经络联系上，脾通过经脉与舌相联，如“脾足太阴之脉……连舌本，散舌下”，通过经脉的联系，脾气上注于口，而主司口之消化、舌之味觉。

其三，功能上，口主受纳、咀嚼、润软食物，饮食物在口腔中被加工，便于胃的进一步受纳、腐熟；口分泌津液的作用，则有利于脾的进一步消化、吸收。唇为口的组成部分，为脾之外荣。是由肌肉组成的，其营养源于脾气化生之气血，因此从唇的颜色，可以推知脾气的盛衰。脾气健运，气血充足，口唇得养，则唇红润泽；若脾失健运，气血亏虚，唇失所养，则唇色淡白。

3. 在志为思：思，是人体意识思维活动的一种状态，本是心主神志功能活动的体现，但是中医学认为，思与脾的关系甚为密切，故有“思出于心，而脾应之”的说法。正常思考问题，对机体的生理活动并无不良的影响，但在思虑过度、所思不遂等情况下，就能影响机体的正常生理活动。其中最主要的则是影响气的正常运行，气机失调，导致气滞与气结。因此，思虑过多，多影响脾的运化功能，导致脾胃呆滞，运化失常，消化吸收功能障碍。

4. 在液为涎：涎为口津，是口腔分泌的唾液中较清稀的部分，由脾气化生、布散，有保护口腔黏膜、润泽口腔的作用。在正常情况下，涎液上行于口，但不溢出于口外。若脾胃不和，则往往可导致涎液分泌的急剧增加，从而发生口涎自出等现象，故有“涎出于脾而溢于胃”之说。

二、胃

胃是腹腔中容纳食物的器官。胃位于膈下，腹腔上部，其外形屈曲，上连食管，下通小肠，为水谷精微之仓、气血之海。胃腔分上、中、下三部：胃的上部为上脘，包括贲门，上接食管；下部为下脘，包括幽门，下接小肠；上、下脘之间名为中脘，为饮食物出入胃腑的通道。

（一）生理功能

1. 主受纳水谷：受纳是接受和容纳之意。胃主受纳是指胃接受和容纳水谷的作用。饮食人口，经过食管，容纳并暂存于胃腑，故称胃为“太仓、水谷之海”。机体的生理活动和气血津液的化生，都需要依靠饮食物的营养，所以又称胃为水谷气血之海。胃主受纳功能是胃主腐熟功能的基础，也是整个消化功能的基础。胃主受纳功能的强弱，取决于胃气的盛衰，反映于能食与不能食。能食，则胃的受纳功能强；不能食，则胃的受纳功能弱。

2. 主腐熟水谷：腐熟是饮食物经过胃的初步消化，形成食糜的过程。胃主腐熟指胃将食物消化为食糜的作用。胃接受由口摄入的饮食物并使其在胃中短暂停留，进行初步消化，依靠胃的腐熟作用，将水谷变成食糜。饮食物经过初步消化，其精微物质由脾之运化而营养周身，未被消化的食糜则下行于小肠，不断更新，形成了胃的消化过程。如果胃的腐熟功能低下，就出现胃脘疼痛、嗳腐食臭等食滞胃脘之候。

（二）生理特性

1. 胃气通降：胃主通降是指胃的气机宜通畅、下降的特性。饮食物人胃，经过胃的腐熟，初步进行消化之后，必须下行人小肠，再经过小肠的分清泌浊，其浊者下移于大肠，然后变为大便排出体外，从而保证了胃肠虚实更替的状态。这是由胃气通畅下行作用而完成的。故曰：“胃满则肠虚，肠满则胃虚，更虚更满，故气得上下。”所以，胃贵乎通降，以下行为顺。胃的通降作用，还包括小肠将食物残渣下输于大肠和大肠传化糟粕的功能在内。胃失通降，可以出现胃脘胀满疼痛、大便秘结等胃失和降之证，或呕吐、呃逆、嗳气等胃气上逆之候。

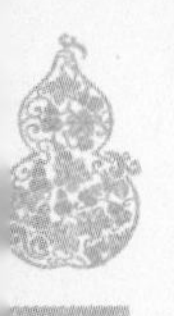

2. 喜润恶燥：指胃喜于滋润而恶于燥烈的特性，源于运气学说中的标本中气理论。胃禀燥之气化，方能受纳腐熟而主通降，但燥赖水润湿济为常。所谓“恶燥”，恶其太过之谓。“喜润”，意为喜水之润。胃禀燥而恶燥，赖水以济燥。故曰“胃喜柔润”，“阳明燥土，得阴自安”。胃之受纳腐熟，不仅赖胃阳的蒸化，更需胃液的濡润。胃中津液充足，方能消化水谷，维持其通降下行之性。因为胃为阳土，喜润而恶燥，故其病易成燥热之害，胃阴每多受伤。故治疗用药应注意保护胃阴。

三、脾与胃的关系

胃与脾同居中焦，以膜相连，由足阳明胃经与足太阴脾经相互属络，构成表里关系。胃与脾在五行中皆属土，胃为阳明燥土，属阳；脾为太阴湿土，属阴。脾胃既存在着协同作用，又具有依存关系。脾胃合称为“后天之本”，又为气血生化之源。脾与胃的关系，主要体现为水谷纳运相得、气机升降相因、阴阳燥湿相济 3 个方面。

1. 纳运相得：脾主运化、消化食物，转输精微，为胃继续纳食提供能源，胃主受纳、熟腐水谷，为脾之运化奠定基础。胃的“纳”是为脾的“运”做准备，而脾的“运”是胃继续“纳”的需要。脾与胃密切配合，纳运相得，才能完成纳食、消化、吸收与转输等一系列生理功能。

2. 升降相因：脾气宜升，胃气宜降，是脾胃之气运动的基本特点。而升与降是相反相成的，脾气上升，将水谷精微向上输布，助于胃气之通降，胃气通降，将食物残渣通降下行，助于脾之升运。因此，脾胃之气一升一降，升降相因，从而保证了“运”、“纳”功能的正常进行。故曰：“脾宜升则健，胃宜降则和。”升为升清，降为降浊，所以《寓意草》曰：“中脘之气旺，则水谷之清气上升于肺而灌溉百脉；水谷之浊气下达于大肠，从便溺而消。”脾胃健旺，升降相因，是胃主受纳、脾主运化的正常生理状态。

3. 燥湿相济：脾为脏，属阴，喜燥而恶湿；胃为腑，属阳，喜润而恶燥。燥湿之性相反，喜恶特性不同，这反映了脾胃在喜恶燥湿方面的差异。脾胃燥湿之性虽然不同，但其间又是相互制约、相互为用的，脾之燥有胃之润制约之，才不致过燥；胃之润有脾之燥制约之，才不致过湿，从而燥湿相济。胃津充足，才能受纳腐熟水谷，为脾之运化吸收水谷精微提供条件。脾不为湿困，才能健运不息，从而保证胃的受纳和腐熟功能不断地进行，从而达到“运”“纳”功能正常，维持脾胃之气升降协调。故《临证指南医案》曰：“太阴湿土，得阳始运；阳明燥土，得阴自安。”

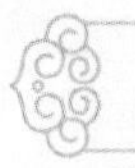

第四节　肺与大肠

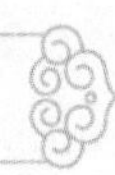

一、肺

肺位居胸中，左三右二，呈分叶状，质地疏松，与心同居膈膜之上，上连气道，喉为门户，通窍于鼻，与自然界之大气直接相通，与皮、毛、鼻等构成肺系统。肺是五脏六腑中位置最高者，故称“华盖”，为五脏之长。

（一）生理功能

1. 肺主气，司呼吸：《脏腑标本药式》中记载“肺藏魄，属金，总摄一身之气”。肺为呼吸器官，具有呼吸功能，肺司呼吸的功能正常，则气道通畅，呼吸调匀，各脏腑之气机运动亦协调通畅。肺主气是肺主呼吸之气和肺主一身之气的总称，实际上隶属于肺的呼吸功能。

（1）主呼吸之气：是指肺为体内外气体交换的场所。肺通过呼吸运动，吸入自然界的清气，呼出体内的浊气，实现了体内外气体的交换。通过不断地呼浊吸清，吐故纳新，促进气的生成，调节着气的升降出入运动，从而保证了人体新陈代谢的正常进行。所以《医宗必读》曰："肺叶百莹，谓之华盖，以复诸脏。虚如蜂窝，下无透窍，吸之则满，呼之则虚，一呼一吸，消息自然。"

（2）主一身之气：一身之气都归属于肺，由肺所主，即肺通过呼吸而主持、调节全身各脏腑之气。主要体现在参与气的生成和调节全身气机两个方面。其一，肺参与一身之气的生成，特别是宗气的生成。人体通过呼吸运动，把自然界的清气吸入于肺，又通过胃肠的消化吸收功能，把饮食物变成水谷精气，由脾气升清，上输于肺。自然界的清气和水谷精气在肺内结合，积聚于胸中，称为宗气。宗气上出喉咙，以促进肺的呼吸运动；贯通心脉，以行血气而布散全身，以温养各脏腑组织和维持它们的正常功能活动，在生命活动中占有重要地位，故起到主一身之气的作用。其二，肺参与调节全身气机，肺气的宣发和肃降运动，使肺有节律的一呼一吸，对全身之气的升降出入运动起着重要的调节作用。

2. 主行水，通调水道：是指肺的宣发和肃降对体内水液输布、运行和排泄的疏通和调节作用。肺气宣发，一是使水液迅速向上向外输布，布散到全身，外达皮毛，"若雾露之溉"，以充养、润泽、护卫各个组织器官。二是使经过肺代谢后的水液，即被身体利用后的废料和剩余水分，通过呼吸、皮肤汗孔蒸发而排出体外。肺气肃降，使体内代谢后的水液不断地下行到肾，经肾和膀胱的气化作用，生成尿液而排出体外，保持小便的通利。这就是肺在调节水液代谢中的作用，也就是肺的通调水道的生理功能。如果肺气宣降失常，失去行水的职能，水道不调，则可出现水液输布和排泄障碍，如痰饮、水肿等病症。

3. 主宣发和肃降：宣发，是指肺气向上的升宣和向外周的布散。其生理作用主要体现在 3 个方面：一是通过肺的气化，排除体内的浊气；二是将脾所转输的水谷精微和津液，布散到全身，外达皮毛；三是宣发卫气，调节腠理的开合，将代谢后的津液化为汗液，排出体外。肃降，即肺气向下的通降和使呼吸道保持洁净的作用。其生理作用主要体现在 3 个方面：一是吸入自然界的清气，将清气与谷气合为宗气向下布散，以资元气；二是将肺吸入的清气和由脾转输的津液和水谷精微向下布散；三是肃清肺和呼吸道内的异物，以保持呼吸道洁净，并将脏腑代谢后的浊液通降至肾与膀胱，形成尿液排出体外。所以当肺的宣降功能失去协调，就会发生喘、咳、肺气上逆之证。

4. 肺朝百脉，主治节：肺朝百脉，即全身经脉之经气朝于肺，是指全身的气血，都通过经脉汇聚于肺，通过肺的呼吸，进行气体的交换，然后再输布到全身。肺主治节，即治理和调节，是指肺辅助心脏治理调节全身气、血、津液及脏腑生理功能的作用。其作用主要体现在 4 个方面：一是调节人体呼吸运动；二是调节气的升降出入；三是辅助心脏，推动和调节血液的运行；四是治理和调节津液的输布、运行和排泄。因此，肺主治节，实际上是对肺的主要生理功能的高度概括。

（二）生理特性

1. 肺为华盖：肺位于胸腔，居五脏的最高位置，有覆盖诸脏、保护诸脏、抵御外邪的作用。肺又主一身之表，为脏腑之外卫，故称肺为华盖，说明肺位高居，犹如伞盖保护位居其下的脏腑。肺通过气管、喉、鼻直接与外界相通。因此，肺最易受外界环境的影响。外邪侵袭人体，多首先犯肺而导致肺卫失宣、肺窍不利等病变。

2. 肺为娇脏：是指肺脏清虚娇嫩而易受邪侵的特性。肺居高位，邪必先伤，肺叶娇嫩，不耐邪侵，肺为清虚之体，为诸脏之华盖，百脉之所朝，外合皮毛，开窍于鼻，与天

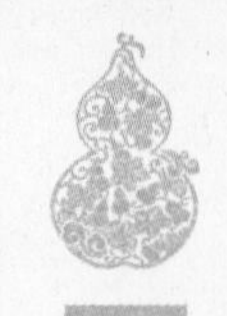

气直接相通。六淫外邪侵犯人体，不论是从口鼻而入，还是侵犯皮毛，皆易于犯肺而致病。故曰："肺为娇脏，所主皮毛，最易受邪。"

3. 肺气与秋气相应：肺为清虚之体，性喜清润，与秋季气候清肃、空气明润相通应。故肺气在秋季最旺盛，秋季亦多见肺的病变，肺气旺于秋，其制约与收敛作用强盛，肺与秋季，西方、燥、金、白色、辛味等有内在的联系，如金秋之时，燥气当令，此时燥邪极易侵犯人体而耗伤肺之阴津，出现干咳，皮肤和口鼻干燥等症。

（三）与形、窍、志、液的关系

1. 在体合皮，其华在毛：肺与皮毛存在着十分密切的内在联系，主要体现在以下两个方面。其一，肺输精于皮毛：肺气宣发，可以把水谷精微、津液和卫气输布到体表，温养肌肤、润泽皮毛、防御外邪侵袭。故《素问·五脏生成篇》曰："肺之合皮也，其荣毛也。"肺的生理功能正常，则皮肤致密，毫毛光泽，抗御外邪侵袭的能力亦较强。其二，皮毛助肺呼吸：人体皮表之汗孔，不仅能排泄由津液所化之汗液，实际上也随着肺气的宣发和肃降进行着体内外的气体交换。由于肺与皮毛相合，故外邪侵犯皮毛，腠理闭塞，可导致肺气不宣；反之，外邪袭肺，肺气不宣，亦可引起腠理闭塞。

2. 在窍为鼻，喉为肺之门户：鼻为肺之窍，鼻与喉相通而联于肺，鼻与喉皆是呼吸道的重要部分。肺通过鼻窍与外界直接相通。鼻具有主通气和主嗅觉的功能。肺主宣发肃降，肺气清利，则肺之气上注清窍，鼻得清阳充养则窍道顺畅、嗅觉灵敏。鼻为气道，鼻道通畅，有助于肺之呼吸清顺。喉为呼吸之门户，发音之器官，由肺津滋养，肺气调节，肺津充足，喉得滋养，则呼吸顺畅，声音洪亮。若肺津亏损，喉失所养，则可见声音低微、嘶哑，即"金破不鸣"。

3. 在志为忧、悲：悲哀和忧伤，虽属不良情志刺激，但在一般情况下，并不都导致人体发病。只有在过度悲伤情况下，才能成为致病因素。过度的悲、忧，使肺气不断地消耗，导致肺气宣降运动失调。故《素问·举痛论》曰："悲则气消……悲则心系急，肺布叶举，而上焦不通，营卫不散，热气在中，故气消矣。"由于肺主气，所以悲忧易伤于肺。反之，在肺虚时，则人体对外来非良性刺激的耐受性就会下降，从而易于产生悲忧的情绪变化。

4. 在液为涕：涕，为鼻腔黏膜分泌的一种黏液，具有润泽鼻窍的功能，并能防御外邪，有利于肺的呼吸。故《素问·宣明五气篇》曰："五脏化液……肺为涕。"在生理情况下，肺气和利，则鼻涕的质和量正常，润泽鼻腔而不外流。在病理情况下，肺的病变常导致鼻涕质、量、味的变化。如肺感风热，则鼻流浊涕；若内热熏肺，则可见涕下腥臭。

二、大肠

大肠居于腹中，上端称为"回肠"，包括回肠和结肠上段，下段称为"广肠"，包括乙状结肠和直肠。其上口在阑门处与小肠相接，其下端紧接肛门，又称"下极""魄门"。大肠是一个官腔性器官，呈回环迭积之状，是人体消化系统的重要组成部分。

（一）生理功能

1. 传导糟粕：大肠主传导是指大肠接受小肠下移的饮食残渣，使之形成粪便，经肛门排出体外的作用。大肠接受由小肠下移的饮食残渣，再吸收其中剩余的水分和养料，使之形成粪便，经肛门而排出体外，属整个消化过程的最后阶段，故有"传导之腑""传导之官"之称。所以大肠的主要功能是传导糟粕，排泄大便。大肠有病，传导失常，主要表现为大便质和量的变化和排便次数的改变。如大肠湿热蕴结，则见下痢脓血、里急后重等。大肠的传导功能，是对小肠泌别清浊的承接，与胃的通降、脾之运化、肺之肃降以及肾之封藏有密切关系。

2. 大肠主津：大肠接受由小肠下注的饮食物残渣和剩余水分之后，将其中的部分水液重新再吸收，使残渣糟粕形成粪便而排出体外。大肠重新吸收水分，参与调节体内水液代谢，故曰“大肠主津”。大肠这种重新吸收水分功能与体内水液代谢有关。所以大肠的病变多与津液有关。如大肠虚寒，无力吸收水分，则水谷杂下，出现肠鸣、泄泻等。机体所需之水，绝大部分是在小肠或大肠被吸收的，故《脾胃论》曰：“大肠主津，小肠主液，大肠、小肠受胃之荣气，乃能行津液于上焦，灌溉皮肤，充实腠理。”

（二）生理特性

大肠具有通降下行的生理特点：大肠在脏腑功能活动中，始终处于不断地承受小肠下移的饮食残渣并形成粪便而排泄糟粕，表现为积聚与输送并存，实而不能满的状态，故以降为顺，以通为用。六腑以通为用，以降为顺，尤以大肠为最。所以说通降下行为大肠的重要生理特性。大肠通降失常，以糟粕内结，壅塞不通为多，故有“肠道易实”之说。

三、肺与大肠的关系

肺与大肠通过经脉相互络属，构成表里关系。肺与大肠同属金，肺属阴在内，大肠为阳在外，一脏一腑，一阴一阳，表里相对，上下相协，密切相关。生理关系主要体现在3个方面：其一，肺主宣发，是大肠得以濡润的基础，使大肠不致燥气太过而便秘，犹如“河道不枯，舟能行之”，大便自然通畅无碍，顺利导下。其二，肺主肃降，向下布散津液，是大肠传导功能的动力。肺藏魄，肛门又称魄门，魄门为肺气下通之门户，故可谓“肺上开窍于鼻，下施于魄门”。其三，肺之通调，是大肠主燥气的条件。由于肺主宣发肃降，又能通调水道，有促进水液代谢和维持水液平衡的作用，从而使大肠水分不致过多，保证大肠的“燥化”功能，大便不至因水谷不分，完谷不化，而成溏泻。肺与大肠在病理上亦相互影响，如肺气壅盛，肃降失职，津不下达，则引起肠燥便秘。

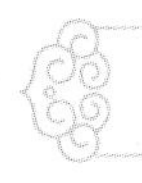

第五节　肾与膀胱

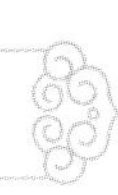

一、肾

肾位于腰部脊柱两侧，左右各一，右微下，左微上。肾有两枚，外形椭圆弯曲，状如豇豆。如《医贯》曰：“肾有二，精之居也，生于脊齐十四椎下，两旁各一寸五分，形如豇豆，相并而曲附于脊外，有黄脂包裹，里白外黑。”肾为人体脏腑阴阳之本，生命之源，故称为先天之本。

（一）生理功能

1. 肾藏精：是指肾具有贮存、封藏人身精气的作用，不使精气无故流失，影响机体的生长发育及生殖能力。精是构成人体、维持人体生长发育、生殖和脏腑功能活动的有形的精微物质。肾所藏的精气包括先天之精和后天之精。先天之精，禀受于父母，与生俱来，藏于肾中，得到后天之精的不断充实，成为人体生育繁殖的基本物质。后天之精，来源于水谷精微，由脾胃化生并灌既五脏六腑。先、后天之精相互资助，相互为用。肾精不仅能促进机体的生长、发育和繁殖，而且还能参与血液的生成，提高机体的抗病能力。

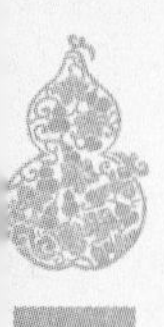

(1) 促进生长发育和生殖：肾精是胚胎发育的原始物质，能促进机体的生长发育，又能促进生殖功能的成熟。人体的生、长、壮、老、已的整个生命过程，以及在生命过程中的生殖能力，都取决于肾中精气的盛衰。人从幼年开始，肾精逐渐充盛，则有齿更发长等生理现象。到了青壮年，肾精进一步充盛，乃至达到极点，机体也随之发育到壮盛期，则真牙生，体壮实，筋骨强健，具有生殖能力。待到老年，肾精衰退，形体也逐渐衰老，全身筋骨运动不灵活，齿摇发脱，呈现出老态龙钟之象。若肾精亏少，影响到人体的生长发育，会出现生长发育障碍，不孕不育、未老先衰等。

(2) 参与血液生成：肾藏精，精能生髓，精髓可以化而为血。《景岳全书》曰："血即精之属也，但精藏于肾，所蕴不多，而血富于冲，所至皆是。"

(3) 抵御外邪侵袭：肾精具有抵御外邪而使人免于疾病的作用。肾精充足则生命力强，卫外固密，适应力强，邪不易侵。故有"足于精者，百病不生，穷于精者，万邪蜂起"之说。

2. 肾主水：是指肾主持和调节人体水液代谢的功能。又称肾的"气化"作用。肾对水液代谢的气化作用体现在两个方面：一是将水谷精微中具有濡养滋润脏腑组织作用的津液输布周身；二是将各脏腑组织代谢利用后的浊液排出体外。水饮入胃，通过脾的运化和转输，肺的宣发和肃降，肾的蒸腾气化，清者以三焦为通道输送到全身，濡养脏腑官窍。被脏腑利用后的浊液则化为汗液、尿液排出体外，维持人体水液代谢的平衡。参与人体水液代谢的脏腑，如肺通调水道、脾运化转输、三焦运行水液、小肠泌别清浊等发挥其生理功能，均依赖于肾的蒸腾气化作用。肾的气化作用贯穿于水液代谢的始终，居于极其重要的地位，故有"肾者主水"之说。

3. 主纳气：指肾有摄纳肺吸入的清气而调节呼吸，保持呼吸深度的作用。人体的呼吸运动，虽为肺所主，但吸入之气，必须下归于肾，经肾气的摄纳封藏，使其维持呼吸的深度，保证体内外气体的正常交换。故有"气根于肾，亦归于肾，故曰肾纳气，其息深深"之说。若肾纳气无权，则有呼多吸少，动则喘甚的表现。

4. 主一身之阴阳：肾为水火之宅，寓真阴，涵真阳。肾阴，又称元阴、真阴，对机体各脏腑组织起着滋养、濡润作用。肾阳，又称元阳、真阳，对机体各脏腑组织起着推动、温煦作用。肾阴肾阳为脏腑阴阳之根本。五脏六腑之阳，非肾阳不能温养。五脏之阴气，非此不能滋。肾阴阳失调，皆可导致其他脏腑的阴阳失调。

（二）生理特性

1. 主封藏：封藏是肾的重要生理特性。是指肾贮藏五脏六腑之精的作用。肾主闭藏的生理特性体现在藏精、纳气、主水、固胎等各方面。肾藏精，精宜藏而不宜泄；肾主命火，命火宜潜不宜露，故曰："肾者主蛰，封藏之本，精之处也。"肾为封藏之本，是对肾脏生理功能的高度概括。

2. 肾气与冬气相应：冬季寒水当令，气候比较寒冷。水在天为寒，在脏为肾。冬季的岁运，正常为"静顺"，万物归藏。在人应肾，阴平阳秘，封藏有节。不及为"涸流"，太过为"流衍"。不及与太过，四时阴阳异常，在人则肾之阴阳失调，封藏失职。在人体以肾气变化为著，故冬季以肾病、关节疾病较多为其特点。

（三）与形、窍、志、液的关系

1. 在体合骨，生髓，其华在发：是指肾藏精，精生髓，髓居于骨腔之中，以滋养骨骼，促进骨骼生长发育。肾中精气充盈，骨髓生化有源，则髓得所养。肾藏精，精又能化血，血以养发，肾精足则血旺，血旺则毛发黑而润泽，故曰"其华在发"。肾精亏虚，骨髓生化无源，髓失所养，会出现头昏乏力或骨软无力等。“齿为骨之余”，牙齿也有赖于肾精的充养，故肾精不足亦可见牙齿松动。

2. 在窍为耳及二阴：耳是听觉器官，依赖于肾中精气充养。听觉的灵敏与否，与肾中精气的盈亏有密切关系。肾中的精气充盈，耳得所养，则听觉灵敏，分辨力较高。故《灵枢·脉度篇》曰：“肾气通于耳，肾和则耳能闻五音矣。”故老年人肾精亏虚，耳失所养，会出现耳聋失聪等。二阴指前阴和后阴。前阴即外生殖器，是排尿和生殖的器官；后阴即肛门，是排泄粪便的通道。肾的蒸腾气化作用，既能促进尿液生成，控制尿液正常排泄，又能推动粪便及时排除体外。故说肾开窍于二阴。

3. 在志为恐：恐是人们对事物惧怕的一种精神状态，与肾密切相关。恐的刺激，对机体的气机运行产生不良的影响。人在恐惧的状态中，中上二焦的气机闭塞不畅，肾气不得上行，反而下走迫于下焦，则下焦胀满、遗尿等。故有“恐则气下”之说。

4. 在液为唾：唾为口津，唾液中较稠厚的部分称为唾。肾的经脉上挟舌根通舌下，唾为肾精所化，咽而不吐，有溶解食物、滋润和保护口腔、滋养肾中精气的作用。多唾或久唾，易耗伤肾中精气。故养生家以舌抵上腭，待唾满口后，咽之以养肾精。

二、膀胱

膀胱位于下腹部，居肾之下，大肠之前，在脏腑中居于最下处，是一个中空的囊状器官。其上有输尿管，与肾相通，其下有尿道，开口于前阴。膀胱又称尿脬，是贮存和排泄尿液的器官。

（一）生理功能

1. 贮存尿液：在人体津液代谢过程中，水液通过肺通调水道、脾运化转输、肾蒸腾气化三脏的作用，布散全身，濡润机体。其被脏腑利用后的“津液之余”，下归于肾。经肾的气化作用，升清降浊，清者回流体内，浊者下输于膀胱变成尿液，贮藏于膀胱。

2. 排泄尿液：尿液贮存于膀胱，达到一定容量时，通过肾的气化作用，使膀胱开合有度，则尿液可按时从溺窍排出体外。

（二）生理特性

膀胱具有司开合的生理特性。膀胱主司开合，而维持其贮尿和排尿的协调平衡。膀胱贮尿和排尿的功能，全赖以肾的固摄与气化作用，若肾的气化功能失常，则膀胱气化失司，开合失权，而出现小便失禁或小便不利等。

三、肾与膀胱的关系

肾与膀胱经络相互络属，两者构成表里关系。肾为水脏，主津液，促进尿液生成与排泄，膀胱为水腑，主贮藏和排泄尿液。膀胱的气化功能，取决于肾气的盛衰。肾气充足。促进膀胱气化，使之开合有度。肾气与膀胱之气协调作用，肾气主上升，控制尿液排泄，膀胱之气主通降，促进膀胱收缩排尿，一升一降，控制和调节尿液的正常排泄。

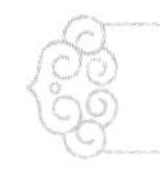

第六节　心包与三焦

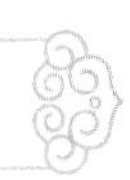

一、心包

心包络，简称心包，又称膻中，是心的外围的组织。心包是心的外膜，附有络脉，通

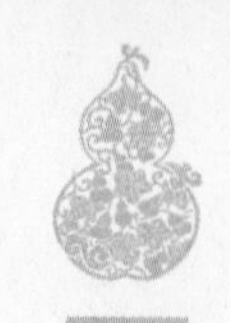

行气血，有保护心脏的作用。

（一）生理功能

1. 代心受邪：古代医家认为，心为人身之君主，不得受邪，故若外邪侵心，则心包络当先受病。如《灵枢·邪客》曰：“心者，……邪弗能容也，容之则心伤，心伤则神去，神去则死矣。故诸邪之在心者，皆在于心之包络。”心包为心君神气的出入之所。如若心包被热邪所扰，则见神昏谵语等心神机能失常等病理变化。

2. 代心行事：即心主血脉、主藏神功能的具体表现。心主血脉的功能需要依靠宗气的推动，而人体宗气源于膻中，如《素问·灵兰秘典论》曰：“膻中者，臣使之官，喜乐出焉。”膻中像君主内臣传达君主之意，故又称心主。所以说心包能代心行事，能助心肺传输气血，协调阴阳，使精神愉快。

（二）生理特性

心包络之本宫即膻中气海，气海为生命之主；气布阴阳，少阳三焦与厥阴心包相火接续互用，下及肾命水火，实现水火既济，即心肾相交。气和志达，外御邪侵，内生喜乐。使道闭塞，神机不通，形乃大伤。所以说，主明则下安，主不明则十二官危。

二、三焦

古代医家对三焦位置形态的认识与描述，归纳起来主要有两种。一是有名无形之说，即部位之三焦，是人体上中下三个部位的划分；一是有名有形之说，即六腑之三焦，分布于胸腹腔的一个大腑，是脏腑之间和脏腑内部间隙互相沟通所形成的通道。

（一）生理功能

1. 通行元气：元气为人体脏腑阴阳之本，生命活动的原动力。元气通过三焦而输布到五脏六腑，充沛于全身，以激发、推动各个脏腑组织的功能活动。气化运动是生命的基本特征，三焦能够通行元气，元气为脏腑气化活动的动力。因此，三焦通行元气的功能，关系到整个人体的气化作用。故《中藏经》曰：“三焦者，人之三元之气也，总领五脏六腑营卫经络，内外上下左右之气也。三焦通，则内外上下皆通也。其于周身灌体，和调内外，营左养右，导上宣下，莫大于此者也。”

2. 疏通水道：“三焦者，决渎之官，水道出焉”。三焦疏通水道，调控体内整个水液代谢过程，在水液代谢过程中起着重要作用。人体水液代谢是由多个脏腑参与，共同完成的复杂生理过程。其中，上焦之肺，为水之上源，以宣发肃降而通调水道；中焦之脾胃，运化并转输津液于肺；下焦之肾与膀胱，蒸腾气化，使水液上归于脾肺，再参与体内代谢，形成尿液排出体外。三焦乃水液的生成输布、升降出入的道路。三焦气治，则脉络通而水道利。三焦通行水液的功能，实际上是对肺脾肾等脏腑参与水液代谢功能的总括。

3. 运行水谷：“三焦者，水谷之道”。三焦具有运行水谷，协助输布精微，排泄废物的作用。“上焦开发，宣五谷味，熏肤，充肌，泽毛”，有输布精微之功；中焦“泌糟粕，蒸津液，化其精微，上注于肺脉”，有消化吸收和转输之用；下焦“成糟粕而俱下于大肠，而成下焦，渗而俱下，济泌别汁，循下焦而渗入膀胱焉”，有排泄粪便和尿液的作用。三焦运化水谷协助消化吸收的功能，是对脾胃、肝肾、心肺、大小肠等脏腑完成水谷消化吸收与排泄功能的概括。

（二）生理特性

1. 上焦如雾：指上焦主宣发卫气，布散精微和津液的作用。上焦接受来自中焦脾胃的水谷精微，通过心肺的宣发升散，布散于全身，发挥其营养滋润作用，若雾露之溉，故称“上焦如雾”。因上焦接纳精微而布散，故又称“上焦主纳”。

2. 中焦如枢：指脾胃运化水谷，化生气血的作用。胃受纳腐熟水谷，由脾之运化而形成水谷精微，以化生气血，并通过脾的升清转输作用，将水谷精微上输于心肺以濡养周身。因为脾胃有腐熟水谷、运化精微的生理功能，故喻之为“中焦如沤”。因中焦运化水谷精微，又称“中焦主化”。

3. 下焦如渎：是指肾、膀胱、大小肠等脏腑主泌别清浊，排泄废物的作用。下焦将饮食物的残渣糟粕传送到大肠，变成粪便，从肛门排出体外，并将体内剩余的水液，通过肾和膀胱的气化作用变成尿液，从尿道排出体外。此生理过程具有向下疏通，向外排泄之势，故称“下焦如渎”。因下焦疏通二便，排泄废物，故又称“下焦主出”。

三、心包与三焦的关系

手厥阴心包经起于胸中，出属心包络，向下穿过膈肌，依次络于上中下焦。手少阳三焦经，起于小环指尺侧端，入缺盆，布膻中，散络心包，下膈，遍属三焦。心包和三焦经脉相互络属，构成表里关系。少阳是三阳中阳气最少，厥阴为三阴中阴气最少，厥阴心包经和少阳三焦经联系密切，二者互补气血，协调阴阳，使气血阴阳平和。阴平阳秘，精神乃治。

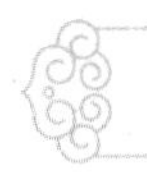

第七节　奇恒之腑

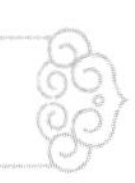

奇恒之腑包括脑、髓、骨、脉、女子胞或精室 5 个脏器组织。是不同于六腑的另一类腑，在功能上不同于六腑的“泻而不藏”，而主藏精气而不泻。

一、脑

脑，位居颅腔之中，外为头骨，内为脑髓，上至颅囟，下至风府，位于人体最上部。脑由精髓汇集而成，不但与脊髓相通，而且和全身的精微有关。又称髓海、元神之府。

生理功能

1. 主宰生命活动：“脑为元神之府”，是生命的枢机，主宰人体的生命活动。元神由先天之精化生，先天元气充养，称先天之神。人在出生之前，形体毕具，形具而神生。人始生先成精，精成而脑髓生。人出生之前随形具而生之神，即为元神。元神藏于脑中，为生命的主宰。如“元神，即吾真心中之主宰也”。元神存则有生命，元神败则人即死。得神则生，失神则死。

2. 主司精神意识：人的精神意识活动，包括思维意识和情志活动等，都是客观外界事物反映于脑的结果。脑主司的思维意识活动是在元神功能基础上，后天获得的思虑活动，属识神。故《医学衷中参西录》曰：“脑中为元神，心中为识神。元神者，藏于脑，无思无虑，自然虚灵也。识神者，发于心，有思有虑，灵而不虚也。”脑为精神意识、思维活动的枢纽，“为一身之宗，百神之会。”脑主精神意识的功能正常，则精神饱满，意识清楚，思维灵敏，记忆力强，情志正常。否则，便出现神明功能异。

3. 主感觉运动：眼耳口鼻舌为五脏外窍，皆位于头面，与脑相通。人的视听言动等，皆与脑有密切关系。脑主元神，神能驭气，散动觉之气于筋而达百节，故脑能统领肢体运动。髓海充盈，主感觉运动功能正常，则官窍灵敏，感觉无碍，运动正常。

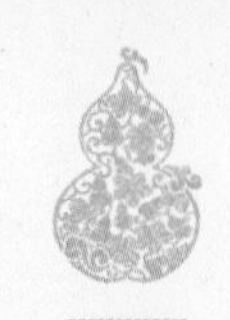

二、髓

髓，是骨腔中一种膏样物质，由肾精化生。有骨髓、脊髓和脑髓之分。髓藏于一般骨者为骨髓。藏于脊椎管内者为脊髓，汇藏于脑者称为脑髓。

生理功能

1. 充养髓海：脊髓上通于脑，成为脑髓。肾精充沛，髓海充足，脑得髓养，脑髓充盈，则脑发育正常，脑力充沛，元神之功旺盛，耳聪目明，体健身强。

2. 滋养骨骼：髓藏骨中，骨赖髓以充养。精能生髓，髓能养骨。肾精充足，骨髓生化有源，骨骼得以滋养，则生长发育正常，才能保持其坚刚之性。

3. 化生血液：精血可以互生，精生髓，髓可化生血液，精髓为化血之源。如《素问·生气通天论》曰："骨髓坚固，气血皆从。"

三、骨

骨即骨骼，是人肢体中最坚硬的部分。由骨质、骨膜和骨髓构成。

生理功能

1. 贮藏骨髓：骨为髓之府，髓居于骨中称骨髓。髓对骨有滋养作用，骨的生长、发育和骨质的坚脆等赖于骨髓充养。

2. 支持形体，保护内脏：骨具有坚刚之性，能支持形体，为人体之支架，使人保持一定的体态。骨骼有坚韧性，能防止外力对脏腑的伤害，对内脏有保护作用。

四、脉

脉即血脉、脉管。它密布全身，无处不在。脉与心肺两脏的关系较为密切。

生理功能

1. 气血运行的通道：脉为血之府，是容纳和运输血液的通道。气血在体内循环贯注，运行不息，是在血脉内流行的。血脉对气血有一定的约束力，使之循着一定的方向，按着一定的轨道而运行。脉道通利则血行畅通。

2. 运载水谷精微，以布散全身：水谷精微物质，只有通过血脉才能营运周身，滋养脏腑，以维持各脏腑组织器官的正常生理活动。血脉输送营养、运行气血的功能，与心肝脾肺等脏腑功能活动相关。故脏腑功能异常，则脉的功能将受到影响。

五、女子胞

女子胞，又称胞宫，位于小腹内，在膀胱之后，直肠之前，为女性的生殖器官。在男性为精室，此略。

生理功能

1. 主持月经：月经是女子生殖器官发育成熟后周期性子宫出血的生理现象。肾气盛，天癸至，胞宫发育成熟，则月经即应时而至，同时具备生育能力，为孕育胎儿准备了条件。人到老年，肾中精气衰减，月经亦逐渐闭止，并失去生殖能力。

2. 孕育胎儿：女性胞宫是孕育胎儿的器官，发育成熟后，则月经规律，经后排卵，因而具备了孕育胎儿的能力。胞宫为胎儿的生长发育提供营养，直至分娩。

第四章
病因病机

病因，即导致人体发病的原因，又称致病因素。病因种类繁多，包括六淫、七情、饮食、劳逸、外伤、虫兽所伤等，系统的分之为外因、内因、不内外因3类。病机是对疾病发生、发展和变化机制的关键性概括。病机有不同的层次：一是基本病机，从整体角度研究疾病发生发展及转归的机制；二是系统病机，从系统角度研究疾病发展转归的基本规律；三是疾病病机，从疾病的角度研究其发展变化的机制；四是证候病机，研究具体证候的发生变化机制；五是症状病机，研究某种症状的发生发展的机制。本章讲述的病机属于证候病机与症状病机的层次。

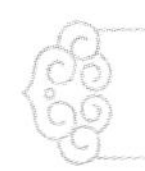

第一节　六淫外感

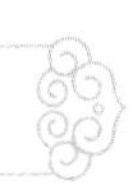

一、六淫的基本概念及共同致病特点

（一）基本概念

六淫是风、寒、暑、湿、燥、火（热）6种外感病邪的统称。六气是指风、寒、暑、湿、燥、火6种正常的自然界气候变化，当自然界气候异常变化，如六气太过或不及，非其时而有其气或气候骤然变化，人体正气不足，不能适应时，六气则成为致病因素——六淫。

（二）六淫致病的共同特点

1. 外感性：六淫致病多从肌表、口鼻侵入人体。故其所致疾病称为“外感病”。

2. 季节性：致病有明显的季节性，与时令气候变化密切相关。

3. 地区性：致病常与生活工作的区域环境密切相关。如南方多湿热病，西北多燥病等。

4. 相兼性：六淫致病既可单独侵犯人体发病，又可两种以上同时侵犯人体而致病，如风寒感冒、暑湿感冒等。

5. 转化性：六淫致病可以相互转化。如寒邪入里，从阳化热，则寒邪转化为热邪。

二、六淫各自的性质特征及致病机制

（一）风邪

1. 基本含义：风为春季的主气，风气太过或不及，则为风邪，属阳邪范畴，为“百

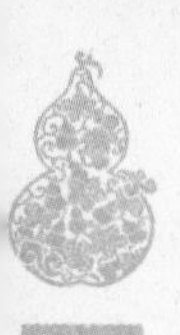

病之长”。感受风邪发病，轻者在上焦气分为伤风，重者在经络脏腑为“中风”。

2. 性质特征及致病机制：

(1) 风为阳邪，其性开泄，易袭阳位：风邪轻扬开泄，具有向上升发的特性，易使腠理宣泄、疏松开张，而引发津气外泄，常伤及人体的头面部，出现汗出、头痛、恶风等。

(2) 风邪善行而数变：风邪致病，发病迅速，变幻无常。发病部位善动不居，游走不定。如风痹之四肢关节疼痛，部位游走不定。

(3) 风为百病之长：风邪为六淫邪气的主要致病因素，常为外邪致病之先导。凡寒、湿、燥、热诸邪，多依附于风邪而侵犯人体，如外感风寒、风热、风湿等。

(4) 风性主动：风邪具有动摇不定的性质。风邪致病，常表现为肢体异常运动，如四肢抽搐、角弓反张等。

(二) 寒邪

1. 基本含义：寒为冬季主气。寒气太过或不及则为寒邪。在气温较低的冬季，或由于气温骤降，人体注意防寒保暖不够，则常易感受寒邪。此外，淋雨涉水，或汗出当风，也常为感受寒邪的重要原因。寒邪为病有外寒、内寒之分，外寒指寒邪外袭，其致病又有伤寒和中寒的区别。寒邪伤于肌表，郁遏卫阳，称为伤寒；寒邪直中于里，伤及脏腑阳气，则称为中寒。内寒则是机体阳气不足，失却温煦的病理反应。

2. 性质特征及致病机制：

(1) 寒为阴邪，易伤阳气：寒为阴气盛的表现，故其性属阴，即所谓“阴盛则寒”。阳气本可以制阴，但阴寒偏盛，则阳气不仅不足以驱除阴寒之邪，反被阴寒所侮，故又说“阴胜则阳病”。所以感受寒邪，最易损伤人体阳气。阳气受损，失去正常的温煦气化作用，则可出现寒证。如外寒侵袭肌表，卫阳被遏，就会见到恶寒；寒邪直中脾胃，脾阳受损，便可见脘腹冷痛、呕吐、腹泻等。

(2) 寒性凝滞：凝滞即凝结、阻滞不通。人身气血津液之所以能运行不息，通畅无阻，全赖一身阳和之气的温煦推动。一旦阴寒之邪偏盛，阳气受损，经脉气血运行不畅、或凝闭阻滞，不通则痛。如《素问·举痛论》曰：“寒气入经而稽迟，泣而不行，客于脉外则血少，客于脉中则气不通，故卒然而痛。”故寒客肌表经络，则头身肢体关节疼痛。因此又说寒性凝滞而主痛。

(3) 寒性收引：收引即收缩牵引。寒邪侵袭人体，可使气机收敛，腠理、经络、筋脉收缩而挛急。如寒客血脉，则气血凝滞，血脉挛缩，可见头身疼痛，脉紧；寒客经络关节，经脉拘急收引，则可使肢体屈伸不利，或冷厥不仁。

(三) 湿邪

1. 基本含义：湿为长夏主气。夏秋之交，阳热下降，氤氲熏蒸，水气上腾，潮湿充斥，故为一年之中湿气最盛的季节。湿邪为病，也有外湿、内湿之分。外湿多由气候潮湿，或涉水淋雨，居处潮湿等外在湿邪侵袭人体所致。内湿则是由于脾失健运，水湿停聚所形成的病理状态。

2. 性质特征及致病机制：

(1) 湿性重浊：重即是沉重、重着。感受湿邪，常可见头重如裹，周身困重，四肢酸懒沉重等症状。湿邪外袭肌表，则清阳不升、营卫不和，故头晕而沉如束布帛；湿邪留滞经络关节，则阳气布达受碍，故可见肌肤不仁，关节疼痛重着等。浊即秽浊，湿邪致病可出现分泌物秽浊症状，如湿滞大肠，则见大便溏泄、下痢黏液脓血；湿浊下注，则见妇女带下过多等。

（2）湿为阴邪，易阻遏气机，损伤阳气：湿性重浊，其性类水，故为阴邪。湿邪侵及人体，留滞于脏腑经络，最易阻遏气机，从而使气机升降失常，经络阻滞不畅，常出现胸闷脘痞，大便不爽等症。由于湿为阴邪，故其侵犯人体，最易损伤阳气。脾为阴土，是运化水湿的主要脏器，性喜燥而恶湿，故湿邪外感，留滞体内，常先困脾，而使脾阳不振，运化无权，水湿停聚，发为腹泻、水肿、腹水等病证。

（3）湿性黏滞：黏即黏腻，滞即停滞。湿邪的性质黏腻停滞，主要表现在两个方面，一是指湿病症状多黏腻不爽，如排出物及分泌物多黏腻而不畅。二是指湿邪为病多缠绵难愈，病程较长或反复发作，如湿疹、湿痹、湿温病等。

（4）湿性趋下，易袭阴位：湿邪类水而有趋下之势，湿邪致病易侵袭人体下部，如水肿多以下肢较为明显。此外，淋浊、带下、泄痢等病证，多由湿邪下注所致。

（四）暑邪

1. 基本含义：暑为夏季的主气，是火热所化。暑气太过，致病伤人，则为暑邪。暑邪致病有明显的季节性，主要发生于夏至以后，立秋以前，暑邪纯属外邪，无内暑之说。暑邪致病分伤暑和中暑，起病缓、病情轻者为伤暑；起病急、病情重者为中暑。

2. 性质特征及致病机制：

（1）暑为阳邪，其性炎热：暑为夏季火热之气所化，火热属阳，所以暑属阳邪。暑邪伤人，表现为一系列阳热症状，如壮热、心烦、面赤、脉象洪大等。

（2）暑性升散，耗气伤津：暑为阳邪，阳性升发，故暑邪侵犯人体，多直入气分，可致腠理开泄而多汗。汗出过多，则耗伤津液，津液亏损，即可出现口渴喜饮，尿赤短少等症。暑热之邪，扰动心神，则心烦不宁。在大量汗出的同时，往往气随津泄，而致气虚。故伤于暑者，往往可见气短乏力，甚则突然晕倒，不省人事。

（3）暑多夹湿：夏季除气候炎热外，且多雨而潮湿，热蒸湿动，使空气中湿度增加，故暑邪为病，常兼夹湿邪而侵犯人体，临床表现为发热，烦渴，四肢困倦，胸闷呕恶，大便溏泻等。

（五）燥邪

1. 基本含义：燥为秋季主气，以其天气不断敛肃，空气中缺乏水分的濡润，因而出现秋凉而干燥的气候。燥邪感染途经，多从口鼻而入，侵犯肺卫。燥邪为病又有温燥、凉燥之分。初秋有夏热之余气，燥与温热结合而侵犯人体，则多见温热病证；深秋又有近冬之寒气，燥与寒邪结合侵犯人体，故有凉燥病证。

2. 性质特征及致病机制：

（1）燥性干涩，易伤津液：燥邪为干涩之病邪，故外感燥邪最易耗伤人体的津液，造成阴津亏虚的病变，可见口鼻干燥，咽干口渴，皮肤干涩，甚则皲裂，大便干结等症。

（2）燥易伤肺：肺为娇脏，喜润而恶燥。肺主气而司呼吸，与外界大气相通，肺又外合皮毛，开窍于鼻，燥邪伤人，多从口鼻而入，故最易伤损肺津，影响肺的宣发肃降功能，从而出现干咳少痰，或痰液胶黏难咳，或痰中带血等症。肺与大肠相表里，燥邪耗伤肺津，大肠传导失司，可见大便硬结。

（六）火（热）邪

1. 基本含义：火热为阳盛所生，故火热常可混称。但火与温热，同中有异，热为温之渐、火为热之极，热多属于外淫，而火常由内生。火热为病也有内外之分，直接感受火热邪气之侵袭者，属外感；因脏腑阴阳气血失调，阳气亢盛而成者，属内生。另外，感受风、寒、暑、湿、燥等各种外邪，或情志内伤，在一定条件下皆可化火，故有“五志过极

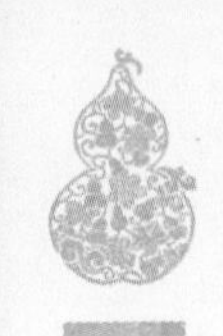

化火”之说。

2. 性质特征及致病机制：

(1) 火热为阳邪，其性炎上：阳主躁动而向上，火热之性，燔灼焚焰，升腾上炎，故火热伤人，多见高热、烦渴、汗出、脉洪数等症。火性趋上，故临床所见火热病证，多表现在人体的上部，以头面部居多，如目赤、咽喉肿痛、口舌生疮等。

(2) 易耗气伤津：火热之邪，最易迫津外泄，消灼阴液，使人体阴津耗伤，故火邪致病，除有热象外，常伴有口渴喜饮，咽干舌燥，小便短赤，大便秘结等津伤液耗之症。“壮火食气”，阳热亢盛的实火，最能耗伤人体的正气，可见乏力、气短懒言等气虚证，重者可见全身津气衰脱。

(3) 易生风动血：火热之邪侵袭人体，易燔灼肝经，劫耗阴液，使经脉失其滋养濡润，而致肝风内动，称为“热极生风”，表现为高热、神昏谵语、四肢抽搐、颈项强直、角弓反张等。火热之邪亦可灼伤脉络，迫血妄行，而致各种出血，如吐血、衄血、紫癜、崩漏等。

(4) 易扰心神：火热与心相应，心主藏神，火性趋上，故火热阳邪常可上炎扰乱心神，出现心烦失眠，狂躁妄动，神昏谵语等症。

(5) 易致肿疡：火热之邪入于血分，可聚于局部，火毒壅聚，腐蚀血肉发为痈肿疮疡，表现为疮疡局部红肿热痛。

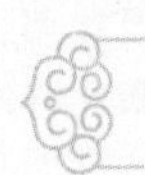

第二节　七情内伤

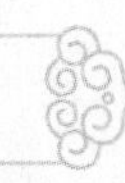

一、基本概念

七情是指喜、怒、忧、思、悲、恐、惊 7 种正常的情志活动，是人的精神意识对外界事物的反应，一般不会使人致病。突然强烈或长期持久的情志刺激，超过人体正常生理活动范围，使人体气机紊乱、脏腑阴阳气血失调而致病。七情不仅可以引起多种疾病的发生，而且对疾病的发展、转归有重要影响。由于七情是造成内伤病的主要致病因素之一，故又称“内伤七情”。

二、与脏腑气血的关系

1. 与脏腑的关系：人体的情志活动与脏腑有密切关系。其基本规律是心主喜，过喜则伤心；肝主怒，过怒则伤肝；脾主思，过思则伤脾；肺主悲、忧，过悲过忧则伤肺；肾主惊、恐，过惊过恐则伤肾。脏腑病变可出现相应的情绪反应，而情绪反应过度又可损相关脏腑。七情生于五脏又伤五脏。

2. 与气血的关系：气和血是构成机体和维持人体生命活动的两大基本物质，人体精神情志活动活动必须以气血为物质基础，气血的变化，也会影响情志的变化。故曰：“血有余则怒，不足则恐。”所以人体情志活动与脏腑气血关系密切。

三、致病特点及机制

1. 与精神刺激有关：七情属于精神性致病因素，其发病必与明显的精神刺激有关。在整个病程中，情绪的改变可使病情发生明显的变化。如狂病多因恼怒悲愤，伤及肝胆，不得宣泄，郁而化火，煎熬津液，结为痰火，痰火上扰，蒙蔽心窍，神志逆乱而发。

2. 直接伤及脏腑：七情过激可影响脏腑生理活动而产生病理变化。如过喜伤心，心神损伤则心跳神荡，精神涣散，甚则精神失常等。心为五脏六腑之大主，一切生命活动都是五脏功能集中的表现，又由心统一主宰，故心神受损必涉及其他脏腑。

3. 影响脏腑气机："百病皆生于气"。气贵冲和，运行不息，升降有常。气出入有序，升降有常，周流一身，循环无端，而无病。若七情损伤，则脏腑气机紊乱，或为气不周流而郁滞，或为升降失常而逆乱。不同的情志变化，其气机逆乱的表现也不尽相同。

(1) 怒则气上：气上指气机上逆。怒为肝之志。暴怒伤肝，使肝气疏泄太过而上逆为病。肝气上逆，血随气升，可见头痛、耳鸣，甚者呕血或昏厥。肝气横逆犯脾可致腹胀、飧泄等。

(2) 喜则气缓：气缓即心气弛缓。喜为心之志。喜乐无极，超过正常限度，导致心的病变。如暴喜伤心，使心气涣散，神不守舍，出现懈怠、注意力不集中、心悸，乃至失神、狂乱等。

(3) 悲则气消：气消指肺气消耗。悲忧为肺之志。悲哀太过，常通过耗伤肺气而病及其他脏腑。如肺气耗伤，使气弱消减，意志消沉。可见气短胸闷、精神萎靡不振等。悲忧伤肝，肝伤则精神错乱，甚至筋脉挛急、胁肋不舒等。

(4) 思则气结：气结指脾气郁结。思为脾之志，若思虑太过，则可导致气结于中，脾气郁结，中焦气滞，水谷不化，而见胃纳呆滞、脘痞腹胀便溏，甚至肌肉消瘦等。思发于脾而成于心，思虑太过，亦可伤心血，使心血虚弱，神失所养，而致心悸、怔忡、失眠、健忘等。

(5) 恐则气下：气下即精气下陷。恐为肾之志。长期恐惧或突然意外惊恐，导致肾气受损。过于惊恐，则肾气不固，气陷于下，可见二便失禁、精遗骨痿等症。惊恐伤肾，精气下陷，心肺失其濡养，水火不交，可见心神不安、夜不能寐等症。

4. 情志波动，影响疾病转归：异常情志波动，可使病情加重或迅速恶化，如眩晕患者，因肝阳偏亢，若遇恼怒，使肝阳暴张，气血上逆，出现眩晕，甚则突然昏仆、半身不遂、口眼㖞斜，发为中风。

第三节 饮食失宜

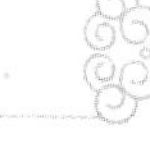

一、基本概念

正常饮食，是人体维持生命活动之气血阴阳的主要来源之一。但不合理的饮食可导致许多疾病的发生。如饮食失常，既可以损伤脾胃，导致脾胃的腐熟、运化功能失常，引起消化功能障碍；还能聚湿生痰，产生各种病变，成为疾病发生的一个重要原因。饮食失宜包括饮食不节、饮食不洁、饮食偏嗜。

二、致病机制

（一）饮食不节

饮食贵在有节。进食定量、定时谓之饮食有节。饮食不节包括饥饱失常、饮食无时。

1. 饥饱失常：饮食应以适量为宜，过饥过饱均可发生疾病。明显低于本人适度的饮食量，称为过饥；明显超过本人适度的饮食量，称为过饱。过饥，则摄食不足，化源缺乏，致气血不足，则形体消瘦，正气虚弱而继发其他病症。暴饮暴食，超过脾胃的消化、

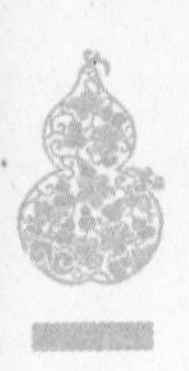

吸收功能，可导致饮食阻滞，出现嗳腐泛酸、厌食、吐泻等食伤脾胃之病。食滞日久，亦可郁而化热、聚湿生痰。

2. 饮食无时：按固定时间，有规律地进食，可以保证消化、吸收功能有节奏地进行活动，脾胃协调配合，水谷精微化生有序，并有条不紊地输布全身。自古以来，就有一日三餐，“早饭宜好，午饭宜饱，晚饭宜少”之说。若饮食无时，亦可损伤脾胃，而变生他病。

（二）饮食不洁

进食不洁，会引起多种胃肠道疾病，出现腹痛、吐泻、痢疾等；或引起肠道寄生虫病，如蛔虫、蛲虫等，临床表现为腹痛、嗜食异物、面黄肌瘦等症。若进食腐败变质有毒食物，可致食物中毒，常出现腹痛、吐泻，重者可出现昏迷或死亡。

（三）饮食偏嗜

饮食结构合理，五味调和，寒热适中，无所偏嗜，才能使人体获得各种需要的营养。若饮食偏嗜或膳食结构失宜，或饮食过寒过热，或饮食五味偏嗜，可导致阴阳失调，或某些营养缺乏而发生疾病。

1. 种类偏嗜：饮食种类合理搭配，膳食结构合理，才能获得充足的营养，以满足生命活动的需要。若膳食结构不适，有所偏嗜，则味有所偏，脏有偏胜，从而导致脏腑功能紊乱。如过嗜酵酿之品，则导致水饮积聚；过嗜瓜果乳酥，则水湿内生，发为肿满泻利。

2. 寒热偏嗜：饮食宜寒温适中，若多食生冷寒凉，可损伤脾胃阳气，寒湿内生，发生腹痛泄泻。偏食辛温燥热，可使胃肠积热，出现肠燥便秘，或酿生痔疮。

3. 五味偏嗜：人的精神气血，都由五味资生。五味与五脏，各有其亲和性。若长期嗜好某种食物，会使该脏腑功能偏盛偏衰，日久则损伤他脏而致病。如多食咸味的东西，会使血脉凝滞；多食辛味的东西，会使筋脉拘急而爪甲枯槁；多食甘味的东西，则骨骼疼痛而头发脱落等。

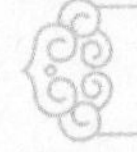

第四节　不内外因损伤

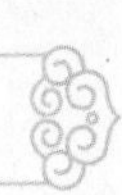

一、劳逸

劳逸，包括过度劳累和过度安逸两个方面。正常的劳动和体育锻炼，有助于气血流通，增强体质。必要的休息，可以消除疲劳，恢复体力和脑力，不会使人致病。而长时间的脑力、体力劳动，或完全不劳动、不运动，就能使人发病。

（一）过劳

1. 劳力过度：指较长时期的不适当的活动和超过体力所能负担的过度劳力。劳力过度可以损伤内脏功能，使脏气虚少，出现少气无力、四肢困倦、精神疲惫、形体消瘦等。

2. 劳神过度：指思虑劳神过度。可耗伤心血，损伤脾气，出现心悸、健忘、失眠多梦及腹胀便溏等症，甚则耗气伤血，使脏腑功能减弱，正气亏虚，至积劳成疾。

3. 房劳过度：指性生活不节，房事过度。房劳过度会耗伤肾精，可致腰膝酸软、眩晕耳鸣，或男子遗精滑泄、性功能减退，甚或阳痿。

4. 久作伤损：指长时间从事某种活动，或保持一种姿势劳作，造成机体损伤而成疾。如久视可耗伤肝血，目失濡养，而致视力下降，视物昏花。久坐可致脾胃气滞，气血运行不畅，出现食少乏力、腰膝关节酸软，或因气血郁滞，血脉迂曲，而致下肢酸胀麻木等。

（二）过逸

过逸是指不参加适当的体力劳动和体育锻炼，以及脑力上的松懈。过度安逸，既能使人体气血运行不畅，筋骨柔脆，脾胃呆滞，体弱神倦，或发胖臃肿。又能使阳气失于振奋，脏腑组织功能减退，久则体质虚弱，正气不足而继生他病。此外，过逸日久可致气滞血瘀，水湿痰饮内停等病变。

二、外伤

（一）基本概念

外伤指因受外力如扑击、跌仆、利器等撞击，以及虫兽咬伤、烧烫伤、冻伤等致皮肤肌肉、筋骨损伤的因素。

（二）致病特点及机制

1. 枪弹、金刃、跌打损伤、持重努伤：此类外伤轻则引起皮肤肌肉瘀血肿痛、出血，或筋伤骨折、脱臼，重则损伤内脏，或出血过多，导致昏迷、死亡等。

2. 烧烫伤：多由高温物品、烈火、电等作用于人体而引起。火毒内侵机体，轻者损伤肌肤，创面红肿热痛，或起水疱，剧痛。重者可损伤肌肉筋骨，甚则热毒内侵脏腑，出现烦躁不安、高热神昏等，及至亡阴亡阳而死亡。

3. 冻伤：指人体遭受低温侵袭所引起的全身性或局部性损伤。冻伤有全身冻伤和局部冻伤之分。局部冻伤多发生于手足、耳郭、鼻尖部。寒邪侵袭，使经脉挛急，气血凝滞，肌肤失于温养，致局部组织苍白冷麻，或肿胀发绀，痒痛灼热。阴寒内盛，阳气受损，失去温煦和推动血行作用，则体温下降、唇舌指甲发绀、感觉麻木，或昏睡、呼吸衰弱，甚至死亡。

4. 虫兽伤：包括毒蛇、猛兽、疯狗咬伤等。轻则局部肿疼、出血，重可损伤内脏，毒邪内陷而死亡。

（1）毒蛇咬伤：不同种类的毒蛇咬伤，其临床表现不同。如银环蛇和海蛇咬伤，以风毒，即神经毒为主，表现为伤口麻木，轻者胸闷，四肢无力，重者昏迷或呼吸停止；蝰蛇和烙铁头蛇咬伤，以火毒，即血循毒为主，表现为伤口红肿热痛，起水疱，轻者全身肌肉酸痛，皮下或内脏出血，重者中毒死亡；眼镜蛇咬伤，以混合毒为主，有风毒和火毒两者的症状。

（2）疯狗咬伤：疯狗咬伤初起仅局部疼痛、出血，经一段潜伏期后，出现惶恐不安、牙关紧闭、恐水恐风等症。

三、寄生虫

（一）基本概念

寄生虫是动物性寄生物的统称。寄生虫寄居于人体内，不仅消耗人体气血津液等营养物质，而且能损伤脏腑的生理功能，导致疾病的发生。

（二）致病特点及机制

寄生虫致病，因食用被寄生虫虫卵污染的食物，或接触疫水、疫土而发病。肠道寄生虫消耗人体气血津液，则有面黄肌瘦、毛发枯黄等营养不良之症；若损害脏腑的生理功能及气血运行，气血阻滞运行不畅，可致水液停聚于腹，形成“蛊胀”。此外，感染的

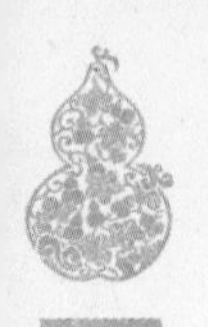

途径和寄生的部位不同，其临床表现也不一样。

四、胎传

（一）基本概念

胎传是指禀赋与疾病由亲代经母体而传及子代的过程。禀赋和疾病经胎传使胎儿出生之后易于发生某些疾病，成为一种由胎传而来的致病因素。胎病一般分为胎弱和胎毒两类。

（二）致病特点及机制

1. 胎弱：为小儿禀赋不足，气血虚弱的泛称。胎儿禀赋的强弱主要取决于父母的体质。如母体之五脏气血阴阳不足，必然会导致胎儿气血阴阳的不足，而出现五脏系统的病变。如禀受肾气为骨，肾气不足，则骨节软弱，久不能行。

2. 胎毒：指婴儿在胎妊期间受母体毒火，因而出生后发生疮疹和遗毒等病。胎毒多由父母恣食肥甘，或多郁怒悲思，或纵情淫欲，或梅疮等毒火蕴藏于精血之中，隐于母胞，传于胎儿而成。

第五章 辨证诊断

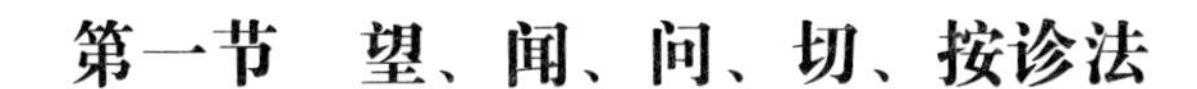

辨证是在中医学理论的指导下，通过对患者望、闻、问、切、按诊等获得各种临床资料并进行分析综合，从而对疾病当前阶段的病位与病性等本质作出判断，并概括为完整证名的诊断思维过程。对疾病进行辨证诊断，是中医学应有的、独特的内容，是治疗时立法处方的主要依据。本章主要讲述六经、经络辨证，卫气营血、三焦辨证，气血津液辨证及脏腑辨证。

第一节　望、闻、问、切、按诊法

一、望诊

望诊的内容有观察人的神色形态、舌象、络脉、皮肤、五官九窍、排泄物、分泌物及其形色质量等情况，可分为望整体、望局部、望舌、望排出物、望小儿指纹5项叙述。

（一）望整体

1. 望神：是指观察人体生命活动的外在表现，即观察人的精神状态和功能状态。望神的内容包括得神、失神、假神、神气不足、神志异常等。

（1）得神：又称有神，是精充气足神旺的表现。如神志清楚，面色荣润，目光明亮，反应灵敏等

（2）失神：又称无神，是精损气亏神衰的表现。如精神萎靡，循衣摸床，面色晦暗，表情淡漠或呆板，目暗睛迷，反应迟钝等。

（3）假神：是垂危患者出现的精神暂时好转的假象。如久病重病之人，本已失神，但突然精神转佳，目光转亮；或本来毫无食欲，忽然食欲增强等。

（4）神气不足：又称少神，是轻度失神的表现。如精神不振，健忘困倦，声低懒言，怠惰乏力等。

（5）神志异常：指神志错乱失常。表现为焦虑恐惧，狂躁不安，淡漠痴呆和卒然昏仆等。多见于癫狂痴痫等患者。

2. 望色：是通过观察患者面部色泽变化来诊断病情的方法。古人把颜色分为5种，即青、赤、黄、白、黑，称为五色诊，其部位包括面部和全身，面部色诊要注意识别常色与病色。

（1）常色：是人在正常生理状态时的面部色泽。有主色、客色之分。所谓主色，是指

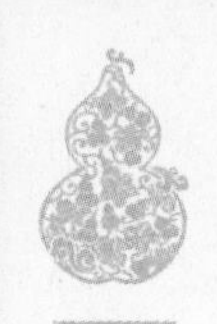

人终生不改变的基本肤色和面色。由于民族、禀赋不同，每个人的肤色不完全一致。由于生活条件的变动，人的面色、肤色也相应变化称客色。其共同特征是明亮润泽、隐然含蓄。

(2) 病色：是指人体在疾病状态时的面部色泽，可以认为除常色之外，其他一切反常的颜色都属病色。有善色与恶色之分。善色指患者面色虽有异常，但仍光明润泽，说明病情尚浅。恶色指患者面色枯槁晦暗，说明病情深重，预后差。病色有青、黄、赤、白、黑5种。

青色主寒证、痛证、瘀血证、惊风证、肝病。青色为经脉经阻滞，气血不通之象。黄色主湿证、虚证。是脾虚湿蕴表现，若脾虚失运，水谷精微不得化生气血，致使肌肤失于充养，则见黄色。赤色主热证。气血得热则行，热盛而血脉充盈，血色上荣，故面色赤红。热证有虚实之别。实热证，满面通红；虚热证，仅两颧嫩红。此外，若在病情危重之时，面红如妆者，多为戴阳证，是精气衰竭，阴不敛阳，虚阳上越所致。白色主虚寒证，血虚证，为气血虚弱不能荣养机体的表现。若阳气不足，气血运行无力，或耗气失血，致使气血不充，血脉空虚，均可呈现白色。黑色主肾虚证、水饮证、寒证、痛证及瘀血证。黑为阴寒水盛之色，由于肾阳虚衰，水饮不化，气化不行，阴寒内盛，血失温养，经脉拘急，气血不畅，面色黛黑。

3. 望形体：即望人体的宏观外貌，包括身体的强弱胖瘦，体型特征、躯干四肢、皮肉筋骨等。人的形体组织内合五脏，故望形体可以测知内脏精气的盛衰，内盛则外强，内衰则外弱。

4. 望姿态：主要是观察患者的动静姿态、异常动作及与疾病有关的体位变化。正常的姿态是舒适自然，运动自如，反应灵敏，行住坐卧各随所愿，皆得其中。在疾病中，由于阴阳气血的盛衰，姿态也随之出现异常变化，不同的疾病产生不同的病态。

（二）望局部

局部望诊是在整体望诊的基础上，根据病情或诊断需要，对患者身体某些局部进行重点、细致地观察。包括望头面五官，四肢躯体，二阴及皮肤等。

1. 望头面部：一是望头部，即观察头之外形、动态及头发的色质变化及脱落情况，以了解脑、肾的病变及气血的盛衰。二是望面部，包括望面部色泽及面部外形等。面容异常有面肿、腮肿、口眼㖞斜等。小儿惊风，可见面呈惊怖貌。

2. 望五官：是对目、鼻、耳、口唇、齿龈、咽喉等头部器官的望诊。

(1) 望目：主要望目的神色、形态。凡视物清楚，精彩内含，神光充沛者，是目有神。正常人眼睑及两眦红润，白睛色白，角膜无色透明，双侧瞳孔等大等圆，眼球运动灵活。如目赤肿痛，多属实热证；目第微肿，状如卧蚕，是水肿初起，目窝凹陷，是阴液耗损之象；目睛上视，不能转动，称戴眼反折，多见于惊风、痉厥之重证；瞳孔缩小可见于有机磷农药中毒等。

(2) 望鼻：主要是审察鼻之颜色、外形及其分泌物等变化。鼻色明润，是胃气未伤或病后胃气来复的表现；鼻头色赤，是肺热之象。鼻头红肿生疮，多属胃热或血热；鼻翼扇动，多见于肺热。鼻流清涕，为外感风寒；鼻流浊涕而腥臭，是鼻渊，多因外感风热或胆经蕴热所致。

(3) 望耳：主要观察耳的色泽、形态及耳内的情况。正常耳部色泽微黄而红润，耳部肉厚而润泽。耳轮焦黑干枯，是肾精亏极，精不上荣所致；耳背有红络，耳根发凉，多是麻疹先兆。耳郭肿大是邪气充盛之象；耳轮皮肤甲错多见于血瘀证。耳内流脓，为脓耳，由肝胆湿热，蕴结日久所致；耳道红肿疼痛，为耳疖，多由邪热搏结耳窍所致。

（4）望口唇：即观察唇口的色泽和动态变化。唇以红而鲜润为正常，若唇色深红，属实、热，唇色淡红多虚寒。嘴唇干枯皱裂，是津液已伤；唇口糜烂，多由脾胃积热，热邪灼伤所致。正常人口唇可随意开合，动作协调。口唇异常动态口张、口噤、口僻、口撮等，口角向一侧㖞斜，为口僻，可见于中风证；口闭而难开，牙关紧急，为口噤，多因筋脉拘急所致。

（5）望齿龈：观察齿龈色泽、形态和润燥的变化。正常人牙齿洁白润泽而坚固，牙龈淡红而润泽。如牙齿干燥，是胃津受伤；齿燥如石，是胃肠热极，津液大伤；龈色淡白，是血虚不荣；红肿或兼出血多属胃火上炎。

（6）望咽喉：常人咽喉淡红润泽，不肿不痛，呼吸通畅。如咽喉红肿而痛，多属肺胃积热；若鲜红娇嫩，肿痛不甚者，是阴虚火旺。咽部两侧红肿突起如乳突，称乳蛾，是肺胃热盛，外感风邪凝结而成。

3. 望躯体：躯体部的望诊包括颈项、胸、腹、腰背的诊察。

（1）望颈项：颈项是联接头部和躯干的部分，其前部称为颈，后部称为项，主要观察其外形和动态变化。颈前颌下结喉之处有肿物突起，可随吞咽移动，为瘿瘤。颈侧颌下，肿块如垒，累累如串珠，谓之瘰疬。颈项软弱无力，谓之项软。后项强直，前俯及左右转动困难者，称为项强。

（2）望胸部：正常人胸部外形两侧对称，呼吸时活动自如。如小儿胸廓向前向外突起，变成畸形，称为鸡胸，多因先天不足，后天失调，骨骼失于充养。若胸似桶状，咳喘、羸瘦者，是风邪痰热，壅滞肺气所致。如肋部硬块突起，连如串珠，是佝偻病；乳房局部红肿，甚至溃破流脓的，是乳痈。

（3）望腹部：正常人腹部对称平坦，如腹皮绷急，胀大如鼓者，称为臌胀。腹部凹陷如舟者，称腹凹，多见于久病之人，脾胃元气大亏，或新病阴津耗损，不充形体。婴幼儿脐中有包块突出，皮色光亮者谓之脐突，又称脐疝。

（4）望腰背：正常人腰背部两侧对称，直立时脊柱居中。背部凸起的称为充背，常因小儿时期，失天不足，后天失养所致。若病中头项强直，腰背向前弯曲，反折如弓状者，称为角弓反张，常见于破伤风或痉病。如腰部疼痛，转侧不利者，称为腰部拘急，可因寒湿外侵，经气不畅，或外伤闪挫，血脉凝滞所致。腰部皮肤生有水疮，如带状簇生，累累如珠者为缠腰火丹。

4. 望四肢：主要是诊察手足、掌腕、指趾等部位的形态色泽变化。

（1）望手足：手足搐搦常见于邪热亢盛，肝风内动之痉病；扬手掷足，是内热亢盛，热扰心神。手足振摇不定，是气血俱虚，肝筋失养，虚风内动的表现。四肢肌肉萎缩，多因脾气亏虚，营血不足，四肢失荣之故。半身不遂是中风病。足膝肿大而股胫瘦削，是鹤膝风。手足拘急，屈伸不利者，多因寒凝经脉所致。

（2）望掌腕：掌腕肌肤干涩，是津液不足之象，掌心皮肤燥裂，疼痛，迭起脱屑，称鹅掌风。鱼际大肉削脱，是胃无生气。鱼络色赤，为胃中有热。

（3）望指趾：手指挛急，不能伸直者，是“鸡爪风”。指趾关节肿大变形，屈伸不便，多系风湿久凝，肝肾亏虚所致。足趾皮肤紫黑，溃流败水，肉色不鲜，味臭痛剧，为脱疽。爪甲色淡，多属气血亏虚；甲色青紫，多属血脉瘀阻。

5. 望二阴：前阴即生殖和排尿器官，后阴指肛门。

（1）望前阴：观察男性阴茎、阴囊和睾丸，女性阴户是否正常，有无硬结、肿胀和其他异常改变。男性阴囊或女性阴户肿胀，称为阴肿；男性阴囊或女性阴户收缩，称为阴缩；前阴部生疮，为阴疮；妇女阴中突物如梨状，称阴挺。

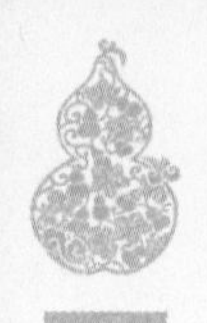

（2）望后阴：后阴望诊要注意肛痈、脱肛、痔瘘和肛裂。肛周红肿疼痛，状如桃李者，为肛痈；肛门上段直肠脱出肛外，为脱肛。肛门内外有物突出，肛周疼痛，甚至便时出血者，为痔疮；若肛痈溃烂，日久不愈，在肛周发生瘘管，称肛瘘；肛门有裂口，疼痛，便时流血，称肛裂。

6. 望皮肤：观察皮肤的色泽及形态改变。

（1）色泽异常：皮肤鲜红成片，色如涂丹，为丹毒；皮肤、面目、爪甲皆黄，是黄疸病；皮肤白斑，大小不等，界限清楚，为白驳风。

（2）形态异常：皮肤干瘪枯燥，多为津液耗伤或精血亏损，皮肤干燥粗糙，状如鳞甲，称肌肤甲错，多因瘀血阻滞，肌失所养而致。此外，还有皮肤成簇或散在性小水疱，皮肤斑疹，皮肤痈疽疮疡等异常。

（三）望舌

舌诊是观察患者舌质和舌苔的变化以诊察疾病的方法。舌诊内容包括望舌质和望舌苔两部分。

1. 望舌质：舌质即舌的本体。望舌质主要观察舌色、形态及舌下脉络。

（1）舌色：即舌质的颜色，一般可分为淡白、淡红、红、绛、紫、青5种。淡红舌，舌色淡红荣润，乃气血上荣之象，为正常舌色。淡白舌，舌色较淡红舌浅淡，主气血两虚或阳虚。红舌，舌色鲜红，较淡红舌为深，主实热或阴虚。绛舌，舌色深红，较红舌颜色更深，主里热亢盛或阴虚火旺。青紫舌，舌色青紫，或有青紫斑点，主气血瘀滞。

（2）舌形：指舌体的形状，包括老嫩、胖瘦、裂纹、点刺、齿痕等异常变化。舌质纹理粗糙，形色坚敛，谓苍老舌，多属实证。舌质纹理细腻，其色娇嫩，其形多浮胖，为娇嫩舌，多主虚证。舌体较正常舌大，甚至伸舌满口，为胖大舌，多主水饮湿邪内停；舌体肿大，胀塞满口，不能缩回闭口，称肿胀舌，多主热毒、酒毒上泛。舌体瘦小枯薄者，为瘦薄舌，主气血两虚或阴虚火旺。舌生点刺，多因邪热亢盛所致；舌乳头高起如刺，摸之刺手，称芒刺舌，提示脏腑热极。舌面上有裂沟，而裂沟中无舌苔覆盖者，称裂纹舌，多因精血亏损，或邪热炽盛，阴液耗伤，舌体失养所致。舌体边缘有牙齿压印的痕迹，称齿痕舌，主脾虚或水湿内盛。

（3）舌态：指舌体的动态。正常舌态是舌体活动灵敏，伸缩自如。病理舌态有强硬、痿软、颤动、歪斜、吐弄、短缩等。舌体板硬强直，运动不灵，以致语言謇涩不清，称为强硬舌，多见于热入心包，高热伤津，或风痰阻络。舌体软弱、无力屈伸，痿废不灵，称为痿软舌，多见于热盛伤阴或气血俱虚。伸舌偏斜一侧，舌体不正，称为歪斜舌，多见于中风、喑痱。舌体振颤抖动，不能自主，称为颤动舌，多因热盛、阳亢、血虚、阴亏所致。舌伸于口外，不即回缩者，称为吐舌；舌反复吐而即回，或舌舐口唇四周者，称为弄舌，多见于心脾有热，或热毒闭神动风，或神识痴呆。舌体紧缩而不能伸长，称为短缩舌，多见于寒极、热极，提示病情危重。

（4）舌下脉络：舌下脉络细小，舌色淡者，多属气血不足；舌下脉络粗胀，或舌下脉络曲张，色红绛、青紫者，皆属血瘀之象。

2. 望舌苔：舌苔是由胃气上蒸所生，故胃气的盛衰，可从舌苔的变化上反映。望舌苔是观察苔质与苔色的变化。

（1）望苔质：指舌苔的形质。舌质的变化包括厚薄、润燥、腐腻、剥落等。凡透过舌苔隐约可见舌质的为见底，为薄苔，由胃气所生，属正常舌苔。不能透过舌苔见到舌质的为不见底，为厚苔，主痰湿、食积及里热等证。舌面润泽，干湿适中者，为润苔，表示津液未伤；若水液过多，扪之湿而滑利，甚至伸舌涎流欲滴，为滑苔，主痰饮、水湿。若望之干枯。扪之无津，为燥苔，提示津液已伤。苔厚而颗粒粗大疏松，形如豆腐渣堆积舌面，揩之可去，称为腐苔；苔质颗粒细腻致密，揩之不去，刮之不脱，称为腻苔，腻腐苔主痰浊、食积。舌本有苔，忽然舌苔全部或部分剥脱，剥处见底者，称为剥落苔，主胃气虚弱，胃阴耗竭或气血俱虚。舌苔紧贴舌面，刮之难去者，称为有根苔；若苔不着实，似浮涂舌上，刮之即去者，称为无根苔。有根苔表示病邪虽盛，但胃气未衰；无根苔表示胃气已衰。

（2）望苔色：苔色即舌苔之颜色，一般分为白苔、黄苔和灰黑苔 3 类，临床上可单独出现，亦可相兼出现。白苔，有厚薄之分。薄白苔为正常舌苔，白苔多主表证、寒证和湿证。黄苔主里证和热证，苔色愈黄，说明热邪愈盛。苔色浅灰者为灰苔；苔色深灰者为黑苔，灰苔和黑苔并称为灰黑苔，主里热炽盛证，或阴寒内盛证。苔质的润燥是辨别灰黑苔寒热属性的重要指征。苔灰黑而润，多为寒湿内盛。苔焦黑而燥，为热极津枯之象。

（四）望排出物

望排出物，即观察患者的排出物、分泌物及其形色、质量的变化。

1. 望痰涕：痰涎是机体水液代谢障碍的病理产物，其形成主要与脾肺功能失常关系密切。痰黄黏稠，坚而成块者，属热痰，因热邪煎熬津液所致；痰白滑而量多，易咳出者，属湿痰，因脾虚不运，水湿不化，聚而成痰。鼻塞流清涕，为外感风寒，鼻流浊涕为外感风热；久流浊涕，质稠量多腥臭者，多为鼻渊，是湿热蕴组所致。

2. 望涎唾：口流清涎量多者，多属脾胃虚寒；口中时吐黏涎者，多属脾胃湿热；小儿口角流涎，涎渍颐下，名滞颐，多由脾虚不能摄津所致。胃中虚冷肾阳不足，气化失司，水邪上泛，可见时吐唾沫。

3. 望呕吐物：呕吐物清稀无臭，多由脾胃虚寒或寒邪犯胃所致。呕吐物酸臭秽浊，多因邪热犯胃，胃有实热所致。呕吐痰涎清水，量多，多是痰饮内阻于胃。呕吐未消化的食物，腐酸味臭，多属食积。呕吐黄绿苦水，因肝胆郁热或肝胆湿热所致。呕吐鲜血或紫暗有块，夹杂食物残渣，多因胃有积热或肝火犯胃，或素有瘀血所致。

4. 望二便：

（1）望大便：正常大便色黄，呈条状，干湿适中。大便燥结者，多属实热证；大便清稀，完谷不化，或如鸭溏者，多属寒泻；大便如黏冻、脓血且兼腹痛，里急后重者，是痢疾，为湿热蕴结大肠所致；大便黄褐而臭，为湿热伤及胃肠，大肠传导失司所致。

（2）望小便：正常的小便色淡黄，清净不混浊。小便清长量多，伴有形寒肢冷，多属寒证。小便短赤量少，尿量灼热疼痛，多属热证。尿浑如膏脂或有滑腻之物，多为膏淋；尿有砂石，小便困难而痛，为石淋。尿中带血，为尿血，多为下焦热盛，热伤血络所致。

（五）望小儿指纹

小儿指纹是指 3 岁以内小儿两手示指掌侧前缘部的浅表脉络。纹色浅红，呈单支且粗细适中为正常指纹。病理小儿指纹，应观察纹位、纹态、纹色及纹形的变化。

1. 三关测轻重：小儿指纹分三关，示指近掌部的第一节为风关，第二节为气关，第三节为命关。根据指纹出现的部位测邪气的浅深，病情的轻重。指纹显于风关者，表示邪浅病轻；指纹至气关者，为邪已深入，病情较重；指纹达命关者，是邪陷病深之兆；若指纹透过风、气、命三关，延伸到指甲端者，即所谓“透关射甲”，揭示病情危重。

2. 浮沉分表里：指纹浮而显露，为病邪在表，正邪相争，鼓舞气血趋向于表；指纹沉隐不显，为病邪在里，邪气内阻，气血难以外达。

3. 红紫辨寒热：纹色鲜红多属外感风寒；纹色紫红，多主热证；纹色淡白，多属脾

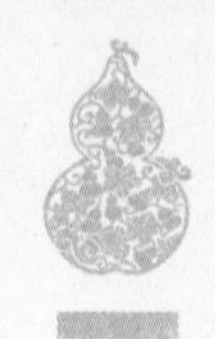

虚；纹色青，主风证或痛证；纹色紫黑，是血络闭郁。

4. 淡滞定虚实：指纹细而色浅淡者，多属虚证，因气血不足，脉络不充所致；指纹粗而色浓滞者，多属实证，邪正相争，气血壅滞所致。

二、闻诊

闻诊包括听声音和嗅气味两个方面的内容，指医者通过听觉和嗅觉了解由病体发出的各种异常声音和气味，以诊察病情。

（一）听声音

听声音，主要是听患者言语气息的高低、强弱、清浊、缓急等变化，以及咳嗽、呕吐、呃逆、嗳气等声响的异常，以分辨病情的寒热虚实。听声音的内容包括听患者的声音、语言、呼吸、咳嗽、胃肠异常声音等。

1. 声音：健康的声音，发声自然、音调和畅，刚柔相济，应答自如。病变声音，指疾病反映于声音上的变化。听病变声音，主要辨别患者的语声、鼻鼾、呻吟、太息、喷嚏等。

（1）语声异常：若语声高亢宏亮，多言躁动，多属实证、热证。若感受风寒湿诸邪，声音常兼重浊。若语声低微无力，少言沉静，多属虚证、寒证。

（2）音哑与失音：声低嘶哑称音哑，语而无声称失音。前者病轻，后者病重。新病多属实证，因外感风寒或风热袭肺，或因痰浊壅肺，肺失清肃所致。久病多属虚证，因精气内伤，肺肾阴虚，虚火灼金所致。

（3）鼻鼾：是呼吸道不利时发出的异常呼吸声。熟睡鼾声无其他明显症状，多因慢性鼻病或睡姿不当所致。若鼾声不绝，昏睡不醒，多见于高热神昏或中风入脏之危证。

（4）呻吟、惊呼：呻吟是因痛苦而发出的声音。新病呻吟，声音高亢有力，多为实证、剧痛；久病呻吟、声音低微无力，多为虚证。患者因突然的刺激而发出惊叫声，称惊呼。小儿阵发惊呼，声尖惊恐，多是肝风内动，扰乱心神之惊风证。

（5）喷嚏：因肺气上逆于鼻而发出的声音。新病喷嚏，伴恶寒发热、鼻塞流清涕，多因外感风寒所致。

（6）太息：指情志抑郁，胸闷不畅时发出的长吁短叹声。是情志不遂，肝气郁滞之象。

2. 语言：语言的异常主要是心神的变化。病态语言有谵语、郑声、独语、错语等。

（1）谵语与郑声：谵语指神志不清，胡言乱语，声高有力，常伴身热烦躁等，多属实证、热证，多因邪热内扰神明所致。郑声指神志昏沉，语言重复，低微无力，时断时续。多因心气大伤、神无所依而致。

（2）独语与错语：独语指独自说话，喃喃不休，首尾不续，见人便止。多因心之气血不足，心神失养，或因痰浊内盛，上蒙心窍，神明被扰所致。错语表现为语言颠倒错乱，或言后自知说错，不能自主，多因肝郁气滞，痰浊内阻，心脾两虚所致。

（3）狂言癫语：狂言指骂詈歌笑无常，胡言乱语，喧扰妄动等，主要见于狂证，属阳证、热证。多因痰火扰心、肝胆郁火所致。癫语指语无伦次，自言自语或默默不语，哭笑无常，精神恍惚。主要见于癫证，属阴证。多因痰浊郁闭或心脾两虚所致。

3. 呼吸异常与咳嗽：当外邪侵袭或其他脏腑病变影响于肺，就会使肺气不利而出现呼吸异常和咳嗽。

（1）哮喘：哮是以呼吸急促，喉中痰鸣如哨为特征，反复发作，哮证有寒、热之分。寒哮因阳虚痰饮内停，或寒饮阻肺所致。热哮因阴虚火旺或热痰阻肺所致。喘指呼吸急促困难，甚至张口抬肩，鼻翼扇动，端坐呼吸，不能平卧。喘证有虚、实之分。实喘发病急骤，呼吸深长，声高息涌气粗，多因外邪袭肺或痰浊阻肺所致。虚喘发病缓慢，呼吸短促难续，动则喘甚，多因肺之气阴两虚，或肾不纳气所致。

（2）少气：指呼吸微弱，语声低微无力，气少不足以息。多因久病体虚或肺肾气虚所致。

（3）短气：指呼吸短促，不相接续，气短不足以息。多因肺气不足所致。若胸中停饮见短气，为水饮阻滞胸中气机，肺气不利而致。

（4）气微与气粗：指患者呼吸时鼻中气息粗糙或微弱，气息粗糙多属实证，为外感六淫或痰浊内盛，气机不利所致；气息微弱多属虚证，为肺肾气虚所致。

（5）咳嗽：是肺失肃降，肺气上逆的表现。咳是指有声无痰；嗽是指有痰无声。外感咳嗽，起病急，病程短，兼表证者，多属实证；内伤咳嗽，起病缓慢，病程较长或反复发作者，多属虚证。如咳声紧闷，多属寒湿，咳声清脆，多属燥热；夜甚昼轻者，多属肺肾阴亏。若咳声低微无力者，多属肺气虚；咳嗽阵作，咳声连续，痉挛性发作者，称为百日咳，多因风邪与伏痰搏结，郁而化热，阻遏气道所致。咳声如犬吠，伴声音嘶哑者，是肺肾阴虚，疫毒攻喉所致，多见于白喉。

4. 胃肠异常声音：

（1）呕吐：有声有物称为呕，有物无声称为吐。呕吐有寒热虚实之分。如吐势徐缓，声音微弱者，多属虚寒证；而吐势较急，声音响亮者，多属实热证。虚证多因脾胃阳虚和胃阴不足所致。实证多是邪气犯胃、浊气上逆所致。多见于食滞胃脘、痰饮内阻、肝气犯胃等。

（2）嗳气：是气从胃中上逆出咽喉时发出的声音。嗳气当分虚实。声音低弱无力，属虚证，多因脾胃虚弱所致。声音高亢有力，属实证。嗳后腹满得减，多为食滞胃脘，肝气犯胃所致。

（3）呃逆：从咽部发出的一种不由自主的冲击声。为胃气上逆，横膈拘挛所致。呃声高亢，音响有力的多属实热；呃声低沉，气弱无力的多属虚寒。

（二）嗅气味

嗅气味，指嗅患者病体、排出物、居室等异常气味，以了解病情，判断疾病的寒热虚实。

1. 病体气味：指病体发出的各种异常气味。

（1）口气：指患者张口时，口中发出臭秽之气。见于胃火上炎，宿食内停、牙疳、龋齿等病证。

（2）汗气：指汗液散发的气味。汗出腥臭，可见于瘟疫或暑热火毒炽盛证。腋下随汗散发阵阵臊臭气味者，多见于狐臭病，是湿热内蕴所致。

2. 排出物气味：

（1）痰涕之气：如咳吐浊痰脓血，腥臭异常者，为肺痈，乃热毒炽盛所致。鼻涕黄浊黏稠腥臭、缠绵难愈、反复发作，为鼻渊。

（2）呕吐物之气：呕吐物气味臭秽，多因胃热炽盛。若气味酸腐，呈完谷不化之状，为宿食内停。

（3）二便之气：若小便臊臭，色黄混浊，属实热证。大便恶臭，黄色稀便或赤白脓血，为大肠湿热所致。大便泄泻臭如败卵，多因暴饮暴食，食滞中焦或肠中有宿屎内停所致。

（4）经带恶露之气：月经或产后恶露臭秽，为热邪侵袭胞宫。带下色黄臭秽，为湿热

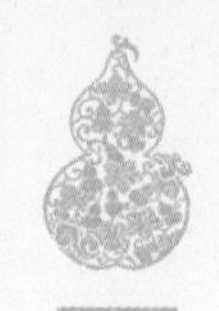

下注。带下色白气腥，为寒湿下注。

3. 居室气味：居室的气味由病体本身及其排出物等发出。室内有血腥味，多是失血证；有腐臭气味，多有浊腐疮疡；有尿臊气，多见于肾衰竭；有烂苹果气味，多见于消渴病。

三、问诊

问诊，是医者通过询问患者或陪诊者，了解疾病的发生、发展、治疗经过、现在症状和其他与疾病有关的情况，以诊察疾病的方法。

（一）问一般项目

一般项目包括姓名、性别、年龄、民族、职业、婚否、籍贯、现单位、现住址等。询问和记录一般项目，可以加强医患联系，追访患者，对患者诊治负责。同时也可做为诊断疾病的参考。

（二）问主诉和病史

1. 主诉：主诉是患者就诊时最明显或最痛苦的症状、体征及其持续时间。是疾病的主要矛盾所在，一般只有一两个症状，即是主症。

2. 现病史：疾病从起病之初到就诊时病情演变与诊察治疗的全过程，以及就诊时的全部自觉症状。包括起病情况、病变过程、诊疗经过及现在症状。

3. 既往史：包括既往健康状况，曾患过何种主要疾病（不包括主诉中所陈述的疾病），其诊治情况，现在是否痊愈，是否留有后遗症，是否患过传染病。有无药物或其他过敏史等。对小儿还应注意询问既往预防接种情况。

4. 生活史：包括患者的生活习惯、经历、饮食嗜好、劳逸起居、工作情况等。询问居住地是否有传染病流行，精神状况如何，有无精神刺激史，有无烟酒等嗜好，工作性质、强度、作息时间是否正常等。

5. 家族史：指患者直系亲属或者血缘关系较近的旁系亲属的患病情况，有否传染性疾病或遗传性疾病。

（三）问现在症

问现在症，指询问患者就诊时的全部症状。

1. 问寒热：询问患者有无怕冷或发热的感觉，以辨别病变的寒热性质和阴阳盛衰等情况。

(1) 恶寒发热：患者恶寒与发热同时存在，根据寒热症状的轻重，分为 3 种情况。恶寒重发热轻，多属表寒证。发热重恶寒轻，多属表热证。发热轻而恶风，多属伤风表证。

(2) 但寒不热：只有怕冷的感觉而无发热的症状。新病恶寒，伴四肢不温、肢体冷痛、脉沉紧，属里实寒证，因寒邪遏阻阳气所致。久病畏寒，伴四肢厥冷、面色㿠白、脉弱，属里虚寒证，因阳气虚衰所致。

(3) 但热不寒：患者但觉发热而无怕冷的感觉。患者高热（体温超过 39 ℃），持续不退，为壮热，属里实热证；定时发热或定时热甚，如潮汐之有定时，为潮热。由于潮热的热势高低、持续时间不同，临床上又分为阳明潮热、湿温潮热、阴虚潮热 3 种。热势轻微，体温不超过 38 ℃，为微热，见于温病后期，内伤阴虚或气虚。

(4) 寒热往来：指恶寒与发热交替发作。寒热往来有定时，一日一发或二三日一发，见于疟疾。寒热往来无定时，一日多次发作，见于少阳病。

2. 问汗：即询问患者有无出汗、出汗的时间、部位、汗量的多少、出汗的特点、主要兼症以及出汗后症状的变化。

(1) 有汗：表证有汗见于风邪犯表或风热表证。若大汗不已，伴有蒸蒸发热，口渴饮冷，为里热炽盛，蒸津外泄。阳气亏虚，腠理不固，也有出汗。

(2) 无汗：表证无汗，因寒邪袭表，腠理致密，玄府闭塞所致；里证无汗，多因血少津亏，化汗乏源所致。

(3) 局部汗出：仅头部或头颈部出汗者称为头汗，多因上焦邪热或中焦湿热上蒸，逼津外泄；或病危虚阳浮越于上所致。仅有一侧身体出汗者为半身汗，见于痿病或中风。指手足心出汗者为手足汗，多因热邪内郁或阴虚阳亢，逼津外出而达于四肢所致。

(4) 特殊汗出：自汗，时经常汗出不止，活动后尤甚，属气虚或阳虚证。盗汗，经常睡则汗出，醒则汗止，属阴虚证。先恶寒战栗，继而汗出者，为战汗，见于外感热病过程中，邪正相争剧烈之时，是疾病发展的转折点。若冷汗淋漓，或汗出如油，伴四肢厥冷，脉微欲绝，为绝汗，为正气已衰，阳亡阴竭的危候。

3. 问疼痛：疼痛的病机有虚实之分，不通则痛者，属实证，不荣则痛者属虚证。内容包括问疼痛的性质、部位、程度及时间等。

(1) 疼痛的性质：胀痛多因气机郁滞所致。刺痛多因瘀血所致。绞痛多为有形实邪阻塞经络闭阻气机，或寒邪内侵，气机郁闭，导致血流不畅而成。串痛因气机阻滞所致；掣痛因筋脉失养或筋脉闭阻所致；灼痛多由火热之邪串入经络，或阴虚阳亢，虚热灼于经络所致；冷痛多因寒凝筋脉或阳气不足而致；重痛多因湿邪困阻气机而致；空痛。多为精血不足而致；隐痛因气血不足，或阳气虚弱，导致经脉气血运行滞涩所致。

(2) 疼痛的部位：机体的各个部位与一定的脏腑经络相联系，通过询问疼痛的部位，可以了解病变所在脏腑经络。如巅顶头痛病在厥阴经；头两侧疼痛，病在少阳经；后头连项痛，病在太阳经。胸痛与心肺病变有关胁痛多与肝胆病变有关。腰痛多与肾脏病变有关。

4. 问周身其他不适：

(1) 头晕目眩：头晕指自觉头脑旋晕、不能站立，因邪干脑府或脑府失养所致。目眩指视物昏花迷乱，多因肝肾阴虚，肝阳上亢，或气血不足，目失所养而致。

(2) 耳鸣耳聋：耳鸣指自觉耳内鸣响，多因肝胆火盛或肾虚精亏，髓海不充，耳失所养而成。耳聋指听觉丧失，因邪气蒙蔽清窍，或脏腑虚损，清窍失养所致。

(3) 胸闷心悸：胸闷指胸部堵塞不畅，满闷不舒，多因胸部气机不畅所致。心悸指自觉心跳不安，因心气血阴阳亏虚，心失所养，或气滞血瘀、痰饮内停，扰动心神所致。

(4) 脘痞腹胀：脘痞指自觉胃脘胀闷不舒，因脾胃气阴亏虚，或湿邪水饮困阻脾胃所致。腹胀指腹部饱胀满闷，因脾胃虚弱，或实邪阻滞，胃肠气机不畅所致。

5. 问饮食与口味：主要是询问口渴饮水，食欲食量以及口味等情况。

(1) 口渴与饮水：口不渴，提示津液未伤，见于寒证、湿证。口渴多饮是津液大伤的表现，见于实热证、消渴病及汗吐下后。渴不多饮是津液轻度损伤或津液输布障碍的表现。可见于阴虚、湿热、痰饮、瘀血等证。

(2) 食欲与食量：食欲减退或厌食，多见于脾胃气虚、湿邪困脾、伤食等证；饥不欲食，见于胃阴不足证；消谷善饥，多见于胃火亢盛、胃强脾弱等证，亦可见于消渴病。若小儿异嗜，喜吃泥土、生米等物，多属虫积。

(3) 口味：口淡乏味，为脾胃气虚；口甜，为脾胃湿热；口黏腻，多属湿困脾胃。口中泛酸、口苦，多属肝胆蕴热证；口中酸腐，多属伤食证。

6. 问睡眠：

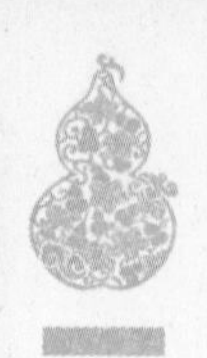

(1) 失眠：指经常不易入睡，或睡而易醒，不易再睡，或睡而不酣，易于惊醒，甚至彻夜不眠的表现。因机体阴阳平衡失调，阴虚阳盛，阳不入阴，神不守舍所致。

(2) 嗜睡：指神疲困倦，睡意很浓，经常不自主地入睡。多因阴阳平衡失调，阳虚阴盛，神气不足或痰湿内盛所致。

7. 问二便：主要询问二便的质地、次数、量的多少及排便时的异常感觉。

(1) 大便：便质异常有完谷不化、溏结不调和脓血便等。完谷不化见于脾肾阳虚；溏结不调见于肝脾不调；脓血便见于痢疾或肠癌。便次异常分为便秘和泄泻。便秘由大肠传导功能失常所致；泄泻由脾胃功能失调、水停肠道、大肠传导亢进所致。排便异常感觉有肛门灼热，排便不爽、里急后重、滑泻失禁等。肛门灼热为大肠湿热蕴结所致；里急后重见于湿热痢疾；排便不爽多由肠道气机不畅所致；滑泻失禁多因久病体虚，脾肾阳虚衰，肛门失约而成。

(2) 小便：尿量增多见于虚寒证、肾阳虚证及消渴病。尿量减少见于实热证、汗吐下证、水肿病及癃闭、淋证等病证。小便频数，由肾与膀胱气化功能失职而致；小便涩痛多为膀胱湿热，余沥不尽多为肾气不固，小便失禁多为肾气不足，下元不固；下焦虚寒，膀胱失煦，不能制约水液而致。若患者神志昏迷，而小便自遗，因邪闭心包，心神失去主宰作用所致。

8. 问经带：

(1) 问月经：询问月经的周期，行经的天数，月经的量、色、质、有无闭经或行经腹痛等表现。月经周期提前 7 日以上，称为月经先期，多因血热妄行，或气虚不摄而致。月经周期错后 7 日以上，称月经后期，多因血寒、血虚、血瘀而致。每次月经量超过 100 mL，为月经过多，因血热妄行，瘀血内阻，气虚不摄而致。每次月经量少于 30 mL，为月经过少，因寒凝，经血不至，或血虚，经血化源不足，或血瘀，经行不畅而致。妇女非正常行经期阴道出血，为崩漏，多因血热、气虚所致。

(2) 问带下：带下色白清稀无臭，属虚证、寒证。带下色黄，黏稠臭秽，多属实证、热证。带下色白量多，淋漓不绝，清稀如涕，多属寒湿下注。带下色黄，黏稠臭秽，多属湿热下注。

9. 问男子：主要询问有无阴茎勃起、泄精等异常情况。男子阴茎不能勃起，或勃起不坚，或坚而不久，不能进行性交，称为阳痿，多因命门火衰，或宗筋弛缓所致。男子阴茎插入阴道不足 1 分钟，甚至尚未插入阴道便发生射精，不能进行正常性交，称为早泄，多为肾精亏虚、精关不固所致。

四、切诊

切诊即脉诊，是医者以指腹按一定部位的脉搏诊察脉象。通过诊脉，体察患者不同的脉象，以了解病情，诊断疾病。它是中医学独特的诊断疾病的方法。

正常脉象的形态是三部有脉，一息四至，不浮不沉，不大不小，从容和缓，柔和有力，节律一致，尺脉沉取有一定力量，并随主理活动和气候环境的不同而有相应的正常变化。

（一）脉象分类与主病

1. 浮脉类：有浮、洪、濡、散、芤、革六脉。其脉位浅，浮取即得。

(1) 浮脉：轻取即得，重按稍减而不空，举之有余，按之不足。主表证、虚证。因内伤久病体虚，阳气浮越于外，故有脉浮无力。

(2) 洪脉：脉体宽大，状若波涛汹涌，来盛去衰。主里热证，多见于阳明气分热盛。

（3）濡脉：浮而细软无力，如帛在水中。主虚证或湿证。

（4）散脉：浮散无根，至数不齐。如杨花散漫之象。主元气离散，脏腑精气衰败。

（5）芤脉：浮大中空，如按葱管。主失血，伤阴。

（6）革脉：浮而搏指，中空外坚，如按鼓皮。主亡血、失精、半产、漏下等病证。

2. 沉脉类：有沉、伏、弱、牢四脉。脉位较深，重按乃得。

（1）沉脉：轻取不应，重按乃得，如石沉水底，举之不足，按之有余。主里证，有力为里实，无力为里虚。亦可见于无病之正常人。

（2）伏脉：重手推筋按骨始得，甚则伏而不见。主邪闭、厥证、痛极。

（3）弱脉：脉象沉细无力而软。主气血阴阳俱虚证。阴血不足，不能充盈脉道，阳衰气少，无力鼓动，推动血行，故脉来沉而细软，形成弱脉。

（4）牢脉：沉按实大弦长，坚牢不移。主阴寒凝结，内实坚积。牢脉之形成，是由于病气牢固，阴寒内积，阳气沉潜于下，故脉来沉而实大弦长，坚牢不移。

3. 迟脉类：有迟、缓、涩、结四脉。脉动较慢，一息不足四五至。

（1）迟脉：脉来迟慢，一息不足四至。主寒证。迟而有力为寒痛冷积，迟而无力为虚寒。

（2）缓脉：一息四至，来去怠缓。主湿证，脾胃虚弱。湿邪黏滞，气机为湿邪所困；脾胃虚弱，气血乏源，气血不足以充盈鼓动，故见怠缓，而成缓脉。

（3）涩脉：脉象迟细而短，往来艰涩，极不流利，如轻刀刮竹。主精血亏少，气滞血瘀，夹痰夹食。

（4）结脉：脉来缓慢，时而一止，止无定数。主阴盛气结，寒痰血瘀，癥瘕积聚，亦可见于气血虚衰。

4. 数脉类：有数、疾、促、动四脉。脉动较快，一息超过五至。

（1）数脉：一息脉来五至以上。主热证，有力为实热，无力为虚热。

（2）疾脉：脉来急疾，一息七八至。主阳极阴竭，元阳将脱。因阳亢无制，真阴垂危，故脉来急疾而按之益坚。若阴液枯竭，阳气外越欲脱，则脉疾而无力。

（3）促脉：脉来数而时有一止，止无定数。主阳热亢盛，气血痰食郁滞。阳热盛极，或气血痰饮，宿食郁滞化热，正邪相搏，血行急速，故脉来急数。

（4）动脉：脉形如豆，厥厥动摇，滑数有力。主痛证、惊证。妇女妊娠反应期可出现动脉，对临床诊断早孕，有一定价值。痛则阴阳不和，气血不通，惊则气血紊乱，故有动脉。

5. 虚脉类：有虚、细、微、代、短五脉，脉动应指无力。

（1）虚脉：三部脉会之无力，按之空虚。主虚证。气虚不足以运其血，故脉来无力，血虚不足充盈脉道，故按之空虚。

（2）细脉：脉细如线，但应指明显。主气血两虚，诸虚劳损和湿证。营血亏虚不能充盈脉道，气不足则无力鼓动血液运行，故脉体细小无力。湿邪阻压脉道，伤人阳气故见细脉。

（3）微脉：脉象极细极软，按之欲绝，似有若无。主阴阳气血诸虚，阳气衰微。阳气衰微，无力鼓动，血微则无以充脉道，故见微脉。

（4）代脉：脉来一止，止有定数，良久方来。主脏气衰微、风证、痛证。因脏气衰微，气血亏损，以致脉气不能衔接而歇止，不能自还，良久复动。或因邪气所犯，阻于经脉，致脉气阻滞，不相衔接而见代脉。

（5）短脉：首尾俱短，不能满部。主气病。有力为气滞，无力为气虚。气虚不足以帅

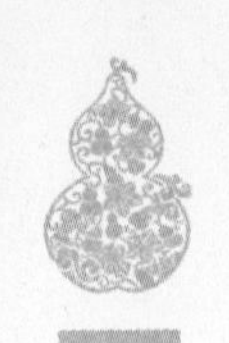

血，则脉动不及尺寸本部，脉来短而无力。或因气滞致脉气不伸而见短脉。

6. 实脉类：有实、滑、弦、紧、长五脉，脉动应指有力。

(1) 实脉：三部脉举按均有力。主实证；邪气亢盛而正气不虚，邪正相搏，气血壅盛，脉道紧满，故脉来应指坚实有力。亦见于常人。

(2) 滑脉：脉象往来流利，如珠走盘，应指圆滑。主痰饮、食积、实热。邪气壅盛于内，正气不衰，气实血涌，故脉往来甚为流利，应指圆滑。

(3) 弦脉：端直以长，如按琴弦。主肝胆病，痰饮、痛证、疟疾。弦是脉气紧张的表现。

(4) 紧脉：脉来绷急，状若牵绳转索。主寒证、痛证。寒邪侵袭人体，与正气相搏，以致脉道紧张而拘急，故见紧脉。

(5) 长脉：首尾端长，超过本位。主肝阳有余，火热邪毒等有余之证。肝阳有余，阳盛内热，邪气方盛，充斥脉道，邪正相搏，故脉来长而硬直。

（二）相兼脉与主病

相兼脉是指数种脉象并见的脉象，又称合脉，有二合脉、三合脉、四合脉之分。

1. 浮紧脉：主表寒，风痹。
2. 浮缓脉：主伤寒，表虚证。
3. 浮数脉：主表热。
4. 浮滑脉：主风痰，表证夹痰。
5. 沉迟脉：主里寒。
6. 弦数脉：主肝热，肝火。
7. 滑数脉：主痰热，内热食积。
8. 洪数脉：主分热盛。
9. 沉弦脉：主肝郁气滞，水饮内停。
10. 沉涩脉：主血瘀。
11. 弦细脉：主肝肾阴虚，肝郁脾虚。
12. 沉缓脉：主脾虚，水湿停留。
13. 沉细脉：主阴虚，血虚。
14. 弦滑数脉：主肝火挟痰，痰火内蕴。
15. 沉细数脉：主阴虚，血虚有热。
16. 弦紧脉：主寒痛，寒滞肝脉。

五、按诊

按诊，指医者用手直接触摸、按压患者体表某些部位，以了解局部的异常变化，从而推断疾病的部位、性质和病情轻重等情况的诊病方法。

1. 按肌肤：是为了探明全身肌表的寒热、润燥、肿胀、疮疡等情况。

(1) 诊寒热：阳气盛的身多热，阳气衰的身多寒。身热初按甚热，久按热反转轻的，是热在表；若久按其热反甚，热自内向外蒸发者，为热在里。

(2) 诊润燥：皮肤干燥者，尚未出汗或津液不足；干瘪者，津液不足；湿润者，身已汗出或津液未伤。皮肤甲错者，伤阴或内有干血。

(3) 诊疼痛：肌肤濡软，按之痛减，为虚证；硬痛拒按者，为实证。轻按即痛者，病在表浅；重按方痛者，病在深部。

(4) 诊疮疡：肿硬不热者，属寒证；肿处烙手有压痛者，属热证。根盘平塌漫肿者属虚，根盘收束而高起者属实。

(5) 诊肿胀：按之凹陷，放手即留手印，不能即起者，为水肿；按之凹陷，举手即起的者，为气肿。

2. 按手足：按手足主要探明寒热，以判断病性的虚实及疾病的预后。凡疾病初起，手足俱冷的，是阳虚寒盛，属寒证。手足惧热的，多为阳盛热炽，属热证。小儿指尖冷主惊厥。中指独热主外感风寒。中指末端独冷，为麻痘将发之象。

3. 按胸腹：

(1) 按虚里：虚里位于左乳下心尖搏动处，为诸脉所宗。探索虚里搏动的情况，可以了解宗气的强弱，病之虚实等。虚里搏动微弱无力，为宗气内虚。若动而应衣，为宗气外泄之象。

(2) 按胸胁：前胸高起，按之气喘者，为肺胀。胸胁按之胀痛者，见于痰热气结或水饮内停。胸部压痛，有局限性青紫肿胀者，为外伤。扪及乳房有肿块，边界清晰，活动度好，多为乳癖。右肋胀痛，摸之热感，手不可按者，为肝痈。若扪及肝大，表面凹凸不平，质地硬，活动度差，要警惕肝癌。

(3) 按脘腹：腹部高度胀大，如鼓之状者，为臌胀。按之如囊裹水，且腹壁有凹痕者，为水臌；以手叩之如鼓，无波动感，按之无凹痕者，为气臌。腹内结块按之有形而不移的为积，病属血分；按之无形聚散不定的为聚，病属气分。左小腹作痛，按之累累有硬块者，肠中有宿粪。右小腹作痛，按之疼痛，有包块应手者，为肠痈。

4. 按腧穴：是按压身体上某些特定穴位，通过这些穴位的变化与反应，来推断内脏的某些疾病。腧穴的变化主要是出现结节或条索状物，或者出现压痛及敏感反应。如胃病在胃俞和足三里有压痛；肠痈在阑尾穴有压痛。

第二节　六经辨证与经络辨证

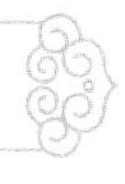

一、六经辨证

（一）基本概念

六经辨证，是根据伤寒病证的传变特点所创立的一种论治外感病的辨证方法。它以六经为纲，将外感病演变过程中所表现的各种证候，总结归纳为三阳病、三阴病 6 类，分别从邪正盛衰，病变部位，病势进退及其相互传变等方面阐述外感病各阶段的病变特点。六经病证，是经络、脏腑病理变化的反映。三阳病证以六腑的病变为基础；三阴病证以五脏的病变为基础。

（二）辨六经病证

1. 太阳病证：是指邪自外入或病由内发，致使太阳经脉及其所属脏腑功能失常所出现的证候。有太阳经证与太阳腑证之分。

(1) 太阳经证：是指太阳经受外邪侵袭、邪在肌表，经气不利而出现的临床证候。有中风和伤寒之分。

1) 太阳中风证：是指风邪袭于肌表，卫气不固，营阴不能内守而外泄出现的一种证候，亦称之为表虚证。以发热，汗出，恶风，头痛，脉浮缓为主要证候。太阳主表，统摄营卫，风邪外袭肌表，腠理疏松，故恶风；卫为阳，主卫外，卫阳浮盛于外而发热；卫阳

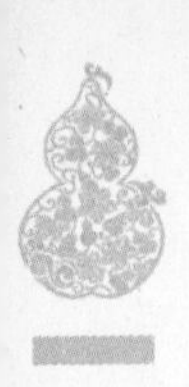

浮盛于外，开合失司，营阴不能有内守而汗自出；汗出肌腠疏松，营阴不足，故脉浮缓。本证以汗出，恶风、脉浮缓为诊断依据。

2）太阳伤寒证：是指寒邪袭表，太阳经气不利，卫阳被束，营阴郁滞的一种证候，又称表实证。以发热，恶寒，头痛项强，体痛，无汗，脉浮紧为主要证候。寒邪袭表，卫阳奋起抗争，其温分肉、肥腠理的功能失常，则恶寒；卫阳浮盛于外，与邪相争，卫阳被遏，故发热；腠理闭塞，故无汗；太阳经气不利，故体痛；正气欲向外而寒邪束于表，故见脉浮紧。本证以恶寒，头身痛，无汗，脉浮紧为诊断依据。

(2) 太阳腑证：是指太阳经邪不解，内传入腑所表现出的证候。分为蓄水证和蓄血证。

1）蓄水证：是指外邪不解，内舍于太阳膀胱之腑，膀胱气化失司，水道不能而致蓄水所表现证候。以小便不利，小腹胀满，发热烦渴、渴欲饮水，水入即吐，脉浮数为主要证候。膀胱气化不利，不能布津上承、化气行水，故见烦渴，小便不利。水气上逆，停聚于胃，拒而不纳，故水入即吐。本证的特点是小便不利，烦渴欲饮，饮入则吐。

2）蓄血证：指外邪入里化热，随经深入下焦，邪热与瘀血相互搏结于少腹所表现出的证候。以少腹急结，硬满疼痛，如狂或发狂，小便自利，大便色黑，舌紫或有瘀斑，脉沉涩或沉结为主要证候。外邪入里化热，煎灼营血，血热相搏于少腹，故见少腹拘急，甚则硬满疼痛；邪热上扰心神则如狂或发狂；瘀血停留胃肠，则大便色黑；郁热阻滞，脉道不畅，故脉沉涩或沉结。本证以少腹拘急、小便自利为诊断依据。

2. 阳明病证：是指太阳病未愈，病邪逐渐亢盛入里，内传阳明或本经自病而起邪热炽盛，伤津成实所表现的证候。分为经证和腑证。

(1) 阳明经证：是阳明病邪热弥漫全身，充斥阳明之经，肠中并无燥屎内结，以身大热，大汗出，大渴引饮，喘促气粗，心烦谵语，脉洪大为主要表现的证候。邪入阳明，燥热亢盛，充斥阳明经脉，故大热；邪热熏蒸，迫津外泄故大汗；热盛煎熬津液，津液受损，故大渴引饮；热扰心神，神志不宁，故心烦谵语。本证以身大热，大汗出，口大渴，脉洪大为辨证要点。

(2) 阳明腑证：指阳明经邪热不解，由经入腑，或热自内发，与肠中糟粕互结，阻塞肠道，以日晡潮热、手足汗出，脐腹胀满疼痛，大便秘结，甚者谵语狂乱为主要表现的证候。四肢禀气于阳明，腑中实热，弥漫于经，故手足汗出；大热汗出，肠中干燥，热与糟粕充斥肠道，结而不通，则脐腹部胀满疼痛，大便秘结；邪热炽盛上蒸而熏灼心宫，则谵语狂乱。本证以潮热汗出，腹满痛便秘为诊断要点。

3. 少阳病证：指邪犯少阳，枢机不利，以往来寒热，胸胁苦满，默默不欲饮食，心烦喜呕，口苦咽干，目眩，脉弦为表现的证候。少阳病可由太阳病不解内传，或病邪直犯少阳，或三阴病阳气来复，转入少阳而发病。邪犯少阳，邪正交争，故往来寒热；胆火上炎，灼伤津液，故口苦咽干；邪热壅于少阳，经脉阻滞，气血不和，则胸胁苦满。肝胆疏泄不利，胃失和降，则呕吐不饮食。肝胆气机郁滞，故脉弦。

4. 太阴病证：指邪犯太阴，脾胃功能衰弱所表现的证候。以腹满而吐，食不下，口不渴，时腹自痛，脉沉缓而弱为主要表现。可由三阳病治疗失当，损伤脾阳所致，也可因脾气素虚，寒邪直中而起病。脾土虚寒失于健运，寒湿内生阻滞气机则腹满；寒邪内阻，气血运行不畅，故腹痛；寒湿下注则腹泻；下焦气化未伤，津液尚能上承，故口不渴。本证以腹满时痛，腹泻，口不渴为辨证要点。

5. 少阴病证：指心肾阳虚，虚寒内盛所表现的证候，有寒化、热化之分。

(1) 少阴寒化：指心肾水火不济，病邪从水化寒，阴寒内盛而阳气衰弱所表现出的临床证候。临床表现为无热恶寒，脉微细，但欲寐，四肢厥冷，下利清谷，呕不能食，或食入即吐等。阳虚失于温煦，故恶寒蜷卧，四肢厥冷；阳气衰微，神气失养，故呈现“但欲寐”神情衰倦的状态；肾阳虚无力温运脾阳以助运化，故下利清谷；阳衰无力鼓动血液运行，故脉微细。

（2）少阴热化：指少阴病邪从火化热而伤阴，致阴虚阳亢，以心烦不寐，口燥咽干，小便短赤，脉细数为主要表现的证候。邪入少阴，从阳化热，热灼肾阴，心肾不交，故心烦不寐；邪热伤津，津伤不能上承，故口燥咽干；心火下移，故小便短赤；阴伤热灼，内耗营阴，故脉细数。

6. 厥阴病证：指病至厥阴，机体阴阳调节功能发生紊乱，表现为寒热错杂，厥热胜复的证候。厥阴病，一为直中，平素厥阳之气不足，外邪直入厥阴；二为传经，少阴病继续发展传入厥阴；三为转属，少阳病误治，失治，阳气大伤，病转厥阴。临床表现为消渴，气上冲心，心中疼热，饥不欲食，食则吐蛔。本证为上热下寒，胃热肠寒证。热灼津伤，则消渴；肝气夹邪热上逆，故气上冲心，心中疼热；胃肠虚寒，纳化失职，则不欲食。

（三）六经病证的传变

六经病证是脏腑经络病理变化的反映。脏腑经络密切相关，故六经病证可相互传变，表现出合病、并病、传经及直中等。

1. 合病：两经或三经同时发病的证候。如太阳经证和阳明经证同时出现，称“太阳阳明合病”，三阳同病称为“三阳合病”。

2. 并病：一经病证未罢，又见他经病证的证候。如太阳少阴并病，太阴少阴并病。

3. 直中：凡病邪初起不从阳经传入，而径中阴经，表现出三阴证候者为直中。

4. 传经：指病邪从外侵入，逐渐向里传播，由某一经病证转变为另一经病证。按六经次序相传者称为循经传；隔一经或隔两经相传者称为越经传；相为表里的两经相传者称为表里传。

二、经络辨证

（一）基本概念

经络辨证，是以经络学说为理论依据，对患者的若干症状体征进行分析综合，以判断病属何经、何脏、何腑，进而确定发病原因，病变性质及病机的一种辨证方法。包括十二经脉和奇经八脉病证。

（二）辨十二经脉病证

1. 手太阴肺经病证：是指手太阳肺经经脉循行部位及肺脏功能失调所表现的证候。临床表现为肺胀咳喘，胸部满闷，肩背痛，少气，自汗出等。肌表受邪，内传于肺，肺失宣降，致胸闷胀满，咳喘气逆；肺经行于肘臂间，其经气不利，则臑臂内侧前缘疼痛；邪客肌表，腠理不固，则汗出。

2. 手阳明大肠经病证：指手阳明大肠经经脉循行部位及大肠功能失调所表现的证候。以齿痛颈肿，咽喉肿痛，鼻衄；拇指、示指疼痛，肩臂前侧疼痛为主要表现。手阳明大肠经的支脉，从缺盆上颈贯颊入齿，故病则齿痛颈肿、咽喉肿痛；热盛迫血妄行，故鼻衄；经脉阻滞，气血不畅，则肩臂前例疼痛。

3. 足阳明胃经病证：指足阳明胃经经脉循行部位及胃腑功能失调所表现的证候。以壮热汗出、齿痛颈肿、咽喉肿痛，或鼻衄；或消谷善饥；或膝腹肿痛，下肢外侧等多处疼

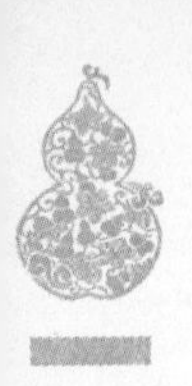

痛为主要表现。里热内盛则壮热；邪热迫津外出致汗出；火热循经上炎，则颈肿齿痛、咽喉肿痛；热盛迫血妄行，则鼻衄；胃火炽盛，致消谷善饥；胃经受邪，气机不利，则所循行部位疼痛。

4. 足太阴脾经病证：指足太阴脾经经脉循行部位及脾脏功能失调所表现的证候。临床表现为舌本强、食则呕、胃脘痛、腹胀善噫，黄疸，足大趾不用等。脾病失运，所以食则呕，胃脘痛，腹胀；脾不健运，筋脉失养，则肢体关节不能动摇。脾病不能制水则为黄疸；足太阳脾经起于大趾，上膝股内前廉，故有肿厥，足大趾不用。

5. 手少阴心经病证：指手少阴心经经脉循行部位及心脏功能失调所表现的证候。临床表现为心胸烦闷疼痛、咽干口渴欲饮、桡臂内侧后缘痛厥等。心火内盛，则心胸烦闷疼痛；本经支脉上夹于咽部，心火上炎，心阴耗损，则咽干口渴欲饮；心脉循桡臂内侧入掌中，故而可见桡臂内侧后缘痛和掌中发热。

6. 手太阳小肠经病证：是指手太阳小肠经经脉循行部位及小肠功能失调表现出的证候。临床表现为耳聋目黄，肩似拔、桡似折，颈项肩桡肘臂外后廉痛等。其支脉从缺盆循颈上颊，至目锐眦，入耳中，故耳聋目黄；小肠经循桡外后廉出肩解绕肩胛，交肩上，故有肩似拔，桡似折。

7. 足太阳膀胱经病证：指足太阳膀胱经经脉循行部位及膀胱功能失调所表现的证候。临床表现为头痛，项背强痛，目似脱项如拔，癫狂，腘窝、腓肠肌疼痛，痔疮等。本经上额交巅入脑，故头痛项强；热邪极盛则发为癫狂；热聚肛门，气血壅滞，则酿生痔疮。

8. 足少阴肾经病证：指足少阴肾经经脉循行部位及肾脏功能失调所表现的证候。临床表现为面黑如漆柴，头晕目眩，气短喘促，腰脊下肢无力或痿厥，易惊善恐等。肾精亏损，不能上荣于面，故面黑如漆柴，头晕目眩；金水相生，肾虚子病及母，故气短促喘。心肾不交，故心烦；肾经沮滞，则腰脊下支无力或痿厥。

9. 手厥阴心包经病证：指手厥阴心包经经脉循行部位及心包络功能失常所表现的证候。临床表现为手心热，臂肘挛急，腋肿，甚则胸胁支满，心烦、心悸、心痛、喜笑不休面赤目黄等。

10. 手少阳三焦经病证：指手少阳三焦经经脉循行部位及三焦功能失调所表现的证候。临床表现为耳聋、心胁痛、汗出、肩肘痛、前臂痛等。三焦经上项入耳后，故本经受邪，热邪上扰，则见耳聋；三焦气机抑郁，则心胁不舒而痛；肩肘前臂疼痛、活动障碍，都是由于经脉循行之所处，经气不利所引起。

11. 足少阳胆经病证：指足少阳胆经经脉循行部位及胆腑功能失常所表现证候。临床表现为口苦，心胁痛不能转侧，汗出振寒为疟，绝骨外踝前及诸节皆痛，邪犯胆经，气机失常，则见胆液外溢而口苦；足少阳之别，贯心循胁里，故心胁痛不能转侧；少阳属半表半里，阳胜则汗出，风胜则振寒为疟。其他各证，皆为其经脉所及经气不利而成。

12. 足厥阴肝经病证：指足厥阴肝经经脉循行部位及肝脏功能失调所表现的证候。临床表现为腰痛不可俯仰，面色晦暗，咽干，腹泻、遗尿或癃闭，妇女少腹痛等。肝血不足，不能上养头面，致面色晦暗；肝脉循喉咙之后，故病则咽干，肝经上行夹胃贯膈，下行过阴器抵少腹，故病则呕吐，腹泻，妇女少腹痛等。

（三）辨奇经八脉病证

1. 督脉病证：指督脉循行部位及与其相关的脏腑功能失调所表现的临床证候。督脉总督一身之阳，又称“阳脉之海”。临床表现为腰骶脊背痛，项背强直，头重眩晕，大人癫疾，小儿风痫。督脉起于会阴，并于脊里，上风府、入脑上巅、循额，故病邪阻滞督脉，经气不利，则腰骶脊背痛，项痛强直；督脉失养，脑海不足，故头晕头重；若阴阳气血错乱，则可见癫疾和风痫。

2. 任脉病证：指任脉循行部位及与其相关脏腑功能失调，以脐下、少腹阴中疼痛，男子内结七疝，女子带下癥瘕为临床表现的证候。任脉主胞胎，总司一身之阴，又称“阴脉之海”。任脉主阴，易感寒邪，寒凝于脉，血行不畅，则脐下，少腹阴中疼痛；阴凝寒滞，气血瘀阻，则见男子疝气，女子带下癥瘕积聚。

3. 冲脉病证：指冲脉循行部位及其相关脏腑功能失调所表现的证候。冲脉起于气街，有总领诸经气血的功能，故又称“血海”。临床表现为气逆里急，或气从少腹上冲胸咽，男子阳痿，女子经闭不孕或胎漏等。冲为经脉之海，若冲脉之气失调，与足阳明之气并而上逆，气不得降，故见气从少腹上冲胸咽；冲为血海，与任脉共同参与生殖功能，冲任失调或气血不充，致男子阳痿，女子经闭不孕等。

4. 带脉病证：指带脉循行部位及其相关脏腑功能失调，以腰酸腿痛，腹部胀满，赤白带下，阴挺，漏胎为主要表现的证候。带脉起于季肋，环绕腰腹，总约十二经脉及其他七条奇经。带脉经气不利，故腰酸腿痛；中气不运，水湿困阻于带脉，则腹部胀满，带下清稀量多；带脉气虚，不能维系胞胎，则见漏胎、阴挺。

5. 阳跷脉、阴跷脉病证：指阳跷、阴跷脉循行部位及其相关脏腑功能失调所表现的证候。阴跷主一身左右之阴，阳跷主一身左右之阳。有濡养眼目，司开合的作用。阳跷为病，阴缓而阳急；阴跷为病，阳缓而阴急。阳急则狂走，目不昧；阳急则阴厥。若某侧发生病变，则经脉拘急，对侧则相对弛缓无力。阳跷患病，阳气偏亢则目内眦赤痛，或失眠狂走；阴跷患病，阴寒偏盛，寒盛则下肢厥冷。

6. 阳维脉、阴维脉病证：指阳维、阴维二脉循行部位及其相关脏腑功能失调所表现的证候。阳维起于诸阳之会，阴维起于诸阴之交，分别维系三阳经和三阴经。阳维为病苦寒热，阴维为病苦心痛。若阴阳不能自相维系，则见精神恍惚，不能自主，倦怠乏力。阳维脉起于诸阳会，维系三阳经，阳维受邪，见发热恶寒；阴维脉起于诸阴交，维系三阴经，阴维受邪，则见心痛。若二脉不能相互维系，阴阳失调，阳气耗伤则倦息无力，阴精亏虚则精神恍惚。

第三节　卫气营血辨证与三焦辨证

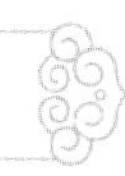

一、卫气营血辨证

卫气营血辨证，是清代医家叶天士首创的一种论治外感温热病的辨证方法。将外感温热病发展过程，不同病理阶段所反映的证候，分为卫分证、气分证、营分证、血分证 4 类。当温热病邪侵入人体，一般先起于卫分，邪在卫分郁而不解则传变入气分，气分病邪不解，以致正气虚弱，津液亏耗，病邪乘虚而入营血，营分有热，动血耗阴势必累及血分。病邪由浅入深传变，说明病情逐渐加重。

（一）辨卫气营血证

1. 卫分证候：指温热病邪侵犯人体肌表，致使肺卫功能失常所表现的证候，其病变主要累及肺卫。临床表现为发热、微恶风寒，咳嗽咽痛，口微渴，舌边尖红，脉浮数。风温之邪犯表，卫气被郁，奋而抗邪，故发热、微恶风寒。风温伤肺，故咳嗽咽痛。邪热在表，故舌边尖红、脉浮数。

2. 气分证候：指温热病邪内入脏腑，正盛邪实，正邪剧争，阳热亢盛的里热证候，

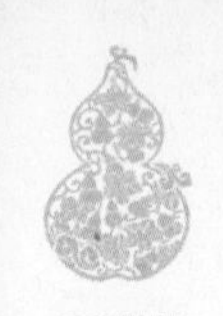

主要累及肺、胸膈、胃肠、胆。临床表现有发热不恶寒，汗出，心烦口渴，舌红苔黄，脉数有力等。邪入气分，正邪剧争，阳热亢盛，故发热不恶寒，热甚津伤故口渴；热扰心神故心烦。若热壅于肺，则咳喘胸痛；若热扰胸膈，心神不宁则心烦懊恼，坐卧不安；若热迫大肠，则见日晡潮热，腹痛拒按，谵语；若热郁胆腑，胆气上逆则口苦。

3. 营分证候：指温热病邪内陷，营阴受损，心神被扰，以身热夜甚，口不甚渴，心烦不寐，甚或神昏谵语，斑疹隐现，舌质红绛，脉细数为临床表现的证候。邪热入营，灼伤营阴，真阴被劫，故身热灼手，入夜尤甚，口干反不甚渴，脉细数。营分有热，热势蒸腾，故舌质红绛。热窜血络，则有斑疹隐隐。热扰心神，故心烦不寐，神昏谵语。

4. 血分证候：指温热邪气深入阴分，损伤精血津液的危重阶段所表现出的证候，主要累及心肝肾三脏。临床以血热妄行、血热动风和血热伤阴多见。

(1) 血热妄行证：指热入血分，损伤血络而表现的各种出血证候。血分热盛，迫血妄行，故见出血诸症；血热内扰心神故昏谵；邪热灼津，血行壅滞而斑疹紫黑，舌质绛紫。

(2) 血热动风证：指血分热盛，燔灼肝经，筋脉挛急则见动风诸证；肝阴不足，筋脉失养则手足蠕动。

(3) 血热伤阴证；指血分热盛，阴液耗伤而见的阴虚内热的证候。邪热久羁血分，劫灼阴液，阴虚则阳热内扰，故暮热早凉，五心烦热；阴精耗竭，不能上荣清窍，故口干舌燥、舌红少津，肾阴亏耗，耳窍失养则耳聋失聪；阴精亏损，神失所养，故神倦。

（二）卫气营血病证的传变规律

在外感温热病过程中，卫气营血的证候传变，有顺传和逆传两种形式。顺传即外感温热病起于卫分，渐次传入气分、营分、血分，由浅入深，由表及里，按照卫—气—营—血的次序传变，标志着邪气步步深入，病情逐渐加重。逆传即不依次序传变，可分为两种：一为不循经传，如在发病初期不出现卫分证候，而直接出现气分、营分或血分证候；一为传变迅速而病情重笃为逆传，邪入卫分后不经气分阶段而直入营血分。

二、三焦辨证

三焦辨证，是外感温热病辨证纲领之一，为清代医家吴鞠通倡导。是在六经辨证及卫气营血辨证基础上，将外感温热病证候归纳为上焦、中焦、下焦病证，以阐述三焦所属脏腑在外感温热病发展过程中不同阶段的病理变化、证候表现及传变规律。上焦主要包括手太阴肺和手厥阴心包经的病变，多为温热病的初期阶段。中焦主要包括手、足阳明和足太阴脾经的病理变化，多为极期期阶段。下焦主要包括足少阴肾和足厥阴肝经的病变，属温病的末期阶段。

（一）辨三焦病证

1. 上焦病证：指温热病邪，从口鼻而入，侵袭手太阴肺和手厥阴心包，以微恶风寒，身热自汗，口渴，脉浮数；或但热不寒，咳嗽气喘，甚或舌謇肢厥，神昏谵语等为临床表现的证候。邪犯上焦，卫气失和，肺气失宣，故发热，恶风寒，咳嗽；邪热入里壅肺，肺气上逆则咳嗽气喘；温邪逆传心包，热迫心伤，神明内乱，故神昏谵语；心阳内郁，故肢厥。

2. 中焦病证：指温病自上焦开始，顺传至于中焦，表现出的脾胃证候。若邪从燥化，表现为阳明失润，燥热伤阴的证候。若邪从湿化，郁阻脾胃，气机升降不利，则表现为湿温病证。临床表现为身热面赤，腹满便秘。口干咽燥，脉沉涩；或面色淡黄，头身重病，身热不扬，小便不利，大便不爽等。阳热上炎，故身热面赤；燥热内盛，热迫津伤，胃失所润，故身热腹满便秘，口干咽燥；气机不畅，津液难于输布，故脉沉涩；太阴湿热，郁蒸于上，则面色淡黄，头重身痛；湿热困阻中焦，脾运不健，气失通畅，故小便不利，大便不爽。湿性黏滞，湿热之邪郁蒸肌表，故身热不扬。

3. 下焦病证：指温邪久留不退，劫灼下焦阴精，肝肾阴虚所表现的证候。临床表现为身热颧红，手足心热，口干咽燥，神倦耳聋；或手足蠕动，心中憺憺大动，舌绛少苔等。湿病后期，病邪深入下焦，真阴耗损，虚热内扰，则见身热颧红，手中心热等阴虚内热之象。阴精亏损，神失所养则神倦。清窍失养则耳聋；真阴被灼，筋失所养，虚风内扰则手足蠕动痉挛，心中憺憺大动。

（二）三焦病证的传变规律

三焦病证其传变多由上焦手太阴肺经开始，传入中焦，进而传入下焦为顺传；如感受病邪偏重，低抗力较差的患者，病邪由肺卫传入心包者为逆传，说明邪热炽盛，病情重笃。

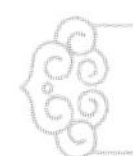

第四节　气血津液辨证

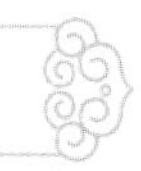

气血津液辨证，是运用脏腑学说中气血津液的理论，分析气、血、津液所反映的各类科病证的一种辨证诊病方法。

一、气病辨证

1. 气虚证：指元气不足，气的生理功能或脏腑组织机能减退所表现的证候。多由久病体虚，劳累过度，年老体弱等因素引起。临床以少气懒言，神疲乏力，头晕目眩，自汗，活动时诸证加剧，舌淡苔白，脉虚无力等为辨证依据。

2. 气陷证：指气虚无力升举而反下陷的征候。多见于气虚证的进一步发展，或劳累用力过度，损伤某脏器所致。临床以头晕目花，少气倦怠，久痢久泄，腹部坠胀感，脱肛或子宫脱垂，舌淡苔白，脉弱等为辨证依据。

3. 气滞证：指人体某脏腑或某部位气机阻滞，运行不畅所表现的证候。多由情志不舒，或邪气内阻，或阳气虚弱，温运无力等因素导致气机阻滞而成。以损伤部位胀闷疼痛，攻窜阵发，症状随情志变化而增减，脉弦等为辨证要点。

4. 气逆证：指气机升降失常，逆而向上所引起的证候。临床以肺胃之气上逆和肝气升发太过的病变为多见。肺气上逆，则见咳嗽喘息；胃气上逆，则见呃逆，嗳气、恶心呕吐；肝气上逆，则见头痛眩晕，昏厥，呕血等。

二、血病辨证

1. 血虚证：指血液亏虚，脏腑百脉失养，表现全身虚弱的证候。多因禀赋不足，或脾胃虚弱，生化乏源，或各种急慢性出血；或久病不愈、思虑过度，暗耗阴血；或瘀血阻络新血不生所致。以面白无华或萎黄，唇色淡白，爪甲苍白，头晕眼花，心悸失眠，妇女经血量少色淡，经期错后或闭经，舌淡苔白，脉细无力等为辨证要点。

2. 血瘀证：指因瘀血内阻所引起的一些证候。多因寒邪凝滞，血液瘀阻；或因气滞血行不畅而血瘀；或因气虚运血无力，血液瘀滞；或因外伤及其他原因造成血溢脉外而成。以疼痛如针刺，痛有定处，拒按，夜间痛甚，或出血反复不止，面色黧黑，肌肤甲错，口唇爪甲紫暗，或皮下紫斑，或腹部青筋外露，或下肢筋青胀痛等为辨证依据。

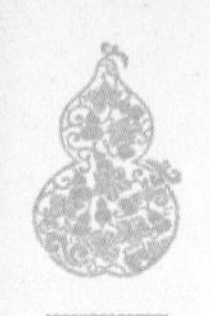

3. 血热证：指脏腑火热炽盛，热迫血分所表现的证候。多因烦劳，嗜酒，恼怒伤肝，房室过度等因素引起。以身热夜甚，心烦口渴，各种出血色深红，妇女月经先期、量多，舌红绛，脉滑数等为辨证要点。

4. 血寒证：指局部脉络寒凝气滞，血行不畅所表现的征候。常由感受寒邪引起。以手足或少腹冷痛，肤色紫暗发凉，喜暖恶寒，得温痛减，妇女月经衍期，痛经，经色紫暗，夹有血块，舌紫暗，苔白，脉沉迟涩等为辨证依据。

三、气血同病辨证

气血同病辨证，是用于既有气的病证，同时又兼见血的病证的一种辨证方法。气和血有相互资生，相互为用的密切关系，在发生病变时，气血可相互影响，即气血同病。

1. 气滞血瘀证：指由于气滞不行以致血运障碍，而出现既有气滞又有血瘀的证候。多由情志不遂，或外邪侵袭，导致肝气久郁不解所引起。临床表现为胸胁胀满走窜疼痛，性情急躁，兼痞块刺痛拒按，妇女经闭或痛经，经色紫暗夹有血块，乳房痛胀等症，舌质紫暗紫斑，脉弦涩。

2. 气虚血瘀证：指既有气虚之象，又兼有血瘀的证候。多因久病气虚，运血无力而逐渐瘀血内停所致。临床表现为面色淡白或晦滞，身倦乏力，少气懒言，疼痛如刺，痛处不移，拒按，舌淡暗或紫斑，脉沉涩等。

3. 气血两虚证：指气虚与血虚同时存在的证候。多由久病不愈，气虚不能生血，或血虚无以化气所致。临床表现为头晕目眩，少气懒言，乏力自汗，面色淡白或萎黄，心悸失眠，舌淡，脉细弱等。

4. 气不摄血证：指因气虚而不能统血，气虚与失血并见的证候。多因久病气虚，失其摄血功能所致。临床表现为吐血，便血，皮下瘀斑，崩漏，气短，倦怠乏力，面色苍白无华，舌淡，脉细弱等。

5. 气随血脱证：指大出血时所引起阳气虚脱的证候。多由肝、胃、肺等脏器本有宿疾而脉道突然破裂，或外伤，或妇女崩中，分娩等引起。临床表现为大出血后突然面色苍白，四肢厥冷，大汗淋漓，甚至晕厥。脉微细欲绝，或浮大而散等。

四、津液病辨证

1. 津液亏虚证：指由于津液亏少，失去其濡润滋养作用，以燥化为特征的证候。多由燥热灼伤津液，或因大汗、吐下及失血等所致。以口渴咽干，唇燥而裂，皮肤干枯无泽，小便短少，大便干结，舌红少津，脉细数等为辨证要点。

2. 水液停聚证：指水液输布，排泄失常所引起的痰饮水停等病证。凡外感六淫，内伤脏腑皆可导致。

(1) 水肿：指体内水液停聚，泛滥肌肤所引起的面目、四肢，甚至全身浮肿的病证。有阴水、阳水之分。

阳水为发病较急，水肿性质属实者。多为外感风邪，或水湿浸淫等因素引起。以眼睑头面先肿，上半身肿甚，小便短少，来势迅速，皮肤薄而光亮；或全身浮肿，按之没指，肢体沉重困倦等为辨证要点。而发病较缓，水肿性质属虚者，为阴水。多因劳倦内伤、脾肾阳衰，正气虚弱等因素引起。以足部先肿，腰以下为甚，按之凹陷不易恢复；或水肿加剧，腰膝冷痛，畏寒神疲等为辨证依据。

(2) 痰证：指水液凝结，质地稠厚，停聚于脏腑、经络、组织之间而引起的病证。常因外感六淫，内伤七情，导致脏腑功能失调所致。临床表现为咳嗽咳痰，痰质黏稠，或胸脘满闷，纳呆呕恶，或神昏癫狂，瘰疬、痰核等，苔白腻，脉滑。

（3）饮证：指水饮质地清稀，停滞于脏腑组织之间所表现的病证。多由脏腑功能衰退、功能障碍等原因引起。分为痰饮、悬饮、溢饮、支饮 4 型。饮停于胸胁，见胸闷喘息，咳唾引痛者，为悬饮；水饮凌心，见心悸，气短不得卧者为支饮；饮停胃肠，脘腹痞胀，水声漉漉者，为痰饮；水饮留滞于四肢肌肤，肢体浮肿，沉重疼痛者，为溢饮。

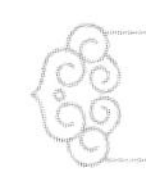

第五节　脏腑辨证

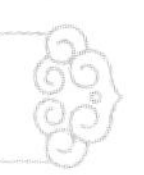

脏腑辨证，是根据脏腑的生理功能、病理表现，对疾病证候进行归纳，以推究病机，判断病变的部位、性质、正邪盛衰情况的辨证方法，是辨证体系中的重要组成部分。包括脏病辨证、腑病辨证及脏腑兼病辨证。脏腑的病变复杂，证候多样，本节仅介绍临床常见证候。

一、心与小肠病辨证

1. 心气虚、心阳虚与心阳暴脱证：心气虚证是指心气不足，鼓动无力所表现的证候；心阳虚证指心脏阳气虚衰所表现的证候；心阳暴脱证是阴阳相离，心阳骤越所表现的证候。以心悸怔忡，胸闷气短，活动后加重，自汗为临床表现者，为心气虚证；若兼见畏寒肢冷，面唇发绀，舌淡胖或紫暗，苔白滑者，为心阳虚证。若突然冷汗淋漓，四肢厥冷，呼吸微弱，脉微，则是心阳暴脱的危象。

2. 心血虚与心阴虚证：心血虚证是指心血不足，不能濡养心脏所表现的证候。心阴虚证是心阴亏损，心神失养所表现的证候。心悸怔忡，失眠多梦，为心血虚与心阴虚共有症状。若兼见眩晕眼花，健忘，面白无华，唇舌淡白，脉细弱等症，为心血虚。若见五心烦热，潮热盗汗，口燥咽干，舌红少津等症，为心阴虚。

3. 心火亢盛证：指火热炽盛，内扰心神，迫血妄行所表现的证候。多因情志过极化火，或火热之邪内侵，或过食辛辣之品，久蕴化火所致。临床表现为心中烦怒，夜寐不安，面赤口渴，溲黄便干，舌尖红绛，口舌生疮，甚则狂躁谵语，或见吐血衄血，或见肌肤疮疡等。

4. 心脉痹阻证：指心脏脉络在各种致病因素作用下导致痹阻不通所反映的证候。常由年高体弱或病久正虚以致瘀阻、痰浊、寒凝、气滞而发。临床表现为胸痛，时发时止，痛如针刺，舌紫暗，脉细涩者，为瘀阻心脉；若为闷痛，身重困倦，舌苔白腻，脉沉滑者，为痰阻心脉；若剧痛暴作，畏寒肢冷，得温痛缓，脉沉紧者，为寒凝心脉。若为胀痛，发作与情志有关，善太息，脉弦者，为气滞之证。

5. 痰蒙心窍证：指痰浊蒙闭心窍所表现的证候。多因湿浊酿痰，或情志不遂，气郁生痰所致。临床表现为神志痴呆，意识模糊，甚则昏不知人，或精神抑郁，表情淡漠，喃喃自语，或突然仆地，不省人事，口吐痰涎，喉中痰鸣，舌苔白腻，脉滑等。

6. 痰火扰心证：指痰火扰乱心神所表现的证候。多因五志化火，灼液成痰，痰火内盛或外感邪热，夹痰内陷心包所致。临床表现为胸闷气粗，咳吐黄痰，喉间痰鸣，躁狂谵语，舌红苔黄腻，脉滑数；或心烦失眠，语言错乱，狂躁妄动，打人毁物，不避亲疏等。

7. 小肠实热证：指小肠里热炽盛所表现的证候。多由心热下移小肠所致。临床表现为心烦口渴，口舌生疮，小便赤涩，尿道灼痛，尿血，舌红苔黄，脉数等。

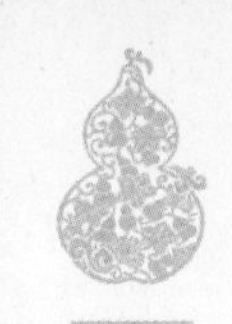

二、肝胆病辨证

1. 肝气郁结证：指肝失疏泄，气机郁滞而表现的证候。多因情志抑郁，或突然精神刺激及其他病邪的侵扰而发病。临床表现为胸胁胀闷窜痛，喜太息，情志抑郁易怒，或咽部梅核气，或颈部瘿瘤，妇女见乳房胀痛，月经不调，脉弦等。

2. 肝火炽盛证：指火热炽盛内扰于肝，气火上逆所表现的证候。多因情志不遂，肝郁化火，或热邪内犯等引起。临床表现有头目胀痛，面红目赤，口苦口干，急躁易怒，胁肋灼痛，耳鸣如潮，舌红苔黄，脉弦数等。

3. 肝血虚证：指血液亏虚肝脏失养所表现的证候。多因脾肾亏虚，生化之源不足，或慢性病耗伤肝血，或失血过多所致。临床表现为眩晕耳鸣，面白无华、爪甲不荣，视力减退；或见肢体麻木，手足震颤，妇女月经量少色淡，舌淡，脉弦细等。

4. 肝阴虚证：指阴液亏虚肝失濡养所表现的证候。多由情志不遂，气郁化火，或慢性病、温热病等耗伤肝阴引起。临床表现为头晕耳鸣，两目干涩，面部烘热，五心烦热，潮热盗汗，口咽干燥，或见手足蠕动，舌红少津，脉弦细数等。

5. 肝阳上亢证：指肝肾阴虚，不能制阳，使肝阳偏亢所表现的证候。多因情志过极或阴虚不能制阳所致。临床表现为眩晕耳鸣，头目胀痛，急躁易怒，失眠多梦，头重脚轻，舌红少苔，脉弦有力等。

6. 肝风内动证：指因风阳、火热、阴血亏虚所致，以眩晕欲仆，震颤抽搐，动摇不定为主要表现的证候。临床常见肝阳化风、热极生风、阴虚动风、血虚生风4种。

(1) 肝阳化风证：指肝阳亢逆无制而表现动风的证候。多因肝肾阴亏，肝阳失潜而暴发。以眩晕欲仆，急躁易怒，项强肢颤，语言謇涩，手足麻木，或卒然昏倒，不省人事等为辨证要点。

(2) 热极生风证：指热邪亢盛引动肝风所表现的证候。多由邪热亢盛，燔灼肝经，热闭心神而发。临床表现为高热神昏，颈项强直，甚则角弓反张，两目上视，牙关紧闭。舌红绛，脉弦数等。

(3) 阴虚动风证：指阴液亏虚引动肝风表现的证候。多因外感热病后期阴液耗损，或内伤久病，阴液亏虚而发。表现为手足震颤、蠕动，肢体抽搐，口干咽燥，五心烦然，舌红少津等。

(4) 血虚生风证：指血虚筋脉失养所表现的动风证候。多由急慢性出血过多，或久病血虚所致。表现为肢体麻木，手足拘急，肌肉瞤动，爪甲不荣，面白无华，脉细弱等。

7. 寒凝肝脉证：指寒邪凝滞肝脉所表现的证候。多因感受寒邪，经脉凝滞所致。临床表现为少腹牵引睾丸坠胀冷痛，或阴囊收缩引痛，受寒则甚，得热则缓，舌苔白滑，脉沉迟等。

8. 肝胆湿热证：指湿热蕴结肝胆所表现的证候。多由感受湿热之邪，或偏嗜肥甘厚腻，酿湿生热，或脾胃失健，湿邪内生，郁而化热所致。临床表现为胁肋胀痛，口苦，腹胀，纳少呕恶，舌红苔黄腻，脉弦数；或身目发黄，或阴痒、阴囊湿疹，睾丸肿痛，带下黄臭等。

三、脾胃病辨证

1. 脾气虚证：指脾气不足，运化失健所表现的证候。多因饮食失调，劳累过度，以及其他急慢性病耗伤脾气所致。临床表现为纳少腹胀，便溏，肢体倦怠，少气懒言，面色萎黄，舌淡苔白，脉缓弱等。脾气不足，久延不愈，可致营血亏虚，而成气血两虚之证。

2. 脾阳虚证：指脾阳虚衰，阴寒内盛所表现的证候。多由脾气虚发展而来，或过食生冷，或肾阳虚衰，火不生土所致。临床表现为腹胀纳少，腹痛喜温喜按，畏寒肢冷，便溏，或肢体困重，或带下量多质稀，舌淡胖苔白滑，脉沉迟无力等。

3. 中气下陷证：指脾气亏虚，无力升举反而下陷所表现的证候。多由脾气虚进一步发展，或久泄久痢，或劳累过度所致。临床表现为腹重坠作胀，食后尤甚，或肛门坠重，久痢不止，甚或脱肛、子宫下垂，或小便浑浊如米泔；伴气少乏力，声低懒言，舌淡苔白，脉弱等。

4. 脾不统血证：指脾气亏虚不能统摄血液所表现的证候。多由久病脾虚，或劳倦伤脾等引起。临床表现为便血，齿衄，紫癜，妇女月经过多，崩漏等。伴食少便溏，神疲乏力，少气懒言，舌淡苔白，脉细弱等症。

5. 寒湿困脾证：指寒湿内盛，中阳受困而表现的证候。多由饮食不节，过食生冷及内湿素盛等因素引起。临床表现为脘痞食少便溏，泛恶欲吐，口淡不渴，头身困重，面色晦黄，或肌肤面目发黄，黄色晦暗如烟熏，舌淡胖苔白腻，脉濡缓等。

6. 湿热蕴脾证：指湿热内蕴中焦所表现的证候。常因外感湿热之邪，或过食肥甘酿湿生热所致。临床表现为脘痞，纳呆呕恶，肢体困重，或面目肌肤发黄，色泽鲜明如橘子，皮肤发痒，或身热起伏，汗出热不解，舌红苔黄腻，脉濡数等。

7. 胃阴虚证：指胃阴不足所表现的证候。多由胃病久延不愈，或热病后期阴液未复，或平素嗜食辛辣，或情志不遂，气郁化火使胃阴耗伤而致。临床表现为胃脘隐痛，饥不欲食，口燥咽干，大便干结，或脘痞不舒，舌红少津，脉细数等。

8. 食滞胃脘证：指食物停滞胃脘不能腐熟所表现的证候。多由饮食不节，暴饮暴食，或脾胃素弱，运化失健等因素引起。临床表现为胃脘胀痛，嗳气吞酸或呕吐酸腐食物，吐后胀痛得减，或矢气便溏，泻下物酸腐臭秽，舌苔厚腻，脉滑等。

9. 胃寒证：指阴寒凝滞胃腑所表现的证候。多由腹部受凉、过食生冷、过劳伤中，复感寒邪所致。临床表现为胃脘冷痛，轻则绵绵不已，重则拘急剧痛，遇寒加剧，得温则减，口淡不渴，口泛清水，或胃中水声漉漉，舌苔白滑，脉弦迟等。

10. 胃热炽盛证：指胃火内炽所表现的证候。多因平素嗜食辛辣肥腻，化热生火，或情志不遂，气郁化火，或热邪内犯等所致。临床表现为胃脘灼痛，吞酸嘈杂，或渴喜冷饮，消谷善饥，或牙龈肿痛、齿衄口臭，大便秘结，舌红苔黄，脉滑数等。

四、肺与大肠病辨证

1. 肺气虚证：指肺气不足和卫表不固所表现的证候。多由久病咳喘，或气生化不足所致。临床表现为咳喘无力，气少不足以息，动则益甚，声音低怯，痰多清稀，或自汗畏风，易于感冒，舌淡苔白，脉虚弱等。

2. 肺阴虚证：指肺阴不足，虚热内生所表现的证候。多由久咳伤阴，痨虫袭肺，或热病后期阴津损伤所致。临床表现为干咳无痰，痰少而黏，形体消瘦，午后潮热，五心烦热，甚则痰中带血，舌红少津，脉细数等。

3. 风寒犯肺证：指风寒外袭，肺卫失宣所表现的证候。临床表现为咳嗽痰稀色白，鼻塞流清涕，恶寒发热，无汗，苔白，脉浮紧等。

4. 风热犯肺证：指风热犯肺，肺卫失宣所表现的证候。临床表现为咳嗽痰稠色黄，鼻塞流黄浊涕，身热，微恶风寒，口干咽痛，舌尖红苔薄黄，脉浮数等。

5. 燥邪犯肺证：指燥邪犯肺耗伤津液，侵犯肺卫所表现的证候。临床表现为干咳无痰，或痰少而黏，不易咳出。唇舌、咽鼻、皮肤干燥，或胸痛咯血。舌红苔白或黄，脉浮

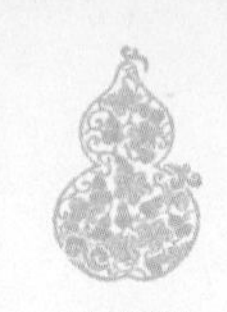

数或紧。

6. 寒痰阻肺证：指痰浊寒饮停聚于肺，肺失宣肃所表现的证候。多由脾气亏虚，或久咳伤肺，或感受寒湿等病邪引起。临床表现为咳嗽，痰多质黏，色白易咳，胸闷，甚则气喘痰鸣，舌淡苔白腻，脉滑等。

7. 肠道湿热证：指湿热侵袭大肠所表现的证候。多因外感湿热之邪，或饮食不节等因素引起。临床表现为腹痛，下痢脓血，里急后重，或暴注下泻，色黄而臭，伴肛门灼热，小便短赤，舌红苔黄腻，脉滑数等。

8. 肠燥津亏证：指津液不足，不能濡润大肠所表现的证候。多由素体阴亏，或久病伤阴，或热病后期津伤未复，或妇女产后出血过多等因素所致。临床表现为大便秘结干燥如羊屎，难以排出，口干咽燥，或口臭、头晕，舌红少津，脉细涩等。

9. 大肠实热证：指里热炽盛，腑气不通所表现的证候。多由邪热炽盛，汗出过多，或误用发汗，津液耗损等因素所致。临床表现为日晡潮热，脐腹胀满硬痛、拒按，大便秘结，或热结旁流，甚则神昏谵语，舌红苔黄燥，脉沉有力等。

10. 肠虚滑泄证：指大肠阳气虚衰不能固摄所表现的证候。多由泻痢久延不愈所致。临床表现为利下无度，或大便失禁，甚则脱肛，腹痛隐隐，喜按喜温，舌淡苔白滑，脉弱等。

五、肾与膀胱病辨证

1. 肾阳虚证：指肾脏阳气虚衰所表现的证候。多由素体阳虚，或年高肾亏，或久病伤肾，以及房劳过度等因素引起。临床表现为畏寒肢冷，尤以下肢为甚，腰膝酸软，精神萎靡，面色黧黑，舌淡胖，脉沉弱；或男子阳痿，女子宫寒不孕；或五更泄泻，完谷不化等。

2. 肾阴虚证：指肾阴亏虚，失于滋养或虚热内扰所表现的证候。多由久病伤肾，或禀赋不足，房事过度，或过服温燥劫阴之品所致。临床表现为腰膝酸痛，眩晕耳鸣，失眠多梦，男子遗精早泄，女子经少经闭，形体消瘦，潮热盗汗，五心烦热，咽干颧红，舌红少津，脉细数。

3. 肾精不足证：指肾精亏损，脑与骨髓失养所表现的证候。多因先天禀赋不足，或后天调养失宜，或房劳过度，或久病伤肾所致。临床表现为男子精少不育，女子经闭不孕，性功能减退；小儿发育迟缓，智力和动作迟钝，囟门迟闭，骨骼痿软；成人早衰，健忘，发脱齿摇，耳鸣耳聋，足痿无力，精神呆钝等。

4. 肾气不固证：指肾气亏虚固摄无权所表现的证候。多因年高肾气亏虚，或年幼肾气未充，或房事过度，或久病伤肾所致。临床表现为神疲耳鸣，腰膝酸款，小便频数清长，或尿后余沥不尽、遗尿失禁，或夜尿频数，男子滑精早泄，女子白带清稀，胎动易滑，舌淡苔白，脉沉弱等。

5. 肾不纳气证：指肾气虚衰，气不归元所表现的证候。多由久病咳喘，肺虚及肾，或劳伤肾气所致。临床表现为久病咳喘，呼多吸少，气不得续，动则喘息益甚，声音低怯，腰膝酸软，舌淡苔白，脉沉弱；或喘息加剧，冷汗淋漓，肢冷面青，脉浮大无根等。

6. 肾虚水泛证：指肾阳气亏虚，气化无权所表现的证候。多由久病损伤肾阳，或素体阳气虚弱，气化无权，水湿泛溢等因素所致。临床表现为耳鸣，腰膝酸软，身体浮肿，腰以下为甚，畏寒肢冷，尿少，舌淡胖苔白滑，脉沉迟等。

7. 膀胱湿热证：指湿热侵袭，蕴结膀胱所表现的证候。多由感受湿热，或饮食不节，湿热内生，下注膀胱所致。临床表现为尿频尿急，排尿艰涩，尿道灼痛，尿黄赤浑浊或尿血，或有砂石，小腹痛胀迫急，或伴发热，腰酸胀痛，舌红苔黄腻，脉滑数等。

六、脏腑兼病辨证

1. 心肾不交证：指心肾水火既济失调，心火偏亢，虚火内扰所表现的证候。多因五志过极郁而化火，或久病伤阴，房室不节等导致肾阴亏耗，不能上养心阴所致。临床表现为心烦不寐，心悸健忘，头晕耳鸣，腰酸遗精，五心烦热，潮热盗汗，咽干口燥，舌红，脉细数等。

2. 心肾阳虚证：指心肾两脏阳气虚衰，失于温煦或阴寒内盛所表现的证候。本证多因肾阳亏虚，气化无权，水气上泛凌心所致，故又可称水气凌心证。临床表现为畏寒肢冷，心悸怔忡，胸闷气喘，小便不利，肢体浮肿，或唇甲发绀，舌淡暗或发绀，苔白滑，脉沉微细等。

3. 心肺气虚证：指心肺两脏气虚所表现的证候。多由久病咳喘，耗伤心肺之气，或禀赋不足，年高体弱等因素引起。临床表现为心悸咳喘，气短乏力，动则尤甚，胸闷，痰液清稀，面色㿠白，头晕神疲，自汗声怯，舌淡苔白，脉沉弱或结代等。

4. 心脾两虚证：指心血不足，脾气虚弱所表现的证候。多由病久失调，或劳倦思虑，或饮食不节，损伤脾胃，生化无源，或慢性出血，血亏气耗所致。临床表现为心悸怔忡，失眠多梦，眩晕健忘，面色萎黄，食欲不振，腹胀便溏，神倦乏力，或皮下出血，妇女月经量少色淡，淋漓不尽等，舌淡嫩，脉细弱。

5. 心肝血虚证：指血液亏虚，心肝失养所表现的证候。多由久病体虚，或思虑过度暗耗阴血，或脾虚化源不足所致。临床表现为心悸健忘，失眠多梦，眩晕耳鸣，面白无华，两目干涩，视物模糊，爪甲不荣，肢体麻木，震颤拘挛，妇女月经量少色淡，甚则经闭，舌淡苔白，脉细弱。

6. 肝火犯肺证：指肝火炽盛，上逆犯肺所表现的证候。多由郁怒伤肝，气郁化火，或肝经邪热内蕴，上逆犯肺等因素所致。临床表现胸胁灼痛，急躁易怒，头晕目赤，烦热口苦，咳嗽阵作，痰黏量少色黄，甚则咳血，舌红苔黄，脉弦数。

7. 肝脾不调证：指肝失疏泄，脾失健运所表现的证候。多由情志不遂，郁怒伤肝，肝失条达，横乘脾土，或饮食不节，劳倦伤脾，脾失健运，湿壅木郁所致。临床表现为胸胁胀满窜痛，喜太息，情志抑郁或急躁易怒，纳呆腹胀，便溏不爽，或腹痛欲泻，泻后痛减，或大便溏结不调，舌苔白腻，脉弦或缓。

8. 肝胃不和证：指肝失疏泄，胃失和降所表现的证候。多由情志不遂，肝气郁结，横逆犯胃，胃气郁滞，或寒邪内犯肝胃而发。临床表现为脘胁胀闷疼痛，善太息，嗳气呃逆，嘈杂吞酸，烦躁易怒，舌红苔黄，脉弦；或巅顶疼痛，遇寒则甚，呕吐涎沫，形寒肢冷，吞淡苔白滑，脉沉弦紧。

9. 肝肾阴虚证：指肝肾阴液亏虚，虚热内扰所表现的证候。多由久病失调，阴液亏虚，房室不节，情志内伤，耗伤阴液，或温热病久，阴液被劫等引起。临床表现为头晕目眩，耳鸣健忘，失眠多梦，咽干口燥，腰膝酸软；胁痛，五心烦热，颧红盗汗，男子遗精，女子月经量少，舌红少苔，脉细数。

10. 脾肾阳虚证：指脾肾阳气亏虚，虚寒内生所表现的证候。多由久病、久泻久痢，损伤脾阳，或水邪久踞，损伤肾阳，导致脾肾阳虚，温化无权而成。临床表现为面色㿠白，畏寒肢冷，腰膝或下腹冷痛，久泻久痢，或五更泄泻，或下利清谷，或小便不利，面浮肢肿，舌淡胖苔白滑，脉沉细。

11. 脾肺气虚证：指脾肺两脏气虚所表现的虚弱证候。多由久病咳喘，肺虚及脾；若

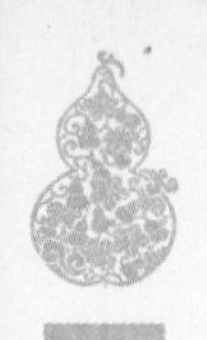

饮食劳倦伤脾，脾虚及肺所致。临床表现为久咳不止，气短而喘，痰多稀白，食欲不振，腹胀便溏，声低懒言，神疲乏力，面色㿠白，甚则面浮足肿，舌淡苔白，脉细弱。

12. 肺肾阴虚证：指肺肾阴液亏虚，失于滋养或虚热内扰所表现的证候。多由燥热、痨虫耗伤肺阴，或久咳肺阴受损，肺虚及肾，或年老久病，房劳太过耗伤肾阴，肾虚及肺所致。临床表现为咳嗽痰少，痰中带血甚或咳血，口燥咽干，声音嘶哑，形体消瘦，腰膝酸软，颧红盗汗，骨蒸潮热，男子遗精，女子月经不调，舌红少苔，脉细数。

第三篇　临床篇

第六章
神经精神科疾病

第一节　三叉神经痛

三叉神经痛是三叉神经分布区内反复发作的阵发性短暂剧烈疼痛而不伴三叉神经功能破坏的症状，故又称痛性抽搐。常于40岁后起病，女性较多，3∶2～2∶1，少数有家族史。三叉神经痛分为原发性和继发性两种，后者有明确的继发因素存在，前者病因不明。有学者认为三叉神经受到某些机械性、炎症性或异形血管扭曲压迫等刺激造成髓鞘和轴突改变，使神经兴奋阈值与神经兴奋传递异常，从而导致发作性三叉神经痛。近年来有人对三叉神经痛患者做感觉根切断术治疗时进行活检，发现有些神经纤维发生脱髓鞘或髓鞘明显增厚、轴突变细或消失等结构改变。临床上常见三叉神经支配区反复发作的短暂性电击、刀割、烧灼、撕裂、针刺样疼痛，每次发作数秒至1～2分钟，突发突止，间歇期完全正常。疼痛多为一侧，也可为双侧，有触发点，又称“扳机点”，严重者伴同侧面肌抽搐。病程呈周期性发作，发作期可持续数日、数周至数月，缓解期长短不一，数日至数年。神经系统检查一般无阳性体征；实验室检查无异常。本病在中医学称“面风痛”，又称“面痛”。其发生与外感六淫、饮食失常、情志过极、阴阳失调等因素有关，系由内、外之邪侵袭面部经络导致的痛病类疾病。病机要点为络脉闭塞，不通则痛。病位主要在面部经络，与肝、胆、脾、胃等脏腑密切相关。临床常见风寒凝滞、风热侵袭、阳盛火旺、瘀血阻滞等证型。

一、辨证论治

（一）风寒凝滞证

[临床表现] 颜面阵发性短暂的抽搐样疼痛，痛似刀割，面肌紧束，惧怕风冷，常因外感风寒而诱发或加重，舌淡苔薄白，脉浮紧或弦紧。

[治法] 疏风散寒，温经止痛。

[处方] 川芎茶调散加味：川芎、桑叶、蔓荆子各15 g，荆芥、白芷、羌活、防风各10 g，薄荷5 g，细辛、甘草各6 g，清茶为引。水煎服。恶寒较甚者，加麻黄5 g，紫苏叶19 g；面部肌肉抽搐者，加蜈蚣3条，地龙10 g；头身疼痛甚者，加重羌活、细辛用量；寒凝痛甚者，加藁本、生姜各10 g；鼻塞流涕者，加苍耳子3 g，辛夷5 g；风寒郁久化热者，加菊花、蔓荆子各10 g。

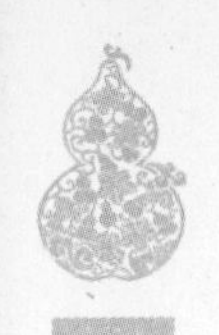

(二) 风热侵袭证

[临床表现] 颜面阵发性短暂的抽搐样剧痛，有烧灼感，口苦心烦，口干口渴，便秘溲赤，舌尖红赤。苔薄黄，脉浮数或弦数。

[治法] 疏风清热，通络止痛。

[处方] 菊花茶调散加减：菊花、桑叶、蔓荆子、川芎各 15 g，僵蚕、白芷、薄荷各 10 g，细辛、荆芥、甘草各 6 g，清茶少许。水煎服。风热甚者，加金银花、连翘各 10 g；大便秘结者，加大黄 3 g，玄明粉 10 g；小便短赤者，加淡竹叶 10 g，莲子心 3 g，木通 9 g；咽痛明显者，加牛蒡子、胖大海、玄参各 10 g；口渴甚者，加天花粉 15 g，芦根 10 g。

(三) 阳明火旺证

[临床表现] 颜面阵发、短暂的抽搐样剧痛，面颊灼热，甚则痛如刀割，面红目赤，口干口臭，渴欲引饮，便秘尿赤，舌红苔黄而干，脉弦或弦数。

[治法] 清胃泻火，祛风通络止痛。

[处方] 清胃散加减：生地黄 15 g，牡丹皮、黑栀子、白芷、黄芩各 12 g，黄连、升麻、生大黄、川芎各 9 g，生石膏（先煎）30 g。水煎服。大便秘结者，加大黄 5 g；胃热较甚，口渴饮冷者，重用石膏，再加玄参 10 g，天花粉 15 g；牙衄者，加牛膝 10 g；口臭甚者，加茵陈蒿、豆蔻各 10 g，藿香 5 g。

(四) 瘀血阻滞证

[临床表现] 额面阵发性短暂的剧痛，痛如锥刺、刀割，痛处拒按，或发作颜面疼痛日久，经久不愈，舌紫暗，或舌有瘀点、瘀斑，或舌下静脉紫暗、曲张，脉涩。

[治法] 行气活血，祛瘀止痛。

[处方] 通窍活血汤加减：赤芍、白芍、桃仁、红花、僵蚕各 9 g，郁金 15 g，老葱 2 根，生姜、全蝎各 6 g。水煎服。疼痛剧烈者，加蜈蚣 2 条，全蝎 3 g；兼气滞者，加川楝子、青皮各 10 g；血虚者，加熟地黄 20 g，当归 10 g；热象者，加黄芩、栀子各 10 g；气虚者，还可用补阳还五汤加减。

二、临证备要

(一) 鉴别诊断

1. 继发性三叉神经痛：由各种病变侵及三叉神经根，半月神经节及神经干所致之三叉神经分布区域的疼痛而言。其特点与原发性三叉神经痛不同，疼痛发作时间持续较长，常可达数分钟至数十分钟，或呈持续性疼痛伴阵发性加重。多伴有三叉神经或邻近结构受累的症状和体征，如患侧三叉神经分布区域感觉障碍、角膜反射减弱或消失、咀嚼肌无力和萎缩等。有时尚可有其他颅神经损害或神经系统局灶症状。须做颅底摄片、脑脊液检查、颅脑 CT、鼻咽部软组织活检等，以明确病因。

2. 牙痛：三叉神经痛常易被误诊为牙痛，牙痛一般呈持续性钝痛，多局限于病牙部位的牙龈处，无“扳机点”，可以找到致痛的病牙。

3. 舌咽神经痛：常见于年轻妇女。局限于扁桃体、舌根、咽及耳道深部即舌咽神经分布区的阵发性疼痛，性质类似三叉神经痛。吞咽、讲话、呵欠、咳嗽常可诱发。在咽喉、舌根扁桃体窝等触发点用 4% 可卡因或 1% 丁卡因喷涂可阻止发作。

4. 偏头痛：疼痛部位超出三叉神经范围，发作前多有视觉先兆，如视物模糊、暗点等，可伴呕吐。疼痛为持续性，时间长，往往半日至 2 日。

（二）对症治疗

疼痛：①可以药物治疗，如卡马西平、加巴喷丁、奥卡西平等。卡马西平对 70%的患者止痛有效，但大约 1/3 的患者不能耐受其嗜睡、眩晕、消化道不适等副作用。开始每日 2 次，以后可每日 3 次。每日 0.2～0.6 g，分 2～3 次服用，每日极量 1.2 g。②可以选用微创介入治疗，又称三叉神经半月节毁损术。使用化学药物毁损，也可以使用射频热凝技术。化学药物毁损是用神经阻滞针穿刺到神经或神经节，注射药物，毁损责任神经，这种办法精确性较差，随着医疗条件的改善，现在一般不推荐使用；射频热凝术是向三叉神经半月节内放入一个很细的射频针，这个针尖可以通过科技手段加热到 70 ℃～80 ℃，使半月神经节内的蛋白质发生轻微的变性，使疼痛信号不能传导。③除此之外可以选用开颅手术，即微血管减压术。它是通过开颅来解除血管对三叉神经的压迫来达到止痛的目的。

（三）抗三叉神经痛的中药

1. 缓解神经微血管压迫的中药：有川芎、荜茇、柴胡、全蝎、细辛、白芷、葛根、延胡索、蔓荆子、白芍、川乌、草乌、地龙、蜈蚣等。

2. 镇痛的中药：有三七、白附子、姜黄、桔梗、罂粟壳等。

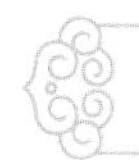

第二节　偏头痛

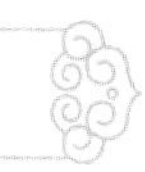

偏头痛是原发性周期发作性血管性头痛，多在青春期起病，以女性多见，可有家族史。典型偏头痛发作前有视觉先兆症状，数分钟至数十分钟后出现搏动性一侧或双侧头痛，严重者伴有恶心、呕吐。每次发作持续数小时或数日，可自行缓解。普通型偏头痛无先兆症状，头痛发作较轻，持续时间较长，在临床上较为常见。我国北方地区夏季头痛发作频率最高，而南方地区春季最高。偏头痛相当于中医学“偏头风”“首风”“脑风”等范畴，是指头部经脉绌急或失养，清窍不利所引起的以头部疼痛为特征的一种病证。其病因有内伤与外感两端，病位在脑，与气、血、经络、肝、肾、脾诸脏密切相关。临床常见肝火上扰、风痰阻络、瘀血阻络、气血两亏等证型。

一、辨证论治

（一）肝火上扰证

[临床表现] 头痛常为一侧，颜面潮红，痛胀且晕，眼目抽痛，甚者痛连面齿，头痛如劈，烦郁怒，失眠多梦，闭目喜暗喜静，口干咽燥，常有烦劳、外感诱因。舌红，苔薄白或黄，脉弦或弦数。

[治法] 平肝潜阳，通络止痛。

[处方] 龙胆泻肝汤加减：龙胆、栀子、紫草、黄芩、川牛膝、车前子（包煎）各 10 g，生地黄 15 g，白茅根、仙鹤草各 30 g，臭牡丹 20 g。水煎服。大便秘结者，加大黄 10 g；颈项强直者，加桑枝 10 g；抽搐者，加全蝎 3 g，僵蚕 10 g，钩藤 15 g。

（二）风痰阻络证

[临床表现] 头痛连及目眶，沉重如裹，时发时止，缠绵不已，胸闷恶心，苔腻脉滑。

[治法] 熄风化痰，通络止痛。

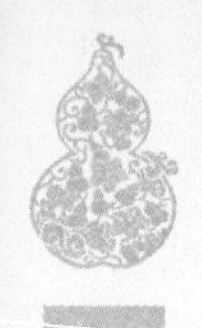

[处方] 芎辛导痰汤加减：川芎、细辛、胆南星、白芷各 3 g，陈皮、半夏、枳壳各 10 g，茯苓 12 g，蔓荆子、生姜各 6 g。水煎服。苔腻者，加苍术、菖蒲各 10 g；纳呆者，加藿香、谷芽、麦芽各 10 g。

（三）瘀血阻络证

[临床表现] 头痛日久，反复发作，痛如锥刺，固定不移，面色晦暗，寐差多梦，舌质紫暗，或有瘀斑，脉细弦或细涩。

[治法] 活血祛瘀，通络利窍。

[处方] 通窍活血汤加减：赤芍、川芎、桃仁、红花、僵蚕各 9 g，老葱 2 根，郁金 15 g，生姜、全蝎各 6 g。水煎服。若头痛甚者，可加地龙 10 g，全蝎、细辛各 3 g；失眠多梦者，加酸枣仁 10 g，首乌藤 15 g；气血亏虚者，加熟地黄、黄芪各 15 g，当归、党参各 10 g。

（四）气血两亏证

[临床表现] 头痛绵绵悠悠，遇劳则甚，面色无华，精神疲惫，少气懒声，头昏目眩、心悸少寐。舌体胖、质淡，舌边有齿痕，舌苔白，脉弦，或弦细。

[治法] 补养气血，升阳通络。

[处方] 十全大补汤加减：人参、川芎各 6 g，白术、白芍、当归、茯苓各 9 g，黄芪、熟地黄各 12 g，肉桂（去皮）、甘草（炒）各 3 g。水煎服。心悸失眠者，加酸枣仁、柏子仁各 12 g；纳差者，加砂仁 9 g，神曲 12 g。

二、临证备要

（一）鉴别诊断

1. 丛集性头痛：表现为一系列密集的、短暂的、严重的单侧钻痛。头痛部位多局限并固定于一侧眼眶部、球后和额颞部。起病突然而无先兆，发病时间固定，持续 15 分钟至 3 小时，发作从隔日 1 次到每日 8 次。剧烈疼痛，常疼痛难忍，并出现面部潮红，结膜充血、流泪、流涕、鼻塞，多不伴恶心、呕吐，少数患者头痛中可出现 Horner 征。发病年龄常较偏头痛晚，平均 25 岁，男女之比约 4∶1。

2. 紧张型头痛：头痛部位较弥散，可位前额、双颞、顶、枕及颈部。头痛性质常呈钝痛，头部压迫感、紧箍感。头痛常呈持续性，部分病例也可表现为阵发性、搏动性头痛。很少伴有恶心、呕吐。多数患者头皮、颈部有压痛点，按摩头颈部可使头痛缓解。多见于青、中年女性，情绪障碍或心理因素可加重头痛症状。

3. 痛性眼肌麻痹：是一种以头痛和眼肌麻痹为特征，涉及特发性眼眶和海绵窦的炎性疾病。为阵发性眼球后及眶周的顽固性胀痛、刺痛或撕裂样疼痛，伴随动眼、滑车和/或展神经麻痹，眼肌麻痹可与疼痛同时出现或疼痛发作后两周内出现，MRI 或活检可发现海绵窦、眶上裂或眼眶内有肉芽肿病变。本病持续数周后能自行缓解，但易于复发，适当的糖皮质激素治疗可使疼痛和眼肌麻痹缓解。

4. 药物过量使用性头痛：属于继发性头痛。药物过量主要指使用过于频繁且规则，如每月或每周有固定日数。临床常见每月规则服用麦角胺、曲普坦、鸦片类≥10 日或单纯止痛药≥15 日，连续 3 个月以上，在上述药物过量使用期间头痛发生或明显恶化。头痛发生与药物有关，可呈类偏头痛样或同时具有偏头痛和紧张型头痛性质的混合性头痛，头痛在药物停止使用后 2 个月内缓解或回到原来的头痛模式。药物过量使用性头痛对预防性治疗措施无效，因此对它作出正确的诊断极为重要。

（二）对症治疗

1. 头痛：

（1）轻-中度头痛可单用 NSAIDs 如对乙酰氨基酚、萘普生、布洛芬等可有效，如无效再用偏头痛特异性治疗药物。阿片类制剂如哌替啶对确诊偏头痛急性发作亦有效，因其具有成瘾性，不推荐常规用于偏头痛的治疗，但对于有麦角类制剂或曲普坦类应用禁忌的病例，如合并有心脏病、周围血管病或妊娠期偏头痛，则可给予哌替啶治疗以终止偏头痛急性发作。

（2）中-重度头痛：可直接选用偏头痛特异性治疗药物如麦角类制剂和曲普坦类药物，以尽快改善症状，部分患者虽有严重头痛但以往发作对 NSAIDS 反应良好者，仍可选用 NSAIDS。①麦角类制剂：为 5-HT1 受体非选择性激动药，药物有麦角胺和二氢麦角胺，能终止偏头痛的急性发作。②曲普坦类：为 5-HT1B/1D 受体选择性激动药，可能通过收缩脑血管、抑制周围神经和“三叉神经颈复合体”二级神经元的神经痛觉传递，进而发挥止痛作用。常用药物有舒马曲普坦、那拉曲普坦、利扎曲普坦、佐米曲普坦、阿莫曲普坦。

2. 恶心、呕吐：可以应用止吐剂，如甲氧氯普胺 10 mg 肌内注射。呕吐严重者可给予小剂量奋乃静、氯丙嗪。

3. 烦躁：可给予苯二氮䓬类药物以促使患者镇静和入睡。

（三）治疗偏头痛的中药

1. 调节内分泌的中药：有女贞子、蓝布正、太子参、合欢皮等。

2. 缓解血管痉挛的中药：有羌活、蔓荆子、川芎、葛根、白芷、柴胡、黄芩、吴茱萸、藁本、全蝎、蜈蚣、僵蚕、地龙等。

3. 镇痛的中药：有三七、白附子、姜黄、桔梗、罂粟壳等。

第三节　面神经炎

面神经炎是因茎乳孔内面神经非特异性炎症所致的周围性面神经麻痹，又称 Bell 麻痹。城市患病率为 425.7/10 万人，农村患病率为 258/10 万人；秋夏季发病率比冬春季发病率略高。任何年龄均可发病，但多在 20～40 岁，儿童及老人也有发生，男性略多于女性。本病确切的病因未明，长期以来认为本病与嗜神经病毒感染有关。受凉或上呼吸道感染后发病，可能是茎乳孔内的面神经急性病毒感染和水肿所致神经收压或局部血液循环障碍而产生面神经麻痹。多数人认为，本病亦属一种自身免疫反应。部分患者可由带状疱疹病毒引起膝状神经节炎引起。临床以一侧面部表情肌瘫痪为特点，部分患者可以自行缓解。临床表现有：①本病可发生于任何年龄，男性略多。常急性起病，病初可伴麻痹侧乳突区，耳内或下颌角疼痛。②患者表情肌瘫痪，可见额纹消失，不能皱额蹙眉，眼裂变大，不能闭合或闭合不全；闭眼时眼球向上外方转动，显露白色巩膜，称为 Bell 征；鼻唇沟变浅，口角下垂，示齿时口角偏向健侧；口轮匝肌瘫痪使鼓腮和吹口哨漏气；颊肌瘫痪可使食物滞留于病侧齿颊之间。多为单侧性。③鼓索以上的面神经病变出现同侧舌前 2/3 味觉丧失；面神经发出镫骨肌支以上受损时出现同侧舌前 2/3 味觉丧失和听觉过敏；膝状神经节病变除有周围性面瘫，舌前 2/3 味觉障碍和听觉过敏外，还可有患侧乳突部疼痛，耳郭和外耳道感觉减退，外耳道或鼓膜疱疹，称为 Hunt 综合征。本病相当于中医学“口僻”“面瘫”“吊线风”“口眼㖞斜”等病证，是由人体正气不足，络脉空虚，外

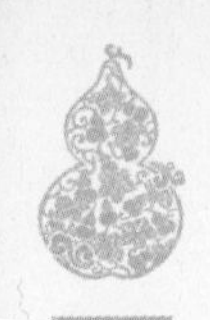

邪乘虚入中经络，导致气血痹阻，面部经脉失养，肌肉弛缓不收，引起口眼㖞斜不能闭合，以虚、风、痰、瘀为其基本病机。临床常见证型有风寒袭络证、风热阻络证、气虚血瘀证、风痰阻络证等。

一、辨证论治

（一）风寒袭络证

[临床表现] 突然口眼㖞斜，眼睑闭合不全，或有口角流涎，眼泪外溢，伴恶风寒，头痛鼻塞，面肌发紧，肢体酸痛，舌苔薄白，脉浮紧。

[治法] 祛风散寒，温经通络。

[处方] 小续命汤加减：麻黄、防已、人参、芍药各 10 g，川芎、桂枝、制附片（久煎）、防风、杏仁、黄芩各 6 g，甘草 3 g。水煎服。表虚自汗者，去麻黄，加黄芪 15 g，白术 10 g；头痛者，加白芷、羌活各 10 g；面肌抽动者，加天麻 10 g，蜈蚣 2 条，全蝎 3 g；口角流涎者，加白僵蚕 10 g。

（二）风热阻络证

[临床表现] 骤然起病，口眼㖞斜，眼睑闭合不全，头痛面热，或发热恶风，心烦口渴，耳后疼痛，舌质红，苔薄黄，脉浮数。

[治法] 祛风清热，通经活络。

[处方] 大秦艽汤加减：秦艽、川芎、独活、羌活、当归、白术、僵蚕、白芍各 10 g，生石膏（先煎）15 g，细辛 3 g，黄芩、茯苓、生地黄各 15 g，全蝎、甘草各 5 g。水煎服。风热甚者，去细辛、独活，加桑叶 10 g，蝉蜕 5 g；痰瘀重者，加白附子、制南星、三七各 10 g，红花 6 g。

（三）风痰阻络证

[临床表现] 突然口角㖞斜，面肌麻木或抽搐，颜面作胀，或口角流涎，头重如裹，胸膈满闷，呕吐痰涎，舌体胖大，苔白腻，脉弦滑。

[治法] 祛风豁痰，化瘀通络。

[处方] 牵正散合导痰汤加减：白附子、僵蚕、全蝎、半夏、陈皮、茯苓各 10 g，枳实、甘草、制南星各 6 g，生姜 3 g。水煎服。面肌抽搐频繁者，加蜈蚣 2 条，乌梢蛇 1 条；痰浊化热者，加黄芩、竹茹各 10 g；胸膈满闷者，加佛手、苍术各 10 g；久病成瘀甚者，加赤芍、红花、郁金各 10 g。

（四）气虚血瘀证

[临床表现] 口眼㖞斜，日久不愈，面肌时有抽搐，面白气短，神疲乏力，舌质紫暗，苔薄白，脉细涩或弦涩。

[治法] 活血祛痰，通络止痉。

[处方] 补阳还五汤加减：黄芪 30 g～120 g，当归尾、桃仁、地龙、赤芍各 10 g，川芎、红花各 6 g。水煎服。顽固不愈者，加三七、穿山甲、鬼箭羽各 10 g；面肌抽搐者，加全蝎 5 g，蜈蚣 2 条；血虚者，加熟地黄 15 g，白芍 10 g；阴液不足者，加玄参 10 g，麦冬 20 g。

二、临证备要

（一）鉴别诊断

1. 吉兰-巴雷综合征（格林-巴利综合征）：可出现双侧性周围性面瘫，对称性肢体瘫痪和脑脊液蛋白-细胞分离现象。

2. 中耳炎、迷路炎和乳突炎等可并发耳源性面神经麻痹；腮腺炎、肿瘤和化脓性下颌淋巴结炎所致者有原发病史和特殊症状。颅后窝肿瘤或脑膜炎引起周围性面瘫起病缓慢，有原发病表现及其他脑神经受损。

3. Ramsay Hunt 综合征：是由水痘-带状疱疹病毒引起的多发性神经病变，表现为突发性周围性面瘫；患耳疼痛，鼓膜、外耳道、耳郭疱疹；可能有听力下降、听觉过敏、耳鸣、眩晕等。其他全身表现有发热、口唇疱疹、淋巴结肿大、Horner 综合征、颈部皮肤感觉迟钝等。其中“面瘫、耳痛、疱疹”被视为 Ramsay Hunt 综合征的三联征。与贝尔面瘫比较，Ramsay Hunt 综合征面瘫严重、预后较差。值得注意的是，当 Ramsay Hunt 综合征疱疹出现较面瘫晚时容易与 Bell 面瘫混淆。

4. 急慢性中耳乳突炎：其中 2%～5%的患者可出现面瘫，是由于炎症对神经的侵犯以及胆脂瘤或肉芽对神经的压迫所致，这类面瘫起病急缓不一。根据病史、体检、听力学与影像学检查可以明确诊断

（二）对症治疗

1. 疼痛：可使用药物治疗。例如，皮质类固醇：急性期尽早使用，如地塞米松 10～20 mg，连用 7～10 日逐渐减量。口服泼尼松 30 mg/d，顿服或分 2 次口服，1 周后渐停用。例如，B 族维生素：维生素 B_1 100 mg，维生素 B_{12} 500 μg，肌内注射，每日 1 次，促进神经髓鞘恢复。还可使用阿昔洛韦口服 0.2 g，每日 5 次，连服 7～10 日进行抗病毒治疗。

2. 水肿：急性期可在茎乳口附近行超短波透热疗法、红外线照射或局部热敷等，有利于改善局部血液循环，减轻神经水肿。

3. 后遗症：恢复期可行碘离子透入疗法、针刺或电针治疗等。

（三）抗面神经炎的中药

1. 增强免疫调节的中药：有黄芪、冬虫夏草、枸杞子、党参、白术、甘草、当归、熟地黄、猪苓、天花粉等。

2. 抗病毒的中药：有黄芩、苦参、甘草、牛蒡、金丝桃、黄芪、连翘、石榴皮等。

3. 镇痛的中药：有三七、白附子、姜黄、桔梗、延胡索、罂粟壳等。

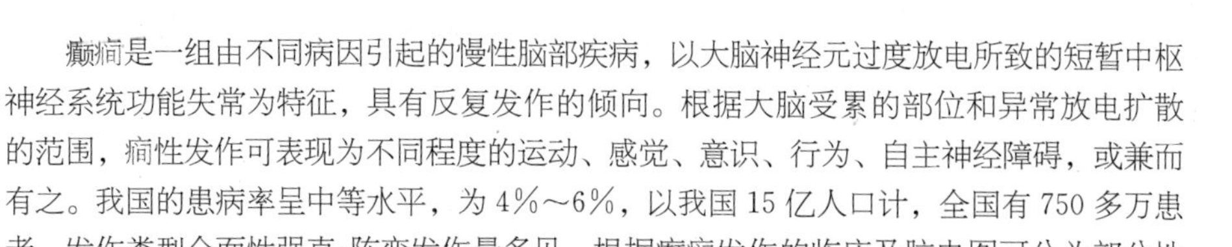

第四节 癫痫

癫痫是一组由不同病因引起的慢性脑部疾病，以大脑神经元过度放电所致的短暂中枢神经系统功能失常为特征，具有反复发作的倾向。根据大脑受累的部位和异常放电扩散的范围，痫性发作可表现为不同程度的运动、感觉、意识、行为、自主神经障碍，或兼而有之。我国的患病率呈中等水平，为 4%～6%，以我国 15 亿人口计，全国有 750 多万患者，发作类型全面性强直-阵挛发作最多见。根据癫痫发作的临床及脑电图可分为部分性发作、全身性发作及不能分类的癫痫发作。引起癫痫的病因既有遗传因素，又有后天因素，与遗传密切相关的癫痫称为原发性或特发性癫痫；有脑损害或全身性疾病影响脑代谢失常引发的癫痫，则称为继发性癫痫或症状性癫痫。癫痫持续状态或称癫痫状态，是癫痫连续发作之间意识尚未完全恢复又频繁再发，或癫痫发作持续 30 分钟以上不自行停止。是内科常见急症，多发生于癫痫患者，最常见的原因是不适当地停用 AEDs，或因急性脑

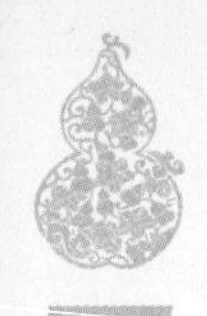

病、脑卒中、脑炎、外伤、肿瘤和药物中毒等引起，个别患者原因不明；不规范AEDs治疗、感染、精神因素、过度疲劳、孕产和饮酒等均可诱发。临床表现如下。①全面性发作持续状态：全面性强直-阵挛发作持续状态，强直性发作持续状态，阵挛性发作持续状态，肌阵挛发作持续状态，失神发作持续状态；②部分性发作持续状态：单纯部分性运动发作持续状态，边缘叶性癫痫持续状态，偏侧抽搐状态伴偏侧轻瘫。本病在中医学中称为“痫病”，亦属于“胎病”“羊羔风”“巅疾”等范畴。多因先天因素、七情失调、脑部外伤等而致脏腑受损，积痰内伏，遇外因遂致气机逆乱而触动积痰，痰浊上扰，闭塞心窍，壅塞经络，发为痫证。临床常见风痰闭阻证、痰火内盛证、瘀阻脑络证、心肾亏虚证、心脾两虚、阴虚风动等。

一、辨证论治

（一）风痰闭阻证

[临床表现] 发前常有眩晕，头晕，胸闷，乏力，痰多，心情不悦，发作呈多样性，或见忽然跌倒，神智不清，抽搐吐涎，或伴尖叫与二便失禁，或短暂神智不清，双目发呆，茫然所失，谈话中断，持物落地，或精神恍惚而抽搐，舌质红，苔白腻，脉多弦滑有力。

[治法] 涤痰熄风，开窍定痫。

[处方] 定痫丸加减：姜竹茹、姜半夏、天麻、炙僵蚕各9 g，石菖蒲、胆南星各12 g，全蝎（烘脆研粉调服）1.5 g，琥珀粉1 g，云茯苓15 g，远志6 g，生铁落（先煎）60 g，丹参30 g。水煎服。抽搐不已，加羚羊粉（冲服）5 g，白芍粉（冲服）10 g；痰黏难咳者，加瓜蒌5 g；腹胀者，加青皮、枳壳各10 g。

（二）痰火内盛证

[临床表现] 发作时昏扑抽搐吐涎，或有叫吼，平日情绪急躁，心烦失眠，咳痰不爽，口苦而干，便秘，舌红苔黄腻，脉弦滑数。

[治法] 清热泻火，化痰开窍。

[处方] 龙胆泻肝汤合涤痰汤加减：龙胆、黄芩、当归、石菖蒲、制半夏、竹茹、泽泻、车前子、木通各10 g，生地黄、胆南星各12 g，茯苓15 g，柴胡3 g，栀子、枳实、陈皮、甘草各6 g。水煎服。抽搐明显者，加天麻、地龙各10 g，钩藤15 g，羚羊粉（冲服）3 g；大便秘结者，加大黄10 g；痰黏而多者，加竹沥10 g。

（三）瘀阻脑络证

[临床表现] 平素头晕头痛，痛有定处，常伴单侧肢体抽搐，或一侧面部抽动，颜面口唇青紫，舌质暗红或有瘀斑，舌苔薄白，脉涩或弦。多继发与颅脑外伤、产伤。颅内感染疾病后，或先天发育不全。

[治法] 活血化瘀，熄风通络。

[处方] 通窍活血汤加减：赤芍、川芎、桃仁、红花、僵蚕各9 g，老葱2根，郁金15 g，生姜、全蝎各6 g。水煎服。失眠多梦者，加酸枣仁10 g，首乌藤15 g；气血亏虚者，加当归、党参各10 g，熟地黄、黄芪各15 g。

（四）心肾亏虚证

[临床表现] 癫痫发作日久，健忘，心悸，头晕目眩，腰膝酸软，神疲乏力。苔薄腻，脉细弱。

[治法] 补益心肾，潜阳安神。

[处方] 左归丸合天王补心丹加减：熟地黄、山药、生牡蛎、鳖甲各 15 g，山茱萸、菟丝子、枸杞子、鹿角胶、龟板胶、川牛膝各 10 g。水煎服。神志恍惚，持续时间长者，加阿胶 10 g；心中烦热者，加焦栀子 10 g，莲子心 3 g；大便干燥者，加天花粉 15 g，玄参、当归、火麻仁各 10 g。反复发痫，神疲乏力，心悸气短，失眠多梦，面色苍白者，属心脾两虚，可予六君子汤合归脾汤加减。

（五）心脾两虚

[临床表现] 反复发痫，神疲乏力，心悸气短，失眠多梦，面色苍白，体瘦纳呆，大便溏薄，舌质淡，苔白腻，脉沉细而弱。

[治法] 补益气血，健脾宁心。

[处方] 养心汤加减：当归身、生地黄、熟地黄、柏子仁、酸枣仁、茯神各 6 g，人参、麦冬、五味子各 9 g，炙甘草 3 g，陈皮 12 g，白术、黄芪、茯苓各 15 g。水煎服。

二、临证备要

（一）鉴别诊断

1. 晕厥：意识丧失极少超过 15 秒，以意识迅速恢复并完全清醒为特点，发作前后通常伴有出冷汗、面色苍白、恶心、头重脚轻等。

2. 假性癫痫发作：描述通常比较模糊，每次发作也有不同，常有精神诱因，具有表演性。

3. 短暂性脑缺血发作：为神经功能缺失症状，症状开始就达到高峰，然后 30 分钟内逐渐缓解。

4. 癔症：患者有癔症性格特点，瞳孔无变化，神志不丧失，不出现跌伤、咬伤或大小便失禁，暗示治疗有效，脑电图检查无异常。

5. 偏头痛：偏头痛发病年龄较晚，持续时间较长，脑电图检查无异常，抗癫痫药治疗无效，可与头痛性癫痫相鉴别。

（二）对症治疗

1. 单次癫痫发作：多有自限性无需特殊处理，只需畅通呼吸道，避免伤人或自伤，多次发作者可考虑肌内注射地西泮 10～20 mg 或苯巴比妥 0.2 g。

2. 持续抽搐：可选用地西泮 10～20 mg，静脉注射，速度为 2～5 mg/min，如癫痫持续状态或复发，可于 15 分钟后重复给药，或地西泮 100～200 mg 溶于 5%葡萄糖注射液中于 12 小时内缓慢静脉滴注，不良反应主要为抑制呼吸，不利于观察意识水平。也可用丙戊酸钠注射液：15～30 mg/kg，静脉注射后以 1 mg/（kg · h）静脉滴注维持。10%水合氯醛 15～30 mL 加等量植物油保留灌肠。

3. 烦躁：苯妥英钠 0.15～0.25 g 在 3～5 分钟内静脉注射完。若未控制住，半小时后再给予 0.1～0.15 g，每日总量不超过 0.5 g，应避免注射速度过快引起低血压甚至心脏停搏。

（三）抗癫痫的中药

1. 控制颅内感染的中药：有金银花、紫背天葵、紫花地丁、黄柏、黄连、野菊花、蔓荆子、钩藤等。

2. 抗惊厥的中药：有天麻、钩藤、天南星、石菖蒲、胡椒、全蝎、蜈蚣、蝉蜕、地龙、僵蚕、羚羊角等。

3. 镇静安神的中药：有钩藤、合欢皮、磁石、龙齿、朱砂、五味子、远志、酸枣仁、

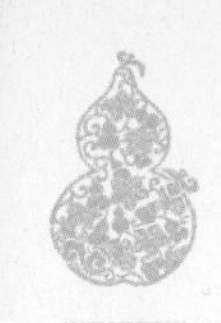

灵芝、莲子心等。

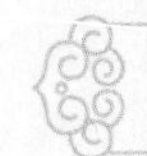

第五节　老年性痴呆

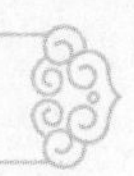

老年性痴呆主要指阿尔茨海默病（AD）和血管性痴呆（VD），是一种主要侵犯大脑皮质神经元引起痴呆的神经系统变性疾病，由于脑功能障碍而产生的获得性和持续性智能障碍综合征。包括不同程度的记忆、认知（概括、计算、判断、综合和解决问题）及语言能力下降，人格、行为、情感及视空间功能异常，日常生活、社会交往和工作能力减退。临床上以近记忆障碍为突出和早期表现的进行全面智能衰退为特征，AD病理上有皮质神经元数量减少、伴随神经元内脂褐素沉积、神经元胞浆内出现神经元纤维缠结、淀粉样蛋白的老年斑、血管淀粉样变、颗粒空泡变性等。脑血管病变是VD的基础，脑实质可见出血性或缺血性损害，以缺血多见，常见病理改变为多发性腔隙性病变或大面积梗死灶及脑动脉粥样硬化等，脑组织病变可为弥漫性、多数局限性或多发性腔隙性，可以皮质损害或皮质下病变为主。近年来，痴呆发病率逐渐上升，病程长，致残率高。我国痴呆患病率在60岁以上人群中为0.75%～4.69%，国外为1%。我国全国性痴呆流行病学统计资料显示：随着人口的老龄化、饮食结构的改变，VD的发病呈增加趋势。VD的死亡率为84%。根据北京、西安、上海和成都所进行的一项大规模65岁以上老年人的患病率研究，1997年我国约有500万痴呆患者。研究发现脑卒中是引起VD的主要因素。在>65岁的脑卒中患者中，约1/3（25%～41%）在3个月内发展为VD。老年性痴呆属中医学“呆病”“文痴”“健忘”“善忘”“癫症”“郁证”“痴呆”“不慧”“神呆”“愚痴”“癫疾”“语言颠倒”等范畴。本病多因年老体虚，精气不足，久病耗损，七情内伤致气、血、痰、瘀诸邪为患。本病病位在脑，与心肝脾肾功能失调有关。肾主髓，通于脑，肾亏则脑空，与肾关系尤为密切，其基本病机为髓减脑消，神机失调，以肾精亏虚为本，痰浊瘀血内阻为标，虚实夹杂。临床上常见髓海不足、脾肾两虚、肝肾阴虚、痰浊阻窍、瘀血内阻等证型。

一、辨证论治

（一）髓海不足证

[临床表现] 智力下降，神情呆滞，记忆力和计算力下降，懈怠思卧，齿枯发焦，腰酸腿软，头晕耳鸣，舌瘦质淡红，脉沉细弱。

[治法] 补肾益髓，填精养神。

[处方] 七福饮加减：熟地黄20 g，当归15 g，人参、白术、炙甘草各10 g，远志、杏仁各6 g。水煎服。肝肾阴虚，年老智能减退，腰膝酸软，头晕耳鸣者，去人参、白术，加生地黄15 g，牛膝、枸杞子、女贞子、制首乌各10 g；肾阳亏虚，症见面白无华，形寒肢冷，口中流涎，舌淡者，加熟附片3 g，益智15 g，巴戟天、淫羊藿、肉苁蓉各10 g；兼言行不经，心烦溲赤，舌红少苔，脉细而弦数者，加丹参15 g，莲子心3 g，石菖蒲10 g，加服知柏地黄丸。

（二）脾肾两虚证

[临床表现] 表情呆滞，行动迟缓，记忆力减退，失认失算，口齿不清，腰膝酸软，食少纳呆，少气懒言，流涎，舌淡体胖，苔白，脉沉弱。

［治法］补肾健脾，益气生精。

［处方］还少丹加减：熟地黄 15 g，枸杞子、山茱萸、肉苁蓉、巴戟天、杜仲、牛膝、山药、大枣各 10 g，小茴香、茯苓、菖蒲、远志、五味子各 6 g。水煎服。脾肾阳虚明显者，可用金匮肾气丸、右归丸；畏寒肢冷者，加续断、巴戟天各 15 g；短气乏力甚者，加黄芪 15 g，紫河车（研粉冲兑）2 g。

（三）痰浊阻窍证

［临床表现］表情呆痴，智力减退，或哭笑无常，或默默不语，不思饮食，头晕重，脘腹胀满，口多痰涎，气短乏力，舌质淡，苔腻，脉滑或濡。

［治法］豁痰开窍，健脾化浊。

［处方］洗心汤加减：人参 15 g，半夏、茯神、菖蒲各 10 g，陈皮、附子（久煎）、生酸枣仁、甘草、神曲各 6 g。水煎服。脾虚明显者，加党参、茯苓各 15 g；痰浊内盛者，重用法半夏、陈皮，加佩兰 15 g，瓜蒌壳 12 g；郁而化热者，加黄芩 12 g，竹茹 15 g。

（四）瘀血内阻证

［临床表现］表情迟钝，言语不利，或思维异常，行为古怪，善忘，易惊恐，肌肤甲错，口干不欲饮，舌质暗或有瘀斑，脉细涩。

［治法］活血化瘀，开窍醒脑。

［处方］通窍活血汤加减：赤芍 15 g，川芎、当归、桃仁、红花各 10 g，人工麝香（冲兑）0.15 g，鲜姜 3 g，老葱、大枣各 6 g，酒半升。水煎服。伴有阴血不足者，加制何首乌15 g，当归、枸杞子各 10 g；兼气虚者，加黄芪 15 g，白术 10 g。

二、临证备要

（一）鉴别诊断

1. 血管性痴呆：主要是由脑血管病变引起，如动脉粥样硬化、脑梗死、高血压脑病等。症状具有波动性，病初以“脑衰弱综合征”为主要表现，如持续性头痛、眩晕、肢体麻木、睡眠障碍、耳鸣等，可伴有记忆力轻度受损；中后期以神经精神症状为主，如情感脆弱而哭笑无常、发音不清、吞咽困难、幻觉等，并伴有尿失禁及肌麻痹。

2. 老年抑郁症：常以情绪低落、失眠、食欲不振、对生活无兴趣为主要症状，并同时有许多身体不适，如全身无力、头晕、心慌等。常有自杀企图。痴呆病人虽然也可有抑郁情绪，但主要表现为记忆障碍，定向力不佳。

3. 良性老年性遗忘：发病机制是生理性增龄过程；非进行性病程（持续多年不会明显加重，一般认为 4～5 年内无进展者大致确定为正常老化）；主要症状是记忆力减退，不能回忆细节和近事遗忘；无定向力障碍、无社会活动障碍、无人格改变、无幻觉和妄想；自知力良好，能意识到自己的记忆问题，不会发展为痴呆。

（二）对症治疗

1. 焦虑、失眠：可考虑用短效苯二氮草类药，如阿普唑仑、奥沙西泮（去甲羟基安定）、劳拉西泮（罗拉）和三唑仑（海乐神）。剂量应小且不宜长期应用。

2. 抑郁：老年性痴呆患者中 20%～50%有抑郁症状。抑郁症状较轻且历时短暂者，应先予劝导、心理治疗、社会支持、环境改善即可缓解。必要时可加用抗抑郁药。去甲替林和地昔帕明副作用较轻，也可选用多塞平（多虑平）和马普替林。如 5-羟色胺再摄取抑制药（SSRI）帕罗西汀（赛洛特）、氟西汀（优克，百优解），口服；舍曲林（左洛复），口服。这类药的抗胆碱能和心血管副作用一般都比三环类轻。但氟西汀半衰期长，

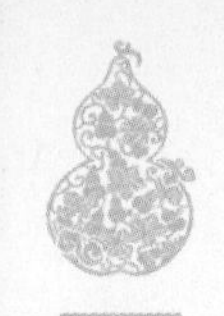

老年人宜慎用。

3. 智力减退：改善认知功能，延缓疾病进展，可使用益智药，如脑血管扩张剂。扩张脑血管，增加脑皮质细胞对氧、葡萄糖、氨基酸和磷脂的利用，促进脑细胞的恢复，改善功能脑细胞，从而达到提高记忆力目的。

（三）抗痴呆的中药

1. 扩张血管的中药：有黄芪、川芎、石菖蒲、丹参、赤芍、葛根、银杏叶等。

2. 增强脑组织对血氧的摄取和利用，改善微循环的中药：有红景天、丹参、连翘、川芎、竹茹等。

3. 支持活跃神经元、增强学习、记忆功能的中药：有天麻、何首乌、益智、人参、山药等。

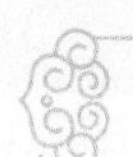

第六节　动脉粥样硬化性血栓性脑梗死

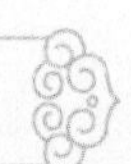

动脉粥样硬化性血栓性脑梗死即脑血栓形成，是脑梗死最常见的类型，是脑动脉主干或皮质支动脉粥样硬化导致血管增厚，管腔狭窄闭塞和血栓形成，引起脑局部血流减慢或供血中断，脑组织缺血缺氧导致软化坏死，出现局灶性神经系统症状体征。动脉粥样硬化是本病的基本病因。一般起病较缓慢，从发病到病情发展到高峰，多需数十小时至数日。这种病常在睡眠中或安静休息时发生。一些患者往往睡前没有任何先兆症状，早晨醒来时发现偏瘫或失语。这可能与休息时血压偏低、血流缓慢有关。但也有一些在白天发病的患者，常有头昏、肢体麻木无力及短暂性脑缺血发作等前躯症状。脑血栓形成可发生在任何一段脑血管内，但在临床上却以颈内动脉、大脑前动脉及大脑中动脉的分支所形成的血栓较常见。患者表现中枢性偏瘫、面瘫及对侧肢体感觉减退。大多数患者神志清楚，头痛、呕吐者较少见，但若大脑前动脉或大脑中动脉主干阻塞形成大面积脑梗死时，病情较重，常伴有意识障碍和颅内压增高的症状。椎基底动脉系统血栓形成，则多见眩晕、恶心、呕吐、复视、交叉性运动及感觉障碍、构音障碍、吞咽困难、饮水发呛等症状。脑血栓形成的死亡率较脑出血低得多，而且由于梗死灶周围可以建立侧支循环，大多数患者在一定时间内，神经功能都有不同程度的恢复。但大面积脑梗死由于脑组织损害较重，病死率和致残率较高，常死于上消化道出血和肾衰竭等并发症。有些患者则形成植物人或遗留下肢体偏瘫等严重并发症。本病相当于中医病名国家标准的“中风”中的“缺血中风”，亦属于“眩晕”“头痛”等范畴。本病以正虚为发病之本，主要有肝肾阴虚，气血不足；邪实为致病之标，以风火痰浊瘀血为主。病位在脑，脏腑涉及肝、脾、肾。临床常见证型有肝阳暴亢、风火上扰，风痰瘀血、痹阻脉络，痰热腑实、风痰上扰，气虚血瘀，阴虚风动等。

一、辨证论治

（一）肝阳暴亢，风火上扰证

[临床表现] 半身不遂，口舌㖞斜，舌强语謇，偏身麻木，眩晕头痛，面赤目胀，或鼻鼾痰鸣，躁扰不宁，尿赤便干，舌红赤少苔，脉弦有力。

[治法] 平肝潜阳。

[处方] 天麻钩藤饮加减：天麻、杜仲、益母草、牛膝、茯神各 9 g，桑寄生、首乌

藤、钩藤各 12 g，石决明 18 g，栀子、黄芩各 6 g。水煎服。肝肾阴虚者，加熟地黄 15 g，山茱萸 10 g；呕吐者，加车前子、葶苈子、淡竹茹各 9 g；舌绛苔燥，口干，五心烦热甚者，加女贞子、何首乌、生地黄、山茱萸各 10 g；心中烦热者，加生石膏（先煎）、龙齿各 15 g；痰多，言语不利较重者，加胆南星、竹沥、石菖蒲各 10 g；舌苔黄燥，大便秘结不通，腹胀满者，加大黄、芒硝、枳实各 10 g。

（二）风痰瘀血，痹阻脉络证

［临床表现］半身不遂，口舌㖞斜，舌强语謇，偏身麻木，头晕目眩，舌淡紫苔薄黄，脉弦滑。

［治法］活血化瘀，化痰通络。

［处方］《千金方》大续命汤加减：独活、麻黄各 18 g，川芎、防风、当归、葛根、生姜、桂心、茯苓、附子（久煎）、细辛、甘草各 6 g。水煎服。初得病，便自大汗者，去麻黄，不汗者，依方；上气者，加吴茱萸 9 g，厚朴 6 g；干呕者，倍加附子 6 g；呃逆者，加橘皮 6 g；胸中吸吸少气者，加大枣 12 枚；心下惊悸者，加茯苓 6 g；热者，可去生姜，加葛根 6 g。

（三）痰热腑实，风痰上扰证

［临床表现］半身不遂，口舌㖞斜，舌强语謇，偏身麻木，腹胀便秘，眩晕，咳痰，或有谵妄，时清时寐。舌红苔黄腻，脉弦滑而大。

［治法］通腑化痰。

［处方］星蒌承气汤加减：瓜蒌 15 g，胆南星、大黄（后下）、芒硝（冲服）各 10 g。水煎服。午后热甚者，加石膏（先煎）30 g，黄芩、栀子各 10 g；痰盛者，加竹沥、天竺黄、川贝母各 10 g；兼见头晕头痛，目眩耳鸣者，加天麻、菊花各 10 g，钩藤、珍珠母、石决明各 15 g；口干舌燥，苔燥或少苔，便秘者，加玄参 10 g，生地黄、麦冬各 15 g。

（四）气虚血瘀证

［临床表现］手足麻木，半身无力，渐觉口眼㖞斜，语气不利，口角流涎，甚则半身不遂，舌淡或暗淡，舌苔薄白，脉弦或弦细。

［治法］益气活血，扶正祛邪。

［处方］补阳还五汤加减：当归尾、赤芍各 15 g，黄芪 30 g，川芎、桃仁、红花各 10 g，地龙 6 g。水煎服。语气不利者，加远志、石菖蒲、郁金各 10 g；血瘀者，加莪术、水蛭各 10 g，鸡血藤 15 g；心悸，喘息，失眠者，加桂枝 5 g，炙甘草、酸枣仁、龙眼肉各 10 g；小便频数或失禁者，加桑螵蛸、金缨子各 10 g，益智 15 g；肢软无力，麻木者，加牛膝 10 g，桑寄生、杜仲、鸡血藤各 15 g。

（五）阴虚风动证

［临床表现］半身不遂，口眼㖞斜，舌强言謇或失语，半身麻木，眩晕耳鸣，手足心热，舌质红或绛红，少苔或无苔，脉细弦或细数。

［治法］滋养肝肾，滋阴熄风。

［处方］镇肝熄风汤加减：怀牛膝、生杭芍、天冬各 15 g，生赭石、生龙骨、玄参、生牡蛎、茵陈各 10 g，生龟甲、川楝子各 6 g，生麦芽 9 g，甘草 4 g。水煎服。血瘀明显者，加桃仁 10 g，红花 5 g；内风明显者，加钩藤 15 g，菊花 10 g；内热便秘者，加生地黄 15 g，玄参 10 g；心烦而悸者，加麦冬 15 g，黄芩、珍珠母各 10 g；肝热生风者，加石决明 15 g，夏枯草 10 g。

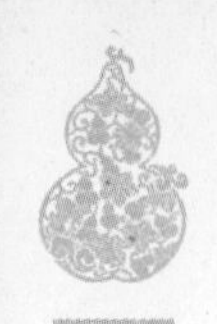

二、临证备要

（一）鉴别诊断

1. 脑栓塞：多见于青壮年，常有器质性心脏病，起病急骤，血压多正常，脑 CT 示脑内低密度影，与本病不符，考虑可基本除外。

2. 脑淀粉样血管病：多发生于 55 岁以上，最常见出血部位为皮质及皮质下或脑叶等区域，大脑半球深部结构一般不受累，考虑本例可能性很小。

3. 脑出血：多在活动时或情绪激动时发病，多数有高血压病史而且血压波动较大，起病急，头痛、呕吐，意识障碍较多见，脑 CT 扫描可见高密度出血灶。

4. 脑肿瘤缓慢进展型脑梗死：注意与脑肿瘤鉴别，原发脑肿瘤发病缓慢，脑转移肿瘤发病有时与急性脑血管病相似，应及时做脑 CT 扫描，如果脑肿瘤与脑梗死不能鉴别，最好做脑 MRI 检查，以明确诊断。

（二）对症治疗

1. 高血压：在发病的 24 小时内，为改善缺血脑组织的灌注，维持较高的血压是非常重要的，通常只有当收缩压＞200 mmHg 或舒张压＞110 mmHg 时才需要降低血压，一般将血压控制在收缩压 185 mmHg 或舒张压 110 mmHg 以下是安全的。病情较轻时甚至可以降低至 160/90 mmHg 以下。但卒中早期降压 24 小时内不应超过原有血压水平的 15％。

2. 呼吸道受累、呼吸不畅：脑干卒中和大面积梗死等病情危重患者或有呼吸道受累者，需要呼吸道支持和辅助通气。

3. 高血糖：脑卒中急性期高血糖较常见，可以是原有糖尿病的表现或应激反应。应常规检查血糖，当超过 10 mmol/L 时应立即予以胰岛素治疗，将血糖控制在 7.8～10 mmol/L。

4. 脑水肿：大面积梗死后 3～5 日脑水肿达高峰，可应用 20％甘露醇注射液 125～250 mL 静脉滴注，6～8 小时 1 次。

5. 中枢性高热：对中枢性发热患者，应予以物理降温为主（冰帽、冰毯或乙醇擦浴）。

（三）治疗动脉粥样硬化性血栓性脑梗死的中药

1. 扩张血管、抗血小板聚集的中药：有黄芪、川芎、石菖蒲、丹参、赤芍、葛根、天麻等。

2. 降血压的中药：有丹参、钩藤、黄芪、葛根、决明子、人参、杜仲、桑寄生等。

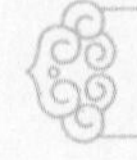

第七节　脑出血

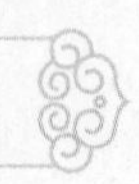

脑出血是指原发性脑实质出血，占全部脑卒中的 10％～30％。最常见的病因是高血压和脑动脉粥样硬化，常因用力、情绪激动等因素诱发，故大多在活动中突然发病。大量脑出血发病后，患者很快进入昏迷状态；并有脉搏洪大而缓慢、呼吸深而慢、面部潮红、视神经盘水肿等颅内压增高表现；多数伴有中枢性高热。脑出血与高血压病的密切关系在于高血压患者约有 1/3 的机会发生脑出血，而脑出血的患者有高血压的约占 95％。脑出血的原因除了高血压外，还有脑动脉粥样硬化、血液病（白血病、再生障碍性贫血、血小板减少性紫癜、血友病、红细胞增多症和镰刀状细胞病等）、脑淀粉样血管病、动脉瘤、动静脉畸形、Moyamoya 病、脑动脉炎、硬膜静脉窦血栓形成、夹层动脉瘤、原发性或转移性肿瘤、梗死后脑出血、抗凝或溶栓治疗等。约 70%的高血压性脑出血发生在基底核区，脑叶、脑干及小脑齿状核各占约 10%。高血压性脑出血好发部位包括大脑中动脉深穿支豆纹动脉、基底动脉脑桥支、大脑后动脉丘脑支、供应小脑齿状核及深部白质的小脑上动脉支、顶枕叶及颞叶白质分支等。本病相当于中医病名国家标准的“中风”中的“出血中风”，亦属“卒中”“偏枯”等范畴。其病因病机主要是人体正气不足，在某些外因的影响下，导致脏腑气血阴阳失调，肝肾阴虚，肝阳上亢，肝风内动，夹痰横串经络，蒙蔽清窍，或瘀血阻滞脑脉所引起的一种极为严重的疾病。若遇本病重症，阴阳互不维系，致神明散乱，元气外脱则成危候。本病病位在脑，脏腑涉及心、肝、肾；病性本虚标实，上盛下虚。临床上有中经络、中脏腑之分。中经络有肝肾阴虚，风阳上扰证和络脉空虚，风邪入中证；中脏腑有阳闭证、阴闭证和脱证之分；后遗症期又有气虚血滞，脉络瘀阻证；肝阳上亢，痰邪阻窍证；风痰阻络证；肾虚精亏证；肝阳上亢，脉络瘀阻证之别。

一、辨证论治

（一）风火上旋证

［临床表现］突然头部剧痛，呕吐频繁，随即昏仆不省人事，牙关紧闭，两手握固，半身不遂，面赤身热，呼吸深重而带鼾音，口臭，烦躁，舌质红绛，苔黄厚而干，脉滑数而大。

［治法］平肝潜阳，醒神开窍。

［处方］先服安宫牛黄丸或紫雪丹，继服羚角钩藤汤加减：羚羊角 4.5 g，钩藤、白芍、菊花、茯神各 9 g，桑叶 6 g，生地黄、竹茹各 15 g，川贝母 12 g，甘草 2.4 g。水煎服。偏瘫口㖞、脉弦数者，加天麻、僵蚕、石菖蒲、远志、石决明各 10 g，全蝎 3 g；大便干结者，加大黄 10 g；小便癃闭加车前子、猪苓各 10 g；痰声漉漉者，加竹沥、天竺黄各 10 g；肢体强痉者，加葛根 20 g，僵蚕、地龙各 10 g。

（二）痰浊闭窍证

［临床表现］剧烈头痛，呕吐，突然昏仆不省人事，牙关紧闭，两手握固，半身不遂，面白唇青，痰涎壅盛，静卧不烦，四肢不温，舌质淡暗，苔白腻，脉沉滑。

［治法］温阳化痰，醒神开窍。

［处方］涤痰汤加减：制南星 6 g，法半夏、枳实、红参各 10 g，石菖蒲、郁金、地龙各 12 g，钩藤 15 g，生大黄 6 g。水煎服。神昏不醒者，加服苏合香丸；寒象明显者，加桂枝 12 g；肢体抽搐者，酌加地龙、全蝎各 6 g，僵蚕 9 g。

（三）肝风升扰证

［临床表现］中风神清后，半身不遂，患侧僵硬拘挛，口舌㖞斜，头晕头痛，面色潮红，舌质红，苔黄，脉弦有力。

［治法］平肝熄风，通络利窍。

［处方］天麻钩藤饮加减：天麻 9 g，钩藤、杜仲、益母草、桑寄生、首乌藤各 15 g，石决明 30 g，栀子、黄芩各 6 g，川牛膝 12 g，茯神（朱砂拌）9 g。水煎服。偏瘫语謇、神志清醒者，加丹参 12 g，葛根 15 g，豨莶草、地龙各 9 g，全蝎 5 g；失语流涎者，加石菖蒲、远志、胆南星（制）各 12 g，天竺黄 9 g；大便干结者，加大黄 12 g。

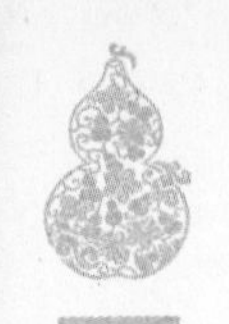

(四) 痰热腑实证

[临床表现] 半身不遂，口舌㖞斜，舌强语謇，口角流涎，喉中痰鸣，大便干结，甚则昏睡、昏迷，舌质红，苔黄厚而燥，脉弦滑有力。

[治法] 通腑化痰，醒神开窍。

[处方] 星蒌承气汤加减：胆南星（制）、枳实、芒硝（冲服）、石菖蒲、郁金各 10 g，全瓜蒌、丹参各 15 g，厚朴 6 g，生大黄（后下）12 g。水煎服。热象明显者，加黄芩、黄连各 15 g；津枯便秘者，去芒硝，加生地黄、玄参、麦冬各 15 g；痰黏不易咳出者，加鲜竹沥水 15 g，天竺黄 12 g；便通热退者，去大黄、芒硝。

(五) 气虚血瘀证

[临床表现] 中风神清之后，半身瘫软无力，面色萎黄，舌质淡紫，苔薄，脉细。

[治法] 益气活血，扶正祛邪。

[处方] 补阳还五汤加减：黄芪 30 g，赤芍 5 g，当归尾、地龙、川芎、红花、桃仁各 3 g。水煎服。偏侧松弛性瘫痪，舌质淡者，加丹参、鸡血藤各 15 g，全蝎 6 g；上肢偏废为主者，加桑枝 15 g，桂枝 12 g；下肢瘫软为主者，加牛膝 12 g，续断、桑寄生、杜仲各 15 g；兼语言不利者，加石菖蒲、远志各 15 g；口舌㖞斜者，加白附子（先煎）、僵蚕各 9 g，全蝎 6 g，葛根 15 g；肢体麻木者，加法半夏 12 g，胆南星（制）、陈皮各 15 g；肢体浮肿者，加茯苓、薏苡仁、白术各 15 g，萆薢 12 g；大便秘结者，加火麻仁、郁李仁各 15 g，杏仁 12 g；小便不禁者，加益智、桑螵蛸各 12 g；日久不愈者，加桑寄生15 g，鸡血藤 12 g，水蛭 3 g，䗪虫 2 g。

二、临证备要

(一) 鉴别诊断

1. 蛛网膜下腔出血：起病急，多见于青少年，常有意识障碍、颈强直、克氏征阳性，可有动眼神经瘫痪，脑脊液压力增高，呈血性，脑血管造影可发现有动脉瘤等，可助诊断。

2. 脑栓塞：起病急，多见于风湿性心脏病患者，可突然发生意识丧失，但恢复较快，脑脊液检查正常，CT 脑扫描可见低密度影，可资鉴别。

3. 脑血栓形成：发病较缓慢，多见于老年人，常有动脉粥样硬化病史，一般发生在休息或睡眠中，起病之初常无意识障碍，脑脊液压力不高、透明，CT 脑扫描可见低密度影，可助鉴别。

4. 脑肿瘤：起病缓慢，常有头痛、呕吐且进行性加重症状，体检可有视神经盘水肿及局灶性神经体征等，可助鉴别。

(二) 对症治疗

1. 脑出血急性期：一般应卧床休息 2～4 周，保持安静，避免情绪激动和血压升高。严密观察体温、脉搏、呼吸和血压等生命体征，注意瞳孔变化和意识改变。

2. 呼吸不畅：保持呼吸道通畅，清理呼吸道分泌物或吸入物。必要时及时行气管内插管或切开术；有意识障碍、消化道出血者禁食 24～48 小时，必要时应排空胃内容物。

3. 水电解质紊乱：水、电解质平衡和营养，每日入液量可按尿量＋500 mL 计算，如有高热、多汗、呕吐，维持中心静脉压在 5～12 mmHg 水平。注意防止水电解质紊乱，以免加重脑水肿。每日补钠、补钾、补糖类、补充热量，必要时给脂肪乳剂注射液（脂肪乳）、人血清蛋白、氨基酸或能量合剂等。

4. 高血糖：血糖过高或过低者，应及时纠正，调整血糖，维持血糖水平在 6～9 mmol/L 。

5. 头痛、烦躁：可酌情适当给予镇静止痛药。

6. 脑水肿、颅内压增高：降低颅内压，脑出血后脑水肿约在 48 小时达到高峰，维持 3～5 日后逐渐消退，可持续 2～3 周或更长。脑水肿可使颅内压增高，并致脑疝形成，是影响脑出血死亡率及功能恢复的主要因素。积极控制脑水肿、降低颅内压是脑出血急性期治疗的重要环节。

（三）治疗脑出血的中药

1. 对脑组织超微结构的保护作用的中药：有丹参、当归、乳香、没药、番泻叶、桃仁、赤芍、虎杖、牛黄等。

2. 调节激素水平的中药：有羚羊角、大黄、牡丹皮、钩藤、红花等。

3. 调节脑内离子浓度的中药：有三七、泽泻、半夏、钩藤、牛黄、当归、天麻、石决明等。

4. 清除自由基的中药：有茯苓、白术、桂枝、三七粉、丹参、黄芪、川芎、大黄、石菖蒲、牛黄等。

5. 调节血管活性物质的中药：有丹参、钩藤、黄芪、葛根、决明子、人参、杜仲、桑寄生等。

第八节　重症肌无力

重症肌无力是自身抗体所致的免疫性疾病，病变主要累及神经肌肉接头处突触后膜上乙酰胆碱受体，致神经肌肉接头处传递功能障碍。主要是由 AChR 抗体介导、细胞免疫和补体参与的自身免疫性疾病。主要病理改变是电镜下可见患者神经-肌肉接头突触后膜皱褶变浅，平均面积减少，突触间隙增宽。临床主要表现为晨轻暮重、活动后加重、经休息或服用抗胆碱酯药治疗后症状暂时减轻或消失的骨骼肌无力。重症肌无力可发生于任何年龄，但以 10～40 岁最多见，女为男的 2 倍。发病高峰，女为 20～30 岁，男为 50～70 岁。25%患者于 21 岁前起病。本病在中医学中称为“痿证”，亦属于“睑废”“视歧”“喑痱”“声痛”“风痱”“喘脱”“大气下陷”“侵风”“噎膈”等范畴。中医学认为导致机体痿软的原因十分复杂，内伤情志，外感湿热，劳倦久病都能损伤内脏精气，导致经脉失养，产生痿证。本病病位在筋脉，与肝脾关系密切，多因脏腑虚损，气血阴阳不足，或因虚致实，痰浊、瘀血内生，闭阻经脉，肌肉筋脉失养。临床常见脾气虚弱、气血不足、气虚血瘀、湿热阻络等证型。

一、辨证论治

（一）脾气虚弱证

[临床表现] 疲倦无力，眼睑下垂，面色萎黄，语声低微，食少纳呆，腹胀喜按，大便溏稀，舌质淡，舌体胖嫩，舌苔薄白，脉细弱。

[治法] 健脾益气。

[处方] 补中益气汤加减：黄芪 30 g，人参、白术、当归各 10 g，陈皮、升麻、甘草各 6 g。水煎服。若痰多胸闷，头身困重者，加法半夏、紫苏叶各 15 g；脾虚生湿，加薏

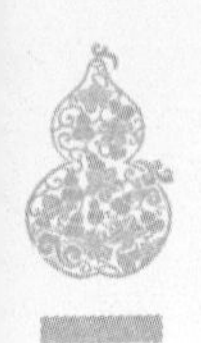

苡仁 15 g，砂仁 9 g；食少纳呆，运化失健者，加麦芽、谷芽各 15 g；卫表不固，汗多者，加防风、糯稻根 12 g；咽痛咳嗽，加玄参、桔梗各 15 g，浙贝母 12 g。

（二）气血不足证

［临床表现］凝视斜视，睁眼不能，肌肉瘦弱，面色少华，爪甲不荣，头晕，神疲乏力，气短懒言，舌质淡，舌体瘦小，舌苔薄白或少苔，脉细弱。

［治法］益气养血。

［处方］归脾汤加减：白术 20 g，黄芪、龙眼肉、当归各 15 g，酸枣仁、人参各 10 g，木香、甘草、茯神、远志、大枣各 6 g，生姜 3 g。水煎服。若见失眠多梦者，加合欢皮、首乌藤各 15 g，丹参 12 g；大便秘结者，加火麻仁、玄参各 15 g。

（三）气虚血瘀证

［临床表现］肢体萎废不用，麻木不仁，局部刺痛，有瘀斑，神疲乏力，舌质紫暗，脉虚而涩。

［治法］益气活血，扶正祛邪。

［处方］补阳还五汤加减：黄芪 30 g～120 g，当归尾、桃仁、地龙、赤芍各 10 g，川芎、红花各 6 g。水煎服。气虚明显者，加党参、白术各 15 g；兼阴虚者，加麦冬、枸杞子各 15 g。

（四）湿热阻络证

［临床表现］四肢萎软，酸胀，或胞睑下垂，身体困重，胸脘痞闷，苔黄腻，脉滑。

［治法］清热燥湿，通利筋脉。

［处方］加味二妙散加减：黄柏、当归、苍术各 10 g，牛膝、防己各 6 g，龟甲 15 g。水煎服。热重者，加滑石（包煎）、黄芩各 15 g；湿重者，加佩兰 15 g，豆蔻 12 g。

二、临证备要

（一）鉴别诊断

1. 胸腺的改变：重症肌无力中约有 30％的患者合并胸腺瘤；40％～60％的患者，伴有胸腺肥大；75％以上的患者，伴有胸腺组织发生中心增生。腺瘤按其细胞类型分为：淋巴细胸型，上皮细胞型，混合细胞型，后两种常伴重症肌无力。

2. 老年性上睑下垂：常见于老年人，多为双侧上睑下垂，眼裂变小，严重时上睑也可遮挡瞳孔而影响视线。主要是由于上睑皮下脂肪减少，上睑松垂或提上睑肌肌腱断裂或提上睑肌变性，弹性减低所致。不会影响到其他骨骼肌，新斯的明试验阴性。

3. 眼肌型肌营养不良症：需与单纯眼肌型重症肌无力鉴别，眼肌型肌营养不良多在青年男性多见，症状无波动，骨骼肌的易疲劳性不突出，病情逐渐加重，新斯的明试验阴性。

4. 多发性肌炎：表现四肢近端肌无力，多半有肌肉压痛，无晨轻暮重的波动现象，病情逐渐进展，血清肌酶明显增高。新斯的明试验阴性，抗胆碱酯酶药治疗无效。

（二）对症治疗

1. 肌无力：缓解肌无力症状可选用胆碱酯酶抑制剂，只有当肌无力影响患者的生活质量，出现明显的四肢无力、吞咽和呼吸困难时才考虑使用胆碱酯酶抑制剂。常用的有溴吡斯的明，每片 60 mg，每 4～6 小时服 1 片，可根据肌无力症状的轻重而适当调整给药时间，每日最大剂量成人不超过 600 mg，儿童不超过 7 mg/kg。对吞咽极度困难而无法口服者可给予硫酸新斯的明 1 mg 肌内注射，1～2 小时后当该药作用尚未消失时再继以溴吡斯的明口服。与免疫抑制药联合应用时，取得明显治疗效果后，应首先逐渐减量或停用胆碱酯酶抑制药。

2. 呼吸受累：肌无力导致呼吸受累应辅助呼吸。

（三）治疗重症肌无力的中药

1. 增强横纹肌作用的中药：有熟附子、炙麻黄、牛膝、熟地黄、龟甲、锁阳、鹿角胶、枸杞子、黄芪、黄精等。

2. 增强免疫功能的中药：有大青叶、板蓝根、半边莲、党参、黄芪、白术等。

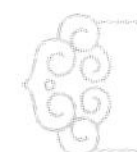

第九节　精神分裂症

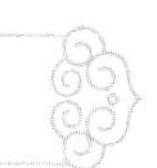

精神分裂症是以思维、情感、行为等多方面障碍和精神活动不协调为主要特征的一组原因未明的精神病。一般无意识障碍和智能障碍。病程多迁延。临床上常区分为以妄想、幻觉及思维被干扰等阳性症状为主的急性精神分裂症，和以淡漠、缺乏驱动力、社会性退缩等阴性症状为主的慢性精神分裂症。发病年龄范围以 16～35 岁为最多。病理主要表现为：①多巴胺功能亢进；②5-羟色胺功能异常；③氨基酸类神经递质异常；④神经病理异常等。本病大部分归于“癫病”“狂病”等范畴，从气郁痰火，阴阳失调，阴癫阳狂来认识。认为癫病表现为精神抑郁，沉默痴呆，喃喃自语，狂病表现为喧扰打骂，狂躁不宁；两者之间又可相互转化。癫狂患者往往有家族史。临床上以肝失疏泄、痰浊内阻，正气虚弱为根本病机，治疗上当辨明气血痰火之偏盛，邪正之虚实盛衰。常见证型有痰火内扰、痰湿内阻、气滞血瘀、阴虚火旺、心脾两虚等。

一、辨证论治

（一）痰火内扰证

[临床表现] 精神不协调性兴奋，躁扰不宁，语无伦次，情绪激动，夜间不眠，喜冷食；甚则逾垣上屋，毁物伤人，气力逾常；大便秘结，溲黄，面红目赤，舌红或绛，苔黄厚，脉滑数有力。

[治法] 清泄肝火，涤痰醒神。

[处方] 生铁落饮加减：生铁落（先煎）60 g，胆南星（制）、栀子各 10 g，贝母、远志各 12 g，橘红、石菖蒲、茯神各 15 g，生大黄、黄连各 6 g。水煎服。或可用礞石滚痰丸、安宫牛黄丸、当归芦荟丸等中成药。

（二）痰湿内阻证

[临床表现] 精神活动迟缓，思维松散，情感淡漠，行为迟缓，倦怠乏力，心烦失眠，静而少动，纳呆便溏，舌体胖或有齿痕，苔白腻，脉滑或沉缓。

[治法] 祛湿化痰通窍。

[处方] 导痰汤加减：枳实 9 g，胆南星（制）、陈皮、远志、醋柴胡各 6 g，法半夏、石菖蒲各 12 g，茯苓、郁金、天竺黄各 15 g。水煎服。或可用白金丸、苏合香丸、癫狂龙虎丸等中成药。

（三）气滞血瘀证

[临床表现] 情绪不稳，躁扰不宁，行为愚蠢，或有妄闻，面色晦暗，周身不适，皮

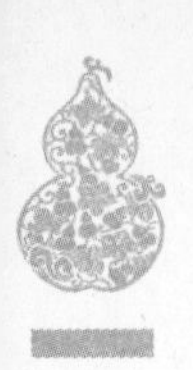

肤粗糙，痛经，经闭，经少色暗或有血块，舌质紫暗或瘀斑，少苔，舌下静脉曲张瘀血，脉涩或弦。

[治法] 行气化瘀开窍。

[处方] 癫狂梦醒汤加减：桃仁、醋香附、焦山楂各 15 g，赤芍、丹参各 30 g，醋柴胡、青皮各 9 g，陈皮 12 g，红花、甘草各 6 g。水煎服。或可用云南白药、三七粉等中成药。

（四）阴虚火旺证

[临床表现] 癫狂日久不愈，善惊时烦，疲惫无欲，形瘦颧红，大便干结，小便短赤，口干不渴，舌红无苔，或舌绛剥苔，脉细数。

[治法] 滋阴降火，安神定志。

[处方] 大补阴丸加减：黄柏（炒）、知母（酒浸）各 12 g，熟地黄（酒蒸）、龟甲（酥炙）各 18 g，天花粉 15 g，石斛 9 g。水煎服。若骨蒸潮热较甚者，加地骨皮、银柴胡各 12 g。

（五）心脾两虚证

[临床表现] 精神萎靡，失志不乐，惶惶不安，喃喃自语，怔忡健忘，或静坐呆立，低头不语，表情淡漠，对周围一切漠不关心，形寒肢冷，面色无华或萎黄，体虚无力，食物不化，舌质淡，苔薄白，脉沉细弱。

[治法] 益气养血，健脾养心。

[处方] 养心汤加减：黄芪、浮小麦各 30 g，人参、五味子、甘草各 10 g，川芎、当归、远志各 6 g，茯苓、柏子仁各 15 g，酸枣仁 20 g，肉桂 3 g。水煎服。或可用酸枣仁丸，当归膏等中成药。

二、临证备要

（一）鉴别诊断

1. 神经衰弱：部分精神分裂症患者，特别是以阴性症状为早期表现者，可出现无力，迟钝，完成工作困难，注意力不集中等类似神经衰弱症状，但神经衰弱患者的自知力是完整的，患者完全了解自己病情变化和处境；有时还对自己的病情作出过重的估价，情感反应强烈，积极要求治疗，早期精神分裂症患者有时虽可有自知力，但不完整，没有相应的情感反应和迫切治疗的要求，若仔细追溯病史，详细了解病情，则可发现这些患者有兴趣减少，情感迟钝，行为孤僻或思维离奇等阴性症状。

2. 强迫性神经症：部分精神分裂症的早期阶段以强迫状态为主，此时需要与强迫性神经症鉴别，精神分裂症强迫状态具有内容离奇，荒谬和不可理解的特点，自知力一般不完整，患者摆脱强迫状态的愿望不强烈，为强迫症状纠缠的痛苦体验也不深刻，这些都与强迫性神经症不同，随着病程的进展，情感反应日趋平淡，并在强迫性症状的背景上，逐渐出现精神分裂症的特征性症状。

3. 抑郁症：慢性起病的精神分裂症中，抑郁情绪的累计患病率可高达 80%，需要引起临床的重视，以期早期发现，避免漏诊，或诊断为神经衰弱。

4. 躁狂症：躁狂发作急性起病并表现兴奋躁动的精神分裂症患者，外观上可以与躁狂患者相似，两者的情感反应以及与周围的接触明显不同，躁狂症患者的情感活跃，生动，有感染力，情感表现，不论喜怒哀乐，均与思维内容相一致，与周围环境协调配合，保留着与人情感上的交往，精神分裂症患者虽然活动增多，但患者与环境接触不好，情感变化与环境也不配合，且动作较单调刻板。

（二）对症治疗

1. 急性期系统药物治疗：首次发病或缓解后复发的患者，抗精神病药治疗力求系统和充分，以求得到较深的临床缓解。一般疗程为 8～10 周。常用抗精神病药的剂量如下。①氯丙嗪：治疗剂量一般为 300～400 mg/d。60 岁以上老年人的治疗剂量，一般为成人的 1/2 或 1/3。②奋乃静：除镇静作用不如氯丙嗪外，其他同氯丙嗪。对心血管系统、肝脏和造血系统的副作用较氯丙嗪轻。适用于老年、躯体情况较差的患者。成人治疗量 40～60 mg/d。③三氟拉嗪：药物不仅无镇静作用，相反有兴奋、激活作用。有明显抗幻觉妄想作用。对行为退缩、情感淡漠等症状有一定疗效。适用于精神分裂症偏执型和慢性精神分裂症。成人剂量 20～30 mg/d。

2. 心理治疗：精神分裂症的发生是在易感素质和环境中的不良影响、生活中的应激因素相互作用下发生，心理应激在引起疾病的复发中的作用尤为明显。因此在治疗过程中，要了解与发病有关的生活和工作中的应激，了解患者在病情好转阶段对疾病的态度、顾虑，协助患者解除家庭生活中的急慢性应激，并给予支持性的心理治疗十分重要。

3. 心理社会康复：重视患者在住院时的社会生活，开展有组织的文娱、工疗活动，关心患者和社会、家庭的联系等。患者返回社会前应重视对慢性精神分裂症患者日常生活能力和社交能力的训练，对患者的家庭进行心理教育，以提高患者的应对技能，改善患者家庭环境中的人际关系。这些措施对减少精神分裂症社会生活中的应激、减少复发、促进患者的心理和社会康复起到积极的作用。

（三）治疗精神分裂症的中药

改善中枢神经系统兴奋性的中药：有枳实、木香、香附、半夏、陈皮、胆南星、郁金、石菖蒲、黄连、灯心草、淡竹叶、钩藤、连翘、柏子仁、酸枣仁、五味子、合欢花、远志、磁石、龙骨、牡蛎、朱砂等。

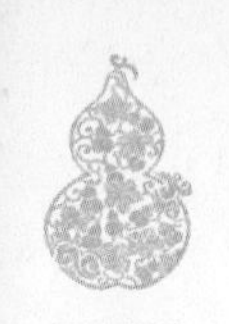

第七章 内科疾病

第一节 急性中毒

急性中毒以有机磷农药中毒最常见，有机磷农药在农业生产中应用广泛，如果在生产、运输、使用过程出现安全措施不到位或者误服、误用、投毒等原因可造成急、慢性中毒。中毒机制主要是由于有机磷和人或动物体内的乙酰胆碱酯酶结合成磷酰化胆碱酯酶，使其失去水解乙酰胆碱的能力，造成体内乙酰胆碱的堆积而出现胆碱能神经先兴奋后抑制的症状。急性中毒的主要临床表现有毒蕈碱样症状，如恶心、呕吐、腹痛、腹泻、流泪、大小便失禁、针尖样瞳孔、心搏减慢等；烟碱样症状，如肌纤维颤动、肌肉强直、心率加快等；中枢神经系统症状，如头痛、烦躁、昏迷等。部分重度中毒患者或者中毒时间较长的患者可出现“迟发性多发性神经病”，主要累及肢体末端而出现下肢瘫痪、四肢肌肉萎缩或癔病性瘫痪等。慢性中毒可出现胆碱酯酶活力下降，但临床症状较为轻微。在急性中毒临床症状消失后，部分重度中毒患者可出现迟发性神经病，主要表现为在急性期症状好转后，经过1～5周的潜伏期，逐渐出现肢体麻木、感觉减退，肌肉疼痛，甚至肢体无力、迟缓性瘫痪，部分患者还可出现精神症状，其原因可能与中毒引起的神经脱髓鞘有关。本病在中医学并无对应之名，古籍中也少有对其相关证候的记叙。现认为其病机主要是由于有机磷农药入于机体，使得机体气机逆乱而津液不布，聚湿成痰；肝主疏泻，气机不行则肝气郁结，肝阳上亢，化火化风，夹痰湿之邪上干于脑，脑脉闭阻而为病。在对急性有机磷农药中毒的治疗上，中医学缺乏较为系统和成熟的经验，主要还是需要及时采取催吐、洗胃、利尿、导泻等急救措施，并且应用阿托品、解磷定等解毒药物，加强对症处理，以免贻误救治。中医学在治疗迟发性神经病上具有显著优势，可参照“风痱”“癫狂”等进行辨证治疗，其主要病因病机为外来邪毒损伤正气，气血失和，痰浊内生，蒙蔽清窍；或是由于毒邪损伤肝肾气血，肢体筋肉失养而出现肢体萎软甚至瘫痪，神智失常等表现，临床可分痰蒙清窍、热扰心神、血瘀脉络等证型进行论治。

一、辨证论治

（一）痰蒙清窍证

［临床表现］神志时清时昧，呆滞少语或言语不清，反应迟钝，表情淡漠或悲伤，手足乱舞，心胸憋闷，痰多黏稠，舌淡苔白腻，脉弦滑。

［治法］豁痰开窍。

［处方］涤痰汤加减：法半夏、制南星、郁金、竹茹、制香附、枳实各 10 g，茯苓 15 g，陈皮 12 g，炙远志、石菖蒲、木香各 6 g，砂仁 5 g。水煎服。

（二）热扰心神证

［临床表现］精神恍惚，时喜时怒，心烦躁扰，失眠易惊，口苦咽干，舌红苔薄黄，脉细数。

［治法］清心安神。

［处方］泻心导赤汤合百合地黄汤加减：生地黄、炒酸枣仁各 15 g，百合、当归、知母各 10 g，茯神 12 g，龙齿 30 g，黄连 1.5 g，炙远志、淡竹叶、甘草各 6 g。水煎服。

（三）血瘀脉络证

［临床表现］四肢软弱无力，肢端麻木、刺痛，头痛，部位固定，入夜尤甚，言语謇涩，舌质紫暗或有瘀斑，脉弦细涩。

［治法］活血化瘀，通络开窍。

［处方］补阳还五汤加减：黄芪 30 g，生地黄、丹参各 15 g，当归、川芎、赤芍、延胡索、地龙、乌梢蛇、鸡血藤各 10 g。水煎服。兼阳虚者，加细辛 3 g，桂枝 10 g；兼见湿热者，加苍术、黄柏各 10 g；兼见肾虚者，加枸杞子 15 g，淫羊藿 9 g。

二、临证备要

（一）鉴别诊断

1. 中暑：中暑是指长时间暴露在高温环境中，或在炎热环境中进行体力活动引起机体体温调节功能紊乱所致的一组临床症候群，以高热、皮肤干燥以及中枢神经系统症状为特征。中暑所致的晕厥需与急性中毒所致的晕厥相鉴别。

2. 脑炎：脑实质受病原体侵袭导致的炎症性病变。可见全身毒血症状，如发热、头痛、身痛、恶心、呕吐、乏力。少数有出血疹及心肌炎表现。意识障碍，脑膜刺激征。可出现颈肌及肩胛肌弛缓性瘫痪，以致头下垂及手臂不能上举，摇摇无依。脑神经及下肢受累少见。瘫痪 2～3 周可恢复，约半数肌肉萎缩。轻症可无明显神经症状。病毒性脑炎无特效疗法，控制颅内压增高、高热和抽搐发作尤为重要，昏迷患者需保持呼吸道通畅。

3. 急性胃肠炎：是胃肠黏膜的急性炎症，临床表现主要为恶心、呕吐、腹痛、腹泻、发热等。本病常见于夏秋季，其发生多由于饮食不当，暴饮暴食；或食入生冷腐馊、秽浊不洁的食品。

（二）对症治疗

1. 金属中毒：解毒可选用如下药。① 依地酸钠：用于治疗铅中毒。用法：每日 1 g 加入 5%葡萄糖注射液 250 mL 中稀释后静脉滴注。用药 3 日为 1 个疗程，休息 3～4 日后可重复使用。②二巯丙醇：用于治疗砷、汞中毒。用法：急性砷中毒，第 1～第 2 日 2～3 mg/kg，每 4～6 小时 1 次，肌内注射，第 3～第 10 日，每日 2 次。③ 二巯丁二钠：用于治疗锑、铅、砷、汞铜中毒。用法：每日 1～2 g 静脉滴注或肌内注射，连用 3 日，停药 4 日为 1 个疗程。

2. 高铁血红蛋白血症：可选用亚甲蓝（美蓝）。用于治疗亚硝酸盐、苯胺、硝基苯等中毒引起的高铁红蛋白血症。方法：用 1%亚甲蓝 5～10 mL（1～2 mg/kg）静脉注射，如有必要，可重复使用。注意：药液注射外渗时易引起坏死。使用大剂量时（10 mg/kg ）效果相反，可产生高铁红蛋白血症。

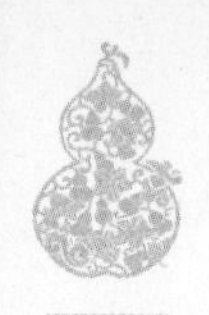

3. 氰化物中毒：可选用亚硝酸盐-硫代硫酸钠法。机制：适量的亚硝酸盐使血红蛋白氧化，产生一定量的高铁血红蛋白；后者与血液中氰化物形成氰化高铁血红蛋白，高铁血红蛋白还能夺取已与氧化型细胞色素氧化酶结合的氰离子；氰离子与硫代硫酸钠作用，转变为毒性低的硫氰酸盐排出体外。用法：立即给予亚硝酸异戊酯吸入，3%亚硝酸钠溶液 10 mL 缓慢静脉注射。随即用 25%硫代硫酸钠 50 mL 缓慢静脉注射。

4. 有机磷农药中毒：可选用阿托品，氯磷定或解磷定。长托宁（盐酸戊己奎醚注射液）为新型有机磷中毒特效解毒剂，长托宁联合阿托品抢救重度急性有机磷杀虫剂中毒。

5. 中枢神经抑制药中毒：① 酒精中毒可选用纳洛酮，纳洛酮为吗啡受体拮抗药，是阿片类麻醉药的解毒药，对麻醉镇痛药引起的呼吸抑制有特异的拮抗作用。②安眠药中毒可选用氟马西尼，氟马西尼是苯二氮䓬类中毒的拮抗药。

（三）治疗急性中毒的中药

1. 治疗有机磷中毒的中药：有大黄、芒硝、番泻叶、土茯苓等。

2. 附子、乌头中毒解毒中药：有绿豆、蜂蜜、生甘草、黑豆、防风等。

3. 治疗一氧化碳中毒的中药：有丹参、山茱萸、石斛、熟地黄、巴戟天、石菖蒲、麦冬、益智、远志、川芎等。

4. 治疗氰化物中毒的中药：有苦杏仁、明矾、枇杷、李子、杨梅、樱桃等。

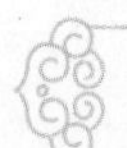

第二节　心搏骤停

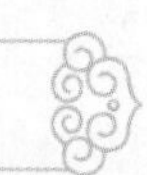

心搏骤停是指各种原因引起的心脏突然停止搏动，有效泵血功能消失，引起全身严重缺氧、缺血。临床表现为扪不到大动脉搏动和心音消失；继之意识丧失，呼吸停止，瞳孔散大，若不及时抢救可引起死亡。一般认为，心脏停搏 5～10 秒可出现眩晕或晕厥，超过 15 秒可出现晕厥和抽搐，超过 20 秒可出现昏迷；若心搏停止超过 5 分钟常可造成大脑严重损伤或死亡，即使复跳也往往会遗留不同程度的后遗症。因此，心搏骤停是临床上最危重的急症，必须争分夺秒积极抢救。本病应属中医学“厥证”“闭证”范畴，为过度劳累、情绪激动致使阴阳失调、气机逆乱、经络脏脏功能失调。

一、辨证论治

（一）痰热闭窍证

[临床表现] 神昏谵语，痰涎壅盛，呼吸气粗、尿黄量少，舌质红苔黄腻，脉滑数结代。

[治法] 清化痰浊，开窍醒神。

[处方] 温胆汤合安宫牛黄丸加减：半夏、竹茹、枳实、石菖蒲各 10 g，陈皮 15 g，甘草（炙）6 g，茯苓 12 g。水煎服。送服安宫牛黄丸。痰湿化热，口干便秘，舌苔黄腻，脉滑数者，加黄芩、栀子、竹茹、瓜蒌子清热降火。

（二）阳虚欲脱证

[临床表现] 大汗淋漓，四肢厥冷，面色苍白，神志欠清，呼吸息微，舌质淡白，脉微细欲绝或结代。

[治法] 回阳固脱。

[处方] 参附汤加减：炮附子、炮姜各 9 g，人参 12 g，炙甘草 6 g。水煎服。汗出多

者，加黄芪 30 g、白术 10 g、煅龙牡 15 g，加强益气功效，更能固涩止汗；心悸不宁者，加远志、柏子仁、酸枣仁各 10 g，养心安神；纳谷不香，食欲不振者，加白术 10 g、茯苓 15 g、陈皮 6 g，健脾和胃。

（三）气阴两虚证

[临床表现] 心悸气促，倦怠无力，精神萎靡，盗汗自汗，午后身热，心烦不寐，口渴唇焦，舌质淡，脉细数或结。

[治法] 益气养阴

[处方] 生脉散加味：生地黄、麦冬各 15 g，黄芪、白术、五味子各 10 g。水煎服。自汗肤冷，呼吸微弱者，加附子 6 g、干姜 10 g，温阳；口干少津者，加玉竹 10 g，麦冬、沙参各 15 g，养阴；心悸少寐者，加龙眼肉、酸枣仁各 10 g，养心安神。

二、临证备要

（一）鉴别诊断

1. 昏厥：昏厥患者往往有意识丧失，摔倒在地，数秒至数分钟内即恢复如常，起立行走，有的患者半小时以内可有全身乏力感。晕厥时心率减慢或增快，血压下降，面色苍白，可出冷汗。而心搏骤停无心率。

2. 肺栓塞：是由于内源性或外源性的栓子堵塞肺动脉主干或分支，引起肺循环障碍的临床和病理生理综合征。主要是呼吸系统和循环系统体征，特别是呼吸频率增加（超过 20 次/min）、心率加快（超过 90 次/min）、血压下降及发绀。低血压和休克罕见，但却非常重要。

（二）对症治疗

1. 心搏骤停：应尽快使用心肺脑复苏，心肺脑复苏（CPR）是针对心搏骤停而采取的尽快建立有效循环，提高心排血量的一系列措施。心脏停搏时间越长，全身组织（特别是脑组织）经受缺氧的损害越严重，维持生命的可能性就越小。因此，心搏骤停抢救成功的关键是开始抢救时间的早晚。整个复苏抢救过程大致可以分为 3 个阶段：一是基本的生命支持；二是进一步的支持生命活动，争取恢复心跳；三是复苏后处理。无论何种原因引起的心搏骤停，其处理原则大致相同，首要任务是尽快建立有效循环，保持呼吸道通畅，提高心排血量，给予有效的生命支持。在现场一般可先按照 Gordon 等提出的 A、B、C、D 方案进行抢救，即呼吸道（airway，A）保持通畅，进行人工呼吸（breathing，B），人工循环（circulation，C），在建立有效循环和人工呼吸的基础上，再转院或确定进一步治疗（definite treatment，D），处理心脏复搏后的各种后遗症及原发病。

（三）治疗心搏骤停的中药

1. 调节心肌收缩力，增加心排血量中药：有川芎、延胡索、白芍、连翘、茯苓等。

2. 保护呼吸中枢、保护大脑的中药：有连翘、长春花、川芎、人参、附子等。

第三节　休　　克

休克是机体遭受强烈刺激引起的以微循环障碍为主的急性循环功能不全。常由大量出血、严重创伤、外科大手术、失水、烧伤、严重感染、过敏反应及某些药物的毒性作用等原因引起。根据发病原因，休克分为感染性休克、失血和失液性休克、心源性休克、过

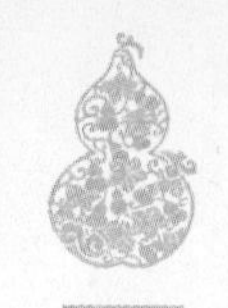

敏性休克等。中医学中无“休克”的病名，一般认为其属于厥脱。厥脱是临床常见的危重病证之一，是厥证和脱证的总称。“厥证”一词出《素问·厥论》，有两种含义：①指昏厥，不省人事，手足厥逆为主症者（见《张氏医通·厥》）。②指阴阳气不相顺接而致之四肢厥冷（见《伤寒论·辨厥阴病脉证并治》）。临床上由于病因和证候的不同，又可分为寒厥、热厥、阴厥、阳厥、薄厥、煎厥、大厥、蛔厥、痰厥等。脱证是阴阳气血津液严重耗损的综合征。由于各种致病因素急剧影响，导致人体阴阳平衡失调，气血逆乱，阳气衰亡，阴血外脱。但是厥脱并论，并不是两病简单相加，而是厥向脱转，脱必兼厥，虚中夹实，病机复杂。但其病机总的来说不离虚实两端。

一、辨证论治

（一）热厥证

[临床表现] 内热较甚，神志不清，唇红口渴，手足尚温，小便短赤。舌红，苔黄，脉弦数。严重时出现体温骤降，血压下降等亡阳症状。

[治法] 清热解毒，开窍醒神。

[处方] 黄连解毒汤加减：黄连、黄柏、甘草各 9 g，栀子、连翘各 12 g，石菖蒲 6 g，金银花、玄参各 15 g，甘草 9 g。水煎服。高热、神昏者，加服紫雪丹 1.5～3 g，安宫牛黄丸 1 丸。

（二）寒厥证

[临床表现] 面色苍白，畏寒肢冷，自汗，体温不升，血压下降。舌淡润，脉细弱。严重时出现神志不清，血压骤降。

[治法] 回阳固脱，开窍醒神。

[处方] 当归四逆汤加减：熟附子、干姜各 9 g，炙甘草 6 g，当归 10 g。水煎服。

（三）气厥证

1. 实证：

[临床表现] 形证俱实，人事不省，口噤握拳，呼吸气粗，脉沉弦。

[治法] 开窍，顺气，解郁。

[处方] 五磨饮子加减：柴胡 12 g，乌药、沉香、槟榔、枳实、木香、丁香各 9 g，藿香 10 g。水煎服。

2. 虚证：

[临床表现] 形证俱虚，突然神志不清，气息低微，面白自汗。脉沉弱。本证包括西医的晕厥、虚脱等。

[治法] 补气，回阳，醒神。

[处方] 六君子汤加减：党参、白术各 15 g，茯苓、陈皮各 12 g，甘草、半夏各 9 g。水煎服。

（四）血厥证

1. 实证：

[临床表现] 突然昏倒，不省人事，牙关紧闭，面赤唇紫。舌红，脉沉弦。

[治法] 开窍，活血，顺气，降逆。

[处方] 通瘀煎：当归 15 g，红花、乌药、香附、青皮各 12 g，山楂 18 g，木香、泽泻各 10 g。水煎服。

2. 虚证：

［临床表现］突然晕厥，面色苍白，四肢震颤，口张自汗，息微。舌淡，脉细无力。

［治法］补养气血。

［处方］人参养荣汤加减：人参、白术各 15 g，黄芪 30 g，当归、陈皮、肉桂、五味子、炙甘草各 10 g。水煎服。

（五）痰厥证

［临床表现］素有咳喘宿痰，多湿多痰，恼怒或剧烈咳嗽后突然昏厥，喉有痰声，或呕吐涎沫，呼吸气粗，舌苔白腻，脉沉滑。

［治法］行气豁痰。

［处方］导痰汤：半夏、陈皮、枳实各 15 g，胆南星、茯苓各 10 g，甘草 5 g。水煎服。痰气壅盛者，加苏子、白芥子；痰热内蕴者，可加栀子、黄芩、竹茹；痰热化火，口干便秘者，可用礞石滚痰丸。

二、临证备要

（一）鉴别诊断

1. 心源性休克的鉴别诊断：心源性休克最常见于急性心肌梗死。根据临床表现心电图发现和血心肌酶的检查结果，确诊急性心肌梗死一般并无问题。在判断急性心肌梗死所致的心源性休克时需与下列情况鉴别：①急性大肺动脉栓塞。②急性心脏压塞。为心包腔内短期内出现大量炎症渗液、脓液或血液，压迫心脏所致。患者有心包感染、心肌梗死、心脏外伤或手术操作创伤等情况。此时脉搏细弱或有奇脉，心界增大但心尖搏动不明显，心音遥远，颈静脉充盈。X 线示心影增大而搏动微弱，心电图示低电压或兼 ST 段弓背向上抬高和 T 波倒置，超声心动图、X 线、CT 或 MRI 显示心包腔内液体可以确诊。③主动脉夹层分离。④快速性心律失常。包括心房扑动、颤动，阵发生室上性或室性心动过速，尤其伴有器质性心脏病者，心电图检查有助于判别。⑤急性主动脉瓣或二尖瓣关闭不全。由感染性心内膜炎、心脏创伤、乳头肌功能不全等所致。此时有急性左心衰，有关瓣膜区有反流性杂音，超声心动图和多普勒超声检查可确诊。

2. 低血容量性休克的鉴别诊断：急性血容量降低所致的休克要鉴别下列情况。①有出血。胃肠道、呼吸道、泌尿道、生殖道的出血，最后排出体外诊断不难。脾破裂、肝破裂、宫外孕破裂、主动脉瘤破裂、肿瘤破裂等，出血在腹腔或胸腔，不易被发现。此时除休克的临床表现外患者明显贫血，有胸、腹痛和胸、腹腔积血的体征，胸、腹腔或阴道后穹窿穿刺有助于诊断。②外科创伤。有创伤和外科手术史诊断一般不难。③糖尿病酮症酸中毒或非酮症性高渗性昏迷。④急性出血性胰腺炎。

3. 感染性休克的鉴别诊断：各种严重的感染都有可能引起休克，常见的如下。①中毒性细菌性痢疾。多见于儿童，休克可能出现在肠道症状之前，需肛门拭子取粪便检查和培养以确诊。②肺炎链球菌肺炎。也可能在出现呼吸道症状前即发生休克。需根据胸部体征和胸部 X 线检查来确诊。③流行性出血热。为引起感染性休克的重要疾病。④暴发型脑膜炎双球菌败血症。以儿童多见，严重休克是本病特征之一。⑤中毒性休克综合征。为葡萄球菌感染所致，多见于年轻妇女月经期使用阴道塞，导致葡萄球菌繁殖、毒素吸收；亦见于儿童皮肤和软组织葡萄球菌感染。临床表现为高热、呕吐、头痛、咽痛、肌痛、猩红热样皮疹、水样腹泻和休克。

（二）对症治疗

1. 呼吸不畅：通常取平卧位，必要时采取头和躯干抬高 20°～30°、下肢抬高 15°～

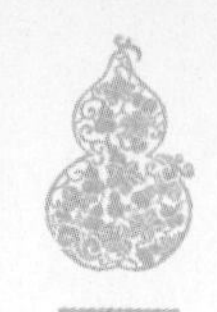

20°，以利于呼吸和下肢静脉回流同时保证脑灌注压力；保持呼吸道通畅，并可用鼻导管法或面罩法吸氧，必要时建立人工呼吸道，呼吸机辅助通气；维持比较正常的体温，低体温时注意保温，高温时尽量降温；及早建立静脉通路，并用药维持血压。尽量保持患者安静，避免人为的搬动，可用小剂量镇痛、镇静药，但要防止呼吸和循环抑制。

2. 失血性休克：尽快恢复有效循环血量，扩充血容量，恢复组织灌注，其中早期最有效的办法是补充足够的血容量，不仅要补充已失去的血容量，还要补充因毛细血管床扩大引起的血容量相对不足，因此往往需要过量的补充，以确保心排血量。

3. 心源性休克：有时也不能过于严格地控制入量，可在连续监测动脉血压、尿量和CVP的基础上，结合患者皮肤温度、末梢循环、脉率及毛细血管充盈时间等情况，判断所需补充的液体量，动态观察十分重要。当然最好在漂浮导管监测肺动脉楔压的指导下输液。

4. 感染性休克：根据痰培养及药敏试验选用敏感的抗生素进行抗感染治疗。

（三）治疗休克的中药

1. 升高血压的中药：有人参、麦冬、制附子、干姜，炙甘草、麻黄、肉桂等。

2. 调节心肌收缩力、调节平滑肌功能的中药：有川芎、延胡索、白芍、附子、干姜、肉桂等。

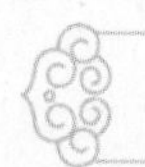

第四节 上消化道出血

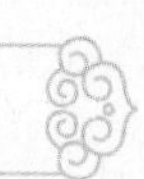

上消化道出血是指屈氏韧带以上的消化器官，包括食管、胃、十二指肠、胰腺、胆道以及胃、空肠吻合术后的上段空肠等部位的病变引起的出血，呕血与黑粪是提示上消化道出血的直接证据。呕血一般呈棕褐色或呈咖啡色，黑便多呈柏油状；但如出血量大，或血在胃内停留时间短，则可呕出暗红，甚至鲜红色血液或伴有血块；出血量多，速率快，血在肠道内停留时间短，则可解出暗红或较鲜红的血便。有呕血者提示病变通常在上消化道；有呕血者一般都伴有黑便，但有个别患者在呕血的早期可无黑便。本病应属中医学“呕血”的范畴，又称“吐血”。吐血诸病多属胃的疾病，但其他疾病的影响也可导致胃络受伤而吐血。其病理为，胃中积热，肝郁化火，邪逆乘胃，气火逆乱，热伤胃络，血不循经而致。便血的病变在于胃和大肠，其病理表现有虚实之分，实证者为湿热下注大肠，伤及阴络；虚证者为劳倦过度，脾胃受伤，气不摄血，即脾虚不能摄血而致便血。由此可见，除脾胃外，肝、心、胃、肺等脏腑之病，均可直接或间接的导致胃络受伤，引起吐血或便血的病症。

一、辨证论治

（一）脾虚不摄证

[临床表现] 吐血暗淡，绵绵不断，时轻时重，体倦神疲，形色憔悴，心悸，头晕，大便色黑，舌苔薄白，脉沉细无力。

[治法] 益气健脾，养血止血。

[处方] 归脾汤加减：党参、当归、黄芪、山药、熟地黄、仙鹤草各 12 g，白术、茯苓、白芍、白及各 9 g，水煎服。

（二）胃中积热证

[临床表现] 胃脘热作痛，恶心泛呕吐血量多，色泽鲜红或紫暗，或夹有食物残渣，

口臭，便秘而色黑，舌红，苔黄，脉滑数。

［治法］清胃泻火，凉血止血。

［处方］泻心汤加味：大黄、生地黄、茜根炭各 15 g，黄芪 10 g，黄连 6 g，白及、大蓟、小蓟各 12 g。水煎服。

（三）肝火犯胃证

［临床表现］吐血鲜红，口苦胁痛，心烦善怒，寐少梦多，烦躁不安，舌质红绛，脉弦数。

［治法］清肝泻火，和胃止血。

［处方］丹栀逍遥散加减：牡丹皮、栀子、当归、白芍、茯苓、龙胆、白术各 9 g，柴胡 6 g，生地黄 15 g，水煎服。

（四）肠道湿热证

［临床表现］下血鲜红，肛门疼痛，先血后便，大便不畅，苔黄腻，脉滑数。

［治法］清热除湿，凉血止血。

［处方］槐花散合地榆散加减：槐花 24 g，侧柏叶 12 g，黄连 6 g，荷叶、当归、栀子 9 g。水煎服。

（五）气血衰脱证

［临床表现］吐血或便血，盈碗倾盆，面色唇甲苍白，心悸眩晕，烦躁口干，冷汗淋漓，四肢厥逆，尿少色黄，神恍或昏迷，舌质淡红，脉细数无力，或微细欲厥。

［治法］益气摄血，固脱回阳。

［处方］独参汤，参附汤，生脉饮加减：野山参 6～9 g，浓煎，频频灌服或鼻饲，野山参 6～9 g 或西洋参 9～12 g，炮附子 6～9 g，浓煎，频频灌服或鼻饲；人参 6～9 g，麦冬 15 g，甘草 10 g，浓煎，频频灌服或鼻饲。

二、临证备要

（一）鉴别诊断

1. 消化性溃疡病出血：本病以节律性上腹痛为主，腹痛抑酸药可缓解，并发呕血时有呕血、解黑便等症，胃镜及消化道钡餐可协诊。

2. 肝硬化食管胃底静脉破裂出血：本病有肝硬化病史，并发出血时有呕血、解黑便，出血量一般较大，来势凶猛，胃镜检查可协诊。

3. 急性糜烂性胃炎病出血：本病多有服用非甾体类消炎药、大量饮酒等病史，胃镜可协诊。

（二）对症治疗

1. 大出血：宜取平卧位，并将下肢抬高，头侧位，以免大量呕血时血液反流引起窒息，必要时吸氧、禁食。少量出血可适当进流食，对肝病患者忌用吗啡、巴比妥类药物。应加强护理，记录血压、脉搏、出血量及每小时尿量，保持静脉通路，必要时进行中心静脉压测定和心电图监护

2. 贫血：当血红蛋白低于 70 g/L、收缩压低于 90 mmHg 时，应立即输入足够量全血。肝硬化患者应输入新鲜血。开始输液应快，但老年人及心功能不全者输血输液不宜过多过快，否则可导致肺水肿，最好进行中心静脉压监测。如果血源困难可给予右旋糖酐或其他血浆代用品。

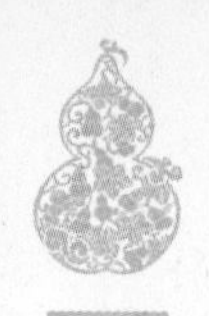

3. 消化性溃疡出血：可选用质子泵抑制药奥美拉唑、H_2受体拮抗药西米替丁或雷尼替丁治疗消化性溃疡所致出血。

4. 胃底静脉曲张破裂出血：可选用垂体后叶素治疗。

（三）治疗上消化道出血的中药

1. 使局部血管收缩而止血的中药：有如三七、紫珠草、血余炭、棕榈炭、小蓟等。

2. 作用于凝血过程，缩短凝血时间的中药：有增加血小板数及促凝的，如仙鹤草、紫珠草；有增强血小板第Ⅲ因子活性，缩短凝血活酶生成时间的，如白及；有增加血液中凝血酶的，如三七、蒲黄；有纠正肝素引起的凝血障碍的，如茜草，据称有抗肝素的效能。

3. 改善血管壁功能，增强毛细血管对损伤的抵抗力，降低血管通透性的中药：有槐花、白茅花。

4. 抑制纤维蛋白溶酶的活性的中药：有白及、大蓟、小蓟、地榆、艾叶、仙鹤草、三七、茜草、蒲黄等。

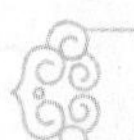

第五节　外感高热

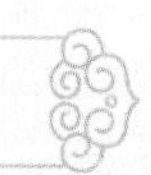

外感高热是由多种致病因素所致的病证，以体温升高为主要特征。其主要由各种感染性疾病引起，从感染源分类可以包括病毒性感染、细菌性感染、支原体感染以及其他致病微生物引起的感染性疾病导致的发热。从感染部位分类可以包括上呼吸道感染、下呼吸道感染、消化道感染、泌尿系统感染及中枢性感染。外感高热是一个症状，以体温超过 39 ℃为标尺。中医学对外感高热的认知与治疗积有丰富的经验，至今这些治疗方药仍有很高的治疗效果。外感高热是在卫外功能减弱的基础上，因起居不当、寒湿失调、过度劳累、气候突变等诱因，引起外邪侵袭、卫表被郁、肺气失宣。临床以恶寒、发热、头痛、身痛、咽痛或鼻塞、流涕、咳嗽为主要表现的病证。根据卫气营血辨证，凡因外感邪毒所致，以体温升高，初起恶寒、口渴、脉数等为临床主要特征者，均称外感高热证。

一、辨证论治

（一）卫表证

[临床表现] 发热恶寒，鼻塞流涕，头身疼痛，咳嗽，或恶寒甚而无汗，或口干咽痛，或身重脘闷，舌苔薄白或薄黄，脉浮。

[治法] 解表退热。

[处方] 荆防败毒散加减：荆芥、防风各 10 g，生姜 2 片，柴胡、前胡、川芎、桔梗、枳壳、茯苓、羌活、独活、甘草各 6 g。水煎服。恶寒较甚者，加麻黄 3 g，桂枝 6 g；夹气滞者，可加用香附 3 g，紫苏梗 6 g。

（二）肺热证

[临床表现] 壮热胸痛，咳嗽喘促，痰黄稠或痰中带血，口干，舌红苔黄，脉数。

[治法] 清热解毒，宣肺化痰。

[处方] 麻杏石甘汤加减：杏仁 9 g，麻黄、甘草、桔梗各 6 g，石膏 12 g。水煎服。恶寒者，加银花 12 g，荆芥、防风各 6 g；喘急，加黄芩 6 g，桑白皮、鱼腥草各 12 g；胸闷痰黏，加白芥子、莱菔子、海浮石、瓜蒌皮各 9 g；咳血者，加茜草 9 g，白茅根 12 g；

便秘，加大黄（后下）9 g。

（三）胃热证

［临床表现］壮热，口渴引饮，面赤心烦，口苦口臭，舌红苔黄，脉洪大有力。

［治法］清胃解热。

［处方］白虎汤加减：生石膏，天花粉各 15 g，知母、粳米各 12 g，甘草 6 g，黄芩 9 g。水煎服。谵语甚者，加水牛角 15 g，栀子 12 g；汗多脉虚大，加五味子、西洋参各 9 g，麦冬 12 g。

（四）腑实证

［临床表现］壮热，日晡热甚，腹胀满，大便秘结或热结旁流，烦躁谵语，舌苔焦燥有芒刺，脉沉实有力。

［治法］通腑泻热。

［处方］大承气汤加减：大黄、莱菔子各 15 g，芒硝、厚朴、枳实、赤芍各 12 g，桃仁、乌梅各 10 g。水煎服。神昏合安宫牛黄丸。

（五）胆热证

［临床表现］寒热往来，胸胁苦满，或胁肋肩背疼痛，口苦咽干，或恶心呕吐，或身目发黄，舌红苔黄腻，脉弦数。

［治法］清热利胆。

［处方］大柴胡汤加减：柴胡、大黄（后下）、乌梅 15 g，黄芩、槟榔、芍药、枳实各 10 g，金钱草 30 g。水煎服。腹痛剧烈者，加延胡索 10 g，川楝子 15 g；黄疸者，加茵陈 15 g。

二、临证备要

（一）鉴别诊断

非感染性发热：是由于无菌性组织损伤（心肌梗死、肺栓塞、术后发热、胸腔或腹腔积血等）、变态反应、血型不合的输血、药物热、药物引起的溶血性贫血、结缔组织病等，致体温升高的机制主要为抗原抗体复合物对产生致热原细胞有特殊的激活作用，使之产生并释放内生致热原。包括由于产热散热异常引起的发热，产热大于散热者，有甲状腺危象、癫痫持续状态和嗜铬细胞瘤等。因散热减少所致者有阿托品中毒、大量失水、失血等。脑部有广泛慢性退行性病变或脑出血、流行性乙型脑炎等损害丘脑下部，可有超高热。交感神经受抑制，皮肤干而无汗，散热减少。

（二）对症治疗

1. 高热：可使用多种方法降温。①物理降温：将患者置放于环境安静、阴凉、空气流通处。用冷温毛巾或冷水袋，敷头额、双腋及腹股沟等部位，或用布包裹的冰袋枕于头部或放置于上述部位。亦可用冷水（28 ℃～30 ℃）或乙醇（30%～50%）于四肢、躯干两侧及背部擦浴。擦浴时如患儿出现皮肤苍白或全身皮肤发凉应立即停止。也可用冷生理盐水（30 ℃～32 ℃）灌肠，对疑为中毒型细菌性痢疾者更为适宜，既可降温，又便于取粪便标本送检。②针刺降温：常用穴位为曲池、合谷、大椎、少商、十宣等。③药物降温：常用的退热药有对乙酰氨基酚、布洛芬、阿司匹林和吲哚美辛等。这些药物对胃肠道都有些刺激，应予注意。

2. 水、电解质失衡：高热时不显性水分丢失增多，加之食欲减退，应及时补充水分

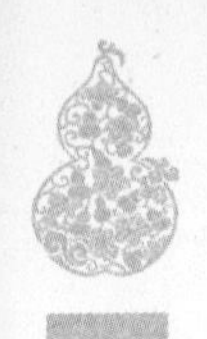

和电解质。口服有困难者给予静脉补液，并注意热量的供给，使用1∶4（含钠液∶葡萄糖液）液，可适当予以钾盐等。

3. 伴烦躁不安、反复惊厥：可酌情选用氯丙嗪与异丙嗪。

（三）治疗外感高热的中药

1. 中枢性退热的中药：有牛黄、羚羊角、金银花、连翘、柴胡等。

2. 抗病毒的中药：有连翘、板蓝根、蒲公英、金银花、鱼腥草、柴胡、甘草等。

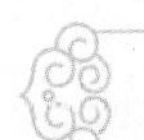

第六节 昏　迷

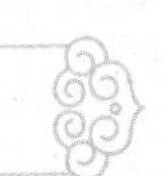

昏迷是脑功能的严重障碍，主要是大脑皮质和皮质下网状结构发生高度抑制的一种状态，临床上表现为意识丧失，运动、感觉和反射等功能障碍，以及任何刺激均不能唤醒者。昏迷可以原发于网状结构功能的损害，或由于大脑皮质损害而影响网状结构的功能引起。昏迷在程度上可区分为轻度昏迷、中度昏迷和深度昏迷3个阶段。轻度昏迷：又称浅深度昏迷或半深度昏迷，病者随意运动丧失，对周围事物以及声光等刺激全无反应，但吞咽反射、角膜反射以及瞳孔对光反射仍然存在。中度昏迷：对周围事物及各种刺激均无反应，对于剧烈刺激或可出现防御反射，角膜反射减弱，瞳孔对光反射迟钝。深度昏迷：全身肌肉松弛，对各种刺激全无反应。腱反射、吞咽反射、咳嗽反射、角膜反射和瞳孔对光反射均消失。生命体征极不稳定。中医学认为昏迷是以神志不清为特征的一种危重证候，属心脑之证。《黄帝内经》曰："心者，精神之舍也，心藏神，心者神之变也。"即精神、意识和思维均与心有关。"心主神明"，"头为诸阳之会"，脏腑清阳之气均上注于脑，而出于五官九窍。脑为髓海，元神之府，内寓神机，清窍为其出入之所，脊髓为其出入之枢纽。心主血脉，行气血以上奉于脑，脑髓得养，神机如常。若外感疫疠之邪，毒热内攻，或内有痰瘀火毒，致使气血阴阳逆乱，皆可扰动心脑，致窍络闭阻，神机失用，发为昏迷。其基本病机是外感时疫、热毒内攻，内伤阴阳，气血逆乱，导致邪气蒙扰神窍，神明失司，或元气败绝，神明散乱。本病病位在心、脑，标在肝、脾、肺、肾四脏，病性有虚实之分，但以实证居多。常分为瘀血阻窍、阴竭阳脱、痰浊蒙蔽及感受疫疠毒邪四型进行论治。

一、辨证论治

（一）瘀血阻窍证

[临床表现] 神志痴呆、错乱，甚或昏迷，头部刺痛，或久痛不止，头晕目眩，健忘失眠，或面唇紫暗，舌暗或有斑点，脉弦涩。

[治法] 活血化瘀、开窍通闭。

[处方] 通窍活血汤加减：人工麝香（冲）0.3 g，赤芍、桃仁、红花、川芎、生姜各10 g，老葱15 g，大枣6枚，石菖蒲15 g，郁金30 g。水煎取汁，每次100 mL，加黄酒适量鼻饲，每日3～4次。

（二）肝阳暴亢证

[临床表现] 突然昏迷，不省人事，面色潮红，肢体偏瘫，鼾声时作，呕吐，大小便失禁，舌红而燥，脉弦滑而数。

[治法] 镇肝熄风，潜阳开窍。

[处方] 羚角钩藤汤或镇肝熄风汤加减加减：钩藤、夏枯草各 15 g，生龙骨、生牡蛎各 30 g，生地黄、牡丹皮、石决明、白芍、麦冬各 10 g，羚羊角 5 g。煎汁鼻饲，每次 100 mL，每日 3～4 次。痰盛者，加枳实、半夏各 10 g，胆南星 5 g，云茯苓 15 g。

（三）气血亏虚，阴阳欲脱证

[临床表现] 突然昏仆，面色苍白，口唇无华，呼吸微弱，自汗肤冷，舌淡苔薄白，脉沉微无力。

[治法] 补气养血，回阳固脱。

[处方] 回阳救急汤、人参养营汤加减加减：人参（另炖）、当归、附子（先煎）、麦冬各 10 g，黄芪 30 g，熟地黄、白芍、白术各 15 g。煎汁鼻饲，每次 100 mL，每日 3～4 次。阴阳欲脱者，重用人参增至 30 g，附子增至 30 g，加五味子 15 g，煅龙骨、煅牡蛎各 30 g。

（四）瘀热交阻证

[临床表现] 昏不知人，谵语如狂，少腹满硬急痛，壮热夜甚，唇甲青紫，舌绛或紫暗，脉沉而涩。

[治法] 清热通瘀，醒神开窍。

[处方] 犀角地黄汤加减：犀角（水牛角代）、牡丹皮、赤芍、桃仁各 10 g，连翘 30 g，琥珀 5 g，生地黄、菖蒲各 15 g。水煎取汁鼻饲，每日 3～4 次。高热者，加石膏、玄参各 30 g，黄芩 10 g；痰多黄稠者，加制半夏 10 g，浙贝母、鱼腥草各 30 g。

（五）热陷心包证

[临床表现] 昏迷不醒，高热谵语，烦躁，抽搐或斑疹衄血，舌红绛，脉滑数。

[治法] 清心开窍。

[处方] 清宫汤加减：莲子心 15 g，玄参、竹叶卷心、犀角（水牛角代）、连翘心、麦冬各 10 g，煎汁每次 100 mL 鼻饲，每日 3～4 次。痰热盛者，加川菖蒲 15 g，浙贝母 30 g，竹沥 10 g，胆南星 5 g；兼血瘀者，加桃仁、红花各 10 g，丹参 30 g；烦躁甚、抽搐者，加用紫雪丹鼻饲；肌肤斑疹、谵语者，加用安宫牛黄丸鼻饲；神昏较深者，加用至宝丹鼻饲。

二、临证备要

（一）鉴别诊断

1. 意识模糊：或称朦胧状态，意识范围缩小，常有定向力障碍，较明显的是错觉，幻觉少见，情感反应与错觉有关。

2. 去皮质综合征：表现主要以下几个方面。①意识丧失，醒觉存在。无自主运动和语言，但能睁、闭双眼或凝视，貌似清醒。②仍保持有觉醒与睡眠的周期规律。③皮质下功能存在，瞳孔对光反射、角膜反射、掌颌反射均存在，偶尔出现无意识咀嚼、吞咽和自发性强哭强笑及痛、温觉刺激的原始反应。④去皮质强直状态（呈上肢屈曲、下肢伸直，病理征阳性）。

3. 晕厥：是由于一时性全脑供血不足导致的短暂的意识丧失状态，发作时患者因肌张力丧失而倒地。一般突然发生，持续时间短暂，很快恢复。

4. 闭锁综合征：患者表现为不能讲话，有眼球水平运动障碍，双侧面瘫，舌、咽及构音、吞咽运动均有障碍，不能转颈耸肩，四肢全瘫，可有双侧病理反射。因此虽然意识清楚，但因身体不能动，不能言语，常被误认为昏迷。脑电图正常或轻度慢波有助于和

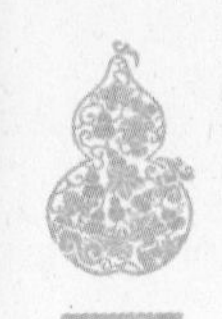

真正的意识障碍相区别。

（二）对症治疗

1. 呼吸不畅：保持患者呼吸道通畅，及时清理气道异物，对呼吸阻力较大者使用口咽管，亦可使患者采用稳定侧卧位，这样即可防止咽部组织下坠堵塞呼吸道，又有利于分泌物引流，防止消化道的内容反流导致的误吸。供氧，建立静脉通道，维持血压及水、电解质平衡，对呼吸异常者提供呼吸支持（面罩气囊人工呼吸、气管内插管、呼吸兴奋剂等），对抽搐者给予地西泮类药物，对于高颅压患者给予脱水药物等。

2. 感染：患者应根据痰培养及药敏试验选用敏感抗生素抗感染治疗。

3. 低血糖昏迷：针对低血糖所致的昏迷应及时补充糖类，定期监测血糖。

（三）治疗昏迷的中药

兴奋大脑皮质及皮质下网状结构的中药：有川芎、延胡索、白芍、连翘、茯苓、附子、肉桂、牛黄、石菖蒲、连翘、莲子等。

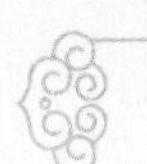

第七节　流行性感冒

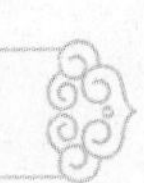

流行性感冒是流感病毒引起的急性呼吸道传染病，简称“流感”。本病为全球性疾病，且四季皆可发病，以冬春季节为多见。本病病原体分为甲、乙、丙三型，其中起主要作用的是甲型病毒，主要通过飞沫传播，传染性强，常引起局部流行或大流行。临床特点为起病急，全身中毒症状明显。如发热、剧烈头痛、全身酸痛，而呼吸道症状较轻。婴幼儿、老年和体弱之人易并发肺炎。流感常突然发生，迅速蔓延，传播的速度和范围与人口的密集程度和交通状况有关。散发流行以冬、春季节为多，大流行则无明显季节性。流感传染源主要是急性期患者，以患病后2～3日传染性最强。中医学无流行性感冒的病名，但有类似流感的记载。《素问·骨空论》曰：“风者，百病之始也。……风从外入。令人振寒，汗出、头痛、身重、恶寒。”这些描述类似西医的感冒。隋代巢元方《诸病源候论·时气病诸候》曰：“时气病者，是春时应暖而反寒，夏时应热而反冷，秋时应凉而反热，冬时应寒而反温，此非其时而有其气，是以一岁之中，病无长少。率相似者，此则时行之气也。”时行病是由时行之气所致，这种感冒就称为时行感冒。“一岁之中，病无长少，率相似者”。这是时行感冒区别于普通感冒的重要特征。清代徐灵胎《医学源流论·伤风难治论》曰：“凡人偶感风寒，头痛发热，咳嗽涕出。俗语谓之伤风……乃时行之杂感也。”指出了流感的临床表现和传染性强的特点。综观现代的流行性感冒，总属于中医学外感病的范畴，清代林佩琴《类证治裁·伤风》提出“时行感冒”之名，非常接近流感。本病的证治，散见于伤寒的太阳病、阳明病、少阳病，温病的风温、春温、湿温、暑温、秋燥等病当中。

一、辨证论治

（一）外感风寒证

[临床表现] 发热，恶寒较著，无汗，头痛身痛，乏力，口不渴，或咳嗽，痰稀白量少，或喷嚏涕清，苔白，脉浮。

[治法] 辛温解表、发热散寒。

[处方] 荆防败毒散加减：荆芥、防风、羌活、独活、前胡、茯苓各9 g，川芎、柴

胡、桔梗、枳壳、甘草、生姜各6 g。水煎服。咳嗽甚者，加杏仁9 g；恶心呕吐者，加紫苏叶6 g；全身乏力体虚者，加党参12 g。

（二）外感风热证

［临床表现］发热，微恶寒，咽喉肿痛，口渴，头身疼痛，咳嗽痰黄稠，舌苔薄黄，脉浮数。

［治法］辛凉解表、疏散风热。

［处方］银翘散加减：银花15 g，玄参、连翘各12 g，荆芥、淡豆豉、牛蒡子各9 g，桔梗、薄荷、甘草各6 g。水煎服。咽喉红肿，吞咽疼痛者，加板蓝根、大青叶各12 g；大便干结者，加瓜蒌子12 g，生大黄（后下）9 g。

（三）外感暑湿证

［临床表现］发热恶寒，无汗或汗出不畅，头痛且晕，身倦或痛，渴不多饮，胸闷心烦，小便短赤，大便溏薄，舌苔白滑腻，脉浮大而滑。

［治法］祛暑解表，化湿和中。

［处方］新加香薷饮加减：香薷、茯苓、藿香、佩兰、银花、连翘各12 g，扁豆花、西瓜翠衣各15 g，厚朴、滑石、通草各9 g。水煎服。发热重，烦渴者，加益元散6 g，芦根18 g；纳呆、腹胀者，加神曲9 g，大腹皮6 g；呕吐者，加竹茹12 g，赭石、豆蔻9 g；大便溏泻者，加黄连4.5 g，薏苡仁12 g，木香6 g；小便短赤者，加赤茯苓9 g，通草12 g。

（四）外感燥邪证

［临床表现］发热头痛，微恶风，口干鼻燥，咽痛声哑，干咳少痰，胸痛乏力，舌质干苔少，脉浮或数。

［治法］辛凉解表，甘寒润燥。

［处方］桑杏汤加减：桑叶、北沙参、梨皮各12 g，豆豉、栀子各6 g，川贝母、百部、瓜蒌皮、杏仁各9 g。水煎服。热甚者，加黄芩9 g，金银花12 g；咽干者，加麦冬15 g；咽痛者，加玄参9 g，青果、桔梗各6 g；胸闷痰黏者，加瓜蒌9 g，枇杷叶6 g；便秘者，加枳实6 g，瓜蒌子、火麻仁各9 g。

二、临证备要

（一）鉴别诊断

1. 普通感冒：多种病毒引起，多为散发，起病较慢，上呼吸道症状明显，全身症状较轻。感冒俗称伤风，又称急性鼻炎或上呼吸道卡他，是以鼻咽部卡他症状为主要表现。成人多为鼻病毒引起，次为副流感病毒、呼吸道合胞病毒、埃可病毒、柯萨奇病毒等。起病较急，初期有咽干、咽痒或烧灼感，发病同时或数小时后，可有喷嚏、鼻塞、流清水样鼻涕，2～3日后变稠。可伴咽痛，有时由于耳咽管炎使听力减退，也可出现流泪、味觉迟钝、呼吸不畅、声嘶、少量咳嗽等。一般无发热及全身症状，或仅有低热、不适、轻度畏寒和头痛。检查可见鼻黏膜充血、水肿、有分泌物，咽部轻度充血。如无并发症，一般5～7日痊愈。

2. 流感伤寒型钩体病：夏秋季多发，有疫水接触史，临床除发热外，腓肠肌压痛，腹股沟淋巴结肿大、压痛，实验室检查可通过显凝实验检测抗体，若抗体效价为1∶400以上增高，考虑该病，通过血培养可诊断。

3. 链球菌性咽炎：该病咽部红肿，扁桃体肿大，有脓性分泌物，颌下淋巴结肿大，

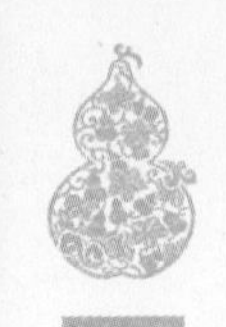

中性粒细胞增高，血培养。

4. 其他病毒性呼吸道感染：如副流感病毒、腺病毒感染要通过病原学检查来区别。

（二）对症治疗

1. 流行性感冒急性期：应卧床休息，多饮水，给予半流质或流质饮食，适宜营养，补充维生素，进食后以温开水或温盐水漱口，保持口鼻清洁。

2. 病毒感染：早期应用抗病毒治疗。基本原则包括及早应用抗流感病毒药物，避免盲目或不恰当使用抗感染药，加强支持治疗，预防和治疗并发症，以及合理应用对症治疗药物等。

（三）治疗流行性感冒的中药

1. 抑制流感病毒的中药：有麻黄、桂枝、葛根、柴胡、藿香、贯众、川芎、黄精、鱼腥草、重楼、甘草、虎杖等。

2. 抑制柯萨奇病毒的中药：有山豆根、败酱草、乌药、淫羊藿、苦参等。

3. 增强免疫功能的中药：有板蓝根、大青叶、半枝莲、黄精、麦冬、党参等。

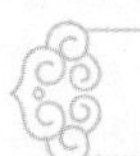

第八节　急性上呼吸道感染

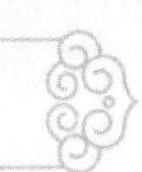

急性上呼吸道感染是指鼻腔、咽或咽喉部急性炎症的统称，是呼吸道最常见的一种传染病。常见病因为病毒感染，少数由细菌引起。可通过含有病毒的飞沫或被污染的用具传播。多数为散发性，常在气候突变时流行。人体在受凉、淋雨、过度疲劳时易诱发，尤其是老幼体弱或有慢性呼吸道疾病时易诱发。目前，由病毒引起的上呼吸道感染病理机制尚不清楚，主要表现为鼻腔及咽黏膜充血水肿及上皮细胞破坏，少量单核细胞浸润，有浆液性及黏液性炎性渗出。临床上主要症状为咳嗽和咳痰，一般病势不重，常继发支气管炎、肺炎、鼻旁窦炎、心肌炎等症，也可引起原有疾病的急性发作，如慢性支气管炎、肺源性心脏病急性发作等。本病中医学称为“感冒”。由于人体感受风邪或时行疫毒，导致了肺卫失和，以鼻塞、流涕、喷嚏、头痛、咳嗽、恶寒、发热、全身不适等为主要表现的外感疾病。根据其病情轻重不同，其轻者一般通称伤风，其重者称为重伤风。若病情较重，并且在一个时期内广泛流行，不分男女老少，证候多相类似，称为时行感冒。本病病位在肺卫，病性多属邪实，然而根据体质差异也可兼见气、血、阴、阳等虚弱之象，临床多分为风寒、风热、气虚、阴虚等证型。

一、辨证论治

（一）风寒束表证

[临床表现] 恶寒重，发热轻，无汗，头痛，肢节酸痛，鼻塞声重，或鼻痒喷嚏，时流清涕，咽痒，轻度咳嗽，无痰或有少量清稀白痰。舌苔薄白而润，脉浮或浮紧。

[治法] 辛温解表。

[处方] 荆防败毒散加减：荆芥、防风各 10 g，生姜 2 片，柴胡、前胡、川芎、桔梗、枳壳、茯苓、羌活、独活、甘草各 6 g。水煎服。恶寒较甚者，加麻黄 3 g，桂枝 6 g；夹气滞者，可加用香附 3 g，紫苏梗 6 g。

（二）风热犯表证

[临床表现] 身热较重，微恶风，鼻塞，流黄稠涕，汗出口干欲饮，咽痛，咳嗽痰稠

或黄，舌苔薄白微黄，舌边尖红，脉浮数。

[治法] 辛凉解表。

[处方] 银翘散加减：金银花、荆芥、豆豉各 10 g，薄荷、连翘、芦根、牛蒡子、生甘草各 15 g。水煎服。头痛甚者，加桑叶 10 g，菊花 12 g；咳嗽甚者，加杏仁 12 g，前胡 10 g；痰稠难咳出者，加川贝母 9 g，瓜蒌子 12 g；咽喉肿痛者，加马勃 9 g，玄参 18 g；壮热，口渴，心烦，汗多者，加石膏 30 g，天花粉 15 g。

（三）暑湿证

[临床表现] 发热，汗出热不解，鼻塞流浊涕，头昏重胀痛，身重倦怠，心烦口渴，胸闷欲呕，尿短赤，舌苔黄腻，脉濡数。

[治法] 祛暑解表，清热化湿。

[处方] 新加香薷饮加减：香薷、金银花、连翘、厚朴、白扁豆各 10 g。水煎服。暑热偏盛者，加黄芩 9 g，黄连、青蒿各 6 g，清暑泄热，并配合鲜荷叶、鲜芦根各 15 g，清暑化湿；身重少汗恶风者，可加佩兰 10 g。

（四）表寒里热证

[临床表现] 发热，恶寒，无汗口渴，鼻塞声重，咽痛，咳嗽气急，痰黄黏稠，尿赤便秘，舌苔黄白相兼，脉浮数。

[治法] 解表清热。

[处方] 加味麻杏石甘汤加减：麻黄、甘草、桔梗各 6 g，生石膏 60 g，杏仁、淡豆豉、牛蒡子、僵蚕、薄荷各 10 g，连翘、芦梗各 12 g。水煎服。大便秘结不通者，加大黄 3 g，芒硝（冲服）6 g。

（五）气虚证

[临床表现] 恶寒较重，或发热，热势不高，鼻塞流涕，头痛无汗，肢体倦怠乏力，咳嗽咯痰无力，舌质淡，苔薄白，脉浮。

[治法] 益气解表。

[处方] 参苏饮加减：党参、紫苏叶各 12 g，葛根、法半夏、前胡、桔梗、茯苓、枳壳各 10 g，陈皮 9 g，甘草 6 g。水煎服。表虚自汗者，加黄芪 15 g，白术 9 g，防风 10 g。

（六）阴虚证

[临床表现] 身热，手足心热，微恶风寒，少汗，头昏心烦，口干，干咳少痰，鼻塞流涕，舌红少苔，脉细数。

[治法] 滋阴解表。

[处方] 青蒿鳖甲汤加减：鳖甲 15 g，青蒿、桑叶、天花粉、牡丹皮各 9 g，知母 6 g。水煎服。气虚明显者，加太子参 15 g；咳甚者，加川贝母 6 g，薄荷 9 g；阴虚甚者，加白薇、麦冬各 9 g；痰中带血者，加藕节 12 g，生地炭 6 g。

二、临证备要

（一）鉴别诊断

1. 流行性感冒：系流感病毒、副流感病毒所致，有明显的流行病史；全身症状重，如发热、咽痛、头痛、肌肉痛等；上呼吸道卡他症状可不明显。

2. 急性传染病早期：上感常为各种传染病的前驱症状，如麻疹、流行性脑脊髓膜炎、百日咳、猩红热、脊髓灰质炎等；应结合流行性病史、临床表现及实验室资料等综合分

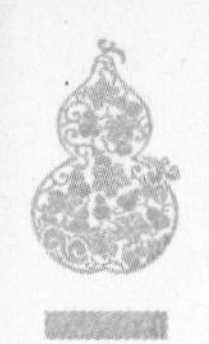

析，并观察病情演变加以鉴别。

（二）对症治疗

1. 高热：退热措施包括药物和物理降温，可口服对乙酰氨基酚（扑热息痛），或阿司匹林，或者用冷敷、湿温敷或30％乙醇浴降温。

2. 高热惊厥：可予镇静、止惊等处理。

3. 咽痛：可含服咽喉片。

（三）抗病毒的中药

1. 抑制流感病毒的中药：有麻黄、桂枝、葛根、柴胡、藿香、贯众、川芎、黄精、鱼腥草、重楼、甘草、虎杖等。

2. 抑制疱疹病毒的中药：有黄芪、夏枯草、大黄、石苇、天花粉、牛膝、苍耳子、西洋参等。

3. 抑制柯萨奇病毒的中药：有山豆根、败酱草、乌药、淫羊藿、苦参等。

4. 能抑制3种病毒的中药：有黄芩、黄连、银花、连翘、鱼腥草、紫草、贯众、艾叶、败酱草、黄芪、甘草、淫羊藿、金樱子、蜂胶、乌药、青木香、虎杖、海藻、丝瓜藤、石榴皮等。另外，杏仁、银杏叶抑制EB病毒，大蒜抑制巨细胞病毒，苍术抑制腮腺炎病毒，黄连抑制沙眼病毒，白芍、丝瓜藤抑制口腔炎病毒等。

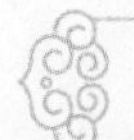

第九节　慢性阻塞性肺疾病

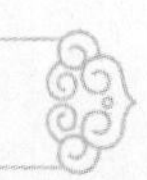

慢性阻塞性肺疾病简称慢阻肺（COPD），是一种破坏性的肺部疾病，是以不完全可逆的气流受限为特征的疾病，气流受限通常呈进行性发展并与肺对有害颗粒或气体的异常炎症反应有关。患病人数多，病死率高。由于其缓慢进行性发展，严重影响患者的劳动能力和生活质量。COPD患者在急性发作期过后，临床症状虽有所缓解，但其肺功能仍在继续恶化，并且由于自身防御和免疫功能的降低以及外界各种有害因素的影响，经常反复发作，而逐渐产生各种心肺并发症。本病相当于中医学的“喘证”与“肺胀”的范畴。国家标准《中医临床诊疗术语》的病名定义中，认为肺胀是继发于肺咳、哮病等之后的，以胸中胀闷、咳嗽咳痰、气短而喘为主要临床表现的肺系疾病。由于久咳、久喘、久哮、反复感受外邪，伤之于肺，呼吸功能紊乱，气窒于胸，滞留在肺，痰瘀互结气道肺管，致肺体胀满，缩张无力，失其敛降而成肺胀。病理因素主要为痰浊水饮与血瘀；肺气郁滞，脾之健运失调，津液不化，凝聚成痰。渐因肺虚不能气化津液，脾虚无力转输，肾虚无力蒸化，而致痰浊潴留更甚，咳喘持续难愈而成肺胀。病机关键主要为痰浊水饮与瘀血互为影响，兼见同病。病理性质有虚实两方面，有邪者为实，因邪壅于肺，宣降失司。无邪者属虚，因肺不主气，肾失摄纳。本病发作时则多以本虚标实为主。病位首先在肺，继则影响脾肾，后期病及于心。

一、辨证论治

（一）痰热郁肺证

[临床表现] 咳嗽，咳痰色黄、黏稠难咳出，喘息气粗，烦躁胸满，目睛胀突，身热微恶寒口渴欲饮，溲黄便干，舌红苔黄燥或黄腻，脉数或滑数。

[治法] 清热化痰，宣肺平喘。

［处方］麻杏石甘汤合桑白皮汤加减：麻黄、甘草、半夏各 6 g，石膏 15 g，杏仁、桑白皮、紫苏子、浙贝母、黄芩、栀子各 10 g，黄连 6 g。水煎服。痰热内盛，痰黏难咳出者，加鱼腥草 15 g，瓜蒌皮 10 g；痰鸣喘息不得卧者，加射干、葶苈子各 10 g。

（二）表寒内饮证

［临床表现］咳逆喘满，不能平卧，短气，痰多呈泡沫状，白而稀，胸部胀满，口不干或口干而不欲饮，全身酸痛，恶寒发热无汗，面色紫暗，舌体胖大，舌质暗淡，舌苔白滑，脉浮紧。

［治法］解表散寒，温肺化饮。

［处方］小青龙汤加减：炙麻黄、桂枝各 9 g，细辛、干姜、甘草、五味子各 6 g，芍药、制半夏各 10 g。水煎服。咳嗽剧烈，不能平卧者，加射干、款冬花各 10 g；烦躁而喘，脉浮，加石膏 20 g。

（三）肺肾气虚证

［临床表现］满闷，心悸，咳嗽，吐清稀白泡沫痰，形寒肢冷，夜尿频数，重者唇青面紫，面色晦暗自汗出，舌质淡或紫暗，苔白润，脉沉细无力或结代。

［治法］补肺纳肾，降气平喘。

［处方］平喘固本汤合补肺汤加减：党参、黄芪各 15 g，五味子、磁石各 6 g，冬虫夏草 3 g，核桃仁 12 g，沉香、紫苏子、款冬花、法半夏、橘红、桑白皮、紫菀各 10 g。水煎服。颈脉动甚，面唇青紫者，加当归、丹参各 10 g。

（四）阳虚水泛证

［临床表现］面目双下肢浮肿，甚则全身浮肿，腹部满胀有水，尿少，心悸，咳喘不能平卧，咳痰清稀，畏寒肢冷，面唇紫暗，舌胖，苔白腻，脉沉细。

［治法］温肾健脾，化饮利水。

［处方］真武汤合五苓散加减：炮附子、生姜、桂枝各 6 g，白术、茯苓、白芍、猪苓、泽泻各 10 g。水煎服。心悸喘满，倚息不得卧者，加沉香、葶苈子各 10 g。

二、临证备要

（一）鉴别诊断

1. 支气管哮喘：早年发病（通常在儿童期）；每日症状变化快；夜间和清晨症状明显；也可有变应性鼻炎和/或湿疹史；哮喘家族史；气流受限大多可逆。

2. 充血性心力衰竭：听诊肺基底部可闻小水泡音；胸部 X 线片示心脏扩大、肺水肿；肺功能测定示限制性通气障碍（而非气流受限）

3. 支气管扩张症：咳大量脓痰；常伴有细菌感染；大水泡音、杵状指；X 线胸片或 CT 示支气管扩张、管壁增厚。

4. 闭塞性细支气管炎发病年龄较轻，且不吸烟；可能有类风湿关节炎病史或烟雾接触史、CT 片示在呼气相显示低密度影。

（二）对症治疗

1. 咳嗽、咳痰：应用抗氧化剂如 N-乙酰半胱氨酸、羧甲司坦等可稀化痰液，使痰液容易咳出。也可雾化吸入，促进痰液稀释然后咳出。

2. 缺氧：如有呼吸衰竭建议长期低流量吸氧，每日超过 15 小时。吸氧目标是维持血氧饱和度达 88％～92％。

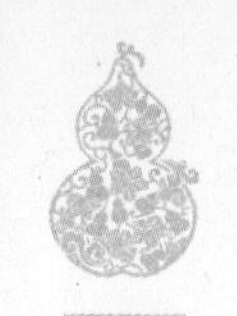

3. 感染：抗感染药以下3种情况需要使用。呼吸困难加重，痰量增多，咳脓痰；脓痰增多，并有其他症状；需要机械通气。抗感染治疗应根据痰培养及药敏试验选用敏感抗生素抗感染治疗。

（三）治疗慢性阻塞性肺病的中药

1. 抗感染的中药：有板蓝根、大青叶、金银花、野菊花、紫花地丁、穿心莲、黄芩、黄连、连翘、鱼腥草、紫草、贯众等。

2. 舒张支气管平喘的中药：有麻黄、杏仁、射干、贝母、瓜蒌皮、前胡、人参、蛤蚧等。

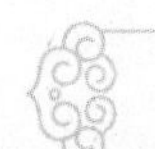

第十节　支气管哮喘

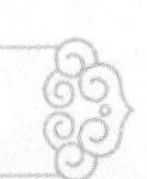

支气管哮喘（简称哮喘），是呼吸道的一种慢性变态反应性炎症性疾病。它是由嗜酸性粒细胞、肥大细胞和T淋巴细胞等多种炎性细胞参与的呼吸道炎症。这种炎性使易感者对各种激发因子具有呼吸道高反应性和广泛的、可逆性气流阻塞。临床上表现为反复发作性的喘息、呼气性呼吸困难、胸闷或咳嗽等症状，常在夜间和/或清晨发作、加剧，常出现广泛多变的可逆性气流受限，多数患者可自行缓解或治疗后缓解。目前，多数认为哮喘与变态反应、呼吸道炎性、呼吸道反应性增高及神经等因素相互作用有关。主要病理变化是呼吸道上皮炎性细胞浸润，支气管平滑肌肥厚，黏膜及黏膜下血管增生，黏膜水肿，上皮脱落，基膜显著增厚。根据支气管哮喘的临床特征，中医学称为“哮病”。古时也有“哮吼”“哮喘”等病名。哮病之名首见于《证治汇补·哮病》。在国家标准《中医临床诊疗术语》的病名定义中指出：哮病多因感受外邪，或饮食情志等失调，诱动内伏于肺的痰饮，痰气阻塞，使肺气不得宣降，以突然出现呼吸喘促，喉间哮鸣有声为主要表现的肺系发作性疾病。本病总属正虚邪实，缓解期以正虚为主。邪实主要为痰浊内停，久病则可有瘀血的病机存在。正虚可表现为肺虚、脾虚、肾虚。

一、辨证论治

（一）发作期

1. 寒哮：

[临床表现] 呼吸急促，喉中哮鸣有声，胸膈满闷如塞，咳不甚，痰少咳吐不爽，面色晦暗带青，口不渴，或渴喜热饮，天冷或受寒易发，形寒怕冷，舌苔白滑紧，脉弦紧或浮紧。

[治法] 宣肺散寒，化痰平喘。

[处方] 射干麻黄汤加减：射干、半夏、紫菀、款冬花各10 g，炙麻黄、干姜、五味子各5 g，细辛、甘草各3 g。水煎服。咳甚者，加杏仁10 g；喘重者，加地龙6 g；痰涌喘逆不得卧者，加葶苈子10 g。

2. 热哮：

[临床表现] 气粗息涌，喉中哮鸣，胸高胁胀，咳呛阵作，咳痰色黄或白，黏浊稠厚，排吐不利，烦闷不安，汗出，面赤，口苦，口渴喜饮，舌质红，苔黄腻，脉弦滑或滑数。

[治法] 清热宣肺，化痰定喘。

[处方] 定喘汤加减：桑白皮、黄芩、款冬花各15 g，杏仁、紫苏子、半夏、白果各

10 g，炙麻黄、甘草各 6 g。水煎服。发热甚者，加金银花、连翘各 10 g；口渴者，加天花粉 10 g；痰黏难咳出者，加海浮石、海蛤壳各 10 g。

3. 风痰哮：

[临床表现] 喉中痰涎壅盛，声如拽锯，或鸣声如吹哨笛，喘急胸满，但坐不得卧，咳痰黏腻难出，或为白色泡沫痰液，无明显寒热倾向，面色青暗，起病多急，常倏忽来去。舌苔厚浊，脉滑实。

[治法] 祛风涤痰，降气平喘。

[处方] 二陈汤合三子养亲汤加减：半夏、陈皮、甘草、紫苏子、白芥子、莱菔子各 10 g，茯苓 20 g。水煎服。痰多色黄而稠者，加连翘、黄芩各 10 g；咳逆甚者，加郁金 9 g，川楝、沉香各 6 g。

（二）缓解期

1. 肺虚：

[临床表现] 气短声低，咳痰清稀色白，平素自汗，怕风，常易感冒，每因气候变化而诱发，发前喷嚏频作，鼻塞流清涕，舌淡苔白，脉细弱或虚大。

[治法] 补肺固卫。

[处方] 补肺散加减：人参 30 g，桑白皮 60 g，五味子、款冬花各 15 g，蛤蚧 1 对。水煎服。怕冷畏风明显者，加桂枝 12 g，白芍 15 g，生姜 10 g，大枣 5 枚。气阴两虚者，加党参 20 g，麦冬 12 g，玉竹 18 g，北沙参 15 g。

2. 脾虚：

[临床表现] 平素痰多，倦怠无力，食少便溏，或食油腻易腹泻，每因饮食不当而引发，面色萎黄不华，舌质淡，苔薄腻或白滑，脉象细软。

[治法] 健脾化痰。

[处方] 六君子汤加减：党参 30 g，茯苓 15 g，陈皮 12 g，白术、半夏各 10 g，甘草 6 g。水煎服。腹胀较甚者，加枳壳、木香各 10 g；食欲不振者，加麦芽、谷芽各 15 g，神曲 6 g；形寒肢冷便溏甚者，加桂枝 10 g，干姜 6 g。

3. 肾虚：

[临床表现] 平素短气息促，动则为甚，吸气不利，腰酸腿软，头晕耳鸣，劳累后哮喘易发；或畏寒肢冷，面色苍白，舌淡苔白，质胖嫩，脉象沉细。或颧红，烦热，汗出黏手舌红苔少，脉细数。

[治法] 补肾摄纳。

[处方] 金匮肾气丸加减：熟地黄 15 g，山药、牡丹皮、泽泻各 10 g，茯苓 12 g，茱萸、五味子各 6 g。水煎服。偏于肾阴虚者，加知母、黄柏、枸杞子各 12 g；偏阳虚者，加熟附子、肉桂各 10 g，杜仲 15 g。

二、临证备要

（一）鉴别诊断

1. 心源性哮喘：是指由于左心衰引起肺血管外液体量过度增多甚至渗入肺泡而产生的哮喘。临床表现为呼吸困难、发绀、咳嗽、咳白色或粉红色泡沫痰，与支气管哮喘症状相似。但心源性哮喘多有高血压、冠状动脉粥样硬化性心脏病、风湿性心脏病二尖瓣狭窄等病史和体征，两肺不仅可闻及哮鸣音，尚可闻及广泛的水泡音；左心界扩大，心率增快，心尖部可闻及奔马律；影像学表现为以肺门为中心的蝶状或片状模糊阴影。鉴别

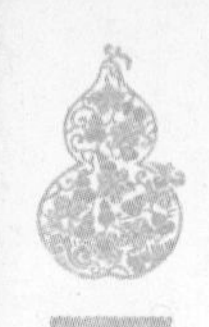

困难者，可先静脉注射氨茶碱或雾化吸入β受体激动药，待症状缓解后再做进一步的检查。注意，此时忌用肾上腺素和吗啡，以免抑制呼吸，造成生命危险。

2. 喘息型慢性支气管炎：多见于老年人，喘息常年存在，并伴有慢性咳嗽、咳痰，有加重期，有肺气肿体征，两肺常可闻及水泡音和哮鸣音。

3. 支气管肺癌：中央型支气管肺癌肿瘤压迫支气管，引起支气管狭窄或伴有感染时，亦可出现喘鸣音或哮喘样呼吸困难，但肺癌的呼吸困难及喘鸣症状呈进行性加重，常无明显诱因，咳嗽咳痰，痰中带血。痰中查找癌细胞、胸部X线摄片、CT、MRI或纤维支气管镜检查可明确诊断。

4. 肺嗜酸粒细胞浸润症：包括热带性嗜酸粒细胞增多症、肺嗜酸粒细胞增多性浸润、外源性变态反应性肺泡炎和变态反应性支气管肺曲菌病等。患者临床症状较轻，哮喘伴有发热，胸部X线检查可见多发性、此起彼伏的淡薄斑片浸润影，临床表现可自行消失或再发，寄生虫、原虫、花粉、真菌、化学药品、职业粉尘等为常见的致病原，大多有接触史，肺组织活检有助于鉴别诊断。

（二）对症治疗

1. 喘息：可选用糖皮质激素吸入，常用药物有布地奈德、氟替卡松。吸入激素无效或短期需要加强治疗的患者可以选用糖皮质激素口服，常用药有泼尼松和泼尼松龙。重度或严重哮喘发作时应及早静脉给予激素。可选择琥珀酸氢化可的松，常用量100～400 mg/d。无激素依赖倾向者，可在短期（3～5日）内停药；有激素依赖倾向者应适当延长给药时间，症状缓解后逐渐减量，然后改口服喝吸入剂维持。

2. 咳嗽、咳痰：对于痰难咳出者可给予异丙托溴铵气雾剂化痰，每次喷25～75 μg，每日3次。

3. 缺氧：应给予低流量持续吸氧。

4. 感染：抗感染治疗应根据痰培养及药敏试验选用敏感抗生素抗感染治疗。

（三）治疗支气管哮喘的中药

1. 舒张支气管平滑肌的中药：有麻黄、洋金花、杏仁、白果、银杏叶、地龙、葶苈子、紫苏、浙贝母、半夏、石韦、旋覆花、鱼腥草、满山红、焊菜、人参、黄精、矮地茶、侧柏叶、筋骨草、茵陈、木香、青木香、厚朴。

2. 对呼吸中枢有镇静作用中药：有杏仁、桃仁、白果、枇杷叶、款冬花、百部、全蝎、瓜蒂、藜芦。

3. 解痉平喘的中药：有苦杏仁、款冬花、虎杖、百部、川贝母、枇杷叶、芫花、甘草、矮地茶、半夏、旋覆花、紫菀、前胡、桑白皮、马兜铃、知母、车前子、含羞草、鼠曲草、棉花根、北沙参、百合、天冬、麦冬等。

4. 化痰的中药：有桔梗、远志、艾叶、紫菀、半夏、水半夏、制南星、前胡、南沙参、瓜蒌皮、焊菜、紫花杜鹃、牡荆、宽叶杜香、生甘草、皂荚等。

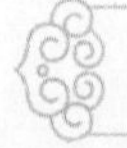

第十一节　肺　　炎

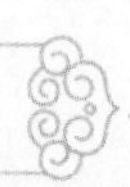

肺炎是由病原微生物（如细菌、病毒、真菌、支原体、衣原体、立克次体、寄生虫）或其他因素（如放射线、化学、免疫损伤、过敏及药物等）引起的肺实质炎症，包括终末呼吸道、肺泡腔及肺间质等在内。病原体在人体呼吸道防御功能和免疫力低下

时，进入呼吸道，滋生繁殖，引起肺组织充血水肿及细胞浸润等炎性改变。临床上由于致病因素的强弱不同，体质差异，其表现轻重不一，主要有发热、胸痛、咳嗽、心悸、气促、肺浸润、炎性体征和相应X线表现。肺炎种类繁多，一般按病理和解剖可分为大叶性肺炎、小叶性肺炎和间质性肺炎3种，按病因分类则可分为细菌性肺炎、病毒性肺炎、真菌性肺炎、支原体肺炎及其他病原体所致肺炎。根据本病的临床表现，它属于中医学“风温”“肺炎喘嗽”等范畴。其发病多因感受风邪和正气不足，风邪常夹寒、夹热，郁闭肺卫，入里化热，损伤气津，致痰内生，痰阻肺闭，宣肃失职。其病位在肺，可内窜心肝，后期常累及脾胃；主要病机为肺气郁闭，痰热壅肺。主要病理产物是痰热。在病程中，邪毒炽盛，还可波及营血，或邪毒内陷、心阳暴脱，或正虚邪恋、缠绵不愈等多种变化。

一、辨证论治

（一）风热犯肺证

[临床表现] 发病初起，发热重，恶寒轻，咳嗽咳痰不爽，痰黏稠色黄，无汗或少汗，口微渴，头痛，鼻塞。舌边尖红，苔薄黄，脉浮数。

[治法] 辛凉解表，清热化痰。

[处方] 桑菊饮加减：桑叶、菊花、连翘、杏仁、芦根各10 g，薄荷、桔梗各6 g，甘草3 g。水煎服。咽痛、声嘶者，加射干10 g，蝉衣6 g；发热甚者，加金银花、石膏各15 g，知母10 g。

（二）表寒肺热证

[临床表现] 咳嗽、气喘，痰黏而稠，咳痰不爽，恶寒身热，有汗或无汗，口渴。舌质红苔薄白或黄，脉浮数。

[治法] 解表散寒，清化痰热。

[处方] 加味麻杏石甘汤加减：麻黄、桔梗、甘草各6 g，生石膏60 g，杏仁、淡豆鼓、薄荷、牛蒡子、僵蚕各10 g，连翘、芦根各12 g。水煎服。大便秘结不通者，加大黄3 g，芒硝（冲服）6 g。

（三）痰热壅肺证

[临床表现] 咳嗽气喘，咳吐黄稠痰，寒热往来，或高热不退，胸部痞满，按之疼痛，口苦口渴，烦躁，小便黄赤，大便干燥。舌红，苔黄腻，脉弦数或滑数。

[治法] 清热解毒，宣肺化痰。

[处方] 柴胡陷胸汤加减：柴胡、法半夏、枳壳、桔梗各10 g，黄芩、黄连各6 g，瓜蒌12 g，生姜3片。水煎服。痰多、胸闷者，加胆南星6 g，浙贝母、杏仁各10 g；便秘者，加大黄6 g，芒硝（冲服）10 g。

（四）热闭心神证

[临床表现] 咳嗽，气喘息粗，痰多而稠，痰声漉漉，高热烦躁，神昏谵语，甚则四肢厥冷。舌红绛，苔黄腻，脉滑数。

[治法] 清心开窍。

[处方] 清营汤加减：水牛角、金银花各30 g，玄参、黄连、连翘、丹参各10 g，生地黄、麦冬各15 g，竹叶心3 g。水煎服。便秘者，加大黄6 g，枳实、芒硝（冲服）各10 g；痰涎壅盛者，加竹沥10 g；抽搐者，配服紫雪丹。

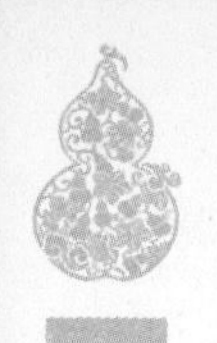

（五）邪盛正脱证

[临床表现] 高热骤降，大汗淋漓，面色苍白，四肢厥冷，神疲气短。舌淡青紫，脉微欲绝。

[治法] 祛邪扶正固脱。

[处方] 生脉散合参附汤加减：阴竭者，生脉散加味，西洋参、麦冬各 5 g，五味子、山茱萸各 10 g，煅龙骨、煅牡蛎各 30 g。水煎服。阳脱者，参附汤加味，人参、附子、麦冬、五味子各 10 g，煅龙骨、煅牡蛎各 30 g。水煎服。

（六）正虚邪恋证

[临床表现] 咳嗽声低，气短神疲，身热多汗，心胸烦闷，气逆欲呕，口渴喜饮或虚烦不眠，尿短黄，舌红少苔，脉虚数。

[治法] 益气养阴，润肺化痰。

[处方] 竹叶石膏汤加减：淡竹叶、人参、甘草各 6 g，石膏 20 g，麦冬 15 g，法半夏、粳米各 10 g。水煎服。余热未退者，可用沙参易人参；有痰者，加浙贝母 10 g。

二、临证备要

（一）鉴别诊断

1. 肺结核：浸润性肺结核与轻型肺炎相似，但前者发病缓慢，中毒症状相对较轻，可有反复咯血，病灶常位于肺尖，X 线检查其病灶有特征性。干酪性肺炎多有长期发热、乏力和消瘦，X 线呈大片密度增高阴影，其中有多个不规则的薄壁空洞，对侧肺常有播散病灶。痰结核分枝杆菌阳性，病程长，抗结核治疗有效。

2. 金黄色葡萄球菌肺炎：常发生于儿童或年老体弱者，中毒症状严重，身体其他部位有化脓性病灶，如疖、痈等；咳粉红色乳样或脓性痰；肺部 X 线检查具有特征性，常为多发性病灶，且在短期内变化很大，常迅速扩展，多并发气胸、脓胸；痰培养可发现凝固酶阳性的金黄色葡萄球菌。

3. 肺炎克雷伯菌肺炎：多见于年老体弱者，起病急骤，中毒症状重，咳砖红色胶冻样痰；严重者可有谵妄、黄疸、肺水肿、休克、呼吸衰竭等；X 线表现为肺叶实变，其中有蜂窝状透亮区，叶间隙下坠，痰涂片或培养可找到肺炎克雷伯菌。

4. 肺癌：患者年龄多较大，起病缓慢，常有刺激性咳嗽和少量咯血，无明显全身中毒症状，血白细胞计数不高，若痰中发现癌细胞可以确诊。肺癌可伴发阻塞性肺炎，若经有效抗生素治疗后肺部炎症迟迟不消散，或暂时消散后又复出现者，应密切随访，必要时进一步做 CT、MRI、纤维支气管镜检查、痰脱落细胞学检查等。

（二）对症治疗

1. 痰液难以排出：积极翻身拍背，促进痰液排出。

2. 感染：根据痰培养和药物敏感试验结果，选择敏感的抗感染药静脉给药进行抗感染治疗。病情稳定后可将静脉途径改为口服治疗。肺炎抗感染药疗程至少 5 日，多数患者要 7～10 日或更长疗程，体温正常 48～72 小时，无肺炎任何一项临床不稳定征象可停用抗感染药。

3. 重症肺炎：首选广谱的强力抗感染药，足量、联合用药。重症社区获得性肺炎选用 β-内酰胺类联合大环内酯类或氟喹诺酮类；青霉素过敏者用氟喹诺酮类和氨曲南。医院获得性肺炎可用氟喹诺酮类或氨基糖苷类联合抗铜绿假单胞菌 β-内酰胺类、广谱青霉素/β-内酰胺酶抑制药、碳青霉烯类的任何一种，必要时可联合万古霉素、替考拉宁或利奈唑胺。

（三）抗肺炎的中药

1. 广谱抗菌的中药：有大黄、黄连、黄连、黄柏、五倍子、穿心莲、地锦草、金银花、马齿苋、野菊花、车前草、白头翁等。

2. 抗肺炎链球菌的中药：有三七、黄芩、蒲公英、淫羊藿、夏枯草、半枝莲、侧柏叶、陈皮、仙鹤草、木瓜、菊花等。

3. 抗真菌的中药：有橘皮、决明子、自然铜、马齿苋、姜黄、凤仙花、大黄、茵陈等。

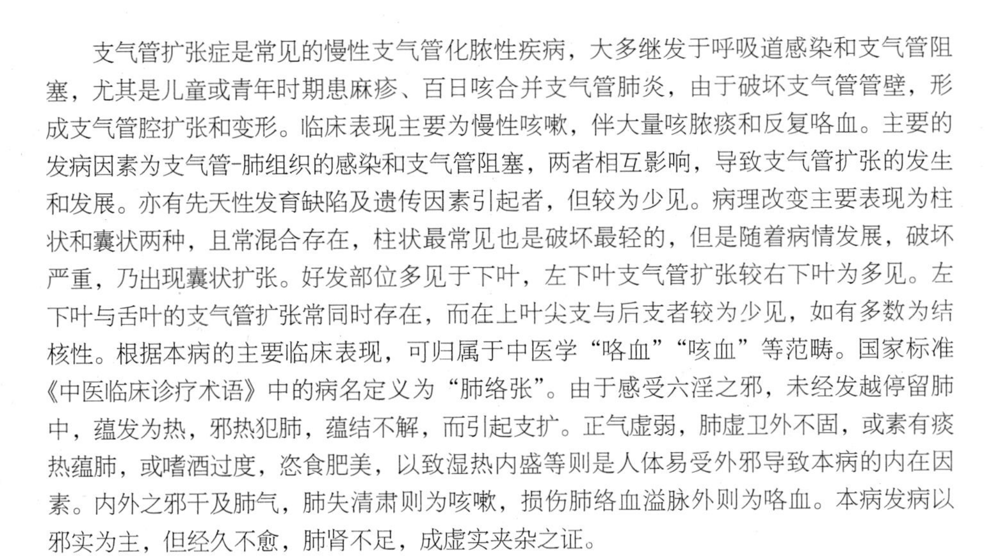

第十二节　支气管扩张症

支气管扩张症是常见的慢性支气管化脓性疾病，大多继发于呼吸道感染和支气管阻塞，尤其是儿童或青年时期患麻疹、百日咳合并支气管肺炎，由于破坏支气管管壁，形成支气管腔扩张和变形。临床表现主要为慢性咳嗽，伴大量咳脓痰和反复咯血。主要的发病因素为支气管-肺组织的感染和支气管阻塞，两者相互影响，导致支气管扩张的发生和发展。亦有先天性发育缺陷及遗传因素引起者，但较为少见。病理改变主要表现为柱状和囊状两种，且常混合存在，柱状最常见也是破坏最轻的，但是随着病情发展，破坏严重，乃出现囊状扩张。好发部位多见于下叶，左下叶支气管扩张较右下叶为多见。左下叶与舌叶的支气管扩张常同时存在，而在上叶尖支与后支者较为少见，如有多数为结核性。根据本病的主要临床表现，可归属于中医学“咯血”“咳血”等范畴。国家标准《中医临床诊疗术语》中的病名定义为“肺络张”。由于感受六淫之邪，未经发越停留肺中，蕴发为热，邪热犯肺，蕴结不解，而引起支扩。正气虚弱，肺虚卫外不固，或素有痰热蕴肺，或嗜酒过度，恣食肥美，以致湿热内盛等则是人体易受外邪导致本病的内在因素。内外之邪干及肺气，肺失清肃则为咳嗽，损伤肺络血溢脉外则为咯血。本病发病以邪实为主，但经久不愈，肺肾不足，成虚实夹杂之证。

一、辨证论治

（一）肺热壅盛证

[临床表现] 咯血鲜红或痰中带血，咳痰血相兼，咯吐脓痰，色黄或黄绿，胸满气急，咽痛口渴，或有发热，舌质红，苔薄黄，脉浮数。

[治法] 清热润肺，宁络止血。

[处方] 泻白散合泻心汤加减：桑白皮、地骨皮、金银花、连翘各 15 g，大黄、黄连、黄芩、紫珠草、仙鹤草、杏仁各 10 g，生石膏 30 g。水煎服。咯血甚，舌红降者，可白茅根、栀子、藕节各 10 g；咽痛者，加山豆根 10 g，玄参 12 g，或牛蒡子 10 g。

（二）肝火犯肺证

[临床表现] 咳嗽阵作，痰中带血，或咯血色鲜红，甚则从口中涌出，胸胁疼痛，烦躁易怒，目赤口苦。舌红，苔黄脉弦数。

[治法] 清肝泻火，凉血止血。

[处方] 黛蛤散合泻白散加减：青黛 6 g，海蛤粉、桑白皮各 9 g，地骨皮 15 g，黄芩、生地黄、栀子、牡丹皮、赤芍各 10 g。水煎服。咯血严重者，加血余炭、白及粉、生地黄

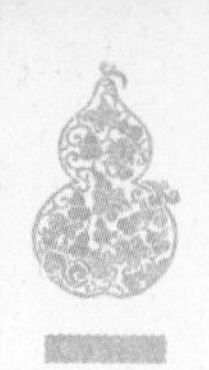

各 10 g；便秘者，加大黄、瓜蒌子各 6 g，枳实 10 g；口渴者，加麦冬、天花粉各 10 g；胁痛者，加龙胆 10 g，川楝、延胡索各 6 g。

（三）阴虚肺燥证

[临床表现] 咯血鲜红，咳嗽痰少，或干咳无痰，潮热盗汗，五心烦热，颧红，口燥咽干，舌红乏津，少苔或无苔，脉细数。

[治法] 滋阴润肺，宁络止血。

[处方] 百合固金汤加减：百合 12 g，桑白皮 15 g，浙贝母、白芍、白及各 6 g，天冬、生地黄、熟地黄、知母、黄芩、阿胶各 10 g，玄参、甘草各 3 g。水煎服。咯血不止者，加紫珠草 10 g；潮热不退者，加青蒿、鳖甲、地骨皮、白薇各 10 g。

（四）气不摄血证

[临床表现] 咳嗽，反复咯血，时轻时重，血色暗淡，神疲乏力，面色苍白，心悸气短，或肢冷畏寒，或动则气急，舌质淡，苔薄白，脉虚或芤，或细数无力。

[治法] 益气摄血。

[处方] 拯阳理劳汤加减：人参、阿胶、五味子各 15 g，炙黄芪 20 g，白术、全当归、陈皮、仙鹤草各 10 g，生甘草 5 g。水煎服。出血量多者，加白及、三七粉各 10 g；畏寒肢冷者，加炮姜 6 g，艾叶 10 g。

（五）瘀血阻滞证

[临床表现] 咯血迁延不愈，血色紫黑成块，胸胁闷胀，或刺痛，痛有定处，舌暗带有瘀斑，苔薄，脉细缓。

[治法] 活血化瘀止血。

[处方] 血府逐瘀汤合十灰散加减：桃仁 12 g，红花、丹参、牛膝、制大黄各 9 g，白芍、枳壳、侧柏炭各 6 g，苦桔梗 5 g，北柴胡、甘草各 3 g。水煎服。虚寒之体者，加紫苏叶炭和炮姜炭，或再配入人参、黄芪等。

二、临证备要

（一）鉴别诊断

1. 慢性支气管炎：多发生在中年以上的患者，在气候多变的冬、春季节咳嗽、咳痰明显，多为白色黏液痰，很少脓性痰。两肺底有散在细的干、湿啰音。

2. 肺脓肿：起病急，有高热、咳嗽、大量脓臭痰；X 线检查可见局部浓密炎症阴影，中有空腔液平。急性肺脓肿经有效抗生素治疗后，炎症可完全消退吸收。若为慢性肺脓肿则以往有急性肺脓肿的病史。

3. 肺结核：可有慢性咳嗽咳痰，但常有午后低热，盗汗，消瘦等全身结核中毒表现，痰量很少。病变多在上叶，体征为肺尖或锁骨下区轻度浊音和小水泡音。X 线检查可发现病灶，可有钙化，痰涂片可发现抗酸杆菌。

4. 先天性肺囊肿：X 线检查可见多个边界纤细的圆形或椭圆形阴影，壁较薄，周围组织无浸润。支气管造影可助诊断。

（二）对症治疗

1. 咳嗽、咳脓痰：稀释痰液，保持呼吸道通畅。祛痰药可选用氯化氨、溴已新等。

2. 咯血：大量咯血者禁食；小量咯血者进少量凉或温的流质饮食。药物可予止血敏、止血芳酸、垂体后叶素等。

（三）治疗支气管扩张的中药

1. 治疗咯血的中药：有大蓟、小蓟、地榆、侧柏叶、槐花等。

2. 抗肺炎克雷伯菌的中药：有艾叶、儿茶、牡丹皮、黄连、夏枯草、黄芩、菊花、丹参、甘草、薄荷、紫荆皮、地榆、岩白菜、余甘子、金银花、老鹳草、穿心莲等。

3. 抗铜绿假单胞菌的中药：有白头翁、黄芩、大蓟、穿心莲、鱼腥草、五味子、石榴皮等。

4. 化痰的中药：有桔梗、远志、艾叶、紫菀、半夏、水半夏、制南星、前胡、南沙参、瓜蒌皮等。

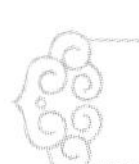

第十三节　呼吸衰竭

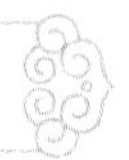

呼吸衰竭，是因各种原因引起呼吸功能严重障碍，使肺脏通气和/或换气功能不足，不能进行有效的气体交换，导致机体缺氧，或伴有二氧化碳潴留，从而产生一系列病理生理改变的临床综合征。其标准为在海平面、静息状态、呼吸空气的情况下，动脉血氧分压（PaO_2）$<$60 mmHg，伴或不伴有动脉血二氧化碳分压（$PaCO_2$）$>$50 mmHg。临床上称低 PaO_2 而 $PaCO_2$ 正常或降低的为Ⅰ型呼吸衰竭，低 PaO_2 和高 $PaCO_2$ 的为Ⅱ型呼吸衰竭。根据发病缓急，呼吸衰竭有急性和慢性两类。急性呼吸衰竭指呼吸功能原来正常，由于突发因素抑制呼吸，或呼吸功能突然衰竭，因机体不能很快代偿，需及时抢救，才能挽救生命。慢性呼吸衰竭多继发于慢性呼吸系统疾病，如慢性阻塞性肺病、重度肺结核等，其呼吸功能损害逐渐加重，虽有缺氧和/或二氧化碳潴留，但通过机体代偿适应，仍能坚持日常生活活动，称代偿性慢性呼吸衰竭。一旦并发呼吸道感染，或因其他原因增加呼吸生理负担，即出现严重缺氧、二氧化碳潴留和酸中毒的临床表现，称失代偿性慢性呼吸衰竭。中医学无呼吸衰竭之病名，其内容散见于喘证、肺胀、昏迷、闭脱等病证中。清代程杏轩《医述》提出“肺衰”之病名：“肺主皮毛，皱纹多且深，则肺衰矣。”因肺主气司呼吸，根据肺脏生理病理特点及呼吸衰竭的发病特征，中医学对本病以“肺衰”命名。肺衰指因肺脏的各种长期疾病，或因邪毒伤肺，或心、脑、肾等脏病变及肺，使肺气衰竭，不能吐故纳新，浊气痰瘀内阻，以喘息抬肩、唇紫、肢凉、咳逆痰塞为主要表现的一类危重急证。其病位在肺，与心、脑、肾、脾、大肠等脏腑密切相关，肺衰多属虚实错杂，本虚标实，其虚责之于肺、肾、心衰竭，其实责之于热毒、痰火。瘀血、水湿壅滞于肺。

一、辨证论治

（一）痰热壅肺证

[临床表现] 喘息抬肩，咳逆痰壅，痰多质稠色黄，咳痰不爽，咳引胸痛，面赤，口干欲饮，舌红，苔黄腻，脉滑数。

[治法] 清热化痰，泻肺平喘。

[处方] 清金化痰丸加减：瓜蒌子、浙贝母、茯苓、黄芩、栀子、麦冬各 9 g，知母、橘红、桔梗各 6 g，桑皮 12 g，甘草 3 g。水煎服。心慌喘咳，气短者，去茯苓，加太子参 15 g，麦冬、杏仁各 10 g。

（二）热壅肺胃证

[临床表现] 喘息抬肩，咳逆痰壅，胸部胀闷，喘不能卧，腹满便结，甚则谵语神昏，

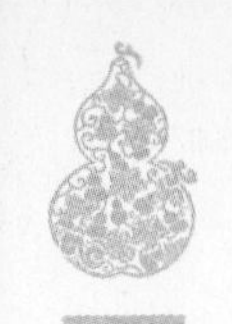

身热面赤，小便赤涩，舌绛，苔黄燥而有芒刺，脉沉实而数。

[治法] 清泻肺胃。

[处方] 大承气汤加减：大黄、枳实各 10 g，厚朴 15 g，芒硝 8 g。水煎服。痰热者，加瓜蒌 12 g，黄芩、竹茹各 10 g；血瘀者，加桃仁、红花各 10 g。

（三）热毒内陷证

[临床表现] 喘促息粗，鼻煽抬肩，痰声如锯，壮热烦渴，或神昏谵语，或见斑疹隐隐，苔黄舌绛，脉弦数。

[治法] 清热解毒，泻肺平喘。

[处方] 清瘟败毒饮：生石膏 20 g，生地黄、水牛角、黄连、淡竹叶、连翘各 10 g，栀子、黄芩各 12 g，知母、赤芍、玄参各 15 g，桔梗、牡丹皮各 6 g，甘草 3 g。水煎服。神昏谵语者，加菖蒲、郁金各 10 g；兼吐血者，加白及 6 g，茜草 10 g；大便秘结者，加大黄 6 g。

（四）水湿壅肺证

[临床表现] 喘促抬肩，不能平卧，咳嗽胸满，痰多如泡沫状，或为粉红色泡沫痰，烦躁心慌，汗出，尿少，舌淡胖，苔白滑，脉沉弦。

[治法] 泻肺去痰，利水平喘。

[处方] 葶苈大枣泻肺汤合小承气汤加减：葶苈子、厚朴各 15 g，大枣、大黄、枳实各 10 g。水煎服。兼血瘀者，加桃红四物汤或血府逐瘀汤化裁；小便不利者，加茯苓 15 g，桂枝、车前子各 10 g；兼心肾阳虚者，加真武汤化裁。

（五）痰瘀阻肺证

[临床表现] 喘促日久，不能平卧，喉间痰鸣，咳吐不爽，胸部膨满，胀闷如塞，唇青，舌质暗或暗紫，苔腻或浊腻，脉弦滑。

[治法] 涤痰祛瘀，泻肺平喘。

[处方] 涤痰汤合桂枝茯苓丸加减：制半夏、陈皮、枳实、牡丹皮、菖蒲、竹茹、桂枝、桃仁各 10 g，茯苓、白芍各 15 g，胆南星、生姜各 6 g，甘草 3 g。水煎服。兼胸闷胸痛者，加枳壳 10 g，瓜蒌 15 g；大便秘结者，加大黄 6 g，厚朴 10 g；气阴两虚者，加生脉散。

二、临证备要

（一）鉴别诊断

1. 心源性肺水肿：心源性肺水肿时的呼吸困难与体位有关，咯泡沫样血痰，用强心利尿药等治疗效果较好，肺水肿的水泡音多在肺底部。呼吸衰竭引起的呼吸困难多与体位关系不大，血气分析有低氧血症和 CO_2 潴留的表现。

2. 重症自发性气胸：如张力性气胸出现呼吸困难症状常突然发作，伴一侧胸痛，患者紧张，胸闷，甚至心率快、心律失常，强迫坐位，发绀，大汗，意识不清等。患侧有局部隆起，呼吸运动和语颤减弱，叩诊呈鼓音，听诊呼吸音减弱或消失。X 线检查显示气胸征为确诊依据。

3. 急性喉气管支管炎：多见于 6 个月至 3 岁之婴幼儿，几乎均由病毒引起，临床特征为声嘶、讲话困难、咳嗽，局部淋巴结肿大和触痛，可闻及喘息声。病情严重者出现呼吸困难、三凹征、呼吸过速、吸气喘鸣、发绀，甚至窒息。颈正位 X 线可见声门下气管壁之隆起部分消失。

（二）对症治疗

1. 呼吸困难：病情严重，神志尚清但不合作、昏迷或呼吸道大量分泌物的患者，应及时建立人工呼吸道。

2. 酸碱平衡失调和电解质紊乱：注意补液纠正酸碱平衡失调和电解质紊乱。

3. 低氧血症：应用呼吸兴奋剂，常用尼可刹米。严重的呼吸衰竭可以机械通气，替代呼吸肌使其休息，降低氧耗和 CO_2 产生。

4. 上消化道出血：呼吸衰竭需预防应激性溃疡，可常规给予西咪替丁或雷尼替丁口服预防上消化道出血。

（三）治疗呼吸衰竭的中药

1. 兴奋呼吸中枢的中药：有樟脑、人工麝香、蟾酥、野决明、山梗菜、麻黄、洋金花、艾叶、生姜、白芷、益母草、红花、天麻、独活、半边莲等。

2. 保护呼吸中枢、保护大脑的中药：有连翘、长春花、麻黄、洋金花、天麻等。

第十四节　心力衰竭

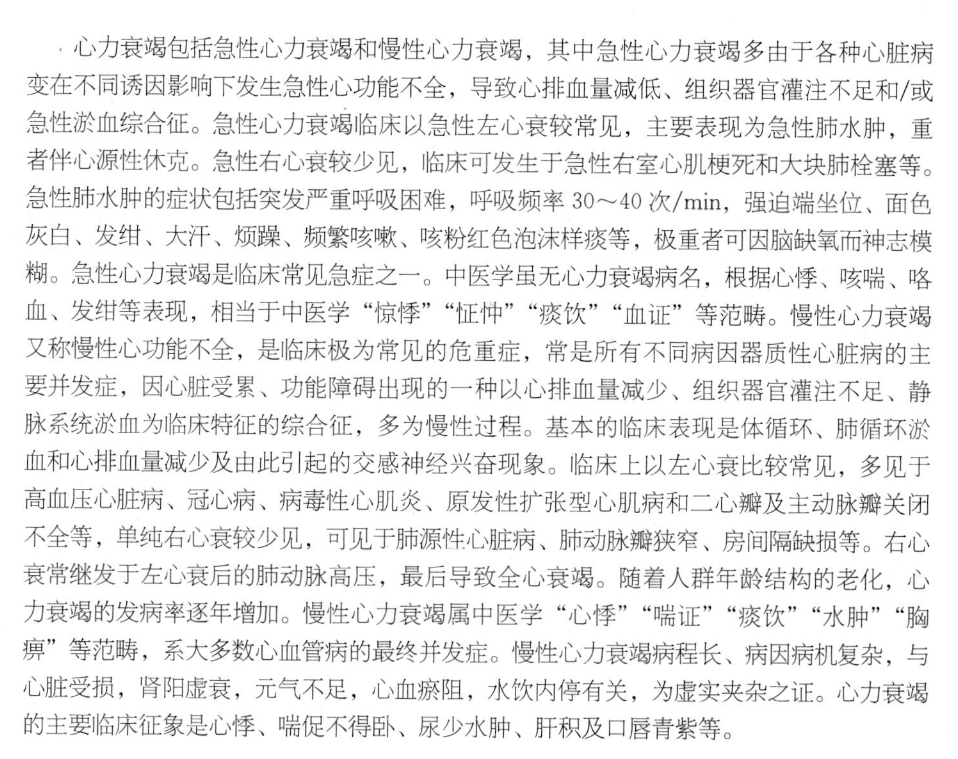

心力衰竭包括急性心力衰竭和慢性心力衰竭，其中急性心力衰竭多由于各种心脏病变在不同诱因影响下发生急性心功能不全，导致心排血量减低、组织器官灌注不足和/或急性淤血综合征。急性心力衰竭临床以急性左心衰较常见，主要表现为急性肺水肿，重者伴心源性休克。急性右心衰较少见，临床可发生于急性右室心肌梗死和大块肺栓塞等。急性肺水肿的症状包括突发严重呼吸困难，呼吸频率 30～40 次/min，强迫端坐位、面色灰白、发绀、大汗、烦躁、频繁咳嗽、咳粉红色泡沫样痰等，极重者可因脑缺氧而神志模糊。急性心力衰竭是临床常见急症之一。中医学虽无心力衰竭病名，根据心悸、咳喘、咯血、发绀等表现，相当于中医学“惊悸”“怔忡”“痰饮”“血证”等范畴。慢性心力衰竭又称慢性心功能不全，是临床极为常见的危重症，常是所有不同病因器质性心脏病的主要并发症，因心脏受累、功能障碍出现的一种以心排血量减少、组织器官灌注不足、静脉系统淤血为临床特征的综合征，多为慢性过程。基本的临床表现是体循环、肺循环淤血和心排血量减少及由此引起的交感神经兴奋现象。临床上以左心衰比较常见，多见于高血压心脏病、冠心病、病毒性心肌炎、原发性扩张型心肌病和二心瓣及主动脉瓣关闭不全等，单纯右心衰较少见，可见于肺源性心脏病、肺动脉瓣狭窄、房间隔缺损等。右心衰常继发于左心衰后的肺动脉高压，最后导致全心衰竭。随着人群年龄结构的老化，心力衰竭的发病率逐年增加。慢性心力衰竭属中医学“心悸”“喘证”“痰饮”“水肿”“胸痹”等范畴，系大多数心血管病的最终并发症。慢性心力衰竭病程长、病因病机复杂，与心脏受损，肾阳虚衰，元气不足，心血瘀阻，水饮内停有关，为虚实夹杂之证。心力衰竭的主要临床征象是心悸、喘促不得卧、尿少水肿、肝积及口唇青紫等。

一、辨证论治

（一）心肺气虚证

［临床表现］心悸，气短，乏力，活动后加重，神疲咳喘，面色苍白，舌质淡或边有齿痕，脉沉细或虚数。

［治法］益气养心。

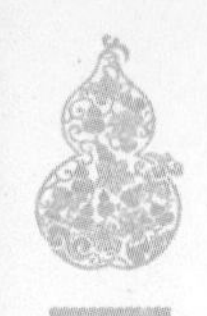

[处方] 养心汤加减：人参、当归、川芎、远志各 10 g，炒酸枣仁、生黄芪各 30 g，肉桂、五味子各 6 g，茯苓 20 g，茯神、柏子仁各 15 g。水煎取。水肿者，加用泽泻 20 g，车前子、冬瓜皮各 30 g；明显瘀血者，加用赤芍 10 g，丹参 20 g。

（二）气阴两亏证

[临床表现] 心悸，气短，疲乏，动则汗出，自汗或盗汗，头晕心烦，口干，面颧暗红，舌红少苔，脉细数无力或结代。

[治法] 益气敛阴。

[处方] 生脉散：太子参 18 g，麦冬、五味子各 9 g。水煎服。心动过速者，加玉竹、柏子仁、丹参，早搏脉促者，加珍珠层粉（冲服）2 g。心阴虚兼痰者，加瓜蒌、薤白；兼瘀者，酌加桃仁、红花或三七末（冲服）2 g。

（三）心肾阳虚症

[临床表现] 心悸，短气乏力，动则气喘，身寒肢冷，尿少浮肿，腹胀便溏，面色灰青，舌淡胖或有齿印，脉沉细或迟。

[治法] 温补心阳，安神定悸。

[处方] 温阳利水汤：制附子、干姜各 10 g，黄芪、白术、车前子、丹参各 15 g，茯苓 30 g，肉桂 6 g。水煎服。

（四）气虚血瘀证

[临床表现] 心悸气短，胸胁作痛，颈部青筋暴露，胁下痞块，下肢浮肿，面色晦暗，唇甲青紫，舌质紫暗或有瘀点、瘀斑，脉涩或结代。

[治法] 益气活血化瘀。

[处方] 补气活血汤：黄芪 20 g，延胡索 15 g，当归、丹参、桂枝、郁金、制香附、陈皮各 10 g。水煎服。

（五）脾虚湿困证

[临床表现] 心悸气短，脘腹痞闷，食欲缺乏，恶心呕吐，面目四肢轻度浮肿，大便溏薄，舌胖，苔白腻，脉濡。

[治法] 健脾化湿。

[处方] 大橘皮汤：橘皮、茯苓（去皮）、滑石各 30 g，木香 8 g，槟榔 9 g，茯苓（去皮）、泽泻、白术、官桂各 15 g，甘草 6 g。水煎服。

（六）阳虚水泛证

[临床表现] 心悸气喘或不得卧，咳吐泡沫痰，面肢浮肿，畏寒肢冷，烦躁出汗，颜面灰白，口唇青紫，尿少腹胀，或伴胸腔积液、腹水，舌暗淡或暗红，苔白滑，脉细促或结代。

[治法] 振奋心阳，化气行水。

[处方] 真武汤加减：制附子、人参、白术、泽泻、干姜各 15 g，桂枝 10 g，茯苓 25 g，益母草 20 g，葶苈子 30 g。水煎服。

（七）痰饮阻肺证

[临床表现] 心悸气急，咳嗽喘促，不能平卧，咳白痰或痰黄黏稠，胸脘痞闷，头晕目眩，尿少浮肿，或伴痰鸣，或发热口渴，舌暗淡或绛紫，苔白腻或黄腻，脉滑或滑数。

[治法] 泻肺祛痰，利水平喘。

[处方] 葶苈大枣泻肺汤加减：葶苈子 9 g，大枣 10 枚。水煎服。寒痰较重者，加干

姜、细辛；咳嗽喘促重者，加莱菔子、紫苏子；痰饮内蕴化热者，可改用清金化痰方合千金苇茎汤加减。

（八）阴竭阳脱证

［临床表现］心悸喘憋不得卧，呼吸气促，张口抬肩，烦躁不安，大汗淋漓，四肢厥冷，精神萎靡，颜面发绀，唇甲青紫，尿少或无尿，舌淡胖而紫，脉沉细欲绝。

［治法］回阳救逆。

［处方］回阳救急汤：制附子、白术各 15 g，肉桂 8 g，生晒参、五味子、炙甘草各 10 g，干姜 12 g。水煎服。

二、临证备要

（一）鉴别诊断

1. 左心衰与支气管哮喘的鉴别：心源性哮喘有心脏病史，多见于老年人，有心脏病症状及体征，发作时强迫端坐位，两肺以水泡音为主，可伴有哮鸣音，甚至咳粉红色泡沫痰；而支气管哮喘多见于青少年，有过敏史，咳白色黏痰，肺部听诊两肺满布哮鸣音。采用支气管扩张剂治疗有效则支持诊断支气管哮喘，对强心、利尿及扩血管药有效则支持心源性哮喘。

2. 右心衰与心包积液、缩窄性心包炎、肝硬化等引起的水肿和腹水的鉴别：心包积液、缩窄性心包炎可引起颈静脉充盈，静脉压增高，肝大，腹水；但心尖搏动弱，心音低，并有奇脉，超声心动图有助于鉴别。腹水也可由肝硬化引起，但肝硬化无颈静脉充盈和肝颈静脉反流征阳性。

（二）对症治疗

1. 低氧血症：鼻导管吸氧和面罩吸氧。鼻导管吸氧通常以 6～8 L/min 速度补氧。不适合鼻导管吸氧的患者可以面罩吸氧。

2. 镇静：小剂量吗啡 3～5 mg 静脉滴注减轻呼吸困难，改善肺淤血或肺水肿，减少心律失常加速扭转心力衰竭。

3. 便秘：预防便秘。酌情服用缓泻剂或温水洗肠。

4. 心力衰竭：可应用强心药、利尿药、血管扩张药等药物治疗。

（三）治疗心力衰竭的中药

增强心肌作用力的中药：有人参、五味子、茶叶、黄芪、太子参、党参、刺五加、麝香、冰片、苏合香、安息香、樟脑、马钱子、艾叶、白芷、薄荷、连翘等。

第十五节　心律失常

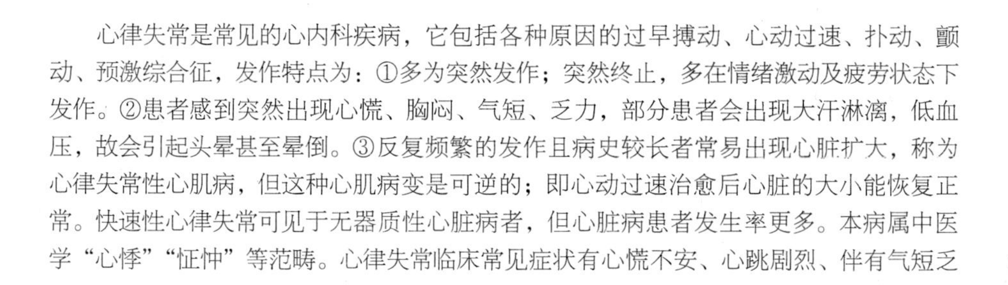

心律失常是常见的心内科疾病，它包括各种原因的过早搏动、心动过速、扑动、颤动、预激综合征，发作特点为：①多为突然发作；突然终止，多在情绪激动及疲劳状态下发作。②患者感到突然出现心慌、胸闷、气短、乏力，部分患者会出现大汗淋漓，低血压，故会引起头晕甚至晕倒。③反复频繁的发作且病史较长者常易出现心脏扩大，称为心律失常性心肌病，但这种心肌病变是可逆的；即心动过速治愈后心脏的大小能恢复正常。快速性心律失常可见于无器质性心脏病者，但心脏病患者发生率更多。本病属中医学“心悸”“怔忡”等范畴。心律失常临床常见症状有心慌不安、心跳剧烈、伴有气短乏

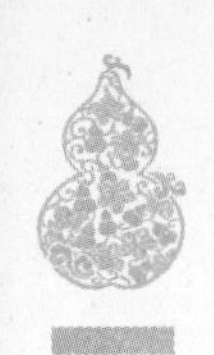

力、胸闷胸痛、汗出烦躁、头晕目眩、夜寐不安、舌质淡或暗红、有瘀点、瘀斑，苔薄白或少苔、黄腻，脉象多见促、结、代、数、疾、涩等。其病因有外邪入侵，情志失调，饮食不节损伤脾胃，劳倦内伤，先天禀赋不足、大病久病失养等。其病理特点离不开“虚”“瘀”“痰”“热”。

一、辨证论治

（一）气血两虚证

[临床表现] 心悸短气，活动尤甚，眩晕乏力，面色无华，舌质淡、苔薄白、脉细弱。

[治法] 补血养心，益气安神。

[处方] 归脾汤加减：白术 15 g，茯神、龙眼肉、黄芪、酸枣仁各 12 g，人参 9 g，炙甘草 5 g，远志肉、木香各 8 g，当归 10 g，生姜 5 片，大枣 2 枚。水煎服。

（二）气阴两虚证

[临床表现] 心悸短气，头晕乏力，胸痛胸闷，少气懒言，五心烦热，失眠多梦，舌质红，少苔，脉虚数。

[治法] 益气养血，活血安神。

[处方] 炙甘草汤、生脉散、天王补心丹、五味子汤加味：人参（或党参 30 g）、五味子各 9 g，麦冬 10 g，知母 12 g，石菖蒲、当归各 15 g。水煎服。

（三）阴虚火旺证

[临床表现] 心悸不宁，心烦少寐，头晕目眩，手足心热，耳鸣腰酸，舌质红，苔少，脉细数。

[治法] 滋阴清火，养心安神。

[处方] 黄连阿胶汤、二阴煎加味：黄连 12 g，黄芩、芍药、酸枣仁各 6 g，鸡子黄 2 枚，甘草 3 g，阿胶、生地黄、麦冬、茯苓各 9 g。水煎服。

（四）心阳不足证

[临床表现] 心悸不安，胸闷气短，面色苍白，形寒肢冷，舌质淡白，脉象虚数或淡白。

[治法] 温补心阳，安神定悸。

[处方] 参附汤合桂枝甘草龙骨牡蛎汤加减：桂枝、麦冬、枸杞子各 10 g，附片、人参、煅龙骨、煅牡蛎各 15 g，黄芪 30 g，炙甘草 5 g。水煎服。形寒肢冷，下肢水肿者，合用真武汤；头晕目眩，恶心呕吐者，加茯苓、半夏、陈皮各 10 g；兼有伤阴者，加麦冬、玉竹、五味子。

（五）心脉瘀阻证

[临床表现] 心悸不安，胸闷不舒，心痛时作，或见口唇青紫或瘀斑，脉涩或结代。

[治法] 理气活血，化瘀通络。

[处方] 桃仁红花煎加减：桃仁、生地黄各 20 g，红花、当归、川芎各 10 g，赤芍 15 g。水煎服。畏寒，四肢不温者，加桂枝、檀香、降香各 6 g；胸满闷痛，苔浊腻者，加瓜蒌、薤白、半夏各 10 g，宽胸化痰；胸痛较甚者，加乳香、没药、五灵脂各 6 g。

（六）水饮凌心证

[临床表现] 心悸眩晕，胸脘痞闷，形寒肢冷，舌淡苔白，脉象虚弱或沉细而数。

[治法] 振奋心阳，化气行水。

[处方] 苓桂术甘汤合真武汤加减：茯苓 15 g，白术、附片、桂枝、杏仁各 10 g，泽泻 20 g，白芍 12 g，炙远志 6 g。水煎服。水饮上逆，恶心呕吐者，加半夏、陈皮、生姜各 10 g。

（七）痰火扰心证

[临床表现] 心悸时发时止，胸闷烦躁，失眠多梦，口干口苦，大便秘结，小便黄赤，舌苔黄腻，脉象弦滑。

[治法] 清热化痰，宁心安神。

[处方] 黄连温胆汤加减：黄连、枳实、半夏、橘红、生姜各 6 g，甘草 3 g，竹茹 12 g，茯苓 10 g。水煎服。热象明显者，加黄芪、栀子；大便秘结者，加瓜蒌、大黄；惊悸不安者，加生龙骨、生牡蛎、珍珠母各 15 g；火郁伤阴加生地黄、麦冬、玉竹。

二、临证备要

（一）鉴别诊断

1. 心房颤动：心房颤动时心房激动的频率达 300～600 次/min，心搏频率往往快而且不规则，有时候可达 100～160 次/min，不仅比正常人心搏快得多，而且绝对不整齐，心房失去有效的收缩功能。心房颤动患病率还与冠心病、原发性高血压和心力衰竭等疾病有密切关系。

2. 室性早搏：当室性早搏频发时，可使心排血量下降及重要器官灌注减少，可有心悸、胸闷、乏力、头昏、出汗、心绞痛或呼吸困难等症状。听诊时可听到突然提前出现心搏，第一心音较正常响亮，第二心音微弱或听不到，随后有较长的代偿间歇。脉诊可以触到提前出现的微弱脉搏，随后有一较长的代偿间歇。

3. 阿-斯综合征：即心源性脑缺血综合征，是指突然发作的严重的、致命性缓慢性或快速性心律失常，使心排血量在短时间内锐减，产生严重脑缺血、神志丧失和晕厥等症状。阿-斯综合征是一组由心率突然变化而引起急性脑缺血发作的临床综合征。

（二）对症治疗

1. 快速心律失常：选用减慢传导和延长不应期的药物，如自主神经兴奋剂（新斯的明、洋地黄制剂）、拟交感神经药间接兴奋自主神经（甲氧明、苯福林）或抗心律失常药。非药物治疗包括机械方法兴奋自主神经，心脏起搏器，电复律，电除颤，电消融，射频消融和冷冻或激光消融以及手术治疗。

2. 心室颤动：①直流电复律和除颤为治疗心室扑动和心室颤动的首选措施，应争取在短时间内（1～2 分钟）给予非同步直流电除颤，一般用 300～400 J 电击若无效可静脉或气管注入、心内注射肾上腺素或托西溴苄铵（溴苄胺）或利多卡因，再行电击，可提高成功率。②药物除颤，利多卡因静脉注射或普鲁卡因胺。若是洋地黄中毒引起心室颤动，应用苯妥英钠静脉注射。③经上述治疗恢复自主心律者，可持续静脉滴注利多卡因或普鲁卡因胺维持。此外，托西溴苄铵（溴苄胺）、索他洛尔、胺碘酮静脉滴注，也有预防心室颤动良好疗效。洋地黄中毒者可给苯妥英钠。

3. 心房颤动：对于新发心室颤动因其在 48 小时内的自行复窦的比例很高，可先观察，也可采用普罗帕酮或氟卡胺顿服的方法。心室颤动已经持续大于 48 小时而小于 7 日者，能用静脉药物转律的有氟卡胺、多非利特、普罗帕酮、伊布利特和胺碘酮等，成功率达 50%。心室颤动发作持续时间超过 1 周（持续性心室颤动）药物转律的效果大大降低，常用和证实有效的药物有胺碘酮、伊布利特、多非利特等。

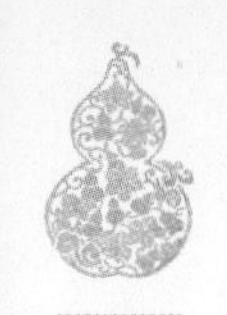

（三）抗心律失常的中药

调节心肌收缩力、抗心律失常的中药：有苦参、延胡索、人参、麦冬、炙甘草、远志、仙鹤草、川芎、延胡索、白芍、连翘、茯苓等。

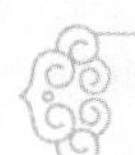

第十六节　原发性高血压

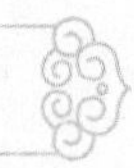

原发性高血压又称高血压病，是指成人（≥18 岁）在安静状态下，动脉收缩压≥140 mmHg（18.7 kPa）和/或舒张压≥90 mmHg（12.0 kPa）。在绝大多数患者中，高血压的病因不明，称之为原发性高血压，占总高血压着的 95%以上；在不足 5%患者中，血压升高是某些疾病的一种临床表现，本身有明确而独立的病因，称为继发性高血压。患者除了可引起高血压本身有关的症状以外，长期高血压还可成为多种心脑血管疾病的重要危险因素，并影响重要脏器如心、脑、肾的功能，最终可导致这些器官的功能衰竭。本病属中医学“眩晕”“头痛”等范畴。其病程长久，病情缠绵，致病因素多为情志刺激，五志过极，恼怒忧思，持续精神紧张，或饮食失节，嗜好烟酒辛辣，肥甘厚腻，或房劳精伤及先天不足遗传等，诸多因素相互作用，引起人体阴阳失调，气血紊乱而发生本病。其舌、脉、症常表现为寒热相兼，虚实同见，错综复杂。根据长期临床观察，本病多发于肝肾阴虚，肝阳偏亢、脾气亏虚，痰湿壅盛之体。辨证以虚实为主，实者多责之于肝，虚者多责之于脾肾，早期多实，中期多虚中夹实，后期多虚证。偏于实者，多由素体阳盛，肝气偏激，或七情所伤，忧郁恼怒过度，使脏腑功能失调，气血逆乱，以致肝失疏泄，阳热亢盛，或化火、生风，或伤阴、耗血，或气郁、致瘀，或酿痰、生湿，形成以肝火内炽、肝阳上亢为主，兼夹风、火、痰、气、瘀等以实为主的证型。偏于虚者，多因年高体衰，脾气不足，肾精亏虚，虚阳失潜，或阴虚及阳，以致阴阳失衡，水火不济，形成以阴虚阳亢、阴阳两虚为主，兼夹痰浊上逆、阳虚水泛等以虚为主的证型。

一、辨证论治

（一）肝阳上亢证

[临床表现] 血压升高兼见眩晕，伴头目胀痛、面红耳赤、烦躁易怒、舌红苔黄、脉弦数。

[治法] 平肝潜阳、滋养肝肾。

[处方] 天麻钩藤饮加减：天麻、钩藤、丹参、瓜蒌、赤芍、丝瓜络各 15 g，郁金、菊花各 10 g，地龙、珍珠母、菖蒲、红花各 5 g。水煎服。

（二）肝肾阴虚证

[临床表现] 血压升高兼见眩晕，伴头痛耳鸣、腰膝酸软、舌红少苔、脉细数。

[治法] 滋补肝肾、养阴填精。

[处方] 杞菊地黄丸加减：枸杞子、菊花、生地黄、熟地黄、山药、酸枣皮、茯苓、泽泻、牡丹皮、天冬、麦冬、石斛各 10 g。水煎服。

（三）阴阳两虚证

[临床表现] 血压升高兼见头晕目眩、心悸失眠、腰腿酸软、畏寒肢冷、小便清长、舌淡、脉沉细。

[治法] 滋阴助阳。

［处方］金匮肾气丸加减：桂枝、泽泻、山药、山茱萸、牡丹皮、茯苓各 10 g，附子 6 g，熟地黄 20 g。水煎服。

（四）痰浊中阻证

［临床表现］血压升高兼见头晕头胀，沉重如裹，胸闷多痰，肢体沉重麻木，苔腻，脉滑。

［治法］化痰祛湿、健脾和胃。

［处方］半夏白术天麻汤加减：法半夏、陈皮、地龙、僵蚕、白术、天麻各 10 g，丹参、钩藤、泽泻各 15 g，珍珠母 30 g。水煎服。

二、临证备要

（一）鉴别诊断

1. 慢性肾脏疾病：慢性肾小球肾炎、慢性肾盂肾炎、多囊肾和糖尿病肾病等均可引起高血压。这些疾病早期均有明显的肾脏病变的临床表现，在病程的中后期出现高血压，至终末期肾病阶段高血压几乎都和肾功能不全相伴发，因此，根据病史、尿常规和尿沉渣细胞计数不难与原发性高血压的肾脏损害相鉴别。肾穿刺病理检查有助于诊断慢性肾小球肾炎；多次尿细菌培养和静脉肾盂造影对诊断慢性肾盂肾炎有价值。糖尿病肾病者均有多年糖尿病病史。

2. 嗜铬细胞瘤：90％的嗜铬细胞瘤位于肾上腺髓质，右侧多于左侧。交感神经节和体内其他部位的嗜铬组织也可发生此病。肿瘤释放出大量儿茶酚胺，引起血压升高和代谢紊乱。高血压可为持续性，亦可呈阵发性。阵发性高血压发作的持续时间从十多分钟至数日，间歇期亦长短不一。发作频繁者一日可数次。发作时除血压骤然升高外，还有头痛、心悸、恶心、多汗、四肢冰冷和麻木感、视力减退、上腹或胸骨后疼痛等。典型的发作可由于情绪改变如兴奋、恐惧、发怒而诱发。年轻人难以控制的高血压，应注意与本病相鉴别。本病如表现为持续性高血压则较难与原发性高血压相区别。血和尿儿茶酚胺及其代谢产物的测定、酚妥拉明试验、胰高糖素激发试验、可乐宁抑制试验、灭吐灵试验等药物试验有助于作出诊断。

3. 原发性醛固酮增多症：病因为肾上腺皮质醛固酮瘤或增生所致的醛固酮分泌过多，典型的症状和体征如下：①轻至中度高血压；②多尿尤其夜尿增多、口渴、尿相对密度下降、碱性尿和蛋白尿；③发作性肌无力或瘫痪、肌痛、搐搦或手足麻木感等。凡高血压者合并上述 3 项临床表现，并有低钾血症、高血钠性碱中毒而无其他原因可解释的，应考虑本病之可能。实验室检查可见血和尿醛固酮升高，肾移植配型抗体（PRA）降低。

4. 肾动脉狭窄：是继发性高血压的常见原因之一。肾动脉狭窄使肾血流量减少，激活肾素-血管紧张素-醛固酮系统（RAAS），导致交感神经系统激活、水潴留、前列环素和一氧化氮水平降低，从而发生高血压。引起肾动脉狭窄的主要病因为多发性大动脉炎、动脉粥样硬化和纤维肌性增生不良。有以下临床状况应考虑本症可能：突发的高血压尤其女性 30 岁以前（病因为纤维肌性增生不良）或男性 50 岁以后（病因为动脉粥样硬化），进展性或难治性高血压，腹部或肋脊角连续性或收缩期杂音，伴周围血管疾病，不能解释的或 ACEI 应用后的氮质血症，不能解释的低钾血症，以及单侧肾缩小＞1.5 cm，此外还有动脉粥样硬化的易患因素如年龄、吸烟、高脂血症、糖尿病等。如临床上高度怀疑本症，应做进一步检查，包括：①超声检查，双功能多普勒结合 B 超和多普勒，敏感性和特异性均在 80％以上；②核素检查，应用卡托普利后做肾图检查或肾动态扫描，诊断

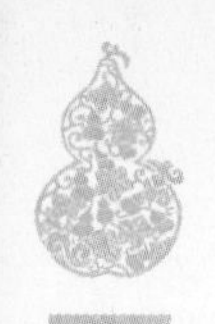

本症敏感性和特异性可达70%～98%；③CT或磁共振血管成像术，其敏感性和特异性达90%以上；④肾动脉造影，这是确诊肾动脉狭窄的“金标准”。

（二）对症治疗

1. 高血压：高危、极高危或3级高血压患者，应立即开始降压药物治疗。确诊的2级高血压患者，应考虑开始药物治疗；1级高血压患者，可在生活方式干预数周后，血压仍≥140/90 mmHg时，再开始降血压药治疗。常用降血压药包括钙通道阻滞药、血管紧张素转换酶抑制药（ACEI）、血管紧张素受体阻滞药（ARB）、利尿药和β受体阻滞药5类。降压治疗的药物应用应遵循以下4项原则，即小剂量开始，优先选择长效制剂，联合应用及个体化。

2. 头痛、头晕：关键是控制血压，可以配合服用改善脑循环的药物如长春西汀等。

3. 心律失常：早期、持续、系统的降血压药治疗。心功能衰竭期的治疗强调降低后负荷，即扩血管药物尤其是动脉扩张剂的使用。适当配合洋地黄类正性肌力药及利尿药。

（三）降血压的中药

1. 降血压的中药：有杜仲、野菊花、决明子、罗布麻叶、葛根、吴茱萸、夏枯草、玉米须等。

2. 利尿的中药：有车前草、金钱草、茯苓、泽泻、猪苓、白术、海金砂、通草、石韦、冬瓜皮等。

3. 扩张血管的中药：有夏枯草、天麻、川芎、红花、丹参、地龙等。

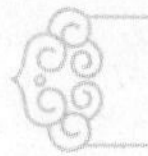

第十七节　冠状动脉粥样硬化性心脏病

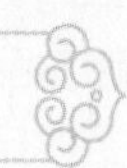

冠状动脉粥样硬化性心脏病是冠状动脉供血不足，心肌急剧的、暂时的缺血与缺氧所引起的临床综合征。其特点为阵发性底前胸压榨性疼痛，主要位于胸骨后部，可放射到心前区与左上肢，或伴有其他症状，常发生于劳动或情绪激动时，持续数分钟，休息或用硝酸酯制剂后消失。冠心病的证候早在《黄帝内经》中即有记载，如《灵枢·五邪》曰“邪在心，则病心痛”，《素问·藏气法时论》曰“心病者，胸中痛，胁支满，胁下痛，膺背肩胛间痛，两臂内痛”等。《金匮要略》进一步阐述，并在治疗上，根据不同证候，制定了栝蒌薤白白酒汤等方剂。后世医学家对本病的认识又有更深的发展，如隋代巢元方在其《诸病源候论》中认为心痛又有虚实两大类，并指出临床上有“久心病”证候，伤于正经者病重难治。又如明朝时期的《证治准绳》，对心痛与胃脘痛、厥心痛与真心痛等，有了明确的鉴别。

一、辨证论治

（一）心血瘀阻证

[临床表现] 心胸阵痛，如刺如绞，固定不移，入夜为甚，伴有胸闷心悸，面色晦暗、舌质紫暗，或瘀斑，舌下络脉青紫，脉沉涩或结代。

[治法] 活血化瘀，通脉止痛。

[处方] 血府逐瘀汤加减：桃仁、当归、川芎、枳壳、薤白、川牛膝、桔梗各12 g，檀香、红花、炙甘草各7 g，赤芍15 g，生地黄25 g。水煎服。痛甚者，加乳香、没药、五灵脂各12 g。

（二）寒凝心脉证

[临床表现] 心胸痛如缩窄，遇寒而作，形寒肢冷，胸闷心悸，甚则喘息不得而卧。舌质淡，苔白滑，脉沉细或弦紧。

[治法] 辛温散寒，宣通心阳。

[处方] 瓜蒌薤白桂枝汤加减：瓜蒌壳 16 g，檀香 7 g，丹参 25 g，枳实、制附子（先煎）、桂枝、薤白各 12 g。水煎服。痛甚者，加乌头(先煎）12 g。

（三）痰浊内阻证

[临床表现] 心胸窒闷或如物压，气短喘促，多形体肥胖，肢体沉重，脘痞，痰多口黏，舌苔浊腻，脉滑、痰浊化热则心痛如灼，心烦口干，痰多黄稠，大便秘结，舌红、苔黄腻，脉滑数。

[治法] 通阳泄浊，豁痰宣痹。

[处方] 瓜蒌薤白半夏汤加减：瓜蒌 16 g，薤白、法半夏、枳实、竹茹、陈皮、干姜各 12 g。水煎服。痰浊化热者，加黄芩、胆南星、天竺黄各 12 g，黄连 7 g。

（四）心气虚弱证

[临床表现] 心胸隐痛，反复发作，胸闷气短，动则喘息，心悸易汗，倦怠懒言，面色苍白、舌淡暗或有齿痕，苔薄白，脉弱或结代。

[治法] 益气养心，活血通脉。

[处方] 生脉饮合炙甘草汤加减：人参、炙甘草、桂枝、当归各 12 g，五味子 6 g，丹参 25 g，黄芪、麦冬、赤芍各 15 g。水煎服。

（五）心肾阴虚证

[临床表现] 心胸隐痛，久发不愈，心悸盗汗，心烦少寐、腰酸膝软，耳鸣头晕，气短乏力。舌红，苔少，脉细数。

[治法] 滋阴清火，养心和络。

[处方] 左归饮合生脉饮加减：熟地黄、山药各 25 g，山茱萸、枸杞子、人参、麦冬各 12 g，甘草、五味子各 6 g，茯苓、柏子仁、酸枣仁各 15 g。水煎服。

（六）心肾阳虚证

[临床表现] 胸闷气短，遇寒则痛，心痛彻背，形寒肢冷，动则气喘，心悸汗出，不能平卧，腰酸乏力，面浮足肿，舌淡胖，苔白，脉沉细或脉微欲绝。

[治法] 温补阳气，振奋心阳。

[处方] 参附汤合右归饮加减：红参、制附片（先煎）、桂枝、炙甘草、山茱萸、枸杞子、杜仲各 12 g，熟地黄 25 g。水煎服。阳损及阴者，加麦冬 16 g，五味子 7 g。阳虚水泛者，加汉防己、猪苓各 12 g，车前子 16 g。

二、临证备要

（一）鉴别诊断

1. 心肌炎：指心肌中有局限性或弥漫性的急性、亚急性或慢性的炎性病变。轻者可无明显病状，重者可并发严重心律失常，心功能不全甚至猝死。急性期或亚急性期心肌炎病的前驱症状，患者可有发热、疲乏、多汗、心慌、气急、心前区闷痛等。检查可见早搏、传导阻滞等心律失常。谷草转氨酶、肌酸磷酸激酶增高，血沉增快。心电图、X 线检查有助于诊断。治疗包括静养，改进心肌营养、控制心功能不全与纠正心律失常，防止

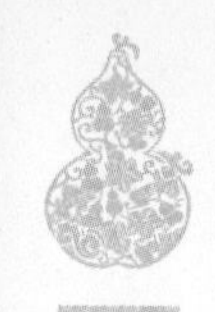

继发感染等。

2. 心包炎：可分为急性心包炎、慢性心包炎、缩窄性心包炎，患者可有发热、盗汗、咳嗽、咽痛，或呕吐、腹泻。心包很快渗出大量积液时可发生急性心脏压塞症状，患者胸痛、呼吸困难、发绀、面色苍白，甚至休克。还可有腹水、肝大等症。

3. 心脏神经症：心脏神经症一般无器质性病变，多由情绪因素导致。而冠心病多有心脏器质性病变。

（二）对症治疗

1. 高脂血症：调整血脂，选用他汀类的降脂药。他汀类药物主要降低低密度脂蛋白胆固醇，治疗目标为下降到 80 mg/dL。常用药物有洛伐他汀、普伐他汀、辛伐他汀、氟伐他汀、阿托伐他汀等。

2. 急性心肌梗死、冠状动脉阻塞或心绞痛：抗血小板聚集常用阿司匹林、氯吡格雷等。针对缺血症状，心绞痛时应用血管扩张剂如硝酸甘油。对管腔狭窄严重或阻塞者，可用溶解血栓制剂，继而应用抗凝血药。对于急性心肌梗死或近期发生心肌梗死合并心功能不全的患者，可以服用 ACEI 类药物如依那普利、贝那普利、雷米普利、福辛普利等。

（三）抗血小板聚集的中药

抗血小板聚集的中药：有金荞麦、板蓝根、川芎、延胡索、白芍、连翘、茯苓、升麻、桃仁、红花、益母草、桂枝、黄芪、水蛭等。

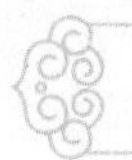

第十八节　急性心肌梗死

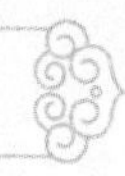

急性心肌梗死是冠状动脉急性、持续性缺血缺氧所引起的心肌坏死。临床上多有剧烈而持久的胸骨后压榨性疼痛，伴烦躁不安，出汗、濒死感，休息及硝酸酯类药物不能完全缓解，发热、白细胞增多、红细胞沉降率加快，血清心肌酶活力及肌钙蛋白增高，进行性心电图变化，可并发心律失常、休克或心力衰竭。本病应属于中医学“卒心痛”范畴，包括“厥心痛”“真心痛”。此病是一本虚标实的病证，心脉瘀阻、心气衰微为其共同病机。本虚主要是心气虚。心气虚进一步发展可以出现心阳虚，更严重的则为阳脱或亡阳，甚至阴阳惧竭。亦有气阴两虚的，标实主要是血瘀，可伴有痰浊、气滞、肝旺等。

一、辨证论治

（一）寒凝心脉证

[临床表现] 卒然心痛如绞，感寒益甚，甚至胸痛彻背，背痛彻胸，伴形寒肢冷，手足不温，冷汗自出，心悸气短，舌质淡，苔薄白，脉弦紧。

[治法] 散寒活血，宣痹通阳。

[处方] 乌头赤石脂丸配服苏合香丸加减：制川乌、制草乌、桂枝、细辛各 3 g，白芍、干姜各 9 g，白芷、赤石脂各 15 g。水煎服。苏合香丸每次 1/6～1/3 丸（0.5～1 g）。

（二）痰浊闭塞证

[临床表现] 胸部憋闷沉重，痛引肩背，多为体胖之人，伴见头晕腹胀，恶心纳呆，心悸气短，舌质淡胖，边有齿痕，苔白厚腻，脉多弦滑或沉迟。

[治法] 豁痰散结，通阳泄浊。

［处方］瓜蒌薤白半夏汤加减：瓜蒌 30 g，薤白 15 g，半夏 6 g，白酒 50 g。水煎服。

（三）瘀血阻滞证

［临床表现］暴怒之后卒然心痛剧烈，痛有定处，如锥如刺，伴胸闷气憋，心悸气短，唇青舌暗有瘀斑，脉沉涩、结代。

［治法］活血化瘀，通脉止痛。

［处方］血府逐瘀汤加减：桃仁 12 g，红花、当归、川牛膝各 9 g，川芎、桔梗、赤芍、枳壳各 6 g，柴胡、甘草各 3 g。水煎服。舌暗有瘀斑者，加地龙 15 g，全蝎 10 g。

（四）阴血亏虚证

［临床表现］心胸烦闷而痛。头晕口干，五心烦热，尿赤便干，舌深红，少苔或无苔，脉细数或促、结代。

［治法］滋阴补血，活络止痛。

［处方］桃红四物汤送服六味地黄丸：桃仁、红花、川芎、柴胡各 10 g，赤芍 15 g，郁金、枳实各 12 g，三七末（冲服）3 g。水煎服。

（五）阳气虚损证

［临床表现］心胸满闷而痛，动则尤甚，畏寒肢冷，面白唇暗，体倦乏力。气短自汗，舌淡胖，苔白，脉沉细而迟，或结代。

［治法］温阳益气，活络止痛。

［处方］桂枝人参汤（《伤寒论》）加味：桂枝、炙甘草各 12 g，党参 15 g，干姜、白术各 9 g。水煎服。阳损及阴者，加麦冬 16 g，五味子 7 g。

二、临证备要

（一）鉴别诊断

1. 主动脉夹层：胸痛一开始即达到高峰，常有高血压，两侧上肢的血压和脉搏常不对称，此为重要特征，少数可出现主动脉瓣关闭不全的听诊特点。没有急性心肌梗死心电图的特征性改变及血清酶学的变化。X 线、超声心动图、CT 和磁共振有助于诊断。

2. 急腹症：急性胆囊炎、胆石症、急性坏死性胰腺炎、溃疡病合并穿孔常有急性上腹痛及休克的表现，但常有典型急腹症的体征。心电图及心肌坏死标志物与心肌酶不增高。

3. 急性心包炎：胸痛与发热同时出现，有心包摩擦音或心包积液的体征。心电图改变常为普遍导联 ST 段弓背向下型抬高，T 波倒置，无异常 Q 波出现。彩超可诊断。

4. 心绞痛：有发作性胸骨后疼痛，为一过性心肌供血不足引起。可恢复正常，不引起心脏组织坏死。含服硝酸甘油症状可缓解。

（二）对症治疗

1. 急性 ST 段抬高型心肌梗死：在患者到达医院 90 分钟内能完成第一次球囊扩张的情况下，对所有发病 12 小时以内的急性 ST 段抬高型心肌梗死患者均应进行直接经皮冠状动脉介入治疗，球囊扩张使冠状动脉再通，必要时置入支架。急性期只对梗死相关动脉进行处理。对心源性休克患者不论发病时间都应行直接 PCI。若患者无溶栓治疗禁忌证，对发病 12 小时内的急性 ST 段抬高型心肌梗死患者应进行溶栓治疗。常用溶栓剂包括尿激酶、链激酶和重组组织型纤溶酶原激活剂（rt-PA）等，静脉注射给药。溶栓治疗的主要并发症是出血，最严重的是脑出血。

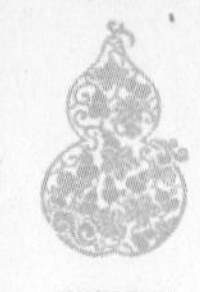
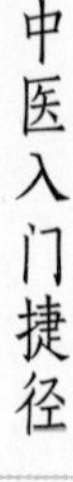

2. 心律失常：偶发室性早搏可严密观察，不需用药；频发室性早搏或室性心动过速（室速）时，立即用利多卡因静脉注射继之持续静脉滴注；效果不好时可用胺碘酮静脉注射。室性心动过速引起血压降低或发生心室颤动时，尽快采用直流电除颤。对缓慢心律失常，可用阿托品肌内注射或静脉注射；二、三度房室阻滞时，可安置临时起搏器。室上性心律失常：房性早搏不需特殊处理，阵发性室上性心动过速和快心室率心房颤动可给予维拉帕米、地尔硫䓬、美托洛尔、洋地黄制剂或胺碘酮静脉注射。对心室率快、药物治疗无效而影响血液动力学者，应直流电同步电转复。

3. 高脂血症：进行调脂治疗，应用他汀类药物抗炎、稳定斑块。

（三）治疗心肌梗死的中药

1. 保护缺血心肌的中药：有人参、延胡索、白芍、连翘、茯苓等。

2. 抗凝血的中药：有川芎、丹参、桃仁、金荞麦、板蓝根、川芎、延胡索、白芍、连翘、红花、鸡血藤、乳香、没药、三棱、莪术等。

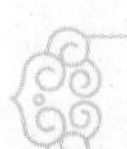

第十九节　心脏神经症

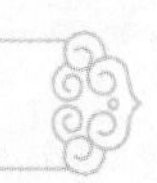

心脏神经症又称功能性心脏不适，是神经症的一种特殊类型，以心血管系统功能失常为主要表现，可兼有神经症的其他表现。其症状多种多样，常见有心悸、心前区疼痛、胸闷、气短、呼吸困难、头晕、失眠、多梦等。青壮年女性多见，出现心血管系统的症状多种多样，时轻时重但多不严重，一般无器质性心脏病证据，但可与器质性心脏病同时存在或在后者的基础上发生。该症多因气血失调，脏腑功能紊乱，气滞血瘀，心脉闭阻所致。症状以心悸、胸痛、胸闷气短为主，辨证可分心虚胆怯、心血不足、阴虚火旺、血瘀痰阻四型论治。心脏神经症在中医学中无直接对应的病名，根据临床表现，本病可归入中医学“惊悸”“怔忡”“心痛”等范畴。本病的病因病机主要是由于现代生活紧张，竞争激烈，过度的情志刺激下，超过了常度，破坏了人体内、外环境的平衡状态，引起机体失调，气血不和，经脉失畅，脏腑功能紊乱而发病。其基本病机为虚实兼夹，其中实者以肝气郁滞、痰火扰心为主；虚者以心、脾、肾亏虚多见。

一、辨证论治

（一）心虚胆怯证

[临床表现] 除主症外伴有烦躁易怒，善惊易恐，寐少多梦，坐卧不安，脉虚弦。

[治法] 疏肝解郁，化瘀通络，养心安神。

[处方] 逍遥散合血府逐瘀汤加减：柴胡、红花、生地黄、川牛膝各 9 g，当归、白芍、白术、茯苓、桃仁各 12 g，川芎、桔梗各 5 g。水煎服。肝郁气滞较重者，加郁金、香附各 12 g。

（二）心血不足证

[临床表现] 除主要症状外同时伴有头晕目眩，面色无华，倦怠乏力，寐差，动则心悸加重，舌质淡，苔白，脉细弱。

[治法] 健脾补血，养心安神，化瘀通络。

[处方] 归脾汤合血府逐瘀汤加减：黄芪、白术、龙眼肉、茯苓、熟地黄、柴胡、桃仁、红花、生地黄、牛膝、党参各 9 g，当归、赤芍、枳壳、甘草各 6 g。水煎服。

（三）阴虚火旺证

［临床表现］除主要症状外同时伴有头晕目眩，心烦少寐，手足心热，口燥咽干，舌尖红，苔薄白，脉细数。

［治法］滋阴降火，养心安神，化瘀通络。

［处方］天王补心丹合血府逐瘀汤加减：人参（另包）30 g，桃仁 12 g，红花、天冬、麦冬、丹参、玄参、当归、川牛膝各 9 g，川芎、桔梗各 5 g，赤芍、枳壳各 6 g，柴胡、甘草各 3 g。水煎服。

（四）血瘀痰阻证

［临床表现］除主要症状外同时伴有头晕目眩，寐差，胸痛胸闷较甚，或见胸中隐痛，呼吸不畅，痰黏不易咳出，脉弦细涩。

［治法］活血化瘀，行气化痰，养心通络。

［处方］失笑散、瓜蒌薤白半夏汤、血府逐瘀汤合方加减：瓜蒌，赤芍各 15 g，桃仁、红花、川芎、法半夏、薤白、杏仁、石菖蒲、五灵脂、蒲黄、柴胡各 10 g，郁金、枳实各 12 g，三七末（冲服）3 g。水煎服。

二、临证备要

（一）鉴别诊断

1. 甲状腺功能亢进症：由于心悸、紧张、多汗、易激动、心率增快、心搏动增强、手震颤等类似心脏神经症表现。但甲状腺功能亢进大多有甲状腺肿大，检查血清 T_3、T_4 可资鉴别。

2. 心绞痛：以心绞痛样为主要表现的心脏神经症患者，应与冠心病或主动脉瓣狭窄引起的心绞痛鉴别。典型的心绞痛以胸骨后痛为常见，呈胸部紧束感、窒息状可放射至左肩或左臂内侧，一般持续 2～3 分钟，停止活动或舌下含服硝酸甘油很快缓解，常因劳累、紧张而诱发。心脏神经症痛不固定，为一过性刺痛、刀割样痛或持续性（几小时）隐痛，含服硝酸甘油常无效，可资区别。

（二）对症治疗

1. 心理治疗：使患者了解本病的性质以解除其顾虑，使其相信并无器质性心血管病；医护人员必须对患者有耐心，以获得他的信任和合作。

2. 消除诱因，如忧虑、紧张、烦恼；纠正失眠，避免各种引起病情加重的因素。

3. 鼓励患者进行体育锻炼，如打太极拳等，锻炼身体，增强体质。

4. 鼓励患者自我调整心态，安排好作息时间，适量进行文娱、旅游。

（三）治疗神经症综合征的中药

改善自主神经功能的中药：有青皮、木香、柴胡、沉香、郁金、合欢皮、石菖蒲、远志、川楝子、荔枝核、玫瑰花、枳壳、绿萼梅等。

第二十节　胃食管反流病

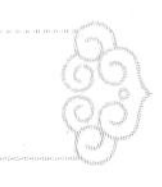

反流性食管炎是一种胃食管反流病，由胃和十二指肠内容物，主要是酸性胃液或酸性胃液加胆汁反流至食管所引起的食管黏膜的炎症、糜烂、溃疡和纤维化等病变。近年

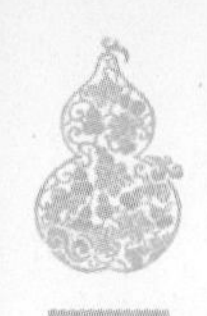

来，通过对食管酸碱度的监测，发现48%～79%的酸反流异常者有反流性食管炎。本病好发部位在食管中下段，以下段最多。常和慢性胃炎、消化性溃疡或食管裂孔疝等病并存，但也可单独存在。其临床表现为胸骨后烧灼感或疼痛，胃、食管反流，咽下困难，出血及贫血，除可致食管狭窄、出血、溃疡等并发症外，反流的胃液尚可侵蚀咽部、声带和气管而引起慢性咽炎、慢性声带炎和气管炎。根据本病的临床表现，属中医学“反胃”“嘈杂”“吐酸”等范畴。在国家标准《中医临床诊疗术语》的病名定义中，反流性食管炎属于“食管瘅”的范畴。本病绝大多数患者的预后较好，中医对于本病的治疗，一般从以下几个方面着手。

一、辨证论治

（一）肝胃不和证

[临床表现] 胃脘胀满，隐隐作痛，连及两胁，胸闷脘堵，胸骨后灼痛，嗳气频繁，泛酸呃逆，食欲不振，大便不畅，每因情志因素而加重，苔薄白，脉弦。

[治法] 疏肝理气，和胃降逆。

[处方] 柴胡疏肝散加减：柴胡6 g，白芍15 g，陈皮9 g，枳壳、香附、延胡索、川楝子、郁金、紫苏梗、半夏各10 g，甘草5 g。水煎服。伴吐酸者，加海螵蛸15 g、浙贝母6 g，或煅瓦楞子15 g，以抑酸和胃；嗳气频繁者，加沉香3 g、豆蔻10 g，以顺气降逆；心烦易怒者，加合欢皮15 g、炒栀子10 g，以安神除烦；伴呕吐者，加赭石15 g、柿蒂10 g，以降逆止吐；胸骨后或剑突下灼热者，加黄连6 g、蒲公英15 g，以清胃热。

（二）脾虚气滞证

[临床表现] 胃脘胀满隐痛，剑突下或胸骨后隐隐灼热，嗳气则舒，食欲减退，泛酸或泛吐清水，肢倦乏力，大便溏，舌质淡，苔薄白，脉沉弦或细。

[治法] 健脾消胀，和胃降逆。

[处方] 丁香柿蒂散加减：丁香3 g，柿蒂20 g，党参、茯苓、紫苏梗各15 g，半夏、枳壳各12 g，白术、延胡索、生姜各10 g，水煎服。胸膈满闷者，加薤白、厚朴各10 g，以增强宽胸理气作用；脘腹满闷，纳呆便溏者，加苍术、藿香、豆蔻各10 g，以和胃化浊；兼手足不温，脘腹胀闷，喜暖喜按，为脾胃虚寒者，可将生姜易干姜，加吴茱萸10 g、补骨脂15 g，以温肝补肾。

（三）脾虚胃热证

[临床表现] 胃脘隐痛胀闷，泛吐清水酸水，嗳气，纳食差，大便时干时稀，剑突下灼热，胃脘嘈杂，口干喜饮，胸中烦闷，舌质红，苔薄黄或薄白，脉弦缓。

[治法] 寒热平调，健脾和胃。

[处方] 半夏泻心汤加减：党参、半夏、黄芩、延胡索、大枣各10 g，黄连6 g，茯苓、煅瓦楞子各15 g，炒竹茹12 g，干姜、炙甘草各5 g。水煎服。胃热偏重，大便干结者，加大黄6 g、枳壳10 g，以加强清泻胃火之力；口中烦渴者，加花粉15 g、芦根10 g，以养胃生津；脾虚偏重，腹胀便溏，苔薄白兼腻者，加苍术、藿香各10 g，以健脾化浊。

（四）肝郁化热证

[临床表现] 剑突下或胸骨后烧灼感或烧灼样疼痛，反酸嗳气，甚则发生呕吐，性情急躁易怒，头面燥热，胁肋隐痛，大便干结，口干口苦，喜冷饮，舌红，苔黄腻，脉弦数。

[治法] 疏肝清热，和胃降逆。

[处方] 丹栀逍遥散加减：柴胡 6 g，白芍、天花粉各 12 g，大黄、牡丹皮、栀子各 10 g，生地黄、瓜蒌、石决明、赭石、竹茹各 15 g，薄荷 9 g。水煎服。疼痛较甚者，加延胡索、川楝子各 10 g，以加强疏肝止痛之力；腹胀便结者，加大腹皮、枳壳各 10 g，以通便消胀；脘胀痞闷，不思饮食者，加赤茯苓、茵陈各 10 g，以化浊祛湿，醒脾清肝。

（五）气虚血瘀证

[临床表现] 面色无华，神疲乏力，形体消瘦，气短懒言，口干咽燥，吞咽困难并呈持续性胸骨后疼痛。舌淡暗，舌边有瘀点；脉沉涩。

[治法] 益气和胃，活血化瘀。

[处方] 启膈散合橘皮竹茹汤加减：太子参、丹参各 20 g，茯苓、荷叶蒂、浙贝母各 15 g，郁金、当归各 12 g，桃仁、竹茹、陈皮各 10 g，砂仁、甘草、生姜各 6 g，大枣 15 g。水煎服。若津伤较甚者，可加用麦冬、元参各 15 g，以助增液润燥之力；若大便不通者，可加大黄与甘草各 6 g 合用，以苦降缓下；若阴虚内热较重者，可加生地黄、沙参各 15 g，牡丹皮、知母各 10 g，以加强滋阴清热之力。

二、临证备要

（一）鉴别诊断

1. 贲门失弛缓症：临床表现为间歇性吞咽困难、食物反流和下胸骨后不适或疼痛，病程长。食管吞钡可见“鸟嘴征”。食管镜可见食管扩张，贲门部闭合，但食管镜可通过。

2. 食管癌：多表现为进行性吞咽困难，胸痛，反流，呕吐，一般病程较短，X 线钡餐检查，食管镜及活检可明确。

3. 食管瘢痕狭窄：有吞食腐蚀剂病史，多以吞咽困难为主要表现，钡餐显示食管不规则线状狭窄，管壁僵硬，黏膜消失。内镜检查可明确。

4. 其他疾病：如食管裂孔疝、食管静脉曲张、冠心病、纵隔肿瘤等，结合病史、临床表现、辅助检查不难鉴别。

（二）对症治疗

1. 夜间反流：调整生活方式，抬高床头 15～20 cm，在睡眠时利用重力作用加强酸清除能力，减少夜间反流。避免睡前 3 小时饱食，减少夜间反流。限制脂肪、巧克力、茶、咖啡等食物。

2. 腹胀、嗳气：对于伴随腹胀、嗳气等动力障碍症状者，选用促动力药。

3. 灼热、反酸：应用 H_2 受体阻滞药抑制组胺刺激壁细胞的泌酸作用，减少胃酸分泌，从而降低反流液对食管黏膜的损害作用，缓解症状及促进损伤食管黏膜的愈合。

（三）中药治疗

1. 促胃肠消化的中药：有砂仁、山楂、大腹皮、木香、乌药、槟榔、麦芽、神曲、鸡内金、莱菔子等。

2. 抑制胃酸分泌的中药：有海螵蛸、瓦楞子、当归、砂仁、厚朴、三棱等。

3. 保护胃黏膜的中药：有党参、人参、大黄、车前草、蒲公英等。

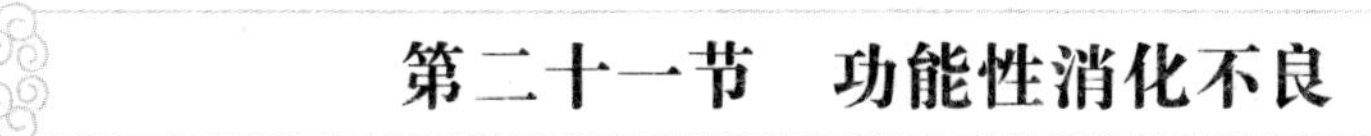
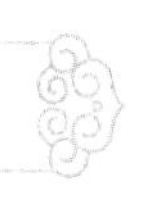

第二十一节　功能性消化不良

功能性消化不良属于功能性胃肠病分类中胃肠功能障碍性疾病，是消化系统常见病。

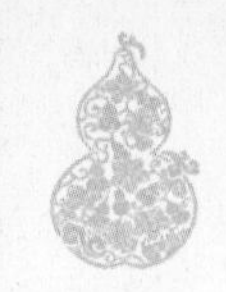

临床上以上腹部不适或疼痛，尤其餐后加重，上腹饱胀、嗳气、胃灼热、恶心、呕吐、反胃等一组无器质性原因的慢性或间歇性上消化道症状为主要表现。现代医学认为该病的发病机制十分复杂，已知的一些因素包括胃肠动力障碍、内脏感觉异常、胃酸分泌异常、精神心理因素异常、自主神经功能紊乱、胃肠激素分泌异常等，有关幽门螺杆菌感染尚有争议。亦缺乏十分满意的治疗方法，常用的治疗方法主要为精神安慰，消除紧张状态；避免食物及药物的刺激，戒饮浓茶、浓咖啡、戒酒；抗酸剂治疗。目前西医主要应用促动力的药、抗酸药、抗抑郁与焦虑药等治疗，只对部分患者或某一症状有效，常需联合多种药物治疗，且停药后易复发。中医学认为该病属“胃脘痛”“痞满”“嘈杂”“呕吐”“纳呆”“腹胀”“反胃”范畴。系脾胃运化失常，中焦气机壅滞，胃失通降所致，其病机总属虚实夹杂。众多学者大量临床研究显示，中医学治疗功能性消化不良有疗效确切、不良反应小的优势。

一、辨证论治

（一）湿热阻胃证

[临床表现] 胃脘灼热，胀痛痞满，口苦口臭，渴而不欲饮，恶心呕吐，烦躁易怒，泛酸口干，小便黄赤，舌红苔黄腻，脉滑数。

[治法] 清热化湿，和胃消痞。

[处方] 泻心汤合连朴饮加减：黄连、大黄各 6 g，厚朴、石菖蒲、绿萼梅、芦根各 9 g，半夏、焦栀子各 12 g，蒲公英、薏苡仁各 15 g。水煎服。

（二）饮食内停证

[临床表现] 胃脘痞胀，进食尤甚，嗳腐吞酸，恶心呕吐，大便不调，矢臭异常，舌苔厚腻，脉滑。

[治法] 消食导滞，行气消痞。

[处方] 保和丸加减：山楂 15 g，神曲、莱菔子各 10 g，半夏、陈皮各 9 g，茯苓 12 g，麦芽、谷芽、木香、佛手各 6 g。水煎服。

（三）肝胃不和证

[临床表现] 胃脘胀满，攻撑作胀，疼痛连胁，口苦，嗳气频频；善怒喜叹息，大便不爽，情志不遂则加重，舌淡红苔薄白，脉弦。

[治法] 疏肝解郁，理气消痞。

[处方] 柴胡疏肝散加减：柴胡、郁金、佛手、川芎各 10 g，白芍 15 g，甘草 6 g，枳壳、瓜蒌子、香附各 12 g。水煎服。痛甚者，加延胡索；嗳气甚者，加沉香 6 g，旋覆花 10 g；苔厚腻者，加薏苡仁 15 g；伴失眠者，加首乌藤、珍珠母各 15 g。

（四）脾胃虚弱证

[临床表现] 胃脘痞闷隐痛，喜按喜温纳呆便溏，面色无华，神疲乏力，少气懒言，语声低微，劳累后加重，舌淡苔薄白，脉细弱。

[治法] 健脾益气，升清降浊。

[处方] 补中益气汤加减：党参 15 g，黄芪 20 g，白术、当归各 10 g，升麻、柴胡、砂仁、陈皮各 6 g，广木香 12 g。水煎服。胃痛剧烈，按之痛甚，或入夜尤甚者，加五灵脂、蒲黄各 6 g；手足不温者，加炮姜 10 g；苔厚腻者，加川厚朴、薏苡仁各 10g。

（五）胃阴不足证

[临床表现] 胃脘痞闷，饥不欲食，口干咽燥，手足心热，烦渴便秘，舌红少苔，脉

细数。

[治法] 养阴益胃，调中消痞。

[处方] 益胃汤加减：生地黄、麦冬、沙参各 12 g，玉竹、石斛、法半夏、佛手各 9 g，乌梅、炙甘草各 6 g。水煎服。

二、临证备要

（一）鉴别诊断

1. 慢性胃炎：慢性胃炎的症状与体征均很难与功能性消化不良鉴别。胃镜检查发现胃黏膜明显充血、糜烂或出血，甚至萎缩性改变，则常提示慢性胃炎。

2. 消化性溃疡：消化性溃疡的周期性和节律性疼痛也可见于功能性消化不良患者，X 线钡餐发现龛影和胃镜检查观察到溃疡病灶，可明确消化性溃疡的诊断。

3. 慢性胆囊炎：慢性胆囊炎多与胆结石并存，也可出现上腹饱胀、恶心、嗳气等消化不良症状，腹部 B 超、口服胆囊造影、CT 等影像学检查多能发现胆囊结石和胆囊炎征象，可与功能性消化不良鉴别。

4. 其他继发胃运动障碍疾病：功能性消化不良还需与其他一些继发胃运动障碍疾病，如糖尿病胃轻瘫、胃肠神经肌肉病变相鉴别，通过这些疾病特征性的临床表现与体征一般可作出鉴别。

（二）对症治疗

1. 上腹痛：可选择性地用抑制胃酸分泌药，如 H_2 受体拮抗药或质子泵抑制药。

2. 上腹胀、早饱、嗳气：可选择性地服用促胃肠动力学药，如多潘立酮、伊托必利等。

（三）促进胃肠蠕动的中药

促胃肠蠕动、消化的中药：有砂仁、山楂、大腹皮、木香、乌药、槟榔、麦芽、神曲、鸡内金、莱菔子、马齿苋等。

第二十二节　消化性溃疡

消化性溃疡主要指发生于胃和十二指肠的慢性溃疡，是一种多发病、常见病。溃疡的形成有多种因素，其中酸性胃液对黏膜的消化作用是溃疡形成的基本因素，因此而得名。酸性胃液接触的任何部位，如食管下段、胃肠吻合术后吻合口、空肠以及具有异位胃黏膜的梅克尔憩室，均可发生溃疡。绝大多数的溃疡发生于十二指肠和胃，故又称胃和十二指肠溃疡。本病患者少数可无症状，或以出血，穿孔等并发症的发生作为首次症状，但绝大多数患者是以周期性、节律性上腹部疼痛为最主要症状，并伴有反胃、嗳酸、恶心呕吐等其他胃肠道临床表现。消化性溃疡是全球性多发病，但在不同国家、不同地区，其发病率可相差悬殊。本病可发生于任何年龄，但以青年壮年发病率者居多，男性多见，胃和十二指肠溃疡的发病率比例为 1∶4。其常见的并发症为穿孔、幽门梗阻、大出血、癌变，如不积极治疗可危及生命。根据本病的临床表现，在中医学中属于“胃痛”或“胃脘痛”的范畴，且与“血证”相关。在国家标准《中医临床诊疗术语》的病名定义中，消化性溃疡属于“胃疡”的范畴。在疾病的初期有肝郁气滞、肝郁脾虚、阴虚胃热、寒热错杂等多种病理表现，后期则主要表现为痰瘀互结、气滞血瘀、脾胃虚寒、气虚阴

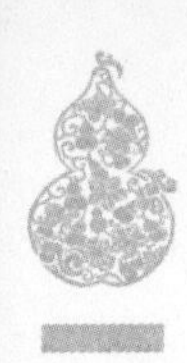

虚血瘀等。中医学对本病的治疗研究较为广泛、深入，就疗效而言，对易治性溃疡与常规西药相仿，但对难治性溃疡在控制复发，提高溃疡愈合质量方面具有明显的优势，特别是中药的综合治疗作用，更是中医药的优势所在。

一、辨证论治

（一）肝胃不和证

[临床表现] 胃脘胀满，隐隐作痛，连及两胁，胸闷脘堵，胸骨后灼痛，嗳气频繁，泛酸呃逆，食欲不振，大便不畅，每因情志因素而加重，苔薄白，脉弦。

[治法] 疏肝解郁，理气止痛。

[处方] 柴胡疏肝散加减：柴胡 6 g，白芍 15 g，陈皮 8 g，枳壳、香附、延胡索、川楝子、郁金、紫苏梗、半夏各 10 g，甘草 5 g。水煎服。伴吐酸者，加海螵蛸、浙贝母各 10 g，或煅瓦楞子 15 g，以抑酸和胃；嗳气频繁者，加沉香、豆蔻各 6 g，以顺气降逆；心烦易怒者，加合欢皮、炒栀子各 10 g，以安神除烦；伴呕吐者，加赭石、柿蒂各10 g，以降逆止吐；胸骨后或剑突下灼热者，加黄连、蒲公英各 10 g，以清胃热。

（二）脾虚气滞证

[临床表现] 胃脘胀满隐痛，剑突下或胸骨后隐隐灼热，嗳气则舒，食欲减退，泛酸或泛吐清水，肢倦乏力，大便溏，舌质淡，苔薄白，脉沉弦或细。

[治法] 益气健脾，行气止痛。

[处方] 丁香柿蒂散加减：丁香 3 g，柿蒂 20 g，党参、茯苓、紫苏梗各 15 g，半夏、枳壳各 12 g，白术、延胡索、生姜各 10 g，水煎服。胸膈满闷者，加薤白、厚朴各 10 g，以增强宽胸理气作用；脘腹满闷，纳呆便溏者，加苍术、藿香、豆蔻各 10 g，以和胃化浊；兼手足不温，脘腹胀闷，喜暖喜按，为脾胃虚寒者，可将生姜易干姜，加吴茱萸、补骨脂各 10 g，以温肝补肾。

（三）脾虚胃热证

[临床表现] 胃脘隐痛胀闷，泛吐清水酸水，嗳气，纳食差，大便时干时稀，剑突下灼热，胃脘嘈杂，口干喜饮，胸中烦闷，舌质红，苔薄黄或薄白，脉弦缓。

[治法] 益气健脾，和胃止痛。

[处方] 半夏泻心汤加减：党参、半夏、黄芩、延胡索、大枣各 10 g，黄连 6 g，茯苓、煅瓦楞子各 15 g，竹茹 12 g，干姜、炙甘草各 5 g。水煎服。若胃热偏重，大便干结者，加大黄 6 g，枳壳 10 g，以加强清泻胃火之力；口中烦渴者，加花粉、芦根各 10 g，以养胃生津；脾虚偏重，腹胀便溏，苔薄白兼腻者，加苍术、藿香各 10 g，以健脾化浊。

（四）肝郁化热证

[临床表现] 剑突下或胸骨后烧灼感或烧灼样疼痛，反酸嗳气，甚则发生呕吐，性情急躁易怒，头面燥热，胁肋隐痛，大便干结，口干口苦，喜冷饮，舌红，苔黄腻，脉弦数。

[治法] 清肝泄热，和胃止痛。

[处方] 丹栀逍遥散加减：柴胡 6 g，白芍、天花粉各 12 g，大黄、牡丹皮、栀子各 10 g，生地黄、瓜蒌、石决明、赭石、竹茹各 15 g，薄荷 8 g。水煎服。疼痛较甚者，加延胡索、川楝子各 10 g，以加强疏肝止痛之力；腹胀便结者，加大腹皮、枳壳各 10 g，以通便消胀；脘胀痞闷，不思饮食者，加赤茯苓、茵陈各 10 g，以化浊祛湿，醒脾清肝。

（五）气虚血瘀证

［临床表现］面色无华，神疲乏力，形体消瘦，气短懒言，口干咽燥，吞咽困难并呈持续性胸骨后疼痛。舌淡暗，舌边有瘀点；脉沉涩。

［治法］益气活血，化瘀止痛。

［处方］启膈散合橘皮竹茹汤加减：太子参、丹参各 20 g，茯苓、荷叶蒂、浙贝母各 15 g，郁金、当归各 12 g，桃仁、竹茹、陈皮各 10 g，砂仁、甘草、生姜各 6 g，大枣 15 g。水煎服。津伤较甚者，加麦冬、玄参各 10 g，以助增液润燥之力；大便不通者，加大黄 6 g 与甘草合用，以苦降缓下；阴虚内热较重者，加生地黄、沙参、牡丹皮、知母各 10 g，以加强滋阴清热之力。

二、临证备要

（一）鉴别诊断

1. 胃癌：胃良性溃疡与恶性溃疡的鉴别有时比较困难。以下情况应当特别重视：①中老年人近期内出现中上腹痛、出血或贫血；②胃溃疡患者的临床表现发生明显变化或抗溃疡药物治疗无效；③胃溃疡活检病理有肠化生或不典型增生者。临床上，对胃溃疡患者应在内科积极治疗下，定期进行内镜检查随访，密切观察直到溃疡愈合。

2. 慢性胃炎：本病亦有慢性上腹部不适或疼痛，其症状可类似消化性溃疡，但发作的周期性与节律性一般不典型。胃镜检查是主要的鉴别方法。

3. 胃神经症：本病可有上腹部不适、恶心呕吐，或者酷似消化性溃疡，但常伴有明显的全身神经症状，情绪波动与发病有密切关系。内镜检查与 X 线检查未发现明显异常。

4. 胆囊炎胆石病：多见于中年女性，常呈间隙性、发作性右上腹痛，常放射到右肩胛区，可有胆绞痛、发热、黄疸、Murphy 征。进食油腻食物常可诱发。B 超检查可以作出诊断。

5. 胃泌素瘤：本病又称 Zollinger-Ellison 综合征，有顽固性多发性溃疡，或有异位性溃疡，胃次全切除术后容易复发，多伴有腹泻和明显消瘦。患者胰腺有非 β 细胞瘤或胃窦 G 细胞增生，血清胃泌素水平增高，胃液和胃酸分泌显著增多。

（二）对症治疗

1. 服用药物导致溃疡：禁用可损伤胃黏膜的非甾体类抗炎药如阿司匹林、吲哚美辛、泼尼松、洋地黄、利舍平等。

2. 烦躁：精神紧张、情绪波动者可短期应用一些镇静药，如地西泮等。

3. 反酸、胃灼热：应用胃黏膜保护剂、抑制胃酸分泌药，如依卡倍特钠、三半托拉唑等。

（三）治疗胃溃疡的中药

1. 抗幽门螺杆菌的中药：有牡丹皮、大青叶、生地黄、丹参、乌梅、干姜、高良姜、虎杖、人参、山楂等。

2. 抑制胃酸分泌的中药：有海螵蛸、瓦楞子、当归、砂仁、厚朴、三棱、穿山甲等。

3. 保护胃黏膜的中药：有党参、人参、大黄、车前草、蒲公英等。

4. 消化道出血止血的中药：有白及、黄芪、当归、牡丹皮、小蓟等。

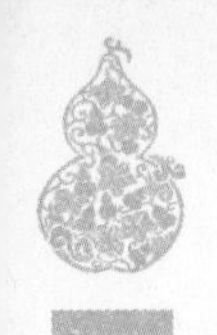

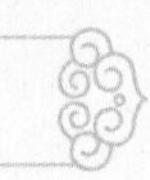

第二十三节　炎性肠病

炎性肠病（IBD）为累及回肠、直肠、结肠的一种特发性肠道炎症性疾病，主要包括克罗恩病（CD）和溃疡性结肠炎（UC）。临床上，炎性肠病患者会表现为反复的腹痛、腹泻、黏液血便，甚至出现各种全身并发症如视物模糊、关节疼痛、皮疹等。病因和发病机制尚未完全明确，已知肠道黏膜免疫系统异常反应所导致的炎症反应在IBD发病中起重要作用，认为是由多因素相互作用所致，主要包括环境、遗传、感染和免疫因素。一般起病缓慢，少数急骤。病情轻重不一。易反复发作，发作诱因有精神刺激、过度疲劳、饮食失调、继发感染等。中医学书籍中，没有溃疡性结肠炎的名称，本病属于中医学“腹痛”“泄泻”“痢疾”“肠风”“脏毒”范畴。罗恩病在中医学中可大致归属为“腹痛”“泄泻”“积聚”“便血”等范畴。炎性肠病的中医病因病机大多数学者认为，本病的发生多由于感受湿热或饮食所伤或情志不畅或劳倦过度致脾气受损，湿从内生，湿滞日久，多从热化，湿热熏蒸，壅滞肠间，传导失司，与气血相搏结，损伤肠络。因此，湿邪内蕴，气血壅滞，脾肾亏虚，乃本病发病的关键所在。中医药对炎性肠病的治疗积累了较丰富的经验，大量的文献报道表明中医药治疗炎性肠病，尤以溃疡性结肠炎，疗效显著，无明显不良反应。

一、辨证论治

（一）湿热内蕴证

［临床表现］起病急骤，恶寒发热，腹痛，里急后重，伴肛门灼热，粪便中夹黏液脓血，秽臭，小便短赤，乏力消瘦，发热，脘痞纳呆；舌红，苔黄腻，脉滑数。

［治法］清热利湿，佐以调气行血。

［处方］白头翁汤加减：白头翁15 g，黄连6 g，秦皮、黄柏各12 g。水煎服。纳呆口苦者，加鸡内金6 g，黄芩、栀子各9 g；脓血便者，加白及粉3 g，仙鹤草15 g。

（二）脾胃虚弱证

［临床表现］大便溏薄，可夹有黏液，或混有大量肠垢、脓血，甚则泄泻不止，饮食不当即有发作，乏力倦怠，食欲不振，面色苍白；舌淡苔白，脉濡细。

［治法］健脾益气。

［处方］补中益气汤加味：黄芪、山药、扁豆、大枣各15 g，党参、白术、茯苓各12 g，升麻、莲子、当归各9 g，木香、砂仁、桔梗各3 g，柴胡、陈皮、甘草各6 g。水煎服。有脓血便者，加槐花9 g，黄连3 g，白头翁30 g，以清肠上血；久泻滑脱者，加诃子9 g，禹余粮、赤石脂各15 g，以收敛止泻。

（三）阴血亏虚证

［临床表现］大便赤白黏垢，虚坐努责，腹痛绵绵，午后潮热，盗汗，兼见形瘦乏力，烦渴不宁，心烦不宁；舌红少苔，脉细数。

［治法］养阴清热，益气固肠。

［处方］驻车丸加味：生地黄、地骨皮各12 g，当归、白芍、阿胶、白薇、黄芩各9 g，黄连3 g，炮姜、甘草各6 g。水煎服。腹痛隐隐者，加香附12 g，延胡索9 g，以理气止痛；便血鲜红者，可加槐花9 g，侧柏叶、地榆炭各12 g，以凉血止血。

（四）气滞血瘀证

［临床表现］便下脓血黏液，时有紫、黑色块，里急后重，腹部胀痛剧按，兼见大便不爽，胸胁胀满，嗳气少食，面色晦暗。舌暗，苔白，脉弦。

［治法］行气活血，佐以健脾益气。

［处方］少腹逐瘀汤加减：小茴香 1.5 g，干姜、延胡索、没药、川芎、官桂各 3 g，当归、蒲黄各 9 g，赤芍、五灵脂各 6 g。水煎服。

二、临证备要

（一）鉴别诊断

1. 缺血性肠病：是由于持续性供血不足或暂时性供血不足导致结肠某段的血液供应减少或停止，肠壁供血不足，引起一系列病理改变的结肠疾病。缺血性肠病多发生在有基础疾病患者。多在进食后 15～30 分钟急性起病，腹痛较剧，从左侧腹部延至整个下腹部，随后出现鲜血便及腹泻，可伴有发热、恶心、呕吐。体检腹部有压痛，以左髂窝和盆腔明显；直肠受累者肛门指检直肠周围有压痛，指套染血。部分患者可有肠梗阻、腹膜炎及休克。缺血性肠病与炎症性肠病鉴别的要点：缺血性肠病多有基础病变，病程短，1～2 周病变消失，多发于老年患者，起病急，腹痛剧烈，鲜血便，病变多在脾曲附近，一般不累及直肠。

2. 阿米巴性结肠炎：多发于盲肠和升结肠。内镜下可见到溃疡孤立、分散、较深，形态多呈三角形，又称“烧瓶样溃疡”；病变呈区域性分布；在病变部位活检或分泌物中以及患者粪便中可查到溶组织阿米巴滋养体或包囊；抗阿米巴治疗有效。确诊阿米巴结肠炎最可靠的方法是病变黏膜区域活检阿米巴滋养体。阿米巴滋养体在溃疡面坏死组织中最易找到，因此，活检取材时不仅要取溃疡边缘，也要取溃疡中心坏死组织，才能提高其诊断阳性率。粪便检查时应取新鲜标本于 30 分钟内检查滋养体，并将粪便浓缩处理后检查包囊。当找到活动的吞噬有红细胞的溶组织阿米巴滋养体即可确诊。

3. 嗜酸性肠炎：患者多有食物过敏史或过敏性疾病家族史，可有腹痛、脂肪泻等不同的消化道症状。绝大多数患者有外周血嗜酸性粒细胞增多，血液检查其他异常可有血 IgE 升高，病理证实胃肠道一处或多处组织有嗜酸性粒细胞浸润。患者无胃肠道以外其他多器官嗜酸性粒细胞浸润。粪便检查未发现病原体，无寄生虫感染。诊断嗜酸性结肠炎以组织病理检查结果最为重要。

（二）对症治疗

1. 感染：静脉途径给予广谱抗生素。

2. 腹痛腹泻：必要时可给予抗胆碱药或止泻药。

3. 长期慢性腹泻：强调饮食调理和营养补充，给予高营养少渣饮食。

4. 微量元素不足：适当给予叶酸，维生素 B_{12} 等多种维生素及微量元素。

（三）治疗炎性结肠炎的中药

保留灌肠用的抗炎的中药：有白头翁、黄柏、地榆、苦参、白及、败酱草、马齿苋、秦皮、赤芍、红藤、黄芩等。

第二十四节　功能性便秘

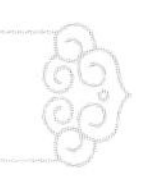

功能性便秘是指缺乏器质性病因，没有结构异常或代谢障碍，又除外肠易激综合征

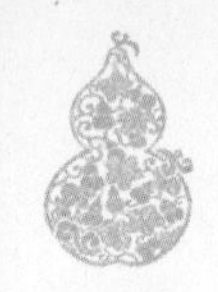

的慢性便秘。功能性便秘患者主要表现为粪便坚硬、排便困难、便不尽感和便次减少等。随着社会的老龄化、现代生活节奏和饮食习惯的改变、疾病谱的变化等对疾病的影响，便秘已成为影响现代人生活质量的重要因素之一，而且与大肠癌发病关系密切。便秘，可由许多原因引起如神经源性、全身疾病等，称为继发性便秘。在我国古代医学中，便秘有很多名称，如"大便秘""大便秘涩""大便难""大便结燥""大便结""大便闭结""大便燥结""阴结""阳结""大便不通""脾约""后不利""寒积"等。《黄帝内经》中已经认识到便秘与脾胃受寒，肠中有热和肾病有关；程钟龄的《医学心悟·大便不通》更将便秘分为实秘、虚秘、热秘、冷秘 4 种类型，并分别列出各类的症状、治法及方药，对临床有一定的参考价值。便秘的病因是多方面的，其中主要的有外感寒热之邪，内伤饮食情志，病后体虚，阴阳气血不足等。本病病位在大肠，并与脾胃肺肝肾密切相关。脾虚传送无力，糟粕内停，致大肠传导功能失常，而成便秘。

一、辨证论治

（一）实秘

1. 肠胃积热证：

[临床表现] 大便干结，腹胀腹痛，面红身热，口干口臭，心烦不安，小便短赤，舌红苔黄燥，脉滑数。

[治法] 泄热导滞，润肠通便。

[处方] 麻子仁丸加减：火麻仁、白芍、厚朴、当归各 10 g，杏仁、瓜蒌子、甘草各 6 g。水煎服。

2. 气机郁滞证：

[临床表现] 大便干结，或不甚干结，欲便不得出，或便而不畅，肠鸣矢气，腹中胀痛，胸胁满闷，嗳气频作，饮食减少，舌苔薄腻，脉弦。

[治法] 顺气导滞。

[处方] 六磨汤加减：乌药、木香、枳实、槟榔、大黄各 10 g，沉香 2 g。水煎服。

3. 阴寒积滞证：

[临床表现] 大便艰涩，腹痛拘急，胀满拒按，胁下偏痛，手足不温，呃逆呕吐，舌苔白腻，脉弦紧。

[治法] 温里散寒，通便导滞。

[处方] 大黄附子汤加减：大黄 9～25 g，附子 25～50 g（开水先煨 2 小时），细辛 3 g。水煎服。

（二）虚秘

1. 气虚：

[临床表现] 粪质并不干硬，也有便意，但临厕排便困难，需努挣方出，挣得汗出短气，便后乏力，体质虚弱，面白神疲，肢倦懒言，舌淡苔白，脉弱。

[治法] 补气润肠，健脾升阳。

[处方] 黄芪汤加减：黄芪、生地黄各 18 g，茯苓、天花粉各 12 g，麦冬 15 g，甘草 6 g。水煎服。纳呆者，加白术 12 g；腹胀者，加厚朴、陈皮各 9 g。

2. 血虚：

[临床表现] 大便干结，排出困难，面色无华，心悸气短，健忘，口唇色淡，脉细。

[治法] 养血润肠。

[处方] 润肠丸加减：当归、生地黄、肉苁蓉、生何首乌、枸杞子各 12 g，火麻仁 15 g，桃仁、枳壳、玉竹、黄精、陈皮、白芍各 9 g，甘草 6 g。水煎服。脾胃气虚，食少神疲者，加人参 6 g，白术 12 g；津枯肠燥者，加火麻仁 9 g。

3. 阴虚：

[临床表现] 大便干结，如羊屎状，形体消瘦，头晕耳鸣，心烦失眠，潮热盗汗，腰酸膝软，舌红少苔，脉细数。

[治法] 滋阴润肠通便。

[处方] 增液汤加减：生地黄、麦冬、玄参、天花粉、沙参各 9 g，生甘草 3 g。水煎服。大便燥结者，加瓜蒌子 12 g，麻子仁 9 g。

4. 阳虚：

[临床表现] 大便或干或不干，皆排出困难，小便清长，面色㿠白，四肢不温，腹中冷痛，得热痛减，腰膝冷痛，舌淡苔白，脉沉迟。

[治法] 温阳润肠。

[处方] 济川煎加减：当归 15 g，牛膝 6 g，肉苁蓉 9 g，泽泻 5 g，升麻、枳壳各 3 g。水煎服。虚冷便秘者，可用半硫丸；脾阳不足，中焦虚寒者，可用理中汤加当归、芍药各 10 g；肾阳不足者，可选用金匮肾气丸或右归丸。

二、临证备要

（一）鉴别诊断

1. 肠易激综合征（IBS）：是一组持续或间歇发作，以腹痛、腹胀、排便习惯和/或大便性状改变为临床表现，但是缺乏胃肠道结构和生化异常的肠道功能紊乱性疾病。典型症状是与排便异常相关的腹痛、腹胀，根据主要症状分为：腹泻主导型，便秘主导型，腹泻便秘交替型。精神、饮食、寒冷等因素可诱使症状复发或加重。

2. 结肠癌：结肠癌所致的便秘属于器质性便秘，常伴有贫血、低热、乏力、消瘦、下肢水肿等症状，此外肛管指诊和直肠镜检检查可有直肠息肉、直肠癌、内痔或其他病变。乙状结肠镜和纤维结肠镜镜检可发现癌肿，观察其大小、位置及局部浸润范围。癌胚抗原常有升高。

（二）对症治疗

1. 非药物治疗：如增加膳食纤维含量，增加饮水量以加强对结肠的刺激，并养成良好的排便习惯，如晨起排便、有便意及时排便，避免用力排便，同时应增加活动。

2. 药物治疗：①容积性泻药，主要包括可溶性纤维素（果胶、车前草、燕麦麸等）和不可溶性纤维（植物纤维、木质素等）。容积性泻药起效慢而不良反应小、安全，故对妊娠便秘或轻症便秘有较好疗效，但不适于作为暂时性便秘的迅速通便治疗。②润滑性泻药，能润滑肠壁，软化大便，使粪便易于排出，使用方便，如开塞露、矿物油或液状石蜡。③盐类泻药，如硫酸镁、镁乳，这类药可引起严重不良反应，临床应慎用。④渗透性泻药，常用的药物有乳果糖、山梨醇、聚乙二醇 4000 等。适用于粪块嵌塞或作为慢性便秘者的临时治疗措施，是对容积性轻泻药疗效差的便秘患者的较好选择。⑤刺激性泻药，包括含蒽醌类的植物性泻药（大黄、弗朗鼠李皮、番泻叶、芦荟）、酚酞、蓖麻油、双酯酚汀等。刺激性泻药应在容积性泻药和盐类泻药无效时才使用，有的较为强烈，不适于长期使用。蒽醌类泻药长期应用可造成结肠黑便病或泻药结肠，引起平滑肌的萎缩和损伤肠肌间神经丛，反而加重便秘，停药后可逆。⑥促动力药，莫沙必利、伊托必利有促胃肠动力作用，普卢卡比利可选择性作用于结肠，可根据情况选用。

（三）治疗便秘的中药

1. 增加肠蠕动，促进胃液分泌的中药：有金银花、砂仁、山楂、大腹皮、木香、乌药、槟榔、麦芽、神曲等。

2. 润肠通便的中药：有火麻仁、桃仁、郁李仁、大黄、枳实、厚朴、杏仁等。

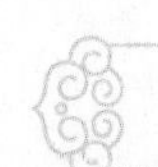

第二十五节　慢性腹泻

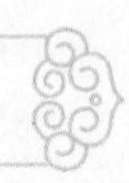

慢性腹泻临床常见的症状，可见于西医学的慢性结肠炎、慢性痢疾、过敏性结肠炎、非特异性溃疡性结肠炎等各种疾病。主要表现为大便次数增多，排便量增加，粪便溏薄，甚者水样便或含有黏液，多数患者伴有不同程度的腹痛、腹胀等症状。腹泻超过 2 个月或间歇期在 2～4 周内的复发性腹泻即为慢性腹泻。目前西医对本病无特效治疗方法，且极易复发。中医学认为本病多由外邪、饮食、情志、体虚等多方面因素以致脾胃运化功能障碍，小肠受盛和大肠传导失常而成泄泻。故张景岳有“泄泻之本无不由于脾胃”之说。根据其临床表现，本病属中医学“泄泻”“痢疾”范畴，腹泻伴黏液脓血便者属“痢疾”，腹泻不伴黏液浓血便者属“泄泻”。多由饮食不节损伤脾胃引起。还与不规范使用抗生素、先天禀赋不足、情志失调等有关。在国家标准《中医临床诊疗术语》的病名定义中，慢性腹泻属于“久泄”“大瘕泄”的范畴。中医学在慢性腹泻的辨证治疗方面积累了丰富的经验。

一、辨证论治

（一）食滞胃肠证

［临床表现］腹痛肠鸣，泻下粪便秽臭异常，泻后痛减，伴有不消化的食物，脘腹痞满，嗳腐酸臭，不思饮食，舌苔垢浊或厚腻，脉滑。

［治法］消食导滞。

［处方］保和丸加减：山楂、神曲、莱菔子、半夏各 9 g，茯苓 12 g，陈皮、连翘、甘草各 6 g。水煎服。热甚者，加大黄 6 g，枳实 10 g。

（二）肝气乘脾证

［临床表现］平时多有胸胁胀闷，嗳气食少，每因抑郁恼怒或情绪紧张之时，发生腹痛泄泻，舌淡红，脉弦。

［治法］抑肝扶脾，调中止泻。

［处方］痛泻要方加减：白术 15 g，白芍 12 g，陈皮、防风各 9 g。水煎服。兼有脾胃亏虚者，加黄芪、山药各 15g；肾阳亏虚者，加补骨脂、豆蔻各 10 g；湿热显著，兼见腹痛、肛门灼热者，可去当归，加黄芩、黄连、苍术各 10 g。

（三）湿热瘀滞证

［临床表现］大便频数，中带黏垢，便后有时有不尽感，或肛门下坠，舌正红苔黄腻脉滑数者。

［治法］清肠利湿。

［处方］葛根芩连汤加减：葛根 15 g，赤芍 12 g，苍术、黄芩、川芎、三棱、莪术、牡丹皮各 9 g，大黄 3 g，黄连、甘草各 6 g。水煎服。

（四）脾阳虚弱证

［临床表现］大便时溏时泻，迁延反复，饮食减少，腹胀不舒，喜温喜按，稍进油腻，则大便次数增加，面色萎黄，神疲倦怠，舌淡苔薄腻，脉细弱。

［治法］健脾益气，和胃渗湿。

［处方］参苓白术散加减：党参 15 g，白术、茯苓、山药各 12 g，桔梗、白扁豆、薏苡仁、莲子各 9 g，砂仁、甘草各 6 g。水煎服。

（五）肾阳虚衰证

［临床表现］泄泻多在黎明之前，腹部作痛，肠鸣即泻，泻后则安，兼见脘腹冷痛，或腹痛绵绵，得温痛减，形寒肢冷，腰膝酸软，小便清长，舌淡苔白，脉沉细。

［治法］温补脾肾，固涩止泻。

［处方］四神丸加减：补骨脂、吴茱萸、肉苁蓉各 12 g，五味子、甘草各 6 g，水煎服。年老体衰，久泻不止者，加黄芪、诃子、石榴皮各 15 g，益气升阳及止涩之品。

二、临证备要

（一）鉴别诊断

1. 慢性细菌性痢疾：①既往有急性痢疾感染史；②粪便外观呈黏液性、黏液血便或脓血便。镜检可见红细胞及白细胞；③粪便或肠镜从病灶处取标本培养可获阳性结果，多次培养可提高阳性结果。标本越新鲜阳性率越高。

2. 溃疡型肠结核：肠结核多见于 20～40 岁的女性，多数有肠外结核，以肺结核居多，可有消化不良症状。在急性进展期可有毒血症症状，如发热、盗汗、腹痛、腹泻、体力减退、消瘦等。排便每日 3～4 次，多在餐后发作，粪便呈糊状或水样便，一般无脓血便。溃疡型肠结核有结核中毒症状；肠镜活体组织检查为干酪样坏死组织；经抗结核治疗有效。

3. 肠道菌群失调：多有诱发因素。①体质衰弱，应用广谱抗生素等；②大便菌谱分析；③调节菌群治疗有效。

4. 大肠癌：发病多在中年以上，排便习惯改变，便秘或腹泻或便秘腹泻交替、便血等。主要诊断依据：①近期内出现持续性腹部不适、隐痛、胀气等；②排便习惯改变；③不明原因的贫血、乏力或体重减轻；④结肠触及肿块；⑤钡灌肠或肠镜检查发现占位病变，肠镜下活组织检查可确诊；⑥直肠癌，肛门指检可触及肿物。

（二）对症治疗

1. 严重腹泻：腹泻严重者可视病因给予止泻药，如蒙脱石散、盐酸洛哌丁胺胶囊、丽珠肠乐。

2. 肠道菌群失调：调节肠道菌群常用的有双歧杆菌、乳酸杆菌等。

3. 肠道感染：大肠埃希菌引起的感染可选用呋喃唑酮、黄连肉素、诺氟沙星、头孢氨苄、氨苄西林等。

（三）治疗慢性腹泻的中药

1. 止泻的中药：有赤石脂、禹余粮、乌梅、诃子、五倍子、肉豆蔻、石榴皮、五味子等。

2. 调节肠道菌群的中药：有黄芪、锁阳、山药、陈皮、枳实、金银花、山银花、砂仁等。

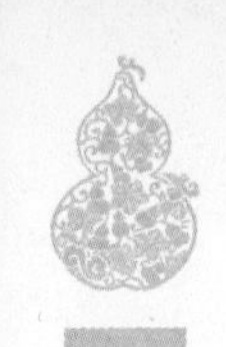

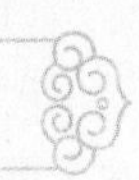

第二十六节 肾小球肾炎

肾小球肾炎是一种常见的严重威胁健康的免疫反应性疾病，多见于儿童和青年，男性多于女性。本病的发生与全身其他部位的感染有密切关系，其中以链球菌引起的上呼吸道感染最为常见，其次为皮肤感染。但本病的发生并非因细菌感染肾脏直接引起炎症，而是与病原体相关的抗原抗体复合物所介导的肾小球炎症反应，造成肾小球大量变性坏死，临床只要表现为血尿、蛋白尿、水肿、高血压、少尿等。虽然只有少数患者会出现严重的后果，但由于如治疗不及时可以造成急性肾衰竭、充血性心力衰竭等危象而威胁生命，所以应引起足够重视。本病多属中医学“水肿”“肾风”“血尿”等范畴。人体的水液有赖于肺之通调，脾之传输以及肾之开阖来共同完成，所以，本病主要病变在肺、脾、肾三脏，以肾为根本，同时与三焦、膀胱亦有关系。

一、辨证论治

（一）发展期

1. 风水泛滥证：

[临床表现] 见于急性起病之时，发病迅速，突然出现眼睑及面部浮肿，继而延及四肢和全身皆肿。偏于风寒者，伴见恶寒无汗，肢节酸楚，咳嗽气喘，小便不利。舌质淡、苔薄白、脉浮紧。偏于风热者，兼有发热恶风，咳嗽咽痛．口干而渴，小便黄少。舌边尖红。苔薄黄，脉浮数或滑数。

[治法] 疏风清热，宣肺行水。

[处方] 偏风寒者，予越婢加术汤加减：麻黄 10 g，生石膏 30 g，甘草 6 g，生姜 9 g，白术 12 g。水煎服。恶寒无汗脉浮紧者，为风寒外束肌表皮毛，宜去石膏，加紫苏叶、羌活、防风、桂枝各 10 g；恶风有汗者，加白芍 10 g，麻黄量酌减；呕恶不欲食者，加藿香、紫苏叶各 10 g；骨节痛甚者，加防己，通络利水止痛。偏风热者，予麻黄连翘赤小豆汤加减：连翘 12 g，赤小豆、茯苓皮、白茅根各 30 g，桔梗、淡竹叶各 9 g，麻黄、荆芥穗各 6 g，桑白皮、金银花各 15 g。肿而兼胀者，加陈皮、大腹皮各 10 g；小便热涩短少，加玉米须 30 g、益母草、白花蛇舌草各 10 g；咳甚、咳喘不得卧者，加杏仁、紫苏子、前胡、葶苈子各 10 g。

2. 湿毒浸淫证：

[临床表现] 眼睑浮肿，延及全身，尿少色赤，身发疮痍，甚者溃烂，恶风发热，舌红苔薄黄或黄腻，脉浮数或滑数。

[治法] 宣肺解毒，利尿消肿。

[处方] 麻黄连翘赤小豆汤合五味消毒饮加减：麻黄、生姜皮各 6 g，连翘 12 g，赤小豆 30 g，紫背天葵、杏仁各 9 g，金银花 20 g，桑白皮、野菊花、蒲公英、紫花地丁各 15 g。水煎服。皮肤糜烂者，加苦参、土茯苓各 10 g；风盛而瘙痒不已者，加白鲜皮、地肤子各 15 g；大便不通者，加芒硝、大黄各 6 g；肿势甚者，加茯苓皮、大腹皮各 10 g；血热而红肿甚者，加牡丹皮、赤芍、紫草各 10 g。

3. 水湿浸渍证：

[临床表现] 肢体浮肿，延及全身，按之没指，身重困倦，胸闷纳呆，泛恶，舌质淡，舌体胖大，苔白腻，脉沉缓。

[治法] 健脾化湿，通阳利水。

[处方] 五皮散合胃苓汤加减：桑白皮、生姜皮各 9 g，陈皮、白术各 12 g，大腹皮 30 g，茯苓皮、泽泻、厚朴各 15 g，猪苓 20 g，桂枝 6 g，大枣 5 枚。水煎服。小便短少不利者，加冬瓜皮 30 g；肿甚咳喘者，加麻黄、杏仁、葶苈子各 10 g；呕恶较甚者，加竹茹、晚蚕沙、钩藤、牛膝各 6 g；身寒肢冷脉沉迟者，加附子、干姜各 6 g。

4. 湿热内蕴证：

[临床表现] 全身水肿、皮肤绷急光亮，尿少色黄，心烦急躁，口苦口黏，脘闷恶心，腹胀便秘，或大便黏滞不爽，舌红苔黄腻，脉滑数。

[治法] 分利湿热。

[处方] 疏凿饮子加减：秦艽、羌活、大腹皮各 12 g，生姜皮 10 g，茯苓皮、泽泻各 15 g，椒目 6 g，赤小豆 30 g，槟榔 9 g。水煎服。腹部胀满，大便不通者，加大黄 6 g；尿血、尿痛者，加大蓟、小蓟、白茅根各 15 g。

（二）恢复期

1. 阴虚湿热证：

[临床表现] 水肿消退，肉眼血尿消失。病情进入恢复期，症见身倦乏力，腰背酸胀。面红烦热，口干咽痛。小便色黄，镜下血尿，大便不畅。舌红，苔薄黄或少苔，脉细数。

[治法] 滋阴清热，化气利水。

[处方] 知柏地黄汤加减：黄柏、知母、牡丹皮各 12 g，生地黄、茯苓、山药、泽泻各 15 g。水煎服。腰酸乏力者，加牛膝、杜仲各 9 g，川断、桑寄生各 12 g。

2. 脾肾气虚证：

[临床表现] 水肿已退，或晨起面部稍肿，神疲乏力，腰酸冷，夜尿频数，腹胀纳呆，口淡不渴，舌淡红，苔薄白，脉微细。

[治法] 补益脾肾，化气利水。

[处方] 参芪肾气汤加减：党参、山药、肉桂、茯苓各 15 g，黄芪、熟地黄各 30 g，泽泻、熟附子（先煎）各 10 g，山茱萸、牡丹皮各 12 g，炙甘草 6 g。腰酸痛者，加川杜仲 15 g，川续断 12 g；镜下血尿不止者，加小蓟 15 g，白茅根 20 g；尿蛋白不消者，加芡实 20 g，覆盆子 18 g。

二、临证备要

（一）鉴别诊断

1. 原发性高血压肾损害：呈血压明显增高的慢性肾小球肾炎需与原发性高血压继发肾损害鉴别，后者先有较长期高血压，其后再出现肾损害，临床上远曲小管功能损伤（如尿浓缩功能减退、夜尿增多）多较肾小球功能损伤早，尿改变轻微，常有高血压的其他靶器官并发症。

2. 慢性肾盂肾炎：临床表现可类似慢性肾炎，但详细询问有泌尿系感染的病史（尤其是女性），尿中白细胞较多，可有白细胞管型，肾小球尿细菌培养阳性，静脉肾盂造影和核肾图检查有两侧肾脏损害程度不等的表现。

3. 系统性红斑狼疮肾炎：临床表现与肾脏组织学改变均与慢性肾小球肾炎相似。但系统性红斑狼疮在女性多见，且为一全身系统性疾病，可伴有发热、皮疹、关节炎等多系统受损表现。血细胞下降，免疫球蛋白增加，还可查到狼疮细胞，抗核抗体阳性，血清补体水平下降。肾脏组织学检查可见免疫复合物广泛沉着于肾小球的各部位。免疫荧光

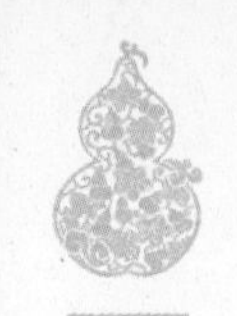

检查常呈“满堂亮”表现。

4. 继发性肾小球肾炎：如系统性红斑狼疮肾炎、过敏性紫癜肾炎等，依据相应的系统表现及特异性实验室检查，一般不难鉴别。

（二）对症治疗

1. 水肿：常用噻嗪类利尿药，如双氢氯噻嗪 25 mg，每日 2～3 次。或者呋塞米 20～60 mg/d，注射或分次口服。

2. 高血压：利尿后高血压值仍不满意时，可加用钙通道阻滞药，如硝苯啶 20～40 mg/d，分次口服，或血管扩张药，如肼酞嗪 25 mg/d，每日 3 次。

3. 贫血：应给予输血纠正贫血。

4. 急性肾衰竭：急性肾衰竭，少尿 2 日以上，出现高血钾、急性左心衰、严重酸中毒情况，应及时给予透析（血液透析或腹膜透析皆可）。

（三）治疗肾小球肾炎的中药

1. 保护肾脏的中药：有大黄、雷公藤、川芎、黄芪、冬虫夏草等。

2. 利尿消肿，减少肾小管重吸收的中药：有猪苓、茯苓、泽泻、白花蛇舌草、姜黄、车前草、金钱草、半边莲等。

3. 排泄代谢废物的中药：有大黄、番泻叶、芒硝等，大黄能促进尿素氮和肌酐的排泄，从而起到减轻氮质血症的作用。

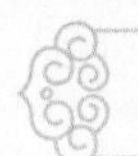

第二十七节　尿道综合征

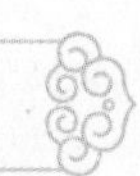

尿道综合征是指有尿频、尿急、尿痛等症状，但膀胱和尿道检查无明显器质性病变的一组非特异性症候群。多见于已婚的中青年女性，大多有长期使用抗生素而无效的病史。常由于尿道外口解剖异常（如小阴唇融合、尿道处女膜融合、处女膜伞等）、尿道远端梗阻、泌尿系感染以及局部化学性、机械性刺激等因素所引起。尿道综合征的症状和体征各个病例有所差异，但一般以尿急、尿频、尿痛和排尿困难为主要症状，有里急后重，排空尿后尿道酸痛，耻骨区隐痛，终末血尿，尿道分泌物过多也有压力性尿失禁的表现。中医古代文献无“尿道综合征”的名称，但据其临床表现可归属于中医学“淋证”的范畴。淋证病是指小便频数短涩，淋漓刺痛，欲出未尽，小便拘急，或痛引腰腹的病证，即有尿频、急、热、涩、痛的突出特点。

一、辨证论治

（一）膀胱湿热证

[临床表现] 尿频、尿急、尿痛，少腹胀痛，腰痛，舌红苔黄厚或腻，脉滑数或弦数。

[治法] 清利湿热，利尿通淋。

[处方] 八正散加减：车前子、萹蓄、瞿麦各 12 g，栀子 9 g，大黄、甘草各 6 g，石韦 10 g，白花蛇舌草、珍珠草各 18 g，滑石、荠菜各 15 g。水煎服。大便秘结、腹胀者，可重用生大黄增至 10 g，并加用枳实、厚朴；伴见寒热、口苦呕恶者，合用小柴胡汤；湿热伤阴者，去大黄，加生地黄、知母各 10 g；尿血者，加大蓟、小蓟、白茅根各 10 g。

（二）肝胆郁热证

[临床表现] 寒热往来，口苦，口干，尿频，尿急，尿痛，少腹痛，腰痛，舌红苔白

或微黄，脉弦数。

［治法］清利肝胆，利尿通淋。

［处方］清肝利尿汤：柴胡、滑石各 15 g，黄芩、车前子、栀子、萹蓄、瞿麦各12 g，甘草 6 g。水煎服。血尿者，加白茅根、地榆各 15 g；高热者，加金银花 10 g；尿有脓血者，加败酱草、薏苡仁、蒲公英各 15 g；腰痛者，加续断、桑寄生各 15 g，尿痛者，加海金沙、黄芪、蒲公英各 30 g，金银花 20 g，茯苓、泽泻各 15 g。高热者，加柴胡 10 g；腹胀者，加木香 6 g；口干者，加生地黄 15 g。

（三）肝肾阴虚证

［临床表现］潮热盗汗，口干不欲饮、头昏，头痛，五心烦热，午后尤甚，腰酸痛，尿频、夜间尤甚，小便黄而浑浊或血压偏高，舌红少苔，脉沉细或弦数。

［治法］补益肝肾，利尿通淋。

［处方］六味地黄丸加减：山药 20 g，茯苓、女贞子、墨旱莲、知母各 15 g，生地黄、黄柏、猪苓、泽泻、土茯苓各 12 g。水煎服。

（四）脾肾阳虚证

［临床表现］疲乏无力，脘腹胀满，不思饮食，肢体浮肿，大便稀软，腰酸痛，尿频，尿浑，舌淡嫩或厚，脉沉细。

［治法］温补脾肾，缩泉止遗。

［处方］温阳利水汤：黄芪 30 g，黄精 10 g，茯苓、陈皮、车前子各 12 g，苍术、枸杞子、菟丝子各 15 g。水煎服。

二、临证备要

（一）鉴别诊断

1. 肾结核：本病尿频、尿急、尿痛症状突出，一般抗感染药治疗无效，晨尿培养结核分枝杆菌阳性，尿沉渣可找到抗酸杆菌，而普通细菌培养为阴性。结核分枝杆菌素试验阳性，血清结核分枝杆菌抗体测定阳性。静脉肾盂造影可发现肾结核病灶 X 线征，部分患者可有肺、附睾等肾外结核，可资鉴别。

2. 慢性肾小球肾炎：该病表现为双侧肾脏受累，且肾小球功能受损较肾小管受损突出，并常有较明确的蛋白尿、血尿、水肿病史。结合患者病史，暂不考虑该诊断。

（二）对症治疗

膀胱刺激征：选用解痉镇痛药，抗胆碱药如溴丙胺太林（普鲁本辛）、氢溴酸山莨菪碱；或选择性平滑肌松弛剂如黄酮哌酯（泌尿灵）；毒蕈碱受体阻滞药如舍尼亭等。排尿不出者常用噻嗪类利尿药，如双氢氯噻嗪。

（三）治疗尿路感染的中药

抗尿路感染的中药：有柴胡、泽泻、黄芩、紫花地丁、穿心莲、四季青、大黄、金银花、鸭跖草、马齿苋、曲莲、夏枯草、苦参、黄连、车前草、知母、杜仲、黄精、生甘草、车前子、木通、滑石粉、茯苓、冬瓜皮、白茅根、泽泻、石韦、通草等。

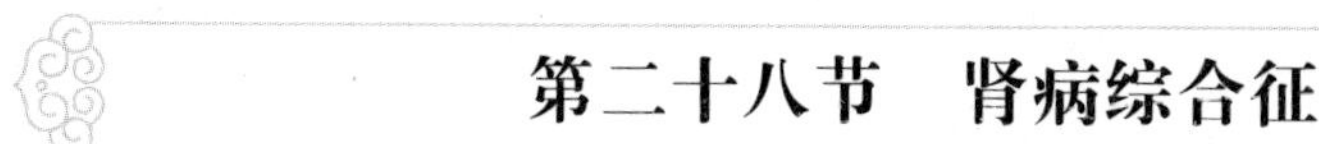

第二十八节　肾病综合征

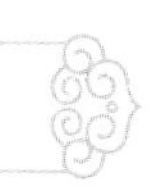

肾病综合征是概括肾小球疾病中的一组症候群，临床表现主要为大量蛋白尿、低蛋

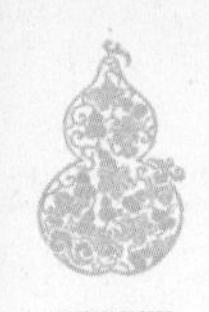

白血症、高度水肿、高脂血症等特征。肾病综合征在临床上分为继发性肾病综合征和原发性肾病综合征。无论是原发性肾病综合征还是继发性肾病综合征，均具有相同的病理变化、临床表现及代谢改变。免疫介导及炎症介导性肾小球损伤在本病发病中发挥着重要作用，肾小球基底膜通透性的变化是肾病综合征时蛋白尿的基本原因，而肾小管上皮细胞重吸收原尿中的蛋白，并对之进行分解代谢的能力对蛋白尿的形成也有一定的影响。尿蛋白排出量的多少受到肾小球滤过率（GFR）、血浆清蛋白浓度和蛋白摄入量等因素的影响。低张尿并严重血尿时可以使尿蛋白增加，这是由于红细胞溶解释放出血红蛋白的缘故。本病归属中医学“水肿”“虚劳”的范畴，常因外感六淫，或内伤七情，使全身气化功能失常所致。病位多在肺、脾、肾、三焦。若因外邪而致水肿者，病变部位开始多责之肺及上焦。所以古人归纳水肿的基本病机为其标在肺，其制在脾，其本在肾，其中以脾为制水之脏，实为水肿病机的关键。而肾气亏虚，失于封藏，不能固摄，精微下泄亦可致尿蛋白产生。现代医家也多从肺、脾、肾三脏辨证论治本病。

一、辨证论治

（一）湿热内蕴证

[临床表现] 浮肿明显，肌肤绷紧，腹大胀满，胸闷烦热，口苦，口干，大便干结或便溏灼肛，小便短黄，舌红，苔黄腻，脉滑数。

[治法] 分利湿热。

[处方] 疏凿饮子加减：泽泻、车前草、石韦、白花蛇舌草、蒲公英各 15 g，茯苓皮 18 g，大腹皮、秦艽各 12 g，苦参 10 g，甘草 6 g。水煎服。伴血尿者，加白茅根 25 g，茜草根、大蓟、小蓟各 15 g。

（二）水湿浸泽证

[临床表现] 多由下肢先肿，逐渐四肢浮肿，下肢为甚，按之没指，不易恢复。伴有胸闷腹胀，身重困倦，纳少泛恶，小便短少，舌苔白腻，脉象濡滑。

[治法] 健脾化湿，通阳利水。

[处方] 五皮饮合胃苓散加减：桑白皮、白术、泽泻、石韦、益母草各 15 g，陈皮、生姜皮各 10 g，茯苓皮、猪苓各 18 g，桂枝 6 g，大枣 5 枚。水煎服。肿甚而喘者，加麻黄 9 g，葶苈子 15 g。

（三）风水相搏证

[临床表现] 起始眼睑浮肿，继而四肢、全身亦肿，皮肤光泽，按之凹陷，易复发，伴有发热、咽痛、咳嗽等症，舌苔淡白，脉浮或数。

[治法] 疏风清热，宣肺行水。

[处方] 越婢加术汤加减：麻黄 9 g，生石膏（先煎）30 g，白术 12 g，大枣 5 枚，泽泻 18 g，浮萍、茯苓、石韦各 15 g，生姜皮 10 g。水煎服，每日 1 剂。偏风热者，加板蓝根 18 g，桔梗 12 g；偏于风寒者，加紫苏 12 g，桂枝 9 g；水肿重者，加白茅根、车前子各 15 g。

（四）脾虚湿困证

[临床表现] 面浮足肿，反复消长，劳累后、午后加重，腹胀纳少，面色萎黄，神疲乏力，尿少色清，大便或溏，舌苔白滑，脉象细弱。

[治法] 益气健脾，化气行水。

[处方] 实脾饮加减：黄芪 30 g，白术、益母草、泽泻、茯苓各 15 g，桂枝 6 g，大腹

皮、广木香（后下）、厚朴各 12 g，猪苓 18 g，大枣 5 枚。水煎服，每日 1 剂。尿蛋白多者，加桑螵蛸、金樱子各 15 g；血清蛋白低，水肿不退者，加鹿角胶 10 g，菟丝子 12 g。

（五）阳虚水泛证

[临床表现] 全身高度浮肿，腹大胸满，卧则气促甚，形寒神倦，面色㿠白，纳少，尿短少，舌质淡胖，边有齿痕，苔白，脉象沉细或结代。

[治法] 温肾助阳，化气利水。

[处方] 阳和汤加味：麻黄、干姜、白芥子、甘草各 6 g，熟地黄 20 g，肉桂（冲兑）3 g，鹿角胶（另烊）12 g，黄芪 30 g，益母草 15 g。水煎服，每日 1 剂。心悸，唇绀，脉结代者，则甘草改为炙甘草 30 g，加丹参 20 g；喘促、汗出、脉虚面浮者，宜重用人参（另炖）10 g，加五味子 6 g，煅牡蛎 20 g。

二、临证备要

（一）鉴别诊断

1. 过敏性紫癜肾炎：好发于青少年，有典型的皮肤皮疹，可伴关节痛、腹痛及黑粪；多在皮疹出现后 1～4 周出现血尿和/或蛋白尿，典型皮疹有助于鉴别诊断。

2. 系统性红斑狼疮肾炎：好发于青、中年女性，常有发热，蝶形红斑及光过敏，口腔黏膜溃疡，多发性浆膜炎等表现，依据多系统受损的临床表现和免疫学检查可检出多种自身抗体，血清免疫学检查有助鉴别。

3. 糖尿病肾病：好发于中老年，肾病综合征常见于病程 10 年以上的糖尿病患者。早期可发生尿微量白蛋白排出增加，以后逐渐发展成大量蛋白尿、肾病综合征。糖尿病病史及特征性眼底改变有助于鉴别诊断。

4. 肾淀粉样变性：好发于中老年，肾淀粉样变性是全身多器官受累的一部分。原发性淀粉样变性病因不清，主要累及心、肾、消化道（包括舌）、皮肤和神经；继发性淀粉样变性常继发于慢性化脓性感染、结核、恶性肿瘤等疾病，主要累及肾、肝和脾等器官。肾受累时体积增大，常呈肾病综合征。肾淀粉样变性常需肾活检确诊。

（二）对症治疗

1. 水肿：合理选用利尿药利尿消肿，主要有噻嗪类利尿药、保钾利尿药、袢利尿药等。

2. 蛋白尿：应用血管紧张素转换酶抑制药（ACEI）或血管紧张素Ⅱ受体拮抗药（ARB），除可有效控制高血压外，均可通过降低肾小球内压和直接影响肾小球基底膜对大分子的通透性，有不依赖于降低全身血压的减少尿蛋白作用。

3. 高脂血症：降血脂药可选择降胆固醇为主的羟甲戊二酸单酰辅酶 A（HMG-CoA）还原酶抑制药，如洛伐他汀等他汀类药物；或降甘油三酯为主的氯贝丁酯类，如非诺贝特等。

4. 感染：积极选用呋喃妥因、左氧氟沙星、阿莫西林等抗生素治疗。

（三）治疗肾病综合征的中药

1. 保护肾脏的中药：有大黄、雷公藤、川芎、黄芪、冬虫夏草等。

2. 利尿消肿，减少肾小管重吸收的中药：有猪苓、茯苓、泽泻、车前草、金钱草、半边莲等。

3. 减少尿蛋白的中药：有黄芪、冬虫夏草、葛根、川芎、水蛭、蝉蜕等。

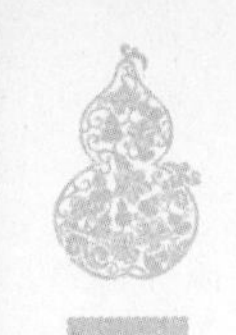

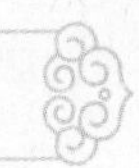

第二十九节 糖尿病肾病

糖尿病肾病指糖尿病性肾小球硬化症，一种以血管损害为主的肾小球病变。早期多无症状，血压可正常或偏高。用放射免疫法测定尿微量清蛋白排出量>200 μg/min，此期称隐匿性肾病，或早期肾病。如能积极控制高血压及高血糖，病变可望好转。如控制不良，随病变的进展可发展为临床糖尿病肾病，此时可有如下临床表现：蛋白尿、浮肿、高血压、肾功能不全、贫血、视网膜病变等。糖尿病肾病又称糖尿病性肾小球硬化症，是糖尿病特有的严重的微血管并发症，也是糖尿病患者死亡的主要原因。糖尿病肾病发生率随糖尿病类型不同而不同，1 型糖尿病发生率为 40%～50%，2 型糖尿病发生率约为 20%。目前，糖尿病肾病在终末期肾衰竭中占首位，约占 36.39%。糖尿病患者一旦发生肾脏损害，出现持续性蛋白尿，则肾功能持续性减退直至终末期肾衰竭，至今尚无有效的措施阻止其发生与发展。本病属于中医学“消渴病”“腰痛”“关格”等范畴。中医学对本病的认识较早，从病因病机到临床治疗都有详细的记录，积累了丰富的临床经验，近年来中医学对本病研究更加深入，进展较快。特别是结合了现代医学的先进技术和理论，使本病的疗效有进一步的提高。本病的病机主要为消渴日久，缠绵不断，使脏腑功能失调，阴阳气血虚弱而发病。病变脏腑重在肝、脾、肾三脏，而旁涉痰、瘀、水三者。临床上根据病理演变，可按以下四型辨证论治：气阴两虚型、肝肾不足型、脾肾两虚型、肾虚血瘀型。一般采用健脾益气、补益肝肾、活血利水等治疗方法辨证施治。

一、辨证论治

（一）气阴亏虚证

[临床表现] 口干舌燥，烦渴多饮，消瘦乏力，尿频清长，尿浊且甜，腰膝酸软，舌瘦暗红，少苔，脉细数。

[治法] 益气养阴。

[处方] 生脉散合六味地黄汤加减：太子参 18 g，山茱萸 12 g，桃仁 10 g，山药、丹参、生地黄、黄精、金樱子、玄参、覆盆子各 15 g。水煎服。乏力明显者，加黄芪 15 g；腰膝酸痛者，加杜仲、桑寄生各 15 g；夜尿频多者，加益智 15 g，乌药 12 g；口干甚者，加天花粉、葛根各 15 g。

（二）肝肾不足证

[临床表现] 神疲乏力，少气懒言，口咽干燥，大便偏干，眩晕耳鸣，视物模糊，腰膝酸软，舌暗胖，脉弦细。

[治法] 滋补肝肾。

[处方] 生脉散合杞菊地黄汤加减：生黄芪、天花粉各 30 g，麦冬、益母草各 15 g，五味子、枸杞子、菊花、生地黄、山药、山茱萸、泽泻、牡丹皮各 9 g。水煎服。

（三）脾肾两虚证

[临床表现] 神疲乏力，腰膝酸痛，面足水肿，畏寒肢冷，纳呆便溏，舌胖有齿印，脉细无力。

[治法] 温肾健脾。

[处方] 济生肾气丸合实脾饮加减：黄芪、车前子各 30 g，茯苓皮、益母草各 15 g，

制附子、肉桂、山茱萸、山药、大腹皮、厚朴、泽兰各 9 g，白术 12 g。水煎服。

（四）肾虚血瘀证

［临床表现］腰膝酸软，形体消瘦，倦怠乏力，口干欲饮，面色晦暗，肢体麻木或疼痛，面足浮肿，舌质紫暗或有瘀斑，脉沉细涩。

［治法］补肾活血。

［处方］参芪地黄汤合桃红四物汤加减：黄芪、天花粉、冬瓜皮各 30 g，人参、生地黄、山茱萸、水蛭各 9 g，丹参 15 g。水煎服。

二、临证备要

（一）鉴别诊断

1. 过敏性紫癜肾炎：好发于青少年，有典型的皮肤皮疹，可伴关节痛、腹痛及黑粪；多在皮疹出现后 1～4 周左右出现血尿和/或蛋白尿，典型皮疹有助于鉴别诊断。

2. 系统性红斑狼疮肾炎：好发于青、中年女性，常有发热，蝶形红斑及光过敏，口腔黏膜溃疡，多发性浆膜炎等表现，依据多系统受损的临床表现和免疫学检查可检出多种自身抗体，血清免疫学检查有助鉴别。

3. 肾淀粉样变性：好发于中老年，肾淀粉样变性是全身多器官受累的一部分。原发性淀粉样变性病因不清，主要累及心、肾、消化道（包括舌）、皮肤和神经；继发性淀粉样变性常继发于慢性化脓性感染、结核、恶性肿瘤等疾病，主要累及肾、肝和脾等器官。肾受累时体积增大，常呈肾病综合征。肾淀粉样变性常需肾活检确诊。

（二）对症治疗

1. 高血压：降压目标为尿蛋白＜1 g/d，血压降至 130/80 mmHg 以下，尿蛋白＞1 g/d，血压降至 125/75 mmHg 以下。首选 ACEI、ARB，注意多药联合，选用长效制剂。

2. 高血糖：从糖尿病发生起认真控制血糖。尽早应用胰岛素。

3. 蛋白尿：应用 ACEI、ARB 减少尿蛋白及延缓肾损害时应当注意足量、长期、联合用药。

4. 高血脂：高胆固醇血症为主者，选用羟甲基。高甘油三酯血症为主者，选用纤维酸衍生物。

（三）中药治疗

1. 减少尿蛋白的中药：有黄芪、冬虫夏草、葛根、川芎、水蛭、蝉蜕等。

2. 降血糖的中药：有生地黄、赤芍、丹参、地黄、玉米须、知母、枸杞子等。

3. 降血脂的中药：有黄芩、金银花、大黄、泽泻、茵陈、山楂、红花等。

第三十节　营养不良性贫血

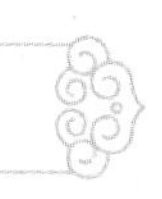

营养不良性贫血最常见病因为缺铁性贫血，缺铁性贫血是体内贮存铁缺乏影响血红素合成所引起的贫血，临床表现除因贫血引起组织器官缺氧导致贫血的一般性表现外，还有因组织缺铁导致的各种临床表现，如精神行为异常、体力耐力下降、易感染、儿童生长发育迟缓等。其特点是骨髓、肝、脾等器官组织中缺乏可染铁，血清铁浓度、运铁蛋白饱和度和血清铁蛋白降低，典型的呈小细胞低色素性贫血。本病相当于中医学病名国家标准的“虚劳”，亦属于“萎黄”“虚损”“黄胖”等范畴。因饮食不节，损伤脾胃或失

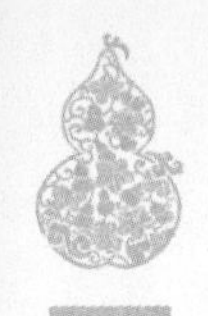

血过多，久病体虚，虫积等因素引起脏腑气血虚损的证候。脾为后天之本，胃为水谷之海，脾胃为气血生化之源，由于饮食不节，损伤脾胃，胃不受纳腐熟，脾不能运化吸收，导致水谷精微不足，气血生化无源，出现本病；或虫寄生于肠中，大量吸收人体精微，导致气血虚弱及虫体直接损伤脾胃，气血生化乏源而成本病；亦可由先天禀赋不足，肾脏素虚，或久病及肾，造成肾脏亏虚，精不化血而成本病。因脾为气血生化之源，心主血，肝藏血，脾统血，肾藏精，故贫血的病机与心、脾、肝、肾的功能失调，脏腑虚损密切相关。治疗上也应以健脾、养心、滋肝、补肾、益气生血、补益填精为主要原则。

一、辨证论治

（一）脾气虚证

[临床表现] 面白无华或萎黄，唇色淡，眩晕，心悸，失眠，手足发麻，或月经量少、延期，闭经，舌淡，脉细无力。

[治法] 健脾益气。

[处方] 香砂六君子汤和当归补血汤加减：半夏 9 g，炙甘草、白术各 10 g，茯苓、当归各 12 g，党参、炙鸡内金各 15 g，神曲 20 g，木香、砂仁各 6 g，黄芪 30 g。水煎服。

（二）心脾两虚证

[临床表现] 以面色㿠白或萎黄，头昏眼花，心悸不宁，或肝脾大，倦怠乏力，头晕，失眠，少气懒言，食欲不振，毛发干脱，爪甲裂脆，舌质淡胖，苔薄，脉濡细。

[治法] 补益心脾。

[处方] 归脾汤加减：白术、茯神、黄芪各 20 g，龙眼肉、太子参、当归、木香各 10 g，酸枣仁 15 g，炙甘草 9 g，远志 6 g。水煎服。

（三）脾肾阳虚证

[临床表现] 面色萎黄或苍白无华，形寒肢冷，唇甲淡白，周身浮肿，甚则可有腹水，心悸气短，耳鸣眩晕，神疲肢软，大便溏薄或有五更泻，小便清长，男子阳痿，女子经闭，舌质淡或有齿痕，脉沉细。

[治法] 温补脾肾。

[处方] 实脾饮合四神丸加减：黄芪 20 g，白术、茯苓、甘草、大腹皮、厚朴、肉桂各 6 g，补骨脂 30 g，菟丝子 10 g，鹿角胶 9 g，当归 12 g。水煎服。腹泻严重者，加炒山药 20 g；水肿明显者，加猪苓、泽泻各 10 g，以利水消肿。

（四）肝肾阴虚证

[临床表现] 面色苍白，两颧嫩红，目涩耳鸣，腰腿酸软，口舌干燥，潮热盗汗，头晕目眩，耳鸣耳聋，肌肤甲错不泽，舌红干瘦少苔，脉细数。

[治法] 补益肝肾。

[处方] 六味地黄丸加减：熟地黄 24 g，山茱萸、怀山药各 12 g，泽泻、茯苓、牡丹皮、当归各 9 g，丹参 10 g。水煎服。失眠多梦，属肝血虚甚，魂不归舍者，加合欢皮、首乌藤、龙齿各 15 g；筋骨酸痛或肌肉颤动，肢体麻木颤抖，属肝血虚久，筋脉失于濡养者，加伸筋草、天麻各 15 g；兼心悸、气短等气虚证候者，加人参 6 g、黄芪 15 g。

二、临证备要

（一）鉴别诊断

1. 缺铁性贫血：为临床上最为常见的血红蛋白合成障碍所致的贫血。食物中缺铁或有慢性失血史，体检发现外胚叶改变尤其是指甲凹陷、变脆，以及实验室检查证明为小细胞低色素性贫血，强烈提示缺铁性贫血的可能性。血常规可见小红细胞明显增多，红细胞变薄中心苍白区扩大。较多的多色性及嗜碱性点彩红细胞，有红细胞大小不等及异形红细胞。血细胞自动分析常提示红细胞体积分布宽度增高，说明红细胞的大小不均一性。治疗前网织红细胞不增多或轻度增多。重症者白细胞和血小板也可减少。

2. 再生障碍性贫血：表现为全血细胞减少、骨髓有核细胞增生明显减低、进行性贫血可伴有出血和感染。其诊断标准为：①外周血全血细胞减少；②网织红细胞绝对数减少；③一般无脾大；④骨髓增生减低或重度减低，如某部位骨髓呈现增生活跃，即所谓增生型再生障碍性贫血时，也须有巨核细胞明显减少；⑤一般抗贫血药治疗无效。

3. 失血性贫血：急性失血性贫血诊断依据如下。急性大量失血，中度发热及白细胞增高，应与急性感染区别；常伴有血压骤降甚至休克；出血并见红细胞贫血的逐渐显现，感染灶的缺如，均有助于鉴别。血红蛋白浓度暂不减低，出血后3～24小时慢性失血性贫血属缺铁性贫血。慢性失血逐渐显现数值下降，贫血为正细胞正色素性；出血是缺铁性贫血最常见的一组病因。

（二）对症治疗

1. 缺铁性贫血：给予口服铁剂治疗，最常用的制剂为硫酸亚铁，富马酸亚铁（富血铁）。服药时忌茶，以免铁被单宁酸沉淀而不能被吸收。

2. 巨幼红细胞性贫血：给予维生素 B_{12} 和叶酸联合应用，再加服维生素C。

3. 震颤：应给少量地西泮镇静药。如震颤影响呼吸者应给氧气吸入。

（三）中药治疗

1. 治疗缺铁性贫血的中药：有党参、黄芪、茯苓、白术、甘草、当归、山药、陈皮、麦芽、鸡血藤、人参、麦芽、龙眼肉、大枣、山茱萸、菟丝子、鹿角胶、熟地黄等。

2. 治疗巨幼细胞贫血的中药：有黄芪、熟地黄、当归、白芍、阿胶、党参、五味子、麦冬、酸枣仁、茯苓等。

第三十一节　特发性血小板减少性紫癜

特发性血小板减少性紫癜是一类较为常见的出血性疾病，又称自身免疫性血小板减少性紫癜，临床表现主要为出血倾向，常见症状有皮肤、黏膜出血，甚至血尿、胃肠道出血等内脏出血，以及失血性贫血。其主要病理特点为血小板寿命缩短，骨髓巨核细胞增多，80%～90%的病例血清或血小板表现有IgG抗体，血小板更新加速，脾脏无明显肿大。根据发病机制、诱发因素和病程，本病分为急性型和慢性型两类。急性型常为自限性，多见于儿童，无性别差异，春冬两季易发病；慢性型多见于成人，青年女性常见，女性发病率为男性的3～4倍。一般将病情迁延半年以上不愈或时而复发的病例称为慢性型。本病相当于中医学病名国家标准的“紫癜病”，也属“阴阳毒”“发斑”“肌衄”“葡萄疫”“紫斑”等范畴，部分严重病例并发脑出血者可归属“中风”范畴。因先天禀赋因素，或邪毒壅遏脉络，或因病久脾虚不摄等，使血溢脉外，病理性质有实有虚，急性型以热盛邪实为主，慢性型则以体虚多见。

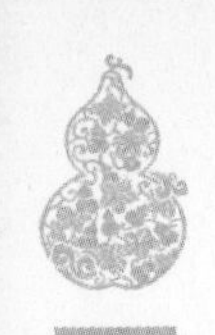

一、辨证论治

（一）风热伤络证

[临床表现] 起病较急，以自发性皮肤和/或黏膜出血为主要表现，瘀点如针尖大小，全身散在，或有鼻衄、齿衄，但出血量少，伴咽红，或有发热，舌尖红，苔薄黄，脉浮数。

[治法] 疏风清热，凉血止血。

[处方] 银翘散加减：金银花、黄芩、连翘各 15 g，荆芥 12 g，薄荷、牛蒡子、栀子各 10 g。水煎服。鼻衄者，加白茅根、侧柏炭各 15 g；齿衄者，加藕节 15 g；咽喉红肿者，加桔梗 10 g，板蓝根 15 g。

（二）血热妄行证

[临床表现] 起病急骤，以皮肤和/或黏膜出血为突出表现，瘀点、瘀斑从针尖至米粒大小，遍布全身，鼻衄、齿衄，或大便下血，出血量多，伴面红目赤，心烦口渴，或发热不退，便秘尿黄，舌红苔黄，脉数有力。

[治法] 清热解毒，凉血止血。

[处方] 清营汤加减：连翘、牡丹皮各 12 g，金银花、生地黄各 10 g，水牛角 50 g，玄参、麦冬、大蓟、小蓟各 15 g，仙鹤草、茜草各 30 g，紫草 18 g。水煎服。

（三）阴虚火旺证

[临床表现] 起病较缓，常因素体阴虚，出血反复发作，紫癜以下肢为多，时发时止，低热，手足心热，心烦不宁，口燥咽干，舌红少津，脉细微，或舌红少苔，脉细数。

[治法] 滋阴清热，凉血止血。

[处方] 茜根散和大补阴丸加减：生地黄、白芍、女贞子、黄芩各 12 g，阿胶 10 g，知母、麦冬、牛膝、玄参、知母各 15 g，墨旱莲、茜草、仙鹤草各 30 g。水煎服。

（四）气不摄血证

[临床表现] 起病较缓，紫癜暗淡，反复发作，头昏纳呆，倦怠乏力，舌淡或舌边齿痕，脉沉细无力。

[治法] 益气摄血。

[处方] 归脾汤加减：党参、黄芪、仙鹤草、茜草各 30 g，当归 10 g，白术、白芍、补骨脂、侧柏叶各 15 g，熟地黄、茯苓各 12 g，陈皮 9 g。水煎服。

二、临证备要

（一）鉴别诊断

1. 再生障碍性贫血：表现为发热、贫血、出血三大症状，肝、脾、淋巴结不大，与特发性血小板减少性紫癜伴有贫血者相似，但一般贫血较重，白细胞总数及中性粒细胞多减少，网织红细胞不高。骨髓红、粒系统生血功能减低，巨核细胞减少或极难查见。

2. 急性白血病：特发性血小板减少性紫癜特别需与白细胞不增高的白血病鉴别，通过血涂片中可见各期幼稚白细胞及骨髓检查即可确诊。

3. 过敏性紫癜：为对称性出血斑丘疹，以下肢为多见，血小板不少，一般易于鉴别。

4. 系统性红斑狼疮：早期可表现为血小板减少性紫癜，有怀疑时应检查抗核抗体及狼疮细胞（LEC）可助鉴别。

5. 继发性血小板减少性紫癜：严重细菌感染和病毒血症均可引起血小板减少。各种脾大疾病、骨髓受侵犯疾病、化学和药物过敏和中毒（药物可直接破坏血小板或抑制其功能，或与血浆成分合并，形成抗原复合物，继而产生抗体，再由抗原抗体发生过敏反应，破坏血小板。过敏反应开始时可见寒战、发热、头痛及呕吐等）、溶血性贫血均可伴有血小板减少，应仔细检查，找出病因，以与特发性血小板减少性紫癜鉴别。

（二）对症治疗

1. 出血：①收缩血管、改善血管通透性，常用卡巴克络、垂体后叶素；②合成凝血相关成分所需的药物常用的有维生素C；③抗纤溶药物常用的有氨基己酸；④局部止血药常用的有凝血酶、巴曲酶。补充血小板或相关凝血因子：紧急情况下，输入新鲜血浆或新鲜冷冻血浆。

2. 特发性血小板减少性紫癜：急症可静脉输注丙种球蛋白。

（三）抗特发性血小板减少性紫癜的中药

1. 补血的中药：有何首乌、当归、人参、白术、熟地黄、川芎、赤芍、阿胶、黄芪、枸杞子、鸡血藤等。

2. 止血的中药：有大蓟、小蓟、地榆、槐花、苎麻根等。

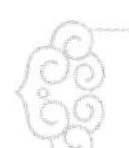

第三十二节　再生障碍性贫血

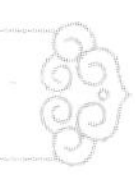

再生障碍性贫血是由多种原因引起的骨髓造血干细胞、造血微环境损伤以及免疫功能改变，导致骨髓造血功能衰竭，而出现的全血细胞减少为主要表现的疾病。临床表现主要为进行性贫血；皮肤、黏膜出血，严重者有内脏出血；容易感染，引起发热。上述主症伴随而来的有头晕、乏力、气短、心悸、手脚心热或怕冷、食欲减退、出虚汗、低热等。体格检查有面色、甲床、黏膜苍白，久病者心尖区可有收缩期吹风样杂音。由于病情进展的快慢、严重性以及病变广泛程度的不同，临床表现也有差异。国外将再生障碍性贫血分为重型、轻型两种，我国则分为急性型和慢性型两类。本病相当于中医学病名国家标准的“髓劳”，亦属于“虚劳”“血枯”“血虚”“温毒”“急劳”“热劳”等范畴。《金匮要略》曾记载“男子面色薄，主渴及亡血，脉浮者，里虚也”“男子脉大为劳，极虚亦为劳”。这些描述均与再生障碍性贫血相似，并认证为虚、为劳。中医学认为本病的病因为六淫、七情、饮食不洁、房劳、邪毒等伤及气血、脏腑。从而影响到肝、心、脾、肾及骨髓。大病久病，失于调理，失治误治，损伤精血，因而出现血虚及虚劳诸症。

一、辨证论治

（一）外感温热邪毒，实火充斥证

[临床表现] 高热，汗出，皮肤瘀点、瘀斑，鼻衄，齿衄，或有呕血、尿血、便血，口渴或不渴，心烦或神昏谵语，舌质红绛，苔黄，脉数。

[治法] 清热解毒，凉血止血。

[处方] 犀角地黄汤合黄连解毒汤合三方封髓丹加减：水牛角（先煎）、紫河车、生槐花各30 g，炒牡丹皮、生地黄各12 g，熟地黄、山药、生黄芪、党参、炒白术、墨旱莲、小蓟、茜草、仙鹤草各15 g，砂仁（后下）3 g，炒黄柏、山茱萸各10 g，麦冬、生白芍各20 g，黄连、陈皮、生甘草、炙甘草各5 g。水煎服。热甚，口咽溃烂者，加金银花

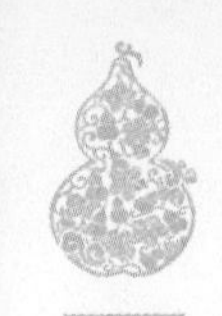

10 g，蒲公英、白花蛇舌草各15 g，以清热解毒；出血甚者，加侧柏叶15 g，茜草根、十灰散各10 g；伴咳嗽，加黄芩、鱼腥草、桑白皮各10 g；心烦、紫斑密集者，加龙胆6 g，紫雪丹1 g；便血甚者，加槐花、地榆各10 g；尿血者，加白茅根、大蓟、小蓟各10 g；胸闷、脘痞、浮肿者，加薏苡仁15 g，茵陈、藿香各10 g，以利湿消肿。

（二）肾阴不足、阴不敛阳证

[临床表现] 出血证候，兼有头晕目眩、烦躁、午后身热、颧红、耳鸣、头颈部动脉跳动等症，舌红少苔，脉象多见沉弦或细数躁动。

[治法] 滋阴潜阳，凉血止血。

[处方] 左归饮加减：熟地黄20 g，淮牛膝8 g，山药、枸杞了、山茱萸、菟丝子、鹿角胶、龟板胶、当归各10 g。水煎服。低热或五心烦热者，加地骨皮、银柴胡各10 g，鳖甲15 g，以退虚热；阴虚火旺、迫血妄行者，加仙鹤草、白茅根、侧柏叶各10 g，以凉血止血。

（三）阴血亏损、肝肾阴虚证

[临床表现] 潮热盗汗、虚烦不寐、齿龈渗血、腰背酸痛、滑精等阴虚证候，或兼见食少运迟、腹痛便溏等脾阳虚证候，舌少苔或无苔，脉沉滑细或细数。

[治法] 滋补肝肾，益气养血。

[处方] 归芍地黄汤：生地黄、当归身各15 g，白芍、枸杞子各12 g，牡丹皮、知母、西洋参、地骨皮各10 g，甘草6 g。水煎服。

（四）阴阳两虚、髓络瘀阻证

[临床表现] 牙龈出血、乏力、心悸气短加重，伴面色、口唇、爪甲苍白，畏寒、肢冷、纳差，右腕关节处有一片状瘀血斑，舌暗淡边有瘀点、苔薄白而干，脉沉弱无力。

[治法] 滋阴济阳，活血化瘀。

[处方] 补肾助阳活血方：补骨脂、何首乌、仙鹤草、鳖甲、黄芪、生牡蛎各30 g，鸡内金20 g，仙茅、淫羊藿、鹿角胶（烊）、沙参、熟地黄、赤芍各15 g，血余炭12 g，三七、神曲各10 g，制马钱子5 g。水煎服。

二、临证备要

（一）鉴别诊断

1. 阵发性睡眠性血红蛋白尿症：出血、感染均较少、较轻，网织红细胞绝对值大于正常，骨髓多增生活跃，幼红细胞增生较明显，含铁血黄素尿试验可阳性，酸化血清溶血试验和蛇毒试验多阳性，红细胞微量补体敏感试验，CD55、CD59等可检出PNH红细胞，N-ALP减少，血浆及红细胞胆碱酯酶明显减少。

2. 骨髓增生异常综合征：以病态造血为特征，外周血常显示红细胞大小不均，易见巨大红细胞及有核红细胞、单核细胞增多，可见幼稚粒细胞和畸形血小板。骨髓增生多活跃，有二系或三系病态造血，巨幼样及多核红细胞较常见，中幼粒增多，核浆发育不平衡，可见核异常或分叶过多。巨核细胞不少，淋巴样小巨核多见，组化显示有核红细胞糖原阳性，环状铁粒幼细胞增多，小巨核酶标阳性。进一步可依据骨髓活检，白血病祖细胞培养、染色体、癌基因等检查加以鉴别。

3. 急性白血病：特别是低增生性AL可呈慢性过程，肝、脾、淋巴结肿大，外周血全血细胞减少，骨髓增生减低，易与再生障碍性贫血混淆。应仔细观察血常规及多部位骨髓象，可发现原始粒细胞、单核细胞，或原始淋巴细胞明显增多。骨髓活检也有助于明确诊断。

4. 恶性组织细胞病：常伴有非感染性高热，进行性衰竭，肝、脾、淋巴结肿大，黄疸、出血较重，外周血全血细胞明显减少，可见异常组织细胞。多部位骨髓检查可找到异常组织细胞，常有吞噬现象。

（二）对症治疗

1. 感染：对于感染高热的患者，应反复多次进行患者血液、分泌物和排泄物的细菌培养及药敏试验，并根据结果选择敏感的抗生素。对于重症患者，为控制病情，防止感染扩散，多主张早期、足量、联合用药。

2. 出血：常规应用止血药。对于出血严重、内脏出血或内脏出血倾向者，可输注同型浓缩血小板、新鲜冷冻血浆。

3. 贫血：对于重症或重度贫血伴明显缺氧症状者，可考虑输注浓缩红细胞纠正贫血。

（三）治疗再生障碍性贫血的中药

1. 促进造血干细胞增殖的中药：有熟地黄、山茱萸、补骨脂、阿胶、炙黄芪、何首乌等。

2. 调节细胞免疫功能平衡的中药：有人参、何首乌、杏仁、青皮、厚朴、乳香等。

3. 改善骨髓造血微环境的中药：有五灵脂、槐花、山楂、龟甲、鹿角胶、党参、枸杞子、续断、山药、牡丹皮、茯苓、熟地黄、菟丝子、女贞子、墨旱莲、山茱萸等。

4. 调节细胞因子及转录因子的中药：有熟地黄、阿胶、菟丝子、淫羊藿、补骨脂、丹参、桃仁、仙鹤草、三七、鹿角胶、肉苁蓉、当归、牛膝、陈皮等。

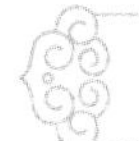

第三十三节　糖尿病

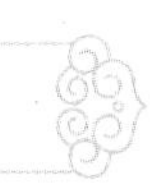

糖尿病是因胰岛素绝对或相对不足引起的一种代谢性内分泌疾病。其发病率高，并发症多，已成为仅次于肿瘤和心血管疾病之后的第三大疾病。糖尿病早期可并无症状，随着病程延长；由于糖、蛋白质、脂肪代谢紊乱，出现高血糖状态，尿糖阳性和糖耐量减低，症状典型者具有多饮、多食、多尿和体重减轻症候群，并可导致眼、肾、神经、心、脑等组织器官的慢性进行性病变。若得不到及时恰当的控制，则可发生双目失明、下肢坏疽、尿毒症、脑血管意外或心脏病变、少数患者尚可发生糖尿病酮症酸中毒、高渗性昏迷、乳酸性酸中毒等并发症，成为糖尿病致死或致残的重要原因。本病大部分归属于“消渴”范畴，但因其临床表现及并发症不同，亦有部分归属于“虚劳”“肌痹”“尿崩”“内障”等范畴，因此，不能将糖尿病与消渴视为对等关系，应将二者视为交叉关系。传统的三消分证观点，从阴虚燥热论治。目前的临床研究提出，脾气虚弱、气阴两虚、肝郁气滞、瘀血阻滞等脏腑辨证和阴阳气血辨证方法，更接近临床实际。

一、辨证论治

（一）阴虚燥热证

[临床表现] 口渴喜冷饮，易饥多食急躁易怒，怕热心烦，溲赤便秘，舌干红苔黄，脉弦数或滑数。

[治法] 滋阴润燥。

[处方] 消渴方加减：生石膏 18 g，熟地黄 4.5 g，菟丝子 30 g，党参 20 g，当归、枸

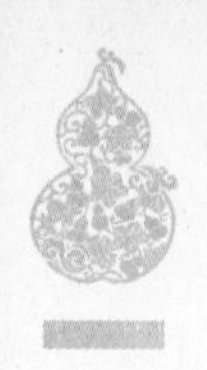

杞子各 15 g，麦冬、天冬、人参各 9 g，川黄连 6 g，玄参、乌梅、泽泻、天花粉各 12 g。水煎服。口渴甚者，加芦根 12 g，玉竹 15 g。

（二）肺胃湿热证

[临床表现] 渴饮，易饥，溲频如米泔，以烦渴引饮为著，或伴面肿，身肿，舌苔黄腻，脉数大或滑数。

[治法] 清热利湿。

[处方] 清肺饮加减：石膏 30 g，连翘 15 g，黄连 8 g，知母、杏仁各 12 g，枇杷叶、桂枝、麦冬各 10 g，栀子、甘草各 6 g。水煎服。

（三）血瘀气滞证

[临床表现] 口渴多饮，消瘦乏力，面色晦暗，胸中闷痛，肢体麻木或刺痛，夜间加重，唇紫舌暗或有瘀斑，或舌下青筋紫暗怒张，苔薄白或少苔，脉弦细或沉涩。

[治法] 行气活血化瘀。

[处方] 石斛汤加减：牡丹皮、天花粉、生地黄、瓜蒌子、丹参、蚕沙各 10 g，石斛、白蒺藜、沙蒺藜各 6 g，生黄芪、怀山药各 30 g，绿豆衣、党参各 12 g，五味子 5 g，生石膏 18 g。水煎服。血瘀甚者，加桃仁 12 g，红花 6 g。

（四）阴虚肝郁证

[临床表现] 口干，饮水不已，胁肋胀痛，嗳气太息，五心烦热，舌红苔黄脉细数。

[治法] 疏肝解郁，滋阴润燥。

[处方] 木香汤加减：木香、枳壳、桂心各 9 g，人参、芍药、槟榔、桑白皮、草豆蔻、枇杷叶各 12 g，黄芪 18 g，黄连 6 g。水煎服。口渴喜饮者，去桂心，加牡丹皮 10 g，石斛 10 g；便秘者，加生地黄 15 g，大黄 6 g。

（五）气阴两虚证

[临床表现] 倦怠乏力，自汗盗汗，气短懒言，口渴喜饮，五心烦热，心悸失眠，溲赤便秘，舌红少津，舌体胖大，苔薄或花剥，脉弦细或细数。

[治法] 益气养阴。

[处方] 茯神丸加减：茯神、天花粉、知母、人参各 12 g，甘草、黄连各 6 g，黄芪、干地黄、石膏各 20 g，麦冬、菟丝子、肉苁蓉各 15 g。水煎服。体虚乏力甚者，黄芪加至 30 g；口渴甚者，加沙参 15 g，葛根 12 g。

（六）阴阳两虚证

[临床表现] 面色晦滞，形寒怕冷，面部虚浮，或足凉浮肿，腰膝酸软，或头昏耳聋，或肢端麻痛，尿甜，舌质绛暗，舌下脉络色紫，脉弱。

[治法] 温阳滋阴，补肾固摄。

[处方] 二仙汤加减：仙茅、淫羊藿、当归、巴戟天各 9 g，黄柏、知母各 4.5 g。水煎服。大便干燥者，可倍加当归 9 g；尿痛者，加龙胆 6 g，菊花 15 g；大便稀溏者，加山药 15 g，莲子 12 g；腹胀者，加川楝子、地肤子各 9 g；口渴甚者，加葛根 15 g，生石膏 18 g；胃浊呕逆者，加芦根 15 g，佩兰 9 g。

二、临证备要

（一）鉴别诊断

1. 尿崩症：主要临床特征为多尿，相继引起多饮和烦渴，每日尿量和饮水量多在 5 L

以上，甚至可高达 10 L。尿相对密度低，多为 1.000～1.004，尿中无其他病理成分。此外，患者常有食欲不振、疲倦乏力、皮肤干燥、口干、便秘、头痛失眠、体重减轻、精神焦虑等症状，多见 20 岁以下者。临床表现有以下 3 个特点：①开始时尿量增多先于饮水量增多；②多尿、多饮较重，逐日变化不大，呈持续性；③多有下丘脑-神经垂体损害的临床证据如蝶鞍增大、破坏或钙化，视野缺损或其他炎症、外伤、手术等病史。

2. 甲状腺功能亢进症：一方面，甲状腺激素分泌增多，糖、脂肪及蛋白质三大物质代谢加速，机体过度消耗能量；另一方面，肠吸收和肠蠕动加快，易产生饥饿感，这些因素均可引起多食。女性多见，临床主要表现为神经系统症状（易激动、精神过敏、细颤）、高代谢症候群（怕热多汗、心慌、多食）、甲状腺肿、突眼等，与糖尿病多食易鉴别。

3. 嗜铬细胞瘤：多食并不是本病的突出表现，临床主要表现为高血压、头痛、多汗、心悸及代谢紊乱症候群，多食可能与儿茶酚胺激素水平升高等因素刺激摄食中枢兴奋有关。

4. 慢性肾衰竭：慢性肾小球肾炎和慢性肾盂肾炎等肾脏疾病也可出现多尿，尤其是夜尿多是慢性肾衰竭的早期表现，尿相对密度低，患者有蛋白尿、血尿、高血压、水肿等表现，B 超显示双肾体积缩小，化验血肌苷等指标升高。

（二）对症治疗

1. 高血糖：口服药有磺脲类药物，如格列齐特等，双胍类降血糖药，如二甲双胍。

2. 胰岛素治疗：胰岛素制剂有动物胰岛素、人胰岛素和胰岛素类似物。根据作用时间分为短效、中效和长效胰岛素，并已制成混合制剂，如诺和灵 30R，优泌林 70/30。

（三）降低血糖的中药

1. 改善胰岛素抵抗作用的中药：有葛根、牡丹皮、黄连、生地黄、淮山药等。

2. 降血糖的中药：有生地黄、赤芍、丹参、生地黄、玉米须、知母、枸杞子等。

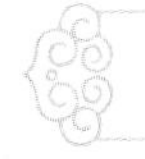

第三十四节　甲状腺功能亢进症

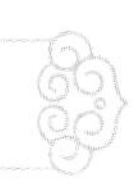

甲状腺功能亢进症又称毒性弥漫性甲状腺肿，是一种自身免疫性疾病，指多种病因导致体内甲状腺激素（TH）分泌过多，引起以神经、循环、消化等系统兴奋性增高和代谢亢进为主要表现的一种临床综合征。本病是以遗传易感为背景，在感染、精神创伤等因素作用下，诱发体内的免疫系统功能紊乱，免疫耐受、识别与调节功能减退和抗原特异或非特异性 T_S 细胞功能缺陷，机体不能控制针对自身组织的免疫反应，T_S 细胞减弱了对 Th 细胞的抑制，特异 B 淋巴细胞在特异 Th 细胞辅助下产生异质性自身抗体。本病占所有甲状腺功能亢进的 85%，多见于 20～40 岁女性。临床表现为弥漫性甲状腺肿大（肿大的甲状腺上、下叶外测可听到血管杂音，并可触及震颤）、高代谢症候群、浸润性突眼、心血管等多系统症状、特征性皮损和甲状腺肢端病。严重时可出现甲亢危象。本病属于中医学“瘿病”范畴，国家标准《中医临床诊疗术语》中“瘿气”一病与之相似或相关对应。系由于情志内伤以及体制因素导致气滞痰凝，痰气互结，化火伤阴，以颈部喉结两旁结块肿大，伴眼球突出、心悸、急躁亢奋、多食消瘦、恶热多汗、舌淡红苔薄白或舌红少苔、脉弦或细数为主要临床特征的一类疾病。本病部位在颈前，与肝有密切关系，亦与心、脾、胃、肾有关。本病初期实证者居多，以肝经火旺证候多见；本病晚期以虚证为主，或虚中夹实，以心肝、心肾阴虚，或肝肾阴虚阳亢证候多见。

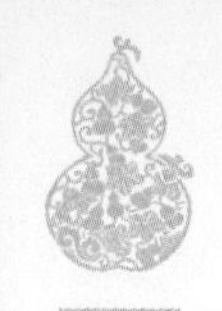

一、辨证论治

(一)肝经火旺证

[临床表现] 颈前肿大，按之震颤，急躁易怒，烦热多汗，多言手颤，消谷善饥，身体消瘦，口干口苦，舌红苔黄，脉弦数。

[治法] 清肝泄火，消瘿散结。

[处方] 龙胆泻肝汤加减：龙胆、栀子、黄芩、车前子、泽泻、柴胡、木通、当归各10 g，生地黄15 g，甘草5 g。水煎服。手颤严重者，加钩藤、白蒺藜、石决明各15 g，以平肝息风；消谷善饥者，合白虎汤，以清泄胃火。

(二)心肝阴虚证

[临床表现] 颈前肿大，质地柔软，心悸不宁，烦躁失眠，畏热易汗，双手颤抖，眼干目眩，舌红，少苔，脉细数。

[治法] 滋阴降火，宁心柔肝。

[处方] 一贯煎加减：生地黄15 g，沙参、枸杞子、麦冬、当归、川楝子各10 g。水煎服。心悸失眠明显者，加酸枣仁、柏子仁、远志、龙齿各10 g，以养心安神；眼干目眩者，加菊花、密蒙花、千里光各10 g，以滋阴明目。

(三)心肾阴虚证

[临床表现] 颈前肿大，双眼突出明显，双手颤抖，心悸耳鸣，失眠多梦，消瘦，消谷善饥，体倦，腰膝酸软，舌红，少苔，脉细数。

[治法] 滋阴降火，补肾养心。

[处方] 知柏地黄汤加减：熟地黄、山茱萸各15 g，山药、茯苓、牡丹皮、泽泻、知母、黄柏各10 g。水煎服。耳鸣、腰酸者，加桑寄生、牛膝各15 g；经少或经闭者，加何首乌15 g，益母草10 g；阳痿者，加淫羊藿、仙茅各10 g。

(四)肝肾阴虚证

[临床表现] 颈前肿大，双眼突出，双手颤抖，头晕眼花，耳鸣，消瘦，消谷善饥，面赤，烦躁易怒，腰膝酸软，舌红，少苔，脉细数。

[治法] 滋补肝肾，养阴填精。

[处方] 三甲复脉汤加减：生地黄、麦冬、白芍各15 g，炙甘草8 g，麻仁5 g，牡蛎、阿胶、鳖甲、龟甲各10 g。水煎服。颈前肿大明显者，加玄参、夏枯草、黄药子各10 g；双眼突出明显者，加枸杞子、白芥子、泽漆、地骨皮、白蒺藜各10 g。

二、临证备要

(一)鉴别诊断

1. 与其他甲状腺功能亢进症的鉴别：

(1) 结节性甲状腺肿伴甲状腺功能亢进症：又称继发性甲状腺功能亢进症，较少见，患者年龄多在40岁以上，腺体呈结节状肿大，两侧多不对称，无突眼，容易发生心肌损害。B超、核素扫描均可见甲状腺结节。

(2) 高功能腺瘤：较少见，腺体内出现单个或多个自主性高功能结节，无突眼，结节周围的甲状腺组织呈萎缩性改变。B超可见甲状腺结节，核素扫描可见热结节。

2. 与甲状腺毒症的原因鉴别：

(1) 亚急性肉芽肿性甲状腺炎（又称巨细胞性甲状腺炎）：多于上呼吸道感染后发生，病变腺体肿大，压痛显著。血清 TT_3、TT_4、FT_3、FT_4升高，甲状腺摄^{131}I率降低。

(2) 亚急性淋巴细胞性甲状腺炎（又称无痛性甲状腺炎）：起病突然，甲状腺功能亢进症表现，无甲状腺疼痛，无突眼，摄^{131}I率降低，血清 TPOAb 升高。

(3) 慢性淋巴细胞性甲状腺炎：多数患者甲状腺功能正常，少数可有甲状腺功能亢进症表现。甲状腺肿大，质地坚韧，或伴结节。血 TgAb 或 TPOAb 浓度显著、长期升高。

（二）对症治疗

甲状腺功能亢进症：初始用丙硫氧嘧啶 300～600 mg 或他巴唑 30～60 mg，分 3 次口服，持续服用 1～2 个月。每 2～4 周减量 1 次，丙硫氧嘧啶每次减量 50～100 mg，他巴唑每次减量 5～10 mg，3～4 个月减到维持量。丙硫氧嘧啶 50～100 mg，他巴唑 5～10 mg，维持 1～1.5 年。

（三）降低甲状腺激素的中药

降低甲状腺激素的中药：有山茱萸、地黄、海藻、昆布、附子、淫羊藿、党参、黄芪、茯苓、山药、白术、山慈菇、石决明、龙骨、白芍、香附、玄参等。

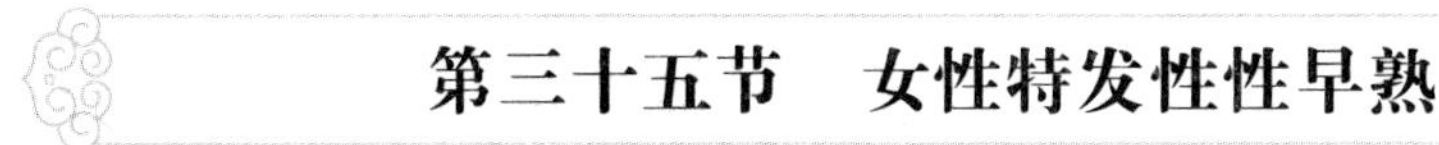

第三十五节　女性特发性性早熟

女性特发性性早熟，是指女孩 8 岁以前，过早出现青春期特征，即第二性征。性早熟可因引发原因不同，分为真性性早熟、假性性早熟及不完全性性早熟 3 种。真性性早熟中“特发性性早熟”是发病最普遍的一种，占女孩性早熟 80%以上，绝大多数在 4～8 岁出现，发育顺序与正常青春期发育相似，但提前并加速。由于骨骺成熟加速，骨骼提前融合，成年后身材将较正常人矮小。在古代医学文献中未查到相应记载。中医学对正常性成熟，认为女子应为“二七（14 岁）而天癸至，任脉通，大冲脉盛，月事以时下，故有子”。天癸即肾之阴精，由先天之气蓄积至一定时机而发动。月经为阴血，而冲脉则为月经之本。再则“胞络者系于肾”，“任主胞胎”，乳房又为足厥阴肝经所系。因此本病的病变主要与肾、肝二脏及冲任二脉的功能失调有关。小儿生理上脏腑娇嫩、形气未充，在五脏特征上表现为肝常有余，肾常虚，在环境、饮食、药物的影响下，以及自身脏腑功能的异变，均可导致阴阳平衡失调。肾阴不足，阴不济阳，相火偏亢，则天癸早至，第二性征提早出现；肝主疏泄，肝气郁结，疏泄无权，气机升降失司，阻遏于乳房部位而出现肿胀。

一、辨证论治

（一）阴虚火旺证

[临床表现] 乳房发育，月经提早来潮，可伴烦躁易怒，潮热盗汗，夜寐不宁，口咽干燥，舌质红，舌苔薄，脉细数。

[治法] 滋阴泻火。

[处方] 知柏地黄汤加减：知母、黄柏、生地黄、熟地黄、淮山药、山茱萸、泽泻、赤芍、牡丹皮、茯苓、夏枯草各 10 g。水煎服。乳房胀痛者，加夏枯草、三棱各 10 g；阴道分泌物增多者，加椿根皮 15 g，生薏苡仁 10 g；潮热盗汗者，加地骨皮 10 g，牡蛎 30 g

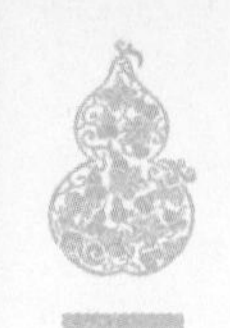

(先煎)；心中烦热者，加淡竹叶 6 g，莲子心 3 g。

（二）肝气郁结证

[临床表现] 女孩乳房发育提早，触之疼痛，阴道分泌物增多，情绪不稳，烦躁易怒，胸闷不舒，舌质红，舌苔黄或薄黄腻，脉弦滑。

[治法] 疏肝理气。

[处方] 丹栀逍遥散加减：牡丹皮、栀子、当归、白芍、茯苓、泽泻、香附、郁金各 10 g，柴胡、甘草各 6 g。水煎服。乳房胀痛者，加香附、郁金各 10 g；带下色黄者，加黄柏 10 g。

二、临证备要

（一）鉴别诊断

1. 单纯性乳腺过早发育：性早熟幼女子宫及卵巢大小明显增加，GnRH 刺激后的 LH/FSH 常＞1，而单纯乳腺过早发育者子宫、卵巢大小没有变化，且刺激后 LH/TSH 常＜1，对肾上腺功能早现者要注意与肾上腺皮质增生症及产生雄激素的肿瘤鉴别，前者仅表现为阴毛和腋毛早现，不会有其他性征发育，而后者伴有体毛增多，身高、体重迅速增长，骨龄提前，出现痤疮，嗓音变粗等。

2. 原发性甲状腺功能减退症伴性早熟：仅见于少数未经治疗的原发性甲状腺功能减退症。多见于女孩，其发病机制可能和下丘脑-垂体-性腺轴调节紊乱有关。临床除甲状腺功能减退症状外，同时出现性早熟的表现，如女孩乳房增大、泌乳和阴道流血等，由于 TRH 不影响肾上腺皮质功能，故患儿不出现或极少出现阴毛或腋毛发育。早期给予甲状腺素替代治疗而使甲状腺功能减退症状缓解或控制后，性早熟症状即逐渐消失。

3. 外周性性早熟：多见于误服含雌激素的药物、食物或接触含雌激素的化妆品，女孩常有不规则阴道流血，且与乳房发育不相称，乳头、乳晕着色加深。对男孩出现性发育征象而睾丸容积仍与其年龄相当者，应考虑先天性肾上腺皮质增生症、肾上腺肿瘤。单侧睾丸增大者需除外性腺肿瘤。

（二）对症治疗

1. 性早熟：性早熟可选用以下 4 种药物。①甲羟孕酮（安宫黄体酮）：为最常用药物，可抑制中枢促性腺激素的分泌，对性激素的合成有直接作用。②醋酸氯地孕酮：具有拮抗促性腺激素分泌和拮抗雄激素的作用，副作用较甲羟孕酮少，用量 2～4 mg/d，疗程依据疗效而定。③环丙孕酮：具有抗雄激素、抗促性腺激素和孕酮类作用的特性。④GnRH 类似物。目前 GnRH-A 已作为治疗性早熟的首选用药，不论特发性还是错构瘤所致真性性早熟均有良好效果。但一般认为，使用 GnRH 激动药的指征是：①女孩或男孩的第二性征发育、身高增加速度和骨龄在 6 个月～1 年内增加明显者（如大于年龄的 2.5 倍标准差）。②血睾酮持续升高，＞2.5 nmol/L（＞75 ng/dL）的男孩（8 岁以前）。③血雌二醇≥36pmol/L（≥10 pg/mL）者。④9 岁以前女孩已有月经来潮者。⑤存在严重精神-心理压力或异常，而父母迫切要求给予治疗时。⑥对由于中枢神经系统器质性病变引起的性早熟，特别是伴有 GH 缺乏者，必须尽早应用 GnRH 激动药治疗，并同时积极治疗原发病。本剂开始应用时可激发促性腺激素释放，较长期应用，因降调节作用而使垂体处于去敏感状态，从而使促性腺激素明显减少，性激素合成减少，生物效应下降。

2. 卵巢肿瘤：肿瘤能够完全切除者治疗效果及预后一般良好，而肿瘤不能完全切除者的预后不佳。若肿瘤不能完全切除可行部分切除并辅以放射治疗（简称放疗）或化学药物治疗（简称化疗）。

3. 先天性肾上腺皮质增生：先天性肾上腺皮质增生患者，可采用皮质醇类激素治疗。

（三）抗性早熟的中药

抗性早熟的中药：有鳖甲、龟甲、黄柏、龙胆、栀子、知母、海藻、夏枯草等。

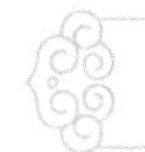

第三十六节　脂质代谢异常

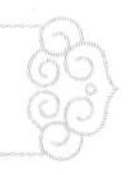

脂质代谢异常是先天性或获得性因素造成的血液及其他组织器官中脂质及其代谢产物质和量的异常。脂质的代谢包括脂类在小肠内消化、吸收，由淋巴系统进入血循环（通过脂蛋白转运），经肝脏转化，储存于脂肪组织，需要时被组织利用。脂质在体内的主要功用是氧化供能，脂肪组织是机体的能量仓库。磷脂是所有细胞膜的重要结构成分，胆固醇是胆酸和类固醇激素（肾上腺皮质激素和性腺激素）的前体。脂类代谢受遗传、神经体液、激素、酶以及肝脏等组织器官的调节。当这些因素有异常时，可造成脂代谢紊乱和有关器官的病理生理变化。脂质的代谢异常包括高脂蛋白血症，脂质贮积病，肥胖症，脂肪肝等。本病应属中医学"痰证""湿阻""肥胖"等范畴，多因恣食肥甘，或情志不遂、素体肥胖或阴虚、久病或年老体虚等因素致痰浊湿阻、脾胃失调、肾气虚衰、气滞血瘀等。其病机中心环节为脾虚痰湿阻滞。

一、辨证论治

（一）痰浊中阻证

[临床表现] 形体肥胖，心悸眩晕，胸脘痞满，腹胀纳呆，乏力倦怠，恶心吐涎，口渴不欲饮水，舌淡体胖，边由齿痕，苔腻，脉濡。

[治法] 化痰祛湿。

[处方] 导痰汤加减：半夏、橘红、茯苓、枳实、胆南星各 10 g，生姜 3 片。水煎服。头晕重者，加白术、天麻各 10 g；心悸胸闷明显者，加远志、菖蒲各 10 g；若脘闷、纳呆、腹胀明显者，加砂仁 6 g，豆蔻 10 g；肢体沉重、苔腻者，加藿香、佩兰各 10 g；心烦、纳少、便秘、舌红者，加竹茹、瓜蒌各 10 g。

（二）胃热滞脾证

[临床表现] 多食，消谷善饥，形体肥胖，脘腹胀满，面色红润，口干口苦，心烦头昏，胃脘嘈杂，得食则缓，舌红，苔黄腻，脉弦滑。

[治法] 清胃泄热。

[处方] 保和丸合小承气汤加减：大黄、枳实、厚朴、山楂、神曲、莱菔子、半夏、陈皮、茯苓、连翘各 10 g。水煎服。

（三）气滞血瘀证

[临床表现] 胸胁胀闷，走串疼痛或憋闷不适，性情急躁，胁下痞块刺痛拒按，舌紫暗或见瘀斑，脉沉涩。

[治法] 行气活血。

[处方] 血府逐瘀汤加减：桃仁、当归、川芎、枳壳、柴胡、桔梗、牛膝各 10 g，生地黄、芍药各 15 g，红花 6 g，甘草 5 g。水煎服。胸痛甚者，加瓜蒌、薤白各 10 g；性情急躁者，加郁金、黄芩各 10 g；胁下痞块者，加鳖甲 15 g，水蛭 3 g；大便干燥者，加生

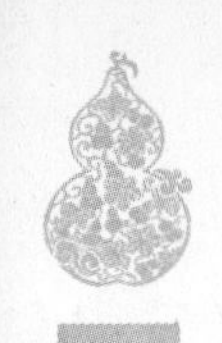

大黄 6 g。

（四）肝郁脾虚证

［临床表现］精神抑郁或急躁易怒，健忘失眠，口干，不思饮食或纳谷不香，四肢无力，腹胀便溏，舌淡，苔白，脉弦细。

［治法］疏肝解郁。

［处方］逍遥散加减：柴胡、白术、茯苓、当归、薄荷各 10 g，白芍 15 g，煨姜、炙甘草各 3 g。水煎服。腹胀便溏甚者，加陈皮、莱菔子各 10 g；气短、乏力者，加黄芪、太子参各 15 g；大便干燥、口干口苦者，加大黄 6 g，黄芩 10 g；眩晕者，加菊花、赭石各 10 g。

（五）肝肾亏虚证

［临床表现］头晕目眩，耳鸣健忘，失眠多梦，咽干口燥，腰膝酸软，胁痛，五心烦热，舌红少苔，脉细数。

［治法］补益肝肾。

［处方］杞菊地黄丸加减：枸杞子、菊花各 30 g，熟地黄 15 g，山茱萸、山药、牡丹皮、泽泻、茯苓各 10 g。水煎服。眩晕重者，加寄生、生赭石各 15 g；乏力、倦怠、脘腹痞闷者，加黄芪、茯苓、炒莱菔子各 15 g；视物昏花者，加茺蔚子、青葙子各 15 g；肢体麻木、疼痛者，加丹参 15 g，炒桑枝、桃仁各 10 g。

二、临证备要

（一）鉴别诊断

1. 高脂蛋白血症：是指血浆中胆固醇（TC）和/或甘油三酯（TG）水平升高。实际上是血浆中某一类或某几类脂蛋白水平升高的表现。高脂血症的临床表现主要包括两大方面：一方面是脂质在真皮内沉积所引起的黄色瘤；另一方面脂质在血管内皮沉积所引起的动脉粥样硬化，产生冠心病和外周血管病等。

2. 脂肪肝：是指由于各种原因引起的肝细胞内脂肪堆积过多的病变。脂肪肝的临床表现多样，轻度脂肪肝多无临床症状。仅有疲乏感，而多数脂肪肝患者较胖。脂肪肝病人多于体检时偶然发现。中、重度脂肪肝有类似慢性肝炎的表现，可有食欲不振、疲倦乏力、恶心、呕吐、肝区或右上腹隐痛等。肝脏轻度肿大可有触痛，质地稍韧、边缘钝、表面光滑，少数患者可有脾大和肝掌。

3. 蛋白减少症：多数继发于营养不良、严重的肝病或胃肠道疾病，只有少数为原发性。遗传性脂蛋白缺乏状态有两种主要类型：一种主要影响含有载脂蛋白 B 的血浆脂蛋白，包括乳糜微粒和 VLDL；另一种类型主要影响含有载脂蛋白 A 的脂蛋白，即 HDL。但由于基因异常所致的脂蛋白减少症在临床上极为少见。遗传性脂蛋白减少常为常染色体隐性遗传，有家族聚集性，纯合子症状明显，而杂合子则很少发病。根据血脂蛋白减少的类型不同，可分为 3 种，即无β-脂蛋白血症、家族性低β-脂蛋白血症和家族性 HDL 缺乏症。本病的临床表现为出生后脂肪吸收不良，新生儿期可出现食欲差、呕吐、腹泻、体重不增。消化道 X 线造影表现为造影剂的分块聚积，少数有肝大、转氨酶升高。神经系统早期表现为新生儿精神运动发育迟缓，儿童出现伸张反射，腱反射减弱，多数患者出现共济失调、视网膜色素瘤或视网膜变性。血液系统中出现棘形红细胞、贫血、凝血机制异常。

（二）对症治疗

1. 脂肪肝：注意调整饮食结构，适当增加运动。药物治疗常选用保护肝细胞、去脂药物及抗氧化剂等，如维生素B、维生素C、维生素E、卵磷脂、熊去氧胆酸、水飞蓟素、肌苷、辅酶A、还原型谷胱甘肽、牛磺酸、肉毒碱乳清酸盐、肝泰乐，以及某些降脂药等。

2. 高脂蛋白血症：饮食治疗和改善生活方式是血脂异常治疗的基础措施。无论是否进行药物调脂治疗都必须坚持控制饮食和改善生活方式。药物治疗常选用：①羟甲戊二酰辅酶A还原酶抑制药（他汀类），如辛伐他汀、阿托伐他汀、瑞舒伐他汀钙，一般建议晚上服用。②苯氧乙酸类调脂药（贝特类），如非诺贝特、苯扎贝特等。③烟酸类调脂药，如烟酸。④胆汁酸螯合药，如考来烯胺。⑤胆固醇吸收抑制药，如依析麦布。⑥胆固醇合成抑制药，如安托他命、莫纳可林K。

3. 蛋白减少症：可予以人血清蛋白，清蛋白应用剂量为每次10～20 g静脉滴注。

（三）治疗脂质代谢异常的中药

1. 促进肠蠕动，减少胆固醇和脂肪在肠道吸收并促进其排出的中药：有何首乌、草决明、虎杖、枸杞子等。

2. 抑制肝脏合成胆固醇的中药：有黄精、当归等。

3. 提高蛋白酶活性，加速脂类的代谢和排出的中药：有黄芩、绞股蓝、何首乌、银杏叶等。

第三十七节　原发性骨质疏松症

原发性骨质疏松症病因未明，可能与妊娠和哺乳，雌激素，活性维生素D，甲状旁腺素，某些细胞因子，钙的摄入量，生活方式和生活环境及遗传因素相关。它是一种以骨量降低、骨结构失常，骨骼脆性增加，易于发生骨折的全身骨骼疾病。患者大多数为中、老年人，尤以绝经后妇女为常见。其特征是骨质减少、骨密度降低，骨组织的微结构退化、骨的脆性增加、易于发生骨折等，患者轻则腰酸背痛、四肢乏力，重可出现驼背、弯腰、骨骼疼痛、身高下降甚至骨折，主要发生在髋部、腕部的股骨颈、脊椎和桡骨远端，还可使患者全身免疫功能下降。中医学虽无骨质疏松症这一病名，但关于此病之症状及治疗，早在《黄帝内经》中就有记载，本病归属于中医学“骨痿”“骨枯”“骨痹”“骨极”的范畴。肾为先天之本，肾主骨生髓，肾虚是骨质疏松症的主要病机。老年人的骨质脆弱，易于骨折，与肾中精气不足、骨髓空虚、骨失充养有关，故辨证从肾论治的理论根据即源于此。脾为后天之本，主运化，为气血生化之源。脾气健运，则四肢得以充养，活动强劲有力；若脾失健运，清阳不升，精微不布，四肢失养，则萎弱不用。另外，肾精亏虚，脾失健运，必致脉络受阻，经络不通，则产生疼痛症状，甚至使骨失所养，脆性增加，发生骨质疏松，容易骨折。根据骨质疏松症的病因病机、临床症状和体征，并根据肾主骨的理论、脾肾相关论、血瘀论，将骨质疏松症分为肾阳亏虚、肝肾阴虚、脾气亏虚和气滞血瘀证进行辨证施治。

一、辨证论治

（一）肾阳虚证

［临床表现］腰膝酸软而痛，畏寒肢冷，尤以下肢为甚，伴头目眩晕，精神萎靡，面

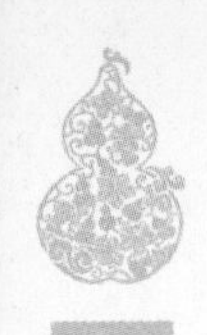

色白或黧黑，或小便清长，夜尿频多；或大便久泄不止，完谷不化，五更泄泻，或浮肿，腰以下为甚，按之凹陷不起，甚则腹中胀满，全身肿胀，心悸咳喘，舌淡胖苔白，脉沉弱。

[治法] 温肾助阳。

[处方] 右归饮：熟地黄、山茱萸、制附子各 9 g，炒山药、枸杞子、杜仲、肉桂、炙甘草各 6 g。水煎服。

（二）肝肾阴虚证

[临床表现] 腰背酸痛，腰膝酸软，疲乏无力，头晕目眩，耳鸣健忘，失眠多梦，咽干口燥，胁痛，五心烦热，颧红盗汗，男子遗精，女子梦交，舌红少苔，脉细数。

[治法] 滋补肝肾。

[处方] 六味地黄汤加味：熟地黄 30 g，山茱萸、山药各 15 g，茯苓 12 g，泽泻 6 g，菟丝子 24 g，牡丹皮、川牛膝各 10 g。水煎服。

（三）脾气亏虚证

[临床表现] 腰髋无力，腰膝酸软，甚则弯腰驼背，遇寒加重，畏寒喜暖，纳呆厌食，食少便溏，舌淡胖，苔白，脉沉细无力。

[治法] 益气健脾。

[处方] 补中益气汤：黄芪 30 g，党参 15 g，升麻 3 g，泽泻、柴胡、陈皮各 6 g，炙甘草、当归、白术各 10 g，山茱萸、茯苓各 12 g。水煎服。

（四）气滞血瘀证

[临床表现] 腰背酸痛，甚则弯腰驼背，活动受限，或四肢关节变形，胁下胀闷，走窜疼痛，性情急躁，或胁下痞块，刺痛拒按，舌暗红，苔白腻，脉沉弦。

[治法] 行气活血化瘀。

[处方] 身痛逐瘀汤：秦艽、川芎、地龙各 12 g，川牛膝、红花、桃仁各 15 g，甘草 6 g，当归、没药、五灵脂（包煎）各 10 g。水煎服。

二、临证备要

（一）鉴别诊断

1. 骨软化：骨软化症特别为骨有机基质增多。临床上常有胃肠吸收不良，脂肪痢。胃大部切除病史或肾病病史。早期骨骼 X 线常不易和骨质疏松区别，但如出现假骨折线（Looser 带）或骨骼变形，则多属骨软化症，生化改变较骨质疏松明显。

2. 骨髓瘤：骨髓瘤典型患者的骨骼 X 线表现常有边缘清晰的脱钙，须和骨疏松区别，患者血碱性磷酸酶均正常，血钙、磷变化不定。但常有血浆球蛋白（免疫球蛋白 M）增高及尿中出现凝溶蛋白。

3. 成骨不全：遗传性成骨不全症可能由于成骨细胞产生的骨基质较少，结果状如骨质疏松，血及尿中钙、磷及碱性磷酸酶均正常，患者常伴其他先天性缺陷，如耳聋等。

4. 癌性骨病：转移性癌性骨病变临床上有原发性癌症表现，血及尿钙常增高，伴尿路结石，X 线所见骨质有侵蚀。

（二）对症治疗

1. 骨量减少，钙质流失：补充钙剂及维生素 D。每日钙摄入推荐量 800 mg（元素钙量）是获得理想骨峰值，维护骨骼健康的适宜剂量；维生素 D 有利于钙在胃肠道的吸收。

成年人推荐剂量为200 U（5 g）/d，老年人因缺乏日照以及摄入和吸收障碍常有维生素D缺乏，故推荐剂量为400～800 IU（10～20 μg）/d。

2. 药物治疗：

（1）抗骨吸收药物：①双膦酸盐类，有效抑制破骨细胞活性、降低骨转换。阿仑膦酸钠有10 mg/片（每日1次）和70 mg/片（每周1次）两种，后者服用更方便，对消化道刺激更小，有效且安全，因而有更好的依从性。②降钙素类，鲑鱼降钙素和鳗鱼降钙素类似物。一般情况下，应用剂量为鲑鱼降钙素50 IU/次，皮下注射或肌内注射，根据病情每周2～5次，鲑鱼降钙素鼻喷剂200 IU/d；鳗鱼降钙素20 IU/周，肌内注射。③选择性雌激素受体调节剂（SERMs），每日1片雷诺昔芬（Raloxifene，60 mg），能阻止骨丢失，增加骨密度，明显降低椎体骨折发生率。④雌激素类，雌激素或雌孕激素补充疗法（ERT或HRT）能降低骨质疏松性骨折的发生危险，是防治绝经后骨质疏松的有效措施。⑤甲状旁腺激素（PTH），小剂量rhPTH有促进骨形成的作用，能有效地治疗绝经后严重骨质疏松，增加骨密度，降低椎体和非椎体骨折发生的危险，因此适用于严重骨质疏松症患者。

（三）抗骨质疏松的中药

1. 抗骨质吸收的中药：有续断、骨碎补、千年健、龟甲、桑寄生、淫羊藿、鹿茸、山药、杜仲、枸杞子、肉桂、肉苁蓉、菟丝子、何首乌、芡实、冬虫夏草、莲子等。

2. 促进骨形成的中药：有补骨脂、槲寄生、淫羊藿、川牛膝、杜仲、山药等。

第三十八节　类风湿关节炎

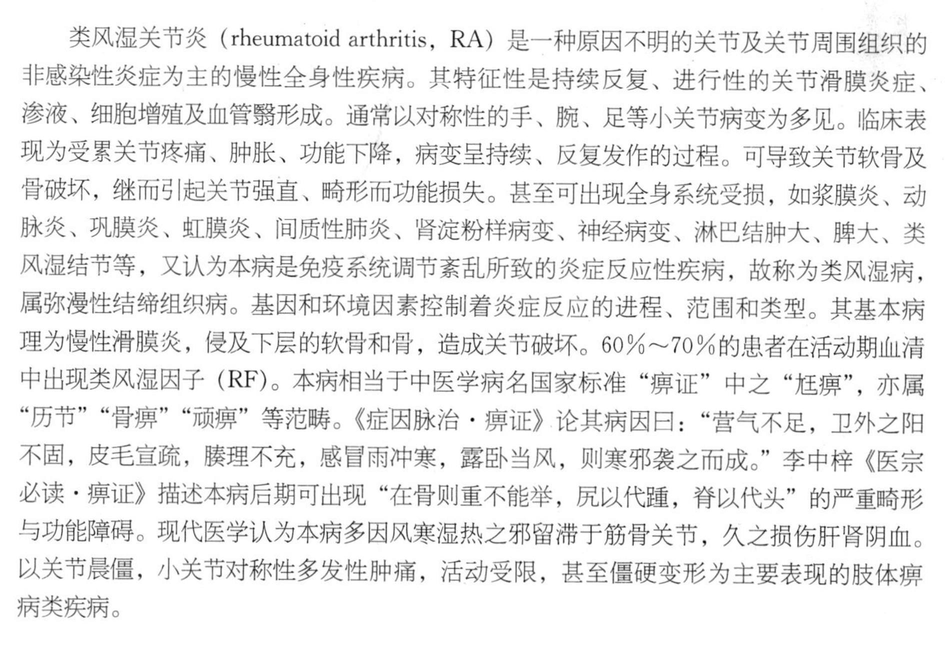

类风湿关节炎（rheumatoid arthritis，RA）是一种原因不明的关节及关节周围组织的非感染性炎症为主的慢性全身性疾病。其特征性是持续反复、进行性的关节滑膜炎症、渗液、细胞增殖及血管翳形成。通常以对称性的手、腕、足等小关节病变为多见。临床表现为受累关节疼痛、肿胀、功能下降，病变呈持续、反复发作的过程。可导致关节软骨及骨破坏，继而引起关节强直、畸形而功能损失。甚至可出现全身系统受损，如浆膜炎、动脉炎、巩膜炎、虹膜炎、间质性肺炎、肾淀粉样病变、神经病变、淋巴结肿大、脾大、类风湿结节等，又认为本病是免疫系统调节紊乱所致的炎症反应性疾病，故称为类风湿病，属弥漫性结缔组织病。基因和环境因素控制着炎症反应的进程、范围和类型。其基本病理为慢性滑膜炎，侵及下层的软骨和骨，造成关节破坏。60％～70％的患者在活动期血清中出现类风湿因子（RF）。本病相当于中医学病名国家标准"痹证"中之"尪痹"，亦属"历节""骨痹""顽痹"等范畴。《症因脉治·痹证》论其病因曰："营气不足，卫外之阳不固，皮毛宣疏，腠理不充，感冒雨冲寒，露卧当风，则寒邪袭之而成。"李中梓《医宗必读·痹证》描述本病后期可出现"在骨则重不能举，尻以代踵，脊以代头"的严重畸形与功能障碍。现代医学认为本病多因风寒湿热之邪留滞于筋骨关节，久之损伤肝肾阴血。以关节晨僵，小关节对称性多发性肿痛，活动受限，甚至僵硬变形为主要表现的肢体痹病类疾病。

一、辨证论治

（一）风寒湿证

［临床表现］肢体关节肿痛，活动后好转。晨起关节僵硬，以四肢小关节为主，屈伸

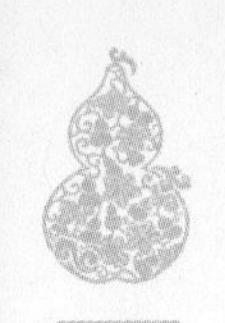

不利，可伴有恶寒发热、无汗或汗出不畅、苔薄白、脉浮。若寒邪偏盛，可见关节肿胀疼痛剧烈，痛有定处，得热痛减，遇寒痛增，关节不可屈伸，局部皮色不红，触之不热，苔薄白，脉浮紧。若湿邪偏盛，症见肢体关节肿胀、重着、疼痛，痛有定处，手足沉重，肌肤麻木不仁，苔白腻，脉濡缓。

[治法] 祛风通络，散寒除湿。

[处方] 桂枝芍药知母汤加减：桂枝、生姜、白术、防风各 9 g，芍药 18 g，知母 12 g，细辛、附子各 3 g，麻黄、炙甘草各 6 g。水煎服。痛甚者，加制川乌 9 g；酸痛重着者，加薏苡仁 18 g。

（二）风湿热证

[临床表现] 四肢小关节对称性红肿热痛，屈伸不利，得冷则舒，痛不可触，晨起关节僵硬，活动后有所好转。可兼有发热，恶风，口渴，烦闷不安等全身症状，苔黄燥，脉滑数。若日久化火伤津，此时症状除有关节红肿，疼痛剧烈外，常见烦渴，舌红少津，脉弦数。

[治法] 祛风通络，清热除湿。

[处方] 白虎桂枝汤加味：生石膏（先煎）60 g，知母、白术各 12 g，桂枝、生甘草各 9 g，鸡血藤 30 g。水煎服。

（三）寒热错杂，痰瘀阻络证

[临床表现] 关节疼痛肿胀，局部触之发热，但自觉畏寒，或触之不热而自觉发热，全身可见低热或热象不明显，或寒热往来，皮下结节，严重者关节畸形，强直僵硬，屈伸不利，舌淡或红，苔黄或黄白相间，脉细数或缓。

[治法] 化痰行瘀，蠲痹通络。

[处方] 桂枝芍药知母汤加味：桂枝、知母各 12 g，白芍、忍冬藤、猪苓、茯苓、薏苡仁、延胡索、鸡血藤、狗脊各 30 g，炮穿山甲、补骨脂、骨碎补、白芥子各 15 g。水煎服。

（四）肝肾不足，气血亏虚证

[临床表现] 四肢关节疼痛尤以掌指（趾）关节疼痛，肿大，屈伸不利为明显。形体消瘦，四肢乏力，头昏心悸，腰膝酸软，面色少华，多尿，舌淡，脉沉细。

[治法] 培补肝肾，舒筋止痛。

[处方] 独活寄生汤：独活、桑寄生、川芎、防风、秦艽、细辛、桂枝、当归、地黄、杜仲各 10 g，川牛膝、党参各 15 g，甘草 6 g。水煎服。每服送服益肾蠲痹丸 5 g。偏阴虚，症见咽干耳鸣，失眠多梦，盗汗烦热者，合用左归丸；偏阳虚，症见肢肿，畏寒喜温，手足不温者，合用右归丸。

二、临证备要

（一）鉴别诊断

1. 强直性脊柱炎：绝大多数为男性发病，发病年龄多在 15～30 岁。与遗传基因有关，同一家族有较高发病率，HLA-B27 阳性达 90%～95%。血清类风湿因子为阴性，类风湿结节少见。主要侵犯骶髂关节及脊椎，四肢大关节也可发病，易导致关节骨性强直，椎间韧带钙化，脊柱呈竹节状。手和足关节极少发病。如四肢关节发病，半数以上为非对称性。属良性自限性疾病。

2. Reiter 综合征：又称 Reiter 病，多见于 20～40 岁男性，反复发作多关节炎，主要发生在下肢、骶髂关节及脊椎。患者伴有泌尿及生殖道炎症。腹泻、结膜炎、虹膜炎、黏膜及皮肤病变也较常见。关节炎以膝、踝、跖趾及趾间关节等受累较常见，多为急性起病，受侵关节不对称。皮肤出现红斑，压痛明显。跟腱炎或跖筋膜炎明显，可发生痛性后跟综合征。骶髂关节炎可引起强烈下部背痛。这些症状在3个月内自行缓解。复发常伴有结膜炎、尿道炎、膀胱炎或皮疹。继之，逐渐发生脊椎炎。血清类风湿因子阳性。

3. 银屑病性关节炎：又称牛皮癣性关节炎，属血清阴性关节炎。伴有牛皮癣的皮肤表现。关节病变多发生在手指末端指间关节，指指间关节及足趾间关节，骶髂关节和脊柱也常受侵。当皮肤病变发展到指甲时指间关节炎相继发生。早期的关节病变就可呈强直性变，后期累及骶髂关节及脊柱。脊柱中以颈椎较多见。无皮下结节，但血沉加快，有时血尿酸增高，在诊断银屑病性关节炎时，首先应肯定牛皮癣的诊断。

4. 肠病性关节炎：溃疡性结肠炎和局限性回肠炎，约20%合并关节炎。强直性脊柱炎约10%合并肠病。说明这些疾病在病因及发病机制方面有某些联系。肠病性关节炎可分为二型；①周围关节炎，先有慢性肠炎，后发生关节炎。不对称性关节炎，有自限性，一般不出现侵蚀性病变，若出现也很轻微。以膝、踝及腕关节最常受侵，但髂关节、肩及肘关节也可发病，往往同时伴发结节性红斑。血清类风湿因子阴性。②肠炎并发强直性脊柱炎，病变主要在脊椎及骶髂关节，X线摄片与典型强直性脊柱炎没有区别。

（二）对症治疗

1. 关节疼痛、畸形：可应用非甾体抗炎药，非甾体抗炎药有抗炎、止痛、解热作用，适用于活动期等各个时期的患者。常用的药物包括双氯芬酸、萘丁美酮、美洛昔康、塞来昔布等。

2. 抗风湿药：常用的有甲氨蝶呤，口服或静脉注射；柳氮磺吡啶，从小剂量开始，逐渐递增，以及羟氯喹、来氟米特、环孢素、金诺芬、白芍总苷等。

3. 糖皮质激素：不作为治疗类风湿关节炎的首选药物。但在下述4种情况可选用激素。①伴随类风湿血管炎、多发性或单发性神经炎、间质性肺炎、浆膜炎、虹膜炎等。②过渡治疗：在重症类风湿关节炎患者，可用小量激素快速缓解病情，一旦病情控制，应首先减少或缓慢停用激素。③经正规慢作用抗风湿药治疗无效的患者可加用小剂量激素。④局部应用：如关节腔内注射可有效缓解关节的炎症。总原则为短期小剂量（＜10 mg/d）应用。

（三）抗类风湿的中药

抗类风湿的中药：有蜈蚣、全蝎、土鳖虫、广地龙、乌梢蛇、忍冬藤、钩藤、络石藤、鸡血藤、青风藤、大血藤、首乌藤、杜仲、鸡屎藤等。

第三十九节　系统性红斑狼疮

系统性红斑狼疮（SLE）是一种多系统损害性自身免疫病，患者血清中存在多种、大量自身抗体。本病病因不明，目前认为是由于遗传、激素、环境等多方面的因素共同作用，导致体内自身抗原的出现和自身抗体的形成，引起免疫紊乱而发病。临床上以女性患者多见，尤其是育龄期女性。其特征性病理改变为苏木素小体和血管的“洋葱皮样改变”，根据受累系统的不同，临床上有不同的表现：典型皮肤改变为面部蝶形红斑和皮肤盘状红斑，肺脏受累可表现为胸膜炎、间质性肺炎，心血管系统受累可表现为狼疮性心

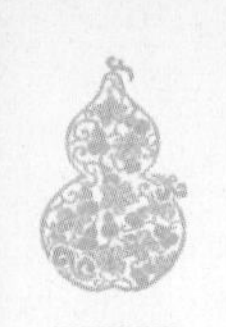

包炎，关节受累可出现关节疼痛，还可累及精神神经系统和血液系统而出现精神异常和贫血等。肾脏为易受侵袭的器官之一，约有70%患者有不同程度的肾脏损害，晚期或者严重者可出现肾衰竭，是SLE患者死亡的主要原因之一。本病在中医古籍中并没有与其完全对应的病证，因其常表现为发热、面部红斑、关节肌肉疼痛和其他受累系统症状，常归属于中医学“温病”“温毒发斑”“阴阳毒”“痹证”“周痹”“心悸”“悬饮”等范畴，近年来也有人将其命名为“蝶疮流注”。本病病机为素体不足、阴精亏损、情志内伤兼感受外邪。目前认为该病证型可分为热毒炽盛、心脾两虚、阴虚内热、气阴两虚等证型。

一、辨证论治

（一）热毒炽盛证

[临床表现] 面部蝶形红斑颜色鲜艳，高热口渴，烦躁谵语，全身肌肉疼痛，溲赤便结，舌红绛，脉洪数。

[治法] 清热解毒，凉血化瘀。

[处方] 清瘟败毒饮加减：水牛角、生石膏、生茯苓、薏苡仁各30 g，黄芩、生地黄、赤芍、牡丹皮、焦栀子、忍冬藤、白花蛇舌草、川桂枝各10 g，黄连3 g，炒知母6 g，生甘草5 g。水煎服。小关节疼痛隐隐者，加秦艽15 g；关节疼痛明显者，加海风藤、桑枝各15 g；衄血、尿血者，加小蓟、白茅根各15 g，藕节炭9 g；高热不退者，加羚角粉(冲服) 0.6 g或紫雪丹。

（二）心脾两虚证

[临床表现] 心悸胸闷气短，失眠多梦，纳呆消瘦，疲倦乏力，面色无华，舌质淡，苔少或薄白，脉虚或沉细。

[治法] 益气养血，健脾养心。

[处方] 归脾汤加减：党参、地黄、炙黄芪、麦冬各12 g，白术、当归、酸枣仁各10 g，远志、广木香、五味子、炙甘草各6 g。水煎服。气虚甚者，改党参为人参；鼻衄者加阿胶10 g，墨旱莲15 g；红细胞减少者，加阿胶（烊）、鹿角各10 g；血小板减少者，加羊蹄根9 g，何首乌12 g；白细胞减少者，加女贞子12 g，山茱萸15 g。

（三）阴虚内热证

[临床表现] 长期低热，盗汗，五心烦热，咽干口燥，形体消瘦，疲乏无力，关节酸痛，舌红少苔或无苔，脉细数。

[治法] 滋阴清热，润燥解毒。

[处方] 知柏地黄汤加减：知母、黄柏、山茱萸、山药、牡丹皮、泽泻、玄参、半枝莲、白花蛇舌草各10 g。水煎服。肝肾阴血亏虚者，加当归、熟地黄、阿胶各10 g；热甚者，加石膏20 g，金银花、连翘各10 g；热伤血络者，加栀子炭、茜草、赤芍各10 g，水牛角15 g；皮肤发斑者，加蝉蜕6 g，刺蒺藜10 g，白鲜皮、紫草各12 g。

（四）气阴两虚证

[临床表现] 斑疹暗红，持续低热或不规则发热，五心烦热，自汗盗汗，疲倦乏力，头晕，心悸气短，关节痛，足跟痛，女子月经量少或闭经，舌淡红，苔少或花剥，脉虚细数。

[治法] 益气养阴，清心解毒，活血通脉。

[处方] 生脉散加味：北沙参、白茅根各30 g，麦冬、地黄、枸杞子各12 g，黄芪、山茱萸、玄参各10 g，山药、青蒿各15 g，白薇18 g，五味子、炙甘草各6 g。水煎服。

低热不退者，加银柴胡、地骨皮各 9 g，石斛 15 g；关节、肌肉酸胀疼痛者，加伸筋草、千年健、老鹳草各 12 g；面部蝶形红斑者，加凌霄花、红花、鸡冠花各 9 g；心悸气短者，加龙眼肉 12 g，紫石英 15 g；咳嗽多痰者，加百合 15 g，陈皮 6 g，川贝母、竹茹各 9 g；皮下瘀斑者，加阿胶、仙鹤草各 10 g，藕节 9 g。

二、临证备要

（一）鉴别诊断

1. 类风湿关节炎：以关节起病，尤其是类风湿因子阳性的 SLE 患者，常误诊为类风湿关节炎。SLE 关节疼痛、肿胀、晨僵等关节症状均较轻，持续时间短，为非侵袭性，不出现关节畸形。

2. 肌炎：SLE 肌痛轻，肌酶谱正常，肌电图无异常。多发性肌炎肾脏病变少见，抗-dsDNA 抗体、抗- Sm 抗体均阴性。

3. 结节性多动脉炎：结节性多动脉炎可有皮肤、关节和肾脏受累，与 SLE 有相似表现，但结节性多动脉炎的皮肤改变多为皮下结节，大关节肿痛，血白细胞数常升高，抗核抗体阴性。

4. 其他结缔组织病：混合性结缔组织病（MCTD），系统性硬化病，贝赫切特综合征（白塞综合征），干燥综合征等。

5. 感染：SLE 发热与合并感染的鉴别。80%的患者活动期发热，大多为低-中等热，需与感染相鉴别。抗生素治疗无效，相关免疫学检查有助诊断。

（二）对症治疗

1. 高血压：当肾脏受累发生高血压时，应给予适当降压或纠正继发于肾功能不全所致的水及电解质紊乱，出现尿毒症时应用血液透析疗法。

2. 心力衰竭：可给予适量的洋地黄、血管扩张药以协同激素治疗控制心力衰竭，有继发感染时，应及时选用抗原性最小的抗生素进行控制，与其他自身免疫病如桥本甲状腺炎、甲亢、糖尿病等重叠时，均应对其重叠的疾病进行适当治疗。

3. 皮疹：

（1）系统治疗：①抗疟药，如羟氯喹，待病情好转后减为半量。一般总疗程为 2～3 年。②沙利度胺，可试用，出现疗效后药物减量维持，并继续治疗 3～5 个月，在大多数患者有效，但停药易复发。③泛发病例可口服小剂量激素。

（2）局部治疗：外用糖皮质激素软膏，每日 2 次，或封包。或皮损内注射糖皮质激素。

4. 抽风、脑神经麻痹及精神失常：

（1）激素冲击疗法：如应用甲泼尼龙静脉滴注。

（2）中药：以清心开窍、凉血解毒为主，选用安宫牛黄丸、醒脑静、清开灵等。

（3）脱水疗法：如选用高渗脱水剂，20%甘露醇注射液、50%葡萄糖注射液、高渗盐水等。血清清蛋白和浓缩血浆为胶体性脱水剂，作用缓慢，价格昂贵，可酌情选用。利尿性脱水剂，如呋塞米，作用快而强。

（4）一般处理：可对症治疗。卧床休息，保持大小便通畅；控制液体入量，注意水、电解质平衡；对严重头痛、兴奋、烦躁者，酌情选用止痛镇静药；注意保护脑细胞，特别是处于昏迷状态者，应给予促进脑细胞代谢和机体恢复的药物，如三磷酸腺苷、辅酶 A、细胞色素 C、脑活素、胞二磷胆碱、B 族维生素等。

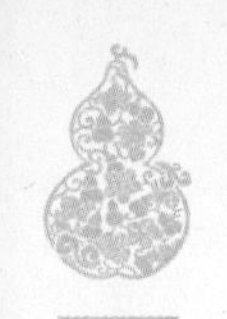

(三) 系统性红斑狼疮的中药治疗

调节免疫，治疗系统性红斑狼疮的中药：有雷公藤、白芍、黄芪、秦艽、白花蛇舌草、紫草、青蒿、生地黄、附子、紫河车、黄连、黄芩、泽泻、当归、红花、山药、山茱萸等。

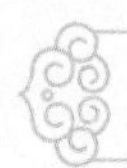

第四十节 痛 风

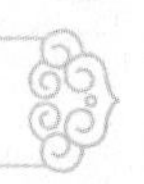

痛风是慢性嘌呤代谢障碍所致的一组慢性异质性疾病。临床特点为高尿酸血症（男性≥420 μmol/L，女性≥300 μmol/L)、反复发作的痛风性急性关节炎、痛风石、间质性肾炎，严重者呈关节畸形及功能障碍，常伴尿酸性尿路结石。本病可分为原发性和继发性两类，其中以原发性痛风占绝大多数。原发性痛风发病年龄大部分在 40 岁以上，多见于中、老年人，男性占 95%，女性多于绝经期后发病，青少年患病人数不到 1%，常有家族遗传史。临床表现的过程可分为 4 个阶段：无症状期、急性关节炎期、间歇期和慢性关节炎期。痛风患者多数有一种或多种合并症，常见的合并症包括原发性高血压、高脂血症、糖尿病、肥胖、动脉硬化、冠心病、脑血管疾病等。本病中医学亦称“痛风”，又称“白虎历节”。是因饮食失宜、脾肾不足、外邪痹阻、痰瘀沉积所致的肢节、经络、肌肉痹病类疾病。风、寒、湿、热之邪为发病的外在因素，而正气亏虚或先天不足是发病不可缺少的内在因素。

一、辨证论治

(一) 风寒湿阻证

[临床表现] 肢体关节疼痛，呈游走性疼痛，屈伸不利，或痛处不移，或肢体关节重着肿痛、肌肤麻木，遇阴雨天加重，舌苔薄白，脉弦紧或濡缓。

[治法] 温经散寒，祛风化湿。

[处方] 宣痹汤加减：羌活、独活、桂心、秦艽、当归、川芎、桑枝、乳香、没药各 10 g，海风藤 15 g，炙甘草 3 g。水煎服。风胜呈游走性疼痛者，加防风、白芷各 10 g；寒胜疼痛剧烈者，加附子 6 g，川乌、细辛各 6 g；湿胜肌肤关节麻木重者，加防己 10 g，薏苡仁、萆薢各 15 g。

(二) 风湿热郁证

[临床表现] 关节红肿热痛，痛不可触，得冷则舒，病势较急，兼发热，心烦口渴，汗出不解，舌红，苔黄，脉滑数。

[治法] 清热除湿，活血通络。

[处方] 四妙散加味：黄柏、苍术、萆薢、蚕沙、土茯苓、虎杖各 10 g，牛膝、连翘各 15 g，薏苡仁 30 g。水煎服。

(三) 痰瘀阻络证

[临床表现] 关节肿痛日久，反复发作，时轻时重，强直畸形，屈伸不利，皮下结节，舌淡体胖紫暗，有瘀斑，苔白腻或黄腻，脉细涩或细滑。

[治法] 化痰祛瘀，活血通络。

[处方] 桃红饮加减：红花 6 g，桃仁、当归尾、川芎、威灵仙各 10 g。水煎服。痰瘀重者，加乌梢蛇、穿山甲各 15 g，全蝎 3 g，地龙 10 g；皮下结节者，加白芥子、僵蚕各

10 g；痰盛者，加白芥子 10 g，胆南星 6 g。

（四）肝肾亏虚证

[临床表现] 久病不愈，反复发作，关节呈游走性疼痛，或酸楚重着，甚则强直畸形，屈伸不利，或麻木不仁，腰脊酸痛，神疲乏力，气短自汗，面色无华，舌淡，脉细或细弱。

[治法] 补益肝肾，通络止痛。

[处方] 独活寄生汤加减：熟地黄、人参、芍药各 15 g，杜仲、牛膝、桑寄生、茯苓、当归、川芎、独活、防风、秦艽、细辛、桂枝各 10 g，甘草 5 g。腰膝酸软无力甚者，加黄芪、川续断各 15 g；关节冷痛明显者，加附子、肉桂各 6 g；肌肤麻木不仁者，加络石藤、鸡血藤各 15 g。

二、临证备要

（一）鉴别诊断

1. 假性痛风：假性痛风由焦磷酸钙沉积于关节软骨引起，尤以 A 型急性发作时，表现与痛风酷似。但有下述特点：①老年人多见；②病变主要侵犯膝、肩、髋等大关节；③X 线摄片见关节间隙变窄和软骨钙化灶呈密点状或线状，无骨质破坏改变；④血清尿酸含量往往正常；⑤滑液中可查见焦磷酸钙单斜或三斜晶体；⑥秋水仙碱治疗效果较差。

2. 化脓性关节炎：主要为金黄色葡萄球菌所致，鉴别要点如下。①可发现原发感染或化脓病灶；②多发生于重大关节如髋、膝关节，并伴有高热、寒战等症状；③关节腔穿刺液为脓性渗出液，涂片镜检可见革兰阳性葡萄球菌和培养出金黄色葡萄球菌；④滑液中无尿酸盐结晶；⑤抗痛风药治疗无效。

3. 银屑病性关节炎：本病亦以男性多见，常非对称性地侵犯远端指趾关节，且血尿酸含量升高，故需与痛风鉴别。其要点为：①多数患者关节病变发生于银屑病之后；②病变多侵犯指趾关节远端，半数以上患者伴有指甲增厚凹陷成脊形隆起；③X 线摄片可见严重的关节破坏，关节间隙增宽、指趾末节骨端骨质吸收缩短发刀削状；④关节症状随皮损好转而减轻或随皮损恶化而加重。

4. 结核变态反应性关节炎：由结核分枝杆菌感染引起变态反应所致。①常先累及小关节，逐渐波及大关节，且有多发性、游走性特征；②患者体内有活动性结核病灶；③可有急性关节炎病史，也可仅表现为慢性关节痛，但从无关节强直畸形；④关节周围皮肤常有结节红斑；⑤X 线摄片显示骨质疏松，无骨皮质缺损性改变；⑥滑液可见较多单核细胞，但无尿酸盐结晶；⑦结核分枝菌素试验强阳性，抗结核治疗有效。

（二）对症治疗

1. 关节疼痛：急性发作期卧床休息，抬高患肢，冷敷，疼痛缓解 72 小时后方可恢复活动。药物治疗可选用非甾体抗炎药，可有效缓解急性痛风症状。亦可选用秋水仙碱。急性痛风不能耐受非甾体抗炎药和秋水仙碱或肾功能不全者，可选择糖皮质激素。

2. 痛风相关肾脏病变：可选择降尿酸药治疗，应选用别嘌醇，同时均应碱化尿液并保持尿量。

（三）降尿酸的中药

降尿酸的中药：有萆薢、土茯苓、威灵仙、桃仁、红花、泽泻、泽兰、薏苡仁、车前子、苍术、山慈菇、葛根、绞股蓝等。

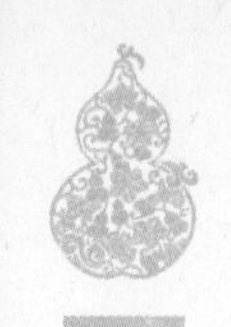

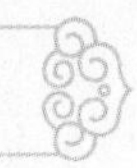

第四十一节 风湿热

风湿热是一种易反复发作的全身性疾病，是主要累及结缔组织的胶原纤维和基质的非化脓性炎症，以风湿小结为特征，主要侵犯心脏、关节，亦可累及皮肤、脑组织、血管和浆膜。一般认为本病是A族乙型溶血性链球菌感染咽部后，机体产生异常的体液和/或细胞免疫反应的结果，是一种自身免疫性疾病。典型的临床表现包括游走性关节炎、心脏炎、边缘性红斑（环形红斑）、皮下结节、发热、毒血症等的不同组合，反复发作可导致心脏瓣膜永久性损害。风湿热全病程各个阶段的不同病情，结合中医学理论系统分析。本病初起是感受风热病邪，温毒上受，属中医学“温病”范畴；游走性身痛，关节痛属“行痹”；急性风湿性关节炎多属“风湿热痹”；慢性风湿性关节炎多属“风寒湿痹”或“瘀血痹”；心脏炎则属“心痹”。因此在临床辨证治疗中，应机动灵活，勿执一端。根据“热者寒之”的治疗原则，风湿热总的治疗大法仍以清法为主线，再根据其病程中不同阶段的不同病因病机分别论治。

一、辨证论治

（一）风热痹证

[临床表现] 初期多见发热、咽喉肿痛、口干口渴等风热上攻症状；继而出现肌肉关节游走性疼痛，局部呈现红、肿、热、痛及伴见全身发热或湿热蒸腾胶着之象。舌质红，舌苔黄干，脉滑数。

[治法] 清热解毒，疏风通络。

[处方] 银翘散加减：金银花、连翘各15 g，薄荷6 g，炒牛蒡子 9 g，板蓝根、芦根各30 g。水煎服。咽喉肿痛重者，加浙贝母、射干、杏仁、僵蚕各10 g；发热重者，加葛根15 g，柴胡、黄芩各10 g，重用生石膏。

（二）湿热痹证

[临床表现] 身热不扬，周身困重，肢节烦痛或红肿疼痛，或风湿结节，皮下硬痛，或红疹融合成不规则斑块，或有身肿，小便黄赤，大便黏滞，舌质红、苔黄厚腻，脉滑数。

[治法] 化湿清热，宣通经络。

[处方] 宣痹汤、二妙散、三仁汤加减：苍术、薏苡仁各20 g，黄柏9 g，滑石30 g，茵陈、蚕沙各15 g，防己、杏仁、川牛膝、茯苓、泽泻各10 g。水煎服。

（三）寒湿热痹证

[临床表现] 体内蕴热，复感风寒湿邪，致热痹兼挟寒湿，关节局部红肿热痛，兼见有恶风畏冷，得温则舒，关节晨僵、活动后减轻，舌质红、苔白或黄白相间，脉弦紧或滑数。

[治法] 化湿清热，祛风散寒。

[处方] 桂枝芍药知母汤和麻黄杏仁薏苡甘草汤加减：炮附子、麻黄各6 g，知母、桂枝、防风、杏仁、白术各10 g，薏苡仁30 g，白芍12 g，鸡血藤、忍冬藤各15 g。水煎服。寒痛甚者，加川乌、草乌各3 g。热重者，加生石膏15 g，牡丹皮10 g。虚者，加用黄芪防己汤。

（四）痰瘀热痹证

[临床表现] 关节肿胀疼痛，肌肤发热，经久不愈；或关节变形，活动不利；或皮下结节，红斑色紫暗，舌质色暗、有齿痕，舌苔白厚或黄白相间而黏腻，脉多弦滑数。

[治法] 化痰清热，祛瘀通络。

[处方] 身痛逐瘀汤加减：秦艽 20 g，川芎、五灵脂各 9 g，甘草、牛膝各 15 g，没药、红花各 6 g，桃仁、当归各 10 g，香附、羌活、地龙各 12 g。水煎服。湿重者，加防己 10 g，薏苡仁 15 g；热重者，加牡丹皮、知母各 10 g；痛甚者，加制乳香、乌药各 10 g，或加用制马钱子粉（冲服）1 g，或用大黑蚂蚁粉（冲服）3 g。

（五）阴虚热痹证

[临床表现] 低热，午后潮热，倦怠乏力，口干口渴，鼻出血，心悸，烦躁，关节肌肉肿胀灼热疼痛，脉细数，舌质鲜红、少苔。

[治法] 育阴清热，通经活络。

[处方] 一贯煎加减：生地黄、枸杞子、白芍各 12 g，麦冬、知母、当归、地骨皮各 10 g，龟甲 15 g，北沙参、老鹳草各 30 g，丝瓜络 20 g。水煎服。心气不足，气阴两伤者，加西洋参 6 g，五味子 3 g，黄精 10 g。心烦不寐者，加酸枣仁、生龙骨、牡蛎各 15 g，胆星 6 g。便干者，加何首乌 15 g，桃仁 10 g。

（六）血虚热痹证

[临床表现] 面色萎白无华，头晕，心慌，乏力，气短，低热、关节肿痛但不明显，舌质淡、苔薄黄，脉细数。

[治法] 补血活血，养阴清热。

[处方] 四物汤加味：当归、黄芪、鸡血藤各 15 g，川芎 9 g，白芍、熟地黄 12 g，阿胶（烊化兑服）10 g，炙甘草 6 g，忍冬藤 30 g。水煎服。气虚重者，加西洋参 6 g、太子参 12 g。肾气虚者，加制何首乌、桑寄生各 15 g；关节痹痛者，加地龙 10 g，马钱子粉（冲服）1 g。

二、临证备要

（一）鉴别诊断

1. 乙型溶血性链球菌感染后状态：于乙型溶血性链球菌感染（如上呼吸道、扁桃体炎或猩红热等）后出现发热、疲乏无力、关节酸疼等症状。检查除心率增快外心脏无明显改变，亦无皮疹。血沉增快及抗链球菌溶血素“O”增高。用青霉素及小剂量肾上腺皮质激素治疗，很快恢复正常，不再复发。但这些表现亦可能为风湿热的早期，应继续密切观察。若心脏增大或心杂音明显，则应考虑风湿热。

2. 化脓性关节炎：常有原发化脓性病灶，一般均有败血症症状。开始可呈多发性关节炎表现，但不久局限于一个关节，红、肿、热、痛明显。关节腔穿刺有脓液，脓液及血培养可阳性，抗链球菌溶血素“O”一般不高。后期 X 线摄片有骨质破坏。水杨酸制剂无效。

3. 类风湿病：常呈弛张热型，一般情况尚好，多累及小关节，为对称性，很少表现游走性，偶亦可影响大关节，可引起关节畸形。合并心脏损害者极少。用水杨酸制剂治疗不如风湿性关节炎容易见效。

4. 结核性风湿症（Poncet 综合征）：为结核感染引起的变态反应性关节炎，有结核中毒症状，急性发作时可有弛张热，并有结节性红斑和风湿病样关节炎症状，与风湿性关

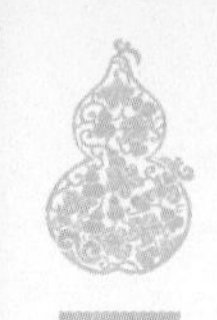

节炎相似。但本病无心脏受累症状，常伴疱疹性角膜炎，体内有活动性结核病灶，结核菌素试验多呈阳性。用水杨酸制剂进行抗风湿治疗无明显效果，而抗结核治疗有效，此为诊断的重要根据，但一般发热消失最快，而关节症状与结节性红斑消退较慢。

（二）对症治疗

1. 关节疼痛：首选药物为非甾体抗炎药。阿司匹林分 3～4 次口服，一般疗程 6～8 周，有轻度心脏炎者宜用 12 周。同时应用抗生素，可用青霉素一次肌内注射，或者口服青霉素 10 日。对少数耐青霉素菌株感染或青霉素过敏者，可选用红霉素，每日 4 次，疗程 10 日。对红霉素的耐药，可选用其他药物替代，包括氨苄青霉素/克拉维酸盐、新大环内酯类及头孢菌素类等。

2. 风湿性舞蹈症：首先应给予患者一个安静的环境，避免强光和噪声的刺激，防止外伤。必要时在抗风湿治疗的基础上加用镇静药如地西泮、巴比妥类药物或氯丙嗪等。

3. 慢性充血性心力衰竭：应长期给予洋地黄口服，并监测血药浓度，随时调整剂量。瓣膜损害严重时可给予手术治疗，做瓣膜成形术或置换术。

4. 严重心脏炎：严重心脏炎或心脏扩大者易发生心力衰竭，除用糖皮质激素治疗以外，应合并使用血管紧张素转化酶抑制药、洋地黄、利尿药和降低心脏负荷的药物。

（三）抗溶血性链球菌的中药

抗溶血性链球菌感染的中药：有金银花、白花蛇舌草、独活、羌活、防风、麻黄、桂枝、川乌、草乌、熟附子、细辛、木瓜、茯苓、防已、薏苡仁、萆薢、苍术、蚕沙、猪苓、泽泻、滑石、豨莶草、青风藤、威灵仙、络石藤、伸筋藤、忍冬藤、秦艽、松节、木瓜等。

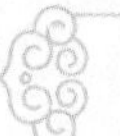

第四十二节　干燥综合征

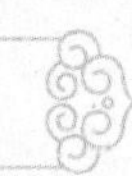

干燥综合征是一种侵犯外分泌腺体尤以侵犯唾液腺和泪腺为主的慢性自身免疫性疾病。主要表现为口、眼干燥，也可有多器官、多系统损害。受累器官中有大量淋巴细胞浸润，血清中多种自身抗体阳性。本病分为原发性和继发性两类，又称为自身免疫性外分泌腺病、斯约格伦综合征、口眼干燥关节炎综合征。本病起病多隐匿，临床表现多样，以口、眼干燥表现外，患者还可出现全身症状，如乏力、低热等。其女性发病多于男性，男女之比为 1∶9。发病年龄多数为 40～60 岁，但青少年也可发病。本病应属于中医学“燥证”“燥痹”等范畴。病因为素体阴虚，复感火热温燥之邪；或嗜食辛辣香燥，或过服补阳燥剂；或房劳过度，均伤津耗液，致阴虚燥甚而为燥证。病理变化为火热温燥或湿热毒邪，伤津耗液，致体内阴液不足，脏腑失于滋润；肝阴不足，则眼干涩，视物模糊；肺胃阴伤，则咽干声嘶，或干咳便秘。阴虚内热则五心烦热。燥热阴伤，血瘀络痹则见皮下紫斑、关节疼痛。病延日久，阴伤气耗，进而阴损及阳，阴阳俱亏。

一、辨证论治

（一）燥热阴亏证

[临床表现] 两眶干涩，口咽干燥，五心烦热，小便短赤，大便燥结，或伴干咳无痰。舌红，苔少或无苔，脉细。

[治法] 清热养阴，生津润燥。

［处方］养阴清肺汤加减：生地黄、石斛各 15 g，麦冬、玄参、白芍各 12 g，牡丹皮 9 g，贝母 6 g，甘草 3 g。水煎服。五心烦热，少眠溲赤者，加黄连 3 g，知母 10 g。

（二）燥热血瘀证

［临床表现］口眼干燥，两目红赤或有异物感，腮部肿胀热痛，皮下紫斑，或伴关节疼痛。舌黯红或有瘀斑，苔光或薄黄燥，脉细涩。

［治法］滋阴润燥，清热凉血。

［处方］清营汤加减：水牛角 30 g，生地黄、丹参、赤芍各 15 g，玄参、麦冬、牡丹皮、金银花、连翘各 12 g，淡竹叶 6 g。水煎服。目涩而痛者，加枸杞子、石斛各 15 g，菊花 6 g，以滋肝清火；腮部肿胀疼痛者，加蒲公英 30 g，僵蚕 10 g，以加强清热解毒，消肿散结；关节疼痛者，加秦艽 12 g，桑枝、络石藤各 15 g。

（三）湿毒化燥证

［临床表现］口苦口黏而干，双目眵多，但感干燥，腮部肿胀发酸，牙龈肿痛，胸脘烦闷，纳呆食少，口臭，口渴不欲饮，小便短赤，大便溏滞或秘结，关节红肿胀痛。舌红，苔黄腻，脉滑数。

［治法］清化湿毒，养阴润燥。

［处方］甘露消毒丹加减：藿香 10 g，茵陈、黄芩、金银花、连翘、滑石（包煎）、天花粉各 15 g，豆蔻、木通各 6 g，沙参、石斛各 12 g，芦根 30 g。水煎服。双目干涩而痛者，加菊花 6 g，枸杞子 12 g；口苦口臭者，加黄连 3 g，竹茹 9 g；大便秘结者，加生大黄 5 g，玄参 12 g。

（四）气阴俱亏证

［临床表现］形倦神疲，少气懒言，口干咽燥，声音嘶哑，两目干涩，视物模糊，鼻干不适，手足心热。舌红胖，苔少而干，脉细数或细弱。

［治法］益气养阴，润燥补虚。

［处方］增液汤合补中益气汤加减：生地黄、太子参、枸杞子、石斛各 15 g，玄参、麦冬、白术各 12 g，黄芪 20 g，当归 9 g，陈皮、升麻、炙甘草各 6 g。水煎服。低热者，加银柴胡、鳖甲、青蒿各 10 g。

（五）阴阳两虚证

［临床表现］病延多年，见口、眼、鼻干燥，面色苍白，关节隐痛不休，头晕耳鸣，腰膝酸软，阳痿。舌红或淡，少苔，脉沉弱。

［治法］养阴益阳，润燥补虚。

［处方］左归饮加减：熟地黄、枸杞子、杜仲、牛膝各 12 g，山药、菟丝子各 15 g，阿胶（烊）、山茱萸各 9 g，鸡血藤 30 g，鹿角胶（烊）、肉桂粉（兑服）各 2 g。水煎服。四肢不温者，加当归 9 g，细辛 3 g；大便干结者，加肉苁蓉 15 g，玄参 12 g。

二、临证备要

（一）鉴别诊断

1. 系统性红斑狼疮：干燥综合征多见于中老年妇女，发热，尤其是高热的不多见，无颧部皮疹，口眼干明显，肾小管酸中毒为其常见而主要的肾损，高球蛋白血症明显，低补体血症少见。

2. 类风湿关节炎：干燥综合征极少有关节骨破坏、畸形和功能受限。类风湿关节炎

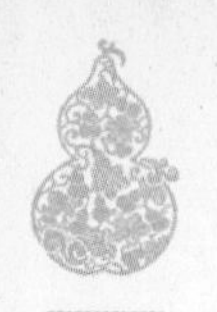

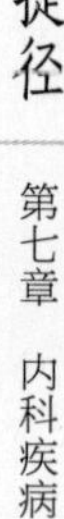

者很少出现抗 SSA 和抗 SSB 抗体。

3. 非自身免疫病的口干：如老年性外分泌腺体功能下降、糖尿病性或药物性口干则有赖于病史及各个病的自身特点以鉴别。

（二）对症治疗

1. 口干：保持口腔清洁，勤漱口，减少龋齿和口腔继发感染的可能。

2. 干燥性角、结膜炎：可给予人工泪液滴眼，以减轻眼干症状，并预防角膜损伤。

3. 肌肉、关节痛：可用非甾体抗炎药以及羟氯喹。

（三）治疗干燥综合征的中药

1. 具有免疫调节的中药：有麦冬、黄精、当归、川芎、白芍、赤芍、丹参、鸡血藤、玄参、桃仁、三棱、莪术等。

2. 促进唾液腺及泪腺分泌的中药：有麦冬、石斛、枸杞子、生地黄、白芍、桃仁、天花粉、玄参等。

第八章 传染科疾病

第一节　病毒性肝炎

病毒性肝炎是由多种肝炎病毒引起的常见传染病，具有传染性强、传播途径复杂、流行面广、发病率较高等特点。临床以乏力、食欲减退、恶心、呕吐、肝脾大及肝功能损害为主要表现，部分患者可有黄疸和发热。依据病原体的不同病毒性肝炎分为甲型、乙型、丙型、丁型和戊型肝炎5种，其中甲型和戊型主要表现为急性肝炎，乙型、丙型、丁型主要表现为慢性肝炎并可发展成肝硬化和肝细胞癌。在中医学史籍中，大量的文献有本病之类似的记载。病毒性肝炎在中医学分类中应属于“肝热病”“肝著”“肝瘟”“黄疸”等范畴。远在两千多年前的《黄帝内经》即有“湿热相交，民病疸”的记载，并论述了黄疸性肝炎的基本特征及主要病机。东汉张仲景提出了“诸病黄家，但利其小便”的治疗原则，其首创的茵陈蒿汤、栀子柏皮汤、茵陈五苓散、麻黄连翘赤小豆汤等一直沿用至今。唐代孙思邈《千金要方》曰“凡遇时行热病，多必内瘀发黄”，对黄疸具有传染性已有所认识。

一、辨证论治

（一）肝胆湿热证

[临床表现] 身目俱黄如橘子色，倦怠乏力，脘闷纳少，恶心欲呕，腹部胀满，右胁肋疼痛，或畏寒、发热，小便深黄，口苦，舌红，苔黄腻，脉弦或滑数。

[治法] 利湿清热，清肝利胆。

[处方] 茵陈五苓散加减：茵陈、白术各12 g，猪苓、茯苓、泽泻各9 g。水煎服。发热者，加黄芩12 g，龙胆、栀子各9 g；胁胀作痛者，加郁金、柴胡各9 g，枳壳6 g；便秘者，加大黄、枳实各9 g；恶心呕吐者，加制半夏、藿香各9 g，豆蔻12 g。

（二）湿热毒蕴证

[临床表现] 高热，黄疸色鲜明，日益加重，右胁胀痛，腹部膨隆，头目昏沉，肢体困重，极度疲乏，恶心呕吐，小便黄赤，大便秘结或黏滞不爽，舌红，苔黄腻或黑，脉滑数。

[治法] 清热解毒，利湿退黄。

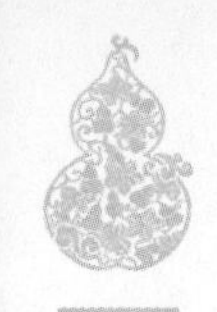

[处方] 清瘟败毒饮加减：水牛角、生石膏各 30 g，茵陈、连翘各 15 g，生地黄 24 g，牡丹皮、栀子、知母、赤芍、甘草各 10 g，桔梗、川连各 5 g，玄参、鲜竹叶各 12 g。水煎服。大便秘结者，加大黄 12 g；高热神昏者，加石膏 15 g，粳米 12 g。

（三）湿困脾胃证

[临床表现] 脘腹痞胀，恶心欲吐，胃纳不佳，口淡不欲食，胁肋隐痛，身重肢倦，大便溏泄，或身目发黄，小便短少，舌淡，苔白腻，脉濡或滑。

[治法] 温中健脾化湿。

[处方] 胃苓汤加减：苍术、白术各 12 g，泽泻、茯苓、猪苓、厚朴、陈皮、甘草、大枣各 9 g，生姜 6 g，肉桂 3 g。水煎服。黄疸者，加茵陈 12 g，炒栀子 9 g；恶心呕吐者，加藿香、石菖蒲、制半夏各 9 g；胃脘痞胀者，加麦芽 9 g，神曲 12 g；胁痛者，加郁金 12 g，香附 9 g。

（四）肝郁气滞证

[临床表现] 右胁肋胀满或胀痛，脘腹痞胀，精神抑郁，或纳呆厌油，嗳气口苦，或善太息，或烦躁易怒，或恶心欲呕，舌苔薄白，脉弦。

[治法] 疏肝理气解郁。

[处方] 柴胡疏肝散加减：柴胡、川芎各 12 g，甘草 6 g，白芍、枳壳、香附、陈皮各 9 g。水煎服。胁痛固定不移者，加延胡索、丹参各 12 g；纳呆、厌油者，加山楂 12 g，藿香 9 g；嗳气、口苦者，加黄芩、制半夏各 9 g；烦躁易怒者，加栀子 9 g，黄芩 12 g。

（五）瘀滞肝络证

[临床表现] 胁部刺痛，胁下肿块，按之痛甚，腹大坚满，脉络怒张，面颊胸臂有蜘蛛痣，手掌赤红，唇色紫褐，口渴不欲饮，大便色黑，舌质紫红或有瘀斑，脉细涩。

[治法] 行气化瘀通络。

[处方] 膈下逐瘀汤加减：五灵脂、牡丹皮各 12 g，川芎、赤芍、乌药、延胡索、甘草、桃仁、红花、香附、枳壳各 9 g。水煎服。肿块不消者，加鳖甲 12 g，莪术、三棱各 9 g；便黑者，加三七 6 g，侧柏炭 9 g；病久体弱者，加党参 18 g，黄芪 24 g，鸡内金 9 g。

（六）肝肾阴虚证

[临床表现] 肝区隐痛，腹胀纳差，倦怠乏力，头晕目胀，口干口苦，心烦失眠，舌尖红，苔薄黄，脉弦细或弦数。

[治法] 滋补肝肾。

[处方] 滋水清肝饮加减：熟地黄 24 g，茯苓、酸枣仁、山茱萸各 12 g，山药 15 g，牡丹皮、泽泻、柴胡、白芍、炒栀子、当归身各 9 g。水煎服。胁痛明显者，加郁金、延胡索各 9 g；大便干结者，加瓜蒌子 12 g，麻仁 9 g；低热者，加银柴胡、地骨皮各 12 g，知母 9 g。

二、临证备要

（一）鉴别诊断

1. 其他原因引起的黄疸：①溶血性黄疸，常有药物或感染等诱因，表现为贫血、腰痛、发热、血红蛋白尿、网织红细胞升高，黄疸大多较轻，主要为间接胆红素升高，尿胆红素不升高，而尿胆原明显升高。②肝外梗阻性黄疸：常见病因有胆石症、胰头癌、壶腹周围癌、肝癌、胆管癌等。有原发病症状、体征，肝功能损害较轻，以直接胆红素增高为主。粪便呈浅灰色或白陶土色，尿胆红素升高，尿胆原减少或缺如。肝内外胆管扩张。

2. 其他原因引起的肝炎：①其他病毒所致的肝炎，如巨细胞病毒、EB 病毒感染等，应根据原发病的临床特点和病原学、血清学检查结果进行鉴别。②感染中毒性肝炎，如肾综合征出血热、恙虫病、伤寒、钩端螺旋体病、阿米巴肝病、急性血吸虫病等，主要依据原发病的临床特点和实验室检查加以鉴别。③药物性肝损害，有使用肝毒性药物的病史，停药后肝功能可逐渐恢复，肝炎病毒标志物阴性。

（二）对症治疗

1. 慢性病毒性肝炎：需要抗病毒治疗，常用药物有干扰素、拉米夫定、泛昔洛韦等。

2. 谷丙转氨酶升高：谷丙转氨酶升高的慢性迁延性肝炎及慢性活动性肝炎可选用甘草酸二铵，具有较强的抗炎、保护细胞膜及改善肝功能的作用。

3. 黄疸伴有肝功能损伤：可选用腺苷蛋氨酸，补充外源性的腺苷蛋氨酸有促进黄疸消退和肝功能恢复的作用。

（三）抗病毒性肝炎的中药

1. 保护肝细胞的中药：有冬虫夏草、丹参、白芍、当归、川芎、三七、黄芪、五味子、猪苓、防己、姜黄、灵芝、甘草等。

2. 抑制肝炎病毒的中药：有紫草、姜黄、桑寄生、黄柏、地骨皮、柴胡、白芍、延胡索等。

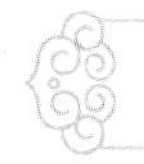

第二节　手足口病

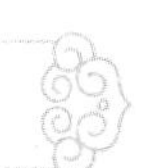

手足口病是由肠道病毒引起的传染病，引发手足口病的肠道病毒有 20 多种（型），其中以柯萨奇病毒 A16 型（Cox A16）和肠道病毒 71 型（EV 71）最为常见。其感染途径包括消化道，呼吸道及接触传播。多发生于 5 岁以下儿童，表现口痛、厌食、低热、手、足、口腔等部位出现小疱疹或小溃疡，多数患儿一周左右自愈，少数患儿可引起心肌炎、肺水肿、无菌性脑膜炎等并发症。个别重症患儿病情发展快，常导致死亡。目前缺乏有效的治疗药物，主要对症治疗。本病在中医学中属于“时疫”和“温病”范畴，这是由于手足口病的发生具有突然性、暴发性、季节性以及极强的传染性和流行性，同时多具有发热等前期症状。本病由于外感时行邪毒，经口鼻而入，客蕴肺脾，波及营分，外发肌肤而成。本病感受的邪毒为特殊的疫毒之邪，这种湿热之邪具有强烈的传染性，发病初期为毒热伤及肺脾，导致肺卫失和而见发热、流涕、轻咳、咽红等感冒症状，重者出现吐泻等脾伤证候，继而毒热入血、循行全身，而脾主四肢，开窍于口，邪伤脾则手足口受邪而热，热郁为疹，毒透成疱，引起手足口部位发生红疹，渐变水疱，并且出现口痛、咽痛、流涎、拒食、烦躁以及手足痒痛等症状。本病系实证、热证，治疗方法有疏风清热、清心泻火、清暑化湿、滋阴降火等。

一、辨证论治

（一）前驱期

［临床表现］发热、微恶风、咳嗽、鼻塞流涕，甚至纳差、恶心、呕吐、泄泻等，舌苔薄白，脉浮数。

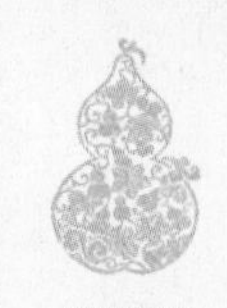

[治法] 清凉解表，疏散风热。

[处方] 银翘散加减：连翘、金银花、桔梗、薄荷、牛蒡子、荆芥穗各 9 g，淡竹叶 4 g，淡豆豉，生甘草各 6 g。水煎服。为使疱疹早透，加升麻 6 g，葛根 10 g；肌肤瘙痒甚者，加蝉蜕 3 g，浮萍 6 g；发热高者，加野菊花 10 g。

（二）发疹期

[临床表现] 口痛拒食，手足皮肤、口咽部出现大量疱疹，局部瘙痒，伴有发热、烦躁不安、夜寐不宁、尿黄赤，大便干结或便溏，舌红、苔多黄腻，脉滑数。

[治法] 清热解毒祛湿，兼以透疹外出。

[处方] 解毒透疹汤加减：金银花、连翘、大青叶、板蓝根、紫花地丁、蝉蜕、浮萍各 10 g，黄芩 6 g，滑石 9 g，木通、生甘草各 3 g。水煎服。发热咽痛者，加柴胡、桔梗各 10 g；便秘者，加生大黄 6 g；津伤明显者，加天花粉、玄参各 15 g。

（三）恢复期

[临床表现] 疱疹渐消，伴有身热渐退、口渴、纳差、舌红少津、脉细数。

[治法] 健脾助运，生津养阴。

[处方] 沙参麦冬汤合四君子汤加减：陈皮、厚朴、神曲、沙参、苍术各 6 g，砂仁 (后下) 3 g，麦冬、芦根各 9 g。水煎服。

二、临证备要

（一）鉴别诊断

1. 水痘：水痘有全身症状，一般遍及全身，最密集的部位则是前后胸、腹背部，此外，头面部、头皮上、脚底下，手指和手掌上也可出现。在发热的同时或是第 2 日，即可出现米粒大小的红色痘疹，在几小时后，痘疹就变成明亮如水珠的疱疹。病程一般为 1～2 周。

2. 口蹄疫：由口蹄疫病毒引起，主要侵犯猪、牛、马等家畜。对人虽然可致病，但不敏感。一般发生于畜牧区，成人牧民多见，四季均有。口腔黏膜疹易融合成较大溃疡，手背及指、趾间有疹子，有痒痛感。

3. 疱疹性口炎：四季均可发病，以散在为主。一般无皮疹，偶尔在下腹部可出现疱疹。

4. 疱疹性咽颊炎：病变在口腔后部，如扁桃体、软腭、腭垂，很少累及颊黏膜、舌、龈。

（二）对症治疗

1. 颅内压增高：颅内压增高者可给予甘露醇、甘油果糖等药物脱水、降颅压治疗。

2. 重症手足口病：重症病例可酌情给予甲基泼尼松龙、静脉用丙种球蛋白等药物。

3. 呼吸困难：低氧血症、呼吸困难等呼吸衰竭征象者，宜及早进行机械通气治疗。

4. 水、电解质紊乱：水、电解质紊乱者注意维持水、电解质、酸碱平衡及对重要脏器的保护。

（三）抗病毒的中药

1. 抗柯萨奇病毒的中药：有贯众、板蓝根、大黄、虎杖、柴胡、黄芩、连翘、苦参、西洋参、灵芝、桑寄生、穿心莲等。

2. 抗肠道病毒 71 型的中药：有大黄、虎杖、柴胡、黄芩、连翘、牡丹皮、紫花地丁、青黛、白术、甘草、人参等。

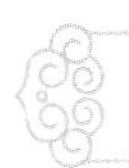

第三节　流行性腮腺炎

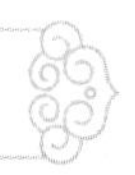

流行性腮腺炎是由腮腺炎病毒引起的急性呼吸道传染病。全年皆可发病，冬春季节尤为多见。多发于学龄前及学龄期儿童。其临床特征为腮腺的非化脓性肿胀及疼痛，发热，轻度全身不适。由于腮腺炎病毒对性腺、胰腺等各种腺组织及脑、脑膜等神经组织具有亲和力，有引发多种腺体组织或脏器受损的倾向，故睾丸炎、胰腺炎、脑膜脑炎为其常见的并发症。流行性腮腺炎通过患儿及隐性感染者的唾液飞沫传播，冬春季多见，在集体儿童机构中易暴发流行。本病主要以流行病学史，腮腺非化脓性肿大，咀嚼时疼痛，腮腺管口红肿作为诊断依据。血清学检查及病毒分离可以确诊。本病尚无特殊药物治疗，主要是对症治疗。本病预后良好，患病后可获终身免疫。中医学称本病为“痄腮”，又称“虾蟆瘟”“颅鹚瘟”。隋代《诸病源候论》曰：“风热毒气客于咽喉颌颊之间，与气血相搏，结聚肿痛。”论述了痄腮的病因、病位、病机和病证。中医学认为流行性腮腺炎是由风温邪毒引起的急性传染病。以其腮部漫肿，疼痛具有传染性而称为“痄腮”“大头瘟”病因责之于风温邪毒。病机关键是温毒循经传变，壅阻少阳经脉，结于腮下。病在少阳可内传厥阴。病属温热毒邪，治宜清热解毒，散结消肿。病之初，以清解达邪为主。病邪循经内传则宜清泻肝经，解毒通络。中医药治疗本病疗效确切。目前的临床证型分为温毒在表，邪在少阳，热毒壅结，邪陷心肝，毒窜睾腹，热结少阳，痰热郁结。

一、辨证论治

（一）温毒在表证

［临床表现］轻微发热恶寒，一侧或两侧腮部肿胀疼痛，边缘不清，触之痛甚，咀嚼不便，或伴头痛，咽痛，纳少，舌红，苔薄白或淡黄，脉浮数。

［治法］辛凉解表，清热解毒。

［处方］柴胡葛根汤：柴胡、天花粉、葛根、黄芩、桔梗、连翘、牛蒡子、石膏各3 g，甘草1.5 g，升麻0.9 g。水煎服。腮部肿痛者，加夏枯草30 g，以散结消肿；发热无汗者，加荆芥3 g，薄荷1.5 g，以疏风解表。

（二）邪在少阳证

［临床表现］症见腮腺肿胀酸痛，往来寒热，口干喜呕，心烦不欲食，舌质红，苔白，脉浮弦。

［治法］疏风清热，散结消肿。

［处方］柴葛解毒汤：柴胡、葛根、天花粉、黄芩各6 g，生石膏、板蓝根各10 g，牛蒡子（炒）、连翘、桔梗各3 g，升麻2 g。水煎服。腮部肿痛者，加夏枯草10 g，以散结消肿；发热无汗者，加荆芥、薄荷各6 g，以疏风解表。

（三）热毒壅结证

［临床表现］高热不退，两侧腮部肿胀疼痛，坚硬拒按，张口、咀嚼困难，烦躁不安，口渴引饮，或伴头痛，呕吐，咽部红肿，食欲不振，尿少黄赤，舌红，苔黄，脉滑数。

［治法］清热解毒，软坚散结。

［处方］普济消毒饮加减：黄芩、连翘、柴胡、牛蒡子、金银花、僵蚕、马勃各10 g，

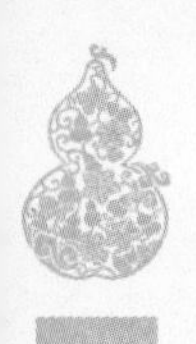

板蓝根、玄参各15 g，薄荷、甘草各6 g。水煎服。壮热烦躁者，加生石膏30 g，用米泔水磨调，以清阳明胃热；硬结不散，腮部肿胀疼痛较甚者，加海藻、昆布各10 g，以软坚散结；热甚者，加生石膏、大青叶、栀子各30 g，以清热泻火；大便秘结者，加大黄15 g，番泻叶10 g，以通腑泄热；呕吐者，加竹茹10 g，以清胃止呕；并发脑膜脑炎者，加鲜大青叶、紫花地丁各30 g；呕吐者，加姜竹茹10 g，赭石15 g；嗜睡昏迷抽搐者，灌服紫雪丹，至宝丹。可外敷金黄膏或青黛散等。

（四）邪陷心肝证

［临床表现］高热不退，神昏嗜睡，项强，反复抽搐，腮部肿胀疼痛，坚硬拒按，头痛，呕吐，舌红，苔黄，脉洪数。

［治法］清热解毒，熄风开窍。

［处方］凉营清气汤加减：水牛角尖（磨冲）1.5 g，鲜石斛、鲜生地黄各18 g，黑栀子、赤芍、牡丹皮各6 g，薄荷叶2.4 g，川黄连1.5 g，京玄参、连翘壳各9 g，生石膏24 g，生甘草3 g，鲜竹叶30张，茅芦根30 g，金汁（冲服）30 mL。水煎服。配合紫雪丹、至宝丹，以清热镇惊、熄风开窍；抽风频繁者，加钩藤6 g，僵蚕5 g，以平肝息风。

（五）毒窜睾腹证

［临床表现］腮部肿胀渐消，一侧或两侧睾丸肿胀疼痛，或伴少腹疼痛，痛甚者拒按，舌红，苔薄黄，脉数。

［治法］清肝泻火，活血止痛。

［处方］龙胆泻肝汤加减：龙胆、柴胡、生甘草各6 g，栀子、黄芩、车前草、生地黄、木通各9 g，当归3 g，泽泻12 g。水煎服。睾丸肿甚者，加荔枝核10 g，延胡索6 g，以理气消肿；伴呕吐者，加玉枢丹，以降逆止呕。

二、临证备要

（一）鉴别诊断

1. 化脓性腮腺炎：常为一侧性，局部红肿压痛明显，肿块局限，晚期有波动感，腮腺管口红肿可挤出脓液。分泌物涂片及培养可发现A群链球菌。血常规中白细胞总数和嗜中性粒细胞明显增高。

2. 颈部及耳前淋巴结炎肿大：不以耳垂为中心，局限于颈部或耳前区，为核状体较硬，边缘清楚，压痛明显，表浅者可活动。可发现颈部或耳前区淋巴结相关组织有炎症，如咽峡炎、耳部疮疖等。白细胞总数及中性粒细胞明显增高。

3. 症状性腮腺肿大：在糖尿病、营养不良、慢性肝病中，某些药物如碘化物，羟保泰松、异丙基肾上腺素等可致腮腺肿大。其特点为对称性，无肿痛感，触之较软，组织检查主要为脂肪变性。

4. 其他病毒所引起的腮腺炎：如单纯疱疹病毒、副流感病毒3型、柯萨基病毒A组和B组、甲型流感病毒等均可引起腮腺炎。确诊需借助于血清学检查及病毒学分离。

（二）对症治疗

1. 发热：体温达38.5 ℃以上可用解热镇痛药退热。

2. 脑膜脑炎：患者脑膜脑炎给予镇静、降颅压等药物，常用的降颅压药有甘露醇、甘油果糖等。

3. 腮腺皮肤肿胀：紫金锭或如意金黄散，用醋调后外敷肿胀皮肤。

4. 睾丸疼痛：为腮腺炎并发症，睾丸炎患儿疼痛时给解热镇痛药，局部冷敷用睾丸托，可用激素及抗生素。

（三）抑制腮腺炎病毒的中药

抑制腮腺炎病毒的中药：有苍术、黄芩、黄芪、麻黄、柴胡、葛根、天花粉、生石膏、板蓝根、牛蒡子（炒）、连翘、桔梗、升麻等。

第四节　肺结核病

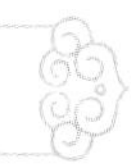

肺结核病是结核分支杆菌引起的慢性肺部感染性疾病，占各器官结核病总数的80%～90%，其中痰中排菌者称为传染性肺结核病。本病开放性肺结核患者的排菌是结核传播的主要来源。传播途径主要为患者与健康人之间经空气传播。营养不良等是人群结核病高发的主要原因之一。临床表现主要为长期低热、盗汗、咳嗽、少痰、咯血等。临床上可分为原发型肺结核、血行播散型肺结核、继发型肺结核3种。本病属中医学“肺痨”范畴，古人又称为“痨瘵”“肺疳”等。中医学认为先天禀赋不强，后天嗜欲无节，酒色过度、忧思劳倦、久病体衰时，正气亏耗，为内因，外受“痨虫”所染，邪乘虚而入，而致发病。病位在肺，肺主呼吸，受气于天，吸清呼浊，肺气虚，则卫外不固，水道通调不利，清肃失常，声嘶音哑。子盗母气则脾气受损，而倦怠乏力，纳呆便溏。肺虚肾失滋生之源，肾虚相灼金，上耗母气，而致骨蒸潮热，经血不调，腰酸滑精诸证，若肺金不能制肝木，肾虚不能养肝，肝火偏旺，上逆侮肺，则见胸胁掣痛，性急易怒，肾虚，水不济火，还可见虚烦不寐，盗汗等症。一般来说，初起肺体受损，肺阴受耗，肺失滋润，继则肺肾同病，兼及心肝，阴虚火旺，或肺脾同病，致气阴两伤，后期阴损及阳，终致阴阳俱伤的危重结局。

一、辨证论治

（一）邪毒蕴肺证

［临床表现］低热盗汗，轻咳纳呆，倦怠乏力，可有高热持续，头痛咳嗽，烦渴引饮，舌红，苔黄，脉细数。

［治法］滋阴清热，解毒杀虫。

［处方］桑菊饮加减：冬桑叶、野菊花、金银花、连翘、杏仁、百部、白及各10 g，芦根15 g，桔梗、甘草各6 g。水煎服。纳呆神疲者，加茯苓10 g，山楂、太子参、十大功劳叶、猫爪草各15 g，夏枯草30 g。

（二）肺阴亏虚证

［临床表现］干咳少痰，偶有咯血，或痰中带血，或有潮热颧红，心烦盗汗，舌边尖红，脉细数。

［治法］滋阴润肺，杀虫止咳。

［处方］月华丸加减：北沙参、生地黄、熟地黄、阿胶（烊化）、三七、茯苓各12 g，天冬、麦冬、百部、川贝母各9 g，獭肝30 g，淮山药、白及各15 g。水煎服。咳嗽重者，加紫菀、款冬花各10 g；痰中有血丝者，加藕节12 g，仙鹤草、白茅根各30 g；低热，午后潮热甚者，加银柴胡9 g，地骨皮15 g，功劳叶30 g；乏力，纳谷不香者，加鸡内金9 g，太子参、白术、生谷芽各15 g。

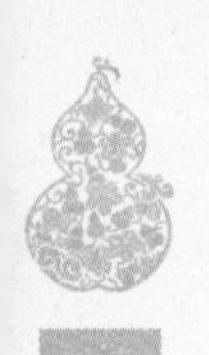

（三）阴虚火旺证

[临床表现] 形体消瘦，精神倦怠，潮热骨蒸，呛咳痰少，口苦咽干，头眩，盗汗，舌红绛或光剥而干，脉细数。

[治法] 滋阴降火。

[处方] 百合固金汤加减：百合 30 g，麦冬、生地黄、熟地黄、知母各 12 g，鳖甲 20 g，秦艽、玄参、银柴胡、川贝母、桔梗、当归各 9 g，地骨皮、青蒿、白及各 15 g，甘草 6 g。水煎服。盗汗甚者，加乌梅 9 g，煅龙骨 30 g，瘪桃干 12 g；咳痰黄稠者，酌加桑白皮 12 g，海蛤壳 15 g，鱼腥草 30 g；咯血者，加栀子 12 g，牡丹皮、紫珠草各 15 g；失音，声音嘶哑者，加核桃仁 15 g，凤凰衣 3 g，诃子、白蜜各 9 g；烦躁易怒，口苦目眩者，加桑叶、菊花、钩藤各 10 g，柴胡 6 g；咳嗽痰多者，加川贝母 15 g，紫菀 10 g。

（四）肺脾气虚证

[临床表现] 咳嗽痰多，或痰夹血丝，面色㿠白，神疲纳呆，心悸气短，低热多汗，舌体胖嫩，苔白腻，脉细弱。

[治法] 补益肺脾，益气养阴。

[处方] 保真汤加减：黄芪 15 g，白术、茯苓、生地黄、地骨皮、熟地黄各 12 g，党参、天冬、麦冬、当归、白芍、黄柏、知母、银柴胡、陈皮各 9 g，莲子心、炙甘草各 6 g。水煎服。腹胀便溏食少者，去地黄、麦冬，加薏苡仁 15 g，炒扁豆、莲子各 12 g；咳嗽痰稀者，加紫菀、款冬花、紫苏子各 9 g。

二、临证备要

（一）鉴别诊断

1. 肺癌：中央型肺癌常有痰中带血，肺门附近有阴影，与肺门淋巴结结核相似。周围型肺癌呈球形、分叶状块影，有时与结核球需要鉴别。肺癌多发生在 40 岁以上男性，常无毒性症状，而有刺激性咳嗽、明显胸痛和进行性消瘦。X 线等影像学检查，结核球周围可有卫星病灶、钙化；癌肿病灶边缘常有切迹、毛刺，胸部影像学检查、痰结核分枝杆菌和脱落法细胞学检查，以及纤维支气管镜检查和活体组织检查有助于鉴别诊断。结素试验在结核病多为阳性，有时也可作参考。血清唾液酸和癌胚抗原测定可以提示癌症，酶联免疫吸附试验诊断结核病等辅助检查有时也有帮助。

2. 肺炎：有轻度咳嗽、低热的支原体肺炎、病毒性肺炎和过敏性肺炎（嗜酸粒细胞肺浸润症）在 X 线上有肺部炎症征象，与早期浸润型肺结核相似。对这些一时不能鉴别的病例，不宜急于采取抗结核治疗。支原体肺炎在短时间内（2～3 周）可自行消散；过敏性肺炎血中嗜酸粒细胞增多，且肺内浸润常呈游走性。细菌性肺炎有发热、咳嗽、胸痛和肺内大片炎症、须与干酪性肺炎相鉴别。但细菌性肺炎起病急骤，除高热、寒战外，口唇可有疱疹，咳铁锈色痰，痰中结核分枝杆菌阴性，而肺炎链球菌等病原菌阳性。在有效抗生素治疗下，肺部炎症一般可在 3 周左右完全消失。

3. 肺脓肿：浸润型肺结核伴空洞须与肺脓肿相鉴别。肺结核好发于上叶锁骨上下或下叶背段。但下叶肺结核特别应注意与下叶肺脓肿相鉴别。后者起病较急，发热高，脓痰多，痰中无结核分枝杆菌，但有多种其他细菌，血白细胞总数及中性粒细胞增多，抗生素治疗有效。慢性纤维空洞性肺结核伴继发感染时易与慢性肺脓肿混淆，后者痰结核分枝杆菌阴性。

（二）对症治疗

1. 咯血：咯血患者需平卧，头偏向一侧，保持安静，这样可使心跳减慢，血压降低，便于止血。常用的止血药如卡巴克络（安络血）、酚磺乙胺（止血敏）等。

2. 结核中毒：应给予抗结核治疗，联合应用异烟肼、利福平、链霉素及吡嗪酰胺。

3. 咳嗽：咯血时，由于咽喉部发痒而引起阵阵咳嗽。咳嗽对止血不利，咳嗽越重，胸内压力下降，血管易扩张，可引起咯血不止或再次大咯血。咳嗽不止时，可适当服用止咳药。

（三）治疗结核病的中药

1. 杀灭结核分枝杆菌的中药：有蜈蚣、山楂、沙棘、夏枯草、积雪草、猫抓草、鸡内金、百部、筋骨草和青蒿等。

2. 增强机体免疫力的中药：有淮山药、生地黄、玄参、贝母、桔梗、黄芪、黄芩、黄精、百部等。

第九章
肿瘤科疾病

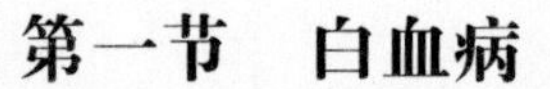

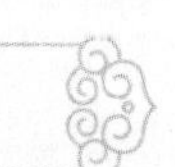

第一节　白血病

白血病是造血系统的恶性肿瘤，即造血干细胞及祖细胞的恶性变。其特征为白血病细胞在骨髓及其他造血组织中呈恶性、无限制地增生，浸润全身各组织和脏器，产生不同症状；而正常造血受抑制，周围血液血细胞有量和质的变化。根据白血病细胞的成熟程度和自然病程，白血病分为急性和慢性两大类，各自有其特点。急性白血病的细胞多为原始细胞及幼稚细胞，起病急，病情发展迅速，自然病程仅几个月。慢性白血病的细胞多较成熟，病情发展缓慢，自然病程为数年。临床以高热、贫血、出血、浸润为特征。本病属中医学“温病”“急劳”“热劳”“血证”“虚劳”等范畴。本病的发病与一身元气之盈亏盛衰有关。元气不足则温养一身脏腑无力，故化生新的气血精液不足，致正气虚弱，防御功能下降，抵抗邪毒无力，邪毒容易深入而直达骨髓，耗血伤髓，导致骨髓生血紊乱，白细胞成熟障碍，因而停留在幼稚细胞阶段。

一、辨证论治

（一）气血两虚证

[临床表现] 神疲乏力，头晕心悸，面色苍白，纳呆不欲食，食后胃脘不舒，口干唇燥，舌淡苔薄或淡红少苔，或裂纹舌，脉细弱。

[治法] 益气养血。

[处方] 四君子汤合四物汤：党参 30 g，茯苓、白术、白芍、熟地黄各 15 g，当归、川芎各 10 g。水煎服。

（二）脾虚痰湿证

[临床表现] 脘腹痞满不舒，头晕目眩，身重困倦，呕恶纳呆，口淡不渴，小便不利，舌淡胖有齿痕，苔白厚腻，脉沉滑。

[治法] 健脾运湿。

[处方] 四君子汤合二陈平胃汤：党参 20 g，白术、茯苓、苍术、橘红各 15 g，炙甘草 6 g，半夏、茯苓各 12 g，生姜 7 片，乌梅 1 枚，厚朴 10 g。

（三）热毒炽盛证

[临床表现] 胁肋胀痛，面赤头痛，烦躁易怒，口苦咽干，发热咽痛，大便干燥，小

便黄赤，口舌糜烂生疮，肛周红肿疼痛，舌边尖红绛，苔黄干少津，脉数。

[治法] 清热解毒。

[处方] 白虎汤加减：生石膏、水牛角、生地黄各 15 g，牡丹皮、栀子、赤芍各 10 g，知母、茜草各 12 g，黄连、大黄、生甘草各 6 g。水煎服。

（四）瘀血阻滞证

[临床表现] 肝脾大，胁下硬块，固定不移，舌质紫暗，脉沉细涩。

[治法] 行气活血化瘀。

[处方] 血府逐瘀汤加减：桃仁、红花、莪术各 10 g，赤芍、枳实各 12 g，白花蛇舌草 15 g，丹参、鳖甲各 20 g，蜈蚣 1 条。水煎服。

（五）脾肾两虚证

[临床表现] 多见于化疗后，面色萎黄，少气懒言，食少便溏，心悸潮热，腰酸腿软，失眠多梦，虚烦不安，遗精盗汗，形寒肢冷，舌质淡，苔白，脉沉细弱。

[治法] 补脾益肾。

[处方] 补中益气汤配合右归丸：黄芪、熟地黄、山茱萸、枸杞子、杜仲、鹿角胶各 15 g，炙附子、党参、当归各 10 g，白术、炙甘草各 9 g，陈皮、升麻、柴胡、肉桂各6 g，菟丝子 12 g，淮山药 20 g。水煎服。

（六）气阴两虚证

[临床表现] 形体消羸，面色不华，发热，或潮热起伏，自汗盗汗，头晕乏力，气短懒言，口干喜饮，腹胀纳差，手足心热，大便干结，瘰疬渐多，腹部痞块。舌红少律，脉细数。

[治法] 益气滋阴。

[处方] 益气养阴方：党参、当归、白芍、熟地黄、何首乌、丹参、枸杞子各 15 g，黄芪 40 g，黄精、紫河车各 10 g，阿胶（烊化冲服）12 g，五味子 5 g。水煎服。

二、临证备要

（一）鉴别诊断

1. 骨髓增生异常综合征：临床表现主要为贫血，常伴出血，感染。外周血有一系、两系或全血细胞的减少，可有巨大红细胞，巨大血小板，有核红细胞等病态造血表现。其中 RAEB 型可有骨髓象原始细胞的增多，但＜20%。

2. 类白血病反应：严重的感染可出现类白血病反应，白细胞明显增多。但可找到感染病灶，抗感染治疗有效。一般无贫血和血小板减少。骨髓检查无异常增多的原始细胞，碱性磷酸酶活力显著增高。

3. 传染性单核细胞增多症：可有发热，咽喉炎，淋巴结肿大，外周血淋巴细胞显著增多并出现异常淋巴细胞，但本病病程短，可自愈，异形淋巴细胞与原始细胞不同，嗜异性凝集试验阳性，EB 病毒抗体阳性。

4. 再生障碍性贫血：主要表现为贫血，出血，感染，但罕有肝、脾、淋巴结肿大，血常规表现为全血细胞减少，骨髓象示骨髓增生不良，无明显病态造血。

5. 特发性血小板减少性紫癜：主要表现为皮肤瘀点、瘀斑，但一般不伴感染，血常规表现为血小板明显减少，红细胞计数、白细胞计数一般正常。骨髓象表现为巨核细胞数目增多或正常，伴成熟障碍，抗血小板抗体阳性。

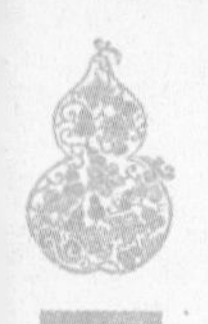

（二）对症治疗

1. 发热：发热的主要原因是感染，需根据痰培养及药敏试验选择敏感的抗生素抗感染。

2. 出血：使用止血药止血。由于贫血导致者须进行补血。

4. 贫血：贫血可见于各类型的白血病，应给予输血治疗纠正贫血。

（三）抑制 K562 细胞增殖的中药

抑制 K562 细胞增殖，治疗白血病的中药：有川楝子、山豆根、苦参、绞股蓝、雄黄、金刚藤、草珊瑚、金银花、野菊花、败酱草、雷公藤、鸦胆子、半夏、狼毒、威灵仙、马钱子、蟾蜍、全蝎、巴豆等。

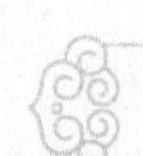

第二节 肺 癌

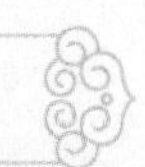

肺癌是原发性支气管肺癌的简称，是最常见的肺部原发性恶性肿瘤之一，其起源于支气管黏膜，临床上简称为肺癌。近年来，肺癌的发病率和病死率在世界各国都呈急剧上升。在我国的北京、上海等地区，肺癌的发病率和病死率分别为各种癌肿的首位或第 2 位。肺癌的临床症状表现取决于其发生部位、发展阶段和并发症。早期多无明显的症状和体征，仅 X 线检查时发现，多数患者以反复或持续咳嗽（干咳或呛咳）咳吐白色泡沫状黏液或痰涎，经常规抗感染治疗无效，再以 X 线或 CT 检查而发现。有部分患者也可以出现胸闷、胸痛或咯血、呼吸急促等症状。至晚期，患者可出现低热、咳嗽不已、形体消瘦等，或因肿瘤压迫、转移而引起其他并发症。本病属于中医学“肺积”“咳嗽”“咯血”等范畴。中医学原无肺癌这一病名，现亦称为肺癌。其发病原因主要由于体内脏腑功能失调、正气内虚、外界毒邪乘虚而入，导致气血津液代谢失常，气滞、血瘀、痰湿停聚、邪毒内结于肺所致。发病可累及五脏六腑，病性多属正虚邪实，以正虚为发病基础。

一、辨证论治

（一）气滞血瘀证

[临床表现] 咳嗽不畅，咳痰不爽，痰中带血。胸胁胀痛或刺痛，痛处固定，气急，大便秘结，唇甲紫暗。舌质暗有紫斑或瘀点，苔薄或黄，脉弦或涩。

[治法] 行气活血，化瘀软坚。

[处方] 桃红四物汤合五苓散加减：桃仁、红花、熟地黄、当归、蒲黄、五灵脂、三七粉（另包吞服）、川贝母、陈皮、枳实各 10 g，夏枯草、赤芍、瓜蒌各 15 g。水煎服。胸痛甚者，加三棱、莪术、蜂房各 10 g，制乳没 6 g。

（二）痰湿毒蕴证

[临床表现] 咳嗽较重，痰多而黏或咳吐脓痰，气憋胸闷，或胸胁疼痛，或胁下痞块，刺痛拒按，纳差便溏，身热尿黄。舌质暗，舌苔黄腻，脉滑数。

[治法] 行气祛痰，健脾燥湿。

[处方] 导痰汤加减：半夏 12 g，陈皮、枳实、茯苓、制南星各 6 g，甘草 3 g，生姜 10 片。水煎服。痰黄黏稠难咳出者，加鱼腥草 15 g，海蛤壳、黄芩各 10 g。

（三）肺脾气虚证

[临床表现] 咳嗽声低，短气自汗，痰多，咳痰稀薄，全身疲乏，纳呆腹胀，大便溏。

舌质淡有齿痕，舌苔白腻，脉沉缓或濡。

［治法］益气补肺，健脾化痰。

［处方］六君子汤加减：人参、白术、陈皮、制半夏各 10 g，茯苓 15 g，炙甘草 6 g。水煎服。咳嗽明显者，加紫菀、桑白皮、款冬花各 10 g，五味子 6 g；汗出较多者，加牡蛎 15 g，麻黄根 6 g。

（四）气阴两虚证

［临床表现］咳嗽无力，咳嗽痰少或无痰，或咯血痰，神疲乏力，时有心悸，气短，纳差腹胀，口干喜饮，自汗或盗汗，大便干结，舌质红或淡，脉细弱或沉细。

［治法］益气养阴，化痰散结。

［处方］沙参麦冬汤加减：沙参、麦冬各 9 g，生甘草 3 g，玉竹、桑叶、生扁豆、天花粉各 6 g。水煎服。兼有瘀血者，加桃仁 6 g，归尾、丹参各 10 g。

二、临证备要

（一）鉴别诊断

1. 支气管肺炎：早期肺癌引起的阻塞性肺炎易被误诊为支气管肺炎。支气管肺炎发病较急，感染症状比较重，全身感染症状明显。X 线片上表现为边界模糊的片状或斑点状阴影，密度不均匀，且不局限于一个肺段或肺叶。经抗感染治疗后症状迅速消失，肺部病变吸收也较快。

2. 肺脓肿：肺癌中央部分坏死液化形成空洞时 X 线片上表现易与肺脓肿混淆。肺脓肿在急性期有明显感染症状，痰量较多、呈脓性，X 线片上空洞壁较薄，内壁光滑，常有液平面，脓肿周围的肺组织常有浸润，胸膜有炎性变。

3. 肺部良性肿瘤：如错构瘤、纤维瘤、软骨瘤等有时需与周围型肺癌相鉴别。一般肺部良性肿瘤病程较长，生长缓慢，临床大多没有症状。X 线片上呈现为类圆形块影，密度均匀，可有钙化点。轮廓整齐，多无分叶。

4. 支气管腺瘤：是一种低度恶性的肿瘤。发病年龄比肺癌轻，女性多见。临床表现与肺癌相似，有刺激性咳嗽、反复咯血，X 线表现可有阻塞性肺炎或有段或叶的局限性肺不张，断层片可见管腔内软组织影，纤维支气管镜可发现表面光滑的肿瘤。

（二）对症治疗

1. 感染：根据痰培养及药敏试验找出敏感抗生素进行抗感染治疗。

2. 出血：患者咯血烦躁不安可肌内注射地西泮。大咯血者可运用垂体后叶素进行止血。亦可选用安络血、氨基己酸等。

3. 咳嗽：剧烈咳嗽时可选用可待因。

4. 贫血：大咯血患者可输血，即可补充失血，又有助于止血。

（三）治疗肺癌的中药

1. 抑制、杀死癌细胞的中药：有马勃、射干、重楼、龙葵、凤尾草、天葵子、乌梅、草珊瑚、金银花、野菊花、败酱草、大青叶等。

2. 缓解癌性疼痛的中药：有仙人掌、青风藤、白屈菜、汉桃叶、延胡素、徐长卿、乳香、没药等。

3. 增强免疫力的中药：有冬虫夏草、黄芪、人参、龙葵等。

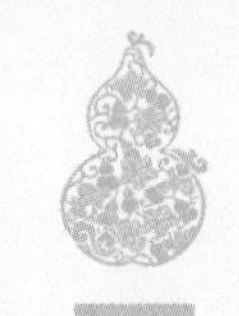

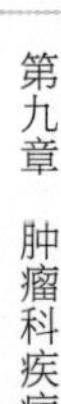

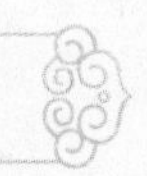

第三节 肝 癌

肝癌是指肝细胞或肝内胆管细胞发生的癌，为我国常见的消化系统恶性肿瘤之一，具有起病隐匿，潜伏期长，高度恶性，进展快，侵袭性强，易转移，预后差等特点。其死亡率在消化系统恶性肿瘤中列第三位，仅次于胃癌和食管癌。全世界每年有26万人患上肝癌，其中约45%就发生在我国，其中江苏启东和广西扶绥的发病率最高。值得注意的是，世界各地原发性肝癌发病率有上升的趋势。本病可发生于任何年龄，以40～49岁为最多，男女之比为（2～5）∶1。其真正的发病原因目前尚不清楚，可能与感染病毒、遗传、生活习惯不良、环境污染等因素有关。手术切除目前被认为是治疗肝癌的最有效的办法，近30多年由于概念的更新，诊断和治疗方法的进步，本病患者得到早期诊断和早期治疗的增多，早期肝癌的根治切除率和术后5年生存率明显提高，但在确诊时，大多数患者已经失去手术机会。中医学认为其多由饮食内伤，情志失调，肝郁脾虚，导致气滞血瘀，湿热火毒蕴结于肝脏，日久渐积而成。故有“积聚”“癥瘕”“黄疸”“臌胀”“胁痛”等称谓。中医治疗肝癌具有悠久的历史和丰富的经验。认为其病机主要为气滞血瘀与火毒内蕴，还有肝火盛、脾气虚、肾水亏等。近年来，临床上采用辨证分型治疗，常用治法有健脾理气、滋阴养血、清热解毒、活血祛瘀等，以扶正攻邪为总则。

一、辨证论治

（一）肝郁脾虚证

[临床表现] 两胁胀痛，嗳气纳呆，泛吐酸水，口淡食少，大便软溏，舌淡，苔薄白，脉弦。

[治法] 疏肝健脾，理气活血。

[处方] 柴胡疏肝散合痛泻要方加减：柴胡、白芍、炒枳壳、炒谷芽、炒麦芽、陈皮、炒白术、重楼各10 g，砂仁6 g，茯苓、薏苡仁、半枝莲、半边莲各15 g。水煎服。

（二）气滞血瘀证

[临床表现] 右胁下积块，按之质硬，胀痛或刺痛，窜及两胁，情志抑郁，烦躁易怒，嗳气脘闷，大便不调，舌质紫暗或瘀斑，苔薄白，脉弦或涩。

[治法] 行气活血，化瘀散结。

[处方] 小柴胡汤合血府逐瘀汤加减：柴胡、川芎、黄芩、当归、桃仁、赤芍各10 g，鳖甲、白术各20 g，白花蛇舌草、半支莲、石见穿各15 g。水煎服。腹痛甚者，加延胡索。

（三）湿热蕴结证

[临床表现] 右胁下积块增大较快，发热，口干口苦，或面目黄如橘色，小便短赤，大便干或溏，舌红苔黄腻，脉弦滑数。

[治法] 清热利胆，泻火解毒。

[处方] 茵陈蒿汤合鳖甲煎丸加减：茵陈、黄芩、大黄、郁金、赤芍、金铃子各10 g，金钱草、半支莲、半边莲、败酱草、薏苡仁各15 g，栀子12 g。水煎服，送服鳖甲煎丸6 g。

（四）湿瘀搏结证

［临床表现］右胁下结块，质硬，腹痛且胀，按之如囊裹水，小便少，或面目黄而晦暗，舌质暗淡，苔白腻滑，脉沉濡。

［治法］解毒祛湿，化瘀消结。

［处方］二陈汤合失笑散加减：制半夏、茯苓、茵陈、白术各 12 g，陈皮、蒲黄、五灵脂、莪术各 9 g，三棱 6 g，红藤、败酱草、半边莲各 15 g。水煎服。

（五）肝肾阴虚证

［临床表现］右胁下积块疼痛，低热或午后潮热，五心烦热，或手足心热，口干喜饮，腰膝酸软，头晕目眩，耳鸣如蝉。少寐多梦或失眠，舌红少苔，脉弦细数。

［治法］养阴柔肝补血，佐以软坚。

［处方］滋水清肝饮合兰豆枫楮汤加减：生地黄、白芍、半枝莲、白花蛇舌草、鳖甲、龟甲各 15 g，茯苓、山茱萸各 12 g，当归、牡丹皮、泽泻、泽兰、路路通、楮实子、柴胡、栀子、黑豆各 10 g。水煎服。

二、临证备要

（一）鉴别诊断

1. 继发性肝癌：原发于胃肠道、呼吸道、泌尿生殖道、乳房等处的癌灶常转移至肝。这类继发性肝癌与原发性肝癌比较，病情发展较缓慢，症状较轻，AFP 检测除少数原发癌在消化道的病例可呈阳性外，一般为阴性，少数继发性肝癌很难与原发者鉴别，确诊的关键在于病理检查和找到肝外原发癌的证据。

2. 肝硬化：原发性肝癌多发生在肝硬化的基础上，二者的鉴别常有困难。若肝硬化病例有明显的肝大、质硬的大结节，或肝萎缩变形而影像检查又发现占位性病变，则肝癌的可能性很大，反复检测 AFP 或 AFP 异质体，密切随访病情，最终能作出正确诊断。

3. 肝脓肿：一般有明显炎症的临床表现，如发热。肿大的肝表面平滑无结节，触痛明显。邻近脓肿的胸膜壁常有水肿，右上腹肌紧张。白细胞计数升高。超声检查可探得肝内液性暗区。但当脓液稠厚，尚未形成液性暗区时，诊断颇为困难，应反复做超声检查，必要时在超声引导下作诊断性穿刺，亦可用抗感染药行试验性治疗。

4. 活动性肝病：肝病活动时血清 AFP 往往呈短期升高，提示肝癌的可能性，定期多次随访测定血清 AFP 和 ALT 或者联合检查 AFP 异质体及其他肝癌标志物并进行分析，如，①ALT 持续增高至正常的数倍，AFP 和 ALT 动态曲线平行或同步升高则活动性肝病的可能性大；②二者曲线分离，AFP 升高而 ALT 正常或由高降低，则应多考虑原发性肝癌。

（二）对症治疗

1. 疼痛：根据肝癌患者疼痛的不同程度选用不同药物，轻度疼痛选用非甾体抗炎药（1 级药），如布洛芬（芬必得）、双氯芬酸（扶他灵）、阿司匹林、对乙酰氨基酚（扑热息痛）、吡罗喜康（炎痛喜康）、吲哚美辛（消炎痛）等；中度疼痛选用弱阿片类药（2 级药），如可待因、喷他佐辛（镇痛新）等，也可选用非阿片类药，如曲马朵（奇曼丁）、奈福泮（平痛新）、布桂嗪（强痛定）、罗通定（颅通定）等；中到重度疼痛选用强阿片类药（3 级药），如吗啡（美施康定）、芬太尼透皮贴剂（多瑞吉）等。

2. 腹水：排放腹水可迅速减轻腹内压力，缓解心、肺、肾及胃肠道等的压迫症状，也可以使用利尿药增加水、钠的排出，宜多种交替使用或联合使用，并注意电解质的

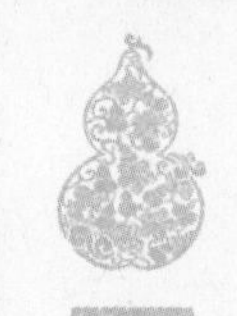

平衡。

3. 肝癌破裂出血：绝对卧床休息，补液，配备输血扩容，抗休克，应用各种止血药如酚磺乙胺（止血敏）、维生素 K。

4. 消瘦、恶病质：肝癌为慢性消耗性疾病，应应用清蛋白营养支持。

（三）治疗肝癌的中药

1. 抑制癌细胞生长的中药：有重楼、白花蛇舌草、草河车、蛇莓、断肠草、草珊瑚、黄芩、大青叶、青黛、马鞭草、天花粉、徐长卿等。

2. 抑制肝癌细胞侵袭与转移的中药：有赤芍、芍药、人参、何首乌、茯苓、白术、大黄等。

3. 增强机体免疫力的中药：有虎掌草、龙葵、人参、黄芪、冬虫夏草等。

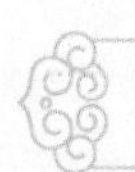

第四节　直肠癌

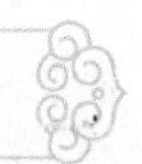

直肠癌是指从齿状线至直肠乙状结肠交界处之间的癌，一般以血便，大便形状或习惯改变，腹痛，腹部包块为表现的恶性疾病，是消化道最常见的恶性肿瘤之一。直肠癌位置低，容易被直肠指诊及乙状结肠镜诊断。但因其位置深入盆腔，解剖关系复杂，手术不易彻底，术后复发率高。中下段直肠癌与肛管括约肌接近，手术时很难保留肛门及其功能是手术的一个难题，也是手术方法上争论最多的一种疾病。我国直肠癌发病年龄中位数在 45 岁左右。青年人发病率有升高的趋势。直肠癌的病因目前仍不十分清楚，其发病与社会环境、饮食习惯、遗传因素等有关。直肠息肉也是直肠癌的高危因素。目前基本公认的是动物脂肪和蛋白质摄入过高，食物纤维摄入不足是直肠癌发生的高危因素。本病相当于中医学“肠风下血”“脏毒”等，根据其症状还属于“肠覃”“锁肛痔”“下痢”等范畴。本病由饮食不节，湿热下注，情志抑郁，损伤脾胃，气机逆乱，气血瘀滞，水湿痰浊瘀毒，蕴结于下而成。久病不愈，失治误治，病情日趋恶化，湿热火毒蕴结更甚，至气血双亏，肝肾阴虚，虚实互见。

一、辨证论治

（一）湿热蕴结证

[临床表现] 腹部阵痛，下利赤白，里急后重，胸闷口渴，恶心纳差，舌苔黄腻，脉滑数。

[治法] 清热利湿，清肠散结。

[处方] 白头翁汤加减：黄连、黄柏、白头翁各 9 g，秦皮 6 g。水煎服。大便下血者，加血余炭、茜草各 15 g，三七粉（冲服）3 g；热结便秘者，加大黄（后下）6 g，枳实、厚朴各 10 g；腹泻明显者，加马齿苋、白头翁各 15 g；腹部胀痛者，加木香 6 g，陈皮，延胡索、赤芍、白芍各 10 g；腹部肿块者，加夏枯草、海藻、昆布、三棱、莪术各 10 g。

（二）气滞血瘀证

[临床表现] 腹胀刺痛，腹块坚硬不移，下利紫黑脓血，里急后重，或肠癌术后，腹痛振作，大便干结，舌质紫暗或有瘀斑，苔黄，脉涩。

[治法] 行气活血，消瘤散结。

[处方] 桃红四物汤加减：柴桃仁、红花、川芎、柴胡各 10 g，赤芍 15 g，郁金、枳

实各 12 g，三七末（冲服）3 g。水煎服。腹硬满而痛者，加川楝子、炮穿山甲、丹参各 15 g；里急后重者，加广木香、藤梨根各 10 g；腹内结块而体实者，加三棱、莪术各 10 g；大便秘结属体虚者，加火麻仁、郁李仁、柏子仁各 15 g；体实便秘者，加生大黄（后下）6 g，枳实、玄明粉各 10 g。

（三）脾肾阳虚证

［临床表现］面色萎黄，腰酸膝软，畏寒肢冷，腹痛绵绵，喜按喜温，五更泄泻，或污浊频出无禁，舌淡，苔薄白，脉沉细无力。

［治法］温补脾肾，益气固涩

［处方］附子理中丸合四神丸加减：党参、白术、茯苓、生薏苡仁各 15 g，豆蔻、补骨脂、五味子、茱萸各 10 g，炙甘草、干姜、制附子各 6 g。水煎服。肾阳虚明显者，加淫羊藿、巴戟天各 10 g，肉桂 3 g，便血量多色暗者，加灶心土、艾叶各 10 g；大便无度者，加诃子、罂粟壳各 10 g；兼腹水尿少者，加白茅根、大腹皮、茯苓皮各 15 g。

（四）气血两虚证

［临床表现］形体瘦削，大肉尽脱，面色苍白，气短乏力，卧床不起，时有便溏，或脱肛下坠，或腹胀便秘，舌质淡，苔薄白，脉细弱无力。

［治法］益气养血。

［处方］八珍汤加减：当归、白芍、熟地黄、川芎、党参、白术、茯苓各 10 g，生黄芪 30 g，升麻、炙甘草各 6 g。水煎服。心悸失眠者，加炒酸枣仁、柏子仁、远志各 10 g；脱肛下坠、大便频繁者，加柴胡 10 g，诃子 15 g；大便带血者，加艾叶 10 g，三七 6 g。

二、临证备要

（一）鉴别诊断

1. 痔：痔为常见的肛肠良性疾病，其临床表现为肛门出血，血色鲜红，一般量不多，为手纸染血、便后滴血、粪池染血等，大便本身不带血，或仅有少许血迹。出血一般为间歇性，多为大便干结时或进食辛辣刺激食物后出现。不伴腹痛、腹胀。无大便变细或大便性状改变（如大便带沟槽）。直肠指诊无明显肿块，指套一般不染血。反之，直肠癌为大便带血，血色鲜红或暗红，一般为每次大便均带血。直肠癌导致肠梗阻时可有腹痛、腹胀等。大便可变形。直肠指诊多数情况下可触及肿块，指套多染血。

2. 直肠息肉：直肠息肉也可出现大便带血，但一般不会引起腹痛、腹胀等。一般不会引起全身症状（如乏力、体重下降）。直肠指诊可触及质软肿块，指套可染血。而直肠癌可引起肠梗阻症状，可引起乏力、体重下降等全身症状。直肠指诊可触及质硬肿块，指套可染血。

3. 肛裂：肛裂为肛门出血，血色鲜红，一般量不多。其特点是伴排便时及排便后肛门剧痛。肛门视诊可见肛门皮肤裂口，有时可见前哨痔。指诊有时可触及肥大肛乳头，一般指套无染血。

（二）对症治疗

1. 疼痛：根据直肠癌患者疼痛的不同程度选用不同药物，轻度疼痛选用非甾体抗炎药（1 级药），如布洛芬（芬必得）、双氯芬酸（扶他林）、阿司匹林、对乙酰氨基酚（扑热息痛）、吡罗喜康（炎痛喜康）、吲哚美辛（消炎痛）等；中度疼痛选用弱阿片类药（2 级药），如可待因、喷他佐辛（镇痛新）等，也可选用非阿片类药如曲马朵（奇曼丁）、奈福泮（平痛新）、布桂嗪（强痛定）、罗通定（颅通定）等；中到重度疼痛选用强阿片类药

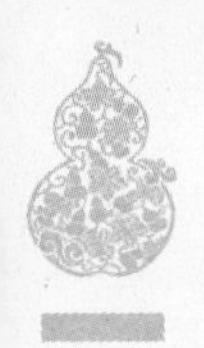

(3级药)，如吗啡（美施康定)、芬太尼透皮贴剂（多瑞吉）等。一般直肠癌患者用药要由弱到强，由少到多，由单用到联用，逐渐加量。

2. 肿块：尽早行手术切除。

3. 贫血：直肠癌患者长期血便造成贫血，可输血纠正失血性贫血。

（三）治疗直肠癌的中药

1. 直接诱导肿瘤死亡的中药：有小茴香、鱼腥草、枸杞子、牡丹皮、菊花、车前子、桑寄生、菟丝子、金银花、败酱草、大青叶、川芎、丹参、苦豆子等。

2. 缓解癌性疼痛的中药：有仙人掌、青风藤、白屈菜、汉桃叶、延胡索、徐长卿、乳香、没药等。

3. 抑制癌细胞增殖的中药：有牡丹皮、青蒿、黄芪、天花粉、苦参、阿魏、槐花、薏苡仁、大黄、芦荟等。

4. 抑制癌细胞的侵袭力的中药：有青蒿、姜黄、芦荟、穿琥宁等。

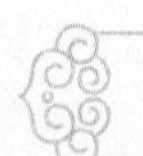

第五节　乳腺癌

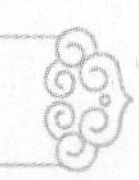

乳腺癌是女性乳房最常见的肿瘤，在妇女仅次于宫颈癌。多发生于40～60岁绝经前后的妇女，男性极少发病。雌激素中的雌酮和雌二醇对乳腺癌的发病有明显作用，催乳素在乳癌的发病过程中有促进作用。乳腺癌的病理类型甚多，有小叶原位癌、浸润性小叶癌、腺癌、管内癌、湿疹样癌、黏液癌、髓样实体癌、单纯实体癌、弥散型癌、粉刺癌、乳头状癌。乳腺癌的临床特点是乳房部肿块，质地坚硬，推之难移，溃后凸如泛莲或菜花，或凹陷如岩穴。中医学称本病为“乳岩”“乳痞”“妒乳”“石痈”等。认为乳腺癌的发生多因气血两虚、六淫入侵，肝脾损伤、冲任失调、脏腑功能失调等，致使气滞血瘀、痰浊结聚、毒邪蕴结，遏阻于乳中而成本病。故临床常分为肝郁痰凝、肝郁化火、冲任失调、毒邪蕴结、痰结瘀滞、气血两虚、肝肾阴虚等证型。

一、辨证论治

（一）肝郁痰凝证

[临床表现] 乳房内有单发性结块，质地坚硬，边界欠清楚，情志抑郁，多愁易怒，性情急躁，胸闷不舒；舌淡红，苔薄，脉弦缓或弦滑。

[治法] 疏肝解郁，化痰散结。

[处方] 逍遥散加减：柴胡、当归、白芍、白术、茯苓、煨姜各10 g，薄荷（后下）6 g，甘草5 g。水煎服。气滞者，加青皮、郁金各10 g；血瘀者，加牡丹皮、莪术各10 g；结块不散者，加昆布、海藻各10 g，山慈菇15 g。

（二）肝郁化火证

[临床表现] 乳房肿块，状似覆盆，或如堆粟，坚硬灼痛，凹凸不平，境界不清，推之不移，皮色青紫，布满血络，头晕目眩，心烦失寐，溲赤便燥。舌质红，苔黄，脉弦数。

[治法] 疏肝清热，解郁散结。

[处方] 清肝解郁汤加减：当归、川芎、陈皮、半夏、贝母、桔梗、紫苏叶、栀子、木通、制香附、茯神、青皮、生姜各10 g，生地黄15 g，白芍12 g，远志6 g，甘草5 g。

水煎服。热重者，加柴胡、重楼各10 g；结块坚硬者，加夏枯草、昆布、海藻各15 g；便秘者，加大黄（后下）10 g。

（三）邪毒蕴结证

[临床表现] 乳房肿块，形如堆粟或覆碗，坚硬如石，推之不移，表面网布血丝，或溃烂后如岩穴或菜花，渗流血水，乳房红肿灼热，疼痛，心烦口渴，小便黄少，大便干结；舌红或有瘀斑，苔黄腻，脉弦数。

[治法] 清热解毒，消肿溃坚。

[处方] 五味消毒饮合桃红四物汤加减：金银花30 g，蒲公英、半枝莲、猫爪草、山慈菇、郁金、生地黄各12 g，赤芍、当归、桃仁、薏苡仁、香附各9 g，红花6 g。水煎服。消瘦、疲乏者，加生黄芪、太子参各15 g；疮面渗血较多者，加三七、茜草根各12 g。

（四）痰结瘀滞证

[临床表现] 乳岩中期，肿如橘皮，坚硬不移，饮食不振，神疲倦怠；舌质暗红，苔黄，脉弦涩。

[治法] 活血化瘀，化痰散结。

[处方] 三海散结汤合犀角醒消丸加减：夏枯草、山慈菇、丹参各15 g，昆布、海藻、牡丹皮、桃仁、皂角刺、炙穿山甲（先煎）各10 g，犀角醒消丸（犀角用水牛角代）0.9 g，麝香5 g，牡蛎（先煎）、乳香、没药、煮烂黄米饭各30 g。制如莱菔子大10粒，分2次服。

（五）气血两虚证

[临床表现] 乳中结块，坚硬如石，乳头内陷，面色㿠白，形体消瘦，气短乏力，头目眩晕，饮食不佳；舌质淡，苔薄，脉沉细无力。

[治法] 益气养血，健脾补肾。

[处方] 人参养荣汤加减：人参、黄芪、白术、当归、五味子、鳖甲、墨旱莲、重楼各12 g，白芍15 g，陈皮6 g，茯苓、熟地黄、白花蛇舌草、香附各9 g。水煎服。疼痛不止者，加全蝎、蜈蚣各6 g，蒲公英15 g；口渴咽燥者，加天冬、桑椹、沙参各15 g。

二、临证备要

（一）鉴别诊断

1. 乳腺纤维腺瘤：多见于青年妇女（20～30岁），肿块多位于乳腺外上象限，圆形或扁圆形，一般在3 cm以内。单发或多发，质坚韧，表面光滑或结节状，分界清楚，无粘连，触之有滑动感。肿块无痛，生长缓慢，但在妊娠时增大较快。

2. 乳腺增生病：是由于内分泌的功能性紊乱引起，其本质既非炎症，又非肿瘤，而是正常结构的错乱。一般有典型体征和症状，容易区别。而硬化性腺病常在乳腺内有界限不清的硬结，体积较小，临床上常难以与乳癌相区别，应通过多种物理检查来鉴别。

3. 乳腺结核：比较少见，临床表现为炎症性病变，可形成肿块，但见时大时小的变化，患者不一定有肺结核，也常伴有腋下淋巴结肿大，临床有35%的患者难以与癌相区别。

4. 浆细胞性乳腺炎：常由于各种原因引起乳腺导管阻塞，导致乳管内脂性物质溢出，进入管周组织而造成无菌性炎症。急性期突然乳痛、红肿、乳头内陷、腋淋巴结可肿大，易被误诊为炎症乳腺癌。当病变局限急性炎症消退，乳内有肿块，且可与皮粘连，也易

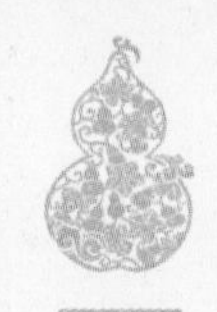

误诊为乳腺癌。

（二）对症治疗

1. 疼痛：根据肝癌患者疼痛的不同程度选用不同药物，轻度疼痛选用非甾体抗炎药（1级药），如布洛芬（芬必得）、双氯芬酸（扶他林）、阿司匹林、对乙酰氨基酚（扑热息痛）、吡罗喜康（炎痛喜康）、吲哚美辛（消炎痛）等；中度疼痛选用弱阿片类药（2级药），如可待因、喷他佐辛（镇痛新）等，也可选用非阿片类药如曲马朵（奇曼丁）、奈福泮（平痛新）、布桂嗪（强痛定）、罗通定（颅通定）等；中到重度疼痛选用强阿片类药（3级药），如吗啡（美施康定）、芬太尼透皮贴剂（多瑞吉）等。

2. 恶病质：乃长期慢性消耗导致，可选用脂溶性维生素、水溶性维生素等营养支持。

（三）治疗乳腺癌的中药

1. 抑制肿瘤细胞增长的中药：有金银花、野菊花、败酱草、天花粉、大青叶、人参、黄芪、白术、半枝莲、莪术、薏苡仁、土贝母等。

2. 抑制肿瘤血管形成的中药：有炙黄芪、党参、女贞子、姜黄、郁金、虎杖、青蒿、苦参、白花蛇舌草等。

3. 调控肿瘤耐药基因和信号通路的中药：有大黄、紫龙金、蛇床子、补骨脂、黄荆子、黄芪、紫草、柴胡、党参等。

第十章
外科疾病

第一节　胆道感染与胆石症

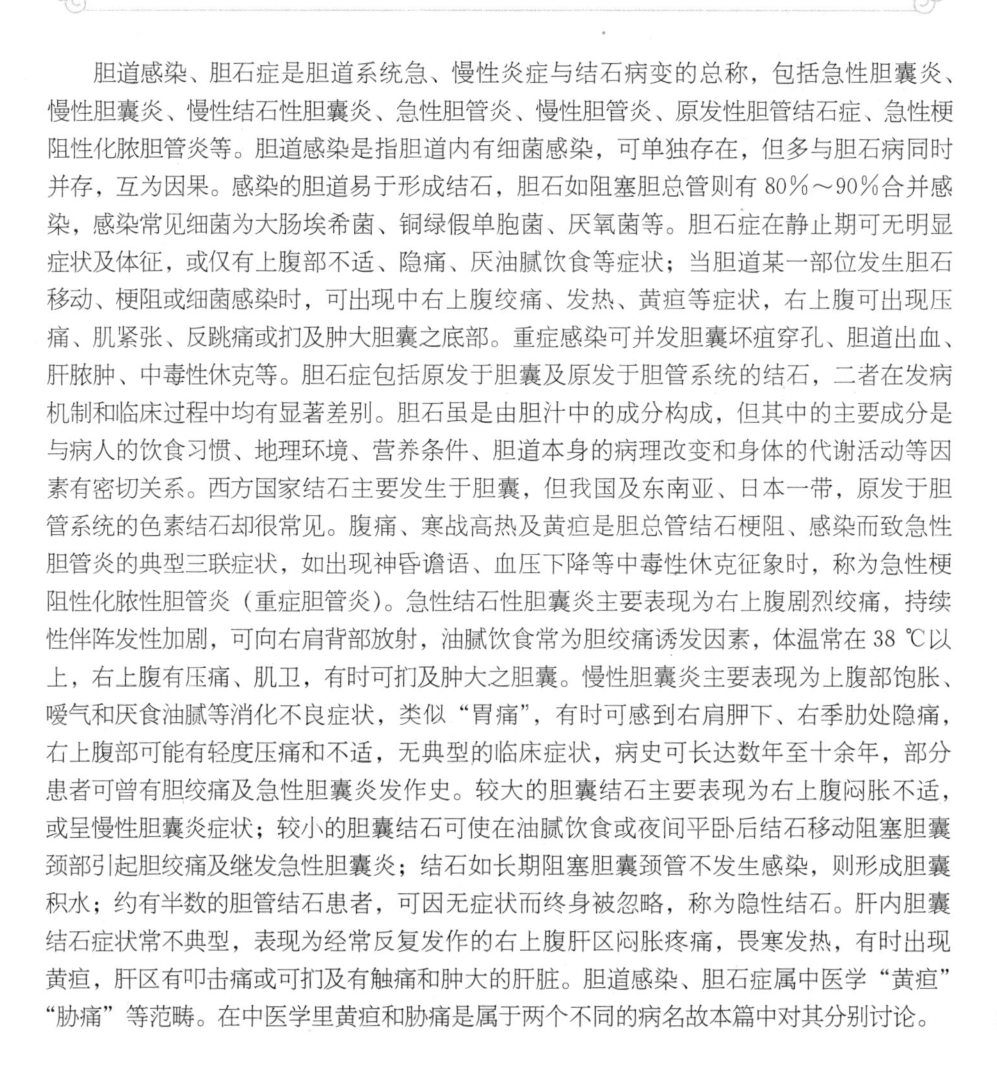

胆道感染、胆石症是胆道系统急、慢性炎症与结石病变的总称，包括急性胆囊炎、慢性胆囊炎、慢性结石性胆囊炎、急性胆管炎、慢性胆管炎、原发性胆管结石症、急性梗阻性化脓胆管炎等。胆道感染是指胆道内有细菌感染，可单独存在，但多与胆石病同时并存，互为因果。感染的胆道易于形成结石，胆石如阻塞胆总管则有 80%～90%合并感染，感染常见细菌为大肠埃希菌、铜绿假单胞菌、厌氧菌等。胆石症在静止期可无明显症状及体征，或仅有上腹部不适、隐痛、厌油腻饮食等症状；当胆道某一部位发生胆石移动、梗阻或细菌感染时，可出现中右上腹绞痛、发热、黄疸等症状，右上腹可出现压痛、肌紧张、反跳痛或扪及肿大胆囊之底部。重症感染可并发胆囊坏疽穿孔、胆道出血、肝脓肿、中毒性休克等。胆石症包括原发于胆囊及原发于胆管系统的结石，二者在发病机制和临床过程中均有显著差别。胆石虽是由胆汁中的成分构成，但其中的主要成分是与病人的饮食习惯、地理环境、营养条件、胆道本身的病理改变和身体的代谢活动等因素有密切关系。西方国家结石主要发生于胆囊，但我国及东南亚、日本一带，原发于胆管系统的色素结石却很常见。腹痛、寒战高热及黄疸是胆总管结石梗阻、感染而致急性胆管炎的典型三联症状，如出现神昏谵语、血压下降等中毒性休克征象时，称为急性梗阻性化脓性胆管炎（重症胆管炎）。急性结石性胆囊炎主要表现为右上腹剧烈绞痛，持续性伴阵发性加剧，可向右肩背部放射，油腻饮食常为胆绞痛诱发因素，体温常在 38 ℃以上，右上腹有压痛、肌卫，有时可扪及肿大之胆囊。慢性胆囊炎主要表现为上腹部饱胀、嗳气和厌食油腻等消化不良症状，类似“胃痛”，有时可感到右肩胛下、右季肋处隐痛，右上腹部可能有轻度压痛和不适，无典型的临床症状，病史可长达数年至十余年，部分患者可曾有胆绞痛及急性胆囊炎发作史。较大的胆囊结石主要表现为右上腹闷胀不适，或呈慢性胆囊炎症状；较小的胆囊结石可使在油腻饮食或夜间平卧后结石移动阻塞胆囊颈部引起胆绞痛及继发急性胆囊炎；结石如长期阻塞胆囊颈管不发生感染，则形成胆囊积水；约有半数的胆管结石患者，可因无症状而终身被忽略，称为隐性结石。肝内胆囊结石症状常不典型，表现为经常反复发作的右上腹肝区闷胀疼痛，畏寒发热，有时出现黄疸，肝区有叩击痛或可扪及有触痛和肿大的肝脏。胆道感染、胆石症属中医学“黄疸”“胁痛”等范畴。在中医学里黄疸和胁痛是属于两个不同的病名故本篇中对其分别讨论。

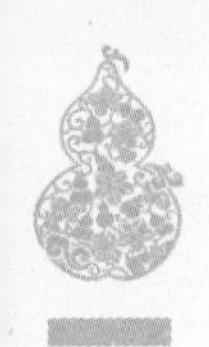

胁 痛

胁痛是指一侧或两侧胁肋部疼痛为主要表现的病证，胁位于侧胸部，指腋部以下至十二骨部分的统称。因肝居下其经脉布于两胁：胆附于肝，少阳之脉循于胁。故胁痛一证与肝胆关系较为密切。《灵枢·五邪》曰："邪在肝，则两胁中痛。"《素问·藏气法时论》："肝病者，两胁下痛引少腹。"《景岳全书·胁痛》："胁痛有内伤外感之辨……有寒热表证者方是外感，如无表证悉属内伤。但内伤胁痛者十居八九，外感胁痛则间有之耳。"病因：①情志不遂. 肝乃将军之官，性喜条达，主调畅气机。若因情志所伤，或暴怒伤肝，或抑郁忧思，皆可使肝失条达，疏泄不利，气阻络痹，可发为肝郁胁痛。②跌扑损伤。气为血帅，气行则血行，或因跌扑外伤，或因强力负重，致使胁络受伤，瘀血停留，阻塞胁络，亦发为胁痛。③饮食所伤。饮食不节，过食肥甘，损伤脾胃，湿热内生，郁于肝胆，肝胆失于疏泄，可发为胁痛。④外感湿热。湿热之邪外袭，郁结少阳，枢机不利，肝胆经气失于疏泄，可以导致胁痛。⑤劳欲久病。久病耗伤，劳欲过度，使精血亏虚，肝阴不足，血不养肝，脉络失养，拘急而痛。病机：胁痛的基本病机为肝络失和，其病理变化可归结为"不通则痛"与"不荣则痛"两类。其病理性质有虚实之分，其病理因素，不外乎气滞、血瘀、湿热三者，因肝郁气滞、瘀血停着、湿热蕴结所导致的胁痛多属实证，是为"不通则痛"。而因阴气不足，肝络失养所导致的胁痛则为虚证，属"不荣则痛"。胁痛与肝的关系最为密切，这和肝脏的经络循行有关，因肝之经脉布于两胁。

一、辨证论治

（一）邪犯少阳证

[临床表现] 外邪侵袭，邪犯少阳，枢机不利，引发寒热而致胁痛不止，心烦喜呕耳聋者。

[治法] 和解少阳。

[处方] 小柴胡汤加减：柴胡 12 g，人参、半夏、炙甘草各 6 g，黄芩、生姜各 9 g，大枣 4 枚。水煎服。

（二）肝郁气滞证

[临床表现] 郁结伤肝，情志不舒，肝气郁结，横逆犯胃，气滞不畅，中脘不快，痛连两胁或痰多者。

[治法] 疏肝理气。

[处方] 柴胡舒肝散加减：柴胡 6 g，枳壳、丹参、香附各 15 g，枳实 12 g，白芍 9 g，金银花 20 g，川芎、郁金、延胡索、佛手各 10 g，甘草 6 g。水煎服。痛甚者，加川楝子 15 g，加大延胡索用量；胀甚者，加甘松、木香、厚朴各 10 g。

（三）肝火内郁证

[临床表现] 肝郁化火，蕴结于内，二便不利，两胁痛甚者。

[治法] 疏肝清热。

[处方] 当归龙荟丸加减：当归（酒炒）、龙胆（酒炒）、栀子、黄连（酒炒）、黄芩（酒炒）、黄柏（盐炒）各 100 g，芦荟、青黛、大黄（酒）各 50 g。以上 11 味，除麝香外，其余当归等 10 味粉碎成细粉，将麝香研细，与上述粉末配研，过筛，混匀，用水泛丸，低温保存备用。每次 10 g，每日 3 次。

（四）瘀血损伤证

［临床表现］跌坠血瘀，跌扑损伤，血流胁下作痛者。

［治法］活血化瘀，理气通络。

［处方］复元活血汤加减：柴胡、天花粉、桃仁（酒浸）各 12 g，炮穿山甲、当归各 10 g，红花 8 g，生甘草 5 g，大黄（酒浸）18 g。

（五）肝络失养证

［临床表现］肝肾虚衰，精血不足，而致胁肋隐隐作痛，头身疼痛，心悸不宁，或妇女经血不调，经后作痛者。

［治法］养阴柔肝，佐以理气通络。

［处方］大补元煎加减：人参少则用 3～6 g，多则用 20～60 g，山药（炒）6 g，熟地黄少则用 6～9 g，多则用 60～90 g，杜仲 6 g，当归 6～9 g（若泄泻者去之），山茱萸 3 g（如畏酸吞酸者去之），枸杞子 6～9 g，炙甘草 3～6 g。水煎服。

二、临证备要

（一）鉴别诊断

1. 消化道溃疡：胆囊结石发病率女性高于男性，消化道溃疡发病率男性高于女性，两者临床表现相似，有时不易鉴别，须注意性别与疾病的关系。胃镜和 B 超可提供诊断依据。

2. 壶腹癌：必须与胆石症所致的梗阻性黄疸想鉴别。同为梗阻性黄疸，恶性肿瘤多表现为进行性消耗，黄疸发生缓慢，无痛且为进行性加重，且伴有皮肤瘙痒；胆石症多在梗阻后出现黄疸，完全梗阻者少，因此黄疸多有波动，患者的一般状况优于恶性肿瘤。通过 CT、MRI 等可鉴别诊断。

（二）对症治疗

1. 腹痛：予以解痉止痛，包括包括非甾体类镇痛抗炎药如双氯芬酸、吲哚美辛（消炎痛）等；阿片受体激动药如二氢吗啡酮、哌替啶、布桂嗪（强痛定）、曲马朵等；M 型胆碱受体阻断药如硫酸阿托品和山莨菪碱；钙通道阻滞药如硝苯地平等。

2. 寒战高热：可选用一般解热镇痛药，如对乙酰氨基酚（扑热息痛），布洛芬缓释胶囊，阿司匹林泡腾片等。或物理降温，如乙醇擦浴，可在腋窝及身体两侧擦拭。

（三）中药治疗

1. 利胆、排石的中药：有柴胡、黄芩、枳实、大黄、虎杖、海金沙、莪术、木香、枳壳、郁金、白芍、金钱草、鸡内金、大黄、青皮等。

2. 消炎、止痛的中药：有茵陈、栀子、龙胆、金钱草、牛黄、猪胆汁、熊胆、芒硝等。

黄　疸

中医学对黄疸的记载较早，论述甚详，分类亦多，如汉代《金匮要略》分为五疸，隋代《诸病源候论》分为二十八候，宋代《圣济总录》分为九疸三十六黄，至元代罗天益所著《卫生宝鉴》根据黄疸的病理性质，症状特点，概括为阴黄和阳黄两大类，至今仍在指导临床实践。到了清代《沈氏尊生书》又有瘟黄之分，又称急黄，并指出此种黄疸杀人最

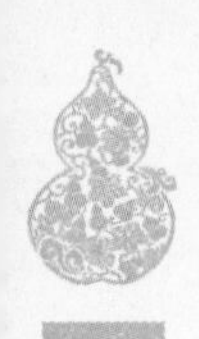

急，传染亦烈，实持为黄疸之重症。黄疸多由于感受外邪，或饮食不节所引起，受病脏腑主要是脾胃和肝胆，发病因素主要是从外感受，或自内而生之湿邪，分湿热和寒湿两种，致病机制主要为湿邪内阻中焦，阻遏气机，影响胆汁的正常循行，外溢肌肤而发黄疸。湿热发黄：①由饮食不节，或过度饮酒，损伤脾胃或肝胆，生湿酿热。②素有伏热，湿从热化，湿热交蒸。③夏秋季节，暑湿当令，或因湿热之邪偏盛，从表及里内蕴中焦，湿郁热蒸不得外泄。以上三种均为湿热交蒸，阻滞中焦，熏蒸肝胆，胆液妄行，溢于肌肤而发黄疸，是为阳黄。④湿热夹外邪疫毒而伤人，则热化迅速，传变最快，易入营血，内陷心肝，其病暴急，传染亦烈，一身面目俱黄，是为急黄。寒湿发黄：①过食生冷，饥饱失常，或劳倦太过，均能损伤脾胃阳气，湿从内生，而从寒化，寒湿凝滞中焦，胆液被阻，不循常道，外溢肌肤，发为阴黄。②阳黄失治误治，湿重而缠绵久延，损伤阳气，湿从寒化，亦可转为阴黄。

一、辨证论治

（一）阳黄

1. 热重于湿型：

[临床表现] 身目俱黄，黄色鲜明，发热口渴，腹胀满，口干口苦，恶呕，尿短赤，大便秘结。舌苔黄腻，脉弦数。

[治法] 清热利湿，通腑化瘀。

[处方] 茵陈蒿汤加减：绵茵陈 30 g，栀子 12 g，大黄 10 g，车前草 20 g，茯苓 15 g，甘草 6 g。水煎服。因砂石阻滞胆道者，加柴胡、枳实、郁金各 12 g，金钱草 30 g；恶心呕吐者，加橘皮 10 g，竹茹 6 g；热甚者，苔黄厚者，加黄柏、黄芩各 10 g；心烦失眠，衄血者，加赤芍、牡丹皮各 10 g。

2. 湿重于热型：

[临床表现] 身目俱黄，头重身困，胸脘痞满，纳呆，恶呕，腹胀，便溏。苔厚腻微黄，脉弦滑。

[治法] 健脾利湿，清热利胆。

[处方] 茵陈五苓散加减：绵茵陈 30 g，茯苓、猪苓、布渣叶各 15 g，白术、泽泻、藿香各 12 g，薏苡仁 20 g，厚朴 10 g，甘草 6 g。水煎服。

（二）急黄

[临床表现] 发病急骤，黄色迅速加深，其色如金，高热烦渴，胁痛腹满，神昏谵语，或见衄血、便血，或肌肤出现瘀斑。舌质红绛，苔黄燥，脉滑数。

[治法] 清热解毒，凉血开窍。

[处方] 清瘟败毒饮加减：水牛角、石膏 30 g，黄连、栀子、黄芩、大黄各 15 g，生地黄、金银花 20 g，玄参 18 g，牡丹皮、知母、赤芍各 12 g，人工牛黄（冲）3 g，甘草 6 g。水煎服。

（三）阴黄

[临床表现] 身目俱黄，黄色晦暗如烟熏，或见腹胀，神疲畏寒，口淡不渴。舌淡苔腻，脉濡缓。

[治法] 温中化湿，健脾利胆。

[处方] 茵陈术附汤加减：绵茵陈 30 g，白术、茯苓各 15 g，干姜 10 g，陈皮 6 g，党参 18 g，熟附子、泽泻各 12 g。水煎服。胁下有痞块者，加丹参 20 g，土鳖虫 10 g，鳖甲 30 g。

二、临证备要

同“胁痛”。

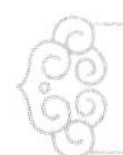

第二节　尿石症

凡在人体肾盂、输尿管、膀胱、尿道出现的结石，统称为泌尿系结石，亦称尿石症。尿石症是全球性的常见病，在我国的发病率也较高，且多发于青壮年。泌尿系结石多见于男性，病因尚不十分清楚，但与异物、梗阻、感染、营养障碍、内分泌及代谢失调和长期卧床等因素有关。泌尿系结石可引起剧烈疼痛、血尿。若继发感染还可引起发热。结石长期梗阻可引起梗阻部位以上尿路积水、功能损害。尿结石可发生于泌尿道各个部位，如肾盏、肾盂、输尿管、膀胱、尿道等处，是造成尿路阻塞的重要原因之一。结石长期嵌顿，尿液排泄不能畅通，日久可致不可逆性肾功能损害，后果严重。本病在中医学中应属“石淋”范畴。《诸病源候论》中载：“诸淋者，由肾虚而膀胱热故也，肾虚则小便数，膀胱热则水下涩，数而且涩，则淋漓不宣，故谓之淋。”《诸病源候论·石淋候》曰：“石淋者，淋而出石也。肾主水，水结则化为石，故肾客砂石。肾虚为热所乘，热则成淋。其病之状，大便则茎里痛，尿不能卒出，痛引少腹，膀胱里急，砂石从小便道出，甚者塞痛合闷绝。”泌尿系结石中医学称为石淋，属淋证之一。淋证病因以湿热为主，湿热蕴结下焦，膀胱气化失司，水道不利遂发于淋。湿热蕴积，煎熬尿液，日久尿中杂质结为砂石，则为石淋。

一、辨证论治

（一）湿热型

［临床表现］腰腹突然疼痛，向会阴部放射，尿频，尿急，尿痛或尿流中断或肉眼血尿，口苦口黏，舌苔黄腻，脉象滑数。

［治法］清热利湿，排石通淋。

［处方］石韦汤加减：石韦 30 g，川木通、鸡内金、车前各 15 g，海金沙、冬葵子、瞿麦、滑石各 20 g，金钱草 50 g。水煎服。肾功能不好者，去木通。

（二）气滞型

［临床表现］腰腹刺痛，小腹及会阴引痛转辗不安，小便排出困难或淋漓不尽或有血尿，舌质暗红，脉弦缓或涩。

［治法］行气活血，排石通淋。

［处方］沉香散加味：石韦 30 g，滑石、白芍、冬葵子、海金沙、王不留行各 20 g，当归、陈皮、鸡内金各 15 g，甘草、沉香各 10 g，金钱草 50 g。水煎服。

（三）肾阴虚

［临床表现］腰酸或疼，五心烦热，间有尿频尿痛，口干喜饮，大便干结，舌红少苔脉细数。

［治法］滋阴补肾，排石通淋。

［处方］知柏地黄丸加味：山茱萸、牡丹皮、茯苓、泽泻、知母、黄柏、川牛膝、鸡内金各 15 g，金钱草 50 g，山药、熟地黄、海金沙、王不留行各 20 g。水煎服。

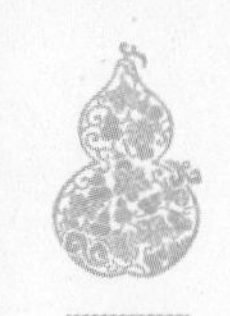

(四) 肾阳虚

[临床表现] 腰痛腿酸或腰部冷痛，四肢不温或下半身有冷感，畏寒喜暖，夜尿频多或小便不利，舌淡体胖，脉沉弱。

[治法] 温肾助阳，排石通淋。

[处方] 桂附八味汤：附子、肉桂、金钱草各 10 g，茯苓、泽泻、鸡内金、牡丹皮、山茱萸各 15 g，山药、熟地黄、海金沙、王不留行各 20 g。水煎服。

二、临证备要

(一) 鉴别诊断

1. 胆囊炎：表现为右上腹疼痛且牵引背部作痛，疼痛不向下腹及会阴部放射，墨菲氏征阳性。经腹部 X 线、B 超及血、尿常规检查，两者不难鉴别。

2. 急性阑尾炎：以转移性右下腹痛为主症，麦氏点压痛，可有反跳痛或肌紧张。经腹部 X 线和 B 超检查即可鉴别。

(二) 对症治疗

1. 肾绞痛：

(1) 药物治疗：包括非甾体类镇痛抗炎药如双氯芬酸、吲哚美辛（消炎痛）等；阿片受体激动剂如二氢吗啡酮、哌替啶、强痛定、曲马朵等；M 型胆碱受体阻断药如硫酸阿托品和山莨菪碱（654－2）；钙通道拮抗药如硝苯地平等。

(2) 外科治疗：当疼痛不能被药物缓解或结石直径＞6 mm 时，应考虑采取外科治疗措施。包括体外冲击波碎石治疗、输尿管内放置支架、经输尿管镜碎石取石术、经皮肾造瘘引流术等。

(3) 针灸：针刺肾俞、足三里、三阴交等。

2. 排石：①每日饮水 2000～3000 mL，昼夜均匀。②双氯芬酸钠栓剂肛塞。双氯芬酸钠能够减轻输尿管水肿，减少疼痛发作风险，促进结石排出，推荐应用于输尿管结石。③口服 α-受体阻滞药坦索罗辛或钙通道拮抗药。

(三) 中药治疗

1. 排石的中药：有金钱草、海金砂、车前子、石韦、木通、甘草、大黄、瞿麦、萹蓄、滑石、川牛膝、川芎、木香、厚朴等。

2. 利尿的中药：有金钱草、川牛膝、瞿麦、桑白皮、黄芪、白术、马蹄莲、淡竹叶、鸭跖草、益母草、玉米须等。

3. 溶石的中药：有鸡内金、鸭内金、核桃仁、冬葵子、硼砂、牛角粉、鳖甲、夏枯草、海金沙、玉米须、海浮石、鱼脑石等。

4. 干扰代谢的中药：有穿山甲、皂刺、乳香、没药、牛膝、白芷、青皮、薏苡仁、枳壳、厚朴、三棱、莪术、车前草、赤芍、金钱草等。

5. 抗菌消炎的中药：有赤芍、川牛膝、乳香、没药、三棱、莪术、穿山甲、皂刺、丹参等。

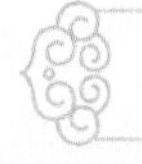

第三节　烧　　伤

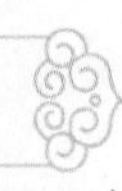

烧伤是指由于热力（火焰、灼热气体、液体或固体）电能、化学物质、放射线等所引

起的一种急性损伤性疾病。烧伤后病理改变表现为不同层次的细胞因蛋白质变性和酶失活等发生变性、坏死，而后脱落或结痂。强热力则可使皮肤甚至深层组织炭化。烧伤区及其邻近组织的毛细血管可发生充血、渗出、血栓形成等变化。根据三度四分法可将烧伤分为Ⅰ度、浅Ⅱ度、深Ⅱ度和Ⅲ度。重度烧伤可并发休克、脓毒症、急性肾衰竭、肺部感染和急性呼吸窘迫症、胃扩张、应急性溃疡及心脑肝等器官的病变。临床表现因烧伤的深度和面积不同而表现各异，接触部位皮肤（皮下组织、黏膜）可出现红肿热痛、水疱、焦痂等，严重者可出现昏迷、休克。本病属中医学“汤火伤”“火烧伤”“汤泼火伤”“汤火疮”“水火烫伤”等。病因病机为强热、火毒侵袭人体，热盛则肉腐，以致皮肉腐烂。病机多从 3 个方面把握。①津液渗出阶段：轻者伤皮肉，津伤不重；重者阴液损伤，甚者阴损及阳，出现阳脱之候。②火毒侵袭阶段：伤后 4～7 日，火毒内传或火疮染毒酿脓败坏，疮毒内陷，内攻脏腑，出现变证和陷证。③创伤修复阶段：若亡阳或火毒得到控制则可度过危险期而进入修复阶段。本病治疗：急性期以解毒、凉血、护阴为主；恢复期以益气、养阴、补血为主。目前临床多从火热伤津、气阴两伤、阴损及阳、阴伤阳脱等证论治。

一、辨证论治

（一）火热伤津证

[临床表现] 多见于烧伤早期，症见发热，口干引饮，烦燥，便秘，尿短尿赤，唇红舌干，苔黄，脉洪大弦数或细数。

[治法] 清热解毒，益气养阴。

[处方] 白虎汤加减：生石膏（打碎）30 g，甘草 6 g，金银花 12 g，生地黄、北沙参各 15 g，知母、金石斛、黄芩、麦冬、连翘、玄参、栀子各 9 g。水煎服。发热、谵语者，加灯芯炭，绿豆衣各 10 g，水牛角 30 g。

（二）气营两燔证

[临床表现] 高热灼手，汗多气粗，口渴头痛，烦躁不安，甚或谵语，惊厥抽搐，舌质红绛，苔黄或有芒刺，脉洪数。

[治法] 清气凉营。

[处方] 白虎汤合黄连解毒汤加减：生地黄、玄参各 20 g，生石膏 30 g，牡丹皮、生大黄、厚朴各 10 g，知母、黄芩、栀子、玄参、连翘各 12 g，黄连、黄柏、地榆各 15 g。水煎服。

（三）火毒内攻证

[临床表现] 壮热烦渴，躁动不安，口干唇焦，大便秘结，尿短赤，舌苔黄或黄燥，或焦干起刺，舌质红或红绛而干，脉弦数。热毒传心则烦躁不宁，神昏谵语；传肺则呼吸气粗，鼻翼扇动，咳嗽痰鸣，痰中带血；传肾则尿闭浮肿或血尿；传肝则痉挛抽搐，头摇目窜；传脾则腹胀便秘，或便溏黏臭而频，或呕血便血。

[治法] 清营凉血解毒。

[处方] 清营汤合黄连解毒汤加减：水牛角丝（先煎）、鲜生地黄各 30 g，麦冬、丹参、金银花各 12 g，牡丹皮、玄参、连翘、黄连、生栀子、黄芩、赤芍各 9 g，甘草 6 g。水煎服。尿少尿闭者，加白茅根 30 g，车前子（包煎）、淡竹叶、泽泻、猪苓各 9 g。血尿者，加大蓟、小蓟各 15 g，白茅根 30 g。腹胀便秘者，加生大黄（后下）、玄明粉（冲服）、枳实各 9 g，莱菔子 15 g。便溏黏臭者，加葛根 15 g，白头翁 12 g，神曲、广木香各

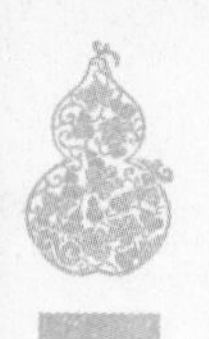

（后下）9 g。呕血便血者，加三七末（冲服）3 g，白及、侧柏炭、地榆炭各 9 g。

（四）气阴两伤证

［临床表现］神疲乏力，面色无华，眼眶凹陷，烦渴引饮，小便短赤，舌红而干，脉细数无力。

［治法］益气养阴生津。

［处方］生脉散加味：党参、北沙参各 30 g，知母、白芍、金石斛、金银花各 9 g，麦冬、生地黄各 15 g，天花粉 12 g，五味子、甘草各 6 g。水煎服。呃逆者，加竹茹 12 g，柿蒂、姜半夏各 9 g。

（五）亡阴气脱证

［临床表现］烦躁不安，口渴，尿少或无尿，甚则昏迷不醒，局部创面大量渗液或有水疱。舌燥而干，脉微欲绝。

［治法］益气养阴，回阳固脱。

［处方］增液汤合生脉散加减：西洋参、麦冬、生地黄、丹参、赤芍各 15 g，沙参、玄参、金银花、生黄芪各 30 g，五味子、黄连、红花各 10 g，甘草 6 g。水煎服。

（六）阴损及阳证

［临床表现］在火热伤津证的发展过程中，兼见精神萎靡，表清淡漠，气息微弱，四肢厥冷，汗出淋漓，言语不清，嗜睡，舌面光剥无苔，脉虚大无力，或微细。

［治法］回阳救逆，益气护阴。

［处方］参附汤合生脉散加减；人参（另炖）、五味子各 6 g，生附子（先煎）9 g，麦冬 12 g。水煎待温急服。汗出淋漓者，加煅龙骨、煅牡蛎各 30 g。

二、临证备要

（一）鉴别诊断

1. 接触性皮炎：有接触史，局部糜烂，起水疱，灼热，疼痛，红肿，瘙痒甚。

2. 药物性皮炎：有药物史，局部起水疱、大疱，瘙痒、疼痛、红斑、丘疹。

（二）对症治疗

1. 休克：对于休克的治疗处理原则是尽快恢复血容量。包括以下几种方法。①口服补液：口服烧伤饮料（氯化钠 3 g，碳酸氢钠 1.5 g，糖 10 g，水 1000 mL），或口服盐粥汤，但不能只饮水，以免发生水中毒。②抗休克补液疗法：伤后第一个 24 小时的晶体及胶体总量为每 1%的烧伤面积、每千克体重 1.5 mL（儿童 2.0 mL），第二个 24 小时的胶体和电解质量为第一个 24 小时实际输入量的一半，另加每日需水量 2000 mL。

2. 疼痛：对于疼痛较重的患者予以止痛治疗。包括以下几种方法。①局部阻滞：选用 0.25%～0.5%普鲁卡因 100～200 mL/次。②神经阻滞：上、下肢、会阴部烧伤可采用神经阻滞方法进行镇痛处理，尤其是因烧伤肿胀需行切开减压术的患者，上肢者可行臂丛神经阻滞；下肢、会阴部者，脊背部条件允许者行硬膜外间隙阻滞，亦可将硬膜外导管与镇痛泵相连接进行持续给药，以达到长期镇痛治疗的目的。③静脉内滴注局部麻醉药镇痛：常用 0.1%普鲁卡因 500 mL 静脉滴注。④冬眠合剂：如冬眠号合剂Ⅰ号，哌替啶100 mg、氯丙嗪 50 mg 和异丙嗪 50 mg，加入 5%葡萄糖注射液 500 mL 中静脉滴注。

3. 创面：Ⅰ度烧伤创面一般只需保持清洁和防避再损伤，面积较大者可用冷湿敷或市售烧伤油膏以缓解疼痛。Ⅱ度以上烧伤创面需用下述处理方法。①创面初期处理：擦洗创面周围的健康皮肤。以灭菌盐水或消毒液［如苯扎溴铵（新洁尔灭）、氯己定（洗必泰）、杜灭芬等］冲洗创面，轻轻拭去表面的黏附物，已破的水疱表皮也予清除，直至创面清洁。②新鲜创面用药：小面积的Ⅱ度烧伤、水疱完整者，可在表现涂以聚维酮碘或氯己定等；然后吸出泡内液体，加以包扎；较大面积的Ⅱ度烧伤、水疱完整，或小面积的水疱已破者，剪去水疱表皮；然后外用“湿润烧伤膏”（中西药合制）或其他烧伤膏（含制菌药和皮质醇），或用其他制剂的中西药药液（可以单层液状石蜡纱布或药液纱布使药物黏附于创面）；Ⅲ度烧伤表面也可先涂以聚维酮碘，准备去痂处理。③创面包扎或暴露：肢体的创面多用包扎法，尤其在手部和足部，指与趾应分开包扎。躯体的小面积创面也可用包扎法，先将一层油纱布或几层药液纱布铺盖创面，再加厚 2～3 cm 的吸收性棉垫或制式敷料，然后自远而近以绷带包扎（尽可能露出肢），均匀加压（但勿过紧）；头面、颈部和会阴的创面宜用暴露法。大面积创面也应用暴露法。④全身多处烧伤可用包扎和暴露相结合的方法。

（三）促进烧伤愈合的中药

1. 抗菌消炎的中药：有虎杖、当归、五倍子、九龙藤、金线莲、冰片、蜂蜡、麻油等。

2. 调节创面免疫功能的中药：有大黄、虎杖、红花、细辛、冰片、黄芪等。

3. 促进创面血液循环、肉芽组织生长的中药：有珍珠粉、白芷、白及、大黄、黄连、冰片、蜂蜜等。

4. 促进细胞凋亡的中药：有大黄、赤石脂、炉甘石、五倍子、地榆炭、冰片等。

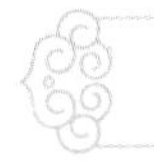

第四节　急性乳腺炎

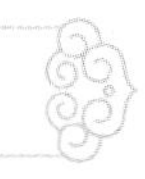

急性乳腺炎指乳房急性化脓性感染，是哺乳期妇女常见病症，尤以初产妇为多见。本病多因乳汁淤积或乳头破裂，继发细菌感染。初起时环侧乳房肿胀疼痛，患处有压痛的硬块，表面皮肤红热，同时全身发热。炎症继续发展，乳痛呈搏动性，可出现高热寒战，实验室检查白细胞增高。炎症块常在数天内软化，形成脓肿，或浅或深。表浅者可自行向外溃破；深层者除慢慢向外溃破外，还可向深部浸润，形成乳房后脓肿。本病中医学称“乳痈”。因发病时期和原因不同而有不同的名称。如在哺乳期发生者称为“外吹乳痈”，在妊娠期发生者称为“内吹乳痈”。临床所见前者较多，后者较少。中医学认为，该病系由产后体虚，又感受外邪，壅而化热，伤及乳络；或因郁怒伤肝，气滞血凝，饮食后味，阳明蕴热，致乳络失宣，乳汁淤积，酿成脓肿。故临床上常按肝胃郁热、肝郁气滞、风热壅盛、热毒炽盛、正虚邪恋等辨证论治。

一、辨证论治

（一）肝胃郁热证

［临床表现］乳房肿胀疼痛，肤红，结块或有或无，乳汁排泄不畅，患部微热触痛；畏寒发热，头痛，胸闷不舒，骨节酸痛，口渴等；舌红，苔薄黄，脉弦或浮数。

［治法］疏肝清胃，通乳消肿。

［处方］瓜蒌牛蒡汤加减：柴胡 12 g，牛蒡子、当归、忍冬藤各 15 g，金银花、连翘、蒲公英、瓜蒌各 30 g，赤芍、王不留行、青皮各 10 g。水煎服。乳汁排出不畅，胀痛难忍

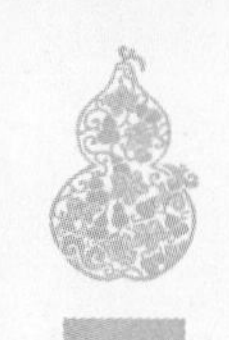

者，加穿山甲、路路通各 10 g。

（二）肝郁气滞证

[临床表现] 乳房肿胀疼痛，皮肤微红或不红，乳汁排出不畅，两胁作痛，头痛目眩，口燥咽干，烦躁易怒，舌淡，苔薄白，脉弦。

[治法] 疏肝解郁，通乳消肿。

[处方] 消坚汤加减：柴胡、青皮、制香附、当归、三棱、莪术、皂角刺、夏枯草、白术、远志、橘叶各 10 g，合欢皮 12 g，黄芪 15 g，生牡蛎 30 g，生甘草 6 g。水煎服。肝郁化火者，加栀子、牡丹皮各 12 g；脾胃气滞者，加陈皮、枳壳各 12 g。

（三）风热壅盛证

[临床表现] 乳房肿胀疼痛，皮肤发红灼热，憎寒壮热，头目昏眩，目赤睛痛，咽喉不利，大便秘结，小便赤涩，苔黄腻，脉数有力。

[治法] 疏风清热，通乳消肿。

[处方] 防风通圣散加减：荆芥、防风、当归、白芍、赤芍、栀子各 10 g，连翘 15 g，黄芩 12 g，川芎、白术、薄荷、桔梗、大黄、芒硝各 9 g，麻黄 5 g，金银花、蒲公英各 30 g，滑石（包煎）、石膏（先煎）各 60 g，甘草 6 g。水煎服。无恶寒热者，去麻黄；体弱者，大黄、芒硝减量。

（四）热毒炽盛证

[临床表现] 乳房肿块逐渐增大，皮肤红热灼痛，疼痛剧烈，呈持续性搏动性疼痛，壮热不退，口渴咽干，喜冷饮，舌红或有瘀斑，苔黄，脉弦数或滑数。

[治法] 清热解毒，托毒透脓。

[处方] 仙方活命饮加减：炙穿山甲、炒皂刺、当归尾、象贝母、天花粉、白芷、防风各 10 g，乳香、没药、陈皮、生甘草各 6 g，金银花 30 g。水煎服。发热恶寒者，加柴胡、郁金、香附、王不留行各 10 g；恶心者，去乳没，加半夏、竹茹、生姜各 12 g；气血两虚状者，加黄芪 30 g。

（五）正虚邪恋证

[临床表现] 溃后乳房肿痛逐渐减轻，但疮口脓水不断，收口迟缓，或乳汁从疮口流出，形成乳漏；面色少华，易疲劳，食少；舌淡，苔薄白，脉细。

[治法] 益气和营托毒。

[处方] 托里消毒散加减：生黄芪、太子参、茯苓、蒲公英、天花粉、白术、当归、川芎各 3 g，炮穿山甲、皂角刺、甘草各 2 g。水煎服。乳痈脓毒不透者，加王不留行、路路通各 6 g。

二、临证备要

（一）鉴别诊断

1. 乳腺增生：乳腺小叶增生病又称囊性乳腺病，是妇女多发病之一，常见于 25～40 岁，此病的发生与内分泌功能紊乱，特别是卵巢功能失调密切有关。

2. 乳腺癌：多发生于年轻妇女，尤其在妊娠期或哺乳期，由于癌细胞迅速浸润整个乳房，迅速在乳房皮肤淋巴网内扩散，因而引起炎症样征象，然而炎性乳腺癌的皮肤病变范围较为广泛，其皮肤颜色为一种特殊的暗红或紫红色，皮肤肿胀，呈“橘皮样”，患者的乳腺一般并无明显的疼痛和压痛，全身症状较轻，白细胞计数增加及感染中毒症状也较轻微，或完全缺如，相反，乳腺炎有时可触及不具体压痛的肿块，特别是同侧腋窝常有明显肿大转移的淋巴结。

3. 晚期乳腺癌：晚期乳腺癌因皮下淋巴管被癌细胞阻塞可有皮肤水肿现象，癌组织坏死将近破溃时，其表面皮肤也常有红肿现象，有时可被误诊为低度感染的乳腺脓肿，然而晚期乳腺癌一般并不发生在哺乳期，除了皮肤红肿和皮下硬结以外，别无其他局部炎症表现，尤其无乳腺炎的全身反应，晚期乳腺癌的局部表现往往非常突出，如皮肤粘连，乳头凹陷和方向改变等，腋窝淋巴结肿大，较急性乳腺炎的腋窝淋巴结炎性肿大更为突出，行穿刺细胞学检查或切取小块组织及脓肿壁做病理活检，即可明确诊断。

（二）对症治疗

1. 化脓：脓肿形成后应及早切开排脓。切口应以乳头为中心向四周的放射样切口；深部的脓肿应沿乳房下缘作弧形切口。

2. 发热：退热措施包括药物和物理降温，可口服对乙酰氨基酚（扑热息痛），或阿司匹林，或者用冷敷、湿温敷或30%乙醇浴降温。

（三）抗细菌的中药

1. 抗金黄色葡萄球菌的中药：有夏枯草、连翘、虎杖、何首乌、柴胡、穿心莲、地榆、佛手、黄柏、大青叶、板蓝根、金银花、杜仲等。

2. 抗链球菌的中药：有乌梅、黄芩、黄连、虎杖、地榆、蒲公英、茵陈蒿、艾叶、黄柏、鱼腥草、紫花地丁、白头翁等。

第五节　乳腺增生病

乳腺增生病又称慢性囊性乳腺病、纤维囊性乳腺病，是乳腺间质的良性增生。增生可发生于腺管周围并伴有大小不等的囊肿形成；也可以发生在腺管内而表现为上皮的乳头样增生，伴乳管囊性扩张；还可是小叶实质增生。本病为妇女常见病之一，多发年龄是30～50岁。本病症状与月经周期密切相关，而且患者有较高的流产率。病理改变常见导管、腺泡以及间质不同程度增生。病理类型分为乳痛症型、普通型腺病小叶增生症型、纤维腺病型、纤维化型以及囊肿型，各型之间的病理改变有不同程度的移行。本病常伴月经不调；乳房胀痛，有周期性，常发生或加重于月经前期，经后可减轻或消失，也可随情志的变化而增重或减轻；双侧或单侧乳房内有肿块；乳头溢液。本病属于中医学“乳癖”范围。主要因情志内伤，肝脾受损或肝肾两亏，冲任失调，致使乳房气滞血瘀，痰瘀凝结而成病。冲任失调，痰瘀互结为本病之本。证型可分为肝郁气滞、肝郁痰凝、肝郁化火、肝郁血瘀、肝肾阴虚、肝脾不和等。

一、辨证论治

（一）肝郁气滞证

[临床表现] 乳核增大，胀满钝痛不适，经前明显，兼有情绪郁闷，胸胁满痛，连及肩背。舌淡红，苔薄白，脉弦或弦细。

[治法] 疏肝解郁，行气散结。

[处方] 逍遥散加减：柴胡、甘草各6 g，当归、白术、皂角刺各12 g，白芍、云苓、浙贝母、生牡蛎各15 g，郁金、橘核、荔枝核各10 g。水煎服。痛不可近者，加八月札

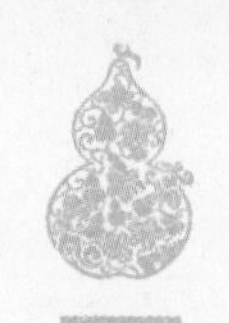

9 g，橘叶 12 g；月经量少色暗，痛经者，加益母草、延胡索各 9 g。

（二）肝郁痰凝证

［临床表现］乳房结块，形似丸卵，质地较硬，大小不一，小如豆粒，大似鸡卵或鹅卵，甚至更大，多为单发，生长缓慢，皮色不变，表面光滑，不痛或轻微胀痛，兼头晕身重，食少纳呆，舌淡或淡胖，苔白滑或白腻，脉沉弦滑。

［治法］疏肝解郁，化痰散结。

［处方］柴胡疏肝散合二陈汤加减：柴胡、甘草各 6 g，当归、法夏、制香附各 12 g，川芎、陈皮、白术、枳壳各 10 g，浙贝母、山慈菇、云苓各 15 g。水煎服。肿块较多者，加莪术 9 g；肿块质地较硬者，加海藻 12 g，牡蛎 15 g，白花蛇舌草 9 g。

（三）肝郁化火证

［临床表现］乳中结块，胀痛灼热，情志不畅，口苦咽干，心烦易怒，或伴有月经不调。舌红，苔薄黄，脉弦细数。

［治法］疏肝清热，解郁散结。

［处方］丹栀逍遥散合消瘰丸：牡丹皮、栀子各 10 g，柴胡、甘草各 6 g，当归、白芍、白术、玄参各 12 g，生牡蛎、浙贝母、夏枯草、云苓各 15 g。水煎服。

（四）肝肾阴虚证

［临床表现］乳房结块，两目昏花，视物模糊，或眼睛干涩；腰膝酸软，耳聋耳鸣，手足心热，舌红少苔，脉沉细数。

［治法］补益肝肾，滋阴散结。

［处方］一贯煎合消瘰丸加减：生牡蛎、天花粉、王不留行各 30 g，枸杞子、玄参、瓜蒌、夏枯草、赤芍、葛根各 15 g，当归、丝瓜络各 12 g，浙贝母 10 g。水煎服。若窜痛者，加川楝子 30 g；隐痛者，加白芍 60 g；痛向肩背者，加姜黄 15 g，山茱萸 30 g，三七 12 g；肿块硬者，加金钱草 60 g，山慈菇 30 g，全蝎 10 g。

二、临证备要

（一）鉴别诊断

1. 乳痛症：多见于 20～30 岁年轻妇女，大龄未婚或已婚未育，发育差的小乳房，双侧乳腺周期性胀痛，乳腺内肿块多不明显或仅局限性增厚或呈细颗粒状，又称细颗粒状小乳腺。

2. 乳腺腺病：多见于 30～35 岁女性，乳痛及肿块多呈周期性，肿块多呈结节状，多个散在，大小较一致，无囊性感，一般无乳头溢液。

3. 乳腺纤维腺瘤：多见于青年女性，常为无痛性肿块，多为单发，少数为多发，肿块境界明显，移动良好，无触痛，但有时乳腺囊性增生病可与纤维腺瘤并存，不易区别。

4. 乳腺导管内乳头状瘤：多见于中年女性，临床上常见乳头单孔溢液，肿块常位于乳晕部，压之有溢液流出，X 线乳腺导管造影，显示充盈缺损，常可确诊。

5. 乳腺癌：常见于中老年妇女，乳腺内常为单一无痛性肿块，肿块细针吸取细胞学检查，多能找到癌细胞，有时乳腺囊性增生病伴有不典型增生，癌变时，常不易区别，需病理活检确诊。

（二）对症治疗

1. 胀痛：对于胀痛明显，可酌情使用维生素 E 及激素类药物如黄体酮、达那唑、丙酸睾酮等。

2. 肿块：发现肿块者应该立即行活检，发现癌变者及时行手术治疗；若有乳癌家族史，也应及时行单侧乳房切除手术。

（三）促进孕酮分泌的中药

促进孕酮分泌的中药：有柴胡、香附、陈皮、白芍、淫羊藿、仙茅、菟丝子、熟地黄、益母草、三棱、莪术、乳香、昆布、山慈菇、夏枯草、肉苁蓉等。

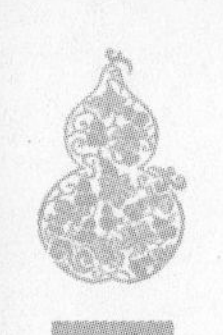

第十一章 骨伤科疾病

第一节 骨 折

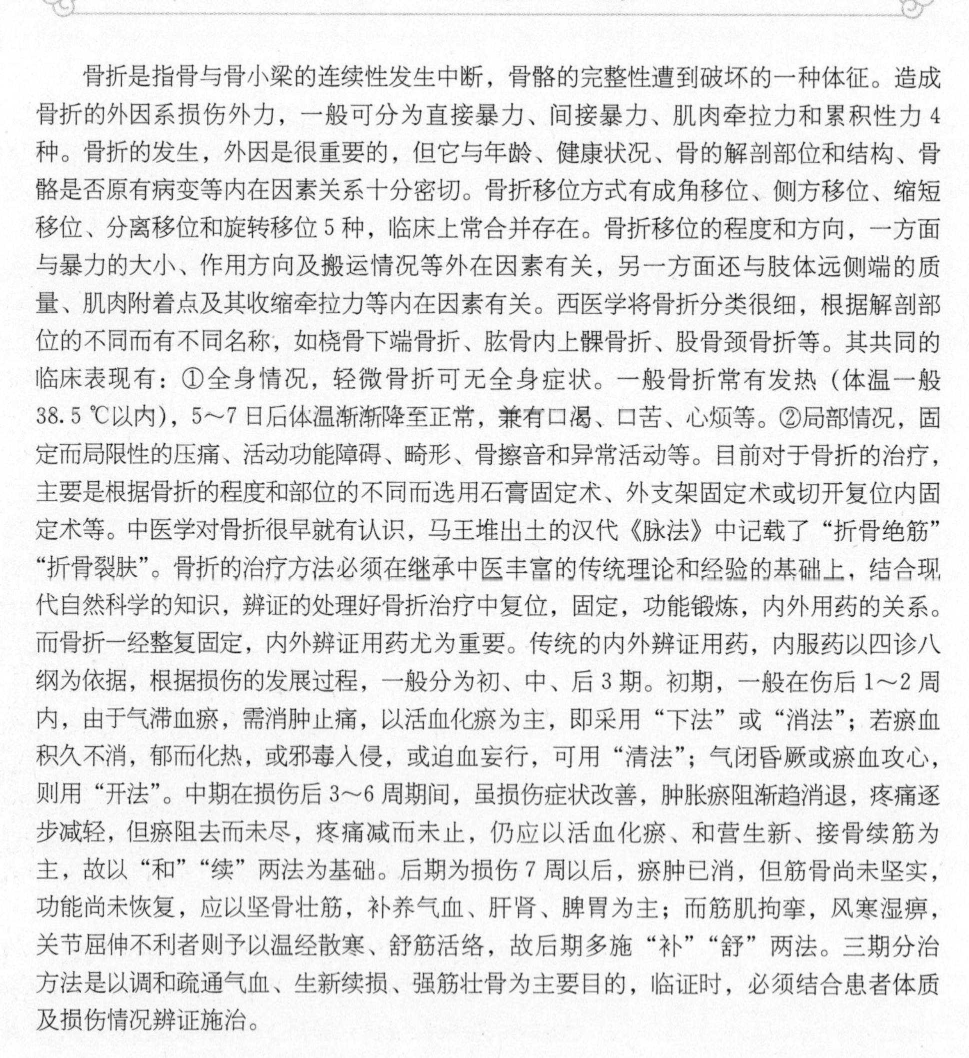

骨折是指骨与骨小梁的连续性发生中断，骨骼的完整性遭到破坏的一种体征。造成骨折的外因系损伤外力，一般可分为直接暴力、间接暴力、肌肉牵拉力和累积性力 4 种。骨折的发生，外因是很重要的，但它与年龄、健康状况、骨的解剖部位和结构、骨骼是否原有病变等内在因素关系十分密切。骨折移位方式有成角移位、侧方移位、缩短移位、分离移位和旋转移位 5 种，临床上常合并存在。骨折移位的程度和方向，一方面与暴力的大小、作用方向及搬运情况等外在因素有关，另一方面还与肢体远侧端的质量、肌肉附着点及其收缩牵拉力等内在因素有关。西医学将骨折分类很细，根据解剖部位的不同而有不同名称，如桡骨下端骨折、肱骨内上髁骨折、股骨颈骨折等。其共同的临床表现有：①全身情况，轻微骨折可无全身症状。一般骨折常有发热（体温一般 38.5 ℃以内），5～7 日后体温渐渐降至正常，兼有口渴、口苦、心烦等。②局部情况，固定而局限性的压痛、活动功能障碍、畸形、骨擦音和异常活动等。目前对于骨折的治疗，主要是根据骨折的程度和部位的不同而选用石膏固定术、外支架固定术或切开复位内固定术等。中医学对骨折很早就有认识，马王堆出土的汉代《脉法》中记载了“折骨绝筋”“折骨裂肤”。骨折的治疗方法必须在继承中医丰富的传统理论和经验的基础上，结合现代自然科学的知识，辨证的处理好骨折治疗中复位，固定，功能锻炼，内外用药的关系。而骨折一经整复固定，内外辨证用药尤为重要。传统的内外辨证用药，内服药以四诊八纲为依据，根据损伤的发展过程，一般分为初、中、后 3 期。初期，一般在伤后 1～2 周内，由于气滞血瘀，需消肿止痛，以活血化瘀为主，即采用“下法”或“消法”；若瘀血积久不消，郁而化热，或邪毒入侵，或迫血妄行，可用“清法”；气闭昏厥或瘀血攻心，则用“开法”。中期在损伤后 3～6 周期间，虽损伤症状改善，肿胀瘀阻渐趋消退，疼痛逐步减轻，但瘀阻去而未尽，疼痛减而未止，仍应以活血化瘀、和营生新、接骨续筋为主，故以“和”“续”两法为基础。后期为损伤 7 周以后，瘀肿已消，但筋骨尚未坚实，功能尚未恢复，应以坚骨壮筋，补养气血、肝肾、脾胃为主；而筋肌拘挛，风寒湿痹，关节屈伸不利者则予以温经散寒、舒筋活络，故后期多施“补”“舒”两法。三期分治方法是以调和疏通气血、生新续损、强筋壮骨为主要目的，临证时，必须结合患者体质及损伤情况辨证施治。

一、辨证论治

（一）骨折早期

［临床表现］伤后1～2周，患处肿胀，有压痛及纵向叩击痛，患肢活动受限，局部皮下瘀斑，面色或晦暗，舌质暗红或有瘀斑，苔白或黄，脉弦或沉涩。

［治法］活血化瘀，消肿止痛。

［处方］内治方复方七厘散：乳香、硼砂、血竭、山羊血各15 g，三七10 g，没药、大黄、骨碎补、煅自然铜、酒炒当归各30 g，将上药共研细末，每次服6～9 g，每日3次，黄酒送服。外治方消肿止痛膏：姜黄、羌活各15 g，干姜、栀子各12 g，乳香、没药各9 g，将上药共为细末，水调外敷。

（二）骨折中期

［临床表现］伤后3～6周，局部肿胀消退，疼痛减轻，患肢活动尚可，或见肌肉萎缩，患肢无力，舌淡胖，苔白滑，脉沉弦或涩。

［治法］舒筋活络，活血祛瘀。

［处方］内治方壮骨强筋汤加减：续断、骨碎补、当归、补骨脂、自然铜、牛膝各9 g，熟地黄12 g，红花、桃仁、川芎各6 g，乳香、没药、甘草各3 g，水煎服。便秘者，加枳实、大黄各6 g。外治方接骨膏：五加皮1份，地龙2份，乳香1份，没药1份，煅自然铜1份，骨碎补1份，白及1份，蜂蜜适量，将上药研成细末，用白酒调成厚糊外敷。

（三）骨折后期

［临床表现］伤后7周，骨折疼痛肿胀基本消失，关节活动无障碍。或见筋骨痿软，步履乏力，或见肌肉消瘦，不思饮食，怠倦气短，面色无华，舌淡苔白或少，脉细或无力。

［治法］补气血，养肝肾，壮筋骨。

［处方］内治方补肾壮筋汤加减：熟地黄、当归、山茱萸、茯苓、续断各12 g，杜仲、白芍、牛膝、五加皮各10 g，青皮5 g，甘草6 g，水煎服。骨折迟缓愈合者，加土鳖虫、煅自然铜各10 g，骨碎补15 g。外治方损伤洗方加减：伸筋草、透骨草各15 g，千年健12 g，红花、刘寄奴、苏木、川芎、威灵仙各9 g，煎水熏洗患处，或将上药装入布袋水煎后将药袋外敷患处，治疗效果更佳。

二、临证备要

（一）鉴别诊断

1. 脱位：两者均有疼痛、肿胀、压痛、畸形，活动受限，反常活动等，骨折有骨擦音，骨擦感；脱位有关节囊空虚，弹性固定；通过影像学如X线等可鉴别。

2. 软组织挫伤：软组织挫伤系指人体运动系统皮肤以下骨骼之外的肌肉、韧带、筋膜、肌腱、滑膜、脂肪、关节囊等组织以及周围神经、血管的不同情况的损伤，而没有骨的完整性或连续性被中断或破坏；通过影像学可鉴别。

（二）对症治疗

1. 出血：开放性骨折伤员伤口处可有大量出血，一般可用敷料加压包扎止血。严重出血者若使用止血带止血，一定要记录开始使用止血带的时间，每隔30分钟应放松1次

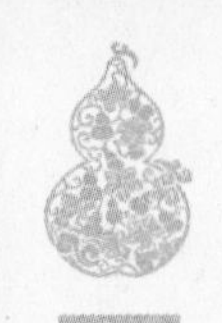

(每次 30～60 秒)，以防肢体缺血坏死。如遇以上有生命危险的骨折病人，应快速运往医院救治。

2. 疼痛：骨折常伴有疼痛，强烈的疼痛刺激可引起休克，因此应给予必要的止痛药。如口服止痛片，也可注射止痛药，如吗啡 10 mg 或哌替啶 50 mg。但有脑、胸部损伤者不可注射吗啡，以免抑制呼吸中枢。

3. 创伤：开放性伤口的处理除应及时恰当地止血外，还应立即用消毒纱布或干净布包扎伤口，以防伤口继续被污染。伤口表面的异物要取掉，外露的骨折端切勿推入伤口，以免污染深层组织。有条件者最好用高锰酸钾等消毒液冲洗伤口后再包扎、固定。

4. 骨折：使用夹板固定，固定不应过紧，木板和肢体之间垫松软物品，再用带子绑好，木板长出骨折部位上下两个关节，如果没有木板可用树枝、擀面杖、雨伞、报纸卷等物品代替。

(三) 促进骨折愈合的中药

1. 对生长因子调控的中药：有乳香、没药、云南白药、水蛭、丹参、土鳖虫、红花等。

2. 促进血肿吸收的中药：有马钱子、云南白药、续断、自然铜、骨碎补等。

3. 提高成骨细胞活性的中药：有杜仲、当归、龟甲、鹿茸、五味子、海螵蛸、淫羊藿、阿胶等。

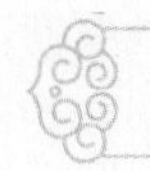

第二节 软组织扭挫伤

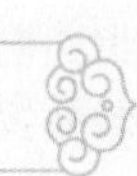

软组织挫伤系指人体运动系统皮肤以下骨骼之外的肌肉、韧带、筋膜、肌腱、滑膜、脂肪、关节囊等组织以及周围神经、血管的不同情况的损伤。这些组织受到外来内在的不同致伤因素的作用，造成组织破坏和组织生理功能紊乱产生损伤。软组织损伤一般是受外来的机构压力的作用，当达到一定的强度而诱发损伤，产生症状的。一般可分为急性损伤和慢性积累性损伤两大类。根据其受伤部位不同，又分为肩部扭挫伤、颈部扭挫伤、肘部扭挫伤、髋关节扭挫伤等。在中医学中本病属于“筋伤”范畴，根据其临床表现可分为气血瘀滞证和风寒湿痹证两大证候进行辨证治疗。

一、辨证论治

(一) 气血瘀滞证

[临床表现] 受伤部位局部肿胀，疼痛拒按，功能受限，或见瘀血斑。舌质暗或有瘀斑，苔白或薄黄，脉弦或细涩。

[治法] 行气活血，化瘀止痛。

[处方] 活血祛瘀汤加减：当归 15 g，狗脊、骨碎补各 12 g，红花、自然铜、没药、乳香、三七、路路通、桃仁各 10 g。水煎服。疼痛较剧者，加延胡索 12 g，郁金 10 g。

(二) 风寒湿痹证

[临床表现] 多见于后期，以受伤部位酸胀痛为主，有沉重感，遇风寒则疼痛加重，得温则疼痛减轻，舌质淡，苔薄白或腻，脉紧。

[治法] 祛风散寒，通络止痛。

[处方] 蠲痹汤加减：羌活、防风、当归、赤芍、黄芪各 9 g，片姜黄 6 g，炙甘草

3 g，生姜 3 片，大枣 3 枚。水煎服。受伤部位冷痛者，加肉桂、干姜各 12 g。

二、临证备要

（一）鉴别诊断

1. 骨折：有疼痛、肿胀、压痛、畸形，活动受限，反常活动等，而没有骨的完整性或连续性被中断或破坏；通过影像学如 X 线可鉴别。

2. 脱位：骨折有骨擦音，骨擦感脱位有关节囊囊空虚，弹性固定；通过影像学如 X 线等可鉴别。

（二）对症治疗

1. 出血：轻微或中度出血，可采用加压包扎或填塞法止血；四肢大血管出血，先上止血带并准备尽快手术止血，术前应每 30 分钟放松止血带 1 次。失血较多时，应及时输液输血。出血不止时，应紧急手术止血。闭合性损伤的出血应该早期在肢体周围放置冰袋或作冷敷，待出血停止（一般在 24～48 小时后），改用热敷，促进局部瘀血吸收。

2. 疼痛：疼痛较重者，可给哌替啶或吗啡，也可给予其他镇静药、镇痛药。

3. 创伤：除表浅的擦伤及小的刺伤外，应尽早做初期外科处理（清创术）。

4. 水肿：水肿严重，影响肢体血液循环，或小腿、前臂严重挤压伤有肌肉功能障碍及动脉搏动减弱者，应早期切开减张，将皮肤、深筋膜和肌膜纵行多处切开，然后用生理盐水纱布条疏松填上引流。

（三）促进创面愈合的中药

1. 抗菌消炎的中药：有白头翁、夏枯草、连翘、蒲公英、黄连、黄柏、苍术、白芷、当归、轻粉等。

2. 改善缺血缺氧的中药：有川芎、丹参、牡丹皮、三七、延胡索、当归、赤芍、红花、蒲黄等。

3. 增强免疫功能的中药：有炉甘石、生血余、生地黄、象皮、当归、龟甲、生石膏等。

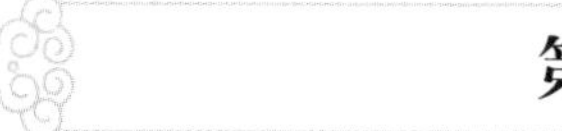
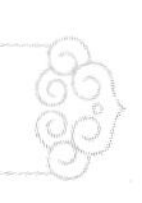

第三节　肩关节周围炎

肩关节周围炎（简称“肩周炎”）是一种以肩痛、肩关节活动障碍为主要特征的多因素病变的筋伤。多见于 50 岁以上的中老年人，多数患者呈慢性发病，少数有外伤史。初时肩周微有疼痛，常不引起注意。1～2 周后，疼痛逐渐加重，肩部酸痛，夜间尤甚，肩关节外展、外旋活动开始受限，逐步发展成肩关节活动广泛受限。外伤诱发者，外伤后肩关节外展功能迟迟不恢复，且肩周疼痛持续不愈，甚至转见加重。肩部肿胀不明显，肩前、后、外侧均可有压痛，病程长者可见肩臂肌肉萎缩，尤以三角肌为明显。肩征阳性，此时一手触摸住肩胛骨下角，一手将患肩继续外展时，可感到肩胛骨随之向外上转动，此说明肩关节已有粘连。重者外展、外旋、后伸等各方向功能活动均受到严重限制。此病病程较长，一般在 1 年以内，长者可达 2 年。X 线检查多属阴性，有时可见骨质疏松、冈上肌腱钙化或大结节处有密度增高的阴影。本病中医学称“肩痹”“漏肩风”“五十肩”“肩凝症”“冻结肩”等，根据该病的症状情况可从风寒湿证、瘀滞证、气血虚证进行辨证治疗。

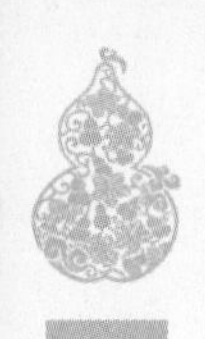

一、辨证论治

（一）风寒湿证

[临床表现] 肩部窜痛，遇风寒痛增，得温痛减，畏风恶寒，或肩部有沉重感。舌质淡，苔薄白或腻，脉弦滑或弦紧。

[治法] 祛风散寒，通络止痛。

[处方] 肩痹汤加减：羌活 12 g，片姜黄 6 g，当归、黄芪各 15 g，防风、赤芍、乳香、没药各 10 g，炙甘草 3 g，生姜 3 片，大枣 3 枚。水煎服。肩部冷痛重者，加干姜 10 g，木瓜 12 g。

（二）瘀滞证

[临床表现] 肩部肿胀疼痛拒按，以夜间为甚，舌质暗或有瘀斑，苔白或薄黄，脉弦或细涩。

[治法] 活血化瘀，通络止痛。

[处方] 松肩汤加减：羌活、赤芍、威灵仙各 12 g，鸡血藤 30 g，黄芪、归尾各 15 g，片姜黄、地龙各 10 g，甘草 6 g，生姜 3 片，大枣 5 枚。水煎服。腰痛者，加川续断 15 g。

（三）气血虚证

[临床表现] 肩部酸痛，劳累后疼痛加重，伴头晕目眩，气短懒言，心悸失眠，四肢乏力，舌质淡，苔少或白，脉细弱或沉。

[治法] 益气养血，祛风通络。

[处方] 黄芪桂枝五物汤加减：黄芪 15 g，桂枝、白芍、当归各 12 g，生地黄、白术、茯苓各 10 g，生姜 3 片，大枣 5 枚。水煎服。气短懒言者，倍增黄芪，加党参 12 g。

二、临证备要

（一）鉴别诊断

1. 肩关节结核：肩关节结核分为滑膜型结核和骨型结核，单纯滑膜型结核非常少见。右肩关节结核较左侧多见。其病程进展较缓慢，逐渐现出症状。常以疼痛、功能障碍为初发症状。疼痛常出现在三角肌下方，当外展及外旋时痛甚。三角肌部位肿胀最为明显。肩关节周围炎多发生在 50 岁以后，主要临床特征为肩臂疼痛，活动受限，是肩关节周围肌肉、肌腱、韧带和滑囊等软组织的慢性无菌性炎症。X 线表现主要是肩关节骨质疏松，大结节或与肩峰端相对的部分发生囊性变、增生硬化，周围软组织钙化早期肩关节结核与肩周炎无论从临床表现还是 X 线表现上均无特征性，容易混淆。

2. 肩部周围肿瘤：肩部周围的肿瘤生长至一定阶段会引起肩痛或伴有肩臂的活动功能障碍。其与肩周炎的区别是患部肩痛逐渐加重，疼痛的部位因肿瘤的生长、局部逐渐肿大。良性肿瘤形状多规则，质软而活动度好；恶性肿瘤多形状不规则，质硬而固定不移。由于肿物的压迫，可出现功能受限，部分患者伴肩臂及手指的麻痛。X 线片表现因肿瘤的性质、生长部位和病程长短而不尽相同。一般软组织肿瘤在 X 线片不显影或仅见轮廓，若肿瘤侵蚀了骨组织，X 线片可见不同程度的骨破坏甚至可见到病理性骨折。

（二）对症治疗

1. 肩关节疼痛：可以服用非甾体抗炎药如阿司匹林、吲哚美辛（消炎痛）、吡罗昔康（炎痛喜康）等，或肌肉松弛药如凯莱通等，或镇静药对症治疗。疼痛较重者可以服用肾上腺皮质激素类药物入泼尼松、地塞米松等。也可以采用物理疗法如热疗、磁疗、短波疗法等。

2. 肩关节活动障碍：可以进行功能锻炼和局部推拿、按摩、被动与主动肩关节运动等。

（三）缓解疼痛的中药

镇痛、消炎的中药：有草乌、当归、白芷、郁金、官桂、艾叶、赤芍、紫荆皮、羌活、海藻、昆布、细辛、石菖蒲、天南星、白芥子、伸筋草、白附子、泽兰等。

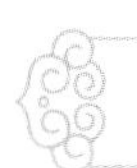

第四节 脱　　位

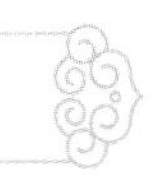

凡骨端关节面相互间的关系越出正常范围，引起功能障碍者，称为脱位。关节脱位多由直接暴力或间接暴力所致，其中以间接暴力所致者为多见，先天性发育不良、体质虚弱或关节囊及周围的韧带松弛者，较易发生脱位。西医学将脱位分类很细，根据解剖部位的不同而有不同名称，如腕掌关节脱位、下尺桡关节脱位、桡骨头脱位等。一般临床表现为疼痛与压痛、肿胀、功能障碍，并有其特有的体征如下。①畸形：脱位后，骨端关节面的位置改变，因而出现特殊的畸形。②关节盂空虚：原有位于关节盂的骨端脱出，致使关节盂空虚，关节头处于异常位置。③弹性固定：脱位后，关节周围的肌肉痉挛收缩，可将脱位后的骨端保持在特殊的位置上。目前对于脱位的治疗，主要是根据脱位的程度和部位的不同而选用手法复位或手术复位。中医学有“脱臼”“出臼”“脱骱”“脱寥”“骨错”等多种称谓。晋代葛洪《肘后救卒方》记载“失欠颌车”即颞颌关节脱位，其中创制的口腔复位法，是世界首创，至今仍采用。脱位一经确诊，在全身情况允许下，治疗越早越好。在脱位关节整复固定后，配合药物治疗和功能锻炼，对恢复患肢功能极为重要。传统的关节脱位的药物治疗，分内服药和外用药两种。二者的应用，以损伤的病理变化为依据，按早、中、后 3 期进行辨证论治。在脱位复位成功的前提上，早期活血祛瘀为主，兼行气止痛；中期和营生新，续筋接骨；后期补养气血，补益肝肾，强筋壮骨。外用药也颇具特色，有消肿止痛、舒筋活络等作用。

一、辨证论治

（一）脱位早期

[临床表现] 伤后 1～2 周，患处肿胀疼痛，患肢活动受限，出现明显畸形，弹性固定，局部皮下瘀斑，舌质暗红或有瘀点，苔白或黄，脉弦细或沉涩。

[治法] 活血祛瘀为主，佐以行气止痛。

[处方] 内治方活血止痛汤加减：当归 12 g，陈皮、苏木、红花各 5 g，川芎、乳香、没药各 6 g，地鳖虫、三七各 3 g，赤芍、紫荆藤各 9 g，水煎服。外治方跌打祛伤散：骨碎补、大黄、栀子、桂枝、姜黄各 15 g，海风藤、白芷、防风各 9 g，小茴香 18 g，乳香 3 g，三七 6 g，将上药共研细末，水调外敷患处。

（二）脱位中期

[临床表现] 伤后 2～3 周，患肢肿胀疼痛基本消失，或接近消失，关节活动稍可，瘀斑消失，或有肌肉萎缩，舌淡胖，苔白滑，脉沉弦或涩。

[治法] 和营生新，接筋续损。

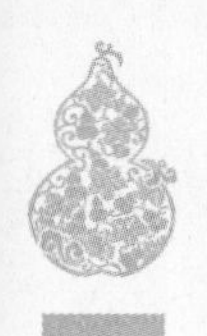

[处方] 内治方养血壮筋汤加减：红参3 g，白芍、鸡血藤各12 g，桂枝6 g，乌药、香附、延胡索、秦艽、威灵仙各9 g。水煎服。外治方舒筋活络药膏：延胡索、松节、蓖麻子、钩藤、海风藤各6 g，木瓜、蚕沙各3 g，穿山甲、五加皮各9 g，煎水去渣，加乳香、没药、地龙、蛇蜕各3 g，人工麝香1 g，调成糊状外敷患处。

（三）脱位后期

[临床表现] 伤后6周，疼痛肿胀消失，关节活动可，固定解除，或见筋骨痿软，步履乏力，或见肌肉消瘦，不思饮食，怠倦气短，面色无华，舌淡苔白或少，脉细或无力。

[治法] 补气养血，补益肝肾，强筋壮骨。

[处方] 内治方补肾活血汤：熟地黄、补骨脂、菟丝子各10 g，红花12 g，杜仲、枸杞子、归尾、没药、茱萸、独活、肉苁蓉各3 g。水煎服。外治方海桐皮汤加减：海桐皮、透骨草、乳香、没药各6 g，当归5 g，花椒10 g，川芎、红花、威灵仙、甘草、防风各3 g，煎水外洗。

二、临证备要

（一）鉴别诊断

骨折指骨头或骨头的结构完全或部分断裂；而脱位指组成关节的各骨的关节面失去正常的对应关系。两者通过X线等影像学检查可鉴别。

（二）对症治疗

脱位的处理：①复位。以手法复位为主，时间越早，复位越容易，效果越好。但应由有经验的专科医生进行复位。②固定。复位后，将关节固定在稳定的位置上，使受伤的关节囊、韧带和肌肉得以修复愈合。固定时间为2～3周。③功能锻炼。固定期间应经常进行关节周围肌肉的舒缩活动，和患肢其他关节的主动运动，以促进血液循环、消除肿胀；避免肌肉萎缩和关节僵硬。

（三）促进局部血肿吸收的中药

促进血肿吸收的中药：有桃仁、红花、乳香、没药、伸筋草、生地黄、白芍、胆南星、桔梗、牛膝、大黄、黄芩、黄连等。

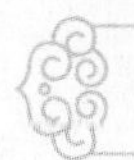

第五节　跟痛症

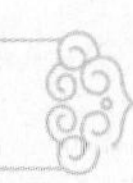

跟痛症是指患者因长期站立工作或长期从事奔跑、跳跃等；或因扁平足、足弓塌陷致足跟部疼痛，行走困难的证候。临床表现：站立或行走时，足跟下面疼痛，疼痛可沿跟骨内侧向前扩展至足底，尤其是早晨起床以后或休息后开始，行走时疼痛更明显，活动一段时间后疼痛反而减轻，压痛点在跟骨负重点稍前方的足底腱膜处，X线可见跟骨底有骨刺形成。临床一般可分3类：①跟后痛，主要有跟腱滑膜囊炎、跟腱止点撕裂伤、痹证性跟痛症。②跟下痛，主要有足底腱膜炎、跟骨下滑膜囊炎、跟骨下脂肪垫炎、跟骨骨髓炎。③跟骨骨痛，如跟骨骨骺炎、跟骨骨髓炎、骨结核，偶见良性肿瘤或恶性肿瘤。《诸病源候论》称足跟痛为“脚根颓”：“脚根颓者脚跟忽痛，不得着也，世俗呼为脚根颓。”《丹溪心法》及后世医家都称为“足跟痛”。足跟部为肾经之所主，足少阴肾经起于足下趾，斜行足心，至内踝后，下入足跟。足跟处乃阴阳二跷发源之所，阳跷脉、阴跷脉均起于足跟，阳跷脉、阴跷脉各主人体左右之阴阳，肾为人体阴阳之根本，藏精主骨生髓，因此足跟痛与人体肾阴、肾阳的虚损密切相关，是跟痛证多发于中、老年人的原因所在。在肾虚的基础上可夹有寒湿或湿热。足居下，而多受湿，肾虚正气不足，寒湿之邪，乘虚外侵，凝滞于下，湿郁成热，湿热相搏，致经脉郁滞，瘀血内阻，其痛作矣或足部有所损伤，亦可致瘀血内阻。故跟痛症其病，以肾虚为本，瘀滞为标，外邪多为寒湿凝聚。

一、辨证论治

（一）肝肾亏虚证

[临床表现] 年老体弱，耳聋耳鸣，腰膝酸软无力，足跟部疼痛，行走困难，病情发展缓慢而持续，舌淡，脉沉细无力。

[治法] 补益肝肾，通络止痛。

[处方] 六味地黄汤加减：熟地黄、山药、茯苓、泽泻、山茱萸、枸杞子、肉苁蓉、骨碎补各 15 g，牡丹皮、菟丝子各 10 g。水煎服。

（二）气滞血瘀证

[临床表现] 为外力损伤致病，发病之初，足跟部往往有瘀血内聚，之后足跟部疼痛，痛有定处，伴有踝关节活动功能障碍，行走困难，舌红，脉弦紧。

[治法] 理气活血，化瘀止痛。

[处方] 桃红四物汤加减：熟地黄 12 g，当归、白芍、桃仁各 9 g，川芎、红花各 6 g。水煎服。痛剧者，加五灵脂、乳香、没药各 10 g；气滞较甚者，加木香、沉香各 6 g。

（三）风寒痹阻证

[临床表现] 为风寒侵袭致病，足跟部疼痛，或呈走窜痛无定处，得热则痛减，舌紫暗，脉沉迟。

[治法] 祛风散寒，通络止痛。

[处方] 熨风散加减：羌活、白芷各 15 g，当归、细辛、芫花、白芍、吴茱萸、肉桂各 10 g，连须赤皮葱 5 g。水煎服。

（四）湿热阻滞证

[临床表现] 由湿热毒邪所致，足跟部灼热红肿疼痛，痛不可触，行走时痛甚，得凉则痛减，舌淡黄，苔腻，脉沉迟。

[治法] 清热化湿，通络止痛。

[处方] 全效增生汤加减：熟地黄 15 g，木瓜 12 g，薏苡仁、牛膝各 10 g，当归、川芎、五加皮各 9 g，木通、穿山甲、甘草各 6 g。水煎服。肾虚者，加生地黄、龟甲各 15 g；阳虚者，加山茱萸 10 g、肉桂 3 g；血虚者，加阿胶、丹参各 15 g；风湿者，加威灵仙、防风各 10 g；痛甚者，加白芍 10 g；湿热较甚者，加茵陈、栀子各 10 g。

二、临证备要

（一）鉴别诊断

1. 足跟部软组织化脓感染：足跟部软组织化脓感染跟痛剧烈，局部红、肿、热、痛等急性炎症表现明显，严重者有全身症状。

2. 跟骨结核：好发于青少年，肿痛范围较大，局部微热，X 线可见骨质破坏。

（二）对症治疗

跟部疼痛：疼痛重者可以打封闭针治疗，达到消炎、止痛的目的，并有缓解局部肌

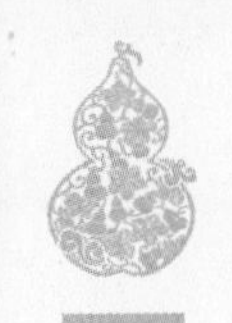

肉紧张的作用。或者口服非甾体消炎药，肾虚性治宜滋补肝肾，壮筋骨。可次用活血化瘀、温经通络的药物外敷。

（三）中药治疗

消炎、止痛的中药：有川乌、草乌、红花、川芎、防风、当归、乳香、没药、羌活、牛膝、透骨草、伸筋草等。

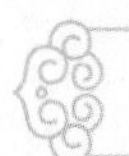

第六节 慢性化脓性骨髓炎

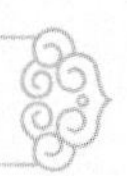

慢性化脓性骨髓炎是急性化脓性骨髓炎的延续，一般症状限于局部，由于骨质破坏、死骨形成、窦道经久不愈、反复发作。往往顽固难治，甚至数年或数十年仍不能痊愈。临床上进入慢性炎症期时，有局部肿胀，骨质增厚，表面粗糙，有压痛。如有窦道，伤口长期不愈，偶有小块死骨排出。有时伤口暂时愈合，但由于存在感染病灶，炎症扩散，可引起急性发作，有全身发冷发热，局部红肿，经切开引流，或自行穿破，或药物控制后，全身症状消失，局部炎症也逐渐消退，伤口愈合，如此反复发作。全身健康较差时，也易引起发作。由于炎症反复发作，多处窦道，对肢体功能影响较大，有肌肉萎缩；如发生病理骨折，可有肢体短缩或成角畸形；如发病接近关节，多有关节挛缩或僵硬。本病属于中医学“附骨疽”的范畴。该病的发病原因多由于病后体虚，余毒残留，兼之湿热内感，邪毒窜泛筋骨，以致气血壅滞，经络闭阻不通；或是内热炽盛，火毒深窜入骨，壅滞不行，热胜则肉腐，肉腐则为脓，蕴脓腐骨；或肾中精气不足，阴寒之邪深袭，凝滞内郁；或寒湿之邪因人之虚，深袭伏结，郁久化热，湿热之邪凝滞经脉气血，化腐成脓而得。

一、辨证论治

（一）邪毒壅盛证

[临床表现] 患肢疼痛彻骨，活动受限，身热持续不退，口干渴，便秘，舌质红，苔滑腻，脉滑数。

[治法] 清热解毒，活血消肿。

[处方] 解毒公英汤加减：蒲公英 30 g，制大黄、川芎、牡丹皮各 10 g，生地黄、牛膝、当归、白芍、白术各 12 g，金银花、天花粉、紫花地丁、丹参各 15 g。水煎服。急性发作期者，加白花蛇舌草、生石膏各 30 g；慢性期者，加黄芪、党参各 15 g，鹿角胶（烊化）12 g。

（二）气血亏虚证

[临床表现] 局部红肿，疮而破溃，脓水淋漓，瘘道形成，局部压痛，活动疼痛加剧，舌红少津，脉弦数。

[治法] 益气养血，培补脾土。

[处方] 托里消毒散加减：太子参 120 g，金银花、白芍、熟地黄各 80 g，当归、云茯苓、白芷各 60 g，甘草 40 g。研末制成胶囊，每次 10 g，每日 3 次。气血两虚者，加黄芪 80 g，鸡血藤 60 g，以益气养血通络；肾虚久不敛者，加菟丝子、肉苁蓉各 60 g；脓液清稀，畏寒者，加肉桂、干姜各 60 g；疮周紫滞疼痛、舌光红、脉弦细数，为阴虚火旺者，加知母 80 g，黄柏 60 g。

（三）阳虚证

［临床表现］脓水淋漓，瘘道形成酸痛无热，口中不渴，舌淡苔白，脉沉细或迟细。

［治法］温阳散寒，和营托毒。

［处方］阳和汤加减：熟地黄 30 g，肉桂 10 g，麻黄 5 g，鹿角胶 9 g，白芥子 6 g，姜炭 2 g，生甘草 3 g。水煎服。

（四）阴虚证

［临床表现］红肿，疮破溃，脓水黄赤，骨蒸盗汗，肌肉消瘦，唇红颊赤，午后潮热，脉象微数。

［治法］滋补肝肾，益气养阴。

［处方］秦艽鳖甲汤加减：地骨皮、柴胡、鳖甲各 30 g，秦艽、知母、当归各 15 g。水煎服。

二、临证备要

（一）鉴别诊断

1. 关节结核：关节结核发病较缓慢病程长，局部症状和功能障碍不如化脓明显。患病关节骨破坏常呈边缘性小缺损，且常上下对称，有较明显的骨疏松关节间隙呈缓慢狭窄，骨增生不如化脓严重；晚期骨端可破坏严重关节半脱位或全脱位且很少发生骨性强直。

2. 其他非感染性关节炎：其他非感染性关节炎（如风湿性关节炎、类风湿关节炎等）以成年人或青年人多见，也大都缺乏急性病程和严重的骨破坏。有关实验室检查可协助鉴别，关节内穿刺抽液检查可快速作出正确诊断。

（二）对症治疗

窦道流脓：应行手术治疗，包括病灶清除开放引流或滴注引流法；或者消灭死腔的手术及病骨切除治疗。

（三）中药治疗

1. 抗菌的中药：有金银花、连翘、赤芍、玄参、黄柏、蒲公英、野菊花、败酱草、乳香、没药、当归、五倍子等。

2. 改善整体状况提高机体免疫力的中药：有人参、乌药、当归、丹参、金银花、红花、黄芪、当归、木香、砂仁、白术、续断等。

3. 改善微循环的中药：有乳香、没药、黄芪、女贞子、白术、川芎、炙穿山甲、皂角刺等。

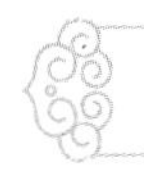

第七节　腕管综合征

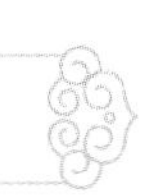

腕管综合征是由于正中神经在腕管中受压，而引起以手指麻痛乏力为主的症候群。腕部的创伤，如桡骨下端骨折、腕骨骨折脱位、腕部扭挫伤、腕部慢性损伤，或腕管内有腱鞘囊肿、脂肪瘤，或内分泌紊乱等原因而引起腕管内容物增多、腕横韧带增厚，导致腕管内容积减少，引起肌腱、肌腱周围组织、滑膜水肿、肿胀、增厚，使管腔内压力增高，压迫正中神经，发生腕管综合征。腕管综合征主要表现为正中神经受压后，引起腕以下正中神经支配区域内的感觉、运动功能障碍。患者桡侧三个半手指麻木、刺痛或烧

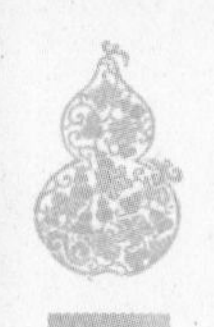

灼样痛，肿胀感。患手握力减弱，拇指外展、对掌无力，握物端物时，偶有突然失手的情况。夜间、晨起，或劳累后症状加重，活动或甩手后症状可减轻。寒冷季节患指可有发冷、发绀等改变。病程长者大鱼际萎缩，患指感觉减退，出汗减少，皮肤干燥脱屑。屈腕压迫试验，即掌屈腕关节同时压迫正中神经 1 分钟，患指症状明显加重者为阳性。叩击试验，即叩击腕横韧带之正中神经处，患指症状明显加重者为阳性。肌电图检查可见大鱼际出现神经变性，可协助诊断。本病中医学亦归属于“筋伤”范畴，根据该病的临床症状，可分为气滞血瘀证和虚寒证进行辨证治疗。

一、辨证论治

（一）气滞血瘀证

［临床表现］腕部活动功能障碍，桡侧手指麻木、刺痛，有肿胀感，手指对掌无力，握物不稳。舌质暗或有瘀斑，苔白或薄黄，脉弦或细涩。

［治法］活血化瘀，疏筋通络。

［处方］桃红四物汤加减：桃仁、红花、牡丹皮、制香附各 10 g，川芎、当归各 15 g，赤芍、生地黄、延胡索各 12 g。水煎服。肿胀明显者，加佛手 12 g，青皮、木香各 10 g。

（二）虚寒证

［临床表现］腕部活动受限，桡侧手指麻木、发冷，有肿胀感，握力减弱，手指对掌无力。舌质淡，苔薄白，脉细。

［治法］温阳散寒，疏筋通络。

［处方］加味破故纸汤加减：补骨脂、肉桂各 15 g，杜仲、菟丝子各 12 g，桃仁、制大黄、枳壳、槟榔、制乳香、制没药各 10 g，红花、土鳖虫、三七粉各 6 g。水煎服。有腰髋部冷痛甚者，加白术、茯苓各 12 g，广木香 10 g。

二、临证备要

（一）鉴别诊断

1. 末梢神经炎：以手指麻木为主，疼痛较轻，多为双手，呈对称性感觉障碍，鉴别时困难不大。

2. 神经根型颈椎病：神经根型颈椎病的特点是疼痛呈放射性，从颈部，肩部向远端放射，患者同时有颈部，肩部，上肢及手的症状，疼痛与颈部活动有一定关系，颈椎 X 线片及 CT 可显示颈椎退行性变，相应神经根孔狭窄，疼痛及感觉障碍范围广，肌电图可提供鉴别诊断依据，腕管综合征表现为夜间手指疼痛，压指试验阳性，肌电图检查从近侧腕横纹到大鱼际的正中神经传导速度延长。二者均可有手指麻木，疼痛，但治疗完全不同，同时，二者有可能同时存在，即同一个患者同时患颈椎病及腕管综合征，需要仔细区分，分别治疗才能取得良好疗效。

（二）对症治疗

手指感觉、运动功能障碍：①对患病早期、症状较轻者，可用小夹板等固定腕关节于中立位 1～2 周，同时采用腕管内皮质类固醇激素封闭治疗，通常用曲安奈德 0.5 g 加 2%利多卡因 1 mL 局部封闭，每周 1 次，用 3～4 周。②对症状严重、保守治疗 2 个月无效者应及早手术治疗。通常行腕横韧带切开腕管减压术。

（三）促进神经损伤恢复的中药

促进神经损伤恢复的中药：有川芎、马钱子、天麻、银杏叶、三七、黄芪、当归、枸杞子、人参、牛膝、鹿茸等。

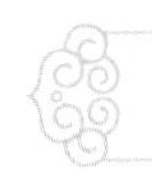

第八节 腰椎间盘突出症

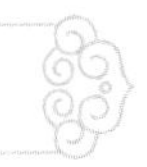

腰椎间盘突出症又称腰椎间盘纤维环破裂髓核突出症，是在腰椎间盘发生退行性变，在外力的作用下，使纤维环破裂、髓核突出，刺激或压迫神经根而引起腰痛及下肢坐骨神经放射痛等症状为特征的腰腿痛疾患。亦是临床最常见的腰腿痛疾病之一。其临床症状主要以腰痛和坐骨神经痛为主，主要以腰 4/5，腰 5/骶 1 椎间盘突出最多见。本病属于中医学“腰腿痛”“痹证”范畴。中医学认为“腰为肾之府”，故腰椎间盘突出症与肾关系最为密切，提出肾气虚损，筋骨失养而退变是造成腰椎间盘突出症的根本原因。临床上主要根据本病的发作特点分为早期、急性发作期和晚期分期辨证。

一、辨证论治

（一）早期（督脉经输不利）

[临床表现] 腰部隐隐疼痛，有时牵及臀及下肢，腰脊酸软无力，但痛无定处，疼痛反复发作，继而逐渐出现慢性持续性腰痛，劳累或动作稍不注意则引起腰痛加重，多有畏寒，喜温喜按，舌淡，脉沉迟或沉迟无力，甚者腰膝酸软无力，心烦失眠，舌质红少津，脉沉细数。

[治法] 疏经通络，活血化瘀。

[处方] 舒筋活血汤：羌活、荆芥、红花、枳壳各 6 g，当归、续断各 12 g，青皮 5 g，防风、独活、牛膝、五加皮、杜仲各 9 g。水煎服。

（二）发作期

1. 外邪侵袭：

[临床表现] 腰背腿部冷痛重着，转侧不利，行动缓怠，遇寒湿则加重，虽静卧休逸，疼痛亦难明显减轻，甚或加重，其病史一般较长，渐渐加重而致，舌淡苔白腻，脉多沉迟、沉缓或濡缓。

[治法] 祛风除湿，散寒止痛。

[处方] 独活寄生汤化裁：独活、川芎、桂枝、防风、党参、茯苓、当归、赤芍各 9 g，秦艽、杜仲各 12 g，桑寄生、熟地黄各 15 g，细辛 3 g，炙甘草 6 g。水煎服。

2. 气滞血瘀：

[临床表现] 腰背腿疼痛麻木，多为刺痛或触电样或放射样疼痛，急性损伤者，痛如锥刺刀割，痛有定处，夜间加重，痛处拒按，重则因痛剧而不能转侧，行动不能，或下肢软弱无力，甚至下肢痿废不用，或见皮肤枯燥发痒，甚则肌肤甲错，面色黧黑，舌质青紫，或有瘀斑、瘀点，脉弦细或弦细涩。

[治法] 活血祛瘀，行气止痛。

[处方] 血府逐瘀汤化裁：桃仁、红花、枳壳、炙甘草各 6 g，柴胡、当归、赤芍、川芎、牛膝各 9 g，杜仲、川续断、狗脊各 12 g。水煎服。

（三）晚期

1. 肝肾阴虚：

[临床表现] 腰椎间盘突出症病久，见腰膝酸软无力，痛处绵绵，腰部屈曲转侧困难，

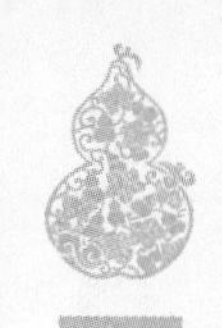

或屈曲则牵及颈项，或下肢疼痛不适，甚则下肢痿废不用，或耳鸣耳聋，心烦失眠，口苦咽干，遗精带下，舌红少津，脉弦细数。

[治法] 滋补肝肾，舒筋通络，强筋壮骨。

[处方] 虎潜丸化裁：黄柏、知母、当归各 9 g，熟地黄 24 g，龟甲、白芍、锁阳、牛膝、虎骨（可用狗骨代）各 12 g，陈皮 6 g。水煎服。热盛者，去锁阳；兼气血不足者，可酌加黄芪、党参、鸡血藤各 12 g，以补益气血。

2. 气血不足：

[临床表现] 腰背臀及下肢酸痛隐隐，按揉则舒，喜温恶寒，头晕如飘，目视昏花，动辄加重，一侧或两侧下肢软弱无力，甚者痿废不用，面色苍白，唇口麻木色白，舌淡，脉细弱无力。

[治法] 益气养血，舒筋通络，强筋壮骨。

[处方] 归脾汤化裁：人参、陈皮各 6 g，黄芪 30 g，炒白术、茯苓、远志各 9 g，当归、山药各 12 g，熟地黄 24 g，炒酸枣仁 15 g，炙甘草、木香、焦三仙各 6 g，肉桂 1.5 g。水煎服。

二、临证备要

（一）鉴别诊断

1. 急性腰扭伤：患者有明显的外伤史，病程短，局部压痛明显，一般无放射性坐骨神经痛症状。

2. 腰椎结核：少数患者可出现腰痛和坐骨神经痛，因此应注意鉴别，但腰椎结核患者有结核病史，有低热、盗汗、消瘦、乏力及红细胞沉降率增快，患部附近常有寒性脓肿或瘘管，X 线检查可见椎间隙变窄，椎体破坏。

3. 腰椎管狭窄症：患者有典型的间歇性跛行，卧床休息后症状可明显减轻或完全消失，后伸时腰腿痛加重，如为原发性腰椎管狭窄症，X 线检查有助于鉴别。

4. 腰椎骨质增生：是椎体边缘及关节软骨的退行性变，患者年龄多在 50 岁以上，慢性发作逐渐加剧，腰腿酸痛，劳累或阴雨天加重，晨起腰板硬，活动后稍减轻，腰部活动受限，有时伴有坐骨神经痛，腰部压痛点不集中，直腿抬高试验阴性，腱反射无变化，X 线可见椎间隙变窄，椎体前后缘有增生。

5. 梨状肌受损综合征：主要为梨状肌损伤致该肌痉挛、充血、水肿，压迫坐骨神经，或由于坐骨神经在解剖学上的变异引起，疼痛一般由臀部开始，梨状肌体表投影范围有压痛，梨状肌紧张实验有明显阳性体征。

（二）对症治疗

腰部及下肢放射痛治疗方法如下。①牵引治疗：是应用力学中作用力与反作用力之间的关系，通过特殊的牵引装置来达到治疗目的的一种方法。可以逐渐使腰背肌放松，解除肌肉痉挛。②物理疗法：包括短波、超短波疗法、间动电疗法、超刺激电流疗法。③西式手法治疗：是一种通过操作者的双手，在患者骨关节部位进行推动、牵拉、旋转等被动活动的一种治疗方法。以达到改善患者骨关节功能、缓解临床症状的目的。④药物治疗：对于疼痛症状难以忍受、不能平卧、不能入睡的患者可适当给予抗感染和止痛药口服；或者可用解痉镇痛酊外涂，以缓解局部疼痛；在腰椎间盘突出症急性期，脊神经根袖处水肿较为明显可静脉滴注类固醇类药物，口服氢氯噻嗪、螺内酯等利尿药，静脉加压滴注甘露醇等脱水剂；对于在退行性改变基础上发生的腰椎间盘突出症患者，特别是老年患者，可以服用硫酸软骨素 A 或者可用复方软骨素片。⑤局部封闭疗法：常用的封闭穴位有三焦俞、肾俞、大肠俞、志室、足三里、环跳、委中、承山等。常用的方法有 2%盐酸鲁卡因注射液 4 mL，加醋酸强的松龙 1 mL，混匀后，分注于上述穴位中的 3～4 个每 5～7 日封闭 1 次。3～5 次为 1 个疗程。或维生素 B_{12} 注射液 1～3 mL，分注于上述穴位中的 3～4 个。每日封闭 1 次。10 次为 1 个疗程。

（三）中药治疗

1. 止痛、抗粘连的中药：有独活、威灵仙、蜈蚣、延胡索、防风、全蝎、乌头等。

2. 抗炎的中药：有秦艽、防己、威灵仙、五加皮、马钱子、当归、红花等。

3. 改善微循环的中药：有威灵仙、秦艽、狗脊、丹参、桑寄生、刘寄奴等。

4. 类激素作用的中药：有黄芪、白术、生地黄、白芍、鸡血藤、鳖甲、山茱萸、枸杞子、菟丝子、仙茅、鹿茸、黄柏、茯苓、柴胡、肉桂、桂枝、当归、三七、杜仲、五味子、北沙参、杜仲等。

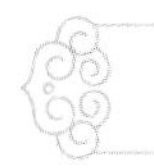

第九节　股骨头缺血性坏死

股骨头缺血性坏死（ONFH）又称股骨头无菌性坏死，是股骨头血供中断或受损，引起骨细胞及骨髓成分死亡及随后的修复，继而导致股骨头结构改变、股骨头塌陷、关节功能障碍的疾病，是骨科领域常见的难治性疾病。本病可分为创伤性和非创伤性两大类，前者主要是由股骨颈骨折、髋关节脱位等髋部外伤引起，后者在我国的主要原因为皮质类固醇的应用及酗酒。股骨头坏死的主要症状是髋关节疼痛，疼痛可呈持续性或间歇性，疼痛可向腹股沟区或臀后侧、外侧或膝内侧放射，并有疼区麻痹感。髋关节僵硬，活动受限，下蹲困难，当盘腿和外展髋关节时疼痛加剧，有跛行。中医学典籍中无股骨头坏死的病名记载，但根据该病的发病部位、证候特点和发病机制来看，股骨头坏死应当属于中医学“骨痹”“骨蚀”“骨痿”等范畴。本病因感受外邪，以寒邪、湿邪和热邪为主，髋部劳损，导致局部抗病能力下降，寒湿之邪趁机内侵，滞留关节，或长期坐卧湿地，致使寒湿内侵，久则凝结为痰，阻滞经络，经络气血不通，致使股骨头失去濡养而成本病。

一、辨证论治

（一）气滞血瘀证

[临床表现] 髋部胀痛或刺痛，痛处固定不移，久坐久卧后疼痛加重，适当活动后疼痛减轻，但大幅度活动后疼痛又加重，舌质略暗，脉沉涩。

[治法] 行气活血化瘀。

[处方] 血府逐瘀汤加减：柴胡 18 g，当归 15 g，酒大黄 3 g，红花、桃仁、炮穿山甲、甘草各 10 g。水煎服。

（二）气虚血瘀证

[临床表现] 髋关节胀痛，刺痛均不剧烈，或只感觉轻微疼痛，功能障碍，甚至卧床或扶拐行走，有时伴轻度肌肉萎缩，面色无华，少气懒言，舌质暗红，苔薄白。

[治法] 益气活血。

[处方] 补阳还五汤加减：黄芪 15 g，归尾、赤芍、地龙、川芎、桃仁、红花各 12 g。水煎服。

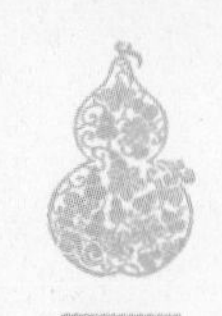

（三）气血两虚证

［临床表现］髋关节长期功能障碍，跛行，或行动困难，甚则大部分时间卧床，髋部钝痛，有时疼痛沿大腿内侧向膝部放散，休息时疼痛减轻，活动后加重，病侧肌肉萎缩，面色苍白，唇甲白无华，气短乏力，舌淡苔薄白，脉细弱。

［治法］补气养血。

［处方］八珍汤加减：党参、当归、茯苓各 15 g，黄芪、熟地黄各 20 g，白术、白芍、川芎、甘草各 10 g。水煎服。

（四）肝肾阴虚证

［临床表现］髋部疼痛较轻，活动时加重，休息后减轻，患肢肌肉萎缩，自汗或盗汗，善忘失眠，五心烦热，舌红少苔，脉细数。

［治法］滋补肝肾。

［处方］六味地黄汤加味：熟地黄 20 g，山药、山茱萸、茯苓各 15 g，知母、黄柏、泽泻、牡丹皮、甘草各 10 g。水煎服。

二、临证备要

（一）鉴别诊断

1. 中、晚期骨关节炎：当关节间隙变窄，出现软骨下囊性变时可能会混淆，但其 CT 表现为硬化并有囊性变，MRI 改变以低信号为主，可据此鉴别。

2. 髋臼发育不良继发骨关节炎：股骨头包裹不全，髋臼线在股骨头外上部，关节间隙变窄、消失，骨硬化、囊变，髋臼对应区出现类似改变，与本病容易鉴别。

3. 强直性脊柱炎累及髋关节：常见于青少年男性，多为双侧骶髂关节受累，其特点为 HLA-B27 阳性，股骨头保持圆形，但关节间隙变窄、消失甚至融合，故不难鉴别。部分患者长期应用皮质类固醇可合并股骨头缺血性坏死，股骨头可出现塌陷但往往不严重。

4. 类风湿关节炎：多见于女性，股骨头保持圆形，但关节间隙变窄、消失。常见股骨头关节面及髋臼骨侵袭，鉴别不难。

（二）对症治疗

髋部或膝部疼痛：①保护性负重：使用双拐可有效减少疼痛，但不提倡使用轮椅。②药物治疗。适用于早期（0、Ⅰ、Ⅱ期）ONFH，可采用非类固醇消炎止痛药，针对高凝低纤溶状态可用低分子肝素及相应中药治疗，阿仑膦酸钠等可防止股骨头塌陷，扩血管药也有一定疗效。③物理治疗。包括体外震波、高频电场、高压氧、磁疗等，对缓解疼痛、促进骨修复有益。

（三）中药治疗

1. 改善微循环的中药：有丹参、川芎、当归、赤芍、乳香、没药、三七、红花等。

2. 抗炎镇痛的中药：有丹参、白芍、秦艽、独活、青风藤、五加皮、防己、川乌、穿山甲、甘草、柴胡、人参、三七、何首乌、女贞子等。

3. 增强骨细胞活力、提高骨的机械强度的中药：有续断、骨碎补、淫羊藿等。

4. 调节免疫的中药：有三七、牛膝、丹参、人参、党参、黄芪、白术、刺五加、地黄、枸杞子、茯苓、猪苓、泽泻等。

5. 降血脂的中药：有红花、当归、枸杞子、山楂等。

第十二章 眼科疾病

第一节 单纯疱疹性角膜炎

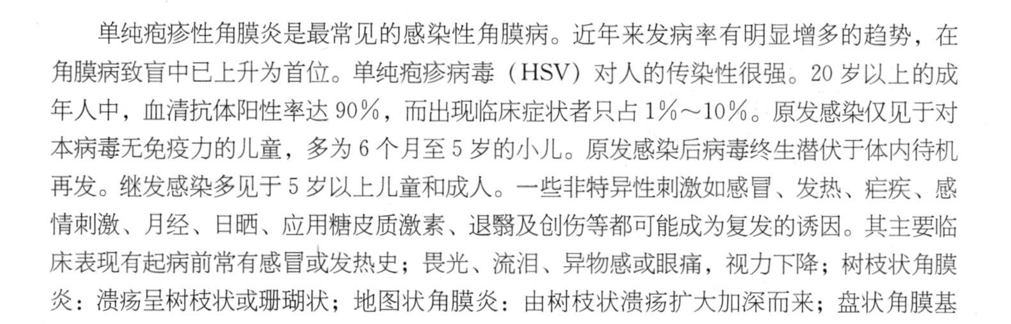

单纯疱疹性角膜炎是最常见的感染性角膜病。近年来发病率有明显增多的趋势，在角膜病致盲中已上升为首位。单纯疱疹病毒（HSV）对人的传染性很强。20 岁以上的成年人中，血清抗体阳性率达 90%，而出现临床症状者只占 1%～10%。原发感染仅见于对本病毒无免疫力的儿童，多为 6 个月至 5 岁的小儿。原发感染后病毒终生潜伏于体内待机再发。继发感染多见于 5 岁以上儿童和成人。一些非特异性刺激如感冒、发热、疟疾、感情刺激、月经、日晒、应用糖皮质激素、退翳及创伤等都可能成为复发的诱因。其主要临床表现有起病前常有感冒或发热史；畏光、流泪、异物感或眼痛，视力下降；树枝状角膜炎：溃疡呈树枝状或珊瑚状；地图状角膜炎：由树枝状溃疡扩大加深而来；盘状角膜基质炎：角膜中央区混浊水肿，上皮基本完整。本病应属于中医学“聚星障”范畴。中医学认为这种病多因风热毒邪上犯于目，或肝经风热或肝胆热毒蕴蒸于目，热灼津液，瘀血凝滞引起；或邪毒久伏，耗损阴液，肝肾阴虚，虚火上炎所致等。

一、辨证论治

（一）风热犯目证

［临床表现］病初起，角膜出现点状、树枝状或地图状炎性混浊，甚至出现盘状混浊、色灰白，睫状充血，畏光流泪，异物感觉，眼痛，头痛鼻塞，苔薄黄，脉浮数。

［治法］疏风散热。

［处方］银翘散加减：金银花、连翘、苇根各 30 g，桔梗、薄荷、淡竹叶、生甘草、牛蒡子各 15 g，荆芥穗 10 g，大青叶 20 g。水煎服。热邪较重者，加板蓝根、紫草各 15 g。

（二）风寒犯目证

［临床表现］角膜出现点状、树枝状或地图状混浊，轻度睫状充血，畏光流泪，鼻流清涕，恶寒发热，寒重热轻，舌质淡红，苔薄白，脉浮紧。

［治法］发散风寒。

［处方］荆防败毒散加减：羌活、独活、荆芥各 15 g，柴胡、前胡、防风、甘草、川

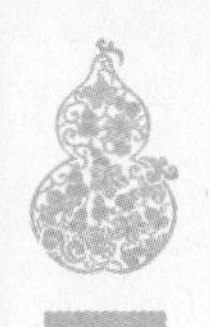

芎、枳壳、桔梗各 10 g。水煎服。发热恶寒，寒重热轻又无汗者，为寒邪较重，加麻黄、细辛各 2 g。

（三）肝火炽盛证

[临床表现] 角膜炎性混浊扩大加深，形如地图或如圆盘，睫状充血或混合充血，眼痛头痛，怕光流泪，小便黄短，口苦苔黄，脉弦数。

[治法] 清肝泻火。

[处方] 龙胆泻肝汤加减：龙胆、栀子、黄芩、柴胡、泽泻、车前子（包煎）、生地黄、当归、防风、菊花各 10 g，甘草 3 g。水煎服。前房积脓者，为阳明胃热，可加石膏、寒水石各 15 g；大便不通者，加大黄 10 g。便通症减后去大黄、龙胆，加金银花 10 g，蒲公英、千里光各 15 g 等清热解毒之品。

（四）湿热蕴蒸证

[临床表现] 角膜出现树枝状或地图状或圆盘状炎性病灶，迁延不愈，时轻时重，头重胸闷，溲黄便溏，舌红苔黄腻，脉濡数。

[治法] 化湿清热。

[处方] 三仁汤加减：藿香、豆蔻、薏苡仁、通草、淡竹叶、陈皮各 10 g，茵陈 20 g，滑石 15 g，黄芩 12 g。水煎服。

（五）阴虚邪留证

[临床表现] 病情日久，时愈时发，眼内干涩明显，轻度睫状充血；或在痊愈的瘢痕上又出现活动性炎性病灶，舌红少津，脉细或细数。

[治法] 滋阴散邪。

[处方] 加减地黄丸加减：生地黄、菊花各 15 g，熟地黄、玄参、知母、当归、牛膝、羌活、防风、蝉蜕各 10 g。水煎服。气阴不足者，加党参、麦冬各 15 g，以益气生津：虚火甚者，加黄柏 10 g，以滋阴降火。

二、临证备要

（一）鉴别诊断

1. 铜绿假单胞菌性角膜炎：由铜绿假单胞菌导致的急性化脓性角膜炎。角膜病变区附有大量不易擦去的黄绿色分泌物。实验室检查可见角膜刮片中革兰阴性杆菌及细菌培养有铜绿假单胞杆菌生长。

2. 真菌性角膜炎：由致病真菌感染引起的一种角膜病变。发展相对缓慢；眼部刺激症状轻，角膜病灶呈现灰白色，外观干燥粗糙，有时在病灶周围可见伪足或卫星灶形成，病灶表面物质易于刮除；实验室辅助检查可见真菌菌体或菌丝。

3. 带状疱疹性角膜炎：病变不超过中线，面部有沿皮肤神经分布的颜面疱疹，疼痛可先于疱疹出现，角膜假树枝状为略高起的浸润，病灶细小，分叉或末端无结节样膨大。

（二）对症治疗

1. 全身发热：予以降温处理，如乙醇擦浴或退热药。

2. 畏光、流泪等眼部不适：可以使用皮质类固醇如地塞米松等可以减轻和控制炎症，起到抗感染作用，降低毛细血管通透性，减少组织水肿和渗出而减轻症状。

（三）抗单纯疱疹病毒的中药

抗单纯疱疹病毒的中药：有秦皮、金银花、黄芩、板蓝根、黄连、龙胆、大青叶、紫草、淡竹叶、防风等。

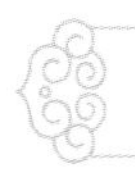

第二节　眼干燥症

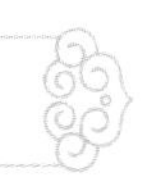

眼干燥症是一种以侵犯泪腺为主的慢性自身免疫性疾病。主要表现为干燥性角膜结膜炎。本病多发于40～60岁的女性患者，也就是在绝经期间。临床表现：开始时眼部可有异物感、发痒、干燥以致烧灼感，眼泪减少，并有一定程度的视物模糊和怕光现象。眼干燥症可分为两大类：一方面由于全身疾病如干燥综合征、关节炎、糖尿病等使泪腺不能产生足够的泪液引发干眼病；另一方面是由于环境因素，如长期使用电脑，眨眼次数常减少，角膜得不到湿润，眼睛就会出现干燥酸涩的症状而诱发干眼病。本病属于中医学“白涩症”“干涩昏花症”的范畴。中医学理论认为，黑睛属风轮，在脏为肝，肝开窍于目，泪为肝之液；肝藏血，津血同源，生理上相互补充，病理上相互影响，阴血不足则津液无以化生，故两目干涩。环境污染、手术等外界刺激可伤及眼部脉络，使津血不能润泽眼目，且久视伤血，血虚则津亏泪少，目失润泽而出现目珠干涩感、异物感、烧灼感、痒感、畏光、眼红、视物模糊、视力下降等。气血长久不能润养双目，甚至会血络闭阻，濡润无源，以致目失血养而不得视。

一、辨证论治

（一）燥毒亢盛证

［临床表现］泪少眼干，目赤多眵，溲赤便结，烘热面红，低热，口干唇燥，牙龈溃痛，舌红苔少或黄，脉数。

［治法］清热解毒，生津润燥。

［处方］犀角地黄汤合增液汤加减：水牛角（先煎，代犀角）30 g，牡丹皮、赤芍、各15 g，生地黄、玄参、麦冬各20 g。水煎服。燥结或痰核者，加牡蛎、白僵蚕、煅蛤壳；双目干涩者，加何首乌、石斛、沙参。

（二）肝肾阴虚证

［临床表现］眼内异物感，或灼或痒或痛，尤以眼干涩为多，少泪或无泪，目红，目珠频繁眨动，舌红少苔，脉沉细涩或数。

［治法］补益肝肾，滋阴养血。

［处方］杞菊地黄丸加减：熟地黄、枸杞子各20 g，山茱萸、山药、茯苓、菊花各15 g，牡丹皮、泽泻各12 g。水煎服。口眼干甚者，加石斛、何首乌、玄参、玉竹、天冬、麦冬各15 g，以增强养阴润燥之力；口舌溃疡干痛者，加甜柿霜、金莲花各10 g。

（三）气虚津伤证

［临床表现］口眼干燥，气短乏力，纳差腹胀，肢体酸软，便溏或干结，或有低热，嗅觉欠敏，易于外感，舌质淡，苔净质胖嫩，脉浮虚大重按无力。

［治法］益气生津润燥。

［处方］生脉饮加味：西洋参（先煎）15 g，沙参、麦冬、茯苓各18 g，白术、五味子各12 g，黄芪20 g。水煎服。低热者，加地骨皮15 g，以清热；偏于阴虚者，加石斛、玉竹各10 g，龟甲、鳖甲、黑芝麻各15 g，以滋阴润燥；偏于肝肾精血亏损者，加何首乌、沙苑子、核桃仁各15 g，以填精补髓以润燥；津枯血虚者，加阿胶、亚麻子各10 g，

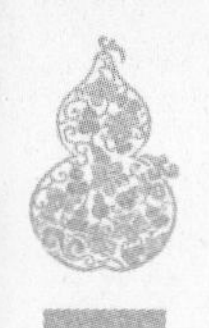

以养血润燥。

（四）血瘀络阻证

［临床表现］口眼干燥，形瘦肤干肌削，眼眶发热，关节疼痛固定，舌紫暗少津，舌下脉络粗长紫暗，脉沉短小涩。

［治法］化瘀通络，润燥生津。

［处方］大黄䗪虫丸：大黄、生地黄各 300 g，甘草 90 g，黄芩、桃仁、杏仁、虻虫、水蛭、蛴螬各 60 g，赤芍 120 g，干漆、土鳖虫各 30 g，上 12 味共为细末，炼蜜为丸，每丸 3 g，每次 1 丸，温开水送服。

二、临证备要

（一）鉴别诊断

1. 角膜混浊（CO）：如果倒睫持续摩擦角膜，看起来本应清亮的角膜发白，睑裂部的角膜炎。这种病的泪膜破裂时间缩短，可致丝状角膜炎、角结膜干燥症，表现为睑缘边缘的泪液的减少。Schirmer 试验，泪液量减少，这种病常常在老年人中以特发病表现出来，但多数常见于 Sjogrens 综合征在眼部的部分表现，Sjogrens 综合征包括口干、眼干和关节炎。还可发生于许多自体免疫性疾病和系统性疾病，如肉瘤和 Waldenstroms 巨球蛋白血症。治疗方法是用人工泪液替代，在严重的患者身上可戴防护镜或阻塞泪小点。

2. 视疲劳：症状多种多样。常见的有近距离工作不能持久，出现眼及眼眶周围疼痛/视物模糊、眼睛干涩、流泪等，严重者可有头痛、恶心、眩晕等。它不是独立的疾病，而是多种原因引起的一组疲劳综合征。

3. 过敏性结膜炎：是由于接触过敏性抗原引起的结膜过敏反应。常见症状为奇痒难忍，结膜充血、水肿、有黏液性分泌物、眼睑皮肤红肿等症状，并且越靠近眼角部分，情况越严重。随着季节变化时好时坏，反复发作。泪膜稳定性及泪液渗透压多无异常，糖皮质激素、抗组胺药常能缓解症状。

（二）对症治疗

1. 眼干涩：①滴眼液，泪液成分替代治疗如人工泪液，或抗感染和免疫制剂如环孢素滴眼液及氢化可的松（皮质醇）滴眼液可以改善眼部干涩症状。②口服药物，眼泪不足型可以口服溴已新（必嗽平）、毛果芸香碱、新斯的明等药物，或全身糖皮质激素或雄激素；增发过强型可以口服多西环素（强力霉素）、四环素等。

2. 眼疲劳：对于眼疲劳的治疗主要是注意眼睛休息，让眼睛放松，注意补充营养如维生素、胡萝卜素等，也可以使用人工泪液改善症状。

（三）促进泪腺分泌的中药

促进泪腺分泌的中药：有黄精、熟地黄、密蒙花、沙参、麦冬、白芍、沙苑子、肉苁蓉、淫羊藿、人参、五味子等。

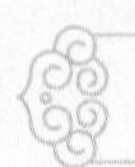

第三节　老年性白内障

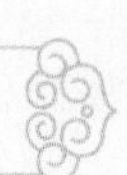

白内障发生的危险因素主要有老化、糖尿病、遗传、免疫、辐射、过度调节、吸烟、饮酒、糖皮质激素的应用、全身及局部营养障碍等。无论什么原因，只要晶体发生变性和混浊，变成不透明，以至影响视力，称为白内障。年龄相关性白内障是指中老年开始发生的晶状体混浊，随着年龄增加，患病率明显增高。由于它主要发生于老年人，以往习惯称为老年性白内障。白内障根据其病因和形态学特征而分类，临床上将其分为先天性白内障、老年性白内障、外伤性白内障、并发性白内障等几种类型。本病属于中医学“内障”的范畴，内障多因年老体衰，肝肾亏损，精血不足；脾虚失运，气血亏虚，精血不能上荣于目所致。此外，血虚肝旺，肝经郁热上扰或阴虚夹湿热上攻也可致晶珠混浊。

一、辨证论治

（一）肝肾两亏证

［临床表现］视物模糊，头晕耳鸣，腰膝酸软，舌淡脉细，或面白畏冷，小便清长，脉沉弱。

［治法］滋补肝肾。

［处方］右归丸化裁：枸杞子、菊花、熟地黄、山药、山茱萸、菟丝子、杜仲、当归各 15 g，肉桂、附子各 10 g，水煎服。精血亏甚者，加楮实子 15 g。

（二）脾虚气弱证

［临床表现］视物昏花，精神倦怠，肢体乏力，面色萎黄，食少便溏，舌淡苔白，脉缓或细弱。

［治法］益气健脾。

［处方］补中益气汤化裁：黄芪、党参、当归、陈皮、白术各 15 g，升麻、炙甘草各 10 g，柴胡 9 g。水煎服。脾虚湿停，大便溏泻者，去当归，加茯苓 20 g，白扁豆、薏苡仁各 15 g，以健脾渗湿。

（三）肝热上扰证

［临床表现］头痛目涩，眵泪毛燥，口苦咽干，或兼见烦躁易怒，两胁疼痛，发热不适，脉弦。

［治法］清热平肝。

［处方］石决明散化裁：石决明、草决明、青葙子、栀子、赤芍、荆芥、木贼、羌活各 15 g，大黄 5 g。水煎服。肝火不盛或脾胃不实者，去大黄、栀子；无郁邪者，去荆芥、羌活。

（四）阴虚夹湿热证

［临床表现］目涩视昏，烦热口臭，大便不畅，舌红苔黄腻。

［治法］滋阴清热，宽中利湿。

［处方］石斛夜光丸：麦冬、天冬、茯苓、人参、生地黄、熟地黄各 30 g，牛膝（酒浸）、砂仁、枸杞子各 23 g，决明子 24 g，川芎、水牛角末、白蒺藜、羚羊角末、枳壳（炒）、石斛、五味子（炒）、青葙子、肉苁蓉、防风、川连、甘草各 15 g，菊花、山药、菟丝子（酒煮）各 20 g。上药细末，炼蜜为丸，如梧子大，每次 30～50 丸，温酒盐汤送服。

二、临证备要

（一）鉴别诊断

1. 糖尿病性白内障：患者有糖尿病病史，白内障发生较早，进展较快，容易成熟。眼科检查除白内障外眼底常伴有微血管瘤、出血或渗出等病变。

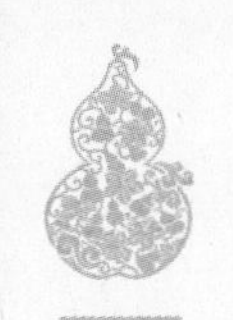

2. 并发性白内障：是指眼部炎症或退行性病变（虹膜炎、视网膜色素变性、高度近视、青光眼及眼部手术史等）引起的白内障。在裂隙灯下能见到后囊膜下皮质有点状或条纹状混浊，这些混浊还带有红色、蓝色、绿色颗粒。或白内障成核型混浊。

3. 药物性白内障：长期服药史或化学性药品接触史。与此类相关的常见药物有皮质类固醇、缩瞳药、氯丙嗪及三硝基甲苯。

（二）对症治疗

视物模糊：①药物治疗，包括含硫制、抗醌体制剂、醛糖还原酶抑制药、维生素及能量合剂、天然提取物等，如法可利晴、谷胱甘肽、维生素C、仙诺林特、吡诺克辛（白内停）等。可以进行局部或全身治疗改善症状。②手术治疗，是治疗白内障视物模糊的最基本、最有效的方法。目前主要采用白内障超声乳化联合人工晶体植入技术。

（三）延缓晶状体退行性变的中药

延缓晶状体退行性变的中药：有决明子、补骨脂、姜黄、山茱萸、谷精草、枸杞子、菊花、菟丝子、车前子等。

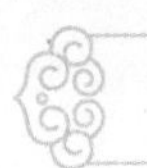

第四节 青光眼

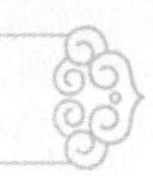

青光眼是指与眼压升高有关的以视网膜神经纤维萎缩、视盘凹陷和视野缺损为主要特征的一组疾病，为临床常见病和主要致盲眼病。本病有一定的遗传趋向，在患者直系亲属中，10%～15%的个体可能发生青光眼。由于青光眼是一种终身性疾病，为不可逆性盲，发病具有隐匿性和突然性，且早期诊断困难，因而加强对青光眼的早期诊治显得更具意义。本病属于中医学“内障”范畴。多因情志抑郁，忧忿悖怒，肝气郁结，郁而化火，上扰清窍；或素有头风痰火，又因情志不舒，肝郁化火，痰火相搏，升扰于目；或劳瞻竭视，真阴暗耗，肝肾阴亏，阴不潜阳，肝阳上亢等致气血不和，脉络不利，玄府闭塞，神水瘀积，酿生本病。

一、辨证论治

（一）风火攻目证

[临床表现] 眼胀欲脱，头痛剧烈，视力锐减，角膜水肿，瞳孔散大，色呈淡绿，眼压显著增高，混合充血，烦躁口干；舌红苔薄黄，脉弦数。

[治法] 清热泻火，平肝息风。

[处方] 白附子散加减：白附子、炙麻黄、飞朱砂、人工麝香各6 g，制川乌8 g，全蝎12 g，制天南星、干姜各10 g。为末，每次3 g，酒调服。头晕眼胀，加僵蚕10 g，羚羊角1 g，石决明15 g，以平肝息风；前房出血，舌质紫暗者，加牡丹皮10 g，三七6 g，祛瘀止血。

（二）痰火上壅证

[临床表现] 眼症同“风火攻目证”，伴有面赤身热，动辄并没有晕，恶心呕吐，胸闷不爽，溲赤便秘；舌红苔黄腻，脉弦滑数。

[治法] 清痰泻火，祛邪逐瘀。

[处方] 将军定痛丸加减：黄芩、白僵蚕、陈皮、天麻、桔梗、青礞石、半夏各12 g，白芷15 g，薄荷10 g，大黄6 g。水煎服。眼胀痛、头痛剧烈者，加石决明、草决明各

15 g，以增强平肝清热之力；呕吐甚者，加竹茹、草蔻、石菖蒲各 10 g。

（三）饮邪上犯证

［临床表现］头痛眼胀，痛牵巅顶，眼压增高，视物昏矇，瞳孔散大，干呕吐涎沫，食少神疲，四肢不温；舌淡苔白，脉沉弦。

［治法］温化寒饮，降逆止痛。

［处方］吴茱萸汤加减：吴茱萸（包煎）、生姜各 3 g，党参、制半夏各 12 g，茯苓 24 g，大枣 15 g，白蜜（分冲）100 g。眼胀痛甚者，加石决明、珍珠母各 15 g；巅顶痛者，加藁本 10 g，细辛 3 g。

（四）气郁化火证

［临床表现］常在情绪波动后出现头目胀痛，或有虹视，眼压升高，情志不舒，胸胁满闷，食少神疲，心烦口苦，舌红苔黄，脉弦细数。

［治法］疏肝解郁，清热泻火。

［处方］保阴煎加减：龟甲、鳖甲各 20 g，龙眼肉、熟地黄、生地黄、天冬、麦冬、牛膝、茯苓、玉竹各 10 g，山药 15 g，珍珠母 30 g。水煎服，每日 1 剂，分 2 次服。

（五）气滞血瘀证

［临床表现］眼底出血，久不吸收，静脉怒张迂曲，时断时续，动脉狭细，眼胀头痛，眼压增高，虹膜红变，舌紫暗，脉弦数。

［治法］行气活血，化瘀通络。

［处方］血府逐瘀汤加减：当归、生地黄、桃仁、红花、桔梗、川芎、枳壳各 12 g，甘草 8 g，赤芍、柴胡、牛膝各 10 g。水煎服。可加泽兰、车前子各 10 g，利水明目；石决明 15 g，平肝潜阳；三七粉 3 g，活血止血。诸药合用，共奏活血化瘀，利水平肝明目的作用。前房有血出者，去桃仁、红花、川芎，加大黄、黄芩、白茅根、大蓟、小蓟各 10 g，以等凉血止血。

（六）阴虚阳亢证

［临床表现］眼胀头痛，视物模糊，虹视，眼压中等度升高，瞳孔散大，时愈时发，腰膝酸软，面红咽干，眩晕耳鸣；舌红少苔，脉弦细。

［治法］滋阴潜阳，平肝息风。

［处方］阿胶鸡子黄汤加减：阿胶、白芍、石决明、钩藤、生地黄、茯神、络石藤、生牡蛎、甘草各 15 g，鸡子黄 1 个。水煎服。虚火尚旺者，加知母、黄柏、地骨皮各 15 g；五心烦热，加知母、黄柏各 10 g，以降虚火，或改用知柏地黄汤滋阴降火。

二、临证备要

（一）鉴别诊断

1. 急性胃肠炎或神经系统疾病：急性闭角型青光眼急性发作时，伴有剧烈头痛、恶心、呕吐等，有时忽略了眼部症状，而误诊为急性胃肠炎或神经系统疾病。

2. 急性结膜炎：结膜充血，睑结膜可见乳头增生，滤泡形成，分泌物增多，但角膜后沉着物（KP）阴性，房闪阴性，瞳孔正常，视力一般正常。

3. 急性虹膜睫状体炎：本病睫状充血，或混合充血，角膜雾状水肿前房变浅，瞳孔散大，眼压明显升高，而急性虹膜睫状体炎前房深浅正常，瞳孔缩小，眼压一般正常或降低，只有渗出物阻塞房角或瞳孔闭锁时才会出现升高。

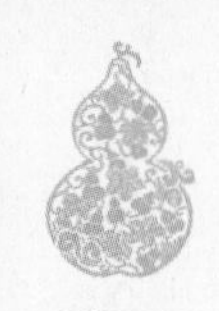

（二）对症治疗

1. 眼胀、头痛：为眼压升高导致，须降低眼压。可予蜂蜜和甘油，服后可使血液渗透压增高，利于眼内房水吸收，从而使眼压降低。急性青光眼立即口服蜂蜜或甘油100 mL，可缓解症状，或50%甘油、生理盐水100～200 mL。慢性青光眼眼压持续偏高者，可用50%蜂蜜或甘油，或高渗糖水，每次口服50 mL，每日2次。也可予毛果芸香碱滴眼液每次1滴，每5～10分钟滴眼1次，3～6次后每1～3小时滴眼1次，直至眼压下降。眼压下降后1～2小时一次，眼压下降正常停用。

2. 眼部干涩、视物模糊、疲劳不适：采用大量B族维生素，血管扩张药、能量合剂等药物以加强神经营养。

（三）降低眼压的中药

降低眼压的中药：有细辛、川芎、丹参、苦菜、黄芪、人参、葛根、桃仁、红花、知母、黄柏、生地黄、半夏、蜂蜜、牛膝、柴胡、丁公藤等。

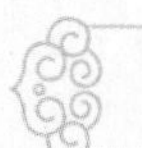

第五节 糖尿病视网膜病变

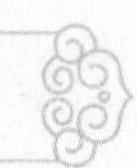

糖尿病视网膜病变是糖尿病早期微血管并发症之一。在欧美是主要的盲眼病。本病发病与性别无关，多双眼发病。本病以视力下降，眼底出现DR特征性改变为主要表现。糖尿病病程在5年以内发生DR的占30%，而病程在10～14年者发生DR的占80%，其致盲率为23.2%。本病早期眼部多无自觉症状，病久可有不同程度视力减退，眼前黑影飞舞，或视物变形，甚至失明。糖尿病视网膜病变属于中医学“视瞻昏渺”“暴盲”“青盲”等范畴。本病为虚实夹杂、本虚标实的证候特点：气阴两虚始终贯穿于病变发展的全过程；气阴两虚，气虚渐重，燥热愈盛，内寒更著，瘀血阻络，阴损及阳，阴阳两虚其主要证候演变规律；而阳虚是影响病情进展的关键证候因素。

一、辨证论治

（一）肾阴不足，燥热内生

[临床表现] 视力减退，视网膜病变为1～2级；口渴多饮，口干咽燥，消谷善饥，大便干结，小便黄赤；舌质红，苔微黄，脉细数。

[治法] 滋阴补肾，生津润燥。

[处方] 知柏地黄丸加减：知母、黄柏、黄芩、川芎、牡丹皮、枸杞子各10 g，生地黄、熟地黄、天冬、麦冬、山药各15 g，丹参20 g。水煎服。眼底以微血管瘤为主，加丹参15 g、郁金、鬼箭羽各10 g，以凉血化瘀；出血明显者，加生蒲黄10 g，墨旱莲、川牛膝各15 g，以止血活血，引血下行；有硬性渗出者，加浙贝母、海藻、昆布各15 g，以清热消痰，软坚散结。

（二）胃热炽盛证

[临床表现] 视力突降或视物不见，或见眼前云雾飘动，眼底见视网膜出血斑及絮状渗出物，玻璃体混浊，或有新鲜出血，多食易饥，形体消瘦，大便干燥，苔黄，脉滑数有力。

[治法] 清热和胃，凉血止血。

[处方] 白虎汤合犀角地黄汤加减：生石膏、白茅根各30 g，知母、生地黄、牡丹皮、

茜草、赤芍各 10 g，云参、生蒲黄各 15 g，生甘草、川连、三七粉（另包冲服）各 5 g。水煎服。

（三）气阴两虚，络脉瘀阻

[临床表现] 视物模糊，或视物变形，或自觉眼前黑花漂移，视网膜病变多为 2～4 级；神疲乏力，气短懒言，口干咽燥，自汗便干或稀溏；舌胖嫩、紫暗或有瘀斑，脉细乏力。

[治法] 滋阴益气，活血通络。

[处方] 优糖明Ⅰ号方或生脉散合杞菊地黄丸加减：生地黄、黄芪、五味子、决明子、茺蔚子各 12 g，葛根 15 g，熟地黄 24 g，丹参、红花、天冬、麦冬、沙参、石斛、枸杞子、菊花各 10 g。水煎服。视网膜出血量多者，加三七 3 g，墨旱莲、牡丹皮各 10 g，以增凉血、活血、止血之功；伴有黄斑水肿者，加白术、茯苓 10 g，薏苡仁、车前子各 15 g，以利水消肿。

（四）肝肾亏虚，目络失养

[临床表现] 视物模糊，甚至视力严重障碍，视网膜病变多为 2～4 级；头晕耳鸣，腰膝酸软，肢体麻木，大便干结；舌暗红苔少，脉细涩。

[治法] 滋补肝肾，益气生津。

[处方] 优糖明Ⅱ号方或以六味地黄丸加味：生地黄、山茱萸、牛膝、生蒲黄、车前子各 12 g，葛根、枸杞子各 15 g，三七、水蛭各 10 g。水煎服。视网膜出血量多色红有发展趋势者，可合用生蒲黄汤；出血静止期者，可合用桃红四物汤。

（五）阴阳两虚，血瘀痰凝

[临床表现] 视物模糊或严重障碍，视网膜病变多为 3～5 级；神疲乏力，五心烦热，失眠健忘，腰酸肢冷，阳痿早泄，下肢浮肿，大便溏结交替；唇舌紫暗，脉沉细。

[治法] 滋阴助阳，化痰祛瘀。

[处方] 左归丸或右归丸加减。左归饮：熟地黄 9 g，炙甘草 3 g，茯苓 4.5 g，山药、枸杞子、山茱萸各 6 g，水煎服。右归饮：熟地黄 60 g，山茱萸 3 g，山药、炙甘草、枸杞子、杜仲、肉桂各 6 g，附子 9 g。水煎服。偏阴虚者，选左归丸；偏阳虚者，选右归丸。

二、临证备要

（一）鉴别诊断

1. 高血压性视网膜病变：是指全身动脉血压持续性升高，造成血-视网膜屏障破坏，血浆渗漏、血管内有形成分渗出，产生视网膜水肿，出血、缺血或渗出斑等病变，严重者可出现视网膜脱离。

2. 视网膜静脉阻塞：是因为视网膜中央静脉的主干或分支发生阻塞引起视网膜小静脉水肿、迂曲，是我国最常见的老年血管病。本病特点是视网膜血流瘀滞，静脉扩张纡曲，沿受累静脉有出血、水肿、渗出等，常单侧发病。病程长者晚期常因并发黄斑水肿及新生血管形成等致视力明显下降甚至失明。

（二）对症治疗

视力减退、模糊：①治疗糖尿病，控制血糖；②根据眼底病变分次进行镭射光凝治疗；③增殖性病变、发生严重玻璃体出血而不能吸收者进行玻璃体切割；④活血化瘀、减少血管渗透性药物，促进积血吸收。

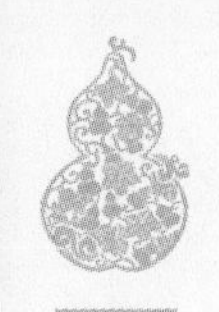

（三）中药治疗

1. 改善微循环，扩展眼部血管，改善视网膜神经病变的中药：有川芎、牛膝、黄芩、黄连、葛根、石斛、黄芪、人参、丹参、灯盏花、姜黄、银杏叶、红参等。

2. 降低血糖的中药：有桑枝、葛根、黄精、玉竹、冰糖、玄参、苦丁茶、荞麦等。

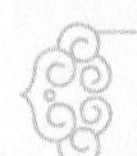

第六节　视神经萎缩

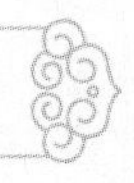

视神经萎缩系因视神经退行性病普通而致的视盘颜色变淡或苍白。临床上习惯将所有视盘颜色变淡均称为神经萎缩，而实际上有时视盘颜色变淡可由其表面血管减少等而致，视力、视野等均无异常。一般本病的临床表现主要为视力明显下降，严重者无光感；或有视力突降史，久未恢复；眼外观无异常。本病属于中医学“青盲”范畴，又称“黑盲”。病变多因先禀赋不足；或久病体虚，气血不足；或劳伤肝肾，精气不足亏损，而目系失养；或肝肾气滞，气机不达；或外伤头目，经络受损，气滞血瘀等致目络瘀阻，玄府闭塞导致。病因及全身病机虽有多端，但最终局部病机主要有二：一为目系失养；二为目络瘀阻。

一、辨证论治

（一）肝肾亏虚证

[临床表现] 视力渐降，甚者失明，眼外观无异；眼底见视盘色淡，边缘清或不清；全身见有腰膝酸软，头晕耳鸣；舌淡苔白，脉沉细无力。

[治法] 补益肝肾，开窍明目。

[处方] 左归饮加味：熟地黄 15 g，山茱萸、枸杞子、山药、茯苓各 12 g，甘草 10 g。水煎服。迎风流泪显著者，加木贼、白蒺藜、防风、白芷各 10 g，以增祛风之功。可以酌情加丹参 15 g，红花、细辛各 3 g，以活血开窍明目；阳虚者，加杜仲 15 g，肉桂 3 g，以助肾阳；久病不愈者，加人工麝香 0.1 g，以通络开窍。

（二）肝郁气滞证

[临床表现] 视物昏矇，渐至失明；眼底见视盘色白，或有病理性凹陷如杯；兼情志抑郁，胁肋胀痛，食少太息，口苦；舌红，脉弦或弦细。

[治法] 疏肝解郁，行气活血。

[处方] 逍遥散加味：当归、白芍、郁金、枳壳、川芎、酸枣仁各 10 g，云苓 15 g，柴胡、甘草各 6 g，香附 9 g。水煎服。加川芎、青皮、红花、石菖蒲各 10 g，以行气化瘀开窍；有热象者，加牡丹皮、炒栀子、菊花各 10 g，以清肝热；阴虚者，加桑椹、女贞子、生地黄各 15 g，以滋阴。

（三）气血两虚证

[临床表现] 视力缓降，时有波动，渐至视物困难；眼底见视盘苍白或灰白，血管变细；兼久病体弱，少气乏力，面白唇淡，心悸失眠；舌淡苔薄白，脉沉细无力。

[治法] 益气补血，养心开窍。

[处方] 八珍汤加味：党参、白术各 15 g，黄芪、云苓、当归、白芍、熟地黄、川芎、黄精、鸡血藤、丹参各 12 g，陈皮、茺蔚子各 10 g。水煎服。酌加鸡血藤、菊花、枸杞子各 10 g，以开窍明目。气虚甚者，党参可用至 30 g，加炙黄芪，以益气；血虚甚者，加益

母草、鹿角胶、龟板胶各 10 g 等；失眠者，加首乌藤、酸枣仁各 10 g，以安神；便秘者，加蜂蜜 15 mL，何首乌、黑芝麻各 15 g，以滋阴润便。

（四）气滞血瘀证

[临床表现] 视力下降日久，或因头目外伤，视力下降不复，眼底见视盘苍白，或兼血管变红兼头眼疼痛，健忘失眠，或无明显不适；舌暗有瘀斑，脉涩或细。

[治法] 行气活血，化瘀通络。

[处方] 血府逐瘀汤加减：桃仁 12 g，红花、当归、生地黄、牛膝、枳壳各 10 g，赤芍 15 g，川芎、桔梗、柴胡、甘草各 6 g。水煎服。加细辛 3 g，石菖蒲、地龙各 10 g，以增强通络化瘀开窍之力。久病体虚者，加太子参、枸杞子、杜仲各 15 g，以补益脏腑精气。

二、临证备要

（一）鉴别诊断

1. 急性期与前部缺血性视神经病变、视盘血管炎、视神经乳头炎鉴别，眼底无明显改变者与球后视神经炎鉴别。

2. 萎缩期应首先除外颅内压迫性病灶，并与其他遗传类型的视神经萎缩鉴别。

3. 本病尚需与多发性硬化及视神经脊髓炎等脱髓鞘疾病鉴别。

（二）对症治疗

视力减退：①首先应积极寻找病因，治疗其原发疾病。如垂体肿瘤引起的视神经萎缩即使视力损害已经非常严重，但术后视力常可得到良好的恢复；外伤后视神经管骨折引起的视神经萎缩，如能早期手术减压、清除骨折片对视神经的压迫，也可收到较好的疗效；其他原因引起的视神经萎缩则治疗效果很差，可试给予大剂量的神经营养药物及血管扩张药。继发性视神经萎缩通常无有效的治疗方法。如在病程早期积极治疗视盘炎及尽早解除颅内压增高，或许能起到一定的治疗作用，但晚期无任何治疗效果。②除病因治疗外，早期采用大量 B 族维生素、血管扩张药、能量合剂等药物以加强神经营养。硝酸士的宁 1 mL 球后注射，每日 1 次，10 次为 1 个疗程，有提高视觉兴奋作用。

（三）中药治疗

扩张血管，改善局部微循环，治疗视神经萎缩的中药：有葛根、黄芪、川芎、党参、枸杞子、白术、白芍、紫丹参、当归、石菖蒲、苏木等。

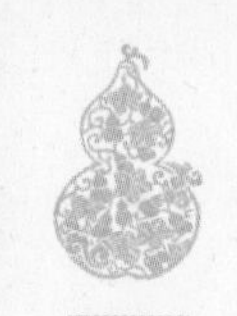

第十三章 耳鼻咽喉科疾病

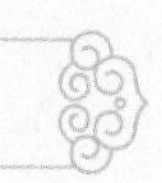

第一节 慢性化脓性中耳炎

慢性化脓性中耳炎系中耳黏膜、骨膜或深达骨质的慢性化脓性炎症，多为急性化脓性中耳炎未及时治疗，或病变较重，经治疗未痊愈而成。急性化脓性中耳炎是因致病菌通过咽鼓管、骨膜、血行感染等途径入侵而引起的中耳黏-骨膜急性化脓性感染。病理改变分为感染期（早期）、化脓期、恢复期或融合期（并发症期）。慢性化脓性中耳炎除表现以黏膜炎性细胞浸润与增厚为特征的单纯型和以听骨等骨质坏死、鼓室肉芽与息肉生长为特征的骨疡型外，有其最特殊的病理改变为中耳胆脂瘤的形成和发展过程中对周围结构的侵袭性。中医学称本病为“脓耳”。急性化脓性中耳炎多因外感风热湿邪或风寒化热，肺气不清，上焦风热壅盛，与气血搏结于耳；或外感风热表邪失治，传于肝胆，致肝胆火热内盛，循经上蒸，内外热毒搏结于耳，其主要证候为风热犯耳及肝胆火热，临床上亦可见心火亢盛、肺热痰火上壅等证型。慢性化脓性中耳炎多因脾虚生湿，浊阴上干，邪毒久稽于耳；或肾虚耳窍失养，湿浊邪毒久稽于耳，其主要证候为脾虚邪滞耳窍和肾阴虚或阳虚，骨腐耳窍。

一、辨证论治

（一）肝胆火热证

[临床表现] 耳内疼痛剧烈，牵引头脑，听力减退，耳膜红肿外突，或已穿孔，脓液黄稠或带血，呈搏动性流出。伴发热，口渴，口苦咽干，烦躁易怒。舌红，苔黄腻，脉弦滑数。

[治法] 清肝泻火，利湿排脓。

[处方] 龙胆泻肝汤加减：龙胆、柴胡、生甘草各 6 g，泽泻 12 g，川木通、车前子、黄芩、栀子、生地黄各 9 g，当归 3 g。水煎服。头痛眩晕，目赤易怒者，加菊花、桑叶各 15 g，夏枯草 12 g；耳内痛甚者，加赤芍、牡丹皮各 12 g，乳香、没药各 9 g；耳膜穿孔过小，脓液引流不畅者，加穿山甲 9 g，皂角刺 12 g；大便秘结者，加大黄 9 g，玄明粉 12 g。

（二）痰火上壅证

[临床表现] 耳内疼痛剧烈，痛连头脑，耳深部跳痛，吞咽或咳嗽时耳痛加剧，耳膜

红肿，穿孔，耳出白脓。伴口干口燥，面红，咳嗽，喉中痰鸣。舌红，苔黄厚腻，脉滑数。

［治法］清热化痰，利湿排脓。

［处方］清白散加减：桑白皮、地骨皮、煅寒水石各 9 g，甘草 3 g，贝母 6 g，天花粉、酒芩、天冬各 4.5 g。上药为末。每次取 6 g，食后用蜜水调服或白通草煎汤送下。每日 2 次。

（三）脾虚邪滞证

［临床表现］病程长，间歇性或持续性耳内流脓，脓液黏黄或黏白，质稀，无臭味，听力略有下降，时轻时重；耳膜紧张部中央性穿孔，鼓室黏膜肿胀色淡。面色无华，倦怠乏力，腹胀纳差。舌淡胖，苔白微腻，脉缓无力。

［治法］健脾渗湿，补托排脓。

［处方］黄芪建中汤加减：黄芪 4.5 g，桂枝 9 g，炙甘草 6 g，大枣 12 枚，芍药 18 g，生姜 9 g，胶饴 30 g。上 7 味，以水 1.4 L，煮取 600 mL，加入胶饴，微火消解。分 3 次服，每日 1 剂。

（四）肾阴虚证

［临床表现］耳脓量少，污秽，有臭味，长期不愈，听力下降；耳膜紧张部后上或松弛部边缘性穿孔，可见豆腐渣样腐物，或见暗红色肉芽长出。伴头晕神疲，腰膝酸软，手足心热，心烦多梦，口燥咽干，舌稍红，苔少，脉沉细数。

［治法］滋补肾阴，化湿祛腐。

［处方］知柏地黄汤加减：熟地黄 24 g，山茱萸、山药各 12 g，泽泻、牡丹皮、白茯苓各 9 g，知母、黄柏各 6 g。上药研为细末，炼蜜为丸，如梧子大。每次 6 g，温开水送下。阴虚阳亢、头晕目眩者，加石决明 9 g，龟甲 12 g；腰膝酸软者，加牛膝、桑寄生各 12 g。

（五）肾阳虚证

［临床表现］耳脓量少，污秽而臭，经年累月不瘥，听力下降；耳膜紧张部后上或松弛部边缘性穿孔，可掏出豆腐渣样腐物，或见暗红色肉芽长出。半身以下常有冷感，小便不利或小便反多，入夜尤甚。舌淡胖，苔白润，脉沉弱而迟。

［治法］温补肾阳，化湿祛腐。

［处方］桂附八味丸加减：附片、肉桂各 12 g，熟地黄 15 g，白茯苓、山茱萸、山药、牡丹皮、泽泻各 30 g。上为细末，炼蜜为丸，如梧子大。每次 9 g，空腹米汤送下。兼痰饮咳喘者，加细辛 3 g，干姜、半夏各 15 g；夜尿多者，加巴戟天、益智各 12 g，金樱子 15 g，芡实 9 g。

二、临证备要

（一）鉴别诊断

1. 中耳癌：为发生于中耳的少见恶性癌肿，多为原发。中耳癌的诱因是中耳的长期感染，多数中耳癌患者有慢性化脓性中耳炎的病史。其发病年龄多为 40～60 岁，本病病理是以鳞状上皮细胞癌最常见，基底细胞癌和腺癌在中耳很少见。

2. 结核性中耳炎：主要继发于肺结核，亦可由腺样体结核或骨，关节结核及颈淋巴结结核等播散而来，病菌可循咽鼓管侵入中耳，而经血液循环或淋巴系统传入中耳和乳突。外耳结核罕见，结核性中耳乳突炎偶有报告。

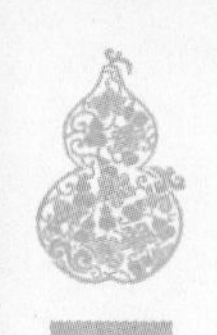

（二）对症治疗

1. 耳内流脓：重视局部用药。先用过氧化氢彻底清洗外耳道，仔细除去鼓室内分泌物及结痂，再滴用抗生素滴液或抗生素与糖皮质激素混合液，再根据鼓室病变的不同，选用乙醇或甘油等不同制剂。对于引流不畅的也可以行手术治疗如鼓室开放术清除病变组织。

2. 鼓膜穿孔、听力下降：需进行鼓室形成手术重构耳传导结构，提高听力。

（三）中药治疗

1. 减少化脓物渗出的中药：有白蒺藜、白芷、皂角、甘草、连翘、桔梗、金银花、柴胡等。

2. 增强局部组织免疫力的中药：有半夏、枳壳、黄芩、陈皮、茯苓、川糠子、皂刺等。

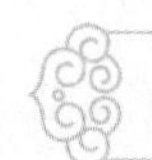

第二节　分泌性中耳炎

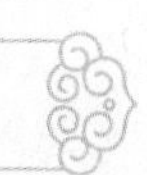

分泌性中耳炎是以中耳积液及听力下降为特征的中耳非化脓性炎性疾病，又称渗出性中耳炎、非化脓性中耳炎、黏液性中耳炎、卡他性中耳炎、鼓室积液、浆液性中耳炎、浆液-黏液性中耳炎、无菌性中耳炎，为耳鼻喉常见疾病之一。在上呼吸道感染后以耳闷胀感和听力减退为主要症状。咽鼓管阻塞是造成分泌性中耳炎的重要原因。儿童多见。由于耳痛不明显，儿童主诉不清，在小儿听力受到影响时家长才发现就诊，常常延误诊断和治疗。本病应属于中医学“风聋”“耳胀耳闭”“耳胀痛”“耳痹”的范畴。本病急性者多因风邪袭表，肺失宣肃，循经上犯，邪闭耳窍；或外感风邪，传于少阳，循经入耳，闭阻清窍。慢性者多由正气不足，鼻、鼻咽部病变，肺系余邪未清，或急性者反复发作，致邪毒滞留，气血痰瘀阻耳窍而成。

一、辨证论治

（一）风邪滞窍证

[临床表现] 感冒之后自觉耳内胀闷或微痛，耳鸣及听力减退，自声增强，鼓膜内陷，色红肿胀或见液平面。伴发热恶风，鼻塞流涕等。舌质偏红，苔薄黄，脉浮略数。

[治法] 疏风散邪，行气宣痞。

[处方] 银翘散合通气散加减：金银花、柴胡各 20 g，连翘 12 g，桔梗、薄荷、淡竹叶、荆芥、淡豆豉、芦根、香附各 10 g，牛蒡子、川芎各 15 g。水煎服。鼻塞重者，加辛夷、苍耳子各 10 g；耳胀闭甚者，加藿香、菖蒲各 10 g；鼓室内有积液者，加木通、泽泻各 10 g。若为风寒壅遏肺经，全身恶寒重，发热轻，鼻塞，流清涕，耳内闷胀，听力下降；舌淡红，苔薄白，脉浮紧。治宜宣肺散寒通窍。方用三拗汤合苍耳子散加减：麻黄、杏仁、苍耳子、辛夷、白芷、薄荷、荆芥、防风各 10 g，甘草 3 g。水煎服。

（二）痰湿聚耳证

[临床表现] 耳内胀闷闭塞感较重，听力下降，自声增强，摇头时耳内有水响声。检查见鼓膜有弧形水平线或鼓膜外凸。全身多有头重头晕，倦怠乏力，口淡腹满；舌淡苔腻，脉濡或滑。

[治法] 健脾升清，利湿通窍。

[处方] 补中益气汤合五苓散加减：黄芪 30 g，葛根 20 g，党参、茯苓、泽泻、车前

子各 15 g，陈皮、辛夷各 12 g，白术、柴胡、当归，石菖蒲、木通各 10 g。水煎服。

（三）气血瘀络证

[临床表现] 耳内有闭塞感，听力减退，耳鸣渐起，日久不愈。鼓膜内陷明显，或有增厚，钙质沉着，粘连萎缩；舌质暗红，脉涩。

[治法] 活血通络，聪耳开窍。

[处方] 补阳还五汤加减：黄芪 30 g，当归、全蝎、地龙各 12 g，川芎、桃仁、红花各 10 g，黄精、葛根、丝瓜络、路路通各 15 g。水煎服。有头晕，腰膝酸软者，为肾精虚弱，可加用六味地黄丸或耳聋左慈丸，内服。

二、临证备要

（一）鉴别诊断

1. 急性中耳炎：急性中耳炎治疗不彻底或迁延不愈可转换为分泌性中耳炎。多病程较短，患者可有剧烈耳痛、耳流脓等症状，分泌性中耳炎多病程较长，多以耳闷为主要症状，耳痛呈间断性，较轻，甚至无耳痛表现。

2. 鼻咽癌或鼻咽部占位性病变：典型的鼻咽癌早期症状可为涕中带血、颈部包块。但有些患者耳部症状先于上述症状，癌肿在鼻咽部的黏膜下潜行，鼻内镜检查在早期不易发现。对于单耳分泌性中耳炎，特殊地区患者，应高度警惕。

3. 慢性化脓性中耳炎合并中耳胆脂瘤：松弛部穿孔被痂皮覆盖，耳鼓膜紧张部显示鼓室积液，此类患者应仔细检查松弛部，必要时行颞骨的高分辨率 CT，以除外中耳胆脂瘤。

（二）对症治疗

听力减退及耳内堵塞感：主要是改善咽鼓管通气功能，清除鼓室积液。①鼓膜穿刺抽液：以针尖斜面较短的 7 号针头，在无菌操作下从鼓膜前下方刺入鼓室，抽吸积液，亦可于抽液后注入糖皮质激素类药物。②鼓膜切开术：用鼓膜切开刀在鼓膜前下象限做放射状或弧形切口，注意勿伤及鼓室内壁黏膜，鼓膜切开后应将鼓室内液体全部吸尽。③鼓室置管术：咽鼓管功能短期内难以恢复正常者，应做鼓室置管术，以改善通气引流，促使咽鼓管恢复功能。通气管留置时间一般为 6～8 周，最长可达半年至 1 年。咽鼓管功能恢复后取出通气管，部分患者可自行将通气管排出于外耳道内。④保持鼻腔及咽鼓管通畅：可用 1%麻黄碱液或与倍氯米松（二丙酸倍氯松）气雾剂交替滴（喷）鼻，每日 3～4 次。⑤咽鼓管吹张：可采用捏鼻鼓气法、波氏球法或导管法。尚可经导管向咽鼓管咽口吹入泼尼松龙，隔日 1 次，每次每侧 1 mL，共 3～6 次。

（三）中药治疗

1. 改善咽鼓管功能障碍的中药：有柴胡、川芎、香附、木香、泽泻、地龙、葛根、皂荚刺等。

2. 抗变态反应的中药：有麻黄、苍耳子、连翘、金银花、龙胆、车前草、重楼、两面针、野菊花、夏枯草等。

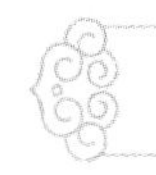

第三节　感音神经性聋

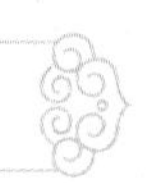

由于耳蜗螺旋器毛细胞、听神经、听传导径路或各级神经元损害，致声音的感受与

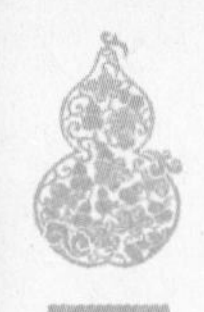

神经冲动传递障碍者，称感音性或神经性聋。感音神经性聋是耳科最大的难症之一，包括先天性聋、老年性聋、传染病源性聋、全身系统性疾病引起的耳聋、中毒性聋、自身免疫性聋等。其临床表现各异。先天性聋可发生于耳一侧，或双侧耳同时受累，耳聋程度轻重可不一致；老年性聋表现为中年以后双耳进行性对称性感音神经性聋，伴高音调耳鸣，鼓膜正常，纯音听力曲线以平坦型及高频下降为主，重振试验多阳性，言语识别率下降；传染病源性聋可为双耳或单耳程度不同的感音性聋，或伴前庭功能障碍；全身系统性疾病所致耳聋多位双侧对称性进行性听力下降，常伴有耳鸣；中毒性聋多表现为双侧对称性感音性聋，由高频向低频发展。中医学称该病为“耳聋”。其病因病机为精血亏损，肝肾阴虚，髓海不足，耳窍失濡；肾阳亏虚，命门火衰，耳失温煦，功能失司；脾胃气虚，清阳不升，上气不足，耳窍失养；心脾两虚，气血不足，耳窍失养，功能失司；脏腑失调，气血不和，经脉运行不畅，耳窍络脉痹阻；阴血不足，络脉失充，日久耳窍络脉枯萎，痹塞不通；阳衰气弱，血滞不行，日久耳窍络脉痹阻。其主要证候为肝肾阴虚，肾阳亏虚，脾胃虚弱，心脾两虚，血瘀耳窍等。

一、辨证论治

（一）肝肾阴虚证

［临床表现］耳内常闻蝉鸣之声，昼夜不息，夜间较甚，以致虚烦失眠，听力渐降，兼头晕目暗，腰膝酸软，男子遗精，女子白淫。舌红少苔，脉细弱或细数。

［治法］补益肝肾。

［处方］耳聋左慈丸加减：熟地黄、茯苓、泽泻、牡丹皮各 15 g，五味子、山茱萸、石菖蒲各 12 g，山药、磁石（先煎）各 30 g。水煎服。肾阳亏虚，畏寒肢冷，或有阳痿，面色发白，头晕目眩，脉细弱者，宜温壮肾阳，可加熟附子 10 g，肉桂（冲服）3 g，补骨脂 15 g。

（二）肾阳亏虚证

［临床表现］久病耳鸣耳聋，鸣声细弱，入夜明显，或有头晕脑鸣，伴腰膝酸软，面色淡白，畏寒肢冷，小便清长或余沥不尽，夜尿多。舌淡嫩，脉沉迟。

［治法］温肾壮阳。

［处方］金锁正元丹：五倍子、茯苓各 240 g，补骨脂 300 g，巴戟天、肉苁蓉、胡芦巴各 500 g，龙骨、朱砂各 90 g。上药研为细末，拌匀，米酒糊为丸，如梧子大。每次服 6 g，每日 2 次。

（三）脾胃虚弱证

［临床表现］耳鸣耳聋，劳而更甚，或在蹲下站起时较甚，耳内有突然空虚或发凉感觉。倦怠乏力，纳少，食后腹胀，大便时溏，面色萎黄。唇舌淡红，苔薄白，脉虚弱。

［治法］益气健脾。

［处方］益气聪明汤加减：黄芪 25 g，炙甘草 6 g，党参、升麻、白芍各 15 g，葛根 30 g，蔓荆子、石菖蒲各 12 g。水煎服。

（四）心脾两虚证

［临床表现］耳鸣耳聋，每于蹲位起立时突然加重，头部或耳内空虚发凉感，劳累后加重，伴面色萎黄无华，倦怠乏力，失眠多梦，心悸。舌淡，苔薄，脉细。

［治法］益气健脾，补血养心。

［处方］归脾汤加减：白术、当归、白茯苓、黄芪、龙眼肉、远志、酸枣仁、人参、

磁石、石菖蒲各 3 g，炙甘草 1 g，木香、何首乌各 1.5 g，生姜、大枣各适量，水煎服。

（五）血瘀耳窍证

[临床表现] 忽闻巨响、暴震或外伤后耳突聋，或耳聋日久，耳聋日渐加重，或觉眩晕不适，胸闷不舒，烦躁易怒。舌质淡暗或有瘀点瘀斑，脉弦细或弦涩。

[治法] 活血通窍。

[处方] 通窍活血汤加减：赤芍 15 g，川芎、桃仁、红花各 10 g，石菖蒲 12 g。水煎服。气虚者，加黄芪、党参各 15 g。肾阴虚者，加墨旱莲 15 g，山茱萸、女贞子各 12 g；肾阳虚者，加补骨脂、益智、鹿角霜各 15 g；血虚者，加黑豆衣 15 g，当归 10 g。

二、临证备要

（一）鉴别诊断

1. 听神经瘤：有平衡障碍，行走不稳感，前庭功能异常，X 线示内耳道扩张。

2. 颈静脉球体瘤：后期可引起感音神经性聋。多见于中年妇女，进展缓慢，单侧发病，他觉性耳鸣，压迫颈静脉，耳鸣可暂时停止；后期见鼓膜或外耳道内段有新生物，易出血，常耳衄；颈静脉造影有助诊断。

3. 耳闭：鼓膜内陷显著，混浊、增厚，光锥改变，听力呈传导性或混合性聋。

4. 慢性脓耳：鼓膜穿孔，听力呈传导性聋或混合性聋。

5. 耵耳：外耳道有耵聍栓塞，取出耵聍后听力立即恢复。

（二）对症治疗

耳聋：①药物治疗。宜早选用血管扩张药，降低血液黏稠度的药物、B 族维生素、能量制剂，以及必要时在一定期间内应用类固醇激素等进行治疗。②助听器。是帮助聋人听取声音的扩音装置。助听器种类很多，单供个体用者就有气导和骨导、盒式和耳级式（包括眼镜式、耳背式、耳内式），单耳与双耳等助听器，需经耳科医生或听力学家详细检查后才能正确选用。③耳蜗埋植。适用于中青年双侧极度耳聋，使用高功率助听器无效，耳内无活动性病变。X 线断层拍片或 CT 检查证明内耳结构正常，耳蜗电图无反应，鼓岬或圆窗电刺激可诱出脑干反应者。④听觉语言训练。是最大限度利用残余听力和其他感觉器官来训练发声或讲话能力的措施。训练应从学龄前开始。宜早应用各种方法（有声玩具、乐器）唤醒幼儿的听觉。

（三）治疗感音性耳聋的中药

1. 促进神经生长因子与其受体的结合，保护毛细胞的中药：有熟地黄、骨碎补、黄芪、山茱萸、墨旱莲、当归、川芎、石菖蒲、磁石、丹参、水蛭等。

2. 调节血清中 SOD、CAT 和 MDA 水平的中药：有连翘、柴胡、当归、桂枝、川芎、人参、水蛭、熟地黄、山药等。

3. 清除耳内氧自由基的中药：有天麻、川芎、甘草、红花、桃仁、大黄、虎杖、桂枝、当归、赤芍等。

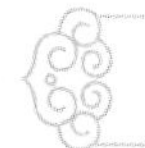

第四节　梅尼埃病

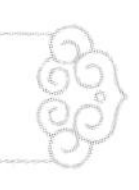

梅尼埃病是因淋巴病变所致的发作性眩晕，属耳源性眩晕之一。其发作期突出表现为内淋巴液增多，膜迷路积水膨大，以蜗管及球囊部更为明显，前庭膜向前庭阶膨隆，

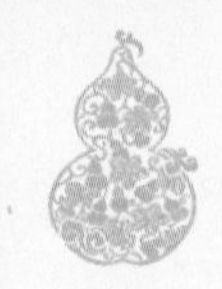

严重者可使前庭阶闭塞，或通过蜗顶的蜗孔疝入鼓阶。球囊的水肿膨大，可使椭圆囊挤压扭曲，椭圆囊斑向壶腹脚移位，壶腹终顶受刺激而产生眩晕。大量免疫活性细胞在内耳聚集，外淋巴中抗体升高，是内耳免疫反应的特征表现。多见于 50 岁以下的中青年，单耳或双耳相继发病。典型症状为突然发作的眩晕，伴耳鸣、听力下降、耳内胀满感。检查有自发性眼震，早期纯音听阈为低频下降型感音神经性聋，听力曲线为上升型；后期高频听力下降，变为平坦型。声导抗检查鼓室压图正常，重振阳性。甘油试验阳性。中医学称该病为“真眩晕”。本病多为心脾气虚，清阳不升，水湿内停，痰浊内生，或肝肾亏虚，耳窍失养，在此基础上受外邪引动，致寒水上泛，痰浊阻隔而暴发眩晕。本病发作时以邪实为主，缓解后则主要为脏腑虚损。主要证候有肝阳上亢，痰浊中阻，肝肾阴虚，肾阳不足，气血亏虚等。

一、辨证论治

（一）肝阳上亢证

［临床表现］情志不畅或劳累、激动后发病。眩晕剧烈，恶心呕吐，面红，烦躁易怒，心烦少寐。舌质红，苔黄，脉弦数。

［治法］平肝潜阳，滋养肝肾。

［处方］天麻钩藤饮加减：天麻、栀子、黄芩、杜仲、益母草、桑寄生、首乌藤、茯神各 9 g，生石决明 18 g，钩藤、川牛膝各 12 g。水煎服。

（二）痰浊中阻证

［临床表现］胸闷、纳呆，继而突发眩晕，耳内胀满，恶心呕吐，痰涎多或频频呕吐痰涎，喜卧，心悸。舌淡，苔白腻，脉濡滑。

［治法］燥湿祛痰，平肝息风。

［处方］半夏白术天麻汤加减：半夏 9 g，甘草 3 g，生姜 2 片，白术、天麻、陈皮、茯苓各 12 g，大枣 3 枚。水煎服。

（三）肝肾阴虚证

［临床表现］屡发眩晕，耳鸣、耳聋较重，夜间尤甚。形体瘦弱，精神萎靡，记忆力减退，腰膝酸软，遗精滑泄。舌暗红，少苔，脉弦细无力。

［治法］补肾滋阴，填精充髓。

［处方］女贞丹：女贞子、墨旱莲各等量。将女贞子研为细末，过筛；墨旱莲捣浓汁和前药末，如梧子大。每次服 100 丸，每日 2 次。

（四）肾阳不足证

［临床表现］突发眩晕，耳内胀闷，恶心呕吐，频泛清水，心下悸动，冷汗自出，形寒肢冷，面色苍白，尿频，小便清长。舌淡胖有齿痕，苔白润，脉沉迟。

［治法］补肾助阳，填精充髓。

［处方］白术附子汤加减：白术 9 g，附子 10 g，甘草 6 g，桂心 12 g。水煎服。

（五）气血不足证

［临床表现］经常性头晕，眩晕反复发作，持续时间长，耳鸣耳闭明显。伴神疲倦怠，面色无华或萎黄，食少便溏，少气懒言。舌质淡，苔薄，脉细无力。

［治法］补养气血，健运脾胃。

［处方］人参消风散：川芎、甘草、荆芥穗、羌活、防风、白僵蚕、茯苓、蝉蜕、藿

香叶、人参各 6 g，厚朴、陈皮各 15 g。上药为末，每次 6 g，清茶调服。

二、临证备要

（一）鉴别诊断

1. 突发性聋伴眩晕：30～50 岁多见，突发一侧耳鸣、耳聋，其中部分病例伴眩晕、恶心、呕吐，病情似梅尼埃病，但眩晕持续时间较长，以后无反复发作。听力检查呈重度感觉神经性聋（多＞60dB），伴眩晕者前庭功能可有损害。

2. 前庭神经元炎：病前 2 周左右多有上呼吸道病毒感染史。眩晕症状可突然发生，持续数日或数月，活动时症状加重。无听力改变，即无耳鸣及耳聋。多数患者两三个月后症状完全缓解，多无反复发作。

3. 中毒性眩晕：常见耳毒性药物有链霉素、卡那霉素、新霉素、异烟肼、奎宁、水杨酸类药，有机磷、汞、铅、酒精、烟草中毒，主要损害内耳听神经末梢，前庭器官中毒引起眩晕，如耳蜗神经亦受损则发生耳聋、耳鸣。随着病情的发展，眩晕逐渐减轻甚至消失，耳聋、耳鸣逐渐加重。

4. 颈性眩晕（椎动脉压迫综合征）：大多由于颈椎肥大性骨质增生引起，造成椎基底动脉供血不足。眩晕发作常与头颈转动有关。固定患者头部，使其身体左、右转动，可立即诱发眩晕，常伴有复视、火花或暂时性视野短缺。如进行 X 线检查，则显示颈椎有骨质增生。一般无耳蜗症状，可伴有颈、枕部疼痛，颈椎旁有深压疼，手臂部麻木、无力。

（二）对症治疗

发作性的眩晕、耳鸣、耳聋：发作期以控制症状为主。①前庭神经抑制药：可减弱前庭神经核的活动，控制眩晕。常用药有地西泮、苯海拉明、地芬尼多等。②抗胆碱药：如山莨菪碱和东莨菪碱等，可抑制迷走神经兴奋性，并可改善微循环障碍。③血管扩张药及钙通道拮抗药：常用药有氟桂利嗪（西比林）、倍他司汀、银杏叶片等。④利尿脱水药：常用药有氢氯噻嗪（双氢克尿噻）、乙酰唑胺等。⑤糖皮质激素：以上药物效果不佳时可应用地塞米松、泼尼松等治疗。⑥鼓室注射药物治疗：常用药有庆大霉素和地塞米松。⑦手术治疗：凡眩晕发作频繁、剧烈，长期保守治疗无效，耳鸣且耳聋严重者可考虑手术治疗。手术方法较多，近年来采用的术式有内淋巴囊减压术、半规管栓塞术等。

（三）治疗梅尼埃病的中药

1. 调节自主神经功能的中药：有百合、生地黄、丹参、太子参、知母、黄芩、柴胡、郁金、远志、酸枣仁等。

2. 改善内耳微循环的中药：有川芎、天麻、钩藤、羌活、桃仁、白果仁、丹参等。

3. 解除迷路积水的中药：有泽泻、茯苓、薏苡仁、白术、杜仲、桑寄生、生姜等。

第五节　慢性咽炎

慢性咽炎为咽部黏膜、黏膜下及其淋巴组织的慢性炎症。弥漫性炎症常为上呼吸道慢性炎症的一部分；而局限性炎症则多为咽淋巴组织的炎症。临床上以咽喉干燥，痒痛不适，咽内异物感或干咳少痰为特征，病程长。症状易反复发作，往往给人们不易治愈的印象。有人统计慢性咽炎发病率占咽喉部疾病的 10%～12%，占耳鼻喉疾病的 1%～4%。多发生于成年人。本病属于中医学“喉痹”范畴，包括“虚火喉痹”“阳虚喉痹”

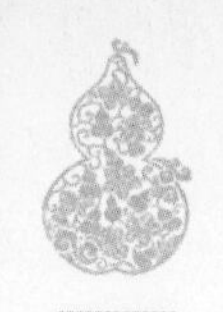

"帘珠喉痹"等。本病多在脏腑阴阳气血虚损的基础上发生，一般病程较长。临床所见以阴虚为多。阳虚相对少见，亦有在阴虚或阳虚的基础上兼夹"痰凝"或"瘀血"而表现为虚中夹实者，故辨证治疗时须仔细区分。

一、辨证论治

（一）肺阴虚损证

[临床表现] 咽喉疼痛不甚，干灼不适，口燥咽干，吞咽不利，咽中如有物堵塞，干痒咳嗽，痰少黏稠，或痰中带血。晨轻暮重，至夜尤甚。喉关及周围黏膜渐红，喉底可见有潮红之细小颗粒突起，甚则融合成片。全身可见五心烦热，唇红颧赤，午后潮热-盗汗，舌质红，苔薄或苔干少津，脉细数。

[治法] 滋阴清热，清利咽窍。

[处方] 养阴清肺汤加减：麦冬、玄参、白芍各 15 g，薄荷 6 g，生地黄、牡丹皮、浙贝母各 12 g，甘草 3 g。每日 1 剂或 2 剂，水煎服。兼有胃阴虚，症见唇燥口干，口渴喜饮，纳呆便秘者，加知母、石斛、地骨皮各 12 g，沙参 15 g；喉底小瘰增生，侧索增粗者，加枳壳、香附各 9 g，牡蛎 12 g，以助理气化痰散结；喉底黏膜枯萎明显者，加当归尾 9 g，丹参、玉竹、麦冬、桑椹各 12 g，以助活血生新，养血润燥。

（二）肝肾阴虚证

[临床表现] 咽喉干灼不适，不甚疼痛，干痒，吞咽不利，咽部如物塞，咽干口燥，喉关及周围黏膜潮红，喉底或见细小潮红颗粒突起，黏膜干燥少津。全身或可见头昏目眩、耳鸣，视矇健忘，腰膝酸软，烦热盗汗，遗精或月经量少。舌质红，少苔，脉细数。

[治法] 滋阴降火，清利咽喉。

[处方] 知柏地黄汤加减：知母、山茱萸、牡丹皮、泽泻各 12 g，熟地黄、黄柏、山药、茯苓各 15 g。每日 1 剂或 2 剂，水煎服。见眼睛干涩疼痛者，加枸杞子、菊花各 15 g，以益肝明目；见耳鸣耳聋者，加磁石、珍珠母各 30 g，以滋阴养肾、镇敛虚火。

（三）脾肾阳虚证

[临床表现] 咽喉微痛，梗哽不适，或干渴不思饮，饮则喜热汤，咽内不红不肿，或略带淡红色，语声低微，精神不振，小便清长，大便溏薄，纳谷不香，手足不温，腰酸僵软，舌质淡，苔白滑，脉沉细弱。

[治法] 扶阳温肾，引火归元。

[处方] 肾气丸加减：熟地黄、山药各 30 g，山茱萸 15 g，茯苓 12 g，牡丹皮、泽泻各 10 g，附片、肉桂各 6 g。每日 1 剂或 2 剂，水煎服。痰多而稀者，加法半夏 12 g，陈皮 6 g；虚火较盛，咽喉疼痛较明显者，加玄参 15 g，知母 12 g，以助清虚火。

（四）痰火郁结证

[临床表现] 咽部异物感，痰黏着感，或微痛，易恶心作呕，痰黏稠带黄，口臭，检查咽部色暗红，黏膜肥厚，咽后壁滤泡增多，甚至融合成块。咽侧索肥厚，舌质偏红或有瘀斑、瘀点，舌质红，苔黄厚，脉细滑数。

[治法] 清热化痰，舒利咽窍。

[处方] 贝母瓜蒌散加减：川贝母、瓜蒌皮、天花粉、茯苓各 15 g，橘红、桔梗各 10 g，每日 1 剂或 2 剂，水煎服。咽部热感者，加知母、黄柏各 12 g；恶心者，加法半夏 12 g；舌有瘀斑点者，加牡丹皮、赤芍各 12 g；咽干者，加沙参、玉竹各 15 g。

二、临证备要

（一）鉴别诊断

1. 慢性扁桃体炎：慢性咽炎与慢性扁桃体炎常伴存在，但以慢性扁桃体炎为主要表现时，多伴有颌下淋巴结肿大，而慢性咽炎以咽后壁淋巴滤泡增生为特点。

2. 早期食管癌：食管癌早期尚未出现吞咽困难，常有咽部不适或胸部不适或胸骨后压迫感，此时若食管镜或食管钡餐拍片即可加以区别。

3. 茎突综合征：表现为一侧咽部刺痛、牵扯痛或咽部异物感，在扁桃体处可触及坚硬物，通过X线可鉴别。

（二）对症治疗

咽痛：①找出刺激性病灶，去掉致病因素包括戒除烟酒、改善工作环境，积极治疗鼻及鼻窦疾病。②局部治疗。保持口腔清洁，用生理盐水漱口；不食刺激性食物，口含溶菌酶片、华素片、金果片、金鸣片等，可减轻症状。③消除精神负担，可有意识避免做“吭、喀”动作，以免养成不良习惯。

（三）中药治疗

1. 抗感染、止痛的中药：有生地黄、玄参、麦冬、板蓝根、黄芪、金银花等。

2. 止咳的中药：有金银花、山豆根、牛蒡子、马勃、射干、天花粉、桔梗等。

3. 改善毛细血管通透性的中药：有玄参、浙贝母、麦冬、薄荷、金银花、女贞子、党参、蝉蜕、西瓜霜等。

第六节　慢性扁桃体炎

慢性扁桃体炎为腭扁桃体的慢性炎症，是耳鼻咽喉科临床上常见的多发病。慢性扁桃体炎的特点是常有急性发作病史，而平时多无明显自觉症状。慢性扁桃体炎的发病率较高，无论在耳鼻咽喉科门诊或住院行手术的患者中，所占比例较大。但对该病的诊断，目前尚无统一的衡量标准，因此其发病率在国内外的各家报道中，差别较大。慢性扁桃体炎可发生于任何年龄，但又随年龄的增长而减少。一般以小学至初级中学的少年儿童最多见，青年人次之，中年人较少，老年人很少见。男女性别差异不大。亦无明显季节间之差异。慢性扁桃体炎属于中医学“慢乳蛾”范畴，若因肺肾阴虚而致者，又称“虚火乳蛾”。慢性扁桃体炎多为肺肾阴虚，虚火上炎型，但亦可见虚火夹湿，脾胃虚弱，肾阳亏虚及痰瘀互结等证，临床上应辨证施治。

一、辨证论治

（一）肺肾阴虚，虚火上炎证

[临床表现] 咽部干焮不适，微痛，微痒，干咳无痰或痰少而黏，哽哽不利，一般以午后症状明显，并可有午后颧红，精神疲乏，手足心热，讲话乏力，或有头晕眼花，耳鸣，耳聋，腰膝酸软，虚烦失眠等症，舌质红或干少苔，脉细数。检查见扁桃体肿大、潮红，连及周围，扁桃体上或有黄白色脓点，或当扁桃体被挤压时有黄白色脓样物溢出。

[治法] 滋养肺肾，清利咽喉。

[处方] 百合固金汤加减：百合、玄参、麦冬、芍药、生地黄、熟地黄各15 g，贝母、

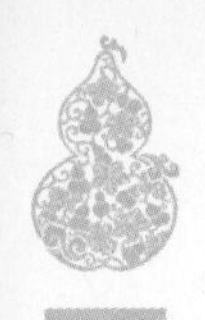

桔梗各 12 g，当归、甘草各 6 g。每日 1 剂，水煎服。

（二）脾胃虚弱，喉核失养证

[临床表现] 咽干痒不适，异物梗阻感，咳嗽痰白，胸脘痞闷，易恶心呕吐，口淡不渴，大便不实，舌质淡，苔白腻，脉缓弱。检查见扁桃体淡暗，肥大，溢脓白黏。

[治法] 健脾和胃，祛湿利咽。

[处方] 六君子汤加减：党参、白术、茯苓各 15 g，甘草、陈皮各 10 g，法半夏 12 g。每日 1 剂，水煎服。湿邪重者，加厚朴 9 g，枳壳 12 g，以宣畅气机。

（三）阳虚邪滞咽喉证

[临床表现] 咽部不适，微干微痒微痛，或有异物梗阻感。检查见喉核色淡暗微肿。伴面色淡白或浮红游移不定，头昏耳鸣，腰膝酸软，畏冷肢凉，小便清长，夜尿多。舌淡红，苔白润，脉沉迟或虚大无力。

[治法] 温补肾阳，祛邪利咽。

[处方] 附桂八味丸加减：熟地黄 24 g，山药、山茱萸各 12 g，泽泻、茯苓、牡丹皮、肉桂、附片各 9 g。每日 1 剂，水煎服。

（四）痰瘀互结，凝聚喉核证

[临床表现] 咽干涩不利，或刺痛胀痛，痰黏难咳，迁延不愈，全身症状不明显。舌质暗红有瘀点，苔白腻，脉细涩。检查见咽部暗红，扁桃体肥大质韧，表面凹凸不平。

[治法] 活血化瘀，祛痰利咽。

[处方] 消蛾汤加减：黄芪 30 g，当归、桃仁、防风、夏枯草各 12 g，白术、水蛭、土鳖、海浮石、白芥子、法半夏、胆南星、酒大黄各 9 g。每日 1 剂，水煎服。酌加丹参 12 g，路路通 9 g，牡蛎、海藻各 12 g，以活血通络，软坚散结。

二、临证备要

（一）鉴别诊断

1. 扁桃体角化症：为扁桃体隐窝口上皮细胞过度角化，形如黄白色角状或尖形砂粒样角化物，触之坚硬，根基牢固，不能拭掉，可无明显自觉症状，或反觉咽部不适或异物感，可同时发生于咽后壁、咽侧束和舌根等处。病程较长，多发生于 30 岁以前的青年。病因尚不明确，一般不需特殊治疗。

2. 扁桃体肿瘤：一侧扁桃体迅速增大或扁桃体肿大而有溃疡，均应考虑肿瘤的可能性。如扁桃体肉瘤，早期可局限于扁桃体黏膜下，表面光滑，主要症状为一侧扁桃体迅速增大，常有颈淋巴结转移，以青年人较多见，活检可确诊。

3. 扁桃体症状性肥大：系某些全身性疾病的局部表现，如患白血病时，扁桃体可呈对称性肿大。有时咽部症状可为其首发症状。根据周围血常规及骨髓象进行诊断。

（二）对症治疗

反复咽痛：①免疫疗法。合理应用各种增强免疫力的药物如转移因子等。②手术疗法。可选用剥离法或挤切法摘除扁桃体，或者一激光、微波、射频等方法治疗。

（三）抗细菌的中药

1. 抗链球菌的中药：有防风、麻黄、荆芥、金银花、连翘、黄芩、赤芍、牛蒡子、桔梗、甘草、桑白皮、玄参、浙贝母等。

2. 抗葡萄球菌的中药：有大黄、黄柏、苦参、白矾、白鲜皮、土荆皮、蛇床子、黄连、黄芩、五味子、白芍、虎杖、山茱萸、秦皮、乌梅、儿茶等。

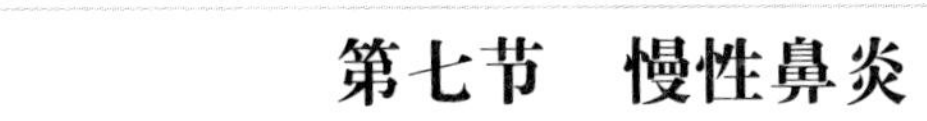

第七节　慢性鼻炎

慢性鼻炎是由各种原因引起的鼻黏膜及黏膜下组织的慢性炎症，包括慢性单纯性鼻炎和慢性肥厚性鼻炎。慢性单纯性鼻炎时鼻黏膜血管扩张，血管和腺体周围有淋巴细胞及浆细胞浸润，杯状细胞增多，腺体分泌增强，但病理改变尚为可逆性。当发展为慢性肥厚性鼻炎时，静脉及淋巴回流受阻，以致血管显著扩张，渗透性增强，黏膜水肿，继而发生纤维组织增生，使黏膜肥厚或伴有鼻甲骨增生。慢性单纯性鼻炎有间歇性、交替性鼻塞，多在早晚明显或加重，活动后减轻，时有黏液性或黏脓性鼻涕，鼻塞时嗅觉减退明显，通畅时好转，鼻塞重时，讲话呈闭塞性鼻音，或有头部昏沉胀痛。鼻黏膜肿胀，以下鼻甲为明显，表面光滑，湿润，色泽多呈暗红，探针触之柔软有弹性，对1%麻黄碱收缩反应好。慢性肥厚性鼻炎鼻塞呈持续性和渐进性加重，可引起头昏、头痛，鼻分泌物较黏稠，嗅觉减退较明显，有较重的闭塞性鼻音，或伴有耳鸣、听力下降。鼻黏膜肥厚，鼻甲表面不平，下鼻甲前、后端及下缘，或中鼻甲前端呈结节状，桑椹状肥厚或息肉样变，通常以下鼻甲前端明显，其色或苍白，或暗红，触之多硬实，用探针轻压不出现凹陷，或凹陷后难以立即平复，对1%麻黄碱收缩反应不敏感。本病中医学称为“鼻窒”。其病因病机主要因伤风鼻塞余邪未清，或屡感风邪久郁化热，内舍于肺与阳明经脉，肺失肃降，阳明经脉郁滞，郁热上干，与邪毒互结鼻窍；肺气不足清肃不力，邪滞鼻窍；脾气虚弱，运化失健，清阳不升，浊阴上干，邪滞鼻窍；邪毒滞鼻，日久深入脉络，血瘀鼻窍，窒塞不通。其主要证候为肺胃郁热熏鼻，气虚邪滞鼻窍，血瘀鼻窍，痰浊内阻。

一、辨证论治

（一）肺胃郁热熏鼻证

[临床表现] 间歇性或交替性鼻塞，少量黏黄涕，有时鼻内灼热干燥或有嗅觉减退，头额胀痛，鼻黏膜暗红，下鼻甲肿胀，可伴口微干，小便黄，大便干。舌质红胖，苔微黄，脉略数或洪而有力。

[治法] 清热散邪，宣肺通窍。

[处方] 泻白散合清胃散加减：桑白皮、地骨皮各15 g，牡丹皮、桔梗各9 g，生地黄、黄连、升麻各6 g，炙甘草5 g。水煎服。大便秘结者，加大黄9 g；口渴饮冷者，加玄参、天花粉各12 g；口臭者，加茵陈蒿、藿香、豆蔻各9 g。

（二）肺脾气虚，邪滞鼻窍证

[临床表现] 交替性鼻塞，或鼻塞时重时轻，涕黏少，遇寒时症状加重，头微胀不适，或见咳嗽痰稀，面色皖白，或见食欲欠佳，大便或溏，舌质淡红，苔薄白。检查可见鼻内黏膜肿胀淡红，对血管收缩剂较敏感。

[治法] 补益肺脾，散邪通窍。

[处方] 补中益气汤加减：党参、茯苓、黄芪各15 g，升麻、五味子各12 g，白术、柴胡、辛夷、白芷各10 g，甘草6 g。水煎服。咳嗽痰多者，加杏仁12 g，紫苏梗、法半夏各10 g；涕多者，加藿香、佩兰各10 g；鼻塞较甚者，加苍耳子10 g，路路通15 g。

（三）邪毒久留，气滞血瘀证

[临床表现] 鼻塞无歇，涕黄稠或黏白，嗅觉迟钝，语言不畅，咳嗽多痰，耳鸣不聪，

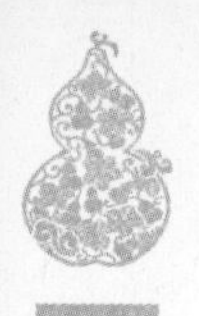

舌质红或有瘀点，脉弦细。检查可见鼻甲肿实暗红，呈桑椹样，对血管收缩剂不敏感。

[治法] 行气活血，化瘀通窍。

[处方] 当归芍药汤加减：当归、白术、川芎、辛夷花各 10 g，茯苓、泽泻各 15 g，菊花、地龙干、郁金各 12 g，甘草 6 g。水煎服。头痛者，加白芷、藁本各 10 g。痰涕多者，加桔梗、杏仁各 12 g。

（四）肺气不宣，痰浊内阻证

[临床表现] 鼻塞，时轻时重，涕多，色白而黏，嗅觉迟钝，鼻黏膜稍充血，鼻甲肿大，伴胸闷，咳嗽多痰，舌淡胖，苔白腻，脉弦滑。

[治法] 化痰祛湿，宣肺通窍。

[处方] 二陈汤加减：半夏、橘红、桔梗各 15 g，甘草 5 g，茯苓、杏仁各 9 g，麻黄 6 g。水煎服。肺热痰黄而黏稠者，加胆南星、瓜蒌各 9 g；肺寒痰白而清稀者，加细辛 3 g，干姜、五味子各 9 g。

二、临证备要

（一）鉴别诊断

1. 慢性鼻窦炎：慢性鼻炎流鼻涕不呈绿脓性，亦无臭味，故观察鼻涕的性质是鉴别关键；拍摄 X 线检查鉴别可准确无误，慢性鼻炎病变局限于鼻腔，而慢性鼻窦炎则鼻窦内可见有炎性病变。

2. 紧张型头痛：有些患紧张型头痛的患者可长年头痛，反复发作，往往误认为有鼻窦炎，但这种患者基本没有鼻部症状，故从表现及拍 X 线即可加以鉴别。

（二）对症治疗

鼻塞、流涕：①药物治疗。抗感染，慢性单纯性鼻炎并发感染的，可用适合的抗生素溶液滴鼻或喷入鼻腔；消除鼻黏膜肿胀，使鼻腔及鼻窦恢复通气和引流，可用血管收缩剂如麻黄碱生理盐水溶液滴鼻；清除鼻腔过多的分泌物，有助鼻黏膜生理功能的恢复，以手指封闭一侧鼻孔擤出另侧的鼻涕，或将鼻内分泌物向后吸入咽部吐出，分泌物黏稠难以排出的，可先喷麻黄碱生理盐水溶液，或滴入生理盐水，然后再擤出，或用吸引管吸出；鼻内普鲁卡因封闭疗法，一般采用 0.5%普鲁卡因，注射于鼻丘或下鼻甲的前后端或下鼻甲长轴黏膜下；对一些鼻塞较重，病情顽固的病例，可采用黏膜下注射硬化剂、黏膜下单极或双极电凝固等疗法，以消除或减轻鼻部症状。②手术治疗。可选用下鼻甲黏膜部分切除术、下鼻甲黏膜下组织切除术或下鼻甲骨切除术，也可以选用等离子消融术。

（三）中药治疗

1. 抗过敏的中药：有黄芪、白术、防风、柴胡、五味子、乌梅、金银花、菊花、辛夷、黄连、薄荷、冰片、苍耳子、附子、紫苏、刺蒺藜、鹅不食草、生姜、桂枝、白芷、地肤子、鱼腥草等。

2. 抗感染的中药：有苍耳子、黄芪、夏枯草、大黄、石韦、天花粉、牛膝、苍耳子、西洋参等。

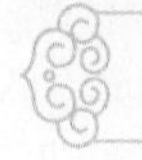

第八节　变应性鼻炎

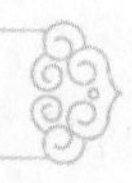

变应性鼻炎是主要发生于鼻黏膜，并以 I 型（速发型）变态反应为主的疾病，包括

常年性变应性鼻炎和花粉症。一般病理表现包括鼻黏膜组织间隙水肿、毛细血管扩张、通透性增高、腺体分泌增加、嗜酸性粒细胞聚集等。组胺等炎性介质引起毛细血管扩张，腺体分泌增加，使大量渗出液在结缔组织内存留，压迫表浅血管，使黏膜呈现苍白色。主要表现为每日数次阵发性发作喷嚏，每次多于 3 个，甚至连续 10 个以上，多在晨起或夜晚接触变应原后立刻发作，流大量清涕，鼻痒，呈虫爬行感或奇痒难忍，鼻塞，鼻黏膜检查呈苍白水肿，或淡白、灰白，或淡紫色，鼻腔可见清稀鼻涕。合并感染可见黏膜充血，反复发作者可有中鼻甲息肉样变或肥大。本病中医称为“鼻鼽”，认为其发生不外乎内外因，内因素体虚寒、肺虚不固及脾肾阳虚，外因风寒异气（变应原）入侵。病机表现为脏腑功能失调以肺、脾、肾之虚损为主，其病主要在肺，但与脾、肾有密切的关系。由于肺气虚，卫表不固，腠理疏松，风寒乘虚而入，犯及鼻窍，邪正相搏，肺气不得通调，津液停聚，鼻窍壅塞，遂致喷嚏流清涕；肺气的充实，有赖于脾气的输布，脾气虚弱，可致肺气不足，肺失宣降，津液停聚，寒湿久凝鼻部而致病；肾主纳气，为气之根，若肾的精气不足，气不归元，肾失摄纳，气浮于上可致喷嚏频频，若肾之阳气不足，寒水上泛，则致鼻流清涕不止。主要证候有肺气虚弱、风寒犯鼻，肺脾气虚、水湿泛鼻，肾气亏虚、鼻失温煦，临床还可见肺经郁热，气虚血滞，表寒里热等证型。

一、辨证论治

（一）肺气虚弱，风寒犯鼻证

[临床表现] 鼻窍奇痒，喷嚏连连，继则流大量清涕，鼻塞不通，嗅觉减退。病者平素恶风怕冷，易感冒，每遇风冷则易发作，反复不愈。全身症见倦怠懒言，气短音低，或有自汗，面色发白。舌质淡红，苔薄白，脉虚弱。

[治法] 温补肺脏，祛散风寒。

[处方] 温肺止流丹加减：党参、黄芪各 15 g，白术、防风、辛夷、苍耳子各 10 g，细辛、诃子各 3 g，甘草 6 g。水煎服，或复渣再煎服，每日 1 剂。汗出恶风，颈项疼痛者，加桂枝 10 g，葛根 30 g。喘咳痰稀者，加法半夏 12 g，炙麻黄 6 g，苦杏仁 10 g。

（二）肺脾气虚，水湿泛鼻证

[临床表现] 鼻塞鼻胀较重，鼻涕清稀或黏白，淋漓而下，嗅觉迟钝，双下鼻甲黏膜肿胀较甚，苍白或灰暗，或呈息肉样变。患病日久，反复发作，平素常感头重头昏，神昏气短，怯寒，四肢困倦，胃纳欠佳，大便或溏。舌质淡或淡胖，舌边或有齿印，苔白，脉濡弱。小儿鼻鼽，以肺脾气虚为多见。

[治法] 健脾益气，补肺敛气。

[处方] 补中益气汤加减：党参、黄芪、茯苓各 15 g，白术、升麻、柴胡各 10 g，炙甘草、陈皮各 6 g，生薏苡仁 30 g，五味子 12 g。水煎服。喷嚏多者，加蝉蜕 6 g，地龙干 10 g；鼻流清涕不止，汗多者，加浮小麦、糯稻根各 30 g。

（三）肾气亏虚，鼻失温煦证

[临床表现] 鼻鼽多为长年性，鼻痒不适，喷嚏连连，时间较长，清涕难敛，早晚较甚，鼻甲黏膜苍白水肿。患者平素颇畏风冷，甚则枕后、颈项、肩背亦觉寒冷，四肢不温，面色淡白，精神不振。或见腰膝酸软，遗精早泄，小便清长，夜尿多。舌质淡，脉沉细弱。

[治法] 温肾壮阳，益气固表。

[处方] 金匮肾气丸加减：熟地黄、鹿角霜、山药各 15 g，熟附子 10 g，山茱萸 12 g，

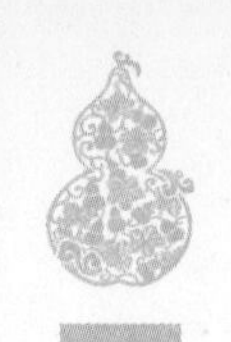

炙甘草 6 g，肉桂（冲服）3 g。水煎服。喷嚏连连，清涕不止者，加细辛 3 g，吴茱萸 10 g。咳嗽痰稀气喘者，加炙麻黄 6 g，蛤蚧、核桃仁各 10 g。

（四）肺经郁热证

[临床表现] 多见于鼻鼽初起或禀质过敏者。患者遇热气或食辛热的食物时，鼻胀塞、酸痒不适，喷嚏频作，鼻流清涕，鼻下甲肿胀，色红或紫暗，或见咳嗽咽痒，口干烦热。脉弦或弦滑，舌质红，苔白。

[治法] 清宣肺热，散邪通窍。

[处方] 辛夷清肺饮加减：黄芩、知母、桑白皮、枇杷叶、栀子各 12 g，升麻、麦冬、百合各 15 g，辛夷、地龙干各 10 g。水煎服。喷嚏多者，加蝉蜕、僵蚕各 10 g，乌梅 12 g；头胀痛者，加蔓荆子 10 g，白蒺藜 15 g。

（五）表寒里热证

[临床表现] 外感后鼻窍奇痒，喷嚏频发，流大量清涕，鼻塞不通，嗅觉减退。伴见恶寒发热，头痛身疼，无汗烦躁，口渴咽燥，或见大便秘结。舌质红，苔黄，脉数。

[治法] 解表清里，散邪通窍。

[处方] 加味大青龙汤：麻黄、紫草、石榴皮、乌梅各 12 g，石膏 18 g，桂枝、生姜、杏仁各 9 g，五味子 10 g，大枣 4 枚，甘草 5 g。水煎服。

二、临证备要

（一）鉴别诊断

1. 血管运动性鼻炎：又称神经反射性鼻炎，与神经-内分泌系统功能失调有关。虽然临床表现与常年性变应性鼻炎和季节性变应性鼻炎很相似，但是血管运动性鼻炎是由非特异性的刺激所诱发，无特异性变态原参加，不是免疫反应过程，患者机体内也不存在抗原-抗体反应，脱敏疗法、激素或免疫疗法也没有疗效，所以应当区别于变应性鼻炎。

2. 急性鼻炎：早期有喷嚏，清涕，但程度轻，病程短，一般 7～10 日。常伴有四肢酸痛，周身不适，发热等症状。

（二）对症治疗

喷嚏、鼻塞、流鼻涕等鼻部不适：主要以缓解症状为主。①抗组胺药：口服或鼻用第 2 代或新型 H_1 抗组胺药如西替利嗪等，可有效缓解鼻痒、喷嚏和流涕等症状。适用于轻度间歇性和轻度持续性变应性鼻炎，与鼻用糖皮质激素联合治疗中-重度变应性鼻炎。②糖皮质激素：鼻用糖皮质激素，可有效缓解鼻塞、流涕和喷嚏等症状。对其他药物治疗无反应或不能耐受鼻用药物的重症患者，可采用口服糖皮质激素进行短期治疗。③抗白三烯药：对变应性鼻炎和哮喘有效。④色酮类药：对缓解鼻部症状有一定效果。⑤鼻内减充血剂：对鼻充血引起的鼻塞症状有缓解作用，疗程应控制在 7 日以内。⑥鼻内抗胆碱药：可有效抑制流涕。⑦手术治疗：鼻内选择性神经切断术可使鼻内交感神经兴奋性减低，产生一定的效果。

（三）抗过敏的中药

抗过敏的中药：有黄芩、荆芥、细辛、藿香、猪胆粉、黄芪、白术、防风、柴胡、五味子、乌梅、金银花、菊花、辛夷、黄连、薄荷、冰片、苍耳子、附子、紫苏、刺蒺藜、鹅不食草、生姜、桂枝、白芷、地肤子、鱼腥草等。

第十四章 口腔科疾病

第一节 龋　　病

龋病俗称“虫牙”，是在以细菌为主的多种因素影响下，牙齿硬组织在色、形、质各方面均发生变化的一种慢性进行性破坏性疾病。龋病是人类广泛流行的一种口腔常见病和多发病，它不仅使牙体硬组织崩溃、破坏咀嚼器官的完整性，还可继续向深部发展引起牙髓炎、根尖周病、颌骨及颌周炎证，甚至成为病灶，影响全身健康。中医学对龋病早有认识，古代医书众多将本病因归纳为虫蚀、饮食肥甘厚味及外感风寒或骨髓气血不能荣盛所致。据此将其分为虚实两类。

一、辨证论治

（一）实热证

[临床表现] 牙齿上逐渐形成龋洞，温、热、冷、酸、甜等刺激疼痛加剧，牙龈红肿疼痛，口渴而有臭气；舌苔干黄，脉象洪数。

[治法] 清胃泻火，祛湿止痛。

[处方] 清胃散加减：生地黄、当归身、黄连、升麻各 6 g，牡丹皮 9 g。水煎服。燥湿杀虫，加蜂房 5 g，海桐皮 9 g；热困胃腑，大便秘结者，去当归，加大黄、芒硝、黄芩各 9 g。

（二）虚热证

[临床表现] 牙齿上逐渐形成龋洞，牙齿隐痛，口渴不欲饮，五心烦热，颧红咽干；舌红少苔，脉细数。

[治法] 滋阴益肾，降火止痛。

[处方] 玉女煎：生石膏，熟地黄各 15 g，麦冬 6 g，知母、牛膝各 5 g。水煎服。火甚烦热者加栀子、地骨皮各 9 g；舌红而干，口渴者，加沙参、石斛各 9 g。

二、临证备要

（一）鉴别诊断

牙齿感觉过敏症：主要表现为刺激痛，当刷牙，吃硬物，酸、甜、冷、热等刺激时均

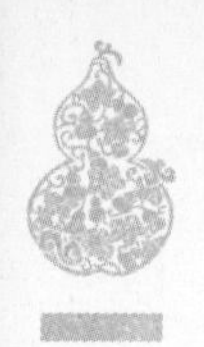

引起酸痛，尤其对机械刺激最敏感，最可靠的诊断方法是用尖锐的探针在牙面上滑动，可找到1个或数个过敏区。

（二）对症治疗

1. 龋洞：除少数情况可用药物外，均需采用手术治疗。①药物治疗：是在磨除龋坏的基础上，应用药物抑制龋病发展的方法，适用于恒牙尚未成洞的浅龋，乳前牙的浅、中龋洞。常用药物包括氨硝酸银和氟化钠等。②充填术：对已形成实质性缺损的牙齿，充填术是目前应用最广泛且成效较好的方法。其基本过程可分为两步：先去除龋坏组织和失去支持的薄弱牙体组织，并按一定要求将窝洞制成合理的形态。然后以充填材料填充或其他特定方式恢复其固有形态和功能。常用充填材料包括银汞合金和复合树脂等。

2. 牙痛：需要止痛治疗，如口服卡马西平。

（三）中药治疗

抑制牙釉质龋的中药：有五倍子、升麻、生石膏、知母、金银花、连翘、胡椒等。

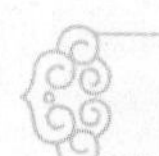

第二节　牙髓病

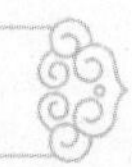

牙髓病是牙髓组织发生的疾病，包括牙髓充血、牙髓炎、牙髓坏死和牙髓变性，其中以牙髓炎最常见。牙髓病多由感染引起，感染又多来自近髓或已达髓腔的深龋洞。牙髓的感染不仅引起牙齿剧烈疼痛，而且还可经根尖孔扩散到尖周组织，甚至继发颌骨炎症，或成为病灶影响全身健康。本病中医学没有对应的病名，归属于“牙痛”范畴。牙痛病因多样，外感内伤，胃热肾虚，气滞血瘀等均可引起牙痛，有寒热虚实牙痛之分。

一、辨证论治

（一）风热牙痛证

[临床表现] 牙痛，牙龈红肿热痛，不敢咀嚼，得冷则痛减，受热则痛剧，或发热恶寒，口渴喜冷饮；或腮肿而痛，甚则齿痛连目、耳、脑，疼痛持续不退，大便干，尿黄；舌尖红，苔白干，脉浮数。

[治法] 疏风清热，解毒消肿。

[处方] 银翘散加减：连翘、银花、牛蒡子各9 g，苦桔梗、薄荷各6 g，淡竹叶4 g，生甘草、荆芥穗、淡豆豉各5 g。水煎服。津伤渴甚者，加天花粉12 g；热毒较甚，项肿咽痛者，加马勃6 g，玄参12 g；热伤血络，衄者，去荆芥穗、淡豆豉，加白茅根15 g，侧柏炭、栀子炭各10 g。

（二）风寒牙痛证

[临床表现] 牙齿作痛，时恶风寒，患处得热则痛减，齿连头俱痛，口不渴；舌苔白滑，脉浮紧。

[治法] 祛风散寒止痛。

[处方] 荆防败毒散加减：羌活、独活、柴胡、前胡、枳壳、茯苓、荆芥、防风、桔梗、川芎各5 g，甘草3 g。水煎服。

（三）胃火牙痛证

[临床表现] 牙齿疼痛剧烈，牙龈红肿较甚，或出脓渗血，肿连腮颊，头痛，口渴引

饮，口气臭秽，大便秘结，尿黄；舌质红，苔黄干，脉象洪数。

［治法］清热泻火，消肿止痛。

［处方］清胃散加减：生地黄、当归身、黄连、升麻各6 g，牡丹皮9 g。水煎服。大便秘结者，加大黄10 g；口渴饮冷者，加石膏15 g，玄参、天花粉各12 g；口臭甚者，加茵陈蒿12 g，藿香9 g，豆蔻6 g；肿连腮颊者，加板蓝根、蒲公英各12 g，紫花地丁15 g；牙龈出血者，加白茅根15 g，丝瓜络9 g。

（四）瘀血牙痛证

［临床表现］牙痛如锥刺，昼轻夜重，牙龈紫黑或肿起血疱、血瘤或血痣，触之痛剧，或蛀孔变黑有臭秽；舌边尖有瘀血点，脉沉涩。

［治法］活血化瘀止痛。

［处方］桃仁承气汤加减：桃仁、芒硝各10 g，大黄12 g，桂枝、甘草各6 g。水煎服。

（五）虚火牙痛证

［临床表现］牙齿隐隐作痛或微痛，牙龈微红，微肿，久则龈肉萎缩，牙齿浮动，咬物无力，午后疼痛加重；全身可兼见腰酸痛，头晕眼花，手足心烦热，口干不欲饮；舌质红嫩，无浊苔，脉多细数。

［治法］滋阴益肾，降火止痛。

［处方］知柏地黄丸加减：知母、黄柏各6 g，熟地黄24 g，山茱萸、山药各12 g，泽泻、牡丹皮、白茯苓各9 g。炼蜜为丸，如梧子大，每次服6 g。口干渴明显者，加沙参、麦冬、天花粉各12 g；阴虚肝旺者，加夏枯草、决明子各9 g，生龙骨12 g。

二、临证备要

（一）鉴别诊断

1. 牙间乳突炎：由于食物嵌塞引起乳突炎，有自发性痛，其特点为持续性胀痛，冷热刺激痛，检查可见牙间乳突充血水肿，局部牙龈明显触痛，常可见有食物嵌塞于邻间隙。

2. 三叉神经痛：三叉神经痛性质为锐痛，突然发作，疼痛剧烈像撕裂样，有反射痛，并沿三叉神经分布，与急性牙髓炎区别点是三叉神经痛很少在夜间发作，多因在洗脸、说话诱发，每次发作时间短暂，持续数秒至2分钟，很少持续超过5分钟，冷热刺激不引起疼痛，有疼痛接点称为“扳机点”，触及此处则引起疼痛发作。

3. 急性上颌窦炎：急性上颌窦炎患者常以上颌牙痛就诊，因上颌后牙的牙根接的上颌窦底，分布上颌后牙牙髓神经在入根尖孔前经上颌窦侧壁和窦底，故上颌窦内的感染常引起上颌后牙的神经痛，并反射患侧头面部痛，很像急性牙髓炎，所以应加以区别，其特点是：急性上颌窦炎疼痛为持续性胀痛，可累及上颌尖牙，双尖牙，磨牙区，检查叩痛，患者常有头痛，鼻阻及流脓鼻涕历史，检查上颌窦前壁压痛，若化脓做副鼻窦穿刺，可有脓液流出。

（二）对症治疗

1. 牙痛：急性疼痛时应解除剧痛；尽量全部或部分保存活髓；不能保存活髓时，应努力保存牙齿。①开髓引流：患急性牙髓炎或尖周炎时，须开放髓腔，后者还须清理根管，打通根尖孔，以减除内压，引流炎性渗出物，解除急性疼痛。②切开引流：患骨膜下脓肿或黏膜下脓肿时，应在局部切开并置和引流条。③药物止痛：常用丁香油或丁香油

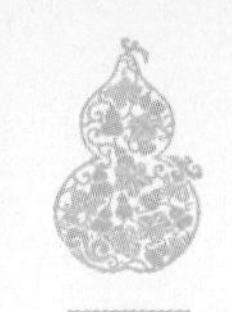

酚等药棉置放龋洞内，或用鼻闻止痛散置鼻孔内，也可口服止痛药。

2. 龋洞：①间接盖髓术。制备洞形，去净龋坏组织，消毒窝洞，洞底覆盖盖髓剂，磷酸锌水门汀作基底，银汞合金或复合树脂充填。常用盖髓剂有氢氧化钙及其制剂，丁香油氧化锌水门汀等。②直接盖髓术。注意防湿，制洞后局部消毒，在穿髓处覆盖盖髓剂，垫基底后充填窝洞。③切髓术。在局部麻醉下去龋制洞，清理干净和消毒窝洞后开髓，切除冠髓，彻底止血，在根管口处覆盖氢氧化钙制剂，垫基底后充填。④干髓术。第一次失活：扩洞去龋，在穿髓处置失活剂，用丁香油氧化锌水门汀密封洞口，防止失活剂外溢和灼伤牙周组织，但操作中切忌加压。第二次切髓充填：去除失活剂，去净龋坏组织后，将冠髓去除。用无水乙醇棉球干燥髓室或用甲醛甲酚合剂棉球在根管口放置1分钟，然后在根管口处放置干髓剂约1 mL厚，垫底充填，并注意降，防止牙折。⑤干髓术一次法。适应证同干髓术，但一次完成。即在局部麻醉或蟾酥快速失活下，去除冠髓，覆盖干髓剂，垫底充填。所用干髓剂，需适当增加镇痛药和多聚甲醛的剂量，减少术后疼痛，覆盖干髓剂前必须充分止血。

（三）抗厌氧菌的中药

1. 抗放线菌的中药：有生地黄、苦豆子、苦楝皮、三尖杉、锁阳、芍药、五倍子、雷公藤、虎杖、重楼、鱼腥草、金银花、葛根、延胡索、生姜、丹参、人参、黄芩等。

2. 抗链球菌的中药：有野菊花、蒲公英、半枝莲、侧柏叶、仙鹤草、黄芩、夏枯草、木瓜、三七、淫羊藿、陈皮、地榆等。

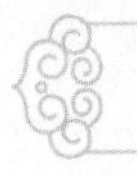

第三节　根尖周病

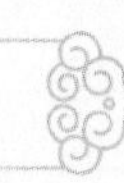

根尖周病是指局限于根尖部的牙周组织，包括牙骨质、牙周膜和牙槽骨的炎症，根尖周病包括急性和慢性根尖周炎，从病理上又分浆液性和化脓性根尖周炎。急性根尖周炎，症状明显、病情严重，又称急性牙槽脓肿。它可将化脓性炎症扩散到根尖周外间隙，引起间隙红肿、下睑水肿，影响视力。病情相当严重，若得不到及时、合理的治疗，患者预后差，甚至危及患者的生命。而慢性根尖周炎，症状较轻，病程长，发展慢，常常形成瘘管，数月数年不愈。若形成慢性根尖囊肿，较大者可造成面部变形。本病应属中医学“牙痈”“牙蜞风”“牙痈风”等范畴。《医宗金鉴·外科心法要诀》曰：“牙痈胃热肿牙床，寒热坚硬痛难当，破流脓水未收口，误犯寒凉多骨妨。”多由于平素不注意口腔卫生，或牙齿保护不当，致使牙体被龋蚀，秽毒郁结于龈肉及牙根，聚积渐化成脓；或由于平素嗜食辛辣厚味，脾胃蕴热，热毒壅盛于里，积困中焦而化火，火性上炎，火热循经至牙床而腐肉成脓；或风热邪毒直侵人体，引动脾胃之积热，风热与胃火交蒸，循经上冲于牙龈而成牙痈。本病为阴明胃经热毒炽盛所致，所以总的治疗方法为清热解毒、清胃泻火、消肿排脓。

一、辨证论治

（一）毒邪结聚证

[临床表现] 牙痛反复发作，龈肉亦多次受累，每因过度疲劳或身体衰弱，或口腔不洁时发作。症见突然高热，乏力，头痛，咽痛，食欲不振，牙龈发红肿胀，龈袋溢脓，唾液多而黏稠，牙齿不松，叩痛轻微，颌下臀核肿大，舌质红，苔薄黄，脉数。

［治法］清热解毒，消肿排脓。

［处方］五味消毒饮加减：金银花、野菊花、蒲公英各 10 g，紫花地丁、天葵子各 9 g。水煎服。胃火偏盛者，宜清胃泻火，选用清胃汤；大便秘结者，加生石膏 15 g，大黄 3 g；肿痛无脓肿者，加玄明粉、牡蛎各 10 g；脓出不畅者，加皂角刺 6 g，天花粉 15 g。

（二）风热邪毒侵袭

［临床表现］牙龈浮肿疼痛，不能咀嚼，或有龈缘糜烂，易出血，流涎黏稠，颌下有硬结，触痛，可有发热或恶寒交错，患处得凉则痛减，口渴，舌尖红，苔薄白或薄黄，脉浮数。

［治法］散风清热，祛邪解毒。

［处方］桑菊饮加减：桑叶、菊花、连翘、杏仁、芦根各 10 g，薄荷 5 g，桔梗 6 g，甘草 3 g。水煎服。大便秘结者，加生石膏 15 g，大黄 3 g；上焦热盛者，加黄芩、黄连各 10 g；口干少津者，加淡竹叶、生地黄各 10 g；邪毒盛者，加金银花、蒲公英、紫花地丁各 10 g。

（三）脾胃火盛证

［临床表现］牙龈红肿疼痛，以胀痛为主，有脓性分泌物，量较多；患者烦渴冷饮，口臭，大便秘结，胃脘嘈杂，消谷善饥；舌质红绛，苔黄厚，脉洪散。

［治法］清胃泻火，解毒排脓。

［处方］清胃散加减：生地黄、当归、牡丹皮、黄连各 10 g，升麻 8 g，石膏（打碎包煎）30 g。水煎服。牙龈红肿，邪毒盛者，加金银花、野菊花、紫花地丁、蜂房各 10 g。

二、临证备要

（一）鉴别诊断

需要对根尖周病本身进行鉴别，包括根尖周脓肿，根尖周肉芽肿及根尖周囊肿之间的鉴别。诊断除了根据病史和检查特征外，主要依靠 X 线。①脓肿型在 X 线上显示根尖投射区边界不清楚，形状不规则，投射区周围骨质疏松呈云雾状。②肉芽肿型在 X 线上的特点是根尖部有一圆形或椭圆投射区，边界清晰，周围骨质正常或致密，病变范围较小。③囊肿型在 X 线片上可见较大的圆形投射区，边界清楚，周围骨质致密呈清楚的阻射白线。

（二）对症治疗

牙龈疼痛及肿胀：①髓腔开放引流。行人工通髓腔引流通道，打通根尖孔，使渗出液或脓液通过根管得以引流，以缓解根尖部压力，解除疼痛。为了不让食物杂质堵塞引流通道，洞内放一碘酊球开放。②切开排脓。炎症 4～5 日，主要针对骨膜下或黏膜下脓肿，切排与根管开放可同时进行。切开的位置正对脓肿，与前庭沟平行方向。③按抚治疗。对根管外伤、封药化学性刺激及根管不良充填引起的急性尖周炎，可考虑去除根管内容物，封消炎镇痛药。④调牙合磨改。由创伤引起的，通过调牙合磨改以消除创伤性咬合，即可治愈。⑤消炎止痛。口服或注射抗生素药或止痛药，局部封闭、理疗、针灸、中草药贴敷等。⑥急性期拔牙。无保留价值或重要病灶牙可以果断拔除患牙，通过牙槽窝引流。但复杂性拔牙易引起炎症扩散，应先保守治疗后拔牙。

（三）抗牙龈卟啉单胞菌的中药

抗牙龈卟啉单胞菌的中药：有厚朴、菊花、大黄、桑叶、金银花、丁香、香薷、乌

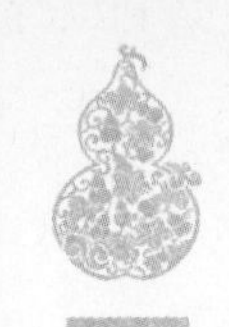

梅、荷叶、黄芩、紫苏叶、广藿香、黄连、五倍子、五味子、佩兰等。

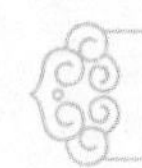

第四节 牙龈炎

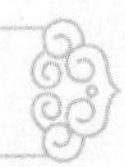

牙龈炎是发生于牙龈组织的炎症，临床以刷牙和咀嚼食物时牙龈出血为特征。多由于口腔不洁、牙菌斑、牙石堆积、食物嵌塞、不良修复体及牙颈部龋的刺激所引起；部分患者存在全身诱发因素，如慢性血液病、内分泌功能紊乱、维生素 C 缺乏及某些药物影响等。本病是世界范围广泛存在的疾病，治疗及时，多能痊愈，否则可发展为牙周炎。本病属中医学“齿衄”范畴。多因胃腑积热或肾阴不足，相火上炎所致，因牙龈属胃，牙齿属肾，阳明传入少阴，二经相搏则血出于牙缝。

一、辨证论治

（一）胃腑积热证

[临床表现] 牙龈红肿，出血量较多而色鲜红，口臭，齿痛，口渴喜饮，便干，尿黄；舌红苔黄，脉滑数。

[治法] 清胃泻火，凉血止血。

[处方] 调胃承气汤加减：大黄 12 g，甘草 6 g，芒硝 10 g。水煎服。口渴饮冷者，加石膏 12 g，玄参、天花粉各 9 g；牙衄者，加川牛膝 9 g；口臭甚者，加茵陈蒿 10 g，藿香 9 g，豆蔻 5 g。

（二）肾阴不足证

[临床表现] 牙龈红肿不甚，出血量少而淡，牙齿松动而隐痛，常有齿根外露，口不臭；舌红少苔，脉细数。

[治法] 补肾滋阴，凉血止血。

[处方] 知柏地黄汤加减：知母、黄柏各 6 g，熟地黄 24 g，山茱萸、山药各 12 g，泽泻、牡丹皮、白茯苓各 9 g。炼蜜为丸，如梧子大，每次服 6 g。口干渴明显者，加沙参、麦冬、天花粉各 9 g。

（三）胃阴虚损证

[临床表现] 牙龈出血，色淡红，微微渗出，牙齿肿痛不甚，多有糜烂，口干渴，但饮之不多；舌红少苔，脉细滑数。

[治法] 益胃养阴，凉血止血。

[处方] 玉女煎加减：生石膏、熟地黄各 15 g，麦冬 6 g，知母、川牛膝各 5 g。水煎服。火甚烦热者，加栀子、地骨皮各 9 g；舌红而干，口渴者，加沙参、石斛各 9 g。

（四）肝肾阴虚证

[临床表现] 牙龈腐烂，渗血量少，呈点滴外溢，牙龈可出现疼痛，亦常有齿根外露，牙根腐臭，牙齿松动，伴头晕目眩，耳鸣，健忘，失眠多梦；舌红，苔薄白，脉细数或弦数。

[治法] 滋补肝肾，凉血止血。

[处方] 茜根散加减：茜草根、阿胶各 12 g，黄芩、侧柏叶、生地黄、甘草各 9 g。水煎服。

（五）气血亏虚证

[临床表现] 牙龈出血不多，色淡红，同时可伴鼻衄、肌肤及其他部位的渗血；舌淡，苔薄白，脉缓或濡数。

[治法] 益气摄血。

[处方] 八珍汤加减：黄芪 30 g，党参、连翘各 15 g，金银花、白术、茯苓、白芍、熟地黄、玄参各 12 g，当归、川芎各 10 g，炙甘草 6 g。水煎服。

二、临证备要

（一）鉴别诊断

1. 早期牙周炎鉴别：牙周炎会出现附着丧失和牙槽骨的吸收。因此应仔细检查有无附着丧失和牙槽骨的吸收，必要时可拍摄 X 线片以确定诊断。

2. 血液病引起的牙龈出血：白血病、血小板减少性紫癜、血友病、再生障碍性贫血等血液系统疾病，均可引起牙龈出血。对以牙龈出血为主诉且有牙龈炎症的患者，应注意与上述血液系统疾病相鉴别。这类疾病常有自发出血，有关的血液学检查有助于排除上述疾病。

（二）对症治疗

牙龈出血，红肿，胀痛：可在清除牙垢、菌斑和食物残渣后用 3%过氧化氢溶液或生理盐水冲洗后涂敷 1%碘甘油，亦可用 1∶5000 高锰酸钾溶液或复方硼砂溶液漱口，还可选择性使用含漱药物，如口泰含漱液、雅士洁口净等。

（三）抗放线菌的中药

抗放线菌的中药：有生地黄、苦豆子、苦楝皮、三尖杉、锁阳、芍药、五倍子、雷公藤、虎杖、重楼、鱼腥草、金银花、葛根、延胡索、生姜、丹参、人参、黄芩等。

第五节　复发性阿弗他溃疡

复发性阿弗他溃疡又称复发性阿弗他口炎、复发性口腔溃疡、复发性口疮，是口腔黏膜疾病中发病率最高的一种疾病，普通感冒、消化不良、精神紧张、郁闷不乐等情况均能偶然引起该病的发生，好发于唇、颊、舌缘等，在黏膜的任何部位均能出现，但在角化完全的附着龈和硬腭则少见。发病年龄一般在 10～30 岁，女性较多，一年四季均能发生。复发性阿弗他溃疡有自限性，能在 10 日左右自愈。本病具有周期性、复发性及自限性等特点。本病属中医学“口疮”“口疳”“口糜”范畴。本病多因外感湿热，或内伤热郁，积于胃脘，损于口舌。治疗上应整体与局部相结合。热甚者清热为主，除湿通络辅之；湿盛者除湿为主，温经通络辅之；阴虚养阴，活血养血辅之；气虚者益气，壮阳扶正辅之。

一、辨证论治

（一）脾胃积热证

[临床表现] 数目多而密集的浅溃疡，周边充血，中心区表面有淡黄色假膜，灼痛明显。面红热，口渴口臭，唇红干燥，尿黄便干，舌质红、舌苔黄或厚腻，脉数有力。

[治法] 清热泻火，凉血通腑。

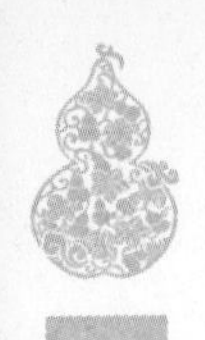

[处方] 清胃散加减：生石膏 15 g，黄连、生地黄、赤芍、牛膝、黄芩各 10 g，栀子 3 g，当归 12 g。水煎服。便秘者，加大黄、芒硝；红肿者，加金银花、蒲公英。

（二）心火上炎证

[临床表现] 口舌生疮，溃疡面积小而数目多，多位天舌尖和舌前部或舌侧缘，溃疡周边充血明显，灼痛剧烈；口热口渴，急躁心烦，夜寐不安，小便短赤涩痛；舌尖红，舌苔薄黄脉数。

[治法] 清心降火，凉血利尿。

[处方] 导赤散合泻心汤加减：生地黄、木通、牡丹皮、赤芍各 10 g，黄芩、黄连、栀子各 12 g，滑石 9 g，淡竹叶 6 g，甘草 20 g。水煎服。尿赤者，加白茅根、大小蓟各 10 g；烦躁口渴者，加麦冬、玄参各 10 g。

（三）肝郁气滞证

[临床表现] 口舌生疮，多位于舌缘，溃疡数目少。复发与情绪及月经有关，经前复发，经后渐愈，月经失调，量过多或过少，经血有块，小腹胀疼。胸肋胀闷，心烦易怒，失眠多梦，经前乳房胀痛。舌尖红或有瘀斑，舌苔薄黄，脉弦数。

[治法] 疏肝理气，调理冲任。

[处方] 丹栀逍遥散加减：龙胆、栀子各 9 g，柴胡、香附、甘草、枳壳各 6 g，赤芍、白芍、当归、菊花、益母草、生地黄各 10 g，川芎 20 g。水煎服。

（四）脾虚湿困证

[临床表现] 溃疡数目少，面积大而深，久治难愈合，口淡乏味，口黏不渴，头晕头重，胃脘满闷，食欲不振，便溏腹泻，体弱乏力，舌淡胖嫩有齿痕，苔白滑，脉弦数。

[治法] 益气健脾，芳香化湿。

[处方] 七味白术散加减：党参 12 g，白术、茯苓各 15 g，半夏、厚朴、炙甘草各 6 g，苍术、泽泻、佩兰、砂仁、桂枝、木香各 10 g，薏苡仁 20 g。纳差者，加焦三仙、莱菔子各 15 g；嗳气者，加旋覆花、赭石各 10 g。

（五）阴虚火旺证

[临床表现] 口舌生疮，好发于舌根，舌尖及舌下，溃疡数目少，周边微红，灼痛轻微，口燥舌干，面热唇红，头晕耳鸣，失眠多梦，心烦急躁，五心烦热，尿黄便干，舌苔薄黄，脉沉细数或弦细数。

[治法] 滋阴降火。

[处方] 知柏地黄汤加减：熟地黄 20 g，玄参、赤芍、牡丹皮各 10 g，山茱萸、女贞子、墨旱莲、麦冬、知母、黄柏、黄连各 12 g，泽泻、茯苓各 9 g。水煎服。

（六）脾肾阳虚证

[临床表现] 口舌生疮，溃疡少而分散，表面暗紫，四周苍白，轻微疼痛。面色㿠白，面浮肢肿，形寒肢冷，下利清谷，小腹冷痛，小便多，舌质淡，舌苔白，脉沉弱无力。

[治法] 温补脾肾，散寒化湿。

[处方] 附桂八味汤加减：肉桂 3 g，山药 15 g，茯苓 12 g，附子、熟地黄、山茱萸、党参、泽泻各 10 g，干姜、甘草各 6 g。水煎服。

二、临证备要

（一）鉴别诊断

1. 癌性溃疡：老年人多见，溃疡多不规则，可呈菜花状，边缘外翻，基底出现浸润性硬结，无明显疼痛，病程长，经久不愈或逐渐扩大，病检可见癌变细胞及组织。

2. 结核性溃疡：形态不规则，基底暗红色桑葚样肉芽组织增生，溃疡经久不愈，病理检查见特征性结核结节或结核性肉芽肿。

3. 创伤性溃疡：往往有明显的局部刺激因素且溃疡发生部位及形态与刺激因素吻合，去除刺激后溃疡很快愈合，但如果任其发展，则有癌变可能。

4. 坏死性涎腺化生：男性多见，溃疡深及骨面，边缘可隆起，底部有肉芽组织，好发于硬腭、软硬腭交界，病理表现为小涎腺坏死，患者全身情况较好。

（二）对症治疗

局部红肿、疼痛：①局部物理治疗。包括激光、低频超声、化学腐蚀（如硝酸银）、物理屏障（如氰基丙烯酸盐黏合剂）。②局部抗菌药物。氯已定含漱液、金霉素药膏。③局部皮质类固醇。氢化可的松或氟轻氢化泼尼松龙药膜、倍氯米松含漱液或喷雾剂等。④局部止痛药。苄达明含漱液或喷雾剂、局部麻醉凝胶。⑤其他局部抗炎制剂。氨来占诺、色甘酸钠止咳糖浆、前列腺素 E_2 胶、局部粒细胞-巨噬细胞刺激因子、阿司匹林含漱液、双氯酚酸、胃溃宁。⑥全身用药。泼尼松龙、咪哇硫嘌呤、左旋咪唑、秋水仙素、贝通、氨苯砜、甲氰咪胍及转移因子等。

（三）中药治疗

止痛、消炎的中药：有雄黄、姜黄、青黛、牛黄、冰片、黄柏、龙胆、吴茱萸、黄连、石膏、知母、生地黄、玄参等。

第六节　口腔念珠菌病

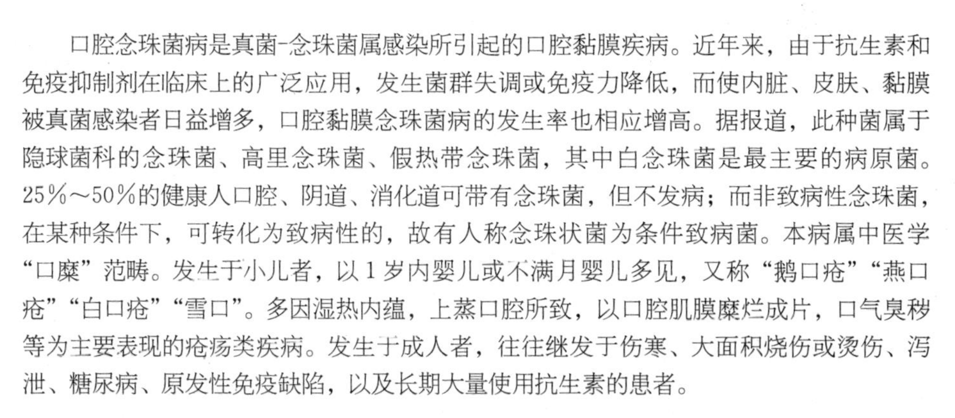

口腔念珠菌病是真菌-念珠菌属感染所引起的口腔黏膜疾病。近年来，由于抗生素和免疫抑制剂在临床上的广泛应用，发生菌群失调或免疫力降低，而使内脏、皮肤、黏膜被真菌感染者日益增多，口腔黏膜念珠菌病的发生率也相应增高。据报道，此种菌属于隐球菌科的念珠菌、高里念珠菌、假热带念珠菌，其中白念珠菌是最主要的病原菌。25%～50%的健康人口腔、阴道、消化道可带有念珠菌，但不发病；而非致病性念珠菌，在某种条件下，可转化为致病性的，故有人称念珠状菌为条件致病菌。本病属中医学“口糜”范畴。发生于小儿者，以1岁内婴儿或不满月婴儿多见，又称“鹅口疮”“燕口疮”“白口疮”“雪口”。多因湿热内蕴，上蒸口腔所致，以口腔肌膜糜烂成片，口气臭秽等为主要表现的疮疡类疾病。发生于成人者，往往继发于伤寒、大面积烧伤或烫伤、泻泄、糖尿病、原发性免疫缺陷，以及长期大量使用抗生素的患者。

一、辨证论治

（一）心脾积热证

[临床表现] 口腔黏膜红肿，斑点较多，表面覆有大量凝乳状白腐物，局部灼热疼痛，全身可伴有轻微发热，口干渴，心中烦热，大便秘结，小便短赤，舌质红，苔黄，脉数。

[治法] 清心泻脾。

[处方] 导赤散合泻黄散加减：生地黄、木通、甘草梢、黄芩、栀子、枇杷叶各 10 g，黄连 5 g，石膏、淡竹叶各 15 g，藿香叶 20 g，栀子、防风、黄柏、砂仁各 6 g。水煎服。小便短赤者，加滑石 15 g；肠道积热便秘者，加大黄 10 g。

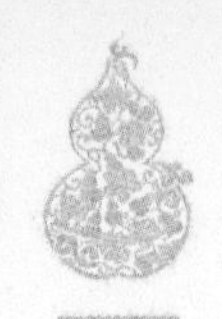

（二）湿热蒸口证

[临床表现] 口腔黏膜斑点较多，表面覆有大量白腐物，不易拭去，强行拭去则出血，随后又生。患处灼热，口有甜味或臭味。全身可微有发热，小便短赤，舌苔黄腻，脉滑数。

[治法] 清热利湿。

[处方] 甘露消毒丹加减：滑石、川贝母、豆蔻、藿香各 15 g，茵陈、黄芩、射干、连翘、石菖蒲各 12 g，木通 9 g，薄荷 6 g。水煎服。

（三）虚火灼口证

[临床表现] 口腔黏膜斑点较少，表面无明显白腐物覆盖，患处无疼痛或轻微疼痛。伴口舌干燥，饥不欲食，大便干结，小便短少，舌红少津，脉细数。

[治法] 滋阴降火。

[处方] 知柏地黄汤加减：知母、黄柏、熟地黄、山茱萸、玄参、麦冬、石斛各 10 g，牡丹皮、泽泻、桔梗各 6 g，甘草 3 g。水煎服。

（四）虚阳上浮证

[临床表现] 口腔黏膜斑点较少，表面无明显白腐物覆盖，患处无疼痛或轻微疼痛。伴倦怠乏力，纳差，面色不华，畏冷，小便清，大便稀或泄泻。

[治法] 温补脾阳。

[处方] 附子理中汤加减：附子、吴茱萸各 6 g，桂枝、薏苡仁、姜半夏各 9 g，党参、茯苓、白术各 12 g。水煎服。

二、临证备要

（一）鉴别诊断

急性球菌性口炎（膜性口炎）：是由金黄色葡萄球菌、溶血性链球菌、肺炎链球菌等球菌感染引起，儿童和老年人易罹患，可发生于口腔黏膜任何部位，患区充血水肿明显，大量纤维蛋白原从血管内渗出，凝结成灰白色或灰黄色假膜，表面光滑致密，略高出黏膜面。假膜易被拭去，遗留糜烂面而有渗血。区域淋巴结肿大，可伴有全身反应。涂片检查或细菌培养可确定主要的病原菌。

（二）对症治疗

1. 局部药物治疗：

(1) 2%～4%碳酸氢钠溶液：本药系治疗婴幼儿鹅口疮的常用药物。用于哺乳前后洗涤口腔，以消除能分解产酸的残留凝乳或糖类，使口腔成为碱性环境，可阻止白念珠菌的生长和繁殖。轻症患儿不用其他药物，病变在 2～3 日内即可消失，但仍需继续用药数日，以预防复发。也可用本药在哺乳前后洗净乳头，以免交叉感染或重复感染。

(2) 甲紫水溶液：在 1∶10 万的浓度时，仍能抑制念珠菌的生长。口腔黏膜以用 1/2000（0.05%）浓度为宜，每日涂搽 3 次，以治疗婴幼儿鹅口疮和口角炎。但药物染色后，不宜观察损害的变化。市售 1%甲紫醇溶液，因刺激性大，不宜直接用于婴幼儿口腔黏膜，但可用于皮肤病损。

(3) 氯己定：有抗真菌作用，可选用 0.2%溶液或 1%凝胶局部涂布，冲洗或含漱，也可与制霉菌素配伍成软膏或霜剂，其中亦可加入适量曲安奈德（去炎舒松），以治疗口角炎、托牙性口炎等（可将霜剂涂于基托组织面戴入口中）。以氯己定溶液与碳酸氢钠溶液交替漱洗，可消除白念珠菌的协同致病菌——革兰阴性菌。

2. 抗真菌药治疗：

(1) 制霉菌素：属四烯类抗生素，1 mg 相当于 2000 U，宜于低温存放。不易被肠道吸收，故多用于治疗皮肤、黏膜以及消化道的白色念珠菌感染。局部可用 5 万～10 万 U/mL 的水混悬液涂布，每 2～3 小时 1 次，涂布后可咽下。也可用含漱剂漱口，或制成含片、乳剂等。儿童（1～2 岁）口服 10 万 U/次，每日 3 次；成人口服 50 万～100 万 U/次，每日 3 次。本药的抑菌作用，可能是通过破坏细胞膜释放钾，从而引起细胞内糖原分解终止而失去活力。口服副作用极小，偶尔有引起恶心、腹泻或食欲减退者。疗程 7～10 日。

(2) 咪康唑：为人工合成的广谱抗真菌药，局部使用的硝酸咪康唑的国内商品名达克宁。除抗真菌外，本药尚具有抗革兰阳性细菌的作用。散剂可用于口腔黏膜，霜剂适用于舌炎及口角炎，疗程一般为 10 日。

(3) 克霉唑：为合成广谱抗真菌药，毒性较大，口服后吸收迅速，4～5 小时血液中达到最高浓度，并可进入黏膜和唾液中。本药能影响麦角固醇的合成，从而使真菌细胞膜缺损，内容物溢出而导致真菌死亡。成人每日口服 3 次，每次 0.5 g，日剂量最多 3 g。本药的副作用主要为肠道反应；长期使用可影响肝功能，引起白细胞减少，故目前多使用局部制剂。

(4) 酮康唑：为 20 世纪 70 年代后推荐使用的抗白念珠菌新药，能抑制真菌细胞膜 DNA 和 RNA，疗效快，口服吸收 2 小时后达到峰值，通过血循环达到病变区。剂量为每日 1 次，口服 200 mg，2～4 周为 1 个疗程。并可与其他局部用的抗真菌药合用，效果更好。对于皮肤、消化道等口腔外真菌病也有明显疗效，目前已代替二性霉素。本药不可与制酸药或抗胆碱药同服，以免影响吸收。

3. 综合性治疗：对黏膜明显充血水肿、舌质红、口臭、尿黄、便秘等心火上炎或胃热夹湿见证者，可服用“口炎冲剂”。

除用抗真菌药外，对身体衰弱，有免疫缺陷病或与之有关的全身疾病及慢性念珠菌感染的患者，常需辅以增强机体免疫力的综合治疗措施，如注射转移因子、胸腺素、脂多糖等，补充铁剂、维生素 A；以及多次少量输血等。

口腔白念珠菌病的治疗时间应适当延长，一般以 14 日为期，过早停药易致病损复发。而肥厚型（增殖型）的疗程应更长，有报道可达 3～4 个月，疗效不显著的白念珠菌性白斑，应及早考虑手术切除。

(三) 中药治疗

抗白念珠菌的中药：有丁香、肉桂、八角、山豆根、黄连、土荆皮、白矾、大风子、皂角、藿香、胡椒、苦参、苍耳子、苦楝皮、艾叶、大蒜、重楼等。

第七节　慢性唇炎

慢性唇炎又称慢性非特异性唇炎、剥脱性唇炎，是唇部的一种慢性、非特异性、炎症性病变。现代医学认为主要由于寒冷、干燥、日光照射、烟酒刺激以及舔唇、咬唇等外界刺激因素引起；临床以唇部干燥脱屑、渗出结痂、充血水肿等主要表现，患者自觉发胀、发痒、灼热、疼痛，病程较长，常反复发作，持续难愈。本病属中医学“慢唇风”“唇燥裂”“唇干”等范畴。清代《医宗金鉴》曰：“唇风多在下唇生，阳明胃火上攻，初

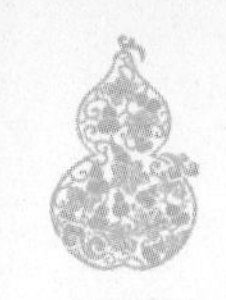

期发痒色红肿，久裂流水火燎疼。”《外科证治全书》曰：“唇风，多在下唇，初发痒红肿，日久破裂流水，疼如火燎，似无皮之状，如风燥则不时润动。”详细描述了本病。中医学认为本病或因风火毒邪搏结于唇；或因过食辛辣厚味，化热生燥、蕴结脾胃、复感风热、外热引起胃火，循经上攻；脾胃湿热，饮食不节，脾失健运，湿浊内生，湿热相搏，上犯于唇，唇则生疮；脾虚血燥，精血不足，唇失濡养。口唇与脾胃二经有关，阳明胃经环唇夹口；脾属阳，恶湿喜燥，主运化其华在唇。唇者脾之官也，若脾病，则运化失常，口唇苍白无华，风热上扰，唇多肿痛；脾胃互为表里。治病必求其本，因次治疗此病应从脾胃着手。

一、辨证论治

（一）风火上攻证

[临床表现] 口唇裂，色变深红，以红肿发痒为特征，兼有口干口苦、便秘诸症。舌苔黄、脉洪数。

[治法] 祛风，清热，解毒。

[处方] 防风汤、普济消毒饮加减：防风、秦艽、当归、栀子、杏仁、川芎、独活各 9 g，鲜竹叶、黄连、黄芩、甘草 6 g，生石膏、生地黄、玄参、牡丹皮各 15 g。水煎服。

（二）血虚风燥证

[临床表现] 面色无华，头晕目眩，乏力；唇淡，脱屑，湿白，糜烂渗出少，病情迁延，时轻时重，舌淡，苔少，脉细数。

[治法] 养血，祛风，润燥。

[处方] 四物汤、桂枝加当归汤加减：地黄 20 g，当归、川芎、白芍各 10 g，桂枝、甘草、生姜各 6 g，大枣 3 枚。水煎服。

（三）脾胃湿热证

[临床表现] 胃脘胀满，呕恶厌食，肢体困倦，大便溏污秽，唇肿皲裂，口角潮红，口唇糜烂渗出多，黄褐色结痂，舌红，苔黄厚，脉濡数。

[治法] 清热除湿。

[处方] 连朴饮加减：黄连、半夏、石菖蒲、淡豆豉各 10 g，厚朴、栀子各 15 g，芦根 30 g。水煎服。热盛者，加生石膏、滑石各 15 g，金银花、茯苓皮、通草各 10 g。

（四）胃阴不足证

[临床表现] 不思饮食或饮食减少。心烦低热，口咽干燥，大便干，唇红脱屑，舌质红苔少或无，脉细数。

[治法] 健脾养胃。

[处方] 益胃汤加减：生地黄、麦冬各 15 g，沙参、玉竹各 10 g。水煎服。口渴咽燥者，加鲜芦根 30 g。

二、临证备要

（一）鉴别诊断

1. 盘状红斑狼疮：唇部病损好发于唇红缘处。表面脱屑、结痂，可侵犯整个唇红部，并可蔓延到附近皮肤处，损害中央色素减退，边缘有色素沉着。

2. 扁平苔藓：唇部发生的病损可能发生糜烂，但是病损周围多见白色网状条纹，患者的双颊也可见白色网状条纹。

3. 多形性红斑：发病急剧，迅速出现水肿或大疱。口唇糜烂，常形成褐红色厚痂，自觉疼痛，影响张口及进食。

（二）对症治疗

1. 干燥、脱屑、皲裂：用油脂润唇膏、抗感染软膏、激素软膏或维生素A、维生素B_6、鱼肝油类软膏。

2. 急性渗出、糜烂、结痂：用0.1%依沙吖啶（利凡诺）溶液局部湿敷后，涂擦抗感染药膏、激素药膏。

3. 局部病损：严重时可给予抗生素控制感染，或局部注射泼尼松龙混悬液。要注意激素类药物不能长期使用。

（三）中药治疗

1. 抗菌、抗病毒、抗真菌的中药：有防风、苦参、黄柏、土荆皮、黄芪、黄连、黄柏、大黄、当归等。

2. 解热的中药：有防风、蛇床子、黄柏、土荆皮、滑石粉、炉甘石等。

3. 降压感染、利尿作用的中药：有黄芩、苦参、蛇床子、黄柏等。

4. 抗感染、抗过敏的中药：有防风、黄芩、苦参、蛇床子、土荆皮、炉甘石、铅丹、血竭、朱砂、轻粉、滑石粉、乳香、没药、冰片、红粉等。

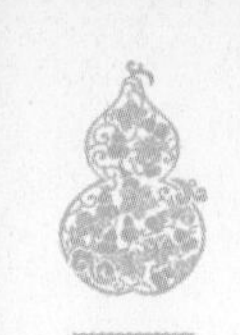

第十五章 皮肤科疾病

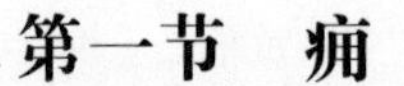

第一节 痈

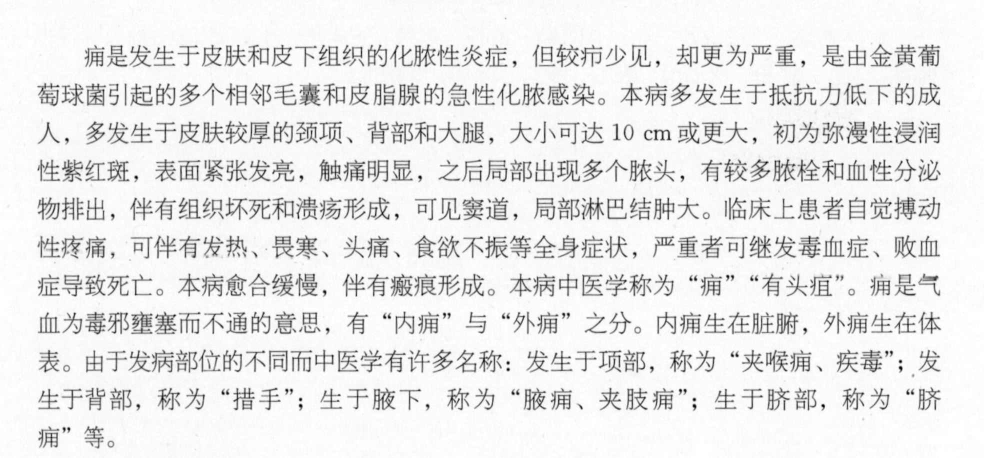

痈是发生于皮肤和皮下组织的化脓性炎症，但较疖少见，却更为严重，是由金黄葡萄球菌引起的多个相邻毛囊和皮脂腺的急性化脓感染。本病多发生于抵抗力低下的成人，多发生于皮肤较厚的颈项、背部和大腿，大小可达 10 cm 或更大，初为弥漫性浸润性紫红斑，表面紧张发亮，触痛明显，之后局部出现多个脓头，有较多脓栓和血性分泌物排出，伴有组织坏死和溃疡形成，可见窦道，局部淋巴结肿大。临床上患者自觉搏动性疼痛，可伴有发热、畏寒、头痛、食欲不振等全身症状，严重者可继发毒血症、败血症导致死亡。本病愈合缓慢，伴有瘢痕形成。本病中医学称为“痈”“有头疽”。痈是气血为毒邪壅塞而不通的意思，有“内痈”与“外痈”之分。内痈生在脏腑，外痈生在体表。由于发病部位的不同而中医学有许多名称：发生于项部，称为“夹喉痈、疾毒”；发生于背部，称为“措手”；生于腋下，称为“腋痈、夹肢痈”；生于脐部，称为“脐痈”等。

一、辨证论治

（一）火毒壅盛证

[临床表现] 皮肤鲜红、灼热疼痛，渐成高肿坚硬，伴见恶寒发热，头痛泛恶，舌红苔黄腻，脉洪数。

[治法] 清热解毒，凉血和营。

[处方] 仙方活命饮加减：金银花、蒲公英各 30 g，连翘、赤芍、牡丹皮各 15 g，天花粉、生地黄各 12 g，陈皮、生大黄各 9 g，生甘草 6 g。水煎服。服用本方剂的同时，取煎后药渣用布包，湿敷痈肿部位。

（二）毒热酿脓证

[临床表现] 局部结块疼痛加剧，痛如鸡啄，肿势高突，可伴见发热，口干苦，舌红苔黄，脉滑数。

[治法] 解毒托里，清热泻火。

[处方] 透脓散加减：生黄芪、白术、当归各 15 g，川芎 12 g，炮穿山甲、桃仁、皂

角刺、陈皮各 9 g，天花粉、酒大黄、甘草各 6 g。水煎服。

（三）气血两虚证

[临床表现] 溃出黄白稠厚脓液，可夹杂有紫色血块，局部肿痛及全身症状亦逐渐消失。如脓疮口周围坚硬，脓水稀少，多为疮口过小，应扩疮排脓。

[治法] 扶正补虚，托毒外出。

[处方] 托里消毒散加减：生黄芪 30 g，茯苓、白术、金银花、紫花地丁各 15 g，白芍、当归、川芎各 12 g，桔梗、皂角刺各 9 g，生甘草 6 g。水煎服。

二、临证备要

（一）鉴别诊断

1. 头部乳头状皮炎：最初为毛囊炎，经过中出现增殖性瘢痕，无坏死灶和明显的全身症状。

2. 疖：炎症较浅在，浸润较轻，呈锥形，中心有脓栓，全身症状轻微，坏死组织不明显，顶端化脓中心有脓栓，无蜂窝状脓孔。

3. 脓癣：常见于头皮，无溃疡，坏死组织不多，皮损为毛囊性脓疱，患处有断发，可以查见真菌。

4. 放线菌病：常见于单侧颌颊部，经过缓慢，脓液稀薄，其中可检出硫黄色颗粒。

（二）对症治疗

1. 高热：给予物理降温处理，如乙醇擦洗。

2. 疼痛：疼痛剧烈，情绪烦躁不安者可给予止痛药和镇静药。

3. 脓肿：①初期仅有红肿时，可用 50%硫酸镁或 0.5%聚维酮碘湿敷；有少数脓点时可用鱼石脂软膏，金黄散敷贴，促进炎症局限，脓肿成熟。②痈的病变范围较大，当有多个脓栓破溃时，病灶内坚韧的纤维间隔会妨碍坏死组织的彻底分离和脓液引流，故应及时取出表面脓栓和坏死组织，再用 75%乙醇和苯酚溶液及生理盐水清洗，以小凡士林纱布条引流，逐日换药，不久可以痊愈。③当脓肿成熟，表面呈紫褐色或有破溃流脓时，应在麻醉下做切开引流，切开应做“十”字形或“×”字形切口，长度超出病变范围，深度需达筋膜或筋膜下，切开所有的纤维间隔，清除所有坏死组织，使伤口形成一个大的腔隙，从而形成通畅的引流环境，伤口内可用过氧化氢或含氯石灰硼酸溶液湿敷，堵塞生理盐水纱条，以干纱布或绷带包扎，伤口清洁，健康肉芽组织生长后再行植皮，促进伤口愈合。唇痈切开引流，不宜做广泛切除，以免影响容貌美观。

（三）抗细菌的中药

1. 抗金黄色葡萄球菌的中药：有白芷、麻黄、生姜、羌活、夏枯草、栀子、玄参、紫草、生地黄、黄柏、苦参、黄芩、秦皮、黄连、紫花地丁、虎杖、鱼腥草、山豆根、马勃、马齿苋、大青叶、连翘、板蓝根、金银花、蒲公英、地肤子、茵陈、花椒、丁香、木香、枳壳、枳实、乌药、青皮、荔枝草、艾叶、莲房、侧柏叶、丹参、乳香、没药、山茱萸、五味子、五倍子、石榴皮、贯众、槟榔、大蒜、雄黄等。

2. 抗溶血性链球菌的中药：有大黄、银杏叶、虎杖、黄芩、薄荷、五味子、牡丹皮、甘草、金银花、蜂胶、黄柏、黄连、千里光、川芎、党参等。

3. 抗铜绿假单胞菌的中药：有赤芍、胡黄连、黄连、蒲公英、丝瓜络、黄芩、密蒙花、秦皮、土茯苓、连翘、白豉、青蒿等，以清热解毒。

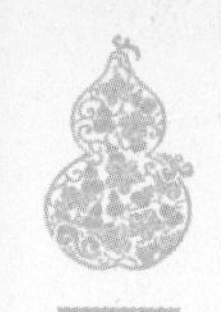

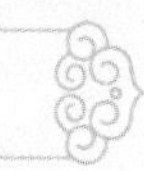

第二节 丹 毒

丹毒是一种由溶血性链球菌浸入皮肤或黏膜内的网状淋巴管所引起的一种急性感染性疾病。临床表现以局限性水肿性红斑，境界明显，好发于颜面及下肢为特征。发病前常有畏寒、发热、头痛、呕恶不适等全身症状。本病好发于小腿及面部，呈局限性，起病多急骤，发展迅速。皮损初起为水肿性鲜红斑片，边界清楚，中间较淡，有时皮损表面可出现大小水疱，疱壁较厚，内容物清亮或浑浊，自觉灼热及疼痛，可伴淋巴管炎及淋巴结炎。婴儿及年老体弱者可继发肾炎及败血症。本病亦即中医学病名国家标准的“丹毒”，亦属于“抱头火丹”“内发丹毒”“流火”“腿游风”“赤游风”范畴。中医学认为其病因病机为素体血分有热，肌肤不固，外受火热毒邪，相互搏结所致。丹毒的中医治疗总以凉血清热、解毒化瘀为原则。丹毒的辨证当辨别风火、湿火、湿热和胎火。

一、辨证论治

（一）风热毒蕴证

［临床表现］发于头面部，皮肤焮红灼热，肿胀疼痛，甚则发生水疱，眼胞肿胀难睁，伴恶寒，发热，头痛，舌质红，苔薄黄，脉浮数。

［治法］清热解毒，凉血疏风。

［处方］普济消毒饮加减：牛蒡子、连翘、柴胡、桔梗、马勃、僵蚕各 10 g，黄芩、板蓝根各 15 g，玄参 12 g，升麻、黄连、陈皮、甘草各 6 g，水煎服。大便干结者，加生大黄 10 g，芒硝 6 g，以泄热通腑；咽痛者，加生地黄，以清热养阴。

（二）湿热毒蕴证

［临床表现］发于下肢，局部红赤肿胀、灼热疼痛，或见水疱、紫斑，甚至结毒化脓或皮肤坏死，或反复发作，可形成大脚风，伴发热，胃纳不香，舌红，苔黄腻，脉滑数。

［治法］清热利湿，凉血解毒。

［处方］五神汤合萆薢渗湿汤加减：金银花 30 g，伏苓、薏苡仁、牡丹皮各 15 g，牛膝、车前子、紫花地丁、萆薢、黄柏、泽泻各 10 g，当归 12 g，水煎服。肿胀甚者，或形成大脚风者，加防己、赤小豆、丝瓜络各 10 g，鸡血藤 15 g。

（三）胎火蕴毒证

［临床表现］发于新生儿，多见于臀部，局部红肿灼热，常呈游走性，或伴壮热烦躁，甚则神昏谵语、恶心呕吐。

［治法］清热凉血解毒。

［处方］犀角地黄汤合黄连解毒汤加减：水牛角、生地黄、牡丹皮、赤芍、栀子各 10 g，黄连、黄芩、知母、黄柏、甘草各 6 g，水煎服。壮热烦躁、甚则神昏谵语者，加服安宫牛黄丸或紫雪丹；舌绛苔光者，加玄参、麦冬、石斛各 10 g。

二、临证备要

1. 接触性皮炎：有接触史，局部红肿，边界不清楚，痒，皮疹有丘疹，水疱，大疱，糜烂，渗液，结痂等，白细胞计数不增多。

2. 蜂窝织炎：发病部位较深，是皮下组织发炎，患处有触痛并略微红肿，境界不明显，炎症迅速扩展和加重，以中央炎症明显，有显著的指压性水肿，之后变软，溃破化脓，排除脓汁及坏死组织。

3. 多形日光疹：是发生在面部及暴露部位的多形发疹，其损害有红斑，毛细血管扩张，水肿性红斑，斑丘疹，丘疱疹及水疱或苔癣化等多形皮疹。

4. 血管神经性水肿：为一种暂时性，局限性，无痛性的皮下或黏膜下水肿，多发生在组织疏松而易肿胀的部位，如眼睑、口唇、耳垂、外生殖器、喉头等处。

5. 癣菌疹：发于小腿部的癣菌疹，常呈红斑样，水肿不明显，足癣症状减轻或治愈后症状即随之消失。

6. 类丹毒：有接触家畜，鱼类或屠宰工作中受伤史，损害多发生于手部为紫红色，不化脓，不易发生水疱，往往没有明显的全身症状，猪丹毒杆菌培养及接种试验阳性。

（二）对症治疗

1. 高热：予以降温处理，如退热药及物理降温等。

2. 疼痛：予以止痛，如 APC 和去痛片等。

3. 局部红肿：选用各种抗生素软膏、丹毒软膏、20%鱼石脂软膏或纯鱼石脂贴敷；周围可涂 2%碘酊或用 0.1%依沙吖啶（利凡诺）溶液湿敷。

（三）抗 A 族乙型溶血性链球菌的中药

抗 A 族乙型溶血性链球菌的中药：有大黄、银杏叶、虎杖、黄芩、薄荷、五味子、牡丹皮、甘草、金银花、蜂胶、黄柏、黄连、千里光、川芎、党参等。

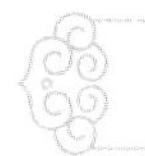

第三节　蜂窝织炎

蜂窝织炎是指由金黄色葡萄球菌、溶血性链球菌或腐生性细菌引起的皮肤和皮下组织广泛性弥漫性化脓性炎症。主要表现为患处皮肤局部剧痛，呈弥漫性红肿，境界不清，可有显著的凹陷性水肿，初为硬块，后中央变软、破溃而形成溃疡，约 2 周结瘢痕而愈。可有恶寒、发热等全身症状，部分患者可发生淋巴结炎、淋巴管炎、坏疽、败血症等。中医学并无“蜂窝织炎”之名，其相当于中医学“痈”“发”“有头疽”等范畴。一般认为本病多因感受风火湿毒，蕴于肌腠，阻隔经络，凝滞气血而成；或由局部抢疖等毒邪扩散而继发。本病应首辨发病部位，以明确病之轻重；一般发生在结喉处者，病变较重，来势暴急，应当重视，其次为颈部两侧，病情易变。再者本病应辨清风热和湿热，有时风热容易兼夹湿热，都需进行辨证论治。

一、辨证论治

（一）风火痰毒证

[临床表现] 患在口底，颌下、颈部。壮热口渴，头痛项强，大便爆结，小便短赤。舌红绛，苔黄腻，脉弦滑数或洪数。

[治法] 散风清热，化痰解毒。

[处方] 普济消毒饮加减：牛蒡子、黄芩、僵蚕、浙贝母各 12 g，黄连、薄荷（后下）各 7 g，生石膏（打煎）、板蓝根各 30 g，生甘草 6 g。口渴甚者，加天花粉、生地黄各 12 g；便秘者，加生大黄（后下）、枳实各 12 g；尿短赤者，加淡竹叶 12 g，芦根 16 g；气喘痰壅者，加鲜竹沥（冲服）、天竺黄、莱菔子（炒打）各 12 g。

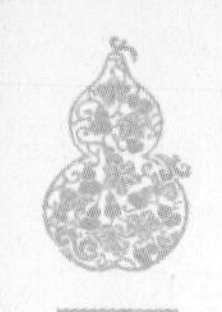

（二）肝郁湿火证

[临床表现] 患在躯干部。发热，头痛，口苦，咽干。舌红，苔黄或腻，脉弦滑数。

[治法] 疏肝泻火，利湿解毒。

[处方] 龙胆泻肝汤加减：柴胡、龙胆、栀子、黄芩、生地黄、郁金、车前子各 12 g，蒲公英、紫花地丁各 15 g，生甘草 6 g。大便秘结者，加生大黄（后下）、枳壳各 12 g。

（三）湿热火毒证

[临床表现] 患在腰以下。恶寒发热，骨节酸痛，纳呆。舌红，苔黄腻，脉滑数。

[治法] 清热泻火，利湿解毒。

[处方] 黄连解毒汤合五神汤加减：栀子、黄柏、紫花地丁、蒲公英、川牛膝、赤芍各 12 g，忍冬藤、苍术、生薏苡仁各 15 g，生甘草 6 g。大便秘结者，加生大黄（后下）、枳壳各 12 g；小便短赤者，加生地黄、淡竹叶各 12 g；恶寒较明显者，加防风 12 g。

二、临证备要

（一）鉴别诊断

1. 丹毒：丹毒为浅层炎症，浸润较轻，不形成深在性脓肿，皮损为境界清楚的炎症性红斑，水肿情况不及本病明显。

2. 接触性皮炎：有接触史，红斑与接触的致敏物一致，边缘清楚，瘙痒明显，一般无发热等全身症状。

3. 血管性水肿：血管性水肿仅有水肿，无红斑，不化脓，无全身症状，消退快。

（二）对症治疗

1. 寒战、高热：予以退热药，或物理降温如乙醇擦洗等。

2. 局部疼痛：予以止痛，如 APC 和去痛片等。

3. 局部脓肿：局部湿敷，用 50%硫酸镁或生理盐水，然后外用 10%鱼石脂软膏包扎。已化脓者，应切开引流。

（三）抗细菌的中药

1. 抗金黄色葡萄球菌的中药：有白芷、麻黄、生姜、羌活、夏枯草、栀子、玄参、紫草、生地黄、黄柏、苦参、黄芩、秦皮、黄连、紫花地丁、虎杖、鱼腥草、山豆根、马勃、马齿苋、大青叶、连翘、板蓝根、金银花、蒲公英、地肤子、茵陈、花椒、丁香、木香、枳壳、枳实、乌药、青皮、荔枝草、艾叶、莲房、侧柏叶、丹参、乳香、没药、山茱萸、五味子、五倍子、石榴皮、贯众、槟榔、大蒜、雄黄等。

2. 抗溶血性链球菌的中药：有大黄、银杏叶、虎杖、黄芩、薄荷、五味子、牡丹皮、甘草、金银花、蜂胶、黄柏、黄连、千里光、川芎、党参等。

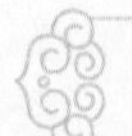

第四节　带状疱疹

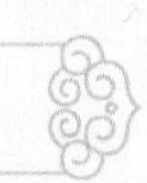

带状疱疹是一种由水痘带状疱疹病毒所引起的，累及神经和皮肤的急性疱疹性病毒性皮肤病。多发于春秋季节，年龄越大，发病率越高，愈后极少复发。初起有轻度发热、倦怠、全身不适、食欲减退，并感觉患部皮肤有烧灼感和神经痛，亦可不经前驱症状而直接出现皮损，皮损多发生在身体一侧，沿神经走行呈带状分布，以胸腹、腰背、颜面多见，皮损为簇集性水疱或丘疱疹，疱壁厚不易破，疱液初期澄清，后变混浊或呈血性，数日后水疱干瘪结痂，愈后不复发，常伴有明显的神经痛。本病相当于中医学“火带疮”，亦属于“蛇串疮”“缠腰火丹”等范畴。中医学认为其病因病机为感受毒邪，湿、热、风、火郁于心、肝、肺、脾，致经络阻隔、气血凝滞而成。带状疱疹的辨证，当辨明火毒、湿热。以火毒为主者，着重清热泻火；以湿热为主者，着重利湿解毒；以瘀滞为主者，着重行气祛瘀。

一、辨证论治

（一）肝经郁热证

[临床表现] 皮损见红斑、水疱明显，灼热刺痛，伴口苦咽干，口渴欲饮，心烦易怒，大便干结，小便黄赤，舌质红，苔黄腻，脉弦滑数。

[治法] 清泄肝火，解毒止痛。

[处方] 龙胆泻肝汤加减：龙胆、柴胡、栀子、黄芩、生地黄各 10 g，车前子、赤芍、延胡索各 12 g，板蓝根 30 g，牡丹皮 9 g，甘草 6 g，水煎服。壮热者，加生石膏、青天葵各 15 g，以清热泻火；见便秘者，加生大黄 10 g，芒硝 6 g，以泄热解毒；疼痛甚者，加延胡索 12 g，没药 6 g，以活血止痛。

（二）脾胃湿热证

[临床表现] 皮损色淡，疱壁松弛，破后局部糜烂、渗出，疼痛较轻，伴纳差，食后腹胀，大便时溏，舌质淡红，苔白腻，脉缓或滑。

[治法] 健脾利湿，解毒止痛。

[处方] 除湿胃苓汤加减：苍术、厚朴、茯苓各 12 g，泽泻、猪苓、板蓝根各 15 g，滑石、栀子各 9 g，白花蛇舌草 30 g，灯心草、甘草各 6 g，水煎服。腹满胀重者，加木香 6 g，枳实 10 g，以除腹胀满；湿郁不化、口渴不欲饮者，加藿香、佩兰各 10 g，以化湿解浊。

（三）气滞血瘀证

[临床表现] 局部皮损大多消退，但患处仍疼痛不止，夜寐不安，精神疲倦，舌质暗紫有瘀点，苔白，脉细涩。

[治法] 理气活血，通络止痛。

[处方] 桃红四物汤加减：桃仁、当归、川楝子、丹参、延胡索各 12 g，鸡血藤 15 g，红花、赤芍、川芎、地龙各 10 g，水煎服。年老体弱气虚者，加太子参、生黄芪各 12 g，以补益气虚；血虚者，加当归、白芍各 10 g，以补血活血；脾虚者，加白术 10 g，茯苓 15 g，以健脾和中。

二、临证备要

（一）鉴别诊断

1. 单纯疱疹：单纯疱疹好发于皮肤与黏膜交接处，分布无一定规律，水疱较小易破，疼痛不著，多见于发热（尤其高热）病的过程中，常易复发。

2. 接触性皮炎：有明确接触史；皮损多局限于接触部位；有红斑、肿胀、丘疹、水疱、糜烂、渗出等，但以单一皮损为主；如不接触致敏物，一般不再复发。

（二）对症治疗

1. 疼痛：可口服安痛定，氨基比林/苯巴比妥/非那西丁/咖啡因，布洛芬（芬必得），

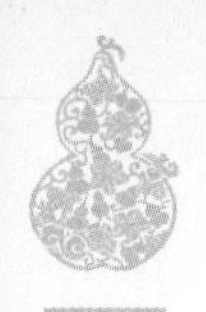

吲哚美辛等，对严重后遗神经痛可给盐酸阿米替林睡前顿服 12.5 mg，每 2～5 日递增 12.5 mg，三环类抗抑郁药如多塞平、丙米嗪等，严重者可做神经阻滞或椎旁神经封闭。病情严重可早期使用皮质类固醇激素以减轻神经节炎症后的纤维化，减少神经痛，一般泼尼松 30～40 mg/d，疗程 7～14 日，必须与抗病毒药联合使用。

2. 糜烂溃疡：可用消毒防腐类药物含漱、涂布，如 2%～2.5%四环素液、0.1%～0.2%氯己定等。

（三）抗水痘-带状疱疹病毒的中药

抗水痘-带状疱疹病毒的中药：有栀子、余甘子、苦丁茶、川楝子、桉叶、杠板归、老鹰茶、叶下珠、玉竹、马齿苋、龙胆、柴胡、黄芩等。

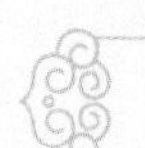

第五节 湿 疹

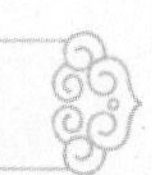

湿疹是一种常见的过敏性炎症性皮肤病，任何年龄男女均可发病，小儿尤为多见，占皮肤科初诊病例的 10%～30%。湿疹的病因很复杂，由内在因素与外在因素相互作用而诱发本病。湿疹皮损多样，形态各异，病因复杂，表现不一，可发生于任何部位，甚则泛发全身，但大多发生于人体的屈侧、折缝，如耳后、肘弯、腘窝、乳房下、阴囊、肛门周围等处。根据病程和皮损特点，一般分为急性、亚急性和慢性，在急性阶段以丘疱疹为主，在慢性阶段以表皮肥厚和苔藓样变为主。患者自觉瘙痒，或轻或重，呈阵发性，夜间或精神紧张、饮酒、食辛辣发物时瘙痒加剧，重者影响睡眠。发于关节处者因皮肤失去正常弹性加上活动较多，可产生皲裂而致皮损部有疼痛感。本病相当于中医学病名国家标准的“湿疮”“浸淫疮”“血风疮”范畴。因其发病部位不同，又有不同的名称，发于小腿部的称“下注疮”“湿毒疮”“湿臁疮”；发于手部的称“掌心风”；发于耳部的称“旋耳疮”；发于乳头的称“乳头风”；发于脐部的皲裂性湿疹称“脐疮”；发于阴囊部的称“肾囊风”。中医学认为本病总由禀赋不耐，风、湿、热邪客于肌肤而成。湿疹的辨证，当辨明湿热、脾虚、血虚风燥，以湿热为主者，着重清热利湿；以脾虚为主者，着重健脾利湿；以血虚风燥为主者，着重养血祛风。

一、辨证论治

（一）湿热浸淫证

[临床表现] 发病急，皮损潮红灼热，剧痒，黄水淋漓，或腥而黏，或结黄痂、糜烂、蜕皮。伴身热，心烦口渴，大便干，小便黄赤，舌红苔黄或腻，脉濡滑。

[治法] 清热利湿。

[处方] 龙胆泻肝汤加减：生地黄 30 g，牡丹皮、赤芍、龙胆、黄芪、黑栀子、茯苓皮、泽泻、川木通、车前子各 9 g，煎水，冲服六一散 9 g。因搔抓起脓疱，加蒲公英、金银花、连翘各 15 g；发于上部者，加桑叶、菊花各 10 g，蝉蜕 3 g，以疏风清热；伴青筋暴露者，加泽兰、赤芍、川牛膝各 10 g，以利水活血通经；痒剧难忍者，加白鲜皮、地肤子各 15 g，以祛风清热除湿；便秘者，加生大黄 15 g，以通腑泄热。

（二）脾虚湿蕴证

[临床表现] 发病较缓，皮损潮红，搔痒，抓后糜烂渗出，可见鳞屑，或伴有胃脘胀满，纳差，乏力，面色萎黄，大便溏泻，小便微黄，舌淡苔白或腻，脉缓。

[治法] 健脾利湿。

[处方] 除湿胃苓汤加减：苍术、陈皮、厚朴、猪苓、茯苓、泽泻、六一散（另包）、白鲜皮、地肤子各 9 g。水煎服。胃纳不香者，加藿香、佩兰各 10 g。

（三）血虚风燥证

[临床表现] 病久，皮损色暗或色素沉着，剧烈瘙痒，或皮损粗糙肥厚，伴有头晕，乏力，口干不欲饮，舌淡苔薄白，脉细弱。

[治法] 养血润肤，祛风止痒。

[处方] 当归胡麻饮加减：当归、玉竹、川芎、火麻仁、炙地龙各 9 g，乌梢蛇、生地黄、白鲜皮、丹参、茜草各 15 g，甘草 6 g，水煎服。头晕者，加菊花、枸杞子各 10 g，珍珠母 15 g；夜寐不安者，加首乌藤、酸枣仁。

二、临证备要

（一）鉴别诊断

1. 接触性皮炎：与急性湿疹相鉴别。有明确接触史；皮损多局限于接触部位；有红斑、肿胀、丘疹、水疱、糜烂、渗出等，但以单一皮损为主；如不接触致敏物，一般不再复发。

2. 药物性皮炎：与急性湿疹相鉴别。发病突然，皮损广泛而多样。一般发病前有明确的服药史。

3. 神经性皮炎：与慢性湿疹相鉴别。本病多见于颈、肘、尾骶部，常不对称。有典型的苔藓样变，无多形性皮损，无渗出。

（二）对症治疗

1. 皮疹：无渗出时，炉甘石洗剂，每日 4～6 次外用。有渗出时，首先用 2%～3%硼酸溶液或生理盐水等作冷湿敷，每次 30～60 分钟，每日 2～4 次湿敷或持续湿敷，湿敷间歇或晚间可用 40%氧化锌油外涂，渗出减少后改用氧化锌糊膏。对肥厚顽固皮损，可用去炎松尿素软膏、0.1%去炎松二甲基亚砜溶液；也可将上述药膏加塑料薄膜或玻璃纸封包，每晚 1 次；还可用含有糖皮质激素的硬膏贴于小片肥厚皮损处。对于小片肥厚而顽固性损害及钱币形湿疹可予糖皮质激素皮损内注射，如 2.5%～5%醋酸泼尼松龙混悬液或曲安奈德混悬液或倍他米松注射液加等量 1%～2%普鲁卡因或 2%利多卡因，做损害内或真皮浅层局部封闭注射。

2. 瘙痒：瘙痒明显时予糖皮质激素乳膏外用。如 1%氢化可的松乳膏或 0.1%丁酸氢化可的松软膏、0.1%曲安奈德乳膏或 0.1%糠酸莫米松霜（艾洛松）等，每日 1～2 次外用。

（三）中药治疗

1. 抗变态反应的中药：有防风、刺蒺藜、雷公藤、苍术、猪苓、泽泻、地肤子、山药、栀子、龙胆、土茯苓、黄柏、龙葵、白鲜皮、鸡血藤、党参、杜仲、白芍、麦冬、北沙参、鬼箭羽等。

2. 抗感染、消炎的中药：有桂枝、防风、全蝎、防己、厚朴、车前子、地肤子、茵陈、白术、知母、金银花、败酱草、苦参、大黄、生地黄、赤芍、紫草、板蓝根、大青叶、马齿苋、白鲜皮、龙葵、山豆根、青蒿、茜草、丹参、郁金、姜黄、白芍、北沙参、乌梅等。

3. 止痒的中药：有硫黄、雄黄、白矾、蜂房、松香、大风子、土荆皮、大蒜、樟脑、

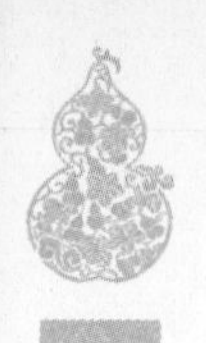

蛇狼毒、密陀僧、炉甘石、硼砂、铅丹等。

4. 免疫调节的中药：有荆芥、白僵蚕、豨莶草、青风藤、雷公藤、薏苡仁、茯苓、茵陈、白术、扁豆、知母、金银花、鱼腥草、牡丹皮、赤芍、板蓝根、地骨皮、青蒿、三七、蒲黄、丹参、鸡血藤、郁金、甘草、仙茅、淫羊藿等。

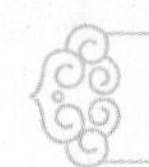

第六节 荨麻疹

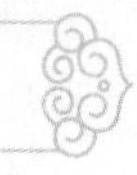

荨麻疹是一种较常见的皮肤黏膜过敏性疾病，是由于皮肤黏膜小血管扩张及渗透性增加而出现的一种局限性水肿反应。15%～20%的人一生中至少发生过一次。临床多表现为皮肤上突然出现风团，大小形态不一，呈鲜红、苍白或正常肤色，少数患者仅有水肿性红斑。可因搔抓刺激，风团逐渐蔓延，并互相融合成片，有时风团表面可出现水疱，自觉灼热，剧烈瘙痒，消退迅速，不留痕迹，皮肤划痕试验阳性。本病病因复杂，可由内源性或外源性的病因所引起，发病机制主要有变态反应和非变态反应两种。本病属于中医学“隐疹”范畴，俗称“风疹块”。中医学认为本病病禀赋不耐，卫外不固，风邪乘虚侵袭所致；或表虚不固，风寒、风热之邪外袭，客于肌表，致使营卫失和而发；或饮食失节，过食辛辣肥厚，或肠道寄生虫，使肠胃积热，复感风邪，内不得疏泄，外不得透达，郁于肌肤而发。荨麻疹的辨证，当辨风热、风寒、气血两虚、肠胃湿热。以风热为主者，着重疏风清热；以风寒为主者，着重疏风散寒、调和营卫；以气血两虚为主者，着重养血祛风、益气固表；以肠胃湿热者为主者，症重疏风解表、通腑泄热。

一、辨证论治

（一）风热犯表证

[临床表现] 风团鲜红，灼热剧痒，遇热则皮疹加重，伴有发热、恶寒、咽喉肿痛，舌淡红，苔薄白或薄黄，脉浮数。

[治法] 辛凉透表，宣肺清热。

[处方] 疏风清热饮加减：荆芥、防风、牛蒡子、丹参、连翘各 10 g，金银花 15 g，白蒺藜、栀子、生地黄、赤芍各 12 g，蝉蜕、甘草各 6 g，水煎服。大便秘结者，加大黄 6 g，以泄热通腑；咽红肿痛者，加板蓝根、山豆根各 15 g，以解毒利咽；日久不欲愈者，加地龙粉（分吞）10 g。

（二）风寒束表证

[临床表现] 皮疹色白，遇风寒则加重，得暖则减，口不渴，舌淡，苔薄白，脉浮紧。

[治法] 辛温解表，宣肺散寒。

[处方] 麻黄桂枝各半汤加减：麻黄、桂枝、生姜、防风、白芍各 10 g，荆芥 12 g，白鲜皮 15 g，秦艽、浮萍各 9 g，生甘草 6 g，水煎服。日久反复发作者，去麻黄，合用玉屏风散，以固表祛风；顽固不愈者，加熟附片 6 g，乌梅肉、乌梢蛇各 10 g，以祛风通络；易于汗出、着风即起者，加龙骨、牡蛎各 15 g，麻黄根 10 g，以收敛止汗。

（三）肠胃湿热证

[临床表现] 风团片大，色红，瘙痒剧烈，发病时可伴有脘腹疼痛，神疲纳呆，大便秘结或泄泻，甚至恶心呕吐，舌红，苔黄腻，脉滑数。

[治法] 清热利湿，祛风散邪。

［处方］防风通圣散加减：荆芥、防风、连翘、白芍、黄芩、滑石、栀子、芒硝、川芎各10 g，薄荷、当归各12 g，大黄9 g，石膏15 g，生甘草6 g。水煎服。血热盛者，加生地黄、赤芍各10 g；痒甚者，加白蒺藜、白鲜皮各15 g。

（四）气血两虚证

［临床表现］反复发作，迁延日久，皮疹色淡红，日轻夜重，或疲劳时加重，舌淡，苔薄，脉弦细。

［治法］益气养血，疏散风邪。

［处方］当归饮子加减：当归、生地黄各12 g，白芍、川芎、荆芥、防风、白蒺藜各10 g，何首乌、黄芪、龙骨、牡蛎各15 g，甘草6 g。水煎服。夜间发作甚者，加地骨皮、秦艽各10 g；月经期发作者，加仙茅、淫羊藿各10 g。

二、临证备要

（一）鉴别诊断

1. 接触性皮炎：有明确接触史；皮损多局限于接触部位；有红斑、肿胀、丘疹、水疱、糜烂、渗出等，但以单一皮损为主；如不接触致敏物，一般不再复发。

2. 多形性红斑：损害多在手背侧、颜面、耳等处；为红斑、水疱，呈环形；时轻时重，不易消退。

（二）对症治疗

皮肤瘙痒、灼热感：①抗组胺药。可以选用扑尔敏、苯海拉明等；②类固醇激素。如地塞米松、氢化可的松等。③拟交感神经药。如肾上腺素。④局部用药。炉甘石洗剂或氧化锌洗剂都可达到暂时的疗效。

（三）抗不同炎性介质的中药

1. 抗组胺、乙酰胆碱的中药：有麻黄、细辛、葛根、藁本、全蝎、秦艽、威灵仙、徐长卿、青风藤、厚朴、生石膏、紫草、甘草、当归等。

2. 抗组胺、5-羟色胺的中药：有柴胡、秦皮、大枣等。

3. 抗组胺、乙酰胆碱、5-羟色胺的中药：有香藿、黄连、防己、姜黄等。

4. 抗血小板激活因子的中药：有防己。

5. 抑制花生四烯酸代谢的中药：有防己、陈皮、川芎、姜黄、白芍、黄芩、丹参等。

6. 提高IL-2的中药：有白术、鱼腥草等。

7. 抑制IL-2的中药：有地骨皮、青蒿、山茱萸等。

8. 双向调节IL-2的中药：有白芍、墨旱莲等。

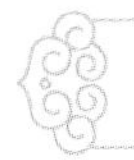

第七节　皮肤瘙痒症

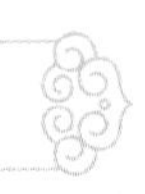

皮肤瘙痒症是一种无原发性皮肤损害，而以瘙痒为主要症状的皮肤病。常表现为皮肤阵发性剧烈瘙痒，搔抓后常出现抓痕、血痂、色素沉着、苔藓样变以及皮损肥厚等。本病发病时无原发性皮损，仅有瘙痒等症状，根据临床表现易于诊断。临床上常将本病分为全身性和局限性两种。全身性瘙痒症以全身各处阵发性瘙痒为主要表现，剧烈搔抓后出现抓痕、血痂、湿疹样变、苔藓样变以及色素沉着等继发皮损。局限性瘙痒症则好发于肛周、阴囊、女阴、小腿等部位，病程较长，易转变为慢性，瘙痒剧烈，局部皮肤肥厚

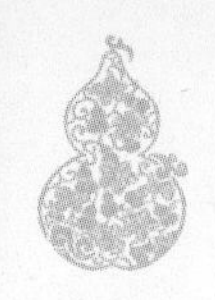

粗糙，色素沉着，继发皮炎。老年人因皮肤腺体功能减退所致全身性瘙痒称为老年瘙痒症；发病与季节有明显关系者均称为季节性瘙痒症。本病相当于中医学病名国家标准的“痒风”范畴。中医学认为其病机为先天不足，禀赋不耐；或外感风毒湿热之邪；或饮食不洁，过食辛辣厚腻、鱼腥发物，损伤脾胃，湿热内生，熏蒸肌肤；或因情志不舒，五志化火，热而生风，淫于肌肤；或因年老体虚，阴血不足，生风化燥，肌肤失养而发为本病。本病发病原因复杂，治疗以镇静止痒为主。瘙痒症的辨证，当结合患者的年龄、病程、临床表现辨明病情之虚实。实者以湿热蕴肤居多，治宜清热利湿止痒为主，虚证多为血虚肝旺，治宜养血祛风。

一、辨证论治

（一）湿热蕴结证

［临床表现］痒甚，甚则坐卧不安，抓破处滋水溢肤，伴口苦口干，胸胁满胀，小便黄赤，大便秘结，舌红，苔黄腻，脉滑数。

［治法］清热利湿止痒。

［处方］龙胆泻肝汤加减：龙胆、黄芩、栀子、车前、泽泻、当归各 10 g，生地黄 15 g，木通、柴胡、甘草各 6 g。水煎服。痒甚者，加荆芥、防风各 10 g，地肤子 15 g；滋水多者，加生薏苡仁、萆薢、滑石各 15 g，茵陈 10 g；肛门瘙痒者，加大黄、白鲜皮、苦参各 10 g；阴囊瘙痒者，加重楼 15 g，苦参 10 g；女阴瘙痒者，加土茯苓、蛇床子、蒲公英各 15 g。

（二）血热生风证

［临床表现］多见于青壮年人，好发于夏季，皮肤瘙痒鲜红，触之灼热，搔破处呈条索状血痕，遇热逢暖则加重，近寒得冷则愈，每逢心情或食入辛辣之品而瘙痒加重，伴心烦口渴，舌红苔薄黄，脉弦数。

［治法］熄风清热，凉血止痒。

［处方］止痒熄风汤加减：生地黄、玄参、丹参、煅龙骨各 15 g，当归、白蒺藜各 10 g，甘草 6 g，水煎服。血热甚者，加牡丹皮、紫草各 10 g；风甚者，加全蝎 6 g，防风 10 g；口渴便秘者，加大黄、知母各 10 g。

（三）瘀血阻滞证

［临床表现］可发于任何年龄，一年四季均可发病，瘙痒多限于腰围、足背、手腕等处受挤压部位，可见抓痕、结痂，伴有色素条痕，面色晦暗，口唇色紫，口干不欲饮，舌质暗或有瘀点，脉涩。

［治法］活血化瘀，祛风止痒。

［处方］活血祛风汤加减：荆芥、当归、白蒺藜、桃仁、赤芍各 10 g，丹参 15 g，红花、蝉蜕、甘草各 6 g。水煎服。

（四）血虚肝旺证

［临床表现］多见于老年人或病程较长的患者，好发于秋冬季节，夏季减轻，皮肤干燥脱屑，抓痕显见，伴头晕眼花，失眠多梦，舌红，苔薄，脉细数。

［治法］益气养血，疏风止痒。

［处方］当归饮子加减：生地黄、白芍、生黄芪、何首乌各 15 g，当归、荆芥穗、白蒺藜、防风各 10 g，川芎、生甘草各 6 g，水煎服。痒甚者，加乌梢蛇、白僵蚕各 10 g；年老体虚者，重用黄芪，并加党参 15 g；失眠烦躁不安者，加珍珠母、酸枣仁各 15 g。

二、临证备要

（一）鉴别诊断

1. 疥疮：虽然也有夜间剧烈皮肤瘙痒，但有丘疹，水疱、隧道式皮损，阴囊、阴茎、大阴唇散在分布的结节，往往有家族同时发病史，局部可查到疥虫。

2. 阴囊湿疹：有时很难鉴别，仔细追问病史，可有急性湿疹的过程，可见丘疹，水疱渗出和结痂，苔藓化不甚明显。

（二）对症治疗

1. 皮肤瘙痒：①抗组胺药、5-羟色胺拮抗药和镇静药的内服或注射。如氯苯那敏（扑尔敏）、苯海拉明、赛庚啶、西替利嗪、阿司咪唑、特非那定、氯雷他定、西咪替丁、雷尼替丁、地西泮（安定）等。②瘙痒严重者可选用10%葡萄糖酸钙静脉注射或0.25%盐酸普鲁卡因、维生素C 1.0～2.0 g加入生理盐水或复方氯化钠溶液500 mL，静脉滴注。③对围绝经期或老年瘙痒症、男性患者可酌情选用丙酸睾酮50 mg肌内注射，每周2～3次，或苯丙酸诺龙片25～50 mg肌内注射，每周2～3次；女性患者可口服己烯雌酚1 mg，每日1次。④对胆汁瘀积性疾病或尿毒症患者所致瘙痒，可选用考来烯胺（消胆胺），每日5～8 g。⑤对原发性胆汁性肝硬化所致瘙痒，可用利福平，但对肝脏有毒性，故应进一步观察以确定其安全性。

2. 皮肤干燥：对皮肤干燥者，可内服或注射维生素A 5万U/d。

3. 皮损：①对继发损害不明显者，可外用1%碳酸炉甘石洗剂、止痒药水、各种类固醇乳剂（如0.025%氟轻松乳剂、0.25%氟氢可的松乳剂、5%苯唑卡因乳剂或洗剂、1%～3%冰片乳剂、5%～10%黑石榴油乳剂或软膏等）。②泛发性或全身性者用碳酸及皮质类固醇激素等，应用浓度面积不宜过大，时间不应太长，以防止吸收后副作用。

（三）中药治疗

1. 抗Ⅰ型变态反应的中药：有麻黄、细辛、葛根、辛夷、香藿、菊花、珍珠母、全蝎、秦艽、威灵仙、徐长卿、车前子、生石膏、黄连、生地黄、紫草、秦皮、马齿苋、山豆根、白茅根、蒲黄、艾叶、白芍、丹参、桃仁、红花、姜黄、甘草、大枣、淫羊藿、乌梅、当归等。

2. 抗Ⅳ型变态反应的中药：有防风、刺蒺藜、雷公藤、苍术、猪苓、泽泻、地肤子、山药、栀子、龙胆、土茯苓、黄柏、龙葵、白鲜皮、鸡血藤、党参、杜仲、白芍、麦冬、北沙参等。

3. 抗Ⅰ、Ⅳ型变态反应的中药：有蝉蜕、柴胡、防己、青风藤、厚朴、黄芩、苦参、山茱萸等。

4. 免疫调节作用的中药：有桂枝、荆芥、白僵蚕、豨莶草、青风藤、雷公藤、薏苡仁、茯苓、茵陈、白术、扁豆、知母、金银花、鱼腥草、牡丹皮、赤芍、板蓝根、地骨皮、青蒿、三七、蒲黄、丹参、鸡血藤、郁金、甘草、仙茅、淫羊藿、杜仲、熟地黄、何首乌、当归、白芍、麦冬、南沙参、北沙参、墨旱莲等。

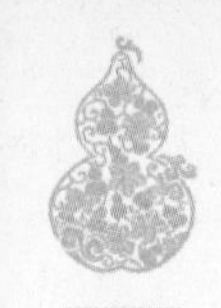

第十六章 肛肠科疾病

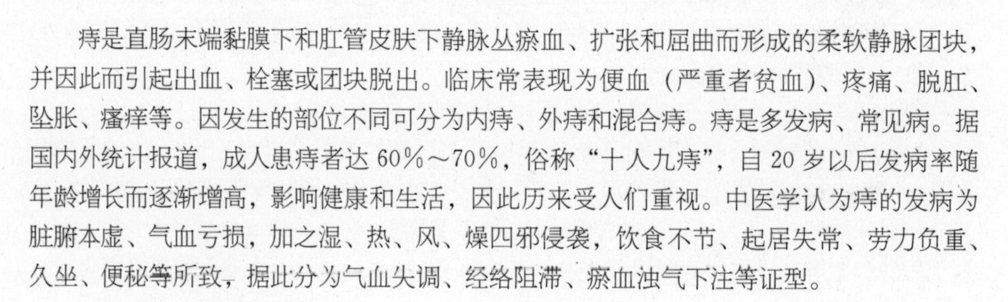

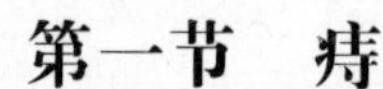

第一节 痔

痔是直肠末端黏膜下和肛管皮肤下静脉丛瘀血、扩张和屈曲而形成的柔软静脉团块，并因此而引起出血、栓塞或团块脱出。临床常表现为便血（严重者贫血）、疼痛、脱肛、坠胀、瘙痒等。因发生的部位不同可分为内痔、外痔和混合痔。痔是多发病、常见病。据国内外统计报道，成人患痔者达 60%～70%，俗称“十人九痔”，自 20 岁以后发病率随年龄增长而逐渐增高，影响健康和生活，因此历来受人们重视。中医学认为痔的发病为脏腑本虚、气血亏损，加之湿、热、风、燥四邪侵袭，饮食不节、起居失常、劳力负重、久坐、便秘等所致，据此分为气血失调、经络阻滞、瘀血浊气下注等证型。

一、辨证论治

（一）风伤肠络证

[临床表现] 大便带血，滴血，射血或喷射状出血，色鲜红，或伴肛门瘙痒；舌红，苔薄白或薄黄，脉浮数。

[治法] 清热凉血祛风。

[处方] 槐角丸合地榆散加减：槐角 500 g，地榆、枳壳、黄芩、当归、防风各 250 g。炼蜜为丸，每次服 9 g。地榆、茜草根各 12 g，黄芩、栀子、薤白各 9 g，黄连 6 g，茯苓 12 g。水煎服。

（二）血热肠燥证

[临床表现] 便秘，小便短赤，便血较多，滴下或喷射而出，色鲜红，肛门灼热肿痛，口渴喜饮，唇燥咽干；舌红，苔黄，脉弦数或洪大。

[治法] 清热凉血，润肠通便。

[处方] 凉血地黄汤加减：川芎、当归、生地黄、地榆各 6 g，黄连、人参、甘草各 3 g，白术 12 g，白芍、茯苓、栀子、天花粉各 9 g。水煎服。出血多者，加牡丹皮、侧柏炭各 9 g，大蓟、小蓟各 12 g；热甚者，加大黄 9 g。

（三）湿热下注证

[临床表现] 便血色鲜，量较多，肛内物外脱，可自行回缩或肛缘肿物隆起，灼热疼

痛，时流滋水，便干或便溏；舌红，苔腻，脉滑数。

[治法] 清热渗湿止血。

[处方] 脏连丸加味：黄连 240 g，公猪大肠 36 cm，黄芩 750 g，生槐角 500 g，地榆、生地黄各 375 g，阿胶、赤芍、荆芥各 250 g。炼蜜为大丸，每次服 10 g。湿甚者，加车前子 10 g，泽泻 6 g；便干者，加大黄 9 g，当归 10 g；便血多者，加荆芥穗 6 g，地榆、槐角各 12 g。

（四）气滞血瘀证

[临床表现] 肛内肿物脱出，甚或嵌顿，肛管紧缩，坠胀疼痛，甚则肛缘形成血栓及水肿，触痛明显；舌暗红，苔白或黄，脉弦细涩。

[治法] 活血散瘀，清肿止痛。

[处方] 活血散瘀汤加减：当归尾、赤芍、桃仁、川芎、苏木、牡丹皮、枳壳、瓜蒌子各 3 g，大黄 6 g，槟榔 2 g。水煎服。

（五）脾虚气陷证

[临床表现] 肛门下坠感，痔核脱出需手法复位，便血色鲜或淡；面色少华，神疲乏力，少气懒言，纳少便溏；舌淡胖，边有齿痕，苔薄白，脉弱。

[治法] 补中益气，固脱止血。

[处方] 补中益气汤加减：黄芪 18 g，炙甘草 9 g，人参、升麻、柴胡、橘皮、当归身、白术各 6 g。水煎服。便血不止者，加仙鹤草 10 g，陈棕炭 6 g；下坠明显者，加葛根 12 g，枳壳 9 g。

（六）脾胃虚寒证

[临床表现] 便时痔核脱出，便血色晦暗；身倦神疲，面色苍白，大便稀软，小便清长，食少腹胀；舌淡，苔白，脉沉迟或细弱。

[治法] 温中健脾，固脱止血。

[处方] 黄芪建中汤加减：黄芪、桂枝、生姜各 9 g，甘草 6 g，大枣 4 枚，芍药 18 g。水煎汁，兑入胶饴 60 g，温服。

（七）阴血亏虚证

[临床表现] 便血色鲜，量较多，肛内物外脱，可自行回缩或肛缘肿物隆起，灼热疼痛，时流滋水，便干或便溏；舌红，苔腻，脉滑数。

[治法] 滋阴清热，润肠通便。

[处方] 脏连丸加味：黄连 240 g，公猪大肠 36 cm，黄芩 750 g，生槐角 500 g，地榆、生地黄各 375 g，阿胶、赤芍、荆芥各 250 g。炼蜜为大丸，每次服 10 g。湿甚者，加车前子 10 g，泽泻 6 g；便干者，加大黄 9 g，当归 10 g；便血多者，加荆芥穗 6 g，地榆、槐角各 12 g。

（八）气血亏损证

[临床表现] 便血日久不止，面色无华，气短心悸，少言懒语，食少乏味，肛门坠重，痔脱难收，或血燥便秘，排便困难；舌苔淡净，脉细弱。

[治法] 益气养血，润肠通便。

[处方] 八珍汤加减：当归、川芎、熟地黄、白芍、人参、炙甘草、茯苓、白术各 3 g，加生姜 5 片，大枣 1 枚。水煎服。

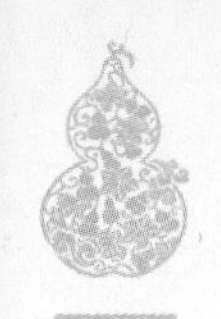

二、临证备要

（一）鉴别诊断

1. 直肠癌：临床上常将下段直肠癌误诊为痔，延误治疗，误诊的主要原因是仅凭便血即行诊断，未进行直肠指诊及肛门镜检查，直肠癌的便血多伴黏液，呈暗红色，而痔的便血为鲜红色；直肠指诊可扪到高低不平肿物，表面有溃疡，肠腔常狭窄，指套上常染暗红色血迹，特别需要注意的是内痔或环状痔可与直肠癌同时并存，切不可只满足于痔的诊断而延误了直肠癌的诊治。

2. 直肠息肉：低位带蒂的直肠息肉，若脱出肛门外有时误诊为痔脱垂，但息肉多见于儿童，为圆形，实质性，有蒂，可活动肿物，在直肠指诊或肛门镜检查下易鉴别。

3. 肛管直肠脱垂：有时误诊为环状痔，但直肠脱垂黏膜呈环形，表面平滑，直肠指诊时括约肌松弛；环状痔的黏膜呈梅花瓣状，括约肌不松弛。

4. 肛乳头肥大：位于齿状线上，常呈锥形或有蒂，质较硬，被以肛管上皮，灰白色，不常出血。

5. 肛裂：虽有便时出鲜血，外痔和肿痛，但出血量很少，突垂的外痔上方肛管有纵形裂口，排便时有剧烈疼痛，便后疼痛稍有缓解复又剧烈疼痛，常持续数小时，两者不难鉴别。

6. 下消化道出血：易误诊为痔出血，痔出血特点是随粪便滴血或射血，血色鲜红，与粪便不混合；肠道炎性出血则多为脓血或黏液血便，与粪便混合，确诊需行乙状结肠镜检，粪便致病菌培养，钡剂灌肠双重造影等。

（二）对症治疗

1. 便血：可以采用注射硬化治疗，对Ⅰ、Ⅱ度出血性内痔效果较好；将硬化剂注射于黏膜下层静脉丛周围，使引起炎症反应及纤维化，从而压闭曲张的静脉；1 个月后可重复治疗，避免将硬化剂注入黏膜层造成坏死。

2. 痔块脱垂：可以用手轻轻托回痔块，阻止再脱出，避免久坐久立，进行适当运动。

3. 疼痛和肿胀：可用坐浴、局部麻醉外敷消炎药或局部压迫治疗，疼痛和肿胀会逐渐减轻，但血凝块需要 4～6 周才会消失。如需迅速缓解疼痛亦可切开静脉取出血凝块。

4. 便秘：注意饮食，忌酒和辛辣刺激食物，增加纤维性食物，多摄入果蔬、多饮水，改变不良的排便习惯，保持大便通畅，必要时服用缓泻剂，便后清洗肛门。

（三）中药治疗

1. 消炎止痛的中药：有金银花、白芷、黄柏、防风、生地榆、大黄、赤芍、乳香、槐花、紫草、生地黄、三七、没药、升麻、甘草等。

2. 止血的中药：有苏木、红花、当归尾、川芎、黄柏、大黄、芒硝、红花、白矾等。

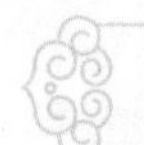

第二节　肛门直肠周围脓肿

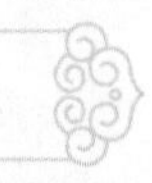

肛门直肠周围脓肿是指肛门直肠周围间隙发生急慢性感染而形成的脓肿。主要是由于肛门腺感染、化脓漫延到肛管直肠周围所致。发病特点是多数发病急骤，疼痛剧烈，肛门部肿胀，伴有发热，破溃后流出脓液而形成“肛瘘”。本病中医学称为“肛痈”，因发病部位不同名称各异，有“穿裆发”“坐马痈”“脏毒”等。发病原因是湿热下注肛门，郁久化火，肉腐成脓而发为肛痈。辨证应根据患者的体质情况和不同的致病因素，首先辨别虚实、寒热、标本之主次，早期以局部症状为主，即标实为主，当辨寒、热的偏盛；中期成脓则局部与全身症状并存，当辨虚、实的多少；后期毒尽体虚，则应重辨气血盛衰。

一、辨证论治

（一）火毒蕴结证

[临床表现] 肛门周围突然肿痛，持续加剧，伴有恶寒，发热，便秘，溲赤。肛周红肿，触痛明显，质硬，表面灼热；舌红，苔薄黄，脉数。

[治法] 清热解毒，活血祛瘀，软坚散结。

[处方] 仙方活命饮加减：白芷 3 g，川贝母、防风、赤芍、当归尾、甘草、炒皂角刺、炙穿山甲、天花粉、乳香、没药各 6 g，金银花、陈皮各 9 g。水煎服。恶寒者，加荆芥、薄荷各 6 g；便秘者，加生大黄 9 g，玄明粉 3 g。

（二）湿热下注证

[临床表现] 肛门肿痛剧烈，可持续数日，痛如鸡啄，夜寐不安，伴有畏寒，发热，口干，便秘，小便困难，肛周脓肿按之有波动感或穿刺有脓；舌红苔黄，脉弦滑。

[治法] 清热解毒利湿。

[处方] 龙胆泻肝汤加减：龙胆、柴胡、生甘草各 6 g，黄芩、栀子、木通、车前子、生地黄各 9 g，当归 3 g，泽泻 12 g。水煎服。湿盛热轻者，去黄芩、生地黄，加滑石 15 g，薏苡仁 12 g；肝胆实火较盛者，去木通、车前子，加黄连 5 g。

（三）阴虚毒恋证

[临床表现] 肛门肿痛，灼热，表皮色红，溃后难敛，伴有午后潮热，心烦口干，夜间盗汗；舌红，少苔，脉细数。

[治法] 滋阴清热，解毒消肿。

[处方] 清骨散加减：银柴胡 5 g，胡黄连、秦艽、鳖甲（醋炙）、地骨皮、青蒿、知母各 3 g，甘草 2 g。水煎服。阴虚较甚，内热不甚者，去胡黄连，加生地黄 10 g；血虚者，加当归、白芍、生地黄各 10 g。

（四）阳虚寒凝证

[临床表现] 局部不红不热，坚硬不痛或隐痛，难见脓头，兼见面色苍白，畏寒肢冷，小便清利；舌淡苔白，脉迟缓或沉细。

[治法] 温经散寒，和阳散结。

[处方] 阳和汤加减：熟地黄 30 g，白芥子 6 g，鹿角胶 9 g，肉桂、姜炭、麻黄、甘草各 3 g。水煎服。阳虚寒甚而见畏寒肢冷者，加附子 6 g。

（五）阴虚湿热证

[临床表现] 病势发展缓慢，局部疖肿平塌微硬，中央结痂凹陷，脓少，脓液稀薄，或有豆腐渣样物排出，皮色微红或暗红，疼痛较轻，状如针锥；形体消瘦乏力，大便秘结不干，小便淋漓，面颊潮红；舌红苔黄腻，脉数兼虚，细或濡。

[治法] 滋阴清热，除湿软坚。

[处方] 滋阴除湿汤加减：当归、生地黄、黄柏各 12 g，白芍、黄芩、知母、泽泻、地骨皮各 9 g，甘草 3 g。水煎服。咳嗽咯血，骨蒸潮热者，去知母、黄柏，加白术、山药、白扁豆各 12 g，党参 15 g；神疲纳差大便溏薄者，加白术、山药各 12 g；腰痛遗精带

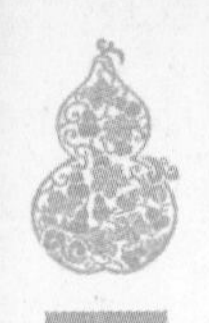

黄，耳鸣失眠者，加龟甲、鳖甲各15 g。

（六）气血两亏证

[临床表现] 平素体虚，少气懒言，面色苍白，局部红肿不甚，或无红肿，微痛，肛门坠胀不适，溃脓稀薄，久不收口；舌淡，苔薄白，脉细弱或细数。

[治法] 益气养血，除湿排脓。

[处方] 八珍汤加减：当归、川芎、熟地黄、白芍、人参、炙甘草、茯苓、白术各3 g，加生姜5片，大枣1枚。水煎服。

二、临证备要

（一）鉴别诊断

1. 化脓性汗腺炎：多在肛门周围与臀部皮下，脓肿浅广而病变范围广泛，皮肤增厚变硬，急性小脓肿与慢性窦道并存，穿肛窜臀，脓液黏稠呈白粉粥样，并有臭味，慢性病容，有消耗症状，如消瘦，虚弱等。

2. 肛周毛囊炎和疖肿：好发于尾骨及肛周皮下，肿胀略突出，有溢脓外口，外口有脓栓，肛内指诊，无内口。

3. 骶骨前畸胎瘤溃后感染：有时与直肠后部脓肿相似，肛内指诊直肠后肿块光滑，无明显压痛，有囊性感，多为先天性，应追问病史，X线检查可见骶前肿物将直肠推向前方，可有散在钙化阴影，病理检查可确诊。

4，克罗恩病并发肛周脓肿：约占结肠克罗恩病的20%，局部红肿，多自溃，常伴有不典型的肛门皲裂和瘘道无明显疼痛，结合病史，全身症状和纤维结肠镜检查，病理检查，不难鉴别。

5. 肛周子宫内膜异位症：女性肛周表浅性隆起，漫肿，肿痛多与月经周期一致，常继发感染化脓，追问病史，结合症状，常可鉴别，病理检查可确诊。

6. 阴茎海绵体炎：会阴部红，肿，热，痛，海绵体肿大变硬，压痛非常敏感，有时误认为会阴部脓肿，另外，肛门前部脓肿或肛瘘感染化脓时，也可波及会阴部和阴茎海绵体周围，应详细检查鉴别。

7. 肛门直肠肿瘤：良性肿瘤多局限，可移动，局部症状较轻，一般不溃破，恶性肿瘤坚硬固定，表面溃烂，凸凹不整，表面常有脓血分泌物，恶臭污秽。

（二）对症治疗

1. 疼痛：温水坐浴或局部理疗，可以改善局部循环，促进炎症的吸收而减少疼痛，或口服泻剂或液状石蜡可以减轻排便疼痛。

2. 脓肿：①单纯性脓肿可在截石位或侧卧下，用局部麻醉或蛛网膜下阻滞，在脓肿部位做放射状切口，放出脓液后，伸入示指探查脓腔大小，分开其间隔。②脓腔与肛瘘相通的脓肿可在切开脓肿后，用探针仔细检查内口，然后切开瘘管，适当切除皮肤和皮下组织，内口周围组织也稍加切除，使引流通畅。如内口较深，瘘管通过肛管括约肌，可采用挂线疗法。

（三）中药治疗

1. 抗病毒、杀菌的中药：有防风、黄芩、苦参、朱砂、生石膏、龙胆、苦参、鱼腥草、生大黄、姜黄，白芷，川朴、陈皮、甘草、苍术、南星、天花粉等。

2. 消炎止痛的中药：有瓦松、马齿苋、甘草、五倍子、花椒、防风、苍术、枳壳、侧柏叶、葱白、鲜榆白皮、红粉、白糖、土贝母、雄黄、朴硝等。

第十七章 妇产科疾病

第一节　功能失调性子宫出血

功能失调性子宫出血（DUB）简称功血，是妇科常见病，属于异常子宫出血范畴。是指由调节生殖的神经内分泌机制失常引起的异常子宫出血。通常分为排卵性和无排卵性两类，其中无排卵性功血约占85%病例，多发生于青春期及绝经过渡期妇女。常表现为月经周期紊乱，经期长短不一，出血量不定，甚或大量出血。有时现有数周或数月停经，然后阴道流血，出血量通常较多；也可开始阴道不规则流血，量少淋漓不净；也有一开始表现类似正常月经的周期性出血。出血期间一般无腹痛或其他不适，出血量多或时间常时可激发贫血，大量出血可导致休克。排卵性功血多发生于生育年龄的妇女。常分为排卵型月经过多、黄体功能不全、子宫内膜脱落不全、排卵期出血4种。功血的表现包括中医学“月经先期”“月经后期”“月经先后无定期”“月经过多”“月经过少”“经期延长”“经间期出血”“崩漏”等病症。“崩漏”系指妇女在非行经期间阴道大量出血或持续淋漓不断者，前者称“崩中”或“经崩”，后者称“漏下”或“经漏”。是月经病中的疑难重证之一。崩与漏在临床上可以互相转化，久崩不止，可致成漏，漏下不止，必将成崩。崩为漏之甚，漏为崩之渐，故临床统称崩漏。无排卵性功血可参照“崩漏”范畴辨证论治，有排卵性功血归于“月经失调”范畴。故无排卵性功血参照“崩漏”的发病机制主要是冲任损伤，不能制约经血，胞宫蓄溢失常，经血非时而下。常见的病因有血热、肾虚、脾虚、血瘀等。排卵性功血则归因于气虚、虚热、湿热蕴结、血瘀、脾气虚弱、肾气不固、阳盛血热、肝郁血热、阴虚血热、肾阴虚等。

一、辨证论治

（一）无排卵性功血

1. 血热证：

（1）虚热证：

[临床表现] 经血非时突然而下，量多势急，或淋沥少许，血色鲜红而质稠；心烦潮热，或小便黄少，或大便干结；苔薄黄，脉细数。

[治法] 养阴清热，固冲止血。

[处方] 保阴煎合生脉散加减：生地黄、熟地黄、白芍、阿胶各15 g，黄芩、黄柏、

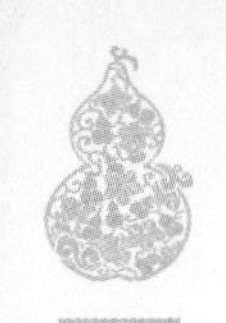

川续断各10 g，山药20 g，甘草6 g，人参、麦冬各18 g，五味子12 g。水煎服。下血如崩者，加血余炭12 g，棕榈炭10 g；淋沥不断者，加蒲黄12 g，三七10 g；心烦少寐者，加酸枣仁、首乌藤各12 g。

(2) 实热证：

[临床表现] 经血非时大下或忽然暴下，或淋漓日久不断，色深红，质稠；口渴烦热，小便黄，大便干结；舌红，苔黄，脉洪数。

[治法] 清热凉血，固冲止血。

[处方] 清热固经汤加减：黄芩、焦栀子、陈棕炭各10 g，地骨皮9 g，生地黄、地榆各12 g，炙龟甲20 g，生甘草6 g，阿胶（烊化）、生藕节、牡蛎粉、沙参、麦冬各15 g。水煎服。心烦易怒，脉弦者，加柴胡15 g，夏枯草12 g，亦可选用清经散。

2. 肾虚证：

(1) 偏肾阳虚证：

[临床表现] 经来无期，经量或多或少，色淡质清；畏寒肢冷，面色晦暗，腰腿酸软，小便清长；舌质淡，苔薄白，脉沉细。

[治法] 温肾助阳，固冲止血。

[处方] 右归丸加减：制附子（先煎）6 g，熟地黄24 g，赤石脂、薏苡仁、山茱萸各9 g，山药、枸杞子、黄芪、覆盆子、杜仲、鹿角胶各12 g。水煎服。青春期功血者，加紫河车、淫羊藿各12 g；浮肿、纳差、四肢欠温者，则加茯苓15 g，砂仁9 g，炮姜12 g；出血量多，色暗红有块，小腹疼痛者，加乳香、没药各9 g，五灵脂12 g。

(2) 偏肾阴虚证：

[临床表现] 经乱无期，出血量少，或淋沥不净，色鲜红，质黏稠；伴头晕耳鸣，腰膝酸软或心烦；舌质红，苔少，脉细数。

[治法] 滋肾益阴，固冲止血。

[处方] 左归丸合二至丸加减：熟地黄24 g，山药、枸杞子、山茱萸、菟丝子、鹿角霜、龟甲胶、女贞子、墨旱莲各12 g。水煎服。咽干、眩晕者，加夏枯草12 g，牡蛎9 g；心阴不足，症见心烦，失眠者，加五味子、首乌藤各12 g。

3. 脾虚证：

[临床表现] 经血非时暴下，继而淋漓不止，色淡、质稀；神倦懒言，面色㿠白，或肢体面目浮肿；舌淡，苔白，脉缓无力。

[治法] 健脾益气，固冲止血。

[处方] 固本止崩汤合举元煎加减：人参、炮姜、升麻各6 g，黄芪、山药、海螵蛸各15 g，白术、熟地黄各10 g，大枣12 g。水煎服。头晕，面色苍白者，加何首乌12 g，白芍18 g；心悸怔忡者，加炙远志、酸枣仁各12 g；久漏不止者，加荆芥炭12 g，益母草9 g。

（二）排卵性功血

1. 子宫内膜修复延长（卵泡期出血）：

(1) 气虚证：

[临床表现] 经期延长，经水淋漓，量多、色淡，质稀；面色㿠白，心悸气短，肢软无力，或小腹空坠；舌质淡，苔薄白，脉细弱。

[治法] 补气固冲止血。

[处方] 举元煎加减：人参、黄芪各15 g，升麻3 g，白术、炙甘草各6 g。水煎服。腰部冷痛者，加补骨脂9 g，杜仲12 g；出血量多者，加阿胶珠（烊化）15 g，海螵蛸、

煅龙骨、煅牡蛎各 9 g。

(2) 虚热证：

[临床表现] 经来持续不断，淋漓 10 余日止，色鲜红，质稠；伴见两颧潮红，五心烦热，口咽干燥；舌红少苔，脉细数。

[治法] 养阴清热止血。

[处方] 两地汤加减：生地黄、地骨皮、麦冬、阿胶（兑服）、白芍各 12 g，玄参 10 g。水煎服。潮热甚者，加沙参 15 g，青蒿 12 g；气短乏力者，加太子参 15 g，生山药 12 g；出血量多者，加女贞子、墨旱莲各 12 g，地榆炭、仙鹤草各 9 g。

(3) 湿热蕴结证：

[临床表现] 经期延长，淋漓不净，量少，色暗，夹有黏液，质稠，有气味；伴见低热，小腹胀痛，白带偏多，小便短赤，大便黏滞；舌红苔黄腻，脉滑数。

[治法] 清热利湿，调经止血。

[处方] 固经丸加减：炙龟甲、黄芩、白芍各 15 g，黄柏 6 g，椿根皮 12 g，香附 9 g。水煎服。发热，小腹疼痛，经血暗红，臭秽者，加白花蛇舌草 12 g，败酱草、蒲公英各 15 g；胸脘痞闷，恶心纳呆者，加藿香、佩兰各 12 g。

(4) 血瘀证：

[临床表现] 经来不断，淋漓十余日方净，色黑，有块；伴见小腹疼痛，拒按，小便黄，大便干；舌质暗红，或有瘀斑，脉弦或涩。

[治法] 活血祛瘀止血。

[处方] 桃红四物汤合失笑散加减：桃仁 9 g，红花、炒蒲黄、炒五灵脂各 6 g，熟地黄、当归、川芎、白芍各 15 g。水煎服。出血较多且有大血块者，加三七粉（冲服）6 g；小腹冷痛者，加艾叶 12 g，炮姜 6 g；心烦易怒，胸胁胀满者，加牡丹皮 12 g，炒栀子 15 g。

2. 黄体功能不足：

(1) 脾气虚弱证：

[临床表现] 月经提前，量多，色淡，质稀；面色不华，精神怠倦，气短懒言，小腹空坠，食少纳差；舌淡，脉细弱无力。

[治法] 补中益气，固冲调经。

[处方] 补中益气汤加减：黄芪 18 g，党参、白术、当归、陈皮、升麻、柴胡各 6 g，炙甘草 9 g。水煎服。若出血较多且少气懒言，小腹疼痛者，加茜草 12 g，益母草 15 g，三七粉 6 g。

(2) 肾气不固证：

[临床表现] 月经先期，经量少，色暗淡，质稀薄；腰背酸痛，腿软，或夜尿频多；舌淡嫩苔白润，脉细弱。

[治法] 补肾益气，固冲调经。

[处方] 归肾丸加减：熟地黄 24 g，当归 15 g，山药、山茱萸、枸杞子、杜仲、菟丝子、茯苓各 12 g。水煎服。小腹冷痛者，加艾叶炭、小茴香各 12 g；五更泻者，去当归，加补骨脂 12 g，肉豆蔻 9 g；腰膝冷痛者，加桑寄生、川续断各 12 g。

(3) 阳盛血热证：

[临床表现] 月经提前，量多，经色鲜红或紫红，质稠，光亮；面红颧赤，心烦，口渴，小便短赤，大便干结；舌红苔黄，脉滑数有力。

[治法] 清热降火，凉血调经。

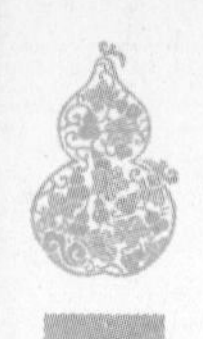

[处方] 清经散加减：牡丹皮、白芍各 12 g，熟地黄、地骨皮、青蒿、黄柏各 15 g，茯苓 9 g。水煎服。小腹痛甚，出血较多者，加丹参 15 g，仙鹤草、大黄炭各 12 g，甘草 6 g。

(4) 肝郁血热证：

[临床表现] 月经提前，量或多或少，经血排出不畅，色紫红有块，质稠；少腹胀痛，胸胁胀闷，口苦咽干；舌红苔黄，脉弦数。

[治法] 疏肝解郁，和血调经。

[处方] 丹栀逍遥散加减：牡丹皮、薄荷、仙鹤草、茜草各 15 g，炒栀子 18 g，柴胡、当归、生白芍、白术各 30 g。水煎服。小腹痛甚者，加丹参、益母草各 15 g；胸胁胀病者，加制香附 12 g，川楝子 15 g。

(5) 阴虚血热证：

[临床表现] 月经先期，量多或量少，色红；五心烦热，盗汗，心悸失眠，咽干口燥，入夜尤甚；舌红苔少，脉细数。

[治法] 养阴清热，凉血调经。

[处方] 两地汤加味：生地黄、地骨皮、麦冬、阿胶（兑服）、生白芍、女贞子、墨旱莲各 12 g，玄参 10 g。水煎服。兼头晕耳鸣者，加桑椹 15 g，石决明 12 g；夜寐不安者，加生龙骨 12 g，生牡蛎 9 g。

3. 黄体不规则脱落：

(1) 脾虚气弱证：

[临床表现] 月经过期不净，量少，色淡，质清稀；神疲肢软，头晕眼花，心悸失眠，纳少便溏；舌质淡，苔薄白，脉细弱。

[治法] 益气健脾，补血调经。

[处方] 归脾汤加减：白术、茯神、黄芪、龙眼肉、酸枣仁、人参、当归、远志、大枣各 3 g，木香 1.5 g，炙甘草 1 g。水煎服。出血较多且少气懒言，小便频数者，加桑螵蛸、棕榈炭各 3 g。

(2) 湿热蕴结证：

[临床表现] 经血淋漓不净，量少，质稠，色暗黑，秽臭；伴腰腹胀痛，倦怠懒言，带下量多，色黄，小便黄，大便干；舌红，苔黄腻，脉濡数。

[治法] 清热燥湿，活血调经。

[处方] 四妙丸加减：苍术、牛膝各 12 g，黄柏、薏苡仁各 24 g。水煎服。腹痛腹胀甚者，加制香附、川楝各 9 g，赤芍 12 g；白带多，秽臭色黄者，加龙胆、茵陈各 12 g，土茯苓、败酱草各 9 g；出血多，加地榆炭、忍冬藤各 10 g。

(3) 气滞血瘀证：

[临床表现] 月经淋漓不净，量少，色暗有块，小腹疼痛拒按，瘀块排出后痛减；舌质紫暗，苔黄，脉弦涩。

[治法] 理气行滞，活血调经。

[处方] 血府逐瘀汤加减：当归、生地黄、川牛膝、红花各 9 g，桃仁 12 g，枳壳、赤芍各 6 g，柴胡、甘草各 3 g，桔梗、川芎各 5 g。水煎服。小腹疼痛甚者，加益母草 15 g，灵脂炭、蒲黄炭各 12 g。

4. 排卵期出血（经间期出血）：

(1) 肾阴虚证：

[临床表现] 经间期出血，量少，色鲜红，质黏稠；腰骶酸软，头晕耳鸣，手足心热；

舌红，少苔，脉细数。

［治法］滋肾益阴，固冲止血。

［处方］两地汤合二至丸加减：生地黄、地骨皮、白芍、麦冬、阿胶（兑服）、女贞子、墨旱莲各 12 g，玄参 10 g。水煎服。

(2) 肾阳虚证：

［临床表现］经间后期出血，量少，色淡红无血块；腰膝冷痛，尿频，大便溏；舌淡红，苔薄白，脉细。

［治法］温肾助阳，固冲止血。

［处方］健固汤加减：党参、巴戟天、白术、菟丝子、川续断各 15 g，茯苓、薏苡仁各 12 g，黄芪 9 g，甘草 6 g。水煎服。

(3) 湿热证：

［临床表现］经间期出现点滴阴道流血，色暗红，质稠，可见白带中夹血，或赤白带下，腰骶酸楚；或下腹胀痛，小便短赤；舌质淡，苔黄腻，脉濡或滑数。

［治法］清热除湿，凉血止血。

［处方］清肝止淋汤加减：当归、生地黄、川牛膝各 15 g，白芍 30 g，牡丹皮 10 g，黄柏 8 g，制香附 5 g，黑豆 30 g。水煎服。出血多体虚者，加阿胶 15 g，大枣 10 g，甘草 6 g；大便不爽，舌苔黄腻者，加薏苡仁、茯苓各 12 g，黄芩 9 g；赤白带下者，加椿皮、侧柏叶各 12 g。

(4) 肝郁气滞证：

［临床表现］经间期阴道出血，量多少不一，色暗红，质稠夹小块；躁烦易怒，胸胁胀满，小腹胀痛，口苦咽干；舌红，苔薄黄，脉弦数。

［治法］疏肝解郁，理血归经。

［处方］丹栀逍遥散加减：牡丹皮、茯苓、薄荷各 15 g，栀子 18 g，当归、赤芍、柴胡、白术各 30 g，甘草 6 g，煨姜 9 g。水煎服。血中夹块者，加蒲黄 15 g，五灵脂 12 g，三七 6 g。

二、临证备要

（一）鉴别诊断

1. 全身性疾病：如血液病、肝病、高血压、甲状腺功能异常等，都可能引起子宫异常出血，有关临床及实验室检查如骨髓、肝功能、甲状腺功能检查等可协助与本病进行鉴别。

2. 异常妊娠及妊娠并发症：如流产、宫外孕、滋养叶细胞肿瘤、胎盘残留、子宫复旧不良等，根据临床有无妊娠史、血尿绒毛促性腺激素测定及 B 超检查是不难鉴别的。

3. 生殖器肿瘤：如子宫内膜息肉、黏膜下子宫肌瘤、子宫内膜腺癌、卵巢功能性肿瘤等应做详细的妇科检查，注意子宫附近有无肿物，必要时可行 B 超检查、诊断性刮宫等检查以确诊。

4. 生殖系感染：如急慢性子宫内膜炎、子宫内膜结核早期可因子宫内膜功能层的再生受阻而出血，但出血量一般不多，可有感染的历史及表现，并可经抗感染治疗而治愈，据此予以鉴别。

（二）对症治疗

子宫出血：需要积极控制出血。①应用性激素，使子宫内膜全部脱落后再修复而止

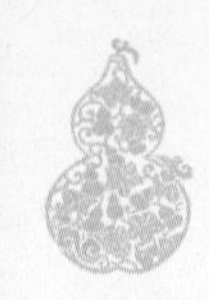

血，或使子宫内膜生长修复而止血。包括孕激素如安宫黄体酮 8～10 mg，或炔诺酮 5～7.5 mg，或甲地孕酮 8 mg，口服，每 4～6 小时 1 次；雌激素如每日用己烯雌酚 4～6 mg；雄激素如丙酸睾丸酮 25～50 mg，肌内注射，每日 1～2 次，连用 3 日；同时每日用黄体酮 20 mg，肌内注射，连用 3 日；一般止血剂，可选用抗纤溶芳酸、6-氨基己酸、止血敏、安络血、维生素 K 等。②调节月经周期，一般采用性激素按时撤药性出血方法，以引起子宫内膜的周期性变化，或类似正常月经周期的内膜变化，在停药后可能引起反跳性排卵，每日用己烯雌酚 1 mg，口服，连用 20～22 日。其中在最后 5 日中，每日加用黄体酮 10 mg，肌内注射；或在最后 3 日中，每日加用黄体酮 20 mg，肌内注射；或在最后 5 日中，安宫黄体酮 4 mg，口服，每日 2 次。③促进排卵，促进排卵尚可减少或防止功能失调性子宫出血复发的可能性。常见药物有克罗米芬、绒毛膜促性腺激素等。④手术治疗，适用于围绝经期患者。以宫内膜增殖，宫内膜脱落不全，出血多且久者，全面刮宫止血。经药物和刮宫治疗无效，伴严重贫血，或经病理诊断为子宫内膜腺瘤型增生过长者，宜行全宫切除术。

（三）中药治疗

1. 促进黄体素生成的中药：有熟地黄、山药、白芍、山茱萸、菟丝子、枸杞子、续断、阿胶、巴戟天、红参、麦冬、地骨皮、墨旱莲、黄精、当归等。

2. 调节雌孕激素分泌的中药：有生地黄、川续断、黄芪、地骨皮、女贞子、墨旱莲、山药、菟丝子、杜仲、肉苁蓉、女贞子等。

3. 促进孕激素分泌的中药：有补骨脂、菟丝子、巴戟天、墨旱莲、淫羊藿、阿胶、白芍、鹿角胶、熟地黄等。

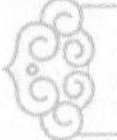

第二节 闭　　经

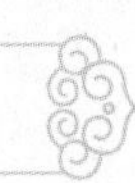

闭经通常分为原发性闭经和继发性闭经两类。前者系指 16 岁第二性征已发育，但月经还未来潮者，或 14 岁尚无第二性征发育者；后者则指以往曾已建立月经周期，因某种病理性原因而月经停止持续时间相当于既往 3 个月经周期以上的总时间或月经停止 6 个月者。青春期前、妊娠期、哺乳期以及绝经后期出现的无月经均属生理性闭经，故本节不予讨论。闭经按病变部位分为子宫性、卵巢性、垂体性、下丘脑性闭经。正常月经周期的建立有赖于下丘脑-垂体-卵巢轴的神经内分泌调节以及靶器官子宫内膜对性激素的周期性反应，其中任何一个环节发生障碍都有导致闭经的可能。除此之外，全身性疾病如营养不良，慢性消耗性疾病如贫血、结核、糖尿病等可引致闭经。肾上腺皮质功能失调、甲状腺功能失调以及生活环境的骤然改变、精神因素刺激等亦可引发闭经。闭经不是一个独立疾病，而是许多疾病的临床表现。本病中医学称为“女子不月”“月事不来”“血枯”。闭经病因不外虚实两类。虚者多因冲任空虚无血可下所致；实者多因冲任阻隔，经血不得下行所致。临床上常按肝肾不足、气血虚弱、阴虚血燥、气滞血瘀、寒凝血瘀、痰湿阻滞、脾肾阳虚、肾虚肝郁、肾虚痰阻、肝脾不调等辨证论治。

一、辨证论治

（一）肝肾不足证

［临床表现］年满 16 周岁尚未行经，或初潮较晚，月经量少，经期延后，渐至闭经；

伴头晕耳鸣，腰腿酸软；舌质淡黄，苔少，脉沉细或细涩。

[治法] 滋肾益阴，养血调经。

[处方] 归肾丸加减：熟地黄 24 g，山药、山茱萸、枸杞子、杜仲、菟丝子、何首乌各 12 g，茯苓 9 g，当归、鸡血藤各 15 g。水煎服。潮热，五心烦热，骨蒸痨热等症状者，加知母 15 g，黄柏、地骨皮、青蒿各 12 g。

（二）气血虚弱证

[临床表现] 月经后期，量少，色淡，质稀，渐至闭经，或头晕眼花。心悸气短，神疲肢倦，或食欲不振，毛发不华；唇色淡红，苔薄白，脉沉缓或沉细。

[治法] 益气养血，活血调经。

[处方] 人参养营汤加减：人参、黄芪、白术、陈皮、桂心、炙甘草、当归各 12 g，茯苓、熟地黄、五味子各 9 g，白芍 25 g，远志 6 g。水煎服。因产后大出血所致的闭经(即席汉综合征) 除见上述症状外，尚有神情淡漠，阴道干涩，毛发脱落，性欲减退，生殖器官萎缩减退，此乃精血亏败，肾气虚惫者，加仙茅 9 g，淫羊藿 12 g，鹿角霜 15 g，紫河车 6 g，长期服用。

（三）阴虚血燥证

[临床表现] 经血由少渐至闭经，五心烦热，潮热汗出，两颧潮红，或骨蒸劳热，或咳嗽，咯血；舌红，苔少，脉细数。

[治法] 滋阴润燥，养血调经。

[处方] 加减一阴煎：生地黄、熟地黄、白芍、麦冬、知母各 15 g，地骨皮 12 g，炙甘草 6 g。水煎服。虚烦潮热甚者，加青蒿 12 g，鳖甲 15 g。

（四）气滞血瘀证

[临床表现] 月经数月不行，精神抑郁，烦躁易怒，胸胁胀满，少腹胀痛或拒按，舌边紫暗，或有瘀点，脉沉弦或沉涩。

[治法] 行气活血，祛瘀通络。

[处方] 血府逐瘀汤加减：当归、生地黄、川牛膝、红花各 9 g，桃仁 12 g，柴胡 3 g，枳壳、赤芍各 6 g，桔梗、川芎各 5 g。水煎服。肝郁脾虚所致气滞血瘀者，可用逍遥散合四物汤，加鸡血藤、茺蔚子各 12 g；偏于气滞，胸胁及少腹胀甚者，加莪术 3 g，青皮、木香各 12 g；少腹疼痛拒按者，加姜黄 12 g，三棱、莪术各 2 g。

（五）寒凝血瘀证

[临床表现] 以往月经正常，突然经闭，数月不行，小腹疼痛拒按，得热痛减，四肢不温，或带下量多，色白；舌质淡或紫暗，或边有瘀点，脉沉涩。

[治法] 温经散寒，活血调经。

[处方] 温经汤加减：吴茱萸、麦冬各 9 g，当归、白芍、川芎、人参、桂枝、阿胶(烊化)、生姜、甘草、半夏、牡丹皮各 6 g。水煎服。腹痛甚者，加乳香、没药各 9 g；小腹冷痛甚者，加小茴香 12 g，艾叶 9 g；因肾阳不足引起闭经，或四肢不温，白带清冷，腰膝酸软者，用右归丸。

（六）痰湿阻滞证

[临床表现] 月经停闭，胸胁胀满，呕恶痰多，神疲倦怠，或面浮肢肿，或带下量多，色白，质黏稠，大便溏；舌体胖嫩，苔腻，脉沉缓或滑。

[治法] 豁痰除湿，活血通经。

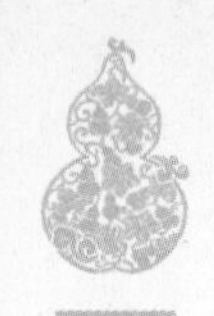

[处方] 苍附导痰丸加减：茯苓、陈皮、川芎、丹参、天南星、枳壳各 6 g，甘草、生姜各 3 g，苍术 12 g，香附、法半夏、神曲、鸡血藤各 9 g。水煎服。呕恶胸胁满闷者，加川朴、竹茹各 10 g；痰湿化热，见口苦，苔黄腻者，加黄连、黄芩、黄柏各 9 g。

（七）肝脾不调证

[临床表现] 月经停闭，纳差，脘腹胀满，神疲乏力，颜面少华，舌淡苔薄黄，脉弦缓。

[治法] 疏肝解郁，健脾调经。

[处方] 逍遥散加减：柴胡、当归、茯苓、白芍、白术、炒党参各 12 g，甘草 6 g，炒陈皮 10 g，鸡血藤 15 g。水煎服。若肝郁气滞较重者，加制香附 12 g，郁金、川芎各 9 g；肝郁化火者，加栀子 12 g，牡丹皮 10 g；脾胃气滞者，加枳壳 12 g。

二、临证备要

（一）鉴别诊断

1. 早孕：除闭经外，有妊娠反应，且子宫增大、软、饱满，子宫增大与停经月份相符，乳 房增大、乳晕暗黑加宽，尿妊娠试验阳性，B 超检查和多普勒检查均可证实妊娠。

2. 哺乳期闭经：有哺乳史，因垂体分泌过多 PRL，抑制促性腺激素分泌而停经，阴道黏膜萎缩，子宫缩小，卵巢处于静止状态。检查雌激素水平可极度低落，FSH 的排出量减少，但一旦停止哺乳后，卵巢功能恢复正常，月经能自动来潮。

3. 暗经：罕见，属原发性闭经，即使给予周期性性激素治疗亦不可能引起子宫出血，暗经患者卵巢功能正常，即有排卵周期，子宫内膜亦有周期性变化，但到周期结束，内膜自行消退，而不出现月经，此种情况可能与哺乳动物一样，由于子宫内膜血管系统缺分化所导致属于“返祖”现象，因此并不一定影响生育功能，而仍可妊娠。通过性激素检查可以鉴别。

4. 隐经：又称假性闭经。先天性无孔处女膜、阴道横膈或阴道发育不全伴宫颈闭锁时，月经血不能外流，致阴道积血、子宫积血、输卵管积血，甚至经血倒流入盆腔，引起周期性会阴部、下腹部胀痛，并逐渐加重。阴道口可见紫蓝色的膨隆，肛查阴道呈囊性膨胀，双合诊盆腔有触痛性肿块。患者性腺轴内分泌正常。

5. 假孕：虽亦有闭经，但无其他症状及体征。往往出现在盼子心切或惧怕妊娠的妇女，伴精神症状，通过辅助检查和 B 超等易鉴别。

（二）对症治疗

1. 子宫性闭经：由阴道或处女膜畸形所致的假性闭经可通过手术打通通道，使经血顺利排出。宫腔粘连者应探宫腔，视粘连情况行分离术，术后放置宫内避孕器数月以防止再粘连。

2. 卵巢性闭经：因卵巢本身功能低下，只能用性激素补充治疗。一般用雌、孕激素联合周期给药，模拟正常月经制造人工周期。性染色体有 Y 的性腺功能低下者应切除性腺后用性激素补充治疗。

3. 垂体性闭经：对垂体性闭经，人绝经期促性腺激素（HMG）应当是最好的选择，并能获得相当高的排卵率和妊娠率。对未婚或不要求生育的垂体性闭经，主要治疗原则仍为激素替代治疗。方法同卵巢性闭经。

4. 下丘脑性闭经：除治疗相应的原发病因外，根据患者体内雌激素水平和是否有生育要求采用以下原则。①有生育要求者，应积极诱导排卵。诱导排卵有以下几种方法：

氯米芬，先用孕激素撤退出血，于出血第 5 日始口服氯米芬 50～100 mg/d，连服 5 日；人绝经期促性腺激素：几乎可用于所有下丘脑性闭经；黄体生成激素释放激素（LHRH）：此种方法仅适用于下丘脑 GnRH 分泌异常而垂体与卵巢有正常反应的闭经患者。给药必须模拟生理性的 GnRH 脉冲分泌释放形式，断续地脉冲式静脉或皮下、肌内给药，亦有经鼻黏膜、肛门或阴道途径给药，以静脉给药最理想。每 90 分钟注入 5～20μg，给药期间监测排卵；溴隐亭：一般剂量为每日 5～7.5 mg。②对无生育要求的雌激素水平低下的下丘脑性闭经，其治疗仍以性激素补充为主，未婚者待婚后需要生育时，再酌情选择上述诱导排卵治疗。

（三）中药治疗

1. 改善神经-内分泌调节功能的中药：有巴戟天、枸杞子、女贞子、墨旱莲、沙苑子、菟丝子、杜仲、牛膝等。

2. 类激素作用的中药：有巴戟天、淫羊藿、鹿角霜、附子、熟地黄、枸杞子等。

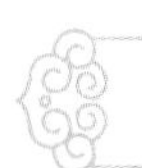

第三节　多囊卵巢综合征

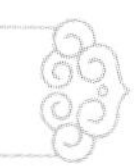

多囊卵巢综合征（PCOS）又称 Stein-Leventhal 综合征，是以发病多因性、临床症状呈多态性为主要特征的一种内分泌综合征。多发于围青春期到 30 岁的女性。大多患者表现体内雄激素过多和持续无排卵状态，是导致育龄女性月经紊乱最常见的原因之一。其发病原因迄今未明。患者临床症状可见月经稀发或闭经、不孕、多毛和肥胖等症状，双侧卵巢呈多囊样增大。根据其症状，中医学可归于“闭经”“崩漏”“癥瘕”等病证范畴。本病的主要病因病机为脏腑功能失常，气血失调，冲任二脉受损，胞脉不畅，血海蓄溢失常而发本病。临床多因肾虚、脾肾两虚、痰湿阻滞、肝经郁热、气滞血瘀、肾虚血瘀所致。

一、辨证论治

（一）肾虚证

［临床表现］月经后期，量少，色淡，质稀，渐至闭经，不孕，伴头晕耳鸣，腰膝酸软，形寒肢冷，小便清长，大便不实，性欲淡漠，形体肥胖，多毛；舌淡，苔白，脉细无力。

［治法］补肾益气，固冲调经。

［处方］右归丸加减：熟地黄 24 g，山药、山茱萸、枸杞子、鹿角胶、菟丝子、杜仲、肉桂各 12 g，当归、制附子各（先煎）9 g。水煎服。月经量多者，去附子、肉桂、当归，加党参、黄芪各 15 g，炮姜炭、艾叶各 9 g，淫羊藿、巴戟天各 12 g。

（二）脾肾两虚证

［临床表现］月经后期，量少，色淡，质稀，经行延后甚或闭经，婚久不孕，腰膝酸软，面色㿠白，纳差，畏寒肢冷，或见水肿，多毛，或见脱发；舌淡胖，苔薄，脉沉迟。

［治法］补肾健脾，养血调经。

［处方］归芪调经汤：当归、炙黄芪、菟丝子各 30 g，淫羊藿 15 g，生姜 3 片，大枣 10 枚。水煎服。

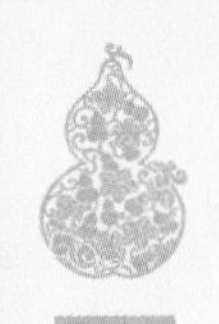

（三）痰湿阻滞证

[临床表现] 月经量少，经行延后甚或闭经，婚久不孕，或带下量多，头晕头重，胸闷泛恶，四肢倦殆，形体肥胖，多毛，大便不实；苔白腻，脉滑或濡。

[治法] 豁痰除湿，活血通经。

[处方] 苍附导痰丸合佛手散加减：茯苓、半夏、陈皮、苍术、香附、胆南星（制）、枳壳、神曲、川芎各 10 g，生姜、甘草各 6 g，当归 15 g。水煎服。痰多湿盛，形体肥胖，多毛明显者，加山慈菇 12 g，穿山甲、皂角刺各 10 g，石菖蒲 15 g；小腹结块者，加昆布 12 g，海藻、夏枯草各 15 g。

（四）肝经郁热证

[临床表现] 闭经，或月经稀发，量少，或先后无定期，崩漏，婚久不孕，毛发浓密，面部痤疮，经前乳房、胸胁胀痛，或有溢乳，口干喜冷饮，大便秘结；苔薄黄，脉弦数。

[治法] 疏肝解郁，清热调经。

[处方] 丹栀逍遥散加减：牡丹皮、炒栀子各 10 g，当归 15 g，白芍、柴胡、白术、茯苓各 12 g，甘草 6 g。水煎服。大便秘结明显者，加生大黄 10 g；溢乳者，加牛膝 9 g，炒麦芽 12 g；胸胁、乳房胀甚者，加郁金 12 g，王不留行、路路通各 9 g。

（五）气滞血瘀证

[临床表现] 月经延后，或量少不畅，经行腹痛，拒按，或闭经，婚后不孕，精神抑郁，胸胁胀满；舌质暗紫，或舌边尖有瘀点，脉沉弦或沉涩。

[治法] 理气活血，化瘀止痛。

[处方] 膈下逐瘀汤加减：当归、赤芍、川芎、桃仁、红花、枳壳、延胡索、五灵脂、牡丹皮、制香附各 10 g，甘草 6 g。水煎服。心烦易怒者，加青皮、木香各 12 g，柴胡 9 g；腹内有痞块者，加三棱、莪术各 9 g。

（六）肾虚血瘀证

[临床表现] 月经延后，稀发，量少，或闭经，多毛，形体肥胖，腰膝酸软，畏寒，头晕耳鸣，舌淡或见瘀斑，脉细涩。

[治法] 补肾活血祛瘀。

[处方] 活血补肾方：柴胡、赤芍、白芍、泽兰、益母草、刘寄奴、生蒲黄、牛膝、菟丝子、枸杞子、肉苁蓉、仙茅各 9 g，鸡血藤、覆盆子、女贞子各 15 g，淫羊藿 10 g。水煎服。无周期者，服 3 剂，停 7 日，每周期第 12～第 13 日再服 3 剂，每周期共服 6 剂。

二、临证备要

（一）鉴别诊断

1. 库欣综合征：各种原因导致肾上腺皮质功能亢进。典型表现有满月脸，水牛背，向心性肥胖，皮肤紫纹，多毛，痤疮，高血压以及骨质疏松，糖耐量异常，皮肤色素沉着，多伴有男性化表现。实验室检查显示血浆皮质醇正常的昼夜节律消失，尿游离皮质醇增高。

2. 先天性肾上腺皮质增生（CAH）：属常染色体隐性遗传病。最多见的为先天性 21-羟化酶及 11β-羟化酶缺乏症。患者染色体 46，XX，性腺为卵巢，内生殖器有子宫及输卵管，但在过多雄激素的作用下外生殖器和第二性征有不同程度的男性化表现，因胎儿期已受过多雄激素影响，故出生时已出现生殖器发育的异常。少数患者为迟发性肾上腺皮质增生，临床表现多延迟到青春期后出现，可表现为缓慢性进行性多毛、月经稀发、无明显生殖器畸形。实验室检查显示血清 T 和 A 水平升高（T＞2.8 nmol/L，A＞9.5 nmol/L），血清皮质醇水平多正常，17α-羟孕酮升高（＞9.1 nmol/L），但迟发性患者 17α-羟孕酮的基础水平可在正常范围内，但 ACTH 兴奋试验后其水平显著高于正常，此最具诊断价值。

3. 卵巢男性化肿瘤：此类肿瘤包括睾丸母细胞瘤、门细胞瘤、类脂质细胞瘤、颗粒细胞瘤及卵泡膜细胞瘤。多发生于 30～50 岁。患者发病前月经及生育能力正常，发病后出现明显的男性化表现、闭经和不孕。实验室检查雄激素水平升高，主要是 T 和 A 升高（T＞7 nmol/L，A＞21 nmol/L），且大多数肿瘤分泌雄激素既不受 ACTH 的调节，也不受促性腺激素的调节。B 超是检查此病的较好方法，CT 或 MRI 也可协助诊断。

4. 肾上腺肿瘤：肾上腺皮质的良性和恶性肿瘤均可导致雄激素增多，肿瘤的生长和分泌功能为自主性，不受垂体 ACTH 的控制，也不受外源性糖皮质激素的抑制。对于外源性 ACTH 的刺激，肾上腺癌一般不反应，腺瘤有时可反应。患者多毛及其男性化表现发展迅速，并伴有糖皮质激素或盐皮质激素分泌过多所致的周身代谢异常。CT 或 MRI 对肾上腺肿瘤很敏感，可定位并显示对侧肾上腺萎缩。

5. 卵泡膜细胞增生征：这种病变类似于 PCOS，但有所区别。在卵巢间质中，有弥散性的黄素化卵泡膜细胞小岛，分泌过多的雄激素。卵巢卵泡少，原始卵泡由于脂肪性变而退化，故数目较 PCOS 少。间质增生显著，卵巢更为实性。

（二）对症治疗

1. 肥胖：增加运动以减轻体重，纠正由肥胖而加剧的内分泌代谢紊乱，减轻胰岛素抵抗和高胰岛素血症，使 IGF-1 降低，IGfBP-1 增加，同时 SHBG 增多使游离雄激素水平下降。由于肥胖和胰岛素抵抗是 PCOS 的主要病因，故凡可减轻体重与增加胰岛素敏感性的药物均可治疗本综合征。近年来，已有很多有关胰岛素增敏剂的治疗报道。噻唑烷酮为一类口服胰岛素增敏剂，主要用于治疗糖尿病，如曲格列酮可明显减轻 PCOS 患者的高胰岛素血症和高雄激素血症，并有助于诱导排卵。

2. 不孕：由于长期不排卵，患者多合并不孕症。可以应用药物诱导排卵，常见药物有：①氯米芬。是 PCOS 的首选药物，于自然月经周期或撤药性子宫出血的第 5 日开始，每日口服 50 mg，连续 5 次为 1 个疗程，常于服药的 3～10 日（平均 7 日）排卵，多数在 3～4 个疗程内妊娠。若经 3 个治疗周期仍无排卵者，可将剂量递增至每日 100～150 mg，体重较轻者可考虑减少起始用量（25 mg/d）。服用本药后，卵巢因过度刺激而增大（13.6%），血管舒张而有阵热感（10.4%）、腹部不适（5.5%）、视物模糊（1.5%）或有皮疹和轻度脱发等不良反应。②氯米芬与绒促性素（HCG）合用。停用氯米芬后第 7 日加用绒促性素 2000～5000 U 肌内注射。③糖皮质激素与氯米芬合用。通常选用地塞米松或泼尼松。泼尼松每日用量为 7.5～10 mg，2 个月内有效率 35.7%，闭经无排卵者的卵巢功能得到一定恢复。用氯米芬诱发排卵无效时，可在治疗周期中同时加服地塞米松 0.5 mg，每晚服 2.0 mg，共 10 日，以改善氯米芬或垂体对促性腺激素治疗反应，提高排卵率和妊娠率。④尿促性素（HMG）。尿促性素被视为治疗无排卵不孕的备选诱发排卵药物，因其副作用较多，诱发卵巢过度刺激综合征（OHSS）的危险性较大。一般开始每日肌内注射 HMG 1 安瓿（150IU/安瓿），3～4 日后如血清雌二醇水平逐渐增加则继续用药，若雌二醇水平不上升可再增加 0.5～1 安瓿，3 日后再根据情况调整用量。⑤促性腺激素释放激素（GnRH）。可用 GnRH-A 1 支（3.75 mg/安瓿），每日皮下注射 1 次，从卵泡期开始，或从上一周期的黄体期（第 21 日）开始，待性激素达到去势水平后，再用

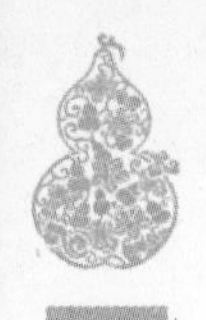

绒促性素诱发排卵，剂量同前。⑥FSH：FSH 有纯化的和重组的人 FSH（rhFSH）2 种。FSH 是多囊卵巢较理想的治疗制剂，但价格昂贵。并可能引起 OHSS。应用过程中，必须严密监测卵巢变化。剂量以 75 U 较安全。FSH 也可与 GnRH－A 联合应用，以提高排卵成功率。⑦溴隐亭：适用于伴有高 PRL 的 ICOS 患者，初始剂量 1.25 mg，每日 2 次，可逐渐增加到 2.5 mg，每日 2～3 次，餐后服用。

3. 多毛症：可定期剪去或涂以“脱发剂”，切忌拔除，以防刺激毛囊过度生长，亦可作电蚀治疗或应用抑制雄激素药物治疗。①口服避孕药：以雌激素为主的雌、孕激素复合片较理想。②孕激素：以甲羟孕酮（安宫黄体酮）较常用。一般用 6～8 mg/d 口服。③GnRH－A：在月经周期的第 1～第 5 日开始使用，同时加服炔雌酮可避免用药后雌激素所致的不良反应。④地塞米松：适用于肾上腺来源的高雄激素血症，0.25～0.5 mg/d。每晚口服。⑤螺内酯：每日口服 50 mg。高雄激素血症伴无排卵的月经失调者可于月经的第 5～第 21 日，每日口服 20 mg，可使部分患者月经周期及排卵恢复。

（三）中药治疗

1. 调节下丘脑-垂体-性轴功能，纠正性激素紊乱的中药：有熟地黄、当归、何首乌、菟丝子、党参、枸杞子、茯苓、川芎、白芍、香附、柴胡、枳壳、杜仲、党参、女贞子、墨旱莲、山茱萸等。

2. 影响基因及调控因子的表达的中药：有覆盆子、菟丝子、肉苁蓉、枸杞子、当归、苍术、香附、制半夏、橘红、川芎、柴胡、白芍、黄芩等。

3. 改善胰岛素抵抗的中药：有淫羊藿、仙茅、苍术、半夏、陈皮、石菖蒲、香附、川芎、泽泻、鹿角霜、胆南星等。

4. 缩小卵巢的中药：有紫河车、苍术、胆南星、丹参、益母草、茯苓、姜半夏、淫羊藿、山药、熟地黄、石斛、麦冬、巴戟天、陈皮等。

第四节　痛　　经

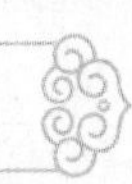

经期及行经前后出现明显下腹部痉挛性疼痛、坠胀或腰酸痛等不适，影响生活和工作者，称为痛经。痛经仅发生在有排卵的月经周期，分为原发性和继发性两种，原发痛经无盆腔器质性病变，常见于初潮后 6 个月至 1 年内或排卵周期建立初期，多为功能性痛经。继发性痛经是盆腔器质性疾病的结果。如子宫内膜异位症、盆腔炎或宫颈狭窄、宫内异物等所致的痛经。本节仅讨论原发性痛经。原发性痛经的产生与行经时子宫内膜释放前列腺素（PG）水平较高有关。内在或外来的精神刺激可使痛阈降低。思想焦虑、恐惧以及生化代谢物质均可通过中枢神经系统刺激盆腔神经纤维而引起疼痛。下腹部疼痛是痛经的主要症状，多发生在经前或经期 1～2 日，呈阵发性绞痛、刺痛、灼痛、掣痛、隐痛、坠痛等，拒按或喜按，疼痛时间数小时至 2～3 日，随后逐渐减轻至消失。严重疼痛可牵涉至腰骶、外阴、肛门等部位，或伴有恶心、呕吐、坐卧不宁、面色苍白、冷汗淋漓、四肢厥冷等全身症状。腹部检查无肌紧张及反跳痛。中医学称为“经行腹痛”“经期腹痛”“经痛”等。中医学认为痛经主要由情志所伤、起居不慎或六淫等引起。并与体质因素、经期及其前后特殊的体内环境有一定关系。其病机主要因经期受到上述致病因素的影响，导致冲任气血运行不畅，子宫经血受阻，以致“不通则痛”；或冲任子宫失于濡养而“不荣而痛”。之所以随月经周期发作，是与经期前后特殊的生理环境变化有关。因为平时子宫藏精气而不泻，血海由空虚到满盈，变化缓慢，致病因素对冲任、子宫影响表现不明显。而经前、经期血海由满盈到溢泻，应以通为顺。若受致病因素影响，冲任子宫阻滞，则不通则痛；经血下泻必耗气伤血，冲任子宫失养则不荣而痛。痛经病位在冲任、子宫，变化在气血，表现为痛证。临床分类有虚实之别，虚证多为气血虚弱、肝肾亏损、阳虚内寒、肝脾不和；实证多为气滞血瘀、寒湿凝滞或湿热下注；以及气虚血瘀、阳虚肝郁等虚实夹杂证。

一、辨证论治

（一）气滞血瘀证

[临床表现] 经前或经期下腹胀痛，拒按，经量少，色紫暗有块，块下痛减，伴胸胁、乳房作胀；舌质暗或边有瘀点，脉弦或弦滑。

[治法] 理气行滞，逐瘀止痛。

[处方] 膈下逐瘀汤加减：当归、桃仁、红花、甘草各 9 g，枳壳、香附各 5 g，延胡索 3 g，五灵脂、牡丹皮、赤芍、川芎、乌药各 6 g。水煎服。痛经伴有血块者，加莪术 2 g，山楂 12 g，血竭 9 g，益母草 15 g；伴恶心呕吐者，为冲脉之气夹肝气上逆犯胃，加黄连 15 g，吴茱萸、生姜各 12 g。

（二）寒湿凝滞证

[临床表现] 经前或经期小腹冷痛，得热痛减，拒按，经量少，色暗有块，畏寒身痛，恶心呕吐；舌淡暗，苔白腻，脉沉紧。

[治法] 理气行滞，逐瘀止痛。

[处方] 少腹逐瘀汤加减：小茴香 1.5 g，干姜、没药、川芎、官桂、延胡索各 3 g，当归、茯苓、蒲黄各 9 g，赤芍、五灵脂各 6 g，苍术 10 g。水煎服。痛甚，面色苍白，手足厥冷，冷汗淋漓为寒凝子宫，阳气不达者，加制附子（先煎）6 g，以温阳暖宫，或改用温经汤加小茴香、艾叶，共奏温经暖宫，祛寒止痛之效果。

（三）湿热瘀阻证

[临床表现] 经前或经期小腹胀痛或疼痛，灼热感，或痛连腰骶，或平时小腹疼痛，经前加剧；经血量多或经期延长，色暗红，质稠或夹较多黏液；带下量多，色黄质黏有臭味，或伴低热起伏，小便黄赤；舌红，苔黄腻，脉滑数。

[治法] 清热除湿，化瘀止痛。

[处方] 清热调血汤加减：牡丹皮、延胡索、制香附各 10 g，黄连、莪术各 6 g，生地黄 15 g，白芍、当归、川芎、红花、桃仁各 12 g。水煎服。痛甚连及腰骶部者，加续断 10 g，狗脊 6 g，秦艽 9 g；经血量多或经期延长者，加地榆，马齿苋各 10 g，黄芩 9 g；带下异常者，加黄柏 12 g，土茯苓 10 g，椿皮 9 g。

（四）气血虚弱证

[临床表现] 经期或经净后小腹隐隐作痛，喜揉喜按，月经量少，色淡，质薄，神疲乏力，面色萎黄，或食欲不振；舌淡，苔薄。

[治法] 益气补血，活血止痛。

[处方] 丹栀逍遥散加减：牡丹皮、炒栀子各 10 g，当归 15 g，白芍、柴胡、白术、茯苓各 12 g，甘草 6 g。水煎服。大便秘结明显者，加生大黄 10 g；溢乳者，加牛膝 9 g，炒麦芽 12 g；胸胁、乳房胀甚者，加郁金 12 g，王不留行、路路通各 9 g。

（五）肝肾亏虚证

[临床表现] 经后小腹隐痛，经来色淡，量少，腰膝酸软，头晕耳鸣；舌质淡红，脉

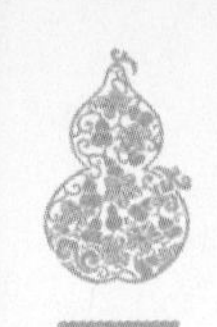

沉细。

[治法] 滋肾养肝。

[处方] 调肝汤加减：当归、白芍、山药、阿胶、山茱萸、巴戟天、枸杞子各 12 g，甘草 6 g。水煎服。腰骶痛甚者，加杜仲、川续断各 15 g；少腹痛兼胸胁胀痛者，加川楝子、延胡索各 9 g；夜尿频数者，加益智 12 g。

（六）阳虚内寒证

[临床表现] 经期或经后小腹冷痛，喜按，得热痛减，经色暗淡，量少，腰膝酸软，小便清长，舌质淡，苔白润，脉沉。

[治法] 温肾助阳，调经止痛。

[处方] 温经汤加减：党参、当归、芍药各 15 g，川芎、牡丹皮、小茴香、乌药、延胡索各 9 g，桂枝、吴茱萸各 8 g，制附子（先煎）、艾叶各 6 g。水煎服。腰痛膝软者，加杜仲、补骨脂各 10 g。

二、临证备要

（一）鉴别诊断

1. 子宫内膜异位症：痛经虽随月经周期而发，经净症状逐渐消失，但呈进行性加重，多发生在 30～40 岁的妇女。妇科检查子宫多为后位，可于子宫直肠陷凹及子宫骶骨韧带处扪及单个或多个触痛性硬结或包块，月经期其结节稍增大。腹腔镜检查或直接活体组织检查能得以证实。

2. 慢性盆腔炎：平素腰骶部及小腹坠痛，劳累后加重。白带量多，有异味，月经提前，量多，甚至经期延长，妇科检查有慢性盆腔炎的体征。

3. 子宫肌瘤：以月经改变及子宫增大为主要症状，如月经周期缩短，经量增多，经期延长，甚或持续性不规则流血，下腹坠胀，腰背酸痛，白带多，以及因压迫邻近器官可出现尿频、尿急、便秘、里急后重、肾盂积水等，严重时合并不孕、贫血。妇科检查、超声波检查可发现子宫肌瘤体征。

4. 子宫内膜结核：曾有结核病史，有低热、盗汗、乏力、食欲不振等症状，有慢性盆腔炎史且久治不愈，或有不孕、月经稀少和闭经。实验室检查可见淋巴细胞增多，血沉加快。子宫内膜检查有典型结核结节。

5. 异位妊娠：有停经史或月经较少，若输卵管妊娠破裂出血，则伴发一侧下腹部剧烈疼痛拒按，腹肌紧张，B 超检查有助于诊断。

（二）对症治疗

下腹部疼痛：①使用前列腺素合成酶抑制药如布洛芬 200～400 mg，每日 3 次，或酮洛芬 50 mg，每日 3 次；氟芬那酸 200 mg，每日 3 次；吲哚美辛 25 mg，置于肛内。②使用短效避孕药可以减少疼痛。

（三）抑制前列腺素分泌的中药

抑制前列腺素分泌的中药：有当归、川芍、延胡索、制香附、小茴香、赤芍、白芍、肉桂、五灵脂、乌药、吴茱萸、桃仁、黄芪、牛膝、巴戟天、菟丝子等。

第五节　围绝经期综合征

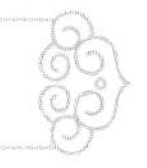

围绝经期是妇女由生育期过渡到老年期的一个过渡阶段，它包括绝经前期、绝经期和绝经后期。绝经指月经停止 12 个月，是每一个妇女生命进程中必然发生的生理过程，它提示卵巢功能衰退，生殖能力终止。围绝经期指围绕绝经的一段时期，包括从接近绝经出现与绝经有关的内分泌、生物学和临床指从接近绝经期出现与绝经有关的内分泌、生物学和临床特征起至最后一次月经后一年的期间。围绝经期综合征是指妇女在绝经前后由于性激素减少所致的一系列躯体及精神心理症状。如月经紊乱、情志异常、潮热汗出、眩晕耳鸣、心悸失眠、浮肿便溏等。围绝经期的最早变化是卵巢功能衰退，表现为卵泡对 FSH 敏感性下降，对促性腺激素刺激的抵抗性逐渐增加，然后才表现为下丘脑和垂体功能退化。由于卵巢功能衰退，雌激素分泌逐渐减少，绝经后妇女体内仅有低水平雌激素，以雌酮为主。绝经过渡期 FSH 水平升高，呈波动型，LH 仍可在正常范围，但 FSH/LH 仍<1。中医学无此病名，其症状于“年老血崩”“老年经断复来”“脏躁”“百合病”等病证中可见散在记载，现《中医妇科学》将本病归属于“经断前后诸证”范畴。认为妇女进入围绝经期，肾气渐衰，天癸将竭，冲任二脉虚损，精血不足，气血失调，脏腑功能紊乱，肾阴阳失和而致。临床常见的为肾阴虚、肾阳虚，或肾阴阳两虚、肝肾阴虚、心肾不交、肾虚肝郁、心阴虚、痰火扰心等证，故肾虚为致病之本，可以涉及他脏而发病。

一、辨证论治

（一）肾阴虚证

[临床表现] 月经紊乱，经色鲜红，量或多或少；头晕耳鸣，心烦易怒，潮热汗出，五心烦热，腰膝酸软，皮肤燥痒或如蚁行，阴道干涩，尿少色黄；舌红少苔，脉细数。

[治法] 补肾滋阴。

[处方] 左归饮加减：熟地黄、山药、枸杞子各 15 g，山茱萸、茯苓各 10 g，炙甘草 6 g。水煎服。乳房胀痛者，加橘核、荔枝核、青皮各 10 g；五心烦热者，加地骨皮、牡丹皮各 10 g，鳖甲 15 g；皮肤瘙痒者，加蝉蜕、防风、地肤子各 10 g。

（二）肾阳虚证

[临床表现] 月经紊乱，或崩中漏下，或闭经，白带清冷；精神萎靡，形寒肢冷，面色晦暗；舌淡，苔薄，脉沉细无力。

[治法] 温肾扶阳。

[处方] 右归丸加减：熟地黄、山药、山茱萸、枸杞子、鹿角胶（烊化）、杜仲各 12 g，菟丝子，当归各 10 g，肉桂、制附子（先煎）各 6 g。水煎服。便溏者，去当归，加肉豆蔻（煨）10 g；浮肿者，加茯苓、泽泻各 12 g；月经量多，崩中漏下者，加补骨脂、赤石脂各 10 g，鹿角霜 9 g。

（三）心肾不交证

[临床表现] 经断前后腰膝酸软，心悸怔忡，失眠多梦，健忘，甚或情志失常，舌绛苔少，脉细数。

[治法] 滋阴降火，补肾宁心。

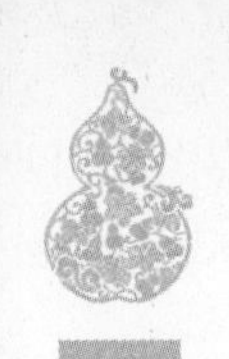

[处方] 六味地黄丸合黄连阿胶汤加减：熟地黄 24 g，山药、山茱萸、黄连、五味子、莲子心、百合、远志各 12 g，茯苓、泽泻、牡丹皮、阿胶各 9 g。水煎服。口干咽燥者，加麦冬、生地黄各 15 g。

(四) 肝肾两虚证

[临床表现] 经断前后腰膝酸软，头晕头痛，烦躁易怒，双目干涩，舌红少苔，脉细数。

[治法] 滋养肝肾，育阴潜阳。

[处方] 左归饮合二至丸加减：熟地黄、山药、枸杞子、龟甲、女贞子、墨旱莲各 15 g，山茱萸、茯苓各 10 g，炙甘草 6 g。水煎服。烦躁易怒，胁痛口苦，面红潮热者，加郁金 10 g，珍珠母、生龙骨、生牡蛎各 15 g，炒栀子 6 g。

(五) 肾虚肝郁证

[临床表现] 绝经前后，头晕耳鸣，腰膝酸软，烦躁易怒，颜面烘热，胁肋胀痛，舌红苔少，脉弦细。

[治法] 滋肾养阴，疏肝解郁。

[处方] 滋肾舒肝饮：首乌藤 30 g，炒酸枣仁、茯苓、白芍、制香附各 15 g，龙齿、生地黄、当归各 12 g，远志、合欢皮、紫贝齿、橘络各 10 g，石菖蒲、陈皮、柴胡各 6 g。水煎服。

(六) 心阴虚证

[临床表现] 绝经前后，精神恍惚，常悲伤欲哭，心中烦乱，睡眠不安，甚则言行失常，哈欠频作，舌淡红苔少，脉细微数。

[治法] 滋阴宁心安神。

[处方] 甘麦大枣养心汤加减：黄芪、党参、柏子仁、生酸枣仁、白芍各 15 g，甘草、茯苓各 12 g，茯神、当归、五味子、龙齿各 10 g，川芎、远志、柴胡各 6 g，浮小麦 30 g，大枣 10 枚。水煎服。心烦失眠，舌红少苔等心阴虚较甚者，加百合 15 g。

二、临证备要

(一) 鉴别诊断

1. 子宫肌瘤、子宫内膜癌：子宫肌瘤好发于 30～50 岁的女性，子宫内膜癌多发生于 50 岁以上者。二者均可见不规则阴道出血。前者通过妇科检查和 B 超可行鉴别，后者通过诊刮病检可与围绝经期月经失调鉴别。

2. 尿道及膀胱炎：虽有尿频、尿急、尿痛，甚至尿失禁，但尿常规化验可见白细胞，尿培养有致病菌，经抗感染治疗能迅速缓解和消除症状。

3. 甲状腺功能亢进：甲状腺功能亢进患者潮热、汗出常可发于任何年龄，可年龄大者发病时症状常不典型，测定甲状腺功能即可诊断。

(二) 对症治疗

1. 精神神经症状及血管收缩症状：可口服盐酸帕罗西汀 20 mg，每日 1 次，或者服用性激素治疗如戊酸雌二醇 1.0 mg，每日 1 次。伴有睡眠障碍者可睡前口服镇静药如艾司唑仑 2.0 mg，每日 1 次。

2. 骨质疏松：进行补钙治疗，包括口服钙剂如碳酸钙、磷酸钙、枸橼酸钙和维生素 D_1 等。

3. 子宫出血：可以服用米非司酮治疗。

（三）具有类激素样作用的中药

1. 促进卵泡发育，提高雌激素水平的中药：有巴戟天、淫羊藿、鹿角霜、附子、熟地黄、枸杞子等。

2. 调节神经-内分泌-免疫系统的中药：有枸杞子、女贞子、墨旱莲、桑椹，山茱萸、菟丝子等。

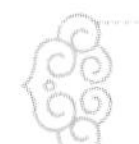

第六节　先兆流产

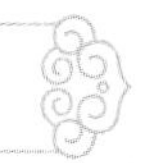

流产是指妊娠不足28周，胎儿体重不足1000 g而终止者。其中发生在妊娠12周前者，称为早期流产；发生于妊娠12～28周，为晚期流产。自然流产发生率占全部妊娠的10%～15%，多数为早期流产。由于流产发生的时期不同，其病理过程也不一样。流产的病理变化多数是胚胎先死亡，然后底蜕膜出血，造成胚胎绒毛与底蜕膜分离、出血，已分离的胚胎组织犹如异物刺激子宫，使之收缩而被排出。根据流产发病时的主要症状及发展过程分为先兆流产、难免流产、不全流产、完全流产、稽留流产、习惯性流产、流产感染等类型。而先兆流产是指妊娠28周前，出现少量阴道流血或下腹痛，子宫颈口未开，胎膜未破，妊娠产物尚未排出，妊娠尚有希望继续。在中医学中应属“胎漏”“胎动不安”范畴。中医学认为，冲任损伤、胎元不固是本病的主要病机，多从肾虚、气血虚弱、阴虚血热、血瘀、血虚气脱、外伤等方面论治。

一、辨证论治

（一）肾虚证

[临床表现] 妊娠期，阴道少量出血，色淡红或暗红；或伴腰酸腹坠痛，头晕耳鸣，小便频数而清长，或曾屡孕屡堕；舌淡苔白，脉沉滑尺弱。

[治法] 补肾益气，固冲安胎。

[处方] 寿胎丸加减：菟丝子、桑寄生、续断、白术、阿胶各15 g，淮山药10 g，党参、白芍各12 g，甘草6 g。水煎服。出血明显者，加荆芥炭、莲房炭各12 g，苎麻根15 g；小腹下坠甚者，加黄芪15 g；小便失禁者，加益智、覆盆子各10 g；小腹痛者，加白芍15 g。

（二）气血虚弱证

[临床表现] 妊娠期，阴道少量出血，色淡红，质稀薄；或伴小腹空坠隐痛、腰酸，神疲肢倦，面色㿠白，心悸气短；舌质淡，苔薄白，脉细滑无力。

[治法] 补益气血，固冲安胎。

[处方] 胎元饮加减：人参、白芍、熟地黄、阿胶（烊化兑服）各15 g，陈皮、炙甘草各6 g，白术、当归、杜仲各12 g。水煎服。小腹下坠明显者，加黄芪、升麻各12 g；阴道流血多者，去当归，加苎麻根15 g，艾叶12 g；腹胀者，加砂仁6 g；腰酸痛甚者，加桑寄生、川续断12 g。

（三）血热证

[临床表现] 妊娠期，阴道少量出血，色红或深红；和/或腰腹坠胀作痛，不喜温按，心烦少寐，渴喜冷饮，手足心热，便秘溲赤；舌红，苔黄，脉滑数。

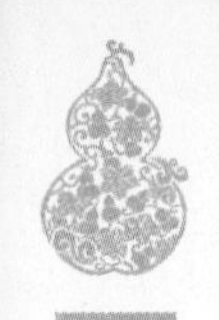

[治法] 清热凉血，固冲安胎。

[处方] 保阴煎加减：生地黄、熟地黄、苎麻根各 15 g，黄芩、黄柏各 10 g，山药 20 g，白芍、续断、桑寄生各 12 g，甘草 6 g。水煎服。阴道出血多者，加阿胶 15 g，墨旱莲、地榆炭 12 g；腰痛甚者，加菟丝子 15 g，杜仲 12 g。

（四）血瘀证

[临床表现] 妊娠期，阴道少量流血，色红或暗红，质黏稠；或伴小腹疼痛拒按；舌质暗红，或有瘀点、瘀斑，脉弦滑。

[治法] 活血祛瘀，固冲安胎。

[处方] 桂枝茯苓丸合寿胎丸加减：桂枝、茯苓、桃仁、赤芍、牡丹皮各 9 g，菟丝子、阿胶、黄芪各 15 g，续断、桑寄生、党参、当归、熟地黄各 12 g。水煎服。阴道出血较多者，加血余炭 15 g，艾叶炭 6 g；腰腹坠痛甚者，加乌药 12 g，炒杜仲、黄芪各 15 g。

（五）跌扑损伤

[临床表现] 妊娠期，跌扑闪挫，或劳累过度，致阴道少量流血，腰酸；或伴小腹坠痛；舌质正常，脉滑无力。

[治法] 益气养血，固肾安胎。

[处方] 圣愈汤加减：人参、黄芪、熟地黄、菟丝子各 15 g，当归、川芎、白芍、桑寄生、川续断各 12 g。水煎服。阴道流血多者，去当归、川芎，加阿胶 12 g，苎麻根 15 g；外伤致小腹刺痛者，加三七粉（冲服）6 g；腰腹坠痛甚者，加乌药 12 g，炒杜仲 15 g。

二、临证备要

（一）鉴别诊断

1. 异位妊娠：患者有下腹突然剧痛，甚至发生休克，但阴道出血量少，与休克程度不符。腹部检查有时有移动性浊音，阴道检查子宫附件有包块及触痛，后穹窿穿刺可抽出血液，有助诊断。

2. 功能失调性子宫出血：患者常有月经紊乱史，子宫可较正常小或略大。

3. 子宫肌痛：无停经史，有月经紊乱现象，子宫均为增大或表现凹凸不平，较正常子宫硬。

4. 绒毛膜上皮癌：常继发于水泡状胚胎块，流产或足月分娩之后，有阴道不规则流血，子宫增大变软，并有早期肺部转移癌，患者可有咳嗽、咯血及贫血、恶液质。

（二）对症治疗

阴道出血及疼痛：①一般治疗。孕妇应该注意休息，减少活动，禁止性生活，避免不必要的阴道检查，减少对子宫的刺激，同时避免过分的精神紧张，否则会引起流产。在流血停止后，最好休息两星期后再恢复工作。适用于轻微先兆流产症状的女性朋友。②药物治疗。黄体酮有保证胚胎发育、维持妊娠、抑制子宫平滑肌收缩、降低子宫紧张度的作用。药物的先兆流产治疗方法在孕早期，可用黄体酮保胎，也可肌内注射绒毛膜促性腺激素治疗（因为该激素有刺激黄体功能的作用）。在孕中晚期可用镇静药和β-阻滞药，以减少精神刺激和抑制宫缩。

（三）调节激素分泌，促进胚胎发育的中药

调节激素分泌，促进胚胎发育的中药：有川断、桑寄生、菟丝子、苎麻根、丹参、黄芩、白术、太子参、桑寄生、阿胶、墨旱莲、枸杞子、熟地黄、何首乌、玄参、南沙参、

麦冬、白芍、地骨皮等。

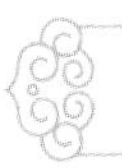

第七节　产褥期抑郁症

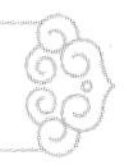

产褥期抑郁症又称产后抑郁症，是指产妇在分娩后出现抑郁症状，是产褥期精神综合征中最常见的一种类型。多于产后 2 周发病，于产后 4～6 周症状明显。既往无精神障碍史。有关其发生率，国内研究资料多为 10%～18%，国外资料高达 30%以上。常表现为易激惹、恐怖、焦虑、沮丧和对自身及婴儿健康过度担忧，常失去生活自理及照料婴儿的能力，有时还会陷入错乱或嗜睡状态。本病属中医学“郁证”“脏躁”“百合病”等范畴。历代医家多以“产后乍见鬼神”“产后颠狂”“产后妄言、谵语”“产后不语”“产后恍惚”等论述，辨治上多从产后“多虚多瘀”立论，脏腑气血匮乏不足，兼以瘀血、痰、湿、郁热为主。本病的主要病机是心不养血，神明失守。产后多虚，心神失养；或过度忧愁思虑，损伤心脾；产后多瘀，淤血停滞，上攻于心；或情志所伤，肝气郁结，肝血不足，魂失潜藏。

一、辨证论治

（一）心脾两虚证

［临床表现］产后精神不振，心神不宁，悲伤欲哭，失眠多梦，健忘，伴神疲乏力，面色萎黄；舌淡，苔薄白，脉细弱。

［治法］补益心脾，养血安神。

［处方］甘麦大枣汤合归脾汤加减：太子参、黄芪、白术各 10 g，浮小麦 20 g，大枣 4 枚，茯苓 15 g，远志、五味子各 5 g，酸枣仁、甘草各 9 g。水煎服。思想不集中者，加益智仁 9 g，龙骨 15 g，以养心敛神；睡眠不熟者，加首乌藤 10 g，以养血安神；记忆力差，动作笨拙，苔厚腻者，加法半夏 8 g，陈皮 3 g，石菖蒲 6 g，以化痰开窍。

（二）瘀阻气逆证

［临床表现］产后抑郁寡欢，或神志错乱如见鬼状，喜怒无常，少寐多梦，恶露不下或不畅，色紫暗有块，小腹硬痛拒按；舌暗有瘀斑，脉弦或涩。

［治法］活血化瘀，镇逆安神。

［处方］癫狂梦醒汤加减：桃仁、焦山楂、醋香附各 15 g，赤芍、丹参各 30 g，醋柴胡、青皮各 9 g，陈皮 12 g，红花、甘草各 6 g。水煎服。

（三）肝郁气结证

［临床表现］产后精神郁闷，心烦易怒，失眠多梦，伴善太息，胸胁乳房胀痛；舌淡，苔薄白，脉弦细。

［治法］疏肝解郁，镇静安神。

［处方］逍遥散加减：柴胡 9 g，白芍、薄荷、茯苓各 15 g，白术、当归各 12 g，生姜、甘草各 6 g。水煎服。伴乏力少气者，加黄芪、党参各 15 g；纳呆者，加砂仁 9 g，麦芽 15 g；胁胀易怒甚者，加香附、郁金、木香各 9 g。

二、临证备要

（一）鉴别诊断

1. 产后精神病：产后 30 日内易发生精神疾病，表现情绪不稳，言语紊乱，行为怪

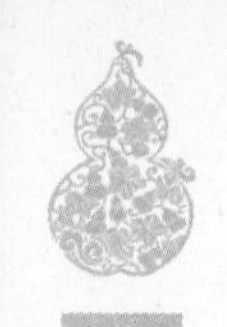

异，幻觉、奇怪的想法等，上述表现，不符合产后抑郁的表现，诊断应归类于其他相应的精神科类别。

2. 继发性抑郁障碍：抑郁障碍可由脑器质性疾病、躯体疾病、某些药物和精神活性物质（如乙醇、冰毒等）引起，二者鉴别点如下。继发性抑郁障碍应有明确的脑器质性疾病史、躯体疾病史，有药物和精神活性物质使用史；体格检查和实验室检查有相应的改变，可出现意识、记忆、智能问题；抑郁症状随原发疾病病情好转而好转，随原发疾病病情的加重而加重。

3. 人格障碍：情绪变化是人格问题还是疾病，注意人格是一个人一贯的情绪和行为模式，而抑郁障碍有明显的起病时间，病理性情绪障碍需持续一定的时间。

（二）对症治疗

精神抑郁：①心理精神治疗。包括分娩过程中护理人员尽量在旁陪伴和指导，产后给予一个安静舒适的环境，对产妇的丈夫、公婆、父母等家庭成员进行有关心理卫生方面的宣教等。②药物治疗。目前仍把三环类抗抑郁药作为治疗抑郁症的一线药。第二代非典型抗抑郁药为第二线药。丙米嗪和去甲丙米嗪镇静作用弱，适用于精神运动性迟滞的抑郁患者。阿米替林、多塞平镇静作用较强，可适用于焦虑、激越和失眠患者。第二代非典型抗抑郁药种类很多，以选择性5-羟色胺再摄取抑制药氟西汀、帕罗西汀、舍曲林，其应用较广，且副作用小，安全性能较好，有利用长期维持治疗。对于伴有幻觉、妄想的抑郁症患者，往往需合用抗精神病药，如奋乃静、舒必利等。③物理治疗。物理疗法相对于药物相比，具有无副作用、依赖性疗效显著的特点。经颅微电流刺激疗法这种物理疗法是通过微电流刺激大脑，能够直接调节大脑分泌一系列有助于改善抑郁病症的神经递质和激素，它通过提高5-羟色胺的分泌量，促进去甲肾上腺素的释放，增强神经细胞活动的兴奋性，从而起到缓解个体抑郁情绪的效果。④电休克治疗。抑郁症患者应严防自伤和自杀，对于自杀观念强烈者应用电休克可获得立竿见影的效果，待病情稳定后再用药物和巩固。

（三）抗抑郁的中药

抗抑郁的中药：有贯众、石菖蒲、莲子、银杏叶、巴戟天、积雪草、柴胡、葛根、姜黄、紫苏、龟甲、百合、紫河车、女贞子、远志、红花、槟榔等。

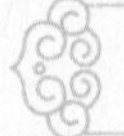

第八节　子宫肌瘤

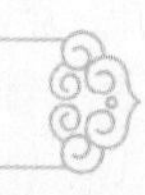

子宫肌瘤是女性生殖器官中最常见的一种良性肿瘤，主要由子宫平滑肌细胞增生而成。其间有少量纤维结缔组织，但并非是肌瘤的基本组成部分，故又称为子宫平滑肌瘤。子宫肌瘤多见于30～50岁的妇女，以40～50岁发生率最高，20岁以下少见，绝经后肌瘤可逐渐萎缩。按肌瘤发展过程中与子宫肌壁的关系分为3类：肌壁间肌瘤、浆膜下肌瘤和黏膜下肌瘤。镜检可见实质性球形，单个或多个，大小不一，肌瘤长大或多个融合时则呈不规则状。肌瘤质地较子宫肌硬，压迫周围肌壁纤维形成假膜；与正常肌壁间有一层疏松网状间隙，内有血管；肌瘤表面色淡，光泽，切面呈灰白色，可见漩涡状或编织状结构。镜检可见肌瘤主要由梭形平滑肌细胞和不等量纤维结缔组织构成。肌细胞大小较一致，排列成漩涡状，杆状核。肌瘤因供血不足而出现玻璃样变、囊性变、红色样变、肉瘤样变、脂肪变性。也可出现钙化及继发感染。临床常见月经异常，表现为月经量多，经期延长，或不规则阴道出血。黏膜下肌瘤伴坏死感染时可见持续不规则阴道出血或血性脓性排液。若子宫肌瘤大于 3 个月妊娠子宫大小时，患者自己可扪及下腹正中，有一实性、不活动、无压痛包块。常见于浆膜下肌瘤患者。肌瘤位于前壁下段可压迫膀胱引起尿频、尿急；位于宫颈部肌瘤可引起排尿困难、尿潴留；子宫后壁肌瘤可压迫直肠可引起下腹坠胀不适、便秘等。浆膜下肌瘤蒂扭转时可有急性腹痛，肌瘤红色样变时有剧烈腹痛伴发热。长期月经量多可引发继发性贫血。肌瘤改变输卵管位置或造成输卵管梗阻或黏膜下肌瘤影响孕卵着床，可引起不孕；肌壁间肌瘤可造成流产。中医学现将本病归属于“石瘕”“癥瘕”，但因其症状、体征不同，部分病例因出血较多或淋漓不净，又可合并属崩漏为病病证。本病乃因郁怒伤肝，肝郁气滞，气滞血瘀，瘀血内阻；或经期、产时、产后摄生不慎，风寒湿诸邪乘虚而入；或脾肾阳虚，运化无力，痰湿内生，均可导致湿、痰、郁、瘀等聚结胞宫，发为本病。临床多从气滞血瘀、寒湿凝滞、痰湿瘀阻、湿热夹瘀、阴虚血热、气虚不固论治。

一、辨证论治

（一）气滞血瘀证

[临床表现] 精神抑郁，经前乳房胀痛，胸胁胀闷，或心烦易怒，腹有癥瘕，小腹胀痛或有刺痛；舌苔薄，舌边有瘀点或瘀斑，脉涩。

[治法] 理气活血，化瘀止痛，软坚散结。

[处方] 膈下逐瘀汤加减：当归、甘草、桃仁、红花各 9 g，延胡索 3 g，五灵脂、牡丹皮、乌药、川芎、赤芍各 6 g，制香附、枳壳各 5 g。水煎服。乳房胀痛者，加郁金、橘核、橘络、预知子各 12 g，路路通 9 g；血瘀重者，加三棱、莪术、瓦楞子各 9 g，夏枯草 12 g。

（二）寒湿凝滞证

[临床表现] 月经后期，量少色暗有块，或量多色暗，经期延长，下腹冷痛喜温，四末不温，带多色白清稀，大便不坚。舌质淡紫，苔薄白而润，脉沉紧。

[治法] 温经散寒，活血祛瘀。

[处方] 温经汤加减：吴茱萸、麦冬各 9 g，当归、芍药、川芎、人参、桂枝、阿胶、牡丹皮、炮姜、甘草、半夏各 6 g，益母草 10 g，香附炭 9 g。水煎服。小腹冷痛甚者，重用桂枝、当归，加小茴香 5 g；漏下不止而见眩晕，心悸，失眠，面色无华者，重用当归、阿胶，加熟地黄 15 g，大枣 12 g；女子久不受孕，加艾叶 10 g，鹿角霜、淫羊藿各 15 g。

（三）痰湿瘀阻证

[临床表现] 月经后期，经少不畅，或量多有块，色紫暗，或夹有黏稠白带，下腹胀满，脘痞多痰，体形肥胖。舌质胖紫，苔白腻，脉沉滑。

[治法] 化痰祛湿，活血祛瘀。

[处方] 燥湿化痰散结汤：苍术 10 g，白术、橘核、乌药、桃仁、桂枝、法半夏各 15 g，陈皮 6 g，生牡蛎、珍珠母、云苓各 20 g，黄芪 30 g。水煎服。形体肥胖或痰积血瘀型患者于月经干净后服用。

（四）湿热夹瘀证

[临床表现] 经行量多色红，有血块，经期延长，下腹疼痛，腰骶酸痛下坠，时有发热，带下量多，色黄，秽臭。舌红，苔黄腻，脉滑数。

[治法] 清热利湿，活血祛瘀。

[处方] 清宫消癥汤加减：半枝莲、白花蛇舌草各 20 g，皂角刺、夏枯草、败酱草、

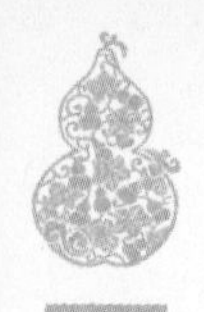

紫草、赤芍、丹参各15 g，石见穿、桃仁各12 g，莪术、三棱各10 g。水煎服。下腹疼痛较重者，加制乳香、没药各12 g；带下量多者，加贯众12 g，土茯苓10 g；发热不退者，加蒲公英18 g，紫花地丁15 g，马齿苋12 g；经量过多者，去莪术、三棱、桃仁、赤芍，加贯众炭、地榆各15 g，槐花、侧柏叶、马齿苋各12 g。

（五）阴虚内热证

［临床表现］经行量不多，偶尔崩下，经色暗红，头晕心悸，腰酸，口干咽燥，大便干结；舌红，苔薄，脉细数。

［治法］滋阴清热，活血祛瘀。

［处方］清海丸加减：熟地黄24 g，山茱萸、山药、五味子、地骨皮、玄参各12 g，桑叶、牡丹皮各9 g，麦冬、白术、白芍、龙骨、沙参、石斛各15 g。水煎服。出血多者，加大蓟、小蓟、墨旱莲、荷叶炭各15 g，槐花12 g；头晕腰酸者，加女贞子、枸杞子、龟甲各15 g。

（六）气虚不固证

［临床表现］月经量多，血色淡红，血质稀薄，时有血块，但小腹不疼，面色萎黄无华，气短懒言，舌体胖，舌质暗，苔白，脉缓弱。

［治法］补中益气，活血祛瘀。

［处方］安冲汤加减：川续断、焦白术、生龙骨、生牡蛎（先煎）、海螵蛸各20 g，生黄芪30 g，茜草10 g，生地黄、白芍各15 g。水煎服。月经漏下不止者，加仙鹤草30 g。

二、临证备要

（一）鉴别诊断

1. 妊娠子宫：应注意肌瘤囊性变与妊娠子宫先兆流产鉴别。妊娠时有停经史，早孕反应，子宫随停经月份增大变软，借助尿或血HCG测定、B超可确诊。

2. 卵巢肿瘤：多无月经改变，呈囊性位于子宫一侧。注意实质性卵巢肿瘤与带蒂浆膜下肌瘤鉴别，肌瘤囊性变与卵巢囊肿鉴别。注意肿块与子宫的关系，可借助B超、腹腔镜或探宫腔长度及方向等检查协助诊断。

3. 子宫腺肌病：局限型子宫腺肌病类似子宫肌壁间肌瘤，质硬，亦可有经量增多等症状。也可使子宫增大，月经增多。但子宫腺肌病有继发性渐进性痛经史，子宫多呈均匀增大，很少超过3个月妊娠大小，有时经前与经后子宫大小可有变化。B超检查可有助于诊断。有时两者可以并存。

4. 子宫恶性肿瘤：①子宫肉瘤。好发于老年妇女，生长迅速，侵犯周围组织时出现腰腿痛等压迫症状。有时从宫口有息肉样赘生物脱出，触之易出血，肿瘤的活体组织检查有助于鉴别。②子宫内膜癌。以绝经后阴道流血为主要症状，好发于老年妇女，子宫呈均匀增大或正常，质软。应注意围绝经期妇女肌瘤可合并子宫内膜癌。诊刮有助于鉴别。③宫颈癌。有不规则阴道流血及白带增多或不正常排液等症状，外生型较易鉴别，内生型宫颈癌则应与宫颈管黏膜下肌瘤鉴别。可借助于B超检查、宫颈细胞学刮片检查、宫颈活体组织检查、宫颈管搔刮及分段诊刮等鉴别子宫恶性肿瘤。

5. 盆腔炎性包块：子宫附件炎性包块与子宫紧密粘连，尤其输卵管结核。盆腔炎性包块往往有急性或亚急性生殖道感染史。妇科以双侧肿块居多，固定且压痛，质地较肌瘤软，B超有助于鉴别。

（二）对症治疗

1. 随访观察：子宫肌瘤98%都是良性的。若肌瘤小且无症状，通常不需治疗，尤其近绝经年龄患者，雌激素水平低落，肌瘤可自然萎缩或消失，每3～6个月随访一次；随访期间若发现肌瘤增大或症状明显时，再考虑进一步治疗。

2. 药物治疗：肌瘤在2个月妊娠子宫大小以内，症状不明显或较轻，近绝经年龄及全身情况不能手术者，均可给予药物对症治疗。①雄激素：常用药物有丙酸睾酮25 mg肌内注射，每5日1次，月经来潮时25 mg肌内注射，每日1次，共3次，每月总量不超过300 mg，以免引起男性化。②黄体生成激素释放激素类似物（LHRHα）：LHRHα每日肌内注射150 mg，连续使用3～6个月。

3. 手术治疗：①肌瘤切除术。适用于35岁以下未婚或已婚未生育、希望保留生育功能的患者。②子宫切除术。肌瘤较大，症状明显，经药物治疗无效，不需保留生育功能，或疑有恶变者，可行子宫次全切除术或子宫全切除术。

（三）中药治疗

1. 提高免疫功能的中药：有橘核、莪术、风栗壳、益母草、生牡砺、海藻、川楝子、乌药、小茴香、续断、黄芪、白术等。

2. 补充钙及微量元素的中药：有海藻、鳖甲、牡蛎、瓦楞子等。

3. 调节内分泌的中药：有海藻、石见穿、重楼、三棱、谷芽、淮山药等。

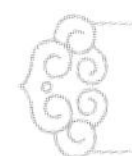

第九节　宫颈炎

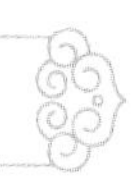

宫颈炎是子宫颈的急、慢性炎症病变，包括宫颈阴道部炎症及宫颈管炎症，为育龄期妇女的常见病。急性宫颈炎多发生于产褥感染、感染性流产和子宫颈损伤，或与尿道炎、膀胱炎、阴道炎、宫内膜炎并存。慢性宫颈炎多由急性期转变而来，或因经期、性生活不洁引起，临床最为多见，约占已婚妇女半数以上。急性宫颈炎的病理改变为子宫颈红肿，宫颈管黏膜充血水肿，可见脓性分泌物经子宫颈外口流出；慢性宫颈炎病理变化可见宫颈糜烂、宫颈肥大、宫颈息肉、宫颈腺囊肿、宫颈管炎。主要表现为阴道分泌物增多。急性宫颈炎阴道分泌物呈黏液脓性，可伴有外阴瘙痒及灼热感，或见经期出血、性交后出血等症状。此外，常有尿频、尿急、尿痛等下泌尿道症状。慢性宫颈炎分泌物呈乳白色黏液状，有时为淡黄色脓性或带血性。宫颈息肉、重度糜烂患者易有血性白带或性交后出血。急性宫颈炎妇科检查可见子宫颈充血、水肿、黏膜外翻，有脓性分泌物从宫颈管流出，子宫颈触痛，触之易出血。慢性宫颈炎可见宫颈有不同程度的糜烂、肥大、充血、水肿，或质硬，或见息肉、裂伤、外翻及宫颈腺囊肿等病变。宫颈炎常并发不孕、宫颈癌、盆腔炎。因此，积极预防和治疗宫颈炎，对维护妇女健康，预防宫颈癌均有重要意义。中医学无本病名记载，因其以带下增多，色质气味异常改变为临床主要症状，故属“带下病”范畴。中医学认为带下病多由湿邪蕴结，影响任带二脉，任脉不固，带脉失约而成。有外邪和内伤两类，其中内湿之邪，多由脾虚生湿，肾虚失固所致，外湿多为感受湿热之邪。临床常见脾虚生湿、肾虚失固、湿热下注等证。

一、辨证论治

（一）湿热内蕴证

[临床表现] 带下量多，色黄或黄白相兼，质稠有臭味，或伴少腹胀痛，胸胁胀痛，

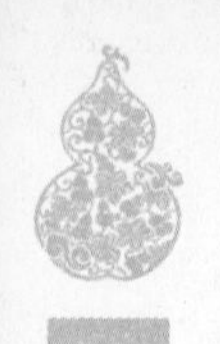

心烦易怒，口干口苦但不欲饮；舌红，苔黄腻，脉弦数。

[治法] 清利湿热。

[处方] 龙胆泻肝汤加减：龙胆、柴胡、甘草各 6 g，栀子、黄芩、车前子、生地黄各 9 g，泽泻 12 g，当归 3 g。水煎服。胸胁胀痛者，加预知子、路路通各 9 g；少腹胀痛者，加苦楝皮、延胡索各 12 g；带下腥臭者，加鸡冠花 9 g，土茯苓、薏苡仁、金银花各 12 g；外阴瘙痒者，加蛇床子 12 g，苦参、百部各 9 g。

（二）湿毒内侵证

[临床表现] 带下量多，色黄或黄绿如脓，质稠，或夹血色，或浑浊如米泔，臭秽，小腹胀痛，腰骶酸楚，小便黄赤，或有阴部灼痛，瘙痒，子宫颈重度糜烂或有息肉，触及出血；舌红，苔黄，脉滑数。

[治法] 清热解毒，利湿止带。

[处方] 止带方合五味消毒饮：猪苓、茯苓、车前子、泽泻、茵陈各 15 g，黄柏、赤芍各 9 g，牡丹皮、牛膝各 10 g，金银花 30 g，栀子、野菊花、蒲公英、紫花地丁、天葵子各 12 g。水煎服。小腹胀痛甚者，加红藤、败酱草、苦楝皮各 12 g；外阴灼热疼痛者，加龙胆 6 g，木通 9 g；带下秽臭者，加土茯苓、苦参、鸡冠花各 12 g；带下夹血者，加生地黄 15 g，紫草、大蓟、小蓟各 9 g，椿皮 12 g。

（三）脾虚证

[临床表现] 白带增多，绵绵不断，色白或淡黄，质黏稠，无臭味，面色萎黄或淡白，神疲，倦怠，纳少便溏，腹胀足肿；舌质淡胖，苔白或腻，脉缓弱。

[治法] 健脾益气，升阳除湿。

[处方] 完带汤加减：白术、山药各 30 g，人参 6 g，白芍 15 g，苍术 9 g，甘草 3 g，陈皮、柴胡、荆芥穗各 2 g。水煎服。带下日久不止，舌苔不腻者，加金樱子 12 g，海螵蛸 10 g。

（四）肾虚证

[临床表现] 白带清冷，质稀如水，久下不止，无臭味，面色苍白无华，腰脊酸楚，大便稀薄或五更泄泻，尿频清长，或夜尿增多；舌苔薄白或无苔，脉沉迟。

[治法] 补肾培元，固色止带。

[处方] 内补丸加减：鹿茸、菟丝子、白蒺藜、沙苑、茯苓各 10 g，黄芪 30 g，肉苁蓉、桑螵蛸各 9 g，熟附子（先煎）、肉桂各 5 g。水煎服。有阴虚之证，而见咽干口燥、阴道灼热者，加黄柏 9 g，知母 15 g，贯众 12 g。

二、临证备要

（一）鉴别诊断

1. 子宫颈上皮内瘤变：子宫颈上皮内瘤变无特殊症状，偶有阴道排液增多，伴或不伴有臭味。也可有接触性出血。外观与宫颈炎无区别，需借助辅助检查如宫颈活检检查等明确诊断。

3. 宫颈癌：早期从外观上很难区别，可以做宫颈细胞学检查、阴道镜检查、宫颈活检等检查以明确诊断。

4. 黏膜下子宫肌瘤：黏膜下子宫肌瘤排除宫颈外，形似息肉，但质硬，病理检查可诊断。

（二）对症治疗

阴道分泌物增多：保持外阴清洁，用 pH 4 弱酸性女性护理液清洗外阴，勤换内裤，用药后暂时禁止性交和洗盆浴。黏液多者可用娇妍洁阴洗液冲洗，亦可用 5％重铬酸钾，20％～40％硝酸银。

（三）中药治疗

抗菌、消炎的中药：有紫草、金银花、苦参、黄柏、蛇床子、狼毒、乌梅、苍术、艾叶、百部、土茯苓、鸡冠花、车前子等。

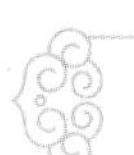

第十节　不孕症

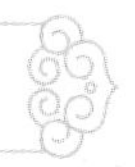

夫妇同居两年以上，有正常性生活，未避孕而未受孕者，称不孕症。婚后未避孕从未妊娠者称原发性不孕；曾有过妊娠而后未避孕连续两年未再孕者称为继发性不孕。原发性不孕发生率高于继发性不孕。阻碍受孕的因素与女方和男方均有关系。女性不孕病因以排卵障碍和输卵管因素居多。见于下丘脑性无排卵、垂体功能障碍性无排卵；先天性卵巢发育不全、多囊卵巢综合征、卵巢早衰、卵巢功能性肿瘤、卵巢对促性腺激素不敏综合征等卵巢疾病；甲状腺及肾上腺皮质功能亢进或低下，重症糖尿病等影响卵巢功能，导致不排卵；慢性消耗性疾患，重度营养不良，导致排卵障碍。此外，子宫颈发育不良、子宫颈畸形、子宫颈黏膜下肌瘤、子宫颈内膜炎、内膜结核、子宫腔粘连等均可影响受精卵着床，导致不孕。子宫颈黏液异常、宫颈炎、宫颈肌瘤、宫颈免疫学功能异常，影响精子通过，均可造成不孕。会阴、阴道发育异常、炎症以及瘢痕均可造成不孕。男性不育病因主要是生精障碍与输精障碍。男女双方若缺乏性生活的基本知识，或男女双方盼子心切造成的精神过于紧张，或存在免疫因素亦可导致不孕。不同原因引起的不孕者伴有不同的症状。如排卵功能障碍引起者，常伴有月经紊乱，闭经，或多毛，或肥胖等。生殖器官病变引起不孕症者，又因病变部位不同而症状不一。如输卵管炎引起者，有些伴有下腹痛、白带增多等；子宫内膜异位症引起者，常伴有痛经，经量过多，或经期延长，性交痛；子宫腔粘连引起者常伴有周期性下腹痛，闭经或经量少；免疫性不孕症患者可无症状。通过男女双方全面检查找出原因，是不孕症的诊治关键。“不孕”之病名，早在《素问・骨空论》中有曰：“督脉者……此生病……其女子不孕。”前人将原发性不孕称为“全不产”，将继发性不孕称为“断绪”或“断续”。中医学认为，肾气盛，天癸成熟，并使任脉流通，冲脉气盛，作用于子宫、冲任，使之气血调和，男女适时交合，两精相搏，则胎孕乃成。若肾气虚衰，损及天癸，冲任失调，气血失和，均能影响胎孕之形成。“五不女”中先天性的生理缺陷如螺、纹、鼓、角、脉而致的不孕，则非药物所能奏效。故中医学临床上常见肾虚、血虚、肝郁、瘀血阻滞、痰湿内阻、湿热内蕴等证。

一、辨证论治

（一）肾虚证

1. 肾虚证：

[临床表现] 婚久不孕，月经不调，经量或多或少，头晕耳鸣，腰痛腿软，精神疲倦，小便清长；舌淡，苔薄，脉沉细，两尺尤甚。

[治法] 补肾益气，填精益髓。

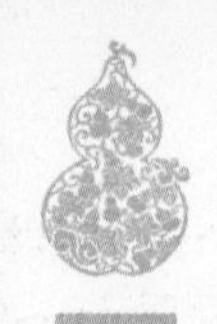

[处方] 毓麟珠加减：人参、白术、茯苓、乌药、川芎各 9 g，炙甘草 6 g，当归、熟地黄、杜仲、菟丝子各 12 g，鹿角霜 10 g，花椒 4 g。水煎服。阳虚重，小腹冷痛甚者，加制附片（先煎）、肉桂各 6 g。

2. 肾阳虚证：

[临床表现] 婚久不孕，月经后期，量少色淡，甚则闭经，平时白带量多，腰痛如折，腹冷肢寒，性欲淡漠，小便频数或不禁，面色晦暗；舌淡，苔白滑，脉沉细或迟或沉迟无力。

[治法] 温肾助阳，化湿固精。

[处方] 温胞饮加减：巴戟天、补骨脂、人参各 9 g，菟丝子、杜仲各 12 g，白术、山药各 15 g，肉桂、附子（先煎）、芡实各 6 g。水煎服。寒客胞中，致宫寒不孕者，症见月经后期，小腹冷痛，畏寒肢冷，面色青白，脉沉紧，方用艾附暖宫丸：制香附 12 g，艾叶、当归、吴茱萸、川芎、白芍、黄芪、生地黄各 6 g，续断、肉桂各 5 g。水煎服。

3. 肾阴虚证：

[临床表现] 婚久不孕，月经延期，量少色淡，头晕耳鸣，腰酸腿软，眼花心悸，皮肤不润，面色萎黄；舌淡，苔少，脉沉细。

[治法] 滋肾养血，调补冲任。

[处方] 养精种玉汤加味：熟地黄、当归、山茱萸、枸杞子、菟丝子各 12 g，白芍 9 g，鹿角胶、龟胶各 10 g。水煎服。阴虚内热者，加女贞子、墨旱莲、生地黄、龟甲各 12 g。

（二）血虚证

[临床表现] 婚久不孕，月经后期，量少，色淡，形体瘦弱，面色萎黄，头晕眼花，舌质淡，苔薄，脉细无力。

[治法] 补血养血，调补冲任。

[处方] 滋血汤加减：党参、黄芪、山药、茯苓、熟地黄、枸杞子、制何首乌、鸡血藤各 12 g，川芎、当归、白芍各 9 g，阿胶 10 g。水煎服。脾虚纳差，腹胀者，加陈皮、白术各 9 g。

（三）肝郁证

[临床表现] 婚久不孕，月经前后不定，经前乳房胀痛，经血夹块，胸胁不舒，小腹胀痛，精神抑郁，或烦躁易怒；舌红，苔薄，脉弦。

[治法] 疏肝解郁，理血调经。

[处方] 开郁种玉汤加减：当归、白芍、白术、茯苓、牡丹皮、香附、天花粉、郁金各 9 g，玫瑰花 6 g。水煎服。见乳胀有结块者，加王不留行、路路通各 6 g，橘核 15 g；乳房胀痛灼热者，加蒲公英 15 g；梦多寐差者，加炒酸枣仁 15 g，首乌藤 12 g。

（四）瘀血阻滞证

[临床表现] 多年不孕，月经后期，经量多少不一，色紫夹块，经行腹痛，少腹作痛不舒，或腰骶疼痛拒按；舌紫暗，或舌边有瘀点，脉弦涩。

[治法] 活血化瘀，温经通络。

[处方] 少腹逐瘀汤加减：小茴香 1.5 g，干姜、肉桂、川芎、延胡索、没药各 3 g，蒲黄、当归各 9 g，五灵脂、赤芍各 6 g。水煎服。

（五）痰湿内阻证

[临床表现] 婚久不孕，形体肥胖，经行后期，甚或闭经，带下量多，色白黏无臭，

头晕心悸，胸闷泛恶，面色㿠白；苔白腻，脉滑。

［治法］燥湿化痰，理气调经。

［处方］苍附导痰丸加减：茯苓、法半夏、陈皮、苍术、香附、胆南星（制）、枳壳、生姜、神曲各 9 g，甘草 6 g。水煎服。胸闷气短者，加瓜蒌、石菖蒲各 12 g；经量过多者，黄芪加量，加续断 9 g；心悸者，加远志 12 g；月经后期或经闭者，加鹿角胶、淫羊藿、巴戟天各 9 g；痰瘀互结成瘕者，加昆布、海藻、石菖蒲、三棱、莪术各 9 g。

二、临证备要

（一）鉴别诊断

暗产是指早早孕期，胚胎初结而自然流产者。此时孕妇尚未有明显的妊娠反应，一般不易察觉而误认为不孕。通过 BBT、早孕试验及病理学检查可明确。

（二）对症治疗

1. 输卵管性不孕：选择卵泡早期行输卵管内注射药物，常用庆大霉素 4 万 U，地塞米松注射液 5 mg 溶于 100 mL 氯化钠注射液中，用输卵管注射液导管行子宫腔缓慢推注。

2. 内分泌性不孕：应做促排卵治疗。①氯米芬：是首选药物，于自然月经周期或人工诱发月经的的第 4 或第 5 日开始，每日口服 50 mg，连续 5 次为 1 个疗程。②尿促性素（HMG）：一般开始每日肌内注射 HMG 1 安瓿，3～4 日后如血清雌二醇水平逐渐增加则继续用药，若雌二醇水平不上升可再增加 0.5～1 安瓿，3 日后再根据情况调整用量。③FSH：FSH 有纯化的和重组的人 FSH（rhFSH）2 种。应用过程中，必须严密监测卵巢变化。剂量以 75 U 较安全。FSH 也可与 GnRH-A 联合应用，以提高排卵成功率。④溴隐亭：初始剂量 1.25 mg，每日 2 次，可逐渐增加到 2.5 mg，每日 2～3 次，餐后服用。⑤促性腺激素释放激素（GnRH）：可用 GnRH-A 3.75 mg，每日皮下注射 1 次，从卵泡期开始，或从上 1 周期的黄体期（第 21 日）开始，待性激素达到去势水平后，再用绒促性素（HCG）诱发排卵，剂量同前。

3. 宫颈性不孕：①治疗相关疾病如宫颈炎、阴道炎等。②矫正生殖器器官畸形。③改善阴道及子宫颈局部环境。④避免抗原刺激，应用免疫抑制药。

4. 免疫性不孕：避免抗原刺激，应用免疫抑制药。对抗磷脂抗体综合征采用泼尼松 10 mg，每日 3 次，阿司匹林每日 100 mg。子宫腔内人工授精；配子卵细胞内移植或体外授精。

（三）促进排卵的中药

1. 增强垂体分泌功能、提高雌激素水平、促进卵泡发育的中药：有熟地黄、菟丝子、川芎、巴戟天、淫羊藿、鹿角胶等。

2. 增加卵巢血流量，诱发排卵及黄体发育的中药：有香附、柴胡、枳壳、红花、益母草、王不留行、穿山甲等活血化瘀类。

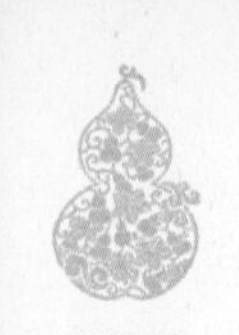

第十八章 男科疾病

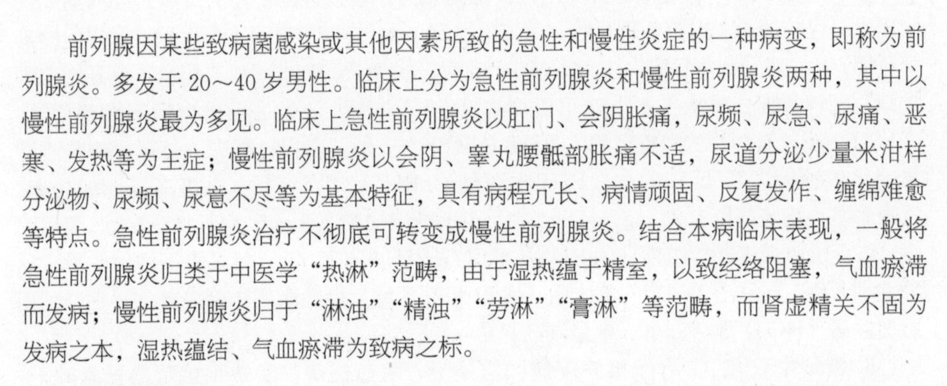

第一节 慢性前列腺炎

前列腺因某些致病菌感染或其他因素所致的急性和慢性炎症的一种病变，即称为前列腺炎。多发于20～40岁男性。临床上分为急性前列腺炎和慢性前列腺炎两种，其中以慢性前列腺炎最为多见。临床上急性前列腺炎以肛门、会阴胀痛，尿频、尿急、尿痛、恶寒、发热等为主症；慢性前列腺炎以会阴、睾丸腰骶部胀痛不适，尿道分泌少量米泔样分泌物、尿频、尿意不尽等为基本特征，具有病程冗长、病情顽固、反复发作、缠绵难愈等特点。急性前列腺炎治疗不彻底可转变成慢性前列腺炎。结合本病临床表现，一般将急性前列腺炎归类于中医学“热淋”范畴，由于湿热蕴于精室，以致经络阻塞，气血瘀滞而发病；慢性前列腺炎归于“淋浊”“精浊”“劳淋”“膏淋”等范畴，而肾虚精关不固为发病之本，湿热蕴结、气血瘀滞为致病之标。

一、辨证论治

（一）湿热下注证

[临床表现] 多为慢性前列腺炎的重度症状，尿频、尿急、尿道灼热感，小腹及会阴部坠胀疼痛或疼痛连及睾丸，小便黄赤，大便干结，大便后尿道口可滴白浊；口干苦，舌红苔黄腻，脉弦滑数。

[治法] 清热解毒，祛湿排浊。

[处方] 程氏萆薢分清饮加减：萆薢10 g，黄柏、莲子心、瞿麦、白术、石菖蒲、车前子各9 g，川木通6 g，萹蓄、茯苓各12 g，丹参15 g。水煎服。

（二）瘀阻精室证

[临床表现] 一般病程较长，经久难愈，病情顽固，颜面可有黑斑，以疼痛为主，痛引下腹、睾丸、腰骶部、肛门、腹股沟及耻骨上区，小便淋漓涩痛，终末滴白；舌质暗或有瘀斑，苔白，脉弦紧或弦涩。

[治法] 祛瘀排浊，软坚散结。

[处方] 前列腺汤加减：丹参、赤芍、红花、泽兰、王不留行各10 g，败酱草、蒲公英、白芷各15 g，制乳香、制没药、青皮、川楝子各9 g，小茴香、水蛭各6 g，茺蔚子

20 g。水煎服。尿频、尿急、尿道灼痛者，加萹蓄、车前子、石韦各 12 g；尿末滴白量多者，加萆薢 20 g，土茯苓、白花蛇舌草各 15 g；会阴部等处刺痛较甚者，加穿山甲、三棱、莪术各 10 g。

（三）肾阳不足证

［临床表现］病程日久，小便频数，余沥不尽，夜尿频多，尿末滴白清稀，腰酸乏力，少腹拘急，手足欠温，性欲淡漠，阳痿不举或举而不坚；舌质淡胖有齿痕，苔薄白，脉沉细无力。

［治法］温补肾阳，祛湿排浊。

［处方］济生肾气丸加减：制附子、肉桂、山茱萸各 6 g，干地黄 20 g，山药 15 g，泽泻、车前子各 9 g，牡丹皮、茯苓、牛膝各 12 g。水煎服。肾阳虚甚者，加沙苑子、白蒺藜各 12 g，鹿角胶 9 g，菟丝子、巴戟天各 15 g；尿滴白重者，加芡实 9 g，桑螵蛸 12 g；性欲减退及阳痿者，加淫羊藿、蛇床子各 12 g，蜈蚣 3 条；少腹及会阴疼痛者，加制乳香、延胡索、乌药各 12 g，小茴香 9 g。

（四）肾阴不足证

［临床表现］多见于中年人，病久体虚，腰膝酸软，五心烦热，失眠多梦，遗精早泄，或有血精，尿后余沥不尽，茎中作痛，或阳事易兴，甚或欲念萌动时常有乳白色分泌物溢出；舌质红，苔薄，脉细数。

［治法］滋补肾阴，祛湿排浊。

［处方］知柏地黄汤加减：知母、黄柏、泽泻、牡丹皮、茯苓、山茱萸、山药各 10 g，枸杞子、生地黄、菟丝子各 12 g，萆薢、车前草各 20 g。水煎服。腰骶痛甚者，加杜仲、川断、桑寄生各 10 g；失眠多梦者，加酸枣仁、柏子仁各 10 g；遗精早泄者，加金樱子、芡实、煅龙骨、煅牡蛎各 30 g。

二、临证备要

（一）鉴别诊断

1. 慢性子痈（附睾炎）：阴囊、腹股沟部隐痛不适，类似慢性前列腺炎。但慢性子痈附睾部可触及结节，并伴轻度压痛。

2. 前列腺增生症：大多在老年人群中发病；临床表现为尿频且伴排尿困难，尿线变细，残余尿增多；B 超、肛诊检查可进行鉴别。

3. 精囊炎：精囊炎和慢性前列腺炎多同时发生，除有类似前列腺炎症状外，还有血精及射精疼痛的特点。

（二）对症治疗

1. 膀胱刺激征：予以 α 受体阻滞药如多沙唑嗪、萘哌地尔、坦索罗辛和特拉唑嗪等，或植物制剂如舍尼通（普适泰）、沙巴棕及其浸膏等，或非甾体抗炎镇痛药如吲哚美辛，或 M-胆碱受体阻滞药如托特罗定等。

2. 抑郁、焦虑：选择使用抗抑郁药及抗焦虑药治疗，主要有选择性 5-羟色胺再摄取抑制药、三环类抗抑郁药等。

（三）中药治疗

1. 抗菌、消炎的中药：有萆薢、黄柏、败酱草、赤小豆、丹参、红花、乳香、牛膝、黄柏、黄连、金银花、蒲公英等。

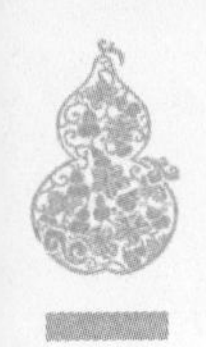

2. 免疫调节的中药：有白芍、雷公藤、姜黄、杜仲、栀子、连翘、柴胡、桑叶、洋葱、绿茶等。

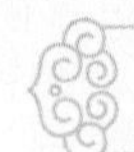

第二节　前列腺增生症

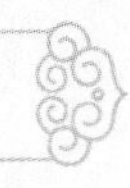

由于前列腺组织良性增生压迫后尿道，所产生的一系列症状，称为前列腺增生症，又称前列腺肥大。本病多发生于50岁以上年龄的男子。临床上以尿频、排尿困难，甚至发生尿潴留等为基本特征。近年来，随着对本病症的逐步提高和诊断技术不断改进，发病率有明显上升趋势，目前已成为老年男性的常见疾病之一。本病属于中医学“精癃”“癃闭”范畴。本病的病位在前列腺，但与肺、脾、肝、肾及三焦的功能密切相关，肺、脾、肾功能不全及三焦气化功能失调，可以导致津液输布失常，生湿生痰，或肝郁气滞血瘀，阻塞尿道。本病多见于老年男性，肾脏渐衰，本病以肾虚为本，湿、热、气滞、血瘀、痰浊为标实。因久病入络，腺体增生，气血运行不畅，故标实又以血瘀、湿邪为主。

一、辨证论治

（一）湿热蕴结证

[临床表现] 小便频数，赤热短涩，或点滴不通，茎中灼热涩痛，小腹胀满，口苦口黏腻，或口渴不欲饮，会阴部疼痛，大便秘结；舌质红，舌根部苔黄腻，脉滑数。

[治法] 清热化湿，通利膀胱。

[处方] 八正散加减：木通、瞿麦、车前子、萹蓄、滑石各20 g，栀子、泽泻各15 g，大黄10 g，白花蛇舌草、蒲公英各30 g，肉桂3 g。水煎服。小腹胀满，大便秘结甚者，加槟榔、枳实各12 g；少腹挛急、尿急尿痛者，加木香9 g，琥珀末（冲服）3 g，乌药15 g；少腹、会阴部疼痛者，加乌药、延胡索、川楝子各10 g。

（二）肺热壅盛证

[临床表现] 小便点滴不通，或点滴不爽或细如线，咽干，烦渴欲饮，伴胸闷气促，咳嗽咳痰；舌质红，舌苔薄黄，脉数。

[治法] 清热宣肺，通调水道。

[处方] 清肺饮和葶苈大枣泻肺汤加减：黄芩、桑白皮、车前子、栀子各15 g，木通9 g，茯苓20 g，葶苈子、杏仁、桔梗各10 g。水煎服。舌质红少津、口干甚者，加北沙参、天冬各15 g；痰多黄稠者，加浙贝母、浮石各15 g；肺热甚，咳喘明显者，加麻黄10 g，生石膏20 g；大便干结者，加牛蒡子10 g，生大黄7 g；兼鼻塞、周身酸困、头痛者，加薄荷、防风各10 g。

（三）肝郁气滞证

[临床表现] 情志抑郁，或多烦易怒，尿频，尿急及急迫性尿失禁，小便不爽，胁腹胀满；或少腹胀痛，多有诱发因素而无现症状加重；舌质红，舌苔薄白，脉弦急。

[治法] 疏肝行气，通窍利尿。

[处方] 沉香散加减：沉香、石韦、当归、陈皮、柴胡、白芍各10 g，滑石、冬葵子、王不留行各12 g，川楝子15 g，川牛膝、乌药、延胡索各20 g。水煎服。肝郁化火，见口苦咽痛，心烦易怒，舌苔黄者，加栀子、夏枯草各15 g，龙胆12 g；胁腹胀痛甚者，加郁金12 g，香附9 g，广木香10 g。

（四）瘀积内阻证

［临床表现］小便点滴不畅，或尿细如线，甚则闭塞不通，小腹及会阴部刺痛，前列腺肿大，质硬并有触痛；舌质紫暗或有瘀点，脉沉弦或涩。

［治法］活血化瘀，通气利水。

［处方］抵当汤加味：水蛭、土鳖虫各 6 g，桃仁 5 g，大黄、三棱、莪术各 9 g。水煎服。尿频、尿痛者，加萹蓄、瞿麦各 9 g。

（五）脾虚气陷证

［临床表现］有尿意而难解或涓滴自遗，尿清而腹重肛坠；兼见精神疲乏，食欲不振，面色萎黄，气短懒言，语声低微，或气坠脱肛。舌质淡，苔薄白，脉细弱。

［治法］补中益气，化气行水。

［处方］补中益气汤合春泽汤加减：党参、茯苓、猪苓、王不留行各 15 g，泽泻、白术各 12 g，黄芪 20 g，升麻 6 g，柴胡 9 g，桂枝、当归各 10 g。水煎服。腹胀、嗳气，或呕吐腹泻，舌苔白腻者，加木香 6 g，法半夏、砂仁各 12 g；尿涩痛者，加车前子 10 g，琥珀末（冲服）3 g。

（六）肾阳虚衰证

［临床表现］小便不利或点滴不爽，夜尿频多，无力排出，或小便自溢失控；神气怯弱，畏寒肢冷，腰膝酸软冷痛，阳事不举，大便稀溏或虚秘；舌淡体胖嫩，苔薄白，脉象沉细或沉迟。

［治法］补肾温阳，化气行水。

［处方］济生肾气丸加减：熟地黄、山药、山茱萸各 20 g，茯苓、泽泻、赤芍、皂角刺各 12 g，车前子、川牛膝各 10 g，益智、王不留行、淫羊藿各 15 g，肉桂 3 g。肾阳虚畏寒肢冷、腰膝酸软冷痛甚者，加制附子 9 g，仙茅 10 g；脾虚失运、纳少倦怠者，加党参、黄芪各 20 g，白术 15 g；大便不通者，加肉苁蓉、菟丝子各 20 g；腰膝酸软者，加川续断、杜仲各 15 g；尿频明显者，加金樱子、覆盆子各 15 g；会阴部疼痛、前列腺体质硬者，加桃仁、当归、红花各 10 g。

（七）肾阴亏耗证

［临床表现］尿少黄赤，尿道灼热，夜尿频数，遇劳即发，或小便点滴而下，无力排出，或伴头晕耳鸣，咽干心烦，手足心热，或潮热，腰膝酸软；舌质红，少苔，脉象细沉。

［治法］滋肾养阴。

［处方］知柏地黄丸加减：熟地黄、山药、山茱萸、知母、黄柏、王不留行各 15 g，黄精 20 g，地龙 12 g，茯苓、牡丹皮、泽泻、乌药各 10 g。水煎服。骨蒸潮热、头晕耳鸣者，加龟甲、鳖甲各 10 g；小便热痛者，加虎杖、白花蛇舌草、连翘各 15 g；前列腺体质硬者，加三棱、赤芍、莪术、鳖甲各 10 g；口干渴者，加天花粉 20 g；大便秘结者，加大黄 10 g。

二、临证备要

（一）鉴别诊断

1. 膀胱颈挛缩：多为慢性炎症所致，发病年龄轻，多在 40～50 岁出现排尿不畅症状，但前列腺体积不增大，膀胱镜检可以确诊。

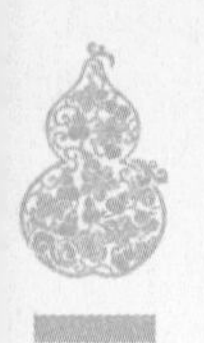

2. 前列腺癌：前列腺有结节，质地坚硬，血清 PSA 升高，通过 MRI 和系统前列腺穿刺活体组织检查可鉴别。

3. 尿道狭窄：多有尿道损伤及感染病史，行尿道膀胱造影与尿道镜检查可鉴别。

4. 神经源性膀胱：临床表现与前列腺增生相似，有排尿困难、残余尿量较多、肾积水和肾功能不全，前列腺不增大，为动力性梗阻。患者常有中枢或周围神经系统损害的病史和体征，如有下肢感觉和运动障碍，会阴皮肤感觉及肛门括约肌张力减退或消失。

（二）对症治疗

1. 排尿困难：可选用 α 受体阻滞药如特拉唑嗪、多沙唑嗪、坦洛辛等，或 5α-还原酶抑制如非那雄胺，植物类药物治疗如舍尼通（普适泰）改善症状。必要时，选择前列腺电切术。

2. 急性尿潴留：急性尿潴者则一般行导尿管导尿治疗。

（三）中药治疗

1. 调节雌雄激素的中药：有王不留行、白花蛇舌草、白芥子、大豆、肉桂等。

2. 改善微循环的中药：有牵牛子、当归、赤芍、桃仁、川芎、丹参、穿山甲等。

3. 增强免疫的中药：有黄芪、白花蛇舌草、党参、皂角刺、穿山甲、黄芩等。

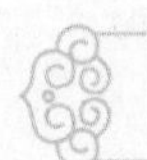

第三节　男性不育症

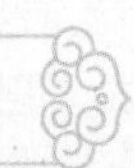

男性不育症系指夫妇婚后同居两年以上未采用任何避孕措施，由于男性原因造成女方不孕者。男性不育症患者可分为性功能正常性男性不育症和性功能障碍性男性不育症两大类。前者可根据精液分析的结果，进一步分为无精子症和少精子症、畸形精子过多症、精子不液化症以及死精子症等；后者包括性欲减退、阳痿、早泄和阴茎插入困难等，部分内容在前面已有提及，故本节主要论述性功能正常性男性不育症。中医学认为肾主藏精，主发育与生殖。肾精充盛，则人体生长发育健壮，性功能及生殖功能正常。肝主藏血，肝血充养，则生殖器官得以滋养，婚后房事得以持久。脾主运化，水谷精微得以布散，精室得以补养，才能使精液充足。凡肾、肝、脾、心等脏腑功能失调均可影响生殖功能，出现精少、精弱、精寒、精薄、精热、精稠、阳痿、早泄、不射精等症，乃至男性不育症。

一、辨证论治

（一）少精子症

精液中精子数量过少，能降低生育能力，或导致不育的病症即称为少精子症。一般，患者无明显临床症状，只是因为不孕育就医时检查精液常规提示精子数量低于正常值而被诊断，是引致男性不育较常见的一种病症。中医学通常将本病归类于“虚劳”“精少”的范畴。

1. 肾精耗竭证：

[临床表现] 婚后不育，精子计数少，或射精量少，伴有精神不振、头晕耳鸣、腰膝酸软。偏肾阳虚者，可见性欲淡漠，形寒肢冷，舌淡苔白，脉沉弱；偏肾阴虚者，可见性欲亢进，心烦不寐，潮热，手足心热，舌红少苔，脉细数。

[治法] 滋肾填精。

［处方］生髓育麟丹：人参、麦冬、肉苁蓉各 180 g，山茱萸 210 g，熟地黄、桑椹各 500 g，鹿茸 1 对，龟胶、枸杞子各 240 g，鱼鳔、菟丝子各 120 g，山药 300 g，当归 150 g，五味子 90 g，紫河车 2 个，柏子仁 60 g，各为细末，蜜捣成丸。每日早晚时用白滚水送下 15 g。偏肾阳虚者，加巴戟天 10 g，淫羊藿 15 g；偏肾阴虚者，加知母、黄柏各 12 g。

2. 气滞血瘀证：

［临床表现］精少不育，精液黏稠，头晕头痛，阴部、小腹胀痛，伴有胸闷胁痛，急躁易怒；舌质紫暗，脉沉弦或弦涩。

［治法］活血祛瘀。

［处方］少腹逐瘀汤加减：小茴香、赤芍、延胡索各 12 g，当归 15 g，没药、川芎、肉桂、干姜、蒲黄、五灵脂各 9 g，水煎服。气滞较重、胸闷胁痛、急躁易怒者，加柴胡、郁金、香附各 9 g；血瘀较重，阴部、小腹胀痛或刺痛明显者，加红花 9 g，桃仁、地龙各 6 g；有痰浊者，加半夏、贝母、桔梗各 9 g。

3. 湿热下注证：

［临床表现］精少不育，排精时尿道灼热疼痛，心烦易怒，口苦咽干，小便黄赤，或尿余沥不尽，阴囊湿痒；舌红，苔黄腻，脉滑数。

［治法］清热祛湿。

［处方］程氏萆薢分清饮加减：萆薢 20 g，薏苡仁、车前子、茯苓、泽泻各 12 g，木通、黄柏、丹参、川牛膝、莲子心各 10 g。水煎服。热甚者，加栀子、黄芩各 10 g；阴虚肾精不足者，加女贞子、枸杞子、桑椹各 12 g。

4. 脾肾阳虚证：

［临床表现］精液稀薄清冷，不育，畏寒肢冷，面色少华，气短乏力，自汗食少纳呆，腰膝酸软，小便清长，大便溏薄；舌淡胖有齿痕，苔薄白，脉虚弱。

［治法］温补脾肾。

［处方］四君子汤和五子衍宗丸加减：人参、白术、五味子、覆盆子各 9 g，茯苓、菟丝子各 12 g，补骨脂、枸杞子、淫羊藿各 15 g。水煎服。

5. 心脾两虚证：

［临床表现］行房时精量极少，或无精液排出，阴部、小腹有空坠感，伴有心悸失眠，神疲健忘，食少腹胀，形体消瘦，腰酸乏力。舌淡苔薄白，脉细弱。

［治法］健脾养心。

［处方］归脾汤加减：黄芪、炒酸枣仁、当归各 15 g，人参、茯神、白术、龙眼肉各 12 g，木香、远志各 9 g，甘草、生姜各 6 g，大枣 5 枚。水煎服。兼肾虚、头晕耳鸣腰酸者，加枸杞子 9 g，山茱萸、菟丝子各 12 g。

（二）畸形精子过多症

畸形精子过多症是指异常形态的精子比例过多的一种病症。在精液常规中，若畸形精子为 30%或超过 30%，即可确诊为本病症。畸形精子过多症是造成男性不育的原因之一，也是造成畸胎的原因之一。本病症患者通常无明显的临床症状，往往因婚后不孕育就医而被发现。中医学一般将本病归类于“无子”“精少”“精冷”等病证中进行辨证治疗。

1. 阴虚火旺证：

［临床表现］畸形精子过多，性欲亢进，或遗精、早泄，射精困难，精液量少而黏稠，头晕耳鸣，腰膝酸软，五心烦热，失眠多梦，小便短赤，或兼血精；舌质红苔少，脉

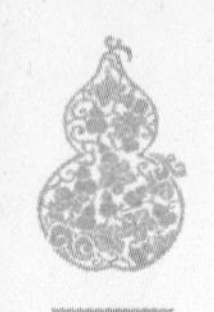

细数。

[治法] 滋阴清热，补肾填精。

[处方] 知柏地黄汤加减：知母、黄柏、泽泻、牡丹皮、山茱萸、天冬各 10 g，生地黄、熟地黄、制何首乌、黄精、山药、菟丝子各 15 g。水煎服。失眠多梦者，加酸枣仁、柏子仁、茯神各 10 g；头晕耳鸣者，加女贞子 15 g，墨旱莲 10 g。

2. 肾阳虚衰证：

[临床表现] 畸形精子过多，阳痿、早泄，腰膝酸软，畏寒肢冷，小便清长，夜尿频；舌质淡体胖，苔白，脉沉弱。

[治法] 温肾壮阳。

[处方] 赞育丹加减：淫羊藿、巴戟天、肉苁蓉、韭菜子、蛇床子各 15 g，熟地黄、枸杞子、山茱萸、仙茅各 12 g，当归 10 g，附片、肉桂各 6 g，人参、鹿茸各 3 g。水煎服。早泄、夜尿频多者，加金樱子 15 g，益智、芡实各 10 g。

3. 湿热蕴结证：

[临床表现] 畸形精子过多，头晕头重，胸胁满闷，口干口苦，尿频、尿急，尿道涩痛；舌质红，苔黄滑或黄腻，脉弦滑。

[治法] 清热利湿。

[处方] 利湿益肾汤加减：土茯苓、薏苡仁、萆薢、车前子各 15 g，山药、白术、肉苁蓉、川牛膝、淫羊藿、黄柏、川木通各 10 g，甘草梢 9 g。水煎服。见睾丸、会阴等处疼痛者，加川楝子、青皮、枳壳、延胡索各 10 g；单纯睾丸红肿热痛者，加野菊花、连翘、蒲公英各 15 g；兼阴囊湿痒者，加地龙、苦参、蛇床子各 15 g。

（三）精液不液化症

男子的精液射出后，在适宜的温度下，时间超过 30 分钟以上后，仍呈胶冻状凝块而不液化者，即称为精液不液化症。发病年龄以 20～40 岁为多。本病无明显临床症状，通常是已婚夫妇婚后不孕育就医，行精液常规检查而被发现，亦是引起男性不育的重要原因之一。中医学主要将其归类于“精寒”“精热”范畴中进行治疗。

1. 阴虚火旺证：

[临床表现] 精液黏稠不化，头晕，耳鸣，腰酸腿软，五心烦热，遗精，口干津少，健忘不寐，大便干结，小便黄；舌质红，苔少，脉细数。

[治法] 滋补肾水。

[处方] 知柏地黄丸加减：知母、黄柏、茯苓、牡丹皮、泽泻各 10 g，生地黄、熟地黄、山药、枸杞子、山茱萸、白芍各 12 g，黄精、制何首乌各 15 g。水煎服。腰膝酸软者，加续断、桑寄生各 10 g；头晕耳鸣、目涩者，加女贞子、墨旱莲各 10 g，菊花 9 g；失眠多梦烦热甚者，加酸枣仁 15 g，柏子仁、麦冬、天冬各 10 g；遗精甚者，加金樱子 30 g，煅龙骨、煅牡蛎各 20 g，芡实、莲须各 10 g。

2. 阳虚浊液不化证：

[临床表现] 精液清冷有凝块，不育，畏寒肢冷，体倦神疲，食少纳呆，腰酸膝软，下肢及腰骶部冷感，阴囊发凉，大便溏薄，小便清长；舌淡胖，有齿痕，苔薄白，脉沉迟。

[治法] 温补命火。

[处方] 四君子汤合四逆汤加味：人参、干姜、附子、炙甘草各 9 g，茯苓 15 g，白术 12 g。水煎服。腰酸重者，加杜仲、川续断、牛膝各 9 g；脾阳虚、湿浊较重者，加苍术、贝母、半夏各 9 g。

3. 痰浊凝聚证：

［临床表现］液黏稠不液化，伴有形体肥胖，四肢困重，头晕心悸，胸闷泛恶；苔白腻，脉滑。

［治法］祛痰化浊。

［处方］导痰汤加减：半夏、制南星、枳实、茯苓、橘红、生姜各 9 g，甘草 6 g。水煎服。

（四）无精子症

男子性交时能射精，精量亦可正常，但是连续 3 次以上的精液常规化验，或精液离心沉渣涂片镜检，均未能发现精子者，称为无精子症，通常患者无明显临床症状，往往因夫妇双方婚后不孕育就医而被发现。目前是引致男性不育的常见原因之一。中医学一般将本病归类于“绝育”“无子”“精冷无产”等范畴，属男科难治病证。

1. 肾阳虚衰证：

［临床表现］精液清冷而稀，量少，无精子，精神萎靡，腰膝酸软，形寒肢冷，性欲低下；舌质淡苔白，脉沉弱。

［治法］温肾助阳。

［处方］右归丸合五子衍宗丸加减：熟地黄、枸杞子、菟丝子各 15 g，覆盆子、山茱萸、杜仲、当归、鹿角胶、山药各 12 g，沙苑子、淫羊藿、巴戟天各 10 g，肉桂、附片各 8 g。水煎服。腰膝酸软甚者，加川续断、桑寄生各 10 g；阳痿、早泄者，加仙茅、韭菜子各 12 g。

2. 肾精亏损证：

［临床表现］精液量少而黏稠，无精子，腰膝酸软，头晕耳鸣，咽干口燥，失眠多梦，健忘心烦；舌红少苔，脉细数。

［治法］补肾填精。

［处方］左归丸合五子衍宗丸加减：熟地黄、枸杞子、龟胶、黄精、制何首乌各 15 g，山药、山茱萸、菟丝子、桑椹各 12 g，沙苑子、覆盆子、五味子各 9 g。水煎服。头晕耳鸣甚者，加女贞子 15 g，墨旱莲 10 g；失眠心烦者，加酸枣仁 15 g，柏子仁 10 g。

3. 瘀血阻滞证：

［临床表现］无精子、不育，睾丸坠胀疼痛或少腹胀痛或刺痛，胸胁闷易怒；舌质紫暗，边有瘀点，脉弦或涩。

［治法］活血祛瘀。

［处方］桃红四物汤加减：熟地黄、白芍各 30 g，川芎、当归、桃仁、红花、地龙、牛膝各 9 g，枸杞子、鸡血藤各 15 g，路路通 12 g。水煎服。

4. 痰湿阻滞证：

［临床表现］无精子而不育，少腹疼痛，睾丸胀痛硬结，肢体困倦；苔白腻，脉沉滑。

［治法］化痰祛湿。

［处方］橘核丸加减：橘核、荔枝核、海藻、昆布、浙贝母、牡蛎各 15 g，川楝子、枳壳、青皮、柴胡、赤芍、姜半夏各 10 g。水煎服。睾丸疼痛有灼热感，小便黄赤或混浊，或尿后白浊，苔黄腻，脉滑数者，加萆薢 20 g，黄柏、苍术、川牛膝、泽泻各 12 g。

二、临证备要

（一）鉴别诊断

1. 性功能障碍性不育症：指因性功能障碍而不能完成性交或精子不能进入阴道而造

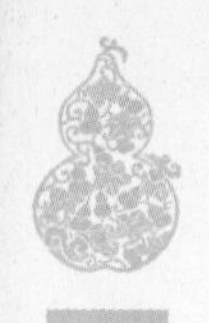

成的不育，患者常有勃起功能障碍，不射精症或逆行射精等性功能障碍病史，并可通过性功能检测来鉴别。

2. 精道梗阻性不育症：睾丸的生精功能正常，由于精道梗阻而使精子不能进入精液中，包括先天性精道梗阻、感染性精道梗阻、医源性精道梗阻及外伤性精道梗阻。

3. 睾丸生精功能障碍不育症：它是由于种种原因睾丸不能产生精子，虽然输精道正常，但精液中无精子，包括遗传学异常如两性畸形，Klinefelter综合征；先天性异常如先天性无睾，双侧隐睾，生殖细胞发育不全等；内分泌异常如性腺功能低下，垂体功能低下，甲状腺功能减退，肾上腺皮质增生症等；生精细胞成熟障碍如辐射损伤，药物影响，精索静脉曲张等。

4. 免疫性不育症：免疫性不育分为两类。一是男性产生的抗精子自身免疫，二是女性产生的抗精子同种免疫，此类患者的特点是其性功能，精液常规及激素水平均正常。

（二）对症治疗

1. 精子发生障碍：

(1) 内分泌激素治疗：①促性腺激素。可肌内注射人绒毛膜促性腺激素（HCG）2000～3000 U，每周2～3次，3个月为1个疗程。②雄激素。最常用丙酸睾酮50 mg，每周3次，肌内注射，8～12周，其他药物有甲睾酮（甲基睾丸素）、环戊丙酸睾酮（环戊烷丙睾丸素）、甲睾酮（氟氢甲睾酮）、十一酸睾酮。③抗雌激素。氯米芬50 mg，每日1次，口服100日；他莫昔芬（三苯氧胺）20 mg，每日1次，口服5个月。④甲状腺素。服用30～120 mg，分3次口服。

(2) 非激素治疗：①维生素类。维生素A每日2.5万～5万U，维生素E每日30～60 mg，维生素B_{12}每日0.5 mg，维生素C每日300～600 mg。②精氨酸。每日1～4 g，口服2～3个月。③谷氨酸。0.6～2.0 g，每日3次，口服2～3个月。

2. 性交不射精或逆行射精的治疗：

(1) 不射精的治疗：①解除心理障碍。②电动按摩治疗。③麻黄碱50 mg，性交前1小时口服。④音频或超短波理疗，每日1次。

(2) 逆行射精的治疗：①尿道狭窄者定期尿道扩张。②口服交感神经兴奋药。假麻黄碱60 mg，每日4次，共2周。③严重者需手术重建膀胱颈。

3. 精液不液化的治疗：可采用淀粉酶性交前阴道冲洗，以液化精液或以α淀粉酶阴道栓剂，性交前放入阴道亦可使精液液化。此外，可服用具有滋肾阴、清热利湿作用的中药。

4. 精液量过少或过多的治疗：精液量过少可试用人绒毛膜促性腺激素2000～3000 U，每周2次，肌内注射，共8周，如无效，需进行人工授精，精液量过多无特效药物治疗，可采集精液经离心使精子浓集后行人工授精。

（三）治疗不育症的中药

1. 调节内分泌、促进精子分泌的中药：有菟丝子、淫羊藿、枸杞子、巴戟天、仙茅、当归、肉苁蓉、紫河车等。

2. 补充微量元素、促进精子成形的中药：有菟丝子、淫羊藿、枸杞子、巴戟天、仙茅、沙苑子、何首乌、刺蒺藜等。

3. 抑制精子的免疫抗体的中药：有苍术、忍冬藤、当归、赤芍、青皮、泽泻、车前子等。

第十九章 小儿科疾病

第一节 新生儿黄疸

新生儿黄疸又称新生儿高胆红素血症，是指在新生儿时期由于胆红素代谢异常引起血液及组织中胆红素水平升高而出现皮肤、黏膜及巩膜发黄的临床现象。本病在新生儿期较其他任何年龄常见，据报道，如按肉眼观察约 50%足月儿和 80%以上的早产儿均有此症状。当血中未结合胆红素过高时，能导致神经细胞中毒性病变，引起预后严重的胆红素脑病（核黄疸），危及生命。本病包括生理性黄疸和病理性黄疸。生理性黄疸是由于胆红素生成过多、肝细胞摄取胆红素功能差、形成结合胆红素功能差、排泄结合胆红素功能差、胆红素的肠肝循环增加等原因，主要表现为出生后 2～3 日皮肤黏膜黄染现象。病理性黄疸当血未结合胆红素明显增高时，可导致神经细胞中毒性病变，进而直接威胁小儿生命或造成严重的中枢神经系统后遗症，故对本病的诊断、治疗应予以高度重视。本病中医学称为“胎黄”或“胎疸”，是指以肤黄、目黄、尿黄为特征的一种病证。《诸病源候论·小儿杂病诸候》曰：“小儿在胎，其母脏气有热，熏蒸于胎，至生下小儿遍体皆黄，谓之胎疸也。”《幼科释迷》曰：“胎黄者，小儿生下，遍身面目皆黄，状如金色，壮热，大便不通，小便如栀汁，乳食不思，啼哭不止，此胎黄之候。”中医学关于黄疸的分类始于《金匮要略》，后世常分为阳黄与阴黄两类。阳黄常由湿热引起，病程较短，黄色鲜明，多伴有实热之象，常见于新生儿感染伴有发热及黄疸、新生儿肝炎综合征、新生儿溶血病等溶血性或肝细胞性黄疸。阴黄常因寒湿与脾阳不振而致，病程较长，黄色晦暗，多伴有寒湿之象，可见于早产儿黄疸、黄疸持续较久者如先天性胆道畸形等阻塞性黄疸。黄疸的病因，从六淫分析，以湿邪为主，且有湿热与寒湿之分。目前的临床证型分为湿热发黄、寒湿发黄、湿热酿毒、瘀血胎黄、胎黄动风、脾虚湿郁。

一、辨证论治

（一）湿热发黄证

[临床表现] 目黄身黄，鲜明如橘，精神尚可，哭闹不安，不欲吮乳，呕吐腹胀，小便色黄，大便干结，或伴发热，舌质红，苔黄腻，指纹紫滞。

[治法] 清热祛湿，利胆退黄。

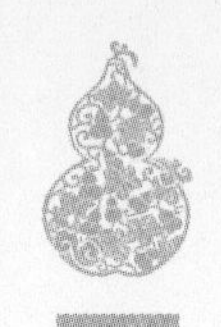

［处方］茵陈四苓散：茵陈 12 g，茯苓、猪苓、白术、泽泻各 9 g。水煎服。

（二）寒湿发黄证

［临床表现］目黄身黄，其色晦暗，或黄疸持续不退，精神不振，四肢欠温，吮乳少，易呕吐，小便黄，大便溏或灰白，肚腹胀，舌质淡，苔白腻，指纹淡滞。

［治法］温中散寒，化湿退黄。

［处方］茵陈术附汤：茵陈、白术各 9 g，附片、炙甘草各 6 g。水煎服。

（三）湿热酿毒证

［临床表现］初起即见高热不退，继则出现眼目、全身皮肤金黄，并迅速加深，烦躁不安，不知人事，胸腹胀满疼痛，或并发腹水，或鼻衄，皮肤发斑疹，或谵语狂叫，抽搐。脉滑数或洪数，舌红绛，苔厚腻。

［治法］清热解毒，利湿退黄。

［处方］甘露消毒丹加减：茵陈、黄芩、葛根、连翘、藿香、炒枳壳各 9 g，滑石 12 g，石菖蒲、薄荷、豆蔻各 6 g。水煎服。

（四）瘀血胎黄证

［临床表现］身目发黄，颜色晦暗，面色不华，神疲易吐，腹部膨隆，青筋怒张，胁下痞块，小便短黄，或伴衄血、瘀斑、便血，舌质紫暗或有瘀斑瘀点，苔黄，指纹紫滞。

［治法］活血化瘀，消积退黄。

［处方］膈下逐瘀汤加减：桃仁、红花、当归、川芎、赤芍各 6 g，牡丹皮、五灵脂、延胡索、乌药、香附、枳壳各 10 g，甘草 2 g，茵陈 9 g。水煎服。便秘者，加栀子 10 g，大黄 6 g；便溏者，加党参、白术、茯苓各 9 g，山药 15 g。

（五）脾虚湿郁证

［临床表现］胎黄渐退，但羁留难除，肌肤消瘦，哭声气短，精神不振，吮乳不香，大便溏薄，舌淡苔薄白，指纹淡红。

［治法］祛湿健脾，利胆退黄。

［处方］茵陈四君子汤加味：党参、茯苓、茵陈各 6 g，赤小豆 9 g，防风、泽泻、谷芽、麦芽、赤芍各 4.5 g，甘草 3 g。水煎服。

二、临证备要

（一）鉴别诊断

1. 新生儿溶血症：黄疸开始时间为生后 24 小时内或第 2 日，时间持续 1 个月或更长，以非结合胆红素升高为主，为溶血性贫血，肝脾大，母婴血型不合，严重者并发胆红素脑病。

2. 新生儿败血症：黄疸开始时间为生后 3～4 日或更晚，持续 1～2 周，或更长，早期非结合胆红素增高为主，晚期结合胆红素增高为主，溶血性贫血，晚期并肝细胞性黄疸，感染中毒症状。

3. 母乳性黄疸：黄疸开始时间为生后 4～7 日，持续 2 个月左右，以非结合胆红素升高为主，无临床症状。

4. 生理性黄疸：黄疸开始时间为生后 2～3 日，约持续 1 周，以非结合胆红素升高为主，溶血性及肝细胞性黄疸，无临床症状。

5. G-6-PD 缺乏（蚕豆病）：黄疸开始时间为生后 2～4 日，12 周或更长，非结合胆红素增高为主，溶血性贫血，常有发病诱因。

6. 新生儿肝炎：黄疸开始时间为生后数日至数周，持续 4 周或更长，以结合胆红素增高为主，阻塞性及肝细胞性黄疸，黄疸和大便颜色有动态变化，GPT 升高，激素可退黄。

7. 先天性胆道梗阻：黄疸发生在出生后 1～3 周，持续升高，以结合胆红素为主，属于梗阻性及肝细胞性黄疸。

（二）对症治疗

黄疸：①光照疗法。新生儿裸体卧于光疗箱中，双眼及睾丸用黑布遮盖，用单光或双光照射，持续 24～48 小时，胆红素下降到 7 mg/L 以下即可停止治疗。②酶诱导剂。常用苯巴比妥，剂量：5～6 mg/(kg · d) 能自愈多喂糖水可使黄疸加快消退。③交换输血。换血是治疗黄疸最迅速的方法。主要用于重症母婴血型不合的溶血病，可及时换出抗体和致敏红细胞、减轻溶血。

（三）中药治疗

降低胆红素的中药：有茵陈蒿、栀子、黄柏、番泻叶、虎杖、赤芍、牡丹皮、滑石、车前草、赤小豆等。

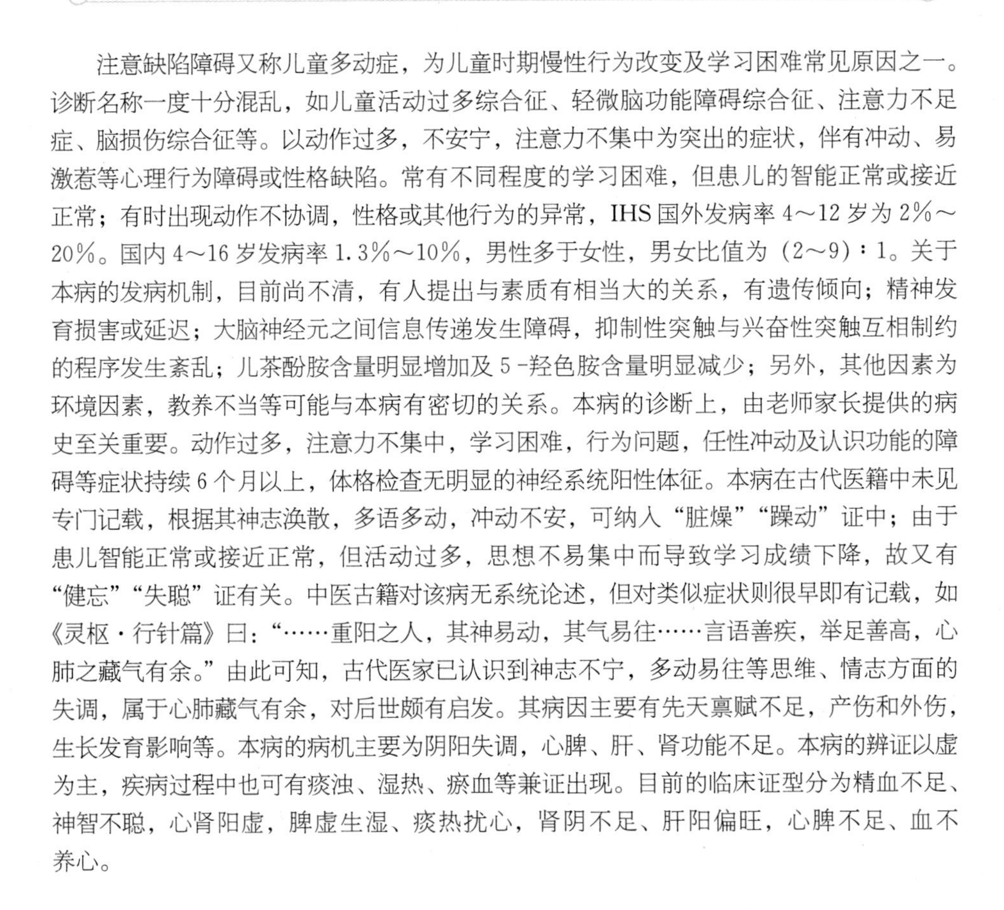

第二节　注意缺陷障碍

注意缺陷障碍又称儿童多动症，为儿童时期慢性行为改变及学习困难常见原因之一。诊断名称一度十分混乱，如儿童活动过多综合征、轻微脑功能障碍综合征、注意力不足症、脑损伤综合征等。以动作过多，不安宁，注意力不集中为突出的症状，伴有冲动、易激惹等心理行为障碍或性格缺陷。常有不同程度的学习困难，但患儿的智能正常或接近正常；有时出现动作不协调，性格或其他行为的异常，IHS 国外发病率 4～12 岁为 2%～20%。国内 4～16 岁发病率 1.3%～10%，男性多于女性，男女比值为（2～9）∶1。关于本病的发病机制，目前尚不清，有人提出与素质有相当大的关系，有遗传倾向；精神发育损害或延迟；大脑神经元之间信息传递发生障碍，抑制性突触与兴奋性突触互相制约的程序发生紊乱；儿茶酚胺含量明显增加及 5-羟色胺含量明显减少；另外，其他因素为环境因素，教养不当等可能与本病有密切的关系。本病的诊断上，由老师家长提供的病史至关重要。动作过多，注意力不集中，学习困难，行为问题，任性冲动及认识功能的障碍等症状持续 6 个月以上，体格检查无明显的神经系统阳性体征。本病在古代医籍中未见专门记载，根据其神志涣散，多语多动，冲动不安，可纳入“脏燥”“躁动”证中；由于患儿智能正常或接近正常，但活动过多，思想不易集中而导致学习成绩下降，故又有“健忘”“失聪”证有关。中医古籍对该病无系统论述，但对类似症状则很早即有记载，如《灵枢 · 行针篇》曰：“……重阳之人，其神易动，其气易往……言语善疾，举足善高，心肺之藏气有余。”由此可知，古代医家已认识到神志不宁，多动易往等思维、情志方面的失调，属于心肺藏气有余，对后世颇有启发。其病因主要有先天禀赋不足，产伤和外伤，生长发育影响等。本病的病机主要为阴阳失调，心脾、肝、肾功能不足。本病的辨证以虚为主，疾病过程中也可有痰浊、湿热、瘀血等兼证出现。目前的临床证型分为精血不足、神智不聪，心肾阳虚，脾虚生湿、痰热扰心，肾阴不足、肝阳偏旺，心脾不足、血不养心。

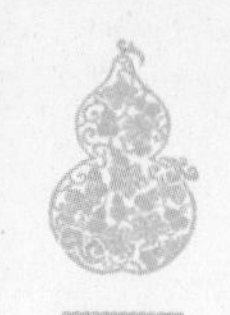

一、辨证论治

（一）精血不足，神智不聪证

[临床表现] 脾气倔强，易激动，冒失，无礼貌。注意力不集中，坐立不安，手足多动，言语多。夜寝欠安，多梦，甚则夜游，或有遗尿。纳差，大便干结，苔薄，脉缓。

[治法] 填补精血，宁神益智。

[处方] 孔圣枕中丹加减：炙龟甲（先煎）、炙远志、九节菖蒲各 10 g，龙骨（先煎）30 g，雄鸡血（冲服）15 mL。水煎服，1 个月为 1 个疗程，连服 3 个疗程。多梦或梦游者，加何首乌 10 g，酸枣仁 10 g，莲子心 1.5 g，珍珠母（先煎）15 g；脾气急躁较甚者，加天麻 6 g，石决明（先煎），钩藤（后下）各 10 g；遗尿者，加益智、乌药、菟丝子各 10 g；胃纳不佳者，加淮山药、白扁豆各 10 g，砂仁（后下）3 g；阴虚血亏者，加丹参、熟地黄，枸杞子各 10 g。

（二）心肾阳虚证

[临床表现] 记忆力差，自控能力差，多动不安，注意力不集中，遗尿，多梦，或有腰酸乏力，面色黧黑，脉细软等症。

[治法] 温补心肾，安神益智。

[处方] 右归饮加减：熟地黄、山药、山茱萸、枸杞子、杜仲各 10 g，石菖蒲、远志各 6 g，附子 5 g，肉桂 3 g，龙骨（先煎）20 g。水煎服。

（三）脾虚生湿，痰热扰心证

[临床表现] 多动多语，烦急多怒，冲动任性难以制约，神思涣散，注意力不集中，胸闷纳呆，痰多口苦，口渴多饮，便干溺赤，苔黄腻，脉滑数。

[治法] 清热利湿，化痰宁心。

[处方] 黄连温胆汤加减：黄连、枳实、远志各 5 g，法半夏、竹茹各 9 g，茯苓、郁金、石菖蒲各 10 g，陈皮、甘草各 3 g。水煎服。若热甚于痰，见烦躁易怒，尿赤便燥者，加栀子 5 g，淡竹叶 8 g，钩藤 10 g，以清热泻火；喉中痰鸣者，加天竺黄、胆南星、白僵蚕各 6 g，以清热化痰。

（四）肾阴不足，肝阳偏旺证

[临床表现] 手足多动，动作笨拙，性格暴躁，易激动，冲动任性，难以静坐，注意力不集中，并可有五心烦热，盗汗，大便秘结，舌红苔薄，脉弦细。

[治法] 滋阴潜阳，宁神益智。

[处方] 六味地黄丸加减：熟地黄、山药、龙骨各 15 g，白芍 8 g，茯苓、钩藤各 10 g，远志、白芍、牡丹皮各 6 g，炙甘草 5 g。水煎服。夜寐不安者，加酸枣仁 10 g，五味子 6 g，以养心安神；盗汗者，加浮小麦、煅牡蛎各 15 g，以敛汗固涩；遗尿者，加益智 8 g，乌药、桑螵蛸各 6 g，以补肾固涩。

（五）心脾不足，血不养心证

[临床表现] 神思涣散，神疲乏力，形体消瘦或虚胖，多动而不暴躁，言语冒失，做事有头无尾，记忆力差，可伴自汗盗汗，偏食，舌淡，苔白，脉细。

[治法] 养心健脾，益气安神。

[处方] 归脾汤合甘麦大枣汤加减：太子参、黄芪、白术各 10 g，浮小麦 20 g，大枣 4 枚，茯苓 15 g，远志、五味子各 5 g，酸枣仁、甘草各 9 g。水煎服。思想不集中者，加

益智 8 g，龙骨 15 g，以养心敛神；睡眠不熟者，加首乌藤 10 g，以养血安神；记忆力差、动作笨拙、苔厚腻者，加法半夏 8 g，陈皮 3 g，石菖蒲 6 g，以化痰开窍；纳差者，加谷芽、麦芽各 15 g，以开胃消滞。

二、临证备要

（一）鉴别诊断

1. 精神发育迟滞：主要表现为动作过多，过度无目的性的活动，但突出症状是智力低下。

2. 孤独症：主要表现在严重的社会交往障碍和语言功能障碍，也可有多动、冲动和注意力障碍症状。

3. 抽动秽语综合征：常表现为多肌组群抽动，如频繁眨眼、甩头及耸肩等运动性抽动和发声性抽动，与本病容易鉴别。

（二）对症治疗

注意力不集中、好动和冲动：注意缺陷障碍最核心的损伤是自我控制和反应抑制的不足，故治疗的关键在于抑制不必要的兴奋。①中枢兴奋类药物：主要包括哌甲酯片、莫达非尼、苯丙胺等。②抗抑郁药：主要包括去甲肾上腺素再摄取抑制药如托莫西汀或 5-羟色胺再摄取抑制药如氟西汀。③抗精神病药：如氯丙嗪、利培酮；肾上腺素受体激动药如可乐定、胍法辛；必需脂肪酸；单胺氧化酶抑制药如司来吉兰、吗氯贝胺等。

（三）镇静、安定的中药

1. 生物碱类的中药：有苦豆草、钩藤、苦参、草问荆、秦艽、天仙子、乌头、胡椒、黄连、千金藤、黎芦等。

2. 含挥发油的中药：有紫苏、石菖蒲、郁金、白芍、生姜、薄荷、芹菜、败酱草、酸枣仁、桂皮、枳实、牡丹皮、细辛、荆芥、藁本、雷公藤等。

3. 黄酮类的中药：有雪莲、黄芩、酸枣仁、淫羊藿、红景天等。

4. 香豆素、木脂素类及皂普类的中药：有蛇床子、五味子、祖师麻、人参等。

第三节　小儿黄水疮

小儿黄水疮又称“传染性脓疱病”，是一种常见的、通过接触传染的浅表皮肤感染性疾病，以发生水疱、脓疱，易破溃结脓痂为特征。根据临床表现不同，分为大疱性脓疱疮和非大疱性脓疱疮两种类型。非大疱性脓疱疮常常由金黄色葡萄球菌引起，偶尔由 A 群乙型溶血性链球菌引起，皮肤轻微外伤后细菌黏附、侵入并导致感染。大疱性脓疱疮由金黄色葡萄球菌导致，可发生于完整的皮肤，该菌可产生并释放表皮剥脱毒素，表皮剥脱毒素与细胞表面的桥粒芯糖蛋白 1 结合，造成表皮细胞间黏附丧失，细胞松解，大疱形成。本病其特点是颜面、四肢等暴露部位出现脓疱、脓痂；多发于夏秋季节，好发于儿童；有接触传染和自体接种；易在托儿所，幼儿园或家庭中传播流行。本病在中医学中称为“黄水疮”，又称“滴脓疮”“天疱疮”。《外科正宗·黄水疮》曰：“黄水疮于头面耳项忽生黄泡，破流脂水，顷刻沿开，多生痛痒。”此病多因夏秋之季，气候炎热，感受暑湿热毒，以致气机不畅，疏泄障碍，熏蒸皮肤而成，若小儿机体虚弱，皮肤娇嫩，汗多湿重，暑邪湿毒侵袭，更易发生本病，且相互传染，反复发作者，因邪毒伤正，以致脾气

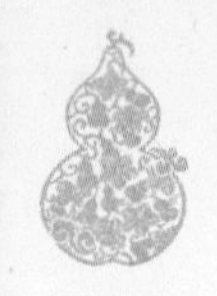

虚弱。

一、辨证论治

（一）暑湿热蕴证

[临床表现] 脓疱密集，色黄，周围有红晕，糜烂面鲜红，多有口干，便干，小便黄，舌红，苔黄腻，脉濡滑数。

[治法] 清暑利湿解毒。

[处方] 清暑汤加减：青蒿、佩兰、连翘、赤芍、天花粉、六一散各 9 g，金银花、泽泻各 12 g，车前子、生地黄各 15 g。水煎服。

（二）脾虚湿蕴证

[临床表现] 脓疱稀疏，色淡白或淡黄，糜烂面淡红，多有纳少，便溏，舌淡，苔薄微腻，脉濡细。

[治法] 健脾渗湿。

[处方] 参苓白术散加减：人参、白术、白茯苓、泽泻、猪苓各 9 g，薏苡仁 10 g，黄芩 15 g，山药、栀子各 12 g，砂仁、甘草各 6 g。水煎服。

二、临证备要

（一）鉴别诊断

1. 水痘：多发于冬春季节，一般伴有发热等全身症状，皮疹以绿豆大至黄豆大的发亮水疱为主，常能同时见到丘疹、水疱、结痂等各个时期的皮疹。皮疹呈向心性分布（首先在躯干发生，渐向头面部和四肢）。

2. 疱性湿疹：皮损呈弥漫性潮红，境界不清楚，皮疹多形性，无一定好发部位，发病与年龄、季节无关。

（二）对症治疗

1. 高热：高热时予以退热药或物理降温。

2. 瘙痒：局部皮肤瘙痒者可使用炉甘石洗剂。

3. 脓疱：疱壁未破者可外搽 1%樟脑、10%硫黄炉甘石洗剂，每日数次；疱壁已破形成糜烂面或结痂者，可先以 0.1%利凡诺溶液湿敷，敷后外用 0.5%新霉素软膏或百多邦软膏、环丙沙星软膏等，亦可用 2%甲紫溶液。

（三）抗金黄色葡萄球菌的中药

抗金黄色葡萄球菌的中药：有大黄、黄柏、苦参、白矾、白鲜皮、土荆皮、蛇床子、黄连、黄芩、五味子、白芍、虎杖、山茱萸、秦皮、乌梅、儿茶等。

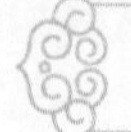

第四节　小儿寄生虫病

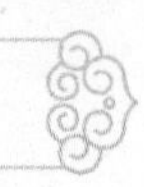

小儿寄生虫病是寄生虫侵入人体而引起的疾病，是小儿时期最常见的多发病，对小儿危害大，重者可致生长发育障碍。人体寄生虫病对全球人类健康危害严重，广大发展中国家寄生虫病广泛流行；在经济发达的国家，寄生虫病也是公共卫生的重要问题。1988—1992 年在我国首次寄生虫病流行病学调查显示：我国寄生虫平均感染率为 62.5%，

0～15岁儿童寄生虫感染率为55.3%～73.3%，说明我国广大儿童的寄生虫病是一个不可忽视的重要问题。常见的小儿寄生虫病有蛔虫病、蛲虫病、钩虫病、绦虫病、血吸虫病等。

一、蛔虫病

蛔虫病主要是吞入带有蛔虫卵的食物而引起。感染的途径主要是污染的双手及带有寄生虫卵的食物。蛔虫中医学又称“唾虫”“旺虫”“长虫”。蛔虫性动好窜，常喜扭结成团，当人体脾胃功能失调，气机不和，上焦有热，或中焦虚寒时，蛔虫即易在腹中窜动。当蛔虫钻入胆道时，可形成胆道蛔虫症，中医学称为“蛔厥”；当蛔虫扭结成团，阻塞肠道，形成蛔虫性肠梗阻，中医学称为“虫瘕”。这都是临床上常见的并发症。

辨证论治

1. 蛔虫内积证：

[临床表现] 脐周腹痛阵作，胃纳欠佳，形体消瘦，恶心呕吐，睡中磨牙，甚则咬衣角，嗜食泥土，面部有白斑后质红，苔薄，脉濡。

[治法] 驱蛔杀虫。

[处方] 使君子散加减：使君子、苦楝皮、白芜荑、槟榔、雷丸各15 g，甘草6 g。水煎服。腹部胀满、大便不畅者，加大黄（后下）10 g或玄明粉（冲服）15 g，以泻下排蛔；腹痛甚者，加木香6 g，枳壳10 g；食欲不振，恶心呕吐者，加焦三仙各30 g，半夏15 g；体质较弱脾虚者，可加肥儿丸。

2. 脏寒蛔厥证：

[临床表现] 具有蛔虫病一般症状，同时突然腹部绞痛，弯腰曲背，辗转不安，肢冷汗出，恶心呕吐，吐出蛔虫。痛在胃脘部及右胁下，痛止如常人。重者腹痛持续，可有畏寒发热，甚则出现黄疸，舌苔黄腻，脉弦数。

[治法] 安蛔止痛，驱蛔杀虫。

[处方] 乌梅丸加减：乌梅、党参、当归各15 g，花椒、细辛、黄连、黄柏各10 g，附子（先下）9 g，桂枝、干姜各6 g。水煎服。呕吐者，加姜半夏10 g。

3. 脾虚气弱证：

[临床表现] 纳呆食少，面色萎黄，神疲乏力，自汗盗汗，大便欠实，驱虫后纳呆、神疲更剧，舌苔薄白，脉细软。

[治法] 健脾补气。

[处方] 香砂六君子汤加减：人参、白术各12 g，茯苓、制半夏各9 g，陈皮8 g，砂仁、木香各5 g。水煎服。寒湿困脾，运化不力，不欲饮食者，加神曲、麦芽各12 g；脾虚无力升清，头晕乏力者，加炙升麻9 g，柴胡3 g；乏力甚者，加黄芪12 g；肢体沉重甚者，加木瓜10 g，薏苡仁12 g。

二、蛲虫病

蛲虫病是人蛲虫寄生于人体盲肠所引起的疾病。也可在阑尾、结肠、直肠及回肠下段寄生，重度感染时，也可在小肠上段甚至胃及食管等部位寄生。蛲虫病患者是本病的唯一传染源，成人与儿童均可感染，以儿童发病率为高，尤其以2～9岁为最高，常在儿童集体机构中造成流行，成人多因家庭中与感染儿童接触而患病。主要症状是肛门周围及会阴部瘙痒，尤以夜间为甚，夜卧不安，局部皮肤炎症。此外，尚有精神不安，食欲不振，恶心，呕吐，腹部不适，或遗尿，失眠。偶因蛲虫爬入女孩外阴、尿道、阴道，可发

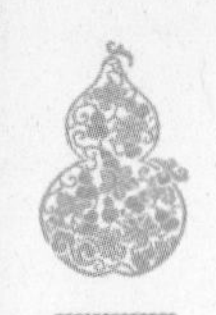

生尿道炎、阴道炎。若钻入阑尾，可致阑尾炎。蛲虫中医学又称“线虫”。中医学对本病认识较早，如汉代司马迁《史记》曰：“病蛲得之于寒湿。”隋代巢氏著《诸病源候论》专列“蛲虫候”篇。《圣济总录·蛲虫》曰“蛲虫咬人下部”，后世各家著作中均有蛲虫的论述。

辨证论治

1. 脾虚湿阻证：

[临床表现] 腹痛，腹泻，食纳差，身体消瘦，四肢乏力，肛门发痒，夜间尤甚。

[治法] 健脾祛湿，杀虫止痛。

[处方] 六君子汤与布袋丸加减：焦白术 15 g，炙甘草 6 g，茯神 12 g，使君子、生百部各 30 g，法半夏、党参、榧子、芜荑、雷丸（研粉分次兑服）、陈皮各 10 g。水煎服。

2. 肝胆湿热证：

[临床表现] 腹痛，小腹不适，肛门痒甚，夜间尤重，烦躁，情绪激动，夜惊失眠，小便黄。

[治法] 清肝利胆，祛湿杀虫。

[处方] 龙胆泻肝汤与追虫丸加减：柴胡、龙胆、栀子、黄芩、百部、槟榔、鹤虱、蛇床子各 10 g，车前子（包煎）15 g，木通 6 g。水煎服。

3. 气血亏虚证：

[临床表现] 面色蜡黄浮肿，甚有浮肿，头昏眼花，眩晕，耳鸣，动则加重，甚或心慌、心悸，肢体倦息，易饥善食，或小儿发育迟缓，舌质淡胖，苔白润，脉虚。

[治法] 益气养血。

[处方] 八珍汤加减：党参、当归、熟地黄各 15 g，白术、茯苓、陈皮、白芍各 10 g，炙甘草 6 g，苦楝皮、槟榔各 30 g。水煎服。失眠心悸者，加酸枣仁 10 g，茯神 15 g。

三、钩虫病

钩虫病是由十二指肠钩虫和/或美洲钩虫寄生于人体小肠所致的疾病。临床上以贫血、营养不良、胃肠功能失司为主要表现。重者可致发育障碍及心功能不全。轻者可无症状，称为钩虫感染。动物的铸虫或其幼虫亦偶可感染人体，如狗、猫的锡兰钩虫、犬钩虫等偶而在人肠内发育为成虫；巴西钩虫的幼虫则引起皮肤的匐行疹。中医学对人体寄生虫早有认识，虽未见到明确记载“钩虫”的古代医学文献资料。却有类似钩虫的记载，如隋代巢元方《诸病源候论》有“九虫”之说，金代张从正《儒门事亲》中“食劳黄”等均与钩虫病相似，在病名上又有“黄肿”“黄胖”“黄病”等不同。对于本病的病因，除虫积、食积外，还与“秽毒”有关，且认识到本病的发生与职业有关。如陆伊山《农田余话》曰“黄胖以常触毒秽所致”，“作园土，治蔬菜，其人必病黄”。

辨证论治

1. 虫邪犯表证：

[临床表现] 皮肤丘疹或斑丘疹，或水疱疹，糜烂、流水，局部红肿，瘙痒难忍，遇热更甚；恶寒发热，舌质稍红，苔薄白，脉浮数。

[治法] 杀虫解毒，祛风止痒。

[处方] 荆防方加减：荆芥、防风、僵蚕、金银花、百部各 10 g，苦参、白鲜皮各 15 g，蝉蜕、生甘草各 6 g。水煎服。水疱流水较多者，加苍术 10 g，薏苡仁 15 g；热盛者，加黄芩、大黄（后下）各 10 g。

2. 虫邪犯肺证：

［临床表现］喉痒，呛咳，无痰或少痰，或痰中带血丝，甚则咳喘，恶寒发热，舌苔薄白或薄黄，脉浮或浮紧。

［治法］宣肺化痰，止咳杀虫。

［处方］钩蚴感染方合三拗汤加减：百部、白僵蚕、炙麻黄、射干各 10 g，人参花 15 g，蝉蜕、生甘草、姜半夏各 6 g，炙紫苏子 30 g。苔黄痰黏者，加生石膏、浮石各 30 g；痰多胸闷者，加莱菔子、瓜蒌各 30 g。

3. 脾虚虫积证：

［临床表现］面黄肌瘦，消谷善饥，腹胀腹痛，大便溏薄或完谷不化，喜食生米、茶叶、土块、煤渣之类，舌质淡，苔薄或微腻，脉沉细或弦或大。

［治法］燥湿健脾，消积杀虫。

［处方］黄病绛矾丸合化虫丸加减：苍术、厚朴、陈皮、鹤虱、百部、贯众各 10 g，苦楝皮 30 g，党参、槟榔各 15 g，绛矾（吞服）3 g。水煎服。食积重者，加鸡内金、谷芽、麦芽各 30 g。呕吐或泛吐清涎，喜温喜按，舌质淡胖，属脾胃虚寒者，可配合理中汤。

四、绦虫病

绦虫病是各种绦虫寄生于人体小肠所引起的疾病总称。常见者为猪肉绦虫病和牛肉绦虫病，系因进食含有活囊尾蚴的猪肉或牛肉而感染。绦虫病在我国分布较广，猪肉绦虫散发于华北、东北、西北一带，地方性流行区仅见于云南；牛肉绦虫于西南各省及西藏、内蒙、新疆等自治区均有地方性流行，本病的流行和饮食习惯及猪、牛饲养方法不当有密切关系。绦虫的成虫寄生在人的小肠内，随粪便排出妊娠节片和虫卵被猪、牛吞食后，卵壳在其十二指肠内消化、六钩蚴脱出，钻过肠壁进入肠系膜小静脉及淋巴循环输往全身，以横纹肌为主要寄生部位，发育成囊尾蚴，称囊虫。古代医籍将绦虫称为“白虫”或“寸白虫”。对绦虫的形态、感染途经很早即有明确的认识，并寻找到效果良好的治疗药物。如《诸病源候论·寸白虫候》曰：“寸白者，九虫内之一虫也。长一寸、而色白，形小褊。”《景岳全书·诸虫》曰：“寸白虫，此虫长寸许，色白其状如蛆。母子相生，有独行者，有个个相接不断者，故能长至一二丈。”而早在《千金要方·九虫》里，就采用槟榔、石榴根皮等治疗绦虫病。

辨证论治

1. 虫积肠道证：

［临床表现］脘腹隐隐作痛，腹胀或腹泻，肛门作痒，大便中有白色节片，苔薄白腻，脉细。

［治法］驱绦下虫。

［处方］化虫丸：铅粉、枯矾各 30 g，鹤虱、槟榔、苦楝皮各 10 g。食谷不化者，加神曲、山楂、麦芽各 30 g；腹胀者，加厚朴 10 g；肛门作痒，加荆芥、花椒各 10 g；纳少呕恶者，加豆蔻 10 g，砂仁 6 g。为丸送服。

2. 脾胃虚弱证：

［临床表现］纳食减少，腹胀便溏，形体消瘦，甚或头晕气短，舌淡，苔薄白，脉弱。

［治法］健脾和胃驱虫。

［处方］参苓白术散加减：人参、怀山药各 30 g，茯苓、白术、莲子、桔梗、薏苡仁、扁豆各 10 g，砂仁、甘草、大枣各 6 g。水煎服。腹胀、腹痛者，加木香 6 g，槟榔 15 g；头晕气短者，加黄芪 30 g；完谷不化者，加谷芽、麦芽各 30 g，五谷虫 10 g。

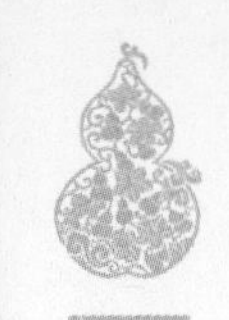

3. 气血亏虚证：

[临床表现] 面色蜡黄浮肿，甚有浮肿，头昏眼花，眩晕，耳鸣，动则加重，甚或心慌、心悸，肢体倦息，易饥善食，或小儿发育迟缓，舌质淡胖，苔白润，脉虚。

[治法] 益气养血下虫。

[处方] 八珍汤加减：党参、当归、熟地黄各15 g，白术、茯苓、陈皮、白芍各10 g，炙甘草6 g，苦楝皮、槟榔各30 g。水煎服。失眠心悸者，加酸枣仁10 g，茯神15 g。

五、血吸虫病

血吸虫病是指日本血吸虫、埃及血吸虫、曼氏血吸虫寄生人体所致的疾病。在我国是由日本血吸虫所引起的。寄生在门静脉系统所引起的寄生虫病。本病系人畜共患疾病，经皮肤接触有尾蚴的疫水而感染。临床上急性期以发热，肝大并压痛，嗜酸性粒细胞增加，慢性期有腹泻或下痢，晚期可发展为肝硬化，伴明显门静脉高压，巨脾与腹水。本病属中医学“臌胀”“水蛊”“蛊胀”“水毒”“积聚”等范畴。中医学认为，本病的病因是虫毒，虫毒从皮肤侵入人体后，损伤脾胃，脾胃不和，运化无权，而有四肢乏力、腹泻等症。水毒气结，聚积于内，而致气滞血瘀。肝藏血，主疏泄，肝失疏泄，肝郁气滞，则失其条达功能。到了晚期，肝脾损伤，脉络瘀阻，升降失常，清浊相混，瘀浊内生气机受阻而成臌胀。

（一）辨证论治

1. 水湿侵袭腠理证：

[临床表现] 发热恶寒，头痛，皮肤发疹，局部瘙痒，咳嗽胸痛，或咳痰带血，苔白，脉浮数。

[治法] 解表祛湿杀虫。

[处方] 桑菊饮合羌活胜湿汤加减：桑叶、菊花、杏仁、防风、羌活、独活、白茅根各10 g，槟榔、百部各15 g，贯众、仙鹤草各30 g，甘草6 g。水煎服。有血吸虫者，加鸦胆子、南瓜子、鲜鸭跖草各30 g，槟榔15 g；急性期高热不退、伴恶寒者，加荆芥10 g；慢性期大便脓血者，加白头翁、马齿苋各30 g，地锦草10 g；肝脾大、质地坚硬者，加醋炒鳖甲（先下）30 g，䗪虫（先下）6 g，地龙、丹参各10 g。

2. 湿热郁阻少阳证：

[临床表现] 发热或寒热往来，胸闷胁痛，腹痛腹泻，或黏液脓血便，或皮肤发疹，脉数，舌苔白腻等。

[治法] 清热利湿，和解少阳。

[处方] 蒿芩清胆汤合复方槟榔丸加减：青蒿、黄芩、柴胡、枳壳各10 g，法半夏、竹茹各6 g，槟榔15 g，榧子、茜草、腹皮各30 g。水煎服。有血吸虫者，加鸦胆子、南瓜子、鲜鸭跖草各30 g，槟榔15 g；急性期高热不退、伴恶寒者，加荆芥10 g；慢性期大便脓血者，加白头翁、马齿苋各30 g，地锦草10 g；肝脾大、质地坚硬者，加醋炒鳖甲（先下）30 g，䗪虫（先下）6 g，地龙、丹参各10 g。

3. 湿热留滞中焦证：

[临床表现] 腹痛下痢，时作时止，每因饮食不洁（节）或劳倦等诱发，腹泻时里急后重，便中夹杂脓血黏液。平素神倦纳呆，腹胀胁痛，肝脾大，舌质淡，苔薄腻，脉濡缓等。

[治法] 清热祛湿，健运脾胃。

[处方] 柴芍六君汤加味：柴胡、白芍、白术、茯苓、枳壳、黄连、郁金各10 g，人

参、腹皮、贯众、白头翁各30 g，当归15 g，甘草6 g。水煎服。有血吸虫者，加鸦胆子、南瓜子、鲜鸭跖草各30 g，槟榔15 g；急性期高热不退、伴恶寒者，加荆芥10 g；慢性期大便脓血者，加白头翁、马齿苋各30 g，地锦草10 g；肝脾大、质地坚硬者，加醋炒鳖甲（先下）30 g，䗪虫（先下）6 g，地龙、丹参各10 g。

4. 肝脾气血瘀滞证：

［临床表现］形体尚实，但面色不华，肝脾大，按之则痛，质地较硬，胁肋隐痛，或有肝掌，或颈部、手腕处可见出血点（蜘蛛痣），脉弦细，舌质紫暗。

［治法］疏肝健脾，活血化瘀。

［处方］大黄䗪虫丸加减：熟大黄、黄芩、桃仁、赤芍、杏仁、生地黄、郁金、柴胡、枳壳各10 g，腹皮、鸡内金、鳖甲（先下）各30 g，䗪虫（先下）、甘草各6 g。水煎服。有血吸虫者，加鸦胆子、南瓜子、鲜鸭跖草各30 g，槟榔15 g；急性期高热不退、伴恶寒者，加荆芥10 g；慢性期大便脓血者，加白头翁、马齿苋各30 g，地锦草10 g；肝脾大、质地坚硬者，加醋炒鳖甲（先下）30 g，地龙、丹参各10 g。

5. 水湿停聚不化证：

［临床表现］面色萎黄，肌肉消瘦，食少便溏，腹大如鼓，腹壁青筋显露，或下肢浮肿，肝脾大，质地坚硬，纳食不佳，小便短少，舌质紫暗，苔腻，脉弦滑等。

［治法］行气利水。

［处方］舟车丸加减：甘遂、大戟、木香、青皮各6 g，牵牛子、大黄、陈皮、腹皮、茯苓、桃仁、丹参、白术、党参各10 g。水煎服。有血吸虫者，加鸦胆子、南瓜子、鲜鸭跖草各30 g，槟榔15 g；急性期高热不退、伴恶寒者，加荆芥10 g；慢性期大便脓血者，加白头翁、马齿苋各30 g，地锦草10 g；肝脾大、质地坚硬者，加醋炒鳖甲（先下）30 g，䗪虫（先下）6 g，地龙、丹参各10 g。

（二）临证备要

1. 鉴别诊断：

（1）带虫者：感染寄生虫后不出现明显临床症状和体征的人。

（2）慢性感染：一种病毒能在宿主或细胞培养上继续复制而不杀死宿主或整个细胞培养。经急性或隐性感染后，病毒持续存在于机体血液或组织中，经常或间断地排出体外；发病进展缓慢。

（3）隐性感染：人体感染寄生虫以后，没有出现明显临床表现，也不能用常规方法查获病原体的寄生虫。

2. 对症治疗：

（1）胆道蛔虫病：治疗原则为解痉止痛、控制感染和驱虫。可用阿托品或东莨菪碱等解痉止痛；并发感染着使用抗生素控制感染；驱虫药最好用使虫体肌肉麻痹的药物。

（2）蛔虫性肠梗阻：采用禁食、胃肠减压、输液、解痉等，同时配合驱虫治疗。必要时手术治疗。

（3）蛔虫性腹膜炎或阑尾炎：需要及早行手术治疗。

3. 杀寄生虫的中药：

（1）驱蛔虫的中药：有芜荑、鹤虱、贯众、雷丸、川楝子、牵牛子、百部、槟榔、萹蓄等。

（2）驱蛲虫的中药：有使君子、萹蓄、大黄、猪牙皂等。

（3）驱涤虫的中药：有榧子、贯众、槟榔、乌梅、诃子肉等。

第四篇　方药篇

第二十章
名方类聚

第一节　调剂配方理论

一、调剂配方的基本认识

俗话说“不成规矩无以成方圆”，同样，无药无法皆难以成方，即所谓“方从法出、法随证立”。中医学是以整体观念和辨证论治为基本特点，方剂和治法都是中医学理、法、方药体系的重要组成部分。方剂是中医治疗疾病的主要用药形式，方剂中“方”指医方，“剂”，古作齐，指调剂，方剂就是治病的药方。方剂是在辨证审因确定治法之后，选择合适的药物，酌定用量，按照组方结构的要求，配伍而成的相对固定的用药单位。“神农尝百草”，中国古代很早已使用单味药物治疗疾病，经过长期的医疗实践，把几味药物混合起来，加水煮成汤液饮服，这就是“伊尹制汤液”的过程，也就是最早的方剂。方剂一般由君药、臣药、佐药、使药4部分组成。单味药物都具有其独特的功效和性能，方剂是由药物组成的，但在方剂中的药物已不完全是原来的性能，在某些方面得到了加强，而在某些方面却被制约，从而达到更好的治疗疾病的效果，这也就是方剂配伍的神奇所在。

方剂的起源很早，在现存的医书中，《五十二病方》是最早记载方剂的古籍，但内容不够精炼，记载的方剂不仅没有名称，而且很多药物后世亦未再现。《黄帝内经》所载方剂虽少，但内容却极为丰富多彩，不仅在方剂剂型上有了很大的改变，而且是现存最早论述方剂配伍理论的一部专著，书中论及君臣佐使的配伍结构，但具体到方中对于药物的配伍规律及药味的协同作用较少谈及。东汉张仲景所作的《伤寒论》中方剂的数量增加，并提出了六经辨证论治体系，所论方剂组方严谨，药少效宏，配伍应用灵活多变，后人尊其方为“经方”。到宋金元时期学术争鸣，气氛活跃，许多医家著书立说，创制新方，阐释方义。在明代方剂配伍理论取得了长足的发展，既有继承，又有创新。清代医家在方剂配伍理论上一方面继承了明代方剂配伍理论的方法；另一方面又有其自身的特色，大量方论专著的出现，使得配伍理论的发展日渐成熟。方剂配伍理论经历了从简单的经验积累上升到主动探求研究配方理论，呈现稳步发展的趋势。

二、方剂与治法

治法是指治疗法则而言，是在治病过程中，根据临床表现，通过辨证求因，审因论

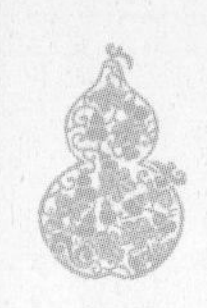

治而拟定的。这种治法便是运用成方或创制新方的原则和依据。方剂则是在辨证立法基础上，按照一定的组方法度，将药物合理地有机地组合在一起。方剂从属于治法，但也体现了治法，治法则是用方的依据，方可以不定，而治法必须确定。在辨证治疗过程中，往往有一定之法而无一定之方，法定之后，才可拟方。“法”是立方的指导和依据，居主导地位，“方”是法的具体体现和验证，居从属地位，我们要辨证地看到，一法并不能统概一方的全部意义。有法不可无方，有方也不可无法，否则治法将成空洞的理论，而方剂将变成杂乱无章、停滞不前的零星经验的记述，所以说二者是辨证统一的，从方剂的发展角度看，应该是“先有方、后有法”，也就是从实践上升到理论的认识过程：而在辨证施治的过程中，则又是“方从法立，以法统方”，也就是理论指导实践的运用过程。二者的辨证统一关系归结起来是：方-法-方。总之，方剂与治法的关系极为密切，是辨证统一、相辅相成的，弄清二者的关系，对于完成辨证施治全过程，具有重要意义。

和方剂的发展一样，治法也随着时代的演变，人类的发展，科学技术的进步和疾病的不断变化，经过了由简到繁、由不完善到逐步完善的过程，方形成今天我们通常采用的十九大法。自陈脏器提出“十剂”之后，宋代寇宗奭加寒、热成为“十二剂”(法)；明代缪仲醇加升、降为“十四剂”(法)；徐思鹤又发展为二十四剂（法)。张景岳认为“大都方宜从简”，约其类为“八陈”：补、和、攻、散、寒、热、固、因，后附妇人、小儿、痘疹、外科四门。清代汪昂综合前人成就，提出补养、发表、涌吐、攻里、表里、和解、理气、理血、祛风、祛寒、祛暑、利湿、润燥、泻火、除痰、消导、收涩、杀虫、明目、痈疡、经产、急救等二十二剂（法)。至此，方药治疗疾病的大法已基本详备。不过，在此之前，程钟龄将药物治病方法扼要地归纳为“汗、吐、下、和、温、清、补、消”八法。“八法”沿用至今，已成为概括一切治法的纲领。即所谓“一法之中，八法有焉，八法之中，百法备焉”。

1. 汗法：是通过开泄腠理、调畅营卫、宣发肺气等作用，使在表的外感六淫之邪随汗而解的一种治法。适用于外感表证、疹出不透、疮疡初起以及水肿、泄泻、咳嗽、疟疾而见恶寒发热，头痛身疼等表证。使用汗法要注意：辨清病邪的性质；中病即止，慎勿过量；兼顾兼夹病证；不宜久煎。

2. 吐法：是通过涌吐的方法，使停留在咽喉、胸膈、胃脘的痰涎、宿食以及毒物等从口中吐出的一种治法。适用于中风痰壅，宿食壅阻胃脘，毒物尚在胃中，痰涎壅盛的癫狂、喉痹，以及于霍乱吐泻不得等，属于病情急迫而又急需吐出之证。使用吐法要注意：病位居上、病势急迫、内蓄实邪、体质壮实者方为适宜；易伤胃气，体虚气弱、妇女新产、孕妇等均应慎用；吐后应调养脾胃。

3. 下法：是通过泻下、荡涤、攻逐等作用，使停留于胃肠的宿食、燥屎、冷积、瘀血、结痰、停水等从下窍而出，以祛邪除病的一类治法。适用于邪在肠胃而致大便不通、燥屎内结，或热结旁流，或停痰留饮、瘀血积水等形症俱实之证。使用下法要注意：辨清病情之属性；中病即止、顾护正气。

4. 和法：是通过和解与调和的方法，使半表半里之邪，或脏腑、阴阳失和之证得以解除的一种治法。适用于邪犯少阳，肝脾不和，寒热错杂等证。使用和法要注意广义与狭义的区别。广义和法是一种既能祛除病邪，又能调整脏腑功能的治法，无明显寒热补泻之偏，性质平和，全面兼顾。狭义和法是指和解少阳，专治邪在半表半里少阳证的治法。

5. 清法：是通过清热、泻火、解毒、凉血等作用，使在里之热邪得以解除的一种治疗方法。适用于里热证、火证、热毒证以及虚热证等邪热壅盛于里之证。使用清法要注意：不可滥用，注意顾护正气——“真寒假热”证，不可误用。

6. 温法：是通过温里祛寒的作用，以治疗里寒证的一种治疗方法。适用于脏腑的沉寒痼冷，寒饮内停，寒湿不化，以及阳气衰微等。使用温法要注意：“壮火食气，少火生气”（《黄帝内经》）——“真热假寒”证，不可误用。

7. 消法：是通过消食导滞、行气活血、化痰利水以及驱虫等方法，使气、血、痰、食、水、虫等所结成的有形之邪渐消缓散的一种治法。适用于饮食停滞，气滞血瘀，癥瘕积聚，水湿内停，痰饮不化，疳积虫积以及疮疡痈肿等病证。使用消法要注意：与下法区别应用；治宜缓图，难以速效；常与补法等结合运用。

8. 补法：是通过补益人体气血阴阳，以主治各种虚弱证候的一种治法。适用于各种虚证。使用补法要注意：辨清虚损证型，不可滥用补法；应善用“通补”，不宜“呆补”。

上述八种治法，适应了表里寒热虚实不同的证候。但病情往往是复杂的，不是单独一法所能奏效，常须数种方法配合运用，才能照顾全面。所以虽为八法，但配合之后变化多端。

三、方剂剂型

剂型是指方剂组成以后，根据病情与药物的特点制成一定的形态。为适应治疗或预防的需要而制备的药物应用形式，称为药物剂型，简称剂型。如方剂配伍一样，剂型也可以改变药物的作用性质，还能改变药物的作用速度，改变剂型还可降低或消除药物的毒副作用。早在殷商时期，甲骨文里就有“鬯其酒”的记载，《针灸甲乙经》序言有“汤液始于伊尹”之说，说明酒剂、汤剂在商代就已出现。战国后期的《黄帝内经》中已有汤液醪醴的专论，并记载了汤、丸、散、膏、丹、酒 6 种剂型和各种剂型的制法、用法以及适应证。汉代张仲景的《伤寒论》中，药物剂型已有煎剂、浸剂、酒剂、浸膏剂、糖浆剂、软膏剂、栓剂、熏洗剂等多种，并首次记载了使用动物胶汁、炼蜜和淀粉糊作丸剂的赋型剂，为中药制剂学的发展奠定了基础。晋代葛洪的《肘后方》中增载了铅硬膏、干浸膏、蜡丸、浓缩丸、锭丸、条剂、饼剂和尿道栓剂等十余种剂型。唐宋两代，医学著作纷纷问世，大大丰富了剂型的内容，宋代的《和剂局方》中所载的很多方剂、剂型和制法，至今仍为传统中成药的制备所沿用。明代李时珍的《本草纲目》中，各种传统剂型几乎备齐，达 40 种左右，许多剂型的制作和应用也同现代科学理论相符合。剂型种类虽极为丰富，但合适的剂型是为了发挥药物的最佳疗效，减少毒副作用，以及便于使用、贮存和运输，因此，临床上会综合各种因素来选择合适的剂型。现将临床常用的剂型作以下介绍：

1. 汤剂：是将药物饮片加水或酒浸泡后，再煎煮一定时间，去渣取汁，制成的液体剂型。其特点是吸收较快，能迅速发挥药效，特别是便于根据病情的变化而随证加减，适用于病证较重或病情不稳定的患者，有利于满足辨证论治的需要，是临床运用最广泛的一种剂型。汤剂的不足之处是服用量大，某些药物的有效成分不易煎出或易挥发散失，煎煮费时而不利于危重患者的抢救，口感较苦而小儿难以服用，亦不便于携带等。

2. 散剂：是将药物研成均匀混合的干燥粉末，不易变质的剂型。根据其用途，分内服和外用两类。散剂的特点是制备方法简便、吸收较快、节省药材、性质较稳定、不易变质、便于服用与携带。李东垣说：“散者散也，去急病用之。”外用散剂一般作为外敷，掺散疮面或患病部位；亦有作点眼、吹喉等用。

3. 丸剂：是将药物研成粉末，以水、蜜或米糊、面糊、酒、醋、药汁等为赋型剂而制成的圆形的固体剂型。丸剂与汤剂相比，吸收较慢，药效持久，节省药材，体积较小，

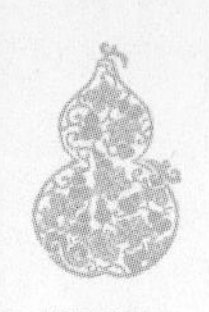

便于携带与服用。适用于慢性、虚弱性疾病，如六味地黄丸、香砂六君丸等；也有取峻药缓治而用丸剂的，如十枣丸、抵当丸等；还有因方剂中含较多芳香走窜药物，不宜入汤剂煎煮而制成丸剂的，如安宫牛黄丸、苏合香丸等。常用的丸剂有蜜丸、水丸、糊丸、浓缩丸、蜡丸、水蜜丸、微丸、滴丸等。

4. 膏剂：是将药物用水或植物油煎熬浓缩而成的剂型。有内服和外用两种，内服膏剂有流浸膏、浸膏、煎膏3种；外用膏剂分软膏、硬膏两种。其中流浸膏与浸膏多数用作调配其他制剂使用，如合剂、糖浆剂、冲剂、片剂等。现将煎膏与外用膏剂简述如下：①煎膏又称膏滋。其特点是体积小、含量高、便于服用、口味甜美。有滋润补益作用，一般用于慢性虚弱患者，有利于较长时间用药，如鹿胎膏、八珍益母膏等。②软膏多用于皮肤、黏膜或创面。软膏具有一定的黏性，外涂后渐渐软化或熔化，药物慢慢吸收，持久发挥疗效，适用于外科疮疡疖肿、烧烫伤等。③硬膏又称膏药。用时加温摊涂在布或纸上，软化后贴于患处或穴位上，可治疗局部疾病和全身性疾病，如疮疡肿毒、跌打损伤、风湿痹证以及腰痛、腹痛等，常用的有狗皮膏、暖脐膏。

5. 酒剂：又称药酒，古称酒醴。是将药物用白酒或黄酒浸泡，或加温隔水炖煮，去渣取液供内服或外用。酒有活血通络、易于发散和助长药效的特性，故常于祛风通络和补益方剂中使用，如风湿药酒、参茸药酒、五加皮酒等。外用酒剂尚可祛风活血，止痛消肿。

6. 丹剂：丹剂并非一种固定的剂型，内服丹剂有丸剂，也有散剂，每以药品贵重或药效显著而名之曰丹，如至宝丹、活络丹等。外用丹剂亦称丹药，是以某些矿物类药经高温烧炼制成的不同结晶形状的制品。常研粉涂撒疮面，亦可制成药条、药线和外用膏剂，主要用于外科的疮疡、痈疽、瘿瘤等。

7. 冲剂：是将药材提取物加适量赋形剂或部分药物细粉制成的干燥颗粒状或块状制剂，用时以开水冲服。作用迅速，味道可口，体积较小，服用方便等特点。常用冲剂有感冒退热冲剂、复方羊角冲剂等。

8. 片剂：是将药物细粉或药材提取物与辅料混合压制而成的片状制剂。其特点是用量准确，体积小。味很苦或具恶臭的药物压片后可再包糖衣，使之易于服用。如需在肠道吸收的药物，则又可包肠溶衣，使之在肠道中崩解。

9. 糖浆剂：是将药物煎煮去渣取汁浓缩后，加入适量蔗糖溶解制成的浓蔗糖水溶液。具有味甜量小，服用方便，吸收较快等特点，尤适用于儿童服用。常用糖浆剂如止咳糖浆、桂皮糖浆等。

10. 口服剂：是将药物用水或其他溶剂提取，经精制而成的内服液体制剂。该制剂集汤剂、糖浆剂、注射剂的制剂特色，具有剂量较少，吸收较快，服用方便，口感适宜等特点。近年来发展很快，尤其是保健与滋补性口服液日益增多，如人参蜂王浆口服液、杞菊地黄口服液等。

11. 注射剂：又称针剂，是将药物经过提取、精制、配制等步骤而制成的灭菌溶液、无菌混悬液或供配制成液体的无菌粉末，供皮下、肌内、静脉注射的一种制剂。具有剂量准确，药效迅速、适于急救、不受消化系统影响的特点。对于神志昏迷、难于口服用药的病人尤为适宜，如清开灵注射液、生脉注射液。

四、调剂配方目的

“药有个性之专长，方有合群之妙用。”药物的功用各有所长，也各有所短，只有通过合理的组织，调其偏性，制其毒性，增强或改变原有功能，消除或缓解其对人体的不良因素，发挥其相辅相成或相反相成的综合作用，使各具特性的群药组合成一个新的有机整体，才能符合辨证论治的要求。运用配伍方法遣药组方，从总体而言，其目的不外乎增效、减毒两个方面。“用药有利有弊，用方有利无弊”，如何充分发挥药物对治疗疾病有“利”的一面，同时又能控制、减少甚至消除药物对人体有“弊”的一面，这就是方剂学在运用配伍手段时最根本的目的。一般来说，药物通过配伍，可以起到下述作用：

1. 增强药力：功用相近的药物配伍，能增强治疗作用，这种配伍方法在组方运用中较为普遍。如荆芥、防风同用以疏风解表，薄荷、茶叶同用以清利头目，党参、黄芪同用以健脾益气，桃仁、红花同用以活血祛瘀等。

2. 产生协同作用：药物之间在某些方面具有一定的协同作用，常相互需求而增强某种疗效。如麻黄和桂枝相配，通过“开腠”和“解肌”协同，比单用麻黄或桂枝方剂的发汗力量明显增强；附子和干姜相配，俗称“附子无姜不热”，体现了先后天脾肾阳气同温，“走而不守”和“守而不走”协同，大大提高温阳祛寒的作用。

3. 控制多功用单味中药的发挥方向：这是在方剂配伍中十分重要的一个方面。如桂枝具有解表散寒、调和营卫、温经止痛、温经活血、温阳化气、平冲降逆等多种功用，但其具体的功用发挥方向往往受复方中包括配伍环境在内的诸多因素所控制，并在临床治病往往只需药物发挥其某一方面的功效。如在发汗解表方面，多和麻黄相配；温经止痛方面，往往和细辛相配；调和营卫、阴阳方面，又须与芍药相配；平冲降逆功用，则多与茯苓、甘草相配；温经活血功用，常与牡丹皮、赤芍相配；温阳化气功用，常须与茯苓、白术相配。又如黄柏具有清热泻火、清热燥湿、清虚热、降虚火等作用，但往往以其分别配伍黄芩、黄连、苍术、知母为前提。川芎具有祛风止痛、活血行气的作用，但祛风止痛多与羌活、细辛、白芷等引经药相配，活血调经多与当归、芍药同用，而行气解郁则又多与香附、苍术相伍。再如柴胡有疏肝理气、升举阳气、发表退热的作用，但调肝多配芍药，升阳多伍升麻，和解少阳则须配黄芩。由此可见，通过配伍，可以控制药物功用的发挥方向，从而减少临床运用方药的随意性。

4. 扩大治疗范围，适应复杂病情：中医药学在长期的发展过程中，经历代医家反复实践总结，产生了不少针对基础病机的基础方剂，如四君子汤、四物汤、二陈汤、平胃散、四逆散等。在临床上通过随证配伍，可以使这些基础方剂不断扩大治疗范围。如四君子汤具有益气健脾的功用，是主治食少便溏、面色萎黄、声低息短、倦怠乏力、脉来虚软等脾胃气虚证的基础方。若由脾虚而生湿，阻滞气机，以致胸脘痞闷不舒，则可相应配伍陈皮，即异功散，功能益气健脾、行气化滞；若脾虚痰湿停滞，出现恶心呕吐、胸脘痞闷、咳嗽痰多稀白，则再配半夏入方，即六君子汤，功能重在健脾气、化痰湿；若在脾胃气虚基础上，因痰阻气滞较重而见纳呆、嗳气、脘腹胀满或疼痛、呕吐泄泻等，则可配伍木香、砂仁，即香砂六君子汤，功能益气健脾、行气化痰。由此可见，通过随证配伍，则可达到不断扩大治疗范围的目的。

5. 控制药物的毒副作用：“是药三分毒”，从中国医学史的相关资料表明，上古时期，人们对药物的毒副作用是十分畏惧的，从古代将中药统称为“毒药”，以及“神农尝百草，一日而遇七十毒”的传说，到“服药不瞑眩，则厥疾不瘳”的认识，以及臣子为国君试药、儿子为父亲试药的记载，反映了当时运用药物能产生毒副作用的普遍性。但随着中医学的发展和药物运用经验的积累，尤其是方剂学的发展，探索和掌握了控制毒副作用的方法，为后世方药的广泛运用和疗效的提高创造了条件。至西汉后期时，对中药的称谓，由“毒药”改称为“本草”，这本身就是中医药学划时代进步的标志，这与方剂学中运用配伍方法的成果是分不开的。通过配伍控制毒副作用，主要反映在两个方面。一是

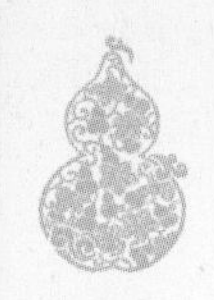

“七情”中“相杀”和“相畏”关系的运用，即一种药物能减轻另一种药物的毒副作用，如生姜能减轻和消除半夏的毒性，砂仁能减轻熟地滋腻碍脾的副作用等；二是多味功用相近药物同时配伍的运用，这种方式既可利用相近功用药物的协同作用，又能有效减轻毒副作用的发生。这是因为功用相近的多味药物同用，可以减少单味药物的用量，而多味药物之间，其副作用的发挥方向往往不尽一致。根据同性毒力共振、异性毒力相制的原理，这就可以在保障治疗效果的基础上最大限度地控制和减轻毒副作用。如十枣汤中的甘遂、芫花、大戟，泻下逐水功用相近，且单味药习惯用量亦大致相似，在组成十枣汤时，以三味各等份为末，枣汤调服。其三味药合用总量相当于单味药的常用量。通过现代动物实验及临床观察证明，这样的配伍方法具有缓和或减轻毒副作用的效果。因时、因地、因人制宜，恰如其分的用量控制，特定的炮制方法，道地药材的选择，具体的煎药、服药方法以及恰当的剂型要求均可控制毒副作用。

五、临床遣药组方的误区

现在愈来愈认识到中医学的重要性，也愈来愈推崇中医在医学中的发展，将中医也放在了一个前所未有的高度。然而，在中医的发展道路上，现代很多学过中医的人却对中医参透得不够深刻，领悟得不够通透，在临床开方用药方面存在很多误区。常见的误区有以下几种：

1. 临“症”组方：正如西医的“头痛医头、脚痛医脚”，临床有些医生开方用药仅仅根据患者症状及病情来简单组合一些相关功效的中药，便秘就使用润肠通便的中药，出血加上止血的中药，咳嗽增加止咳的中药，痰多加上化痰的中药，水肿加上利水消肿的中药等。患者有什么症状，就加上什么功效的中药，简单地将各类药物拼凑在成为一付方子。在临床上，很多表面的症状反而会掩盖疾病的本质，如四肢厥冷者并不一定是寒而用热药，这样不仅不会改善患者的病情，反而会加重患者的病情。在实际生活中，会碰到医生给患不同疾病的患者开同样的方子，给患同类疾病的患者开不同的方子等诸多类似的情况。根据证型遣药组方，一个方子不仅仅只能治疗一种病，可以治疗不同疾病具有相同证型的患者，即异病同治，一种疾病反而会用不同的方子去治疗，即同病异治。中医讲究的是临证组方，只有先辨清患者疾病的证候，审明病因病机，制定治法，再根据治法配伍组方。只有治法与病证相符，方剂的功用与治法相同，才能邪去正复，药到病除。

2. 中药西用：现代很多中草药都已经研究出了其西医的化学成分及其药理作用，因此，很多人临床上便根据中药的药理成分来用药，发热感染只知道用清热解毒药，便秘就知道用含大黄酚的药物，心衰就知道选含有强心苷的药物等，这样的“中药西用”脱离了中医的临床实践，反而不能显示中医固有的疗效。

3. “辨病”组方：临床上也有很多人简单地以西医的“辨病”来代替中医学中复杂的“辨证”，以正在实验探索的药理、药化为依据，用西医学的疾病套上中医的一个或几个处方。中西医学是两个不同体系的学科，中医治病强调辨证，不但要因时、因地、因人制宜，还要随着病情变化、标本缓急而灵活用药，患者的证可因气候、饮食、情绪等不断变化，治疗方药亦随之发生变化。因此，我们绝不应该也绝不可能以一种方法套定一个病，一病固定一个或几个协定方剂去解决实际问题。

4. 混淆中药配伍与方剂配伍的含义：中药配伍，是指将中药在中医学理论指导下配合使用，它是构成方剂的必由环节，但它还不是方剂。例如，“对药”是临床常见的中药配伍，但对药还不是方剂。此外，中药配伍又不局限于对药，它不受药物味数的限制，可以是3味药配伍，也可以是4味药配伍，但这些药物配伍起来只形成药物团组，并没有构成固定方剂。方剂，是在中医学理论指导下将药物配伍组合而成的固定药物群体，它具有一定的剂量与剂型，同时具有稳定的功效与适应证。方剂配伍，是指在中医学理论指导下将中药配伍构成符合上述特点要求的方剂。

六、方剂组成结构

现代对方剂的研究然而仍以方剂的配伍最为关键。在方剂配伍中，每味药物都有各自的特性（性味、功能、归经、升降浮沉等）整合一处，为使之协调，发挥综合作用，并且有主有从，谨守病机，各司其职，这就需要方剂药物组成有一定的内部结构，即方剂的“君臣佐使”基本结构，这种结构也就是药物之间的配伍关系。“君臣佐使”最早见于《黄帝内经》，药物的功用各有所长，各有所偏，通过合理的配伍，调其偏性，制其毒性，消除或减缓其对人体的不利因素，使各具特性的药物发挥综合作用，才能更好地在疗效上发挥相辅相成的作用。

1. 君药：又称主药，是在方剂中针对主病或主证起主要治疗作用的药物。君药药力居方中之首，用量较作为辅、佐药应用时要大，是一首方剂中首要的、不可缺少的药物。君药是解决疾病主要矛盾或矛盾的主要方面，即针对病症的主要病因、主导病机或主证而设，是方剂组成中核心部分。对于一首方剂中的其他药物来说，君药起统帅、支配作用，如一国之君，率其臣民有序作战一般，即《苏沈良方》中“所谓君者，主此一方”之意。君药通常具有药力强效，药味较少及用量加大的特点。君药的选择，是抓住疾病主要矛盾的标志，还可衡量医者辨证水平的高低。

2. 臣药：又称辅药，有两种意义，一是辅助君药加强治疗主病或主证的药物。二是针对兼病或兼证起治疗作用的药物。辅助君药治疗主证这里又可再分为两个方面。其一，因为药物之所以能治疗疾病，都是靠药物本身的偏性来发挥作用的，尤其是君药表现得更为明显。但这些偏性同时对人体又是不利的。因此，必须使用一定的药物来纠正君药的偏性，这是从侧面来辅助君药治疗主证。其二，君药在某一方面的功效尚嫌不足，这时就需要臣药来辅助其治疗主证，使君药治疗主证的作用得以增强，可以理解为“相须为用”。

3. 佐药：一是佐助药，指配合主、辅药以加强治疗作用，或用以治疗次要病证的药物。二是佐制药，指消除或缓解主、辅药毒性与烈性的药物。这类方中的君臣药多为峻烈或有毒之品，但不能认为佐药都近似调和之品，事实上佐药药力有大有小，相差悬殊。香苏饮中的陈皮与三物备急丸中的大黄即是明证。因此，通过方剂配伍理论的学习，应该树立这样一种观念，即中药是有副作用的，而方剂是可以最大限度地减轻中药的副作用。三是反佐药，指病重邪甚以及拒药不受的情况下，与主药药性相反而在治疗中起相成作用的药物。现代反佐药的含义较广，通指方剂中与主药的部分性能相反但在全方中有相成配伍效用的药物。反佐与反治在概念上易于混淆，“反治”是从治法，系治法之反，就是针对疾病虚假的表现，采用与症状相同的方药，以寒治寒，以热治热，以补治闭等而用的一种治疗方法。佐药一般用药味数量稍多，药力小于臣药，用量较小。在方剂中，至于是佐助、佐制还是反佐，则应视病情治疗的需要和主、辅药的性能而定。

4. 使药：一般来说，使药有以下两种含义。即起调和或缓和药性作用的药物以及作为引经药而配伍应用的药物。调和、缓和药对于大部分方剂来说，方中药物寒热温凉，升降浮沉，药性都各具特点，往往通过使药的配伍，使全方和谐、调和，故中医多用生姜、大枣和甘草等来调和方中诸药。引经药，多为君药在归经方面与所治脏腑病变不相

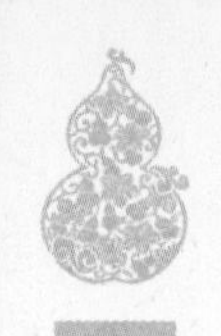

适应时，为了使药物到达病所或某一经脉而加以选用不同的使药。使药的作用可由方中其他药物所兼，并非每方必遣。

方剂的君、臣、佐药的组方结构是制方的基本法度，是方剂的理论基础和核心问题，必须对其有清晰的理解和深刻的领悟，方能在临床上合理配伍，巧妙加减，灵活应用，从而获得较好的疗效。

七、组方原则

遣药组方既要重视药物之间的配伍关系，还应重视药物配伍与病证的针对性，做到方中有法，药证相关。方剂所主治的证候与确立的立法以及体现治法的药物配伍三者间是密切相关的。法是方的准绳，而方是实现法的具体手段。此外，一首方剂在临床应用除了要有一定的疗效以外，还要保证用药的安全。所以方剂的组成原则具体概括起来应该包括以下 3 个特点：

1. 以证候为依据："证候"是对疾病即时的病因、病位、病性、病势等多种状况的反映或概括，反映了疾病不同阶段的病情状态，因此"证候"不是孤立单一的，而是按照中医学理论，对机体在疾病过程中外在表现的综合，其实质可能是人体在致病因子作用下应答反应的一个特定状态和表现，由于机体对疾病的应答反应是受致病因子的性质、强弱、数量、侵入途径以及季节、地理区域与机体自身的功能状态、年龄、性别等因素的制约或干扰，其状态是不一致的，而随之表现出来的"证"也会各不相同。这就是说，"证"是个性化了的病理现象，中医辨证正是着眼于此。它抓住机体应答反应的外在表现——证，可以不追求其内在变化的细节或实质，充分体现了"随证治之"的原则。所谓"有诸内，必形诸外"，就是它的根据所在。而方剂是临床辨证论治的产物，任何一首方剂的产生都是以辨证为依据的，是针对具体病证作出的针对性治疗用药方案。在历代方书中，所收载的方剂有两项内容不可或缺，这就是药物组成和适应病证。所以著名成方中的多味药物相互作用产生的整体功效总是与其所主病证的病机相对应。使用方剂只要对证，一般就能取得良好的疗效。随证选方、随证治之就是这个道理。辨证论治是中医的最大特色之一，也是中医学术的精华。千百年来经过不断地研究总结，形成了病因辨证、脏腑辨证、六经辨证、卫气营血辨证、三焦辨证和经络辨证等辨证理论。晚近，医界同仁又提出了"微观辨证""影像辨证"等，不管怎样辨证，最终必然是九九归一，落实到一个证和一个或几个与之相对应的方剂上去进行治疗。"证候"分为主证、兼证和次要症状，方剂之中又分主药、辅药、佐使药。由于方剂是根据证而立法选药、配伍组合而成，与证之间有着内在的牢固的对应关系，证与方剂之间愈是丝丝入扣，疗效就愈佳；按证选方，施治于人，自然其效彰显。明乎此理，中医学"同病异治"、"异病同治"的法则也就不难理解了。盖因中医治病不是以病名来决定的，而是以反映机体对致病因子应答反应的证来决定的，所以常有同一个病由于证不同而治疗方法不同，选方用药则异的情况，这就是"同病异治"；反过来，虽然是不同的病，由于有相同的证，也可用相同的方药来治疗，这就是"异病同治"。由是可知，由于方与证内在牢固的对应关系可以超越病种、病位、时间、地域等的限制，从而形成了中医学在论治上的优势，不论什么病，只要有证可辨，就有方可施，有药可选。从现代观点来看，强调了因人而宜，因证而异是有科学道理的，因为它符合了基因多态性的特点。据报道，基因序列有 99.9%是相同的，不同的仅是 1‰。就是这 1‰，它使人类发生了千差万别的变化，这就是所谓基因的多态性。正因为这种多态性，可能就使得同一种病，在不同的人身上的"证"就不相同了。因此，中医方剂组方都是以证候为依据也就有了现代科学的根据。

2. 以立法为准绳：立法是在治疗原则的指导下，针对病证的病因病机所拟定的治疗方法。立法的形成首先源于对方药作用认识的深化。早在《黄帝内经》中就记载了治则及其理论依据。如《素问·至真要大论》曰："寒者热之，热者寒之，微者逆之，甚者从之，坚者削之，客者除之，劳者温之，结者散之，留者攻之，燥者濡之，急者缓之，散者收之，损者温之，逸者行之，惊者平之……热因热用，寒因寒用，塞因塞用、通因通用……诸寒之而热者取之阴，热之而寒者取之阳。""风淫于内，治以辛凉，佐以苦甘，以甘缓之，以辛散之。热淫于内，治以咸寒，佐以甘苦，以酸收之，以苦发之。湿淫于内，治以苦热，佐以酸淡，以苦燥之，以淡泄之。火淫于内，治以咸冷，佐以苦辛，以酸收之，以苦发之。燥淫于内，治以苦温，佐以甘辛，以苦下之。寒淫于内，治以甘热，佐以苦辛，以咸泻之，以辛润之，以苦坚之。"张仲景在《伤寒杂病论》中具体运用到方剂中，成为后世辨证施治、遣方用药之楷模。清代程仲龄首创"八法"驭繁为简，为后世所遵从。如肾气丸即属"补法"，并寓"阴中求阳""少火生气"之理。治法的形成还与病证机制的深入认识有关，病因病机论的发展促进了治法的发展。最为突出的是金、元时期的学术争鸣，出现了各家争创新论、立新法、制新方的学术局面。如刘河间"主火论"，在辛凉解表、苦寒折热方面别有发挥；张子和倡"气血以通为贵"，在汗吐下三法上有所突破；李东垣持"内伤脾胃，百病由生"论，对补脾升阳法独出心裁；朱丹溪强调"阳常有余，阴常不足"，对滋阴诸法颇有建树。

因此，我们可以看出，治法的形成后于方剂。通常认为，治法是方剂发展到一定数量的基础上产生的，是从众多方剂和大量临床实践中总结出来的带有规律性的认识。从有方到有法，是由实践上升到理论的一次飞跃。而治法一旦形成，就成为临证运用成方和创制新方的依据。根据临床具体情况对成方进行加减变化，也是以治法为依据的。需要指出的是，拟定的治法必须清晰具体，才能发挥其指导作用。治法还对方剂分类具有重要的指导作用，即所谓的"方从法出，以法统方"。历代医家从不同角度提出过各种有关方剂分类的方法，其中以治法为依据的方剂分类方法，将病证类型与方药功效有机结合起来。

方剂是立法的具体体现。临证治法虽对选方用药有指导作用，但必须落实到具体方药，治法是通过具体的方药及其配伍来体现的。如针对脾胃虚弱证患者，拟定健脾益气立法后，通过选用人参、白术、茯苓、甘草四味组成方剂，其中人参益气补中为君药，白术健脾燥湿为臣药，茯苓渗湿健脾为佐药，甘草健脾和中调药为佐使药，诸药配伍，健脾益气，相得益彰，与所拟治法完全吻合。临证所立治法是否正确得当，在一定程度上也可以通过体现该治法的方剂实施后的疗效加以验证，即"方从法立，以法统方"，以方见法，方能验法。因此，可以说治法是通过方剂的具体运用来实现的。两者密切配合，是辨证施治过程中不可缺少的一环。随着治法理论的日趋完善，方剂的理论水平和数量必然逐渐提高和增加，同样，由于方剂数量的日益增多，治法理论亦不断丰富和加深，两者相互促进，必将推动着整个方剂学向前发展。

需要指出的是理、法、方、药是中医辨证施治的全过程，而方剂是辨证论治的结果或体现。中医治病，首先要把病人所表现的症状、发病原因、治疗情况等进行分析思维，从而审清患者当前阶段的病因病机、病性病位等，然后决定正确的治则治法，最后在治法的指导下选用适宜的药物组成方剂，或采用相应的措施，这就是中医的辨证论治。由此看来，证候是治法的根本，立法是组方的依据，方剂是治法的体现。辨证、立法、方剂三者紧密相联，一脉相承，环环相扣，意同不悖，如此则邪去正复、药到病除。故曰"方从法出""法随证立""方即是法"。

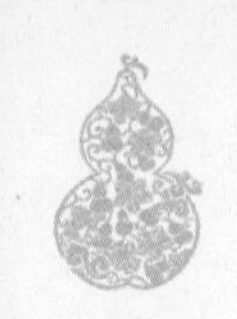

3. 保证安全有效：一首合格的方剂应是安全有效的。临床组方应首先避免任何对患者不利的毒副作用，然后才可以追求疗效。由于药物的药性各有所偏，其功效各有所长，不同的药物之间存在着多样的相互作用，《神农本草经》将其概括为相须、相使、相畏、相杀、相恶、相反6种类型，反映了药物同用时既可以增强疗效，也可能对人体造成不利的影响。为避免因过用寒凉伤阳、温热伤阴、滋补滞气、攻伐伤正，常常通过药性或功效相反药物的配伍来缓解或消除药物的偏性，以使方药获得最佳的效用。在临床实际应用中，性能相反的药物在寒热温凉、升降浮沉、开阖补泻等不同意义上有不同的配伍，如寒热并用、补泻同施、升降相随、散收同用、刚柔相济、通涩并行等。

另一方面，方剂中药物与药物之间还通过合理的配伍能够消除或缓解某些药物对人体的不利影响，扩大治疗范围，适应复杂多变的病情，保证该方剂的安全有效。具体是指在使用某些药性峻猛或者有毒的药物时，通过配伍适当的药物以制约其毒烈偏性，从而减轻或消除对人体可能产生的不良影响。例如，制约毒性的配伍有半夏与生姜、芫花与大枣、常山与槟榔、乌头与白蜜等同用；缓解烈性的配伍有大黄与甘草、附子与甘草、巴豆与川楝子等同用。

除此以外，正确掌握中药的配伍禁忌，是确保方剂疗效和安全的一个重要环节，自从《神农本草经》提出“药有阴阳配合……有单行者，有相须者，有相使者，有相畏者，有相恶者，有相反者，有相杀者，合而视之，当用相须、相使者良，勿用相恶、相反者，若有毒宜制，可用相畏、相杀者”以来，历代诸家本草都注明了用药禁忌，如《本草经集注》序录中记载相反药18种，后蜀韩保升有对《神农本草经》所载的药物进行统计，属于配伍禁忌的共78种，其中相反的18种。金元时期李东垣在张元素的基础上，编写的《珍珠囊补遗药性赋》明确提出用药禁忌十八反与十九畏，并编成歌诀，习颂至今。

〔附一〕十八反

本草明言十八反，半蒌贝蔹芨攻乌。
藻戟遂芫俱战草，诸参辛芍叛藜芦。

注：十八反列述了3组相反药，分别为：甘草反甘遂、京大戟、海藻、芫花；乌头（川乌、附子、草乌）反半夏、瓜蒌（瓜蒌、瓜蒌皮、瓜蒌子、天花粉）、贝母（川贝母、浙贝母）、白蔹、白及；藜芦反人参、沙参（南沙参、北沙参）、丹参、玄参、苦参、细辛、芍药（赤芍、白芍）。

〔附二〕十九畏

硫黄原是火中精，朴硝一见便相争。
水银莫与砒霜见，狼毒最怕密陀僧。
巴豆性烈最为上，偏与牵牛不顺情。
丁香莫与郁金见，牙硝难合京三棱。
川乌草乌不顺犀，人参最怕五灵脂。
官桂善能调冷气，若逢石脂便相欺。
大凡修合看顺逆，炮爁炙煿莫相依。

注：硫黄畏朴硝，水银畏砒霜，狼毒畏密陀僧，巴豆畏牵牛，丁香畏郁金，川乌、草乌畏犀角，牙硝畏三棱，官桂畏石脂，人参畏五灵脂。

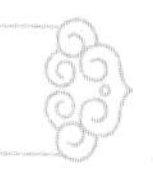

第二节　分类方剂

一、解表剂

桂枝汤：桂枝、芍药、生姜、大枣各 9 g，炙甘草 6 g。功能解肌发表，调和营卫。主治头痛发热，汗出恶风，鼻鸣干呕，苔白不渴，脉浮缓或浮弱者。临床常用于治疗感冒、流行性感冒、原因不明的低热、产后或病后低热、妊娠呕吐、多形红斑、冻疮、荨麻疹等属营卫不和者。

麻杏石甘汤：麻黄、杏仁各 9 g，甘草 6 g，石膏 18 g。功能辛凉疏表，清肺平喘。主治身热不解，咳逆气急，鼻煽，口渴，有汗或无汗，舌苔薄白或黄，脉滑而数者。临床常用于治疗感冒、上呼吸道感染、急性支气管炎、肺炎、支气管哮喘、麻疹合并肺炎等属表证未尽，热邪壅肺者。

银翘散：连翘、金银花各 30 g，苦桔梗、薄荷、牛蒡子、芦根各 18 g，淡竹叶、荆芥穗各 12 g，生甘草、淡豆豉各 15 g。功能辛凉透表，清热解毒。主治发热无汗，或有汗不畅，微恶风寒，头痛口渴，咳嗽咽痛，舌尖红，苔薄白或薄黄，脉浮数者。临床常用于流行性感冒、流行性腮腺炎、扁桃体炎、急性上呼吸道感染、流行性乙型脑炎、流行性脑脊髓膜炎、咽炎、咽峡疱疹、麻疹、肺炎、药物性皮炎、小儿湿疹、产褥感染等病属风热表证者。

桑菊饮：桑叶 7.5 g，菊花 3 g，桔梗、杏仁、芦根各 6 g，连翘 5 g、甘草、薄荷各 2.5 g。功能疏风清热，宣肺止咳。主治咳嗽，身热不甚，口微渴，苔薄白，脉浮数者。临床常用于治疗感冒、急性支气管炎、上呼吸道感染、肺炎、急性结膜炎、角膜炎等属风热犯肺或肝经风热者。

小青龙汤：麻黄、芍药、桂枝、五味子、半夏各 9 g，炙甘草、干姜各 6 g，细辛 3 g。功能解表散寒，温肺化饮。主治恶寒发热，头身疼痛，无汗，喘咳，痰涎清稀而量多，胸痞，或干呕，或痰饮喘咳，不得平卧，或身体疼重，头面四肢浮肿，舌苔白滑，脉浮者。临床常用于治疗慢性阻塞性肺气肿、支气管哮喘、急性支气管炎、肺炎、百日咳、变应性鼻炎、卡他性眼炎、卡他性中耳炎等属外寒里饮证者。

射干麻黄汤：射干、五味子、紫菀、款冬花、半夏各 9 g；麻黄、生姜各 12 g，细辛 3 g，大枣 7 枚。功能宣肺祛痰，下气止咳。主治咳而上气，喉中有水鸡声，或胸膈满闷，或吐痰涎，苔白或腻，脉弦紧或沉紧者。临床常用于治疗哮喘、小儿支气管炎、支气管哮喘、肺炎、中老人急慢性支气管炎、肺气肿、肺源性心脏病、变应性鼻炎、皮肤瘙痒症等属痰饮郁结者。

参苏饮：人参、紫苏、半夏、葛根、前胡、茯苓各 9 g，陈皮、枳壳、木香、甘草、桔梗各 6 g。功能益气解表，理气化痰。主治恶寒发热，无汗，头痛，鼻塞，咳嗽痰白，胸脘满闷，倦怠无力，气短懒言，苔白脉弱或痰积中脘，眩晕嘈杂，怔忡哕逆者。临床常用于治疗感冒、上呼吸道感染等属气虚外感风寒兼有痰湿者。

清肺饮：麻黄、麦冬、荆芥各 10 g，玄参、知母、天花粉各 15 g、桔梗、诃子 20 g。功能清肺化饮止咳。主治湿热伤肺灼津，致成上消，烦渴引饮，咳嗽面肿，寸脉数大者。临床常用于小儿痘疹，初发热时咽干声哑，咳嗽痰喘属湿热伤肺者。

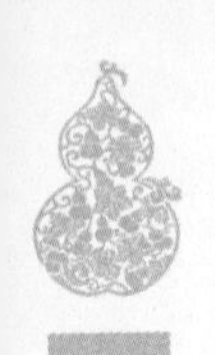

二、泻下剂

大承气汤：大黄、枳实各 12 g，厚朴 24 g，芒硝 9 g。功能峻下热结。主治大便不通，频转矢气，脘腹痞满，腹痛拒按，按之则硬，甚或潮热谵语，手足濈然汗出，舌苔黄燥起刺，或焦黑燥裂，脉沉实者；或下利清谷，色纯青，其气臭秽，脐腹疼痛，按之坚硬有块，口舌干燥，脉滑实者；或热厥、痉病或发狂等。临床常用于治疗急性单纯性肠梗阻、急性胆囊炎、呼吸窘迫综合征、挤压综合征、急性阑尾炎等。

大黄附子汤：大黄 9 g，附子 12 g，细辛 3 g。功能温里散寒，通便止痛。主治腹痛便秘，胁下偏痛，发热，手足厥冷，舌苔白腻，脉弦紧者。临床常用于治疗急性阑尾炎、急性肠梗阻、睾丸肿痛、胆绞痛、胆囊术后综合征、尿毒症等属寒积里实证。

麻子仁丸：麻子仁 20 g，枳实、厚朴、芍药各 9 g，大黄 12 g，杏仁 10 g。功能润肠泄热，行气通便。主治大便干结，小便频数，脘腹胀痛，舌红，苔微黄少津，脉数者。临床常用于治疗虚人及老人肠燥便秘、习惯性便秘、产后便秘、痔疮术后便秘等胃肠燥热者。

济川煎：当归 15 g，牛膝、肉苁蓉各 6 g，泽泻 4.5 g，升麻、枳壳各 3 g。功能温肾益精，润肠通便。主治大便秘结，小便清长，腰膝酸软，头目眩晕，舌淡苔白，脉沉迟者。本方临床常用于治疗习惯性便秘、老年便秘、产后便秘的等肾虚津亏肠燥者。

三、和解剂

小柴胡汤：柴胡 24 g，半夏、人参、甘草、黄芩、生姜各 9 g，大枣 4 枚。功能和解少阳。主治往来寒热，胸胁苦满，默默不欲饮食，心烦喜呕，口苦，咽干，目眩，舌苔薄白，脉弦者；或妇女伤寒，热入血室，经水适断，寒热发作有时者；疟疾，黄疸等内伤杂病而见以上少阳病证者。临床常用于治疗感冒、流行性感冒、疟疾、慢性肝炎、肝硬化、急慢性胆囊炎、胆结石、急性胰腺炎、胸膜炎、中耳炎等属胆胃不和者。

四逆散：柴胡、芍药、枳实、甘草各 6 g。功能透邪解郁，疏肝理脾。主治手足不温，或腹痛，或泄利下重，脉弦者；或胁肋胀闷，脘腹疼痛，脉弦者。临床常用于治疗慢性肝炎、胆囊炎、胆石症、胆道蛔虫症、肋间神经痛、胃溃疡、胃炎等属肝胆气郁，肝胃不和者。

逍遥散：柴胡、当归、白芍、白术、茯苓、生姜各 15 g，薄荷、炙甘草各 6 g。功能疏肝解郁，养血健脾。主治两胁作痛，头痛目眩，口燥咽干，神疲食少，或月经不调，乳房胀痛，脉弦而虚者。临床常用于治疗慢性肝炎、肝硬化、胆石症、胃和十二指肠溃疡、慢性胃炎、胃肠神经症、经前期紧张症、乳腺小叶增生等属肝郁血虚脾弱者。

半夏泻心汤：半夏 12 g，黄芩、干姜、人参、炙甘草各 9 g，黄连 3 g，大枣 4 枚。功能寒热平调，消痞散结。主治心下痞，但满而不痛，或呕吐，肠鸣下利，舌苔腻而微黄者。临床常用于治疗急慢性胃肠炎、慢性结肠炎、慢性肝炎，早期肝硬化等属中气虚弱，寒热错杂者。

痛泻要方：陈皮 4.5 g，白术 9 g，白芍 6 g，防风 3 g。功能补脾柔肝，祛湿止泻。主治肠鸣腹痛，大便泄泻，泻必腹痛，泻后痛缓，舌苔薄白，脉两关不调，左弦而右缓者。临床常用于治疗急性肠炎、慢性结肠炎、肠易激综合征等属肝旺脾虚者。

丹栀逍遥散：牡丹皮、栀子、当归、白芍、茯苓、龙胆、白术各 9 g，柴胡 6 g，生地黄 15 g。功能养血健脾，疏肝清热。主治肝郁血虚，内有郁热证，潮热晡热，烦躁易怒，或自汗盗汗，或头痛目涩，或颊赤口干，或月经不调，少腹胀痛，或小便涩痛，舌红苔薄黄，脉弦虚数者。临床常用于月经不调，经量过多，日久不止，以及经期吐衄属肝郁血虚有热所致者。

蒿芩清胆汤：青蒿 4.5～6 g，竹茹 9 g，仙半夏、生枳壳、陈广皮各 4.5 g，赤茯苓 9 g，青子芩 4.5～9 g，碧玉散（滑石、甘草、青黛）（包）9 g。功能清胆利湿，和胃化痰。主治少阳湿热证。寒热如疟，寒轻热重，口苦膈闷，吐酸苦水，或呕黄涎而黏，甚则干呕呃逆，胸胁胀疼，小便黄少，舌红苔白腻，间见杂色，脉数而右滑左弦者。临床常用于肠伤寒、急性胆囊炎、急性黄疸型肝炎、胆汁反流性胃炎、肾盂肾炎、盆腔炎等属少阳湿热痰浊内阻者。

四、清热剂

清营汤：犀角（水牛角代替）30 g，生地黄 15 g，玄参、麦冬、金银花各 9 g，竹叶心 3 g，丹参、连翘各 6 g，黄连 5 g。功能清营解毒，透热养阴。主治身热夜甚，神烦少寐，时有谵语，目常喜开或喜闭，口渴或不渴，斑疹隐隐，脉细数，舌绛而干者。临床常用于治疗流行性乙型脑炎、流行性脑脊髓膜炎、败血症、肠伤寒或其他热性病证属热入营卫者。

白虎汤：石膏 50 g，知母 18 g，甘草 6 g，粳米 9 g。功能清热生津。主治壮热面赤，烦渴引饮，汗出恶热，脉洪大有力者。临床常用于治疗感染性疾病，如大叶性肺炎、流行性乙型脑炎、流行性出血热、牙龈炎以及小儿夏季热、牙龈炎等属气分热盛者。

竹叶石膏汤：石膏 50 g，人参、淡竹叶、甘草各 6 g，麦冬 20 g，半夏 9 g，粳米 10 g。功能清热生津，益气和胃。主治身热多汗，心胸烦热，气逆欲呕，口干喜饮，气短神疲，或虚烦不寐，舌红少苔，脉虚数者。临床常用于治疗流脑后期、夏季热、中暑等余热未清、气津两伤者。

泻白散：桑白皮、地骨皮各 30 g，甘草 3 g，粳米 1 撮。功能清泻肺热，止咳平喘。主治气喘咳嗽，皮肤蒸热，日晡尤甚，舌红苔黄，脉细数者。临床常用于治疗小儿麻疹初期、肺炎或支气管炎等属肺中伏火郁热者。

清胃散：生地黄、当归身、牡丹皮、升麻各 6 g，黄连 9 g。功能清胃凉血。主治牙痛牵引头痛，面颊发热，其齿喜冷恶热，或牙宣出血，或牙龈红肿溃烂，或唇舌腮颊肿痛，口气热臭，口干舌燥，舌红苔黄，脉滑数者。临床常用于治疗口腔炎、牙周炎、三叉神经痛等属胃火上攻者。

黄连解毒汤：黄连、栀子各 9 g，黄芩、黄柏各 6 g。功能泻火解毒。主治大热烦躁，口燥咽干，错语不眠；或热病吐血、衄血；或热甚发斑，或身热下利，或湿热黄疸；或外科痈疡疔毒，小便黄赤，舌红苔黄，脉数有力者。临床常用于治疗败血症、脓毒血症、痢疾、肺炎、泌尿系感染、流行性脑脊髓膜炎、流行性乙型脑炎等属热毒者。

龙胆泻肝汤：龙胆、木通、生甘草、柴胡各 6 g，黄芩、栀子、车前子、生地黄各 9 g，泽泻 12 g，当归 3 g。功能清泻肝胆实火，清利肝经湿热。主治头痛目赤，胁痛口苦，耳聋，耳肿，舌红苔黄，脉弦数有力者；或阴肿阴痒，筋痿阴汗，小便淋浊，妇女湿热带下黄臭，舌红苔黄腻，脉弦数有力者。临床常用于治疗顽固性偏头痛、头部湿疹、高血压、急性结膜炎、虹膜睫状体炎、外耳道疖肿、鼻炎、急性黄疸性肝炎、急性胆囊炎，以及泌尿生殖系统炎症、急性肾盂肾炎、急性膀胱炎、尿道炎、外阴炎、睾丸炎、腹股沟淋巴腺炎、急性盆腔炎、带状疱疹等属肝经实火、湿热者。

犀角地黄汤：犀角（水牛角代替）30 g，生地黄 24 g，芍药 12 g，牡丹皮 9 g。功能清热解毒，凉血散瘀。主治热扰心神，身热谵语，舌绛起刺，脉细数者；或热伤血络，斑

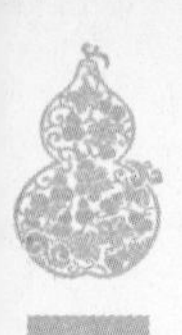

色紫黑、吐血、衄血、便血、尿血等，舌绛红，脉数者；或蓄血瘀热，喜忘如狂，漱水不欲咽，大便色黑易解者等。临床常用于治疗重症肝炎、肝性脑病、弥散性血管内凝血、尿毒症、过敏性紫癜、急性白血病等属血分热盛者。

青蒿鳖甲汤：青蒿6 g，鳖甲15 g，生地黄12 g，知母6 g，牡丹皮9 g。功能养阴透热。主治夜热早凉，热退无汗，舌红少苔，脉细数者。临床常用于治疗原因不明的发热、各种传染病恢复期低热、慢性肾盂肾炎等属阴分内热、低热不退者。

黄连解毒汤：黄连、栀子各9 g，黄芩、黄柏各6 g。功能清热解毒。主治大热烦躁，口燥咽干，错语不眠；或热病吐血、衄血；或热甚发斑，或身热下利，或湿热黄疸；或外科痈疡疔毒。小便黄赤，舌红苔黄，脉数有力者。临床常用于治疗败血症、脓毒血症、痢疾、肺炎、泌尿系感染、流行性脑脊髓膜炎、流行性乙型脑炎等属热毒者。

普济消毒饮：黄芩、黄连各15 g，陈皮、甘草、玄参、柴胡、桔梗各6 g，连翘、板蓝根、马勃、牛蒡子、薄荷各3 g，僵蚕、升麻各2 g。功能清热解毒，疏风散邪。主治恶寒发热，头面红肿焮痛，目不能开，咽喉不利，舌燥口渴，舌红苔白而黄，脉浮数有力者。临床常用于治疗丹毒、腮腺炎、急性扁桃体炎、淋巴结炎等属风热邪毒者。

五味消毒饮：金银花30 g，野菊花、蒲公英、紫花地丁、紫背天葵子各12 g。功能清热解毒，消散疔疮。主治疔疮初起，发热恶寒，疮形如粟，坚硬根深，状如铁钉，以及痈疡疖肿，红肿热痛，舌红苔黄，脉数者。临床常用于治疗急性乳腺炎、蜂窝织炎等外科急性感染，急性泌尿系感染、胆囊炎、肺炎、流行性乙型脑炎等性传染病属热毒证候者。

仙方活命饮：白芷、贝母、防风、赤芍、当归尾、甘草节、皂角刺、穿山甲、天花粉、乳香、没药各6 g，金银花、陈皮各9 g。功能清热解毒，消肿溃坚，活血止痛。主治红肿焮痛，或身热凛寒，苔薄白或黄，脉数有力者。临床常用于治疗脓疱疮、疖肿、蜂窝织炎、乳腺炎、化脓性扁桃体炎等属热毒实证者。

白头翁汤：白头翁15 g，黄连、黄柏、秦皮各9 g。功能清热解毒，凉血止痢。主治腹痛，里急后重，肛门灼热，下痢脓血，赤多白少，渴欲饮水，舌红苔黄，脉弦数者。临床常用于治疗阿米巴痢疾、细菌性痢疾等病毒偏盛者。

程氏萆薢分清饮：萆薢、丹参、茯苓各30 g，苍术、白术各6 g，黄柏、石菖蒲、牛膝各9 g，莲子心8 g，车前子（包）15 g。功能清热利湿，分清泄浊。主治小便浑浊，乳白或如米泔水，上有浮油，置之沉淀，或伴有絮状凝块物，或混有血液、血块，尿道热涩疼痛，尿时阻塞不畅，口干，苔黄腻，舌质红，脉濡数者。临床常用于治疗慢性前列腺炎属湿热蕴结者。

清骨散：银柴胡5 g，胡黄连、秦艽、鳖甲、地骨皮、青蒿、知母各3 g，甘草2 g。功能清虚热，退骨蒸。主治骨蒸潮热证，表现为午后或夜间潮热，骨蒸心烦，形瘦盗汗，两颊潮红，手足心热，舌红少苔，脉细数者。临床常用于肺结核、其他慢性消耗性疾病等证属阴虚内热、虚劳骨蒸者。

五、温里剂

当归四逆汤：当归12 g，桂枝、芍药各9 g，细辛3 g，通草、炙甘草各6 g，大枣8枚。功能温经散寒，养血通脉。主治手足厥寒，或腰、股、腿、足、肩臂疼痛，口不渴，舌淡苔白，脉沉细或细而欲绝者。临床常用于治疗血栓闭塞性脉管炎、无脉症、雷诺病、小儿麻痹、冻疮、妇女痛经、肩周炎、风湿性关节炎等属血虚寒凝者。

黄芪桂枝五物汤：黄芪、桂枝、芍药各9 g，生姜18 g，大枣4枚。功能益气温经，和血通痹。主治肌肤麻木不仁，微恶风寒，舌淡，脉微涩而紧者。临床常用于治疗皮肤炎、末梢神经炎、中风后遗症等见有肢体麻木疼痛，属气虚血滞，微感风邪者。

参附汤：炮附子、附子、青黛各 15 g。功能益气回阳固脱。主治阳气暴脱症，肾消，饮水无度，腿膝瘦细，小便白浊，舌淡少苔，脉微欲绝者。临床常用于治疗冷汗淋漓，呼吸微弱属阳气暴脱者。

四逆汤：炙甘草、干姜各 6 g，生附子 10 g。功能温中祛寒，回阳救逆。主治心肾阳衰寒厥证，四肢厥逆，恶寒蜷卧，神衰欲寐，面色苍白，腹痛下利，呕吐不渴，舌苔白滑，脉微细者。临床常用于治疗心力衰竭、心肌梗死、急性胃肠炎吐泻过多，或因误汗、过汗所致的休克等属阴虚阳衰者。

阳和汤：熟地黄 30 g，肉桂、生甘草各 3 g，麻黄、姜炭各 2 g，鹿角胶 9 g，白芥子 6 g。功能温阳补血，散寒通滞。主治阴疽，漫肿无头，皮色不变，酸痛无热，口中不渴，舌淡苔白，脉沉细或迟细者；或贴骨疽、脱疽、流注、痰核、鹤膝风等阴寒证者。临床常用于治疗骨结核、慢性骨髓炎、骨膜炎、慢性淋巴结炎、类风湿关节炎、无菌性肌肉深部脓肿、坐骨神经炎、血栓闭塞性脉管炎、慢性支气管炎、慢性支气管哮喘、腹膜结核、妇女乳腺小叶增生、痛经等证属阳虚寒凝者。

附子理中丸：附子、人参、干姜、炙甘草、白术各 9 g。功能温阳祛寒，补气健脾。主治脾胃虚寒较甚，或脾肾阳虚证，脘腹疼痛，下利清谷，恶心呕吐，畏寒肢冷，或霍乱吐利转筋者。临床常用于治疗腹泻、胃和十二指肠溃疡属脾胃虚寒、阳气不足者。

六、表里双解剂

大柴胡汤：柴胡、生姜各 15 g，黄芩、芍药、半夏、枳实各 9 g，大黄 6 g，大枣 4 枚。功能和解少阳，内泻热结。主治往来寒热，胸胁苦满，呕不止，郁郁微烦，心下痞硬，或心下满痛，大便不解，或协热下利，舌苔黄，脉弦数有力者。临床常用于治疗急性胰腺炎、急性胆囊炎、胆石症、胃有十二指肠溃疡等属少阳阳明合病者。

防风通圣散：防风、川芎、当归、芍药、大黄、薄荷叶、麻黄、连翘、芒硝各 6 g，石膏、黄芩、桔梗各 12 g，滑石 20 g，生甘草 10 g，荆芥穗、白术、栀子各 3 g。功能疏风解表，泄热通便。主治憎寒壮热无汗，头目昏眩，目赤睛痛，口苦而干，咽喉不利，胸膈痞闷，咳呕喘满，涕唾黏稠，大便秘结，小便赤涩，舌苔黄腻，脉数有力者。临床常用于治疗感冒、头面部疖肿、急性结膜炎、高血压、肥胖症、习惯性便秘、痔疮等属风热壅盛，表里俱实者。

葛根芩连汤：葛根 15 g，黄芩、黄连各 9 g，甘草 6 g。功能解表清里。主治身热，下利臭秽，胸脘烦热，口干作渴，喘而汗出，舌红苔黄，脉数或促者。临床常用于治疗急性肠炎、细菌性痢疾、肠伤寒、胃肠型感冒等属表证未解，里热甚者。

七、补益剂

补中益气汤：黄芪、人参（党参）、炙甘草各 15 g，白术、当归各 10 g，陈皮、升麻各 6 g，柴胡 12 g，生姜 9 片，大枣 6 枚。功能补中益气，升阳举陷。主治饮食减少，体倦肢软，少气懒言，面色萎黄，大便稀溏，舌淡，脉虚者；以及脱肛，子宫脱垂，久泻久痢，崩漏等脾虚气陷者。临床常用于治疗内脏下垂、慢性胃肠炎、慢性细菌性痢疾、脱肛、重症肌无力、乳糜尿、慢性肝炎等；妇科之子宫脱垂、妊娠及产后癃闭、胎动不安、月经过多；眼科之上睑下垂、麻痹性斜视等属脾胃气虚或中气下陷者。

生脉散：人参、麦冬各 9 g，五味子 6 g。功能益气生津，敛阴止汗。主治温热、暑热、耗气伤阴证。汗多神疲，体倦乏力，气短懒言，咽干口渴，舌干红少苔，脉虚数者。

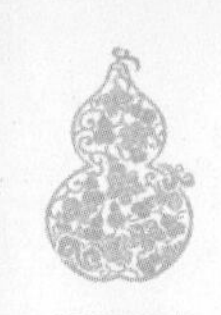

临床常用于治疗肺结核、慢性支气管炎、神经衰弱所致的咳嗽。

一贯煎： 北沙参、麦冬、当归、枸杞子各9 g，生地黄18 g，川楝子6 g。功能滋阴疏肝。主治胸脘胁痛，吞酸吐苦，咽干口燥，舌红少津，脉细弱或虚弦者，亦治疝气瘕聚者。临床主要用于治疗慢性肝炎、慢性胃炎、胃和十二指肠溃疡、肋间神经痛、神经症等属阴虚肝郁者。

大补阴丸： 熟地黄、龟甲各18 g，知母、黄柏各12 g，猪脊髓蒸熟，炼蜜为丸。功能滋阴降火。主治骨蒸潮热，盗汗遗精，咳嗽咯血，心烦易怒，足膝疼热，或消渴易饥，舌红少苔，尺脉数而有力。临床常用于治疗治疗肺结核、肾结核、甲状腺功能亢进、糖尿病等属阴虚火旺之证。

百合固金汤： 熟地黄、生地黄、归身各9 g，白芍、甘草、桔梗、玄参各3 g，贝母、麦冬、百合各12 g。功能滋润肺肾，止咳化痰。主治咳嗽气喘，痰中带血，咽喉燥痛，头晕目眩，午后潮热，舌红少苔，脉细数。临床常用于治疗肺结核、慢性支气管炎、支气管扩张咯血、慢性咽喉炎、自发性气胸等属肺肾阴虚，虚火上炎者。

当归补血汤： 黄芪30 g，当归6 g。功能补气生血。主治肌热面红，烦渴欲饮，脉洪大而虚，重按无力者。亦治妇女经期、产后血虚发热头痛；或疮疡溃后，久不愈合者。临床常用于治疗冠心病心绞痛等心血瘀阻者；妇女经期、产后发热等血虚阳浮者；各种贫血、过敏性紫癜等血虚有热者。

归脾汤： 人参、木香各9 g，白术、黄芪、茯神、酸枣仁、龙眼肉各18 g，甘草6 g，当归、远志各3 g，生姜5片，大枣1枚。功能益气补血，健脾养心。主治心悸怔忡，健忘失眠，盗汗，体倦食少，面色萎黄，舌淡，苔薄白，脉细弱者；及便血，皮下紫癜，妇女崩漏，月经超前，量多色淡，或淋漓不止，舌淡，脉细弱者。临床常用于血小板减少性紫癜、神经衰弱、脑外伤综合征、功能失调性子宫出血等属心脾血虚者。

益胃汤： 沙参9 g，麦冬、生地黄15 g，冰糖3 g，玉竹4.5 g。功能养阴益胃。主治饥不欲食，口干咽燥，舌红少苔，脉细数者。临床常用于治疗慢性胃炎、糖尿病、小儿厌食症等属胃阴亏损者。

肾气丸： 地黄24 g，山药、山茱萸各12 g，泽泻、茯苓、牡丹皮各9 g，桂枝、附子（炮）各3 g。功能补肾助阳，化生肾气。主治腰痛脚软，身半以下常有冷感，少腹拘急，小便不利，或小便反多，入夜尤甚，阳痿早泄，舌淡而胖，脉虚弱，尺部沉细或沉弱而迟者，以及痰饮，水肿，消渴，脚气，转胞等。临床常用于治疗慢性肾小球肾炎、糖尿病、醛固酮增多症、甲状腺功能低下、肾上腺皮质功能减退、慢性支气管炎、围绝经期综合征、慢性前列腺肥大等属肾阳不足者。

炙甘草汤： 炙甘草12 g，生姜、桂枝各9 g，人参、阿胶各6 g，生地黄20 g，麦冬、麻仁10 g，大枣10枚。功能益气滋阴，通阳复脉。主治脉结代，心动悸，虚羸少气，舌光少苔，或质干而瘦小者；干咳无痰，或咳吐涎沫，量少，形瘦短气，虚烦不眠，自汗盗汗，咽干舌燥，大便干结，脉虚数者。临床常用于治疗功能性心律不齐、期外收缩、冠心病、风湿性心脏病、病毒性心肌炎、甲状腺功能亢进等而有心悸、气短、脉结代等属阴血不足，阳气虚弱者。

七福饮： 熟地黄20 g，当归15 g，人参、白术、炙甘草各10 g，远志、杏仁各6 g。功能健脾益肾调肝，补髓益智健脑。主治气血俱虚，心脾为甚者；大恐大惧，损伤心脾肾气，神消精竭，饮食减少；心气虚而惊悸，舌淡红，苔薄白，脉濡细者。临床常用于治疗老年性痴呆属脾肾两虚者。

还少丹： 熟地黄15 g，枸杞子、山茱萸、肉苁蓉、巴戟天、杜仲、牛膝、山药、大枣各10 g，小茴香、茯苓、菖蒲、远志、五味子各6 g。功能温补脾肾，养心安神。主治虚损劳伤，脾肾虚寒，心血不足，腰膝酸软，失眠健忘，眩晕倦怠，小便混浊，遗精阳痿，未老先衰，疲乏无力，舌淡白，苔薄，脉细弱者。临床常用于治疗腰膝酸痛、阳痿遗精、耳鸣目眩属脾肾虚损者。

六君子汤：党参、白术各15 g，茯苓、陈皮各12 g，甘草、半夏各9 g。功能益气健脾，燥湿化痰。主治食少便溏，胸脘痞闷，呕逆，舌淡苔薄白，脉沉细者。临床常用于泄泻、呕逆、脘腹胀满属脾胃气虚者。

人参养荣汤：人参、白术各15 g，黄芪30 g，当归、陈皮、肉桂、五味子、炙甘草各10 g。功能补肺健脾，益气养血。主治脾肺气虚，荣血不足，惊悸健忘，寝汗发热，食少无味，身倦肌瘦，色枯气短，毛发脱落，小便赤涩，发汗过多，身振振摇，筋惕肉瞤，舌淡苔白，脉细者。临床常用于五脏交养互益，故能统治诸病，而其要则归于养荣也。

八珍汤：人参、白术、白茯苓、当归、川芎、白芍、熟地黄、炙甘草各30 g。功能益气补血。主治面色苍白或萎黄，头晕耳眩，四肢倦怠，气短懒言，心悸怔忡，饮食减少，舌淡苔薄白，脉细弱或虚大无力者。临床常用于治疗病后虚弱、各种慢性病，以及妇女月经不调等属气血两虚者。

参苓白术散：人参、茯苓、白术、山药、甘草各100 g，白扁豆75 g，莲子、薏苡仁、砂仁、桔梗各50 g。功能补脾胃，益肺气。主治脾胃虚弱，食少便溏，或吐或泻，胸脘闷胀，四肢乏力，形体消瘦，面色萎黄，舌苔白、质淡红，脉细缓或虚缓者。临床常用于治疗慢性泄泻、慢性结肠炎、慢性肝炎、慢性胃肠炎、贫血、慢性支气管炎、小儿脾疳属肺脾胃虚弱者。

六味地黄丸：熟地黄24 g，山茱萸、山药各12 g，泽泻、牡丹皮、茯苓各9 g。功能滋阴补肾。主治腰膝酸软，头晕目眩，耳聋耳鸣，盗汗，遗精，消渴，骨蒸潮热，手足心热，舌燥咽痛，牙齿动摇，足跟作痛，小便淋漓，以及小儿囟门不合，舌红少苔，脉沉细数。临床常用于头晕耳鸣、腰膝酸软、骨蒸潮热、盗汗遗精、消渴属肾阴虚者。

右归饮：熟地黄6～9 g，山药（炒）6 g，山茱萸3 g，枸杞子6 g，炙甘草（炙）3～6 g，杜仲6 g，肉桂3～6 g，制附子3～9 g。功能温补肾阳。主治腰膝酸痛，神疲乏力，畏寒肢冷，咳喘，泄泻，脉弱；以及产妇虚火不归元而发热者。临床常用于命门火衰、脐腹冷痛、便溏、神疲腰痛属元阳不足者。

知柏地黄丸：黄柏、炒知母、甘草、炒牡丹皮各6 g，熟地黄、山茱萸、茯苓各12 g，山药、冬瓜皮各30 g，赤芍、桃仁、柴胡各10 g。功能滋阴降火。主治肝肾阴虚、虚火上炎所致的腰膝酸软、头目昏晕、耳鸣耳聋、牙痛及口干咽痛、遗精、盗汗、小便短赤，或骨蒸潮热、颧红、喉燥。临床常用于神经衰弱、肺结核、糖尿病、甲状腺功能亢进、肾结核、慢性肾小球肾炎、高血压、功能失调性子宫出血等属肝肾阴虚、兼有内热者。

济生肾气丸：熟地黄160 g，山茱萸、山药各80 g，牡丹皮、泽泻各60 g，茯苓120 g，肉桂、附子各20 g，牛膝、车前子各40 g。功能温肾化气，利水消肿。主治肾虚水肿，腰膝酸重，小便不利，痰饮喘咳，舌淡中光有齿痕，脉沉者。临床常用于治疗慢性肾衰竭、糖尿病性神经病变、高血脂属肾阳虚衰者。

人参养荣汤：白芍9 g，当归、肉桂、炙甘草、陈皮、人参、炒白术、黄芪各30 g，五味子、茯苓各20 g，炒远志15 g。功能温补气血，安神和胃。主治气血不足致病，惊悸健忘，身热自汗，咽干唇燥，饮食无味，体倦肌瘦，毛发脱落，气短，腰背酸痛，小便赤涩等症，没有热者，有良效。临床常用于贫血、营养不良、营养不良性浮肿、神经症等属气血虚弱者。

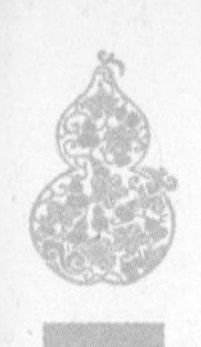

八、安神剂

天王补心丹：人参、茯苓、玄参、丹参、桔梗、远志各 5 g，当归、五味子、麦冬、天冬、柏子仁、酸枣仁各 9 g，生地黄 12 g。功能滋阴养血，补心安神。主治心悸怔忡，虚烦失眠，神疲健忘，或梦遗，手足心热，口舌生疮，大便干结，舌红少苔，脉细数者。临床常用于治疗神经衰弱、冠心病、精神分裂症、甲状腺功能亢进等所致的失眠、心悸，以及复发性口疮等属于心肾阴虚血少者。

养心汤：黄芪、浮小麦各 30 g，人参、五味子、甘草各 10 g，川芎、当归、远志各 6 g，茯苓、柏子仁各 15 g，酸枣仁 20 g，肉桂 3 g。功能养心安神。主治心血亏虚所致的心神不宁证。体质素弱，或思虑过度，心虚惊悸不眠，舌淡苔白，脉濡弱，尤以寸脉沉细甚者。临床常用于治疗体质素弱，或兼病后思虑过多而不寐属心神不宁者。

甘麦大枣汤：甘草 90 g，小麦 30 g，大枣 10 枚。功能养心安神，和中缓急。主治脏躁，症见精神恍惚，常悲伤欲哭，不能自主，心中烦乱，睡眠不安，甚则言行失常，呵欠频作，舌淡红苔少，脉细微数者。临床常用于治疗癔症、围绝经期综合征、神经衰弱、小儿夜啼等属心阴不足，肝气失和者。

黄连温胆汤：茯苓 10 g，川连、枳实、半夏、橘红、生姜各 6 g，竹茹 12 g，甘草 3 g。功能清热燥湿，理气化痰，和胃利胆。主治伤暑汗出，身不大热，烦闭欲呕，舌黄腻，脉沉细。临床常用于失眠属痰热扰心者。

九、开窍剂

癫狂梦醒汤：桃仁、醋香附、焦山楂各 15 g，赤芍、丹参各 30 g，醋柴胡、青皮各 9 g，陈皮 12 g，红花、甘草各 6 g。功能活血理气，解郁化痰。主治癫狂一症，哭笑不休，詈骂歌唱，不避亲疏，许多恶态，乃气血凝滞，脑气与脏腑气不接，如同作梦一样，舌质紫暗、舌下脉络瘀阻、脉沉涩者。临床常用于治疗狂症（精神分裂症）、癫症（癔症）、痫症（癫痫发作）、厥症（气厥、血厥）、中风、脑血栓、脑血管痉挛、脑栓塞、老年性痴呆属痰瘀互结者。

安宫牛黄丸：牛黄、郁金、水牛角、黄连、黄芩、雄黄、栀子、冰片、朱砂各 30 g，人工麝香 7.5 g，珍珠 15 g。功能清热解毒、镇惊开窍。主治热病、邪入心包、高热惊厥、神昏谵语，舌红或绛，苔黄燥，脉数有力者。临床常用于中风昏迷及脑炎、脑膜炎、中毒性脑病、脑出血、败血症属热毒壅塞，热入心包者。

十、理气剂

定喘汤：麻黄、款冬花、白果、桑白皮、半夏各 9 g，杏仁、黄芩各 4.5 g，紫苏子 6 g，甘草 3 g。功能宣肺降气，清热化痰。主治哮喘咳嗽，痰多气急，痰稠色黄，微恶风寒，舌苔黄腻，脉滑数者。临床常用于治疗喘息性支气管炎、毛细支气管炎、哮喘、热带性嗜酸性白细胞增多症等属痰热内蕴，风寒外束者。

柴胡疏肝散：陈皮、柴胡各 6 g，川芎、香附、枳壳、芍药各 4.5 g，甘草 1.5 g。功能疏肝解郁，活血止痛。主治胁肋疼痛，胸闷善太息，情志抑郁易怒，或嗳气，脘腹胀满，脉弦者。临床常用于治疗慢性肝炎、慢性胃炎、肋间神经痛等属肝郁气滞者。

五磨饮子：木香、沉香、槟榔、枳实、台乌药各 15 g。功能解郁，降气。主治七情变动，气逆不降，上气喘急，胸腹胀满，突然大怒而致气厥者，舌质红，苔白燥，脉弦滑者。临床常用于胃扭转性呕吐、呃逆、中毒性肠麻痹属厥阴气逆犯胃者。

十一、理血剂

补阳还五汤：生黄芪 120 g，当归尾 6 g，赤芍 5 g，地龙、川芎、红花、桃仁各 3 g。功能补气活血通络。主治半身不遂，口眼㖞斜，语言謇涩，口角流涎，小便频数或遗尿失禁，舌暗淡，苔白，脉缓无力者。临床常用于治疗脑血管意外后遗症、冠心病、小儿麻痹后遗症，以及其他原因引起的偏瘫、截瘫，或单侧上肢，或下肢痿软等属气虚血瘀者。

血府逐瘀汤：桃仁 12 g，红花、当归、生地黄、牛膝各 9 g，川芎、桔梗各 4.5 g，赤芍、枳壳、甘草各 6 g，柴胡 3 g。功能活血化瘀，行气止痛。主治胸痛，头痛，日久不愈，痛如针刺而有定处，或呃逆日久不止，或饮水即呛，干呕，或内热瞀闷，或心悸怔忡，失眠多梦，急躁易怒，入暮潮热，唇暗或两目暗黑，舌质暗红，或舌有瘀斑、瘀点，脉涩或弦紧者。临床常用于治疗冠心病心绞痛、风湿性心脏病、胸部挫伤及肋软骨炎之胸痛，以及脑血栓形成、原发性高血压、高脂血症、血栓闭塞性脉管炎、神经症、脑震荡后遗症之头痛、头晕等属瘀阻气滞者。

复元活血汤：柴胡、桃仁各 15 g，瓜蒌根、当归各 9 g，红花、甘草、穿山甲各 6 g，大黄 18 g。功能活血祛瘀，疏肝通络。主治胁肋瘀肿，痛不可忍者。临床常用于治疗肋间神经痛、肋软骨炎、胸胁部挫伤、乳腺增生症等属瘀血停滞者。

通窍活血汤：赤芍、川芍、桃仁、红花、僵蚕各 9 g，郁金 15 g，老葱 2 根，生姜、全蝎各 6 g。功能活血化瘀，通窍活络。主治偏头痛，日久不愈，头面瘀血，头发脱落，眼疼白珠红，酒渣鼻，久聋，紫白癜风，牙疳，妇女干血劳，小儿疳证，舌质暗红，或舌有瘀斑、瘀点，脉涩或弦紧者。临床常用于斑秃、酒渣鼻、荨麻疹、白癜风、油风等属瘀血阻滞者。

桂枝茯苓丸：赤芍、茯苓、桂枝、牡丹皮、桃仁各 6 g。功能活血化瘀，缓消癥块。主治妇女宿有癥块妊娠漏下不止，或胎动不安，血色紫黑晦暗，或血瘀经闭，行经腹痛，产后恶露不尽，舌质紫暗或有瘀点，脉沉涩者。临床常用于治疗子宫内膜炎、附件炎、月经不调、痛经、流产后阴道出血、子宫肌瘤、宫外孕、卵巢肿瘤、不孕症等属瘀阻胞宫者。

失笑散：五灵脂、蒲黄各 6 g。功能活血祛瘀，散结止痛。主治心腹刺痛，或产后恶露不行，或月经不调，少腹急痛等。临床常用于治疗痛经、冠心病、高脂血症、宫外孕、慢性胃炎等属瘀血停滞者。

大黄䗪虫丸：熟大黄、地黄各 300 g，土鳖虫、干漆各 30 g，水蛭、黄芩各 60 g，虻虫、蛴螬各 45 g，桃仁、苦杏仁、白芍各 120 g，甘草 90 g。功能活血破瘀，通经消痞。主治用于瘀血内停，腹部肿块，肌肤甲错，目眶暗黑，潮热羸瘦，经闭不行、舌红或绛苔有瘀斑，脉涩者。临床常用于慢性活动性肝炎、肝硬化、高血压、脑血栓，再生障碍性贫血及慢性白血病，静脉曲张并发症与后遗症，以及外科、妇科、皮肤科、神经科等疾病属瘀血内停，痞满互结者。

膈下逐瘀汤：灵脂、川芎、牡丹皮、赤芍、乌药 6 g，当归、桃仁、甘草、红花各 9 g，香附、枳壳各 4.5 g，延胡索 3 g。功能活血祛瘀，行气止痛。主治膈下瘀阻气滞，形成痞块，痛处不移，卧则腹坠，肾虚久泻，舌暗红有瘀斑，脉沉涩者。临床常用于慢性活动性肝炎、血卟啉病、糖尿病、宫外孕、不孕症等属血瘀气滞者。

桃红四物汤：当归、熟地黄、川芎、白芍、桃仁、红花各 15 g。功能养血活血。主治血虚兼血瘀证，月经先期，血瘀而兼热者，经色紫，质稠黏，中夹血块，腹痛拒按，舌质淡红或略带紫色，苔黄而干，脉沉数或弦滑有力者。临床常用于扩张血管、抗炎、抗疲

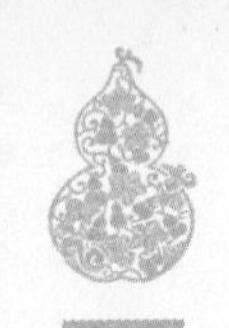

劳、抗休克、调节免疫功能、降脂、补充微量元素、抗过敏等作用。

少腹逐瘀汤：小茴香7粒，干姜、五灵脂、赤芍、川芎、没药各6 g，延胡索、官桂各3 g，当归、蒲黄各9 g。功能活血祛瘀，温经止痛。主治少腹积块，疼痛或不痛，或痛而无积块，或少腹胀满，或经期腰酸、小腹胀，或月经一月见三五次，接连不断，断而又来，其色或紫或黑，或有血块，或崩或漏，兼少腹疼痛，或粉红兼白带者。临床常用于月经不调，或崩漏兼少腹疼痛或瘀血阻滞，久不受孕等证属瘀血阻滞者。

温经汤：吴茱萸、麦冬各9 g，当归、芍药、川芎、人参、桂枝、阿胶、牡丹皮、生姜、甘草、半夏各6 g。功能温经散寒，养血祛瘀。主治冲任虚寒、瘀血阻滞证。漏下不止，血色暗而有块，淋漓不畅，或月经超前或延后，或逾期不止，或一月再行，或经停不至，而见少腹里急，腹满，傍晚发热，手心烦热，唇口干燥，舌质暗红，脉细而涩者。临床常用于治疗功能性子宫出血、慢性盆腔炎、痛经、不孕症等属冲任虚寒，瘀血阻滞者。

十二、治风剂

羚角钩藤汤：羚角片4.5 g，霜桑叶6 g，双钩藤、滁菊花、生白芍、茯神木各9 g，川贝母12 g，淡竹茹、羚羊角、鲜生地黄各15 g，生甘草3 g。功能平肝息风，清热止痉。主治高热不退，烦闷躁扰，手足搐搦者，发为痉厥，甚则神昏，舌绛而干，或舌焦起刺，脉弦而数者。临床常用于治疗流行性乙型脑炎、流行性脑脊髓膜炎、原发性高血压、脑出血、休克型肺炎、小儿脐风等属肝经热盛，热极生风者。

大秦艽汤：秦艽9 g，甘草、川芎、当归、石膏、川独活、白芍各6 g，细辛2 g，川羌活、防风、黄芩、白芷、白术、生地黄、熟地黄、白茯苓各3 g。功能疏风清热，养血活血。主治口眼㖞斜，舌强不能言语，手足不能运动，或恶寒发热，苔白或黄，脉浮数或弦细者。临床常用于治疗颜面神经麻痹、缺血性脑卒中等属于风邪初中经络者。对风湿性关节炎属于风湿热痹者，亦可斟酌加减用之。

天麻钩藤饮：钩藤、川牛膝各12 g，生石决明18 g，栀子、黄芩、杜仲、益母草、桑寄生、首乌藤、朱茯神、天麻各9 g。功能平肝息风，清热活血，补益肝肾。主治头痛，眩晕，失眠多梦，或口苦面红，舌红苔黄，脉弦或数者。临床常用于治疗高血压、急性脑血管病、内耳性眩晕等属肝阳上亢，肝风上扰者。

镇肝熄风汤：牛膝、生赭石各30 g，生龙骨、生牡蛎、生龟甲、生杭芍、玄参、天冬各15 g，川楝子、生麦芽、茵陈各6 g，甘草4.5 g。功能镇肝息风，滋阴潜阳。主治头目眩晕，目胀耳鸣，脑部热痛，心中烦热，面色如醉，或时常噫气，或肢体渐觉不利，口角渐形㖞斜；甚或眩晕颠仆，昏不知人，移时始醒；或醒后不能复原，脉弦长有力者。临床常用于治疗原发性高血压、脑血栓形成、脑出血、血管神经性头痛等属肝肾阴虚，肝风内动者。

川芎茶调散：川芎、桑叶、蔓荆子各15 g，荆芥、白芷、羌活、防风各10 g，薄荷5 g，细辛、甘草各6 g。功能疏风止痛。主治风邪头痛。偏正头痛或巅顶作痛，恶寒发热，目眩鼻塞，舌苔薄白，脉浮者。临床常用于血管神经性头痛、慢性鼻炎、鼻窦炎等属风邪上犯者。

当归饮子：当归、白芍、川芎、生地黄、白蒺藜、防风、荆芥各30 g，何首乌、黄芪、炙甘草15 g。功能养血活血，祛风止痒。主治心血凝滞，内蕴风热，皮肤疮疥，或肿或痒，或脓水浸淫，或发赤疹瘩瘤者。临床常用于血虚风燥所致皮肤病。

十三、治燥剂

桑杏汤：桑叶、象贝母、香豉、栀子皮、梨皮各3 g，杏仁4.5 g，沙参6 g。功能清宣温燥，润肺止咳。主治身热不甚，口渴，咽干鼻燥，干咳无痰或痰少而黏，舌红，苔薄白而干，脉浮数而右脉大者。临床常用于治疗上呼吸道感染、急慢性支气管炎、支气管扩张咯血、百日咳等证属外感温燥，邪犯肺卫者。

十四、祛湿剂

八正散： 车前子、瞿麦、扁蓄、滑石、栀子仁、甘草、木通、大黄各 9 g。功能清热泻火，利水通淋。主治尿频尿急，溺时涩痛，淋沥不畅，尿色浑赤，甚则癃闭不通，小腹急满，口燥咽干，舌苔黄腻，脉滑数者。临床常用于治疗膀胱炎、尿道炎、急性前列腺炎、泌尿系结石、肾盂肾炎、术后或产后尿潴留等属湿热下注者。

三仁汤： 杏仁、半夏各 15 g，飞滑石、生薏苡仁各 18 g，白通草、豆蔻、淡竹叶、厚朴各 6 g。功能宣畅气机，清利湿热。主治头痛恶寒，身重疼痛，肢体倦怠，面色淡黄，胸闷不饥，午后身热，苔白不渴，脉弦细而濡者。临床常用于治疗肠伤寒、胃肠炎、肾盂肾炎、布氏杆菌病、肾小球肾炎以及关节炎等属湿重于热者。

甘露消毒丹： 飞滑石 15 g，淡黄芩 10 g，绵茵陈 11 g，石菖蒲 6 g，川贝母、木通 5 g，藿香、连翘、豆蔻、薄荷、射干各 4 g。功能利湿化浊，清热解毒。主治发热倦怠，胸闷腹胀，肢酸咽痛，身目发黄，颐肿口渴，小便短赤，泄泻淋浊，舌苔白或厚腻或干黄，脉濡数或滑数。临床常用于治疗肠伤寒、急性胃肠炎、黄疸型传染性肝炎、钩端螺旋体病、胆囊炎等证属湿热并重者。

茵陈蒿汤： 茵陈 18 g，栀子 12 g，大黄 6 g。功能清热利湿退黄。主治一身面目俱黄，黄色鲜明，发热，无汗或但头汗出，口渴欲饮，恶心呕吐，腹微满，小便短赤，大便不爽或秘结，舌红苔黄腻，脉沉数或滑数有力者。临床常用于治疗急性黄疸型传染性肝炎、胆囊炎、胆石症、钩端螺旋体病等所引起的黄疸，证属湿热内蕴者。

连朴饮： 制厚朴 6 g，川连、石菖蒲、制半夏各 3 g，香豉、焦栀子各 9 g，芦根 60 g。功能清热化湿，理气和中。主治胸脘痞闷，恶心呕吐，口渴不欲多饮，心烦躁扰，小便短赤，泄泻，或霍乱吐泻，舌苔黄腻，脉濡数者。临床常用于治疗急性胃肠炎、肠伤寒、副伤寒等证属湿热并重者。

五苓散： 茯苓、猪苓、白术各 9 g，桂枝 6 g，泽泻 15 g。功能利水渗湿，温阳化气。主治小便不利，头痛微热，烦渴欲饮，甚则入水即吐，舌苔白，脉浮者；或脐下动悸，吐涎沫而头眩，或短气而咳者；或水肿，泄泻，小便不利，以及霍乱吐泻者。临床常用于肾小球肾炎、肝硬化所引起的水肿，以及急性肠炎、尿潴留、脑积水等属水湿内盛者。

真武汤： 茯苓、芍药、生姜、附子各 9 g，白术 6 g。功能温阳利水。主治畏寒肢厥，小便不利，心下悸动不宁，头目眩晕，身体筋肉瞤动，站立不稳，四肢沉重疼痛，浮肿，腰以下为甚；或腹痛，泄泻；或咳喘呕逆，舌质淡胖，边有齿痕，舌苔白滑，脉沉细者。临床常用于治疗慢性肾小球肾炎、心源性水肿、甲状腺功能低下、慢性支气管炎、慢性肠炎、肠结核等属脾肾阳虚，水湿内停者。

苓桂术甘汤： 茯苓 12 g，桂枝、白术各 9 g，炙甘草 6 g。功能温阳化饮，健脾利湿。主治胸胁支满，目眩心悸，短气而咳，舌苔白滑，脉弦滑或沉紧者。临床常用于治疗慢性支气管炎、支气管哮喘、心源性水肿、慢性肾小球肾炎性水肿、梅尼埃病、神经症等属水饮停于中焦者。

独活寄生汤： 独活 9 g，桑寄生、杜仲、牛膝、细辛、秦艽、茯苓、肉桂心、防风、川芎、人参、甘草、当归、芍药、地黄各 6 g。功能祛风湿，止痹痛，益肝肾，补气血。主治腰膝疼痛、萎软，肢节屈伸不利，或麻木不仁，畏寒喜温，心悸气短，舌淡苔白，脉

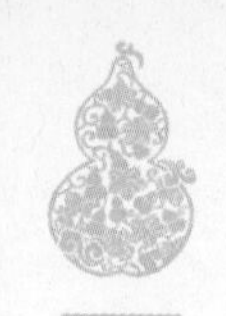

细弱。临床常用于治疗慢性关节炎、类风湿关节炎、风湿性坐骨神经痛、腰肌劳损、骨质增生症、小儿麻痹等属风寒湿痹日久，正气不足者。

加味二妙散：黄柏、当归、苍术各 10 g，牛膝、防己各 6 g，龟甲 15 g。功能导湿化浊，滋阴补肾。主治湿热型阳痿，身酸体困，腰膝酸软，头目胀痛，两目干涩，形体丰腴，舌苔薄黄而腻，舌红，脉细而滑者。临床常用于腰痛、阳痿遗精、两目干涩属湿热阻滞者。

羌活胜湿汤：羌活、独活各 6 g，藁本、防风、炙甘草各 3 g，蔓荆子 2 g，川芎 1.5 g。功能祛风，胜湿，止痛。主治风湿在表之痹证。肩背痛不可回顾，头痛身重，或腰脊疼痛，难以转侧，苔白，脉浮。临床常用于肩项臂痛、举动艰难、手足麻木等属风寒湿邪痹阻经络者。

完带汤：白术、山药各 30 g，白芍 15 g，人参 6 g，车前子、苍术各 9 g，甘草 6 g，陈皮、黑芥穗、柴胡各 2 g。功能补脾疏肝，化湿止带。主治脾虚肝郁，湿浊带下，带下色白，清稀如涕，面色㿠白，倦怠便溏，舌淡苔白，脉缓或濡弱。临床常用于阴道炎、宫颈糜烂、盆腔炎而属脾虚肝郁，湿浊下注者。

十五、祛痰剂

二陈汤：半夏、橘红各 15 g，白茯苓 9 g，炙甘草 4.5 g。功能燥湿化痰，理气和中。主治咳嗽痰多，色白易咳，恶心呕吐，胸膈痞闷，肢体困重，或头眩心悸，舌苔白滑或腻，脉滑者。临床常用于治疗慢性支气管炎、慢性胃炎、梅尼埃病、神经性呕吐等属湿痰者。

三子养亲汤：紫苏子、白芥子、莱菔子各 9 g。功能温肺化痰，降气消食。主治咳嗽喘逆，痰多胸痞，食少难消，舌苔白腻，脉滑者。临床常用于治疗顽固性咳嗽、慢性支气管炎、支气管哮喘、肺源性心脏病等痰壅气逆食滞者。

半夏白术天麻汤：半夏 9 g，天麻、茯苓、橘红各 6 g，白术 18 g，甘草 3 g，生姜 1 片，大枣 2 枚。功能化痰熄风，健脾祛湿。主治眩晕，头痛，胸膈痞闷，恶心呕吐，舌苔白腻，脉弦滑。临床常用于治疗耳源性眩晕、原发性高血压、神经性眩晕、癫痫、面神经瘫痪等属风痰上扰者。

定痫丸：姜竹茹、姜半夏、天麻、炙僵蚕各 9 g，石菖蒲、胆南星各 12 g，全蝎 1.5 g，琥珀粉 1 g，云茯苓 10 g，远志 6 g，生铁落 60 g，丹参 3 g。功能涤痰熄风，开窍安神。主治风痰蕴热之痫病忽然发作，眩仆倒地，目睛上视，口吐白沫，喉中痰鸣，叫喊作声，甚或手足搐搦，舌苔白腻微黄，脉弦滑略数者。临床常用于治疗痫病发作属于风痰蕴热者。

洗心汤：人参 15 g，半夏、茯神、菖蒲各 10 g，陈皮、附子、生酸枣仁、甘草、神曲各 6 g。功能化痰开窍，通阳扶正。主治肝郁气滞，痰浊壅积，致患呆病，终日不言不语，不思饮食，忽歌忽笑，洁秽不分，亲疏不辨，舌暗红有瘀斑，脉弦紧者。临床常用于治疗血管性痴呆、中风性痴呆属痰浊壅积者。

生铁落饮：生铁落 60 g，胆南星、栀子各 10 g，贝母、远志各 12 g，橘红、石菖蒲、茯神各 15 g，生大黄、黄连各 6 g。功能清热涤痰。主治狂者，发作刚暴，骂詈不避亲疏，甚则登高而歌，弃衣而走，逾垣上屋，舌红苔黄腻，脉弦者。临床常用于治疗癫狂属痰火上扰者。

温胆汤：半夏、竹茹、枳实各 15 g，陈皮 20 g，炙甘草 15 g，茯苓 20 g，生姜 5 片，大枣 1 枚。功能化痰和胃，养心安神。主治胆郁痰扰证。胆怯易惊，头眩心悸，心烦不眠，夜多异梦；或呕恶呃逆，眩晕，癫痫。苔白腻，脉弦滑者。临床常用于治疗神经症、急慢性胃炎、消化性溃疡、慢性支气管炎、梅尼埃病、围绝经期综合征、癫痫等属胆郁痰扰者。

癫狂梦醒汤：桃仁 24 g，柴胡、木通、赤芍、腹皮、陈皮、桑皮各 9 g，半夏、青皮、香附各 6 g，紫苏子 12 g，甘草 15 g。功能活血理气，解郁化痰。主治癫狂一症，哭笑不休，詈骂歌唱，不避亲疏，许多恶态，乃气血凝滞，脑气与脏腑气不接，如同作梦一样。临床常用于治疗狂症（精神分裂症）、癫症（癔症）、痫症（癫痫发作）、厥症（气厥、血厥）、中风、脑血栓、脑血管痉挛、脑栓塞、老年性痴呆等。

十六、驱虫剂

乌梅丸：乌梅 30 枚，细辛、桂枝、人参、黄柏各 20 g，干姜、花椒、当归各 10 g，黄连 15 g，附子 6 g。功能温脏安蛔。主治蛔厥，脘腹阵痛，烦闷呕吐，时发时止，得食则吐，甚至吐蛔，手足厥冷，或久痢不止，反胃呕吐，脉沉细或弦紧者。临床常用于胆道蛔虫症、慢性痢疾、慢性肠胃炎、结肠炎等属寒热错杂、气血虚弱者。

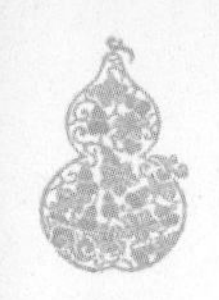

第二十一章 药物备要

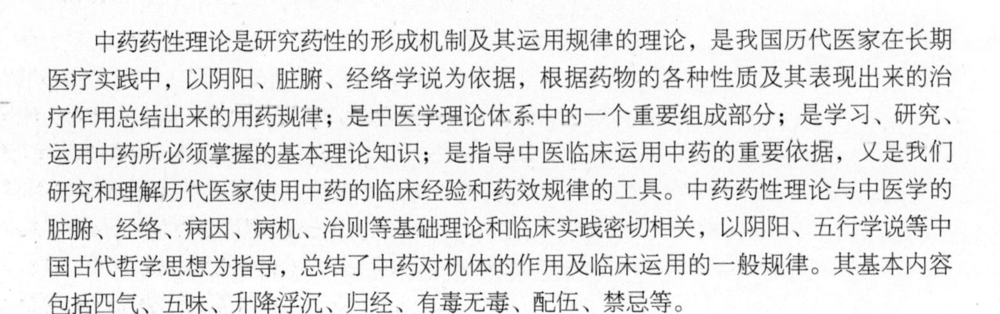

第一节 本草药性理论

中药药性理论是研究药性的形成机制及其运用规律的理论，是我国历代医家在长期医疗实践中，以阴阳、脏腑、经络学说为依据，根据药物的各种性质及其表现出来的治疗作用总结出来的用药规律；是中医学理论体系中的一个重要组成部分；是学习、研究、运用中药所必须掌握的基本理论知识；是指导中医临床运用中药的重要依据，乂是我们研究和理解历代医家使用中药的临床经验和药效规律的工具。中药药性理论与中医学的脏腑、经络、病因、病机、治则等基础理论和临床实践密切相关，以阴阳、五行学说等中国古代哲学思想为指导，总结了中药对机体的作用及临床运用的一般规律。其基本内容包括四气、五味、升降浮沉、归经、有毒无毒、配伍、禁忌等。

一、药性的含义

药性即性能，是用中医学理论对中药作用（主要是功效）特点的高度概括，是中药基本理论的核心，是在中医药理论指导下认识和使用中药的重要依据。

药性是指中药与疗效有关的性质与性能，所以它包括中药发挥疗效的物质基础和治疗过程中所体现出来的作用。因而，阐述药性的物质基础、对机体的影响及其运用规律的理论称为药性理论。它是中药性质与功能的高度概括。

“药性”一词最早见于《神农本草经·序列》：“药有宜丸者，宜散者……亦有不可入汤酒者，并随药性，不得逾越。”从这句话的含义中可以看出，这里所说的药性并不是现代意义的药性，而是指中药的制剂宜忌，只是现代药性的一部分，而不能包括整个药性含义。后世历代医家对药性多有论述，但涉及的范围不尽相同，而且，虽说中医古籍浩如烟海，但药性理论的专著却为数不多，对药性的论述多是散在于各本草以及综合著述中。

二、药性的历史沿革

（一）春秋战国之前——中药药性理论开始萌生

中药药性理论是以药物为基础的，因此尽管明确见“药性”一词在《神农本草经》中，药性理论的出现却与药物的认识同步，自人类认识药物起，就同时产生了药性理论的萌芽。《说文解字》:“藥，治病艸，从艸，樂声”。“治病”应该是对药物性能初始的理解，也就是对药性初始的认识。

（二）春秋战国至东汉末年——中药药性理论初步形成

药性理论初成时期比较长，大概从春秋战国到东汉末年。这一时期最有代表性的是医学巨著《黄帝内经》，它对药性理论的形成起到了重大作用。该书对于“气”“味”有较多的记述，如《素问·阴阳应象大论》指出:“阳为气，阴为味。”《素问·六节藏象论》:“天食人以五气，地食人以五味。五气入鼻，藏于心肺，上使五色修明，音声能彰。五味入口，藏于肠胃，味有所藏，以养五气，气和而生，津液相成，神乃自生。”结合人们对于药物的认识，逐渐产生了“四气”“五味”的概念及其在具体药物中的应用。《素问·汤液醪醴论》“当今之世，必齐毒药攻其中，镵石针艾治其外也”，这里虽然提出了“毒”的概念，但此处指的是药物的偏性，而并非后世医家药物有毒无毒之“毒”。另一部对药性理论的形成产生巨大影响的是《神农本草经》，在《神农本草经·序列》中，首次明确提出了“药性”一词，这标志着药性理论的正式建立。《神农本草经》首次在书中具体给出了四气、五味的概念，并在所载药物下具体列出了药物的四气、五味，书中虽然提出了七情以及用药禁忌的雏形概念，但在具体药物中未见记载。书中所载的某些内容如有毒无毒尚不准确。

（三）晋隋至唐代——中药药性理论的有了进一步发展

晋隋至唐代时期对于药性理论发展，贡献较大的医药著作主要有《名医别录》《本草经集注》《新修本草》《药性论》等。在这一时期的著作中，如《名医别录》《药性论》中大部分药物项下都标注了七情内容。而且《名医别录》对《神农本草经》中药物的四性做了部分的补充与修正，使药物的四性记载更趋完善。《本草经集注》保留了《神农本草经》《名医别录》的内容，不仅使理论知识得以保存，并给后世药性理论的发展奠定了良好基础。到唐代时，第一部官修本草《新修本草》的问世，使药性理论得到了整理与继承，为其进一步发展夯实了基础。此时期药性理论既有继承，又有发展。

（四）宋、金、元时期——药性理论更加充实

宋代官方曾多次组织编纂本草著作，其中收录的药物大量增加，为药性理论的充实打下了物质基础。金元时期，对理论的发展贡献较大的著作主要有《本草衍义》《汤液本草》等。宋代寇宗奭在《本草衍义》中首先提出“四性”之说，一改以前的“四气”之说，并将四气禀受于天之说、五味与五行相结合用来分析具体药物的药性。元代王好古综合了这一时期的理论经验，对归经理论进行了总结，使归经理论得以完善，并将之应用到具体药物上，同时还将四气、五味与药物的升降浮沉联系起来，充实了升降浮沉理论。总之，这一时期，在众多医家的不懈努力下，丰富、完善了归经、升降浮沉等理论，使药性理论更加充实，完善。

三、药性的内容范畴

对于药性理论，古代医家找到两条认识途径:“一是利用四气、五味等药物的内在性质来解释药理，这一部分占主流;一是利用药物的形态、质地、颜色等外在属性，涉及药物的基原及其习性等来解释药理。”两种理论认识相互独立，又相互交融，构成了药性理论的主要内容。当代学者也认识到中药药性“复杂性”“多维性”“药性表达的多样性”的特点，但因于对药性内涵与外延认识不统一，对于药性理论范畴的界定不尽相同。有学者从“药性意义、实质、运用”“属性”“内涵与外延”“应用范畴”等方面认识和界定药

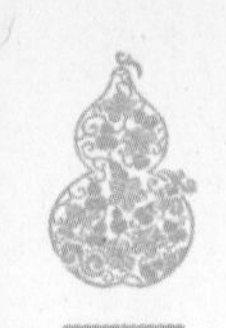

性理论的内容。综合来看，焦点有二：①一般认为药性即药物性能，内容包括四气、五味、归经、升降沉浮、毒性；功能主治是否归属性能范畴则是一个争议点。②广其义者则将所有中药学的基本理论纳入其中，将药性理论升华为中药理论。

药性是药物赖以发挥作用的固有属性。药物的采集、炮制、配伍对药性有一定的影响，但非药物自然固有的属性，不宜作为药性理论的内容。中药的功效“是对中药作用于人体所产生效应的总结，中药药性是对药物效应本质特征的归纳和抽象”。功效为“药用”而非“药性”，但若撇开药性论功效，则用之无本，而撇开功效单独研究抽象的药性，则很难揭示其科学内涵和运用规律。是以可去二者的结合点“功能”作为药性的内容。另外，“辨药性者，所贵体用兼论”（唐容川《本草问答》），因此讨论药性理论需“形—性--用”兼论。另外，毒性也是中药的药性，亦属于药性理论的范畴。以下，将分别具体讨论药性理论的基本内容。

（一）四气

《神农本草经》序录曰：“药有酸咸甘苦辛五味，又有寒热温凉四气。”这是有关药性基本理论之一的四气五味的最早概括。“四气”是中药药性理论的重要组成部分之一，每味药物都有四气、五味的不同，因而也就具有不同的治疗作用。历代本草在论述药物的功效时，首先便标明其“气”和“味”，可见气与味是药物性能的重要标志之一，这对于认识各种药物的共性与个性以及临床用药都有实际意义。

1. 四气划分：主要观点有以下 4 种。一是五分法。李时珍提出五性分类法，认为“五性焉，寒、热、温、凉、平”。今人认为，平性是中药药性分类中不可缺少的内容。若以药性为母项，则寒、热、温、凉、平为 5 个子项。由于中药传统只接纳“寒、热、温、凉” 4 个子项，置“平性”于不顾，这就犯了概念划分不完全的逻辑错误。二是四分法。《神农本草经》提出药“有寒、热、温、凉四气”，后世多遵从之。三是三分法。唐代《唐六书》提出“三性说”，曰“三性，谓寒、温、平”。按照概念划分的“子项不相容”原则，四气中的各子项必须不相容。然而，寒与凉、温与热分别是同一性质的药性，仅是程度上的不同，即凉次于寒、温次于热。分别属于相容概念，这就犯了子项相容的逻辑错误。由于中药药性分类只能容纳四气的寒性和热性，再加上平性，建立寒、热、平三性分类法，完全符合逻辑学的要求。四是二分法。建议将四气分为“寒性和热性”二大类。这些分类的方法均是对中药四气程度不同的区分，各有一定的道理和依据，然而从四性本质而言，只有寒热两性的区分。

2. 四气内容：《神农本草经》认为，四气主要是指寒、热、温、凉 4 个方面。但该书在每药条下标注四气内容时，又涉及大量的平性药。李时珍在《本草纲目》中提出了“五性焉，寒、热、温、凉、平”，十分明确地将“平”纳入药性的内容，颇为后世所推崇。

所谓“平”，徐大椿解释为“中和之性，无偏杂之害”；缪希雍解释为“性禀冲和，无猛悍之气”。说明平性药是指寒热界限不很明显、药性平和、作用较缓和的一类药。事实上，平性是一个相对属性，绝对的平性是没有的。

此外，性（气）还有一些其他的提法。如《圣济经》曰：“寒、热、温、凉、收、散、缓、急，同谓之性。”《本草品汇精要》曰：“性分寒、热、温、凉、收、散、缓、坚、软也。”《药品化义》将性分为寒、热、温、凉、清、浊、平。但通常所说的的性（气）主要是指寒、热、温、凉、平 5 个方面。

3. 四气运用：病证有寒热之分，药性有温凉之异，“疗寒以热药，疗热以寒药”（《神农本草经》），“治寒以热，治热以寒”（《素问》），这是临床用药必须遵循的基本原则，决不能废绳墨而更其道。其具体运用要注意以下几点。

一要辨证施用。寒热温凉四气是根据药物“入腹”后机体的客观反映来确定的，四气运用指征是疾病的“证”，而不是“症”。因此，必须在中医学理论的指导下，通过辨证，明确疾病的阴阳盛衰和寒温性质，具有针对性地选用寒性或热性药物，逆病情而治。尤其对真寒假热证或真热假寒证，当明察秋毫，辨其真假，从其表象而治“热因热用，寒因寒用”。则属于反治法范畴。

二要寒温并用。疾病往往是复杂多变的，表寒里热、上热下寒，寒热中阻等寒热错杂的证候更为多见。因此，有是证，当用是药，必须寒药与热药并用，使寒热并除。诚如《医碥》曰：“因其人寒热之邪夹杂于内，不得不用寒热夹杂之剂，古人每多如此。”如半夏泻心汤、生姜泻心汤、甘草泻心汤就是寒温并用的典范。对于寒热（阴阳）格拒的病证，“药用反佐”。具体的用法是：用热药治寒病，少加寒药；用寒药治热病，少加热药，同气相求，顺其病气而无格拒，如白通加猪胆汁汤。

三要择时应用。《素问》曰：“用热远热，用温远温，用寒远寒，用凉远凉。”即在炎热的季节要避免使用热性药，在温暖的季节要避免使用温性药，在寒冷的季节要避免使用寒性药，在清凉的季节要避免使用凉性药，这是根据四季气候变化选择用药的一般规律。进而指出“热无犯热，寒无犯寒，从者和，逆者病”，顺从这个规律则相安无事，若违背这个规律就必然造成疾病。

（二）五味

五味是指药物所具有的辛、甘、酸、苦、咸 5 种不同的味道。长期以来，五味作为中药药性理论的主要内容之一，用以概括药物的某些功能特点，阐释药物的奏效原理，指导临床正确用药，一直为历代医家所重视。然而，本草文献和当代中药学总论中所论述的五味，完全属于中药性能，而在单味药中介绍的“味”，或表示性能，或表示真实滋味，给教学和科学研究带来了麻烦。本文旨在对“五味”理论产生和发展追本溯源，为五味理论的完善，从而更好地指导临床实践奠定基础。

1. 五味理论的产生：“五味说”的真正确立始于《黄帝内经》。如《素问・脏气法时论》最早概括了滋味与药物功能的关系，即“辛散、酸收、甘缓、苦坚、咸软”。在此基础上，用阴阳五行的哲学思想探讨五味的作用，五味与五脏的关系，五味对五脏生理、病理的影响，把人们对药味的感官认识上升到理性认识，标志着五味学说的确立。然而，药物和食物的滋味不止五味，《黄帝内经》中增加了淡味，在《本草经集注》《日华子本草》等书中还提到敛、滑等味，后世又增加了涩味。但是五味不仅仅是代表药物的真实滋味，而是药物产生作用的物质基础，更是五行哲学理论在中药药性理论中的一种衍化。因此，将甘淡并称，酸涩并论，基本药味仍为“五味”。

2. 五味认识的发展：五味，作为中药性能理论的一部分，从某一个特定的角度对药物作用的性质和特点进行概括。五味与药物作用的关系，历代医家认识不尽相同，是一个从简单到复杂、由分歧到统一的过程。《神农本草经》在“序例”中总结了“药有酸、苦、甘、辛、咸五味”，并在具体药物中标有药味，但并未说明药味与药物作用之间的关系。

首先，五味与脏腑相配属。《素问・至真要大论》曰：“夫五味入胃，各归所喜。故酸先入肝，苦先入心，甘先入脾，辛先入肺，咸先入肾。”《素问・五藏生成篇》曰：“心欲苦，肺欲辛，肝欲酸，脾欲甘，肾欲咸。”说明五味对于五脏各有所偏嗜，各有所喜归。因此，当五脏中某一脏不足，可以五味来调节补益五脏，即《素问》中曰：“形不足者温之以气，精不足者补之以味。”如脾阴不足，当调以甘味，食粳米、枣等，方用四君子汤、参苓白术散。

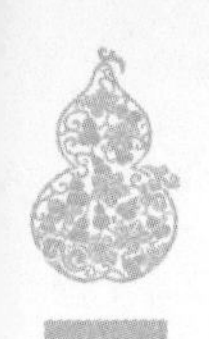

其次，五味与五色的关系。这与五行配五色是一致的，即《灵枢·五味篇》中指出的黄色宜甘、青色宜酸等。但当五脏功能失调，其本脏之色显露于外时宜用五味进行调养。《灵枢·五味篇》曰："肝色青，宜食甘，粳米饭、牛肉、枣、葵皆甘；心色赤，宜食酸，犬肉、麻、李、韭皆酸；脾色黄，宜食咸，大豆、豕肉、栗、藿皆咸；肺色白，宜食苦，麦、羊肉、杏、薤皆苦；肾色黑，宜食辛，黄黍、鸡肉、桃、葱皆辛。"本脏之色暴露必为该脏亢盛之病态无疑。如肝色青者，肝气太盛，肝疏泄太过，木旺克土，所谓见肝之病当先实脾，实脾应用甘味，且肝疏泄太过，易转化为风证，风性急也，当用甘味缓之，故宜甘。正如《素问·藏气法时论》曰"肝苦急，急食甘以缓之"。

第三，由于五脏与形体各部有特定的联系，因此五味与人体各部亦有相应的联系，如《灵枢·九针论》曰"五走：酸走筋，辛走气，苦走血，咸走骨，甘走肉，是谓五走也"。所以筋、气、血、骨、肉之病，也可运用五味的偏嗜来治疗。

由此可见，《黄帝内经》，按照五行的框架，以人体五脏为中心，确立了五味与五脏、五色、五脏所主的对应关系，用五味补五脏，调节脏腑功能失调，治疗五脏所主部位的疾病，探索和解释五味对机体整体平衡调节作用，并以此指导医疗实践。

3. 五味所代表的药物作用：《素问·至真要大论》中提出"辛甘发散为阳，酸苦涌泄为阴，咸味涌泄为阴，淡味渗泄为阳。六者或收或散，或缓或急，或燥或润，或软或坚，以所利而行"。《素问·藏气法时论》中论述了"辛散、酸收、甘缓、苦坚、咸软"等具体作用特点，这是对五味作用的最早概括。可见，在《黄帝内经》中确立了五味的阴阳属性，并将一种味用来表示药物作用的一种性质和特点。汪昂《本草备要》中将五味的作用概括为："凡药酸者能涩能收，苦者能泄能燥能坚，甘者能补能和能缓，辛者能散能润能横行，咸者能下能软坚，淡者能利窍能渗湿，此五味之用也。"现代概括如下：辛"能散能行能润"，甘"能补能和能缓"，酸"能收能涩"，苦"能泄能燥能坚"，咸"能下能软"。

（三）升降浮沉

升降浮沉是药物对人体作用的不同趋向性。升，即上升提举，趋向于上；降，即下达降逆，趋向于下；浮，即向外发散，趋向于外；沉，即向内收敛，趋向于内。升降浮沉也就是指药物对机体有向上、向下、向外、向内 4 种不同作用趋向。它是与疾病所表现的趋向性相对而言的。

1. 升降浮沉理论的形成与发展：气机升降出入学说，是根据药物作用于机体后，通过疗效而归纳出来的理论。《黄帝内经》强调人体内气机的升降，对升降浮沉之性没有涉及，但是对升降浮沉理论已经有相当深刻的认识。至汉唐时期临床上开始应用中药升降浮沉理论。根据《黄帝内经》的基本理论，张仲景在《伤寒杂病论》中已多次谈及由升降失常所致的病证，可以说他对升降浮沉理论的实践有重要作用。至金元时期，医事研究渐多，诸子争鸣的局面出现。根据《黄帝内经》的理论，张元素首先倡导"气味厚薄升降说"，临床上常用张子和的心肾水火相济理论，应用升浮涌吐和苦寒泻下的中药，来达到"一吐之中，变态无穷；一下之中，神清气快"的效果；李东垣专意脾胃，独成理论，深刻影响后世医家；朱震亨把气、血、痰、郁归于气的升降，创治的越鞠丸，讲究当升者不得升，当降者不得降，注重升中有降，降中有升，是其用药的原则。至明清时期，升降浮沉理论得到广泛的普及和推广运用。此时的著作，说理工具多以升降浮沉理论为重心，逐渐使其成为药性理论的重要部分。《本草纲目》曰"升者引之以咸寒，则沉而直达下焦；沉者引之以酒，则浮而上至巅顶"；《本草蒙筌》曰"酒制升提，姜制发散，入盐走肾脏仍仗软坚，用醋注肝经且资住痛，童便制除劣性降下"。汪昂《本草备要》继承前人，提出气厚味薄的中药具有升浮之性，味厚气薄的中药具有沉降之性，气味俱厚的中药能浮能沉，气味俱薄的中药可升可降，在各代医家的不断研究与补充中，升降浮沉理论得到了发展与升华，对以后确定药物的性能、指导临床用药产生了重要作用。

2. 中药升降浮沉的影响因素：

（1）四气五味影响中药的升降浮沉：《汤液本草》曰“夫气者天也，温热天之阳，寒凉天之阴，阳则升，阴则降；味者地也，辛甘淡地之阳，酸苦咸地之阴，阳则升，阴则沉”。温热性药物多主升浮，如防风、黄芪；寒凉性药物多主沉降，如牵牛子、龙胆。从药物酸苦甘辛咸五味来看，辛甘味多主升浮，酸苦咸涩味多主沉降。

（2）气味厚薄影响中药的升降浮沉：《本草备要》曰“轻清升浮为阳，重浊沉降为阴”，“凡药轻虚者，浮而升；重实者，沉而降”。说明质地轻虚者多升浮，质地重实者多沉降。清代医家汪昂在《本草备要》也指出：“气厚味薄者浮而升，味厚气薄者沉而降，气味俱厚者能浮能沉，气味俱薄者可升可降。”这些论述指出了升降浮沉与药物厚薄的关系。但也有“诸花皆升，旋覆独降；诸子皆降，苍耳独升”之说。由此可见，药物既有一般共性，又有不同个性，要具体问题具体分析。

（3）炮制影响中药的升降浮沉：具有升浮与沉降双向作用的中药，炮制后往往增强一种作用趋向，而削弱另外一种作用趋向。如麻黄功能发汗、平喘、利尿，具有升浮与沉降双向作用，蜜炙后平喘镇咳之沉降作用增强，而发汗之升浮作用减弱。明代医药学家李中梓曰：“酒制升提，盐制润下，姜制温散，醋制收敛。”李时珍指出：“升者引之以咸寒，则沉而直达下焦；沉者引之以酒，则浮而上至巅顶。”古代医药学家的这些论述，充分说明了炮制对药物作用方向的改变。

（4）配伍影响中药的升降浮沉：如升浮药升麻配当归、肉苁蓉等咸温润下药同用，虽然有升降合用的意图，但终成润下之剂；又如牛膝为引血下行的沉降药，配伍柴胡、桔梗等行气药之后，也随之上升。一般来说，升浮药在大队沉降药之中也随之下降；沉降药在大队升浮药中也随之升浮。

煎法影响中药的升降浮沉。如大黄久煎后，泻下攻积作用减弱；钩藤久煎后，平肝息风作用减弱，均为沉降之性降低。说明煎法亦可改变药物原有的升降浮沉之性。此外，药有药性，饮食亦有其性，故饮食亦可影响药物的升降浮沉之性。

由此可见，药物的升降浮沉受多种因素的影响，在一定条件下可以相互转化。这正如李时珍所说：“升降在物，亦在人也。”

3. 升降浮沉的临床应用：用药组方上就有调和气机升降是中医治疗脏腑疾病的基本治疗原则之一，主要是调和脏腑气机的升降，顺应脏腑气机的升降，合理用药使之升降恢复有度有序以去除疾病。中药升降浮沉的性能，是临床遣方用药的重要依据。利用药物升降浮沉之性，使药物直达病所，因势利导，祛邪外出，或逆病势而纠正机体脏腑功能的失调，恢复正常生理功能，达到治病之目的。

升降并投的药物配伍，升清降浊，升降气机，升降相因，因势利导，其具体配伍，因病因、病位、病机的不同而各异。如升降肺气以治胸痞、咳嗽之法，方如败毒散之用桔梗宣肺，枳壳降气；桑菊饮之用桔梗宣利肺气，杏仁降肺气；九仙散之用桑白皮、款冬花、贝母降气止咳化痰，桔梗宣肺祛痰，载药上行等，均体现了一升一降，降中寓升，升降肺气之法。再如升降肠腑气机而治便秘，方如济川煎治肾虚便秘，此乃温润通便之方，方中于牛膝、肉苁蓉、当归、泽泻、枳壳等大队润降、宽肠下气药中配少许升麻以轻宣升阳，清阳得升，浊阴自降，且有欲降先升之妙。故有“妙在升麻升清气以输脾”之论。降浊中常配升清之品的方还有清胃散，用黄连苦寒清胃中积热与升散以消郁热的升麻共进，

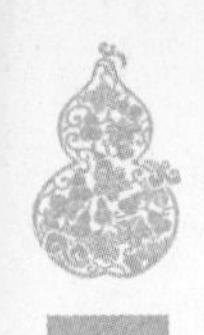

使上炎之火与内郁之热随升降并投而火降热消。再如调和肝脾的四逆散，用柴胡升发阳气，疏肝解郁，透邪外出，枳实理气解郁，泄热破结，与柴胡为伍，一升一降，加强疏畅气机之功。镇肝熄风汤主治肝肾阴亏，肝阳上亢，气血逆乱之类中风，用赭石、龙骨、牡蛎平肝镇潜以治标，玄参、麦冬等滋阴壮水、涵养肝木以治本，镇肝滋肾，肝肾并调。天王补心丹主治阴虚血少，神志不安证。方中生地滋阴凉血，补肾养心，清热安神，下入少阴滋水养阴，水盛以伏火。玄参滋阴降火，以制虚火上炎，二药相伍滋水降火，肾水上升使心火不亢，心火下降使肾水不寒，即为水火既济。

用中药升降浮沉之趋势，升提下陷，沉降上逆亦为常法，临床常以柴胡、升麻、黄芪、党参等升阳益气，治疗阳气不升反下陷者，如泄泻不止、脱肛、阴挺（子宫脱垂）等。沉降药物多有降逆之性，如选用生龙骨、生牡蛎、石决明、夏枯草平肝潜阳、清热泻火以治疗阳气升而太过致头痛、眩晕、目赤等。

用药物的升降之性为舟揖，载药直达病所，具有事半功倍之效，如桔梗之载药上行，有诸药之舟揖之称。血府逐瘀汤用桔梗载活血药上行胸中，以祛血府之瘀，清瘟败毒饮清热解毒凉血，其性沉降，用桔梗载甘寒之品上行以清咽润喉。牛膝为引药下行之药，独活寄生汤用牛膝，运药直达下焦肝肾，强筋骨壮腰膝。如此，使药物直达病所，充分发挥药效。同时亦表明，一味药之所以改变其他药物的作用趋向，左右全方升降浮沉，关键在于适当配伍。

（四）归经

中药归经，即药物作用的定位；是研究中药作用的归属，趋向于某些脏腑、经络或特定部位等定位定向理论；是把药物作用与人体脏腑经络密切联系起来的独具特色的理论。药物的归经不同，其治疗作用也不同。归经指明了药物治病的适用范畴，也就是说明了药效所在，包含了药物定性定位的概念，也是阐明药物作用机制，指导临床用药的药性理论基本内容之一。它在全球民族医药体系中也具有特殊重要的价值。

1. 归经理论的历史沿革：

(1) 归经学说的萌芽期（秦汉）——中药归经学说的形成起端可追溯到秦汉时期的《黄帝内经》《神农本草经》等大量早期中医药文献，其中广泛论述了五味作用定位的论点，可谓是开归经学说的先河。如《素问·宣明五气篇》曰："五味所入，酸入肝，辛入肺，苦入心，咸入肾，甘入脾，是谓五入。"《素问·至真要大论》又曰："五味入胃，各归所喜，故酸先入肝，苦先入心，甘先入脾，辛先入肺，咸先入肾。"《灵枢·五味篇》亦曰："五味各走其所苦，谷味酸，先走肝，谷味苦，先走心，谷味甘，先走脾，谷味辛，先走肺，谷味咸，先走肾。"这些论述的五味各归其所喜之脏等内容，就明确地指出了药物与相应的脏腑具有选择作用，即某种药味主要入某一脏腑。虽然不是用来解释具体药物，但无疑对药物的归经理论体系的形成起了重要的启迪和理论指导作用。

(2) 归经学说的雏形期（唐宋）——归经学说发展到唐宋时期已初步形成。当时医药学家已经注意到药物治疗疾病总有一定范围，它只能对某一脏腑病证产生治疗作用，于是将药物的定位作用独立加以论述。如唐代孙思邈《备急千金要方》以脏腑寒热虚实概括诸般杂症为立方遣药的总则。宋代《太平圣惠方》载有诸脏用药，北宋钱乙《小儿药证直诀》则重于五脏寒热虚实的辨证，并制定补泻方剂，均分脏腑而辨证用药，实为具有脏腑归经定位思想的内容。寇宗奭的《本草衍义》中，归经学说已出现雏形，至此，归经学说虽然并不系统，或没有具体说明某种药物归入某一脏腑，也未归入中药基本理论的范畴，但它们从不同角度的描述，对后世归经学说的范畴，但它们从不同角度的描述，对后世归经学说的创立和发展有着一定的影响。

（3）归经学说的形成期（金元）——金元时期，各流派的学术争鸣大大地推动了医药理论的发展，而中药学方面的归经学说也应运而生。正如徐大椿、陈修园等所述，中药归经理论的完成，还是在金元时期。该时期的大量著作中记载了药物归经的内容，其中贡献最大的是易水学派的开山始祖张元素。张氏非常重视十二经辨证，主张分经用药，在他著作的《珍珠囊》一书中，对脏腑辨证和药物配方进行深入的研究，又不断在丰富临床经验的基础上加以总结和创新，倡导“药物归经”和“引经之说”，从而正式提出了“归经”这一说法。张氏的观点赋予归经学说以全新的理论内涵，给后人以较大的启示，在中药理论研究方面作出了巨大的贡献。因此，李时珍赞许他说：“大扬医理，灵素之下，一人而已。”其后，许多传其学者，又对归经学说加以从事和发挥。在金元时期，归经学说理论体系已基本确立。

（4）归经学说的发展期（明清）——迨至明清时期，由于脏腑辨证理论进步，温病卫气营血和三焦辨证理论的形成，归经学说的内容更加丰富，药物的具体归经也主要用脏腑表述，其临床实用性大为增强。如明代刘文泰著的《本草品汇精要》一书中，载药2309种，他在论述每药所设的24个项目中，就专设了“行何经”一项，经名仍沿用了太阳、阳明、少阳、太阴、厥阴和少阴。而李时珍不仅继承了易水学派张元素的归经学说，而且他又把归经理论与临床治病联系起来，在论述药物归经时，他将脏腑、经络、官窍等功能结合起来讨论，在某药归某经的基础上又提出了有“本病”“经病”和“窍病”之分。这都是对归经学说的进一步认识既体现了中医学的整体观，又使归经理论趋于准确。中药归经的用语，在清代以前的医药文献中颇不一致，主要有“行经”“入”“走”“归”及某药为某经药等。及至清代医药学家沈金鳌著的《要药分剂》则将以上名目繁多的说法，统一规范首次启用“归经”作为药性名词提出来，单独立项列于“主治”项后说明药性，并采用五脏六腑之名标志着传统中医形成了对中药选择性作用于脏腑经络的系统认识。

2. 归经理论对组方配伍的指导：

（1）用经络归经指导组方用药：古代医家在长期的临床实践中发现药物对人体经络的作用有一定的选择性和趋向性，于是在药性理论中提出某药归某经。但是，药物归经并非一成不变的，经过与其他药物组方配伍可改变药物原有的经络归属。人身之经络系统如十二经脉、十五络脉、奇经八脉等均有相对应的药物归属。就常规而言，专归某经或主归某经之药物，即为针对该经病证起主要治疗作用之药物，可视为方中之君药；而兼归该经或经组方配伍后归属该经之药物则多为针对该经病证起辅助治疗作用之药物，可作为方中之臣、佐药。

（2）用脏腑归经指导组方用药：人体之脏腑与经络有极为密切之联系，同经络归经一样，五脏六腑亦有相对应的药物归属。同理，方中药物经组方配伍之后亦可改变其原来的脏腑归属，而作用于其他脏腑。因此可在脏腑辨证理论体系之指导下，运用脏腑归经来指导组方用药。一种药物对人体脏腑的主次配属，对其在方剂中的主次地位亦有一定的决定作用。常规而言，如一种药物专归或主归某脏或某腑，则多针对该脏或该腑的病证起主要治疗作用，在以该治疗作用为主导的方剂中，该药多为君药；而方中其他兼归该脏、该腑或经组方配伍后归属该脏或该腑之药物则多为方中之臣、佐药。

（3）用部位归经指导组方用药：对于人体各个不同部位，药物亦有选择性的治疗作用。方中药物经配伍之后，其自身原有的作用部位可以发生改变，而协同作用于其他部位。依此可以按照部位归经遣药组方。如桔梗汤以轻清上浮之桔梗为主药，故可治疗咳嗽、咽痛、肺胀等上部病症；牛膝丸以下行之牛膝为主药，故多治疗腰痛、湿热痹等下部

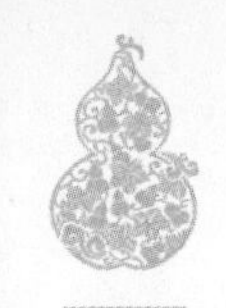

病症。

(4) 引经药的导向作用：选用引经药引诸药直达病所配伍之后，能够引导和带领方中其他药物直达病所，起导向性疗效作用的药物是为引经药。一首方中的药物各有其自身的作用方向，配伍之后未必与预期作用方向相一致，此时须配伍引经之品，引导和带领其他药物进入相应经络、脏腑发挥协同作用，方可收到更好的治疗效果。如《丹溪心法》中所载："头痛须用川芎，如不愈，加各引经药，太阳川芎、阳明白芷、少阳柴胡、太阴苍术、少阴细辛、厥阴吴茱萸。"

四气五味只是说明药物有不同的寒热属性和治疗作用，升降浮沉只是说明药物的作用趋向。二者都缺乏明确的定位概念，只有归经理论才能把药物的治疗作用与病变所在的脏腑经络部位有机联系起来了。事实证明，掌握好归经理论对于指导临床用药意义很大。虽然历代医家所提的药物归经理论不完全一致，从整体角度而言却是先后相承、相互推进、互为补充的，对我们拓宽中药学理论的思维广度和认知视野具有积极的促进作用。对于归经理论，唯有在长期的临床中实践和理论研究中仔细体悟，方能更好地领会其实质与内涵。用归经理论指导组方用药，是对当前主流方剂配伍理论的进一步丰富和完善，具有很大的研究价值和拓展空间。

（五）毒性

历代本草书籍中，常在每一味药物的性味之下，标明其"有毒""无毒"。有毒、无毒也是药物性能的重要标志之一，它是掌握药性必须注意的问题。

1. 中药毒性的历史内涵：历史上有关中药毒性的内涵可分为3个层次。其一，"毒"即是药。古人对药毒不分，认为凡可治疗疾病的药物皆称为毒药。其二，"毒"即药物的偏性。古人认为，中药之所以能够治病，是利用中药具有的偏性来祛邪扶正，纠正机体气血阴阳之偏颇，以使之恢复平衡，从而达到治愈疾病的目的。以上泛指一切中药作用或偏性的认识，也属中药广义之"毒"的概念。其三，"毒"即药物的不良反应。随着人类对中药的广泛使用及对其性能认识的不断深入，发现有些药物性质强烈，作用峻猛，使用后容易出现不良反应，以致造成对人体的不良影响和损害。

2. 中药毒性分级：伴随临床用药经验的积累，对毒性研究的深入，中药毒性分级情况各不相同。如《素问·五常政大论》曰药物毒性分为"大毒""常毒""小毒""无毒"4类；《神龙本草经》分为"有毒""无毒"2类；《证类本草》《本草纲目》将毒性分为"大毒""有毒""小毒""微毒"4类。近代中药毒性分级多沿袭临床用药经验及文献记载，分级尚缺乏明确的实验数据。当今，《中华人民共和国药典》采用大毒、有毒、小毒3类分类方法，是目前同行的分类方法。

(1) 毒性药物的化学成分：

1) 生物碱类：如含乌头碱的中药有川乌、草乌、附子、雪上一枝蒿等，其毒性主要表现为作用于中枢神经系统及周围神经系统的症状，中毒机制是过量的乌头碱先兴奋后麻痹各种神经末梢，刺激迷走神经中枢，甚至麻痹血管运动中枢、呼吸中枢，以致心源性休克、呼吸衰竭而致死。小天仙子等含莨菪碱、东莨菪碱和阿托品生物碱，此类生物碱皆为M胆碱受体阻滞药，其中毒机制主要为抗M-胆碱能反应，对周围神经则为抑制交感神经机能，对中枢神经系统则为兴奋作用，严重者转入中枢抑制致嗜睡、昏迷。马钱子等的种子均含士的宁和马钱子碱，其毒性主要作用于脊髓、大脑皮质或延脑等高级神经中枢，主要表现为脊髓反射性的兴奋显著亢进，引起特殊的强直性痉挛，常因呼吸肌强直性收缩而引起窒息死亡。雷公藤等含雷公藤碱，对中枢神经系统的损害可引起视丘、中脑、延脑、脊髓的病理改变，肝脏、肾脏、心脏可发生出血坏死，中毒剂量可引起肾小管细胞变性坏死，肾曲管上皮轻度脂肪变性，而稍小剂量的致死多以肾衰竭为主。

2）苷类：如强心苷是一类对心肌有显著兴奋作用的苷类，夹竹桃等中草药均含强心苷，中毒后主要表现为胃肠道方面，严重时可出现传导阻滞、心动过缓、异位节律等，最后因心室纤颤，循环衰竭而致死。蟾蜍为重要的强心药之一，其强心成分属强心甾体类化合物，其中毒症状出现时间多在30～60分钟，首先有上腹部不适，继而恶心呕吐、中唇青紫、心悸，甚至昏迷以致休克，多数患者有心动过缓伴心律不齐及不同程度的房室或窦房阻滞。另外杏、桃、枇杷等的种仁均含氰苷（即苦杏仁苷）等有毒成分，苦杏仁苷在水中溶解度较大不稳定，易被同存于种仁中的苦杏仁酶水解，苷元水解后可产生有毒的氢氰酸，可引起组织缺氧，并损害中枢神经，中毒后主要表现为中枢神经系统症状。木通所含的木通皂苷水解后得长春藤皂苷元等，能损害肾小管，导致其上皮细胞坏死，严重者可导致肾衰竭。

3）毒蛋白类：毒蛋白主要存在于植物的种子中，其毒理作用是对胃肠黏膜有强烈的刺激和腐蚀作用，能引起广泛性的内脏出血。如巴豆的巴豆油中主要含有毒性球蛋白，内服中毒后主要症状为急性胃肠炎，有服巴豆油20滴而致死者，致死原因可能是对血管及中枢神经系统有毒性作用。苍耳子含苍耳子油、毒蛋白等有毒成分能损害心、肝、肾等内脏及引起脑水肿，尤以肝损害为甚，继发引起脑水肿而致的惊厥可能为死亡的直接原因。蓖麻子含蓖麻子毒蛋白，7 mg即可使人中毒死亡，易使肝肾等发生损害，碳水化合物化谢紊乱。

4）金属元素类：中药中含金属元素的药物主要是矿物类药物，其中对人体毒性较大的主要有含砷、汞、铅类等药物。如砒石（红砒、白砒）成分为三氧化二砷，急性中毒主要是胃肠症状及神经系统症状，急性中毒可并发肾衰竭、中毒性肝炎、心肌炎，严重者可引起脱水、酸中毒、休克、昏迷，最后可因呼吸中枢麻痹死亡。水银、轻粉等含有汞，汞化合物能抑制酶的活性，引起中枢神经和自主神经功能紊乱，如中毒后可出现精神失常，胃肠道刺激症状和消化道出血，严重时刻发生急性肾衰竭而死亡。含铅类中药有铅丹、铅粉等，可作用于全身各个系统，主要损害神经、造血、消化和心血管系统。近年来有关中成药中毒的报道也开始增多，中成药引发肝损害占有相当大的比例，如雷公藤多苷片为卫矛科雷公藤的提取成分，为临床治疗类风湿关节炎、系统性红斑狼疮的常用药，多有引起肝损伤的报道。某些中成药也可导致肾损害，如牛黄清心丸、牛黄解毒丸、天王补心丹、安宫牛黄丸、柏子养心丸、朱砂安神丸、再造丸、大活络丹、局方至宝丹、紫雪丹等。近年来，如龙胆泻肝丸以及含有马兜铃酸的中药制剂对肾功能损害大，甚至发生急性肾衰竭而致死亡。因此加强中成药安全性的临床监测和毒理学研究是十分必要的。

（2）产生中药中毒的原因：

1）对中药毒性的认识不足：中药的治疗作用与毒性作用是相对的，也是密切相关的，在一定条件下，二者可以相互转化。许多病人总认为中药是天然药物，毒性很小或无毒，服用量过大或服用时间加长也不会像西药的毒性那么明显，因此私自加大剂量或延长服药时间，造成不必要的药物中毒现象。

2）炮制不规范：中药炮制的目的之一即为消除或降低药物的毒性，突出药物的治疗作用。若不如法炮制，则往往容易引起毒性反应。如半夏、附子等需用炮制品入药，若用生品代替或虽经炮制但不规范，则容易出现毒性反应，可出现局部有强烈的刺激性，如舌、咽、口腔麻木、肿痛和张口困难等中毒症状，重者可产生呕吐，严重者甚至窒息。

3）配伍不当：有些药物单纯使用时对人体无毒性反应，但如果把两种药物放在一起

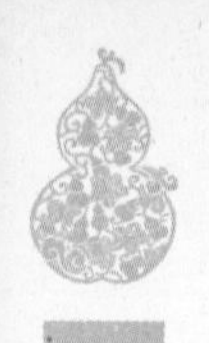

同时使用，便会产生毒性反应。如中药“七情”的相反配伍。

4）服用不当：一般说来，药物的功效与其剂量成正比，其毒性也与剂量成正比。机体对药物毒性的耐受性是有限度的，超出限度的用量往往是引起中毒反应的最常见的原因之一。另外有些药物即使是在安全用量范围内长期连续服用时，其毒性成分可在体内蓄积而引起中毒反应。

中药的毒性反应是客观存在的，我们应该在临床用药和药物制剂中要倍加重视。对于毒性中药的用药原则，除了严格炮制加工外，在临床上还要密切注意用药的时间和剂量，同时还要密切观察患者的用药反应，一旦发现中毒情况，应立即停药，并做好抢救工作，以避免对机体造成更进一步的伤害。因此建议主管部门尽快组织专家加强对毒性药物的毒理学和体内动力学研究，使毒性中药使用更合理、更安全。

中药药性各性能之间不是独立存在，各个性能之间存在着某种特殊的内在关联性。故开展药性系统的基础研究，也应充分考虑其间存在的联系。开展中药药性系统的基础研究，规范中药药性的认识，具有重要的学术价值；同时，也有必要开辟研究中药药性理论的新途径、新思路。要揭示药性系统的科学内涵，探索其生物活性物质基础及其效应生物信号的表达规律，就必须走多学科结合的道路。即以中医药理论为指导，以临床为根基，借助多学科知识和研究手段，从宏观、微观、生理、病理、整体、器官、细胞、功能、形态进行多层次的系统研究，捕捉各个性能的特异生物信息表征，寻找其内在的关联性、规律性，用现代科学语言表达中药药性系统的内涵，这是中药药性理论基础研究的发展方向之一。

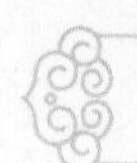

第二节　分类药物

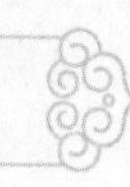

一、解表药

麻黄：源于麻黄科植物草麻黄、中麻黄或木贼麻黄的干燥草质茎。其性温，味辛、微苦，有发散风寒、宣肺平喘、利水消肿的功效，可治疗风寒感冒、胸闷喘咳风水浮肿、支气管哮喘等病证。

桂枝：源于樟科植物肉桂的干燥嫩枝。其性温，味甘、辛，有发汗解肌、温通经脉、助阳化气的功效，可治疗风寒感冒、寒凝血滞诸痛症、痰饮蓄水、心悸等病证。

生姜：源于姜科植物姜的新鲜根茎。其性温，味辛，有解表散寒、温中止呕、温肺止咳的功效，可治疗风寒感冒、胃寒呕吐、肺寒咳嗽等病证。

荆芥：源于唇形科植物荆芥的干燥地上部分。其性微温，味辛，有祛风解表、透疹消疮、止血的功效，可治疗外感表症、麻疹不透、风疹瘙痒、疮疡初起兼有表症、吐衄下血等病证。

防风：源于伞形科植物防风的干燥根。其性微温，味辛、甘，有祛风解表、胜湿止痛、止痉的功效，适用于外感表症、风疹瘙痒、风湿痹痛、破伤风等病证。此外，以其升清燥湿之性，亦可用于脾虚湿盛，清阳不升所致的泄泻。

羌活：源于伞形科植物羌活或宽叶羌活的干燥根茎和根。其性温，味辛、苦，有解表散寒、祛风胜湿、止痛的功效，可治疗风寒感冒、风寒湿痹，尤以除头项肩背之痛见长，故上半身风寒湿痹、肩背肢节疼痛者多用。

细辛：源于马兜铃科植物北细辛、汉城细辛或华细辛的根和根茎。其性温，味辛，有解表散寒、祛风止痛、通窍、温肺化饮的功效，可治疗风寒感冒、头痛、牙痛、风湿痹痛、鼻渊、肺寒咳喘等病证。

白芷：源于伞形科植物白芷或杭白芷的干燥根。其性温，味辛，有解表散寒、祛风止痛、通鼻窍、燥湿止带、消肿排脓的功效，可治疗风寒感冒、头痛、牙痛、风湿痹痛、鼻渊、寒湿下注白带过多、疮痈肿毒等病证。此外，本品祛风止痒，可用治皮肤风湿瘙痒。

薄荷：源于唇形科植物薄荷的干燥地上部分。其性凉，味辛，有疏散风热、清利头目、利咽透疹、疏肝行气的功效，可治疗风热感冒温病初起、风热头痛、目赤多泪、咽喉肿痛、麻疹不透风疹瘙痒、肝郁气滞、胸闷胁痛等病证。此外，本品芳香辟秽，兼能化湿和中，还可用于治疗夏令感受暑湿秽浊之气，脘腹胀痛，呕吐泄泻。

桑叶：源于桑科植物桑的干燥叶。其性寒，味甘、苦。有疏散风寒、清肺润燥、平抑肝阳、清肝明目的功效，可治疗风热感冒、温病初起、肺热咳嗽、燥热咳嗽、肝阳上亢眩晕、目赤昏花等病证。此外，本品尚能凉血止血，还可以用于治疗血热妄行之咳血、吐血、衄血，宜与其他凉血止血药同用。

菊花：源于菊科植物菊的干燥头状花序。其性微寒，味辛、甘、苦。有疏散风热、平抑肝阳、清肝明目、清热解毒的功效，可治疗风热感冒、温病初起、肝阳眩晕、肝风实证、目赤昏花、疮痈肿毒等病证。

柴胡：源于伞形科植物柴胡或狭叶柴胡的干燥根。其性微寒，味辛、苦。有解表退热、疏肝解郁、升举阳气的功效，可治疗表证发热、少阳证、肝郁气滞、气虚下陷、脏器脱垂等病证。此外，本品还可以退热截疟，又为治疗疟疾寒热的常用药，常与黄芩、常山、草果等同用。

升麻：源于毛茛科植物大三叶升麻、兴安升麻或毛茛科升麻的干燥根茎。其性微寒，味辛、微甘。有解表透疹、清热解毒、升举阳气的功效，可治疗外感表证、麻疹不透、齿痛口疮、咽喉肿痛、温毒发斑、气虚下陷、脏器脱垂、崩漏下血等病证。

葛根：源于豆科植物野葛的干燥根。其性凉，味甘、辛，有解肌退热、透疹、生津止渴、升阳止泻的功效，可治疗表证发热、项背强痛、麻疹不透、热病口渴、阴虚消渴、热泄热痢、脾虚泄泻等病证。此外，葛根能直接扩张血管，有明显的降压的作用，能较好的缓解高血压患者的“项紧”症状，故临床常用于治疗原发性高血压颈项疼痛。

二、清热药

淡竹叶：源于禾本科植物淡竹叶的干燥茎叶。其性寒，味甘、淡，有清热泻火、除烦、利尿的功效，可治疗热病烦渴、口疮尿赤、热淋涩痛等病证。

芦根：源于禾本科植物芦苇的新鲜或干燥根茎。其性寒，味甘，有清热泻火、生津止渴、除烦、止呕、利尿的功效，可治疗热病烦渴、胃热呕哕、肺热咳嗽、肺痈吐脓、热淋涩痛等病证。本品功能清热利尿，治疗热淋涩痛、小便短赤的时候常与白茅根、车前子同用。

知母：源于百合科植物知母的干燥根茎。其性寒，味苦、甘，有清热泻火、滋阴润燥的功效，可治疗热病烦渴、肺热燥咳、骨蒸潮热、内热消渴、肠燥便秘等病证。

栀子：源于茜草科植物栀子的干燥成熟果实。其性寒，味苦，有泻火除烦、清热利湿、凉血解毒的功效，可治疗热病心烦、湿热黄疸、血淋涩痛、血热吐衄、目赤肿痛、火热疮疡等病证。生栀子走气分而泻火，焦栀子入血分而凉血解毒。

黄芩：源于唇形科植物黄芩的干燥根。其性寒，味苦，有清热燥湿、泻火解毒、止血、安胎的功效，可治疗湿温、暑湿、胸闷呕恶、湿热痞满、黄疸泻痢、肺热咳嗽、高热

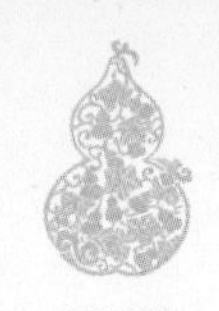

烦渴、血热吐衄、痈肿疮毒、胎动不安等病证。黄芩分枯芩与子芩，枯芩善清上焦肺火，主治肺热咳嗽痰黄；子芩善泻大肠湿热，主治湿热泻痢腹痛。

黄连：源于毛茛科植物黄连、三角叶黄连或云连的干燥根茎。其性寒，味苦，有清热燥湿、泻火解毒的功效，可治疗湿热痞满、呕吐吞酸、湿热泻痢、高热神昏、心烦不寐、血热吐衄、痈肿疖疮、目赤牙痛、消渴等病证，外治湿疹、湿疮、耳道流脓、眼目红肿等病证。

黄柏：源于芸香科植物黄皮树的干燥树皮。其性寒，味苦，有清热燥湿、泻火解毒、除骨蒸的功效，可用于治疗湿热带下、热淋涩痛、湿热泻痢、黄疸、湿热脚气、痿证、骨蒸劳热、盗汗、遗精、疮疡肿毒、湿疹瘙痒等病证。

苦参：源于豆科植物苦参的干燥根。其性寒，味苦，有清热燥湿、杀虫、利尿功效，可用于湿热泻痢、便血、黄疸、湿热带下、阴肿阴痒、湿疹湿疮、皮肤瘙痒、疥癣、湿热小便不利等病证。

白花蛇舌草：源于茜草科植物白花蛇舌草的全草。其性寒，味甘、微苦，有清热解毒、利尿通淋的功效，可用于治疗痈肿疮毒、咽喉肿痛、毒蛇咬伤、热淋涩痛等病证。

半边莲：源于桔梗科植物半边莲的干燥全草。其性平，味辛，有清热解毒、利水消肿的功效，可用于治疗疮疡肿毒、蛇虫咬伤、腹胀水肿、湿疹湿疮等病证，可单味水煎，局部湿敷或外搽患处。

地黄：源于玄参科植物地黄的新鲜或干燥块茎。其性寒，味甘、苦，有清热凉血、养阴生津的功效，可用于治疗热入营血、舌绛烦渴、斑疹吐衄、阴虚内热、骨蒸劳热、津伤口渴、内热消渴、肠燥便秘等病证。

玄参：源于玄参科植物玄参的干燥根。其性微寒，味甘、苦、咸，有清热凉血、泻火解毒、滋阴的功效，可用于温邪入营、内陷心包、温毒发斑、热病伤阴、津伤便秘、骨蒸劳嗽、目赤咽痛、瘰疬、白喉、痈肿疮毒等病证。

牡丹皮：源于毛茛科植物牡丹的干燥根皮。其性微寒，味辛、苦，有清热凉血，活血祛瘀的功效，可用于治疗温毒发斑、血热吐衄、温病发斑、阴虚发热、无汗骨蒸、血滞经闭、痛经、跌打伤痛、痈肿疮毒等病证。

赤芍：源于毛茛科植物赤芍或川赤芍的干燥根。性微寒，味苦，有清热凉血、散瘀止痛的功效，可用于治疗温毒发斑、血热吐衄、目赤肿痛、痈肿疮疡、肝郁胁痛、经闭痛经、癥瘕腹痛、跌打损伤等病证。

三、泻下药

大黄：源于蓼科植物掌叶大黄、唐古特大黄或药用大黄的干燥根和根茎。其性寒、味苦，有泻下攻积、清热泻火、凉血解毒、逐瘀通经的功效，可用于积滞便秘、血热吐衄、目赤咽肿、热毒疮疡、烧烫伤、瘀血诸证、湿热痢疾、黄疸、淋证等病证。此外，大黄可“破痰实”，通脏腑，降湿浊，用于老痰壅塞，喘逆不得平卧，癫狂惊痫，大便秘结者。

芒硝：源于硫酸盐类矿物芒硝族芒硝，经加工精制而成的结晶体。其性寒，味苦、咸，有泻下攻积、润燥软坚、清热消肿的功效，可用于治疗积滞便秘、咽痛、口疮、目赤、疮痈肿痛等病证。芒硝味咸，可软坚泻下，善除燥屎坚结。

番泻叶：源于豆科植物狭叶番泻或尖叶番泻的干燥小叶。其性寒，味甘、苦，有泻下通便的功效，可用于治疗热结便秘、腹水肿胀等病证，泻下行水消肿可单味泡服，或与牵牛子、大腹皮同用。

四、祛风湿药

独活：源于伞形科植物重齿毛当归的干燥根。其性微温，味辛、苦，有祛风湿、止痛、解表的功效，可用于治疗风寒湿痹、风寒夹湿表证、少阴头痛等病证。此外，其祛风湿之功，亦治皮肤瘙痒，内服或外洗皆可。

防己：源于防已科植物粉防已的干燥根。其性寒，味苦，有祛风湿、止痛、利水消肿的功效，可用于治疗风湿痹证、水肿、小便不利、脚气、湿疹疮毒等病证。此外，本品有降血压作用，可用于原发性高血压。

海风藤：源于胡椒科植物风藤的干燥藤茎。其性微温，味辛、苦，有祛风湿、通络止痛的功效，可用于治疗风寒湿痹、跌扑损伤等病证。

秦艽：源于龙胆科植物秦艽、麻黄秦艽、粗茎秦艽或小秦艽的干燥根。其性平，味辛、苦，有祛风湿、通络止痛、退虚热、清湿热的功效，可用于治疗风湿痹证、中风不遂、骨蒸潮热、疳积发热、湿热黄疸等病证。此外，本品尚能治疗痔疮、肿毒等。

丝瓜络：源于葫芦科植物丝瓜的干燥成熟果实的维管束。其性平，味甘，有祛风、通络、活血的功效，可用于治疗风湿痹证、胸胁胀痛、乳汁不通、乳痈等病证。此外，本品又能治跌扑损伤、胸痹等。

络石藤：源于夹竹桃科植物络石的干燥带叶藤茎。其性微寒，味苦，有祛风通络、凉血消肿的功效，可用于治疗风湿热痹、喉痹、痈肿、跌扑损伤等病证。

桑寄生：源于桑寄生科植物桑寄生的干燥带叶茎枝。其性平，味甘、苦，有祛风湿、补肝肾、强筋骨、安胎的功效，可用于治疗风湿痹证、崩漏经多、妊娠漏血、胎动不安等病证。此外，本品尚能降血压，可用于高血压病。

雪莲花：源于菊科植物绵头雪莲花、毛头雪莲花、水母雪莲花等的干燥带花全株。其性温，味甘、微苦，有祛风湿、强筋骨、补肾阳、调经止血的功效，可用于治疗风湿痹证、肾虚阳痿、月经不调、经闭痛经、崩漏带下等病证。

五、化湿药

佩兰：源于菊科植物佩兰的干燥地上部分。其性平，味辛，有化湿、解暑的功效，可用于治疗湿阻中焦、暑湿、湿温初起等病证。

苍术：源于菊科植物茅苍术或北苍术的干燥根茎。其性温，味辛、苦，有燥湿健脾、祛风散寒的功效，可用于治疗湿阻中焦、风湿痹证、风寒夹湿表证等病证。此外，本品尚能明目，用于夜盲症及眼目昏涩，可单用，或与羊肝、猪肝蒸煮同食。

厚朴：源于木兰科植物厚朴或凹叶厚朴的干燥干皮、根皮及枝皮。其性温，味辛、苦，有燥湿消痰、下气除满的功效，可用于湿阻中焦、脘腹胀满、食积气滞、腹胀便秘、痰饮喘咳等病证。

砂仁：源于姜科植物阳春砂、绿壳砂或海南砂的干燥成熟果实。其性温，味辛，有化湿行气、温中止泻、安胎的功效，可用于治疗湿阻中焦及脾胃气滞证、脾胃虚寒吐泻、气滞妊娠恶阻及胎动不安等病证。

豆蔻：源于姜科植物白豆蔻或爪哇白豆蔻的干燥成熟果实。其性温，味辛，有化湿行气、温中止呕的功效，可用于治疗湿阻中焦及脾胃气滞证、呕吐等病证。

六、利水渗湿药

茯苓：源于多孔菌科真菌茯苓的干燥菌核。其性平，味甘、淡，有利水渗湿、健脾、

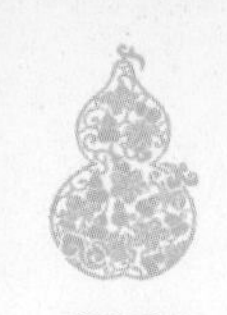

宁心的功效，可用于治疗水肿、痰饮、脾虚泄泻、心悸、失眠等病证。

薏苡仁：源于禾本科植物薏苡的干燥成熟种仁。其性凉，味甘、淡，有利水渗湿、健脾、除痹、清热排脓的功效，可用于治疗脾虚湿甚之水肿腹胀、小便不利、脚气、脾虚泄泻、湿痹拘挛、肺痈、肠痈等病证。

车前子：源于车前科植物车前或平车前的干燥成熟种子。其性寒，味甘，有利尿通淋、渗湿止泻、明目、祛痰的功效，可用于治疗湿热下注膀胱而致小便不利、水湿内停之水肿、泄泻、目赤肿痛、目暗昏花、翳障、痰热咳嗽等病证。

泽泻：源于泽泻科植物泽泻的干燥块茎。其性寒，味甘、淡，有利水渗湿、泄热的作用，可用于治疗水湿内停所致之水肿、小便不利等病证。

通草：源于五加科植物通脱木的干燥茎髓。其性微寒，味甘、淡，有利尿通淋、通气下乳的功效，可用于治疗淋漓涩痛、水湿内停之水肿、产后乳汁不下等病证。

金钱草：源于报春花科植物过路黄的干燥全草。其性微寒，味甘、咸，有利湿退黄、利尿通淋、解毒消肿的功效，可用于治疗湿热黄疸、石淋、热淋、痈肿疔疮、毒蛇咬伤、恶疮肿毒等病证。

虎杖：源于蓼科植物虎杖的干燥根茎和根。其性微寒，味微苦，有利湿退黄、清热解毒、散瘀止痛、化痰止咳的功效，可用于治疗湿热蕴结膀胱之小便涩痛、淋浊带下、水火烫伤、痈肿疮毒、毒蛇咬伤、经闭、癥瘕、跌打损伤、肺热咳嗽等病证。此外，本品还有泄热通便的作用，可以治疗热结便秘。

垂盆草：源于景天科植物垂盆草的干燥全草。其性凉，味甘、淡，有利湿退黄、清热解毒的功效，可用于治疗湿热黄疸、痈肿疮疡、咽喉肿痛、毒蛇咬伤、烫伤、烧伤等病证。

七、温里药

附子：源于毛茛科植物乌头的子根的加工品。其性大热，味辛、甘，有回阳救逆、补火助阳、散寒止痛的功效，能上助心阳、中温脾阳、下补肾阳，可用于治疗肾阳不足、命门火衰所致阳痿滑精、宫寒不孕、腰膝冷痛、夜尿频多、脘腹冷痛、心悸气短、胸痹心痛、风寒湿痹周身骨节疼痛等病证。

肉桂：源于樟科植物肉桂的干燥树皮。其性大热，味辛、甘，有补火助阳、散寒止痛、温经通脉、引火归元的功效，可用于治疗阳痿、宫冷、腹痛、寒疝、寒痹腰痛、胸痹心痛、冲任虚寒所致的闭经、痛经、虚阳上浮等病证。此外，久病体虚气血不足者，在补气益血汤中加入少量肉桂，有鼓舞气血生长的功效。

干姜：源于姜科植物姜的干燥根茎。其性热，味辛，有温中散寒、回阳通脉、温肺化饮的功效，可用于治疗寒邪直中脏腑所致腹痛、胃寒呕吐、心肾阳虚所致的亡阳厥逆、寒饮喘咳、痰多清晰等病证。

吴茱萸：源于芸香科植物吴茱萸、石虎或疏毛吴茱萸的干燥近成熟果实。其性热，味辛、苦，有散寒止痛、降逆止呕、助阳止泻的功效，可用于治疗肝寒气滞诸痛、霍乱心腹痛呕吐不止、脾肾阳虚、五更泄泻等病证。

八、理气药

陈皮：源于芸香科植物橘及其栽培变种的干燥成熟果皮。其性温，味辛、苦，有理气健脾、燥湿化痰的功效，可用于治疗中焦寒湿脾胃气滞、脘腹胀痛、恶心呕吐、呃逆、湿痰寒痰咳嗽、胸痹胸中气塞短气等病证。

枳实：源于芸香科植物酸橙及其栽培变种或甜橙的干燥幼果，其性微寒，味苦、辛、酸，有破气消积、化痰除痞的功效，可用于治疗胃肠积滞、湿热泄泻、胸阳不振、痰阻胸痹之胸中满闷、气滞胸胁疼痛、产后瘀滞腹痛、烦躁等病证。此外，本品尚可治疗胃扩张、胃下垂、子宫脱垂、脱肛等脏器下垂病证。

木香：源于菊科植物木香的干燥根。其性温，味辛、苦，有行气止痛、健脾消食的功效，可用于治疗脾胃气滞、脘腹胀满、饮食积滞之大便秘结或泻而不爽、腹痛胁痛、黄疸、疝气疼痛气滞血瘀之胸痹等病证。

川楝子：源于楝科植物川楝的干燥成熟果实。其性寒，味苦，有行气止痛、杀虫的功效，可用于治疗肝郁气滞或肝郁化火胸痹诸痛、虫积腹痛。此外，本品苦寒有毒，能驱杀肠道寄生虫，可用本品烘黄研末，以油调膏，外涂治头癣、秃疮。

香附：源于莎草科植物莎草的干燥根茎。其性平，味辛、微苦、微甘，有疏肝解郁、调经止痛、理气调中的功效，可用于治疗肝郁气滞胁痛、腹痛、月经不调、痛经、乳房胀痛、气滞腹痛、胸膈噎塞、嗳气吞酸等病证，为妇科调经之要药。

玫瑰花：源于蔷薇科植物玫瑰的干燥花蕾。其性温，味甘、微苦，有疏肝解郁、活血止痛的功效，可用于治疗肝胃气滞、月经不调、经前乳房胀痛、跌扑损伤等病证。

薤白：源于百合科植物小根蒜或薤的干燥鳞茎。其性温，味辛、苦，有通阳散结、行气止痛的功效，可用于治疗寒痰阻滞、胸阳不振所致胸痹痛、脘腹痞满胀痛、泄泻里急后重等病证。

九香虫：源于蝽科昆虫九香虫的干燥体。其性温，味咸，有理气止痛、温肾助阳的功效，可用于治疗肝气郁滞之胸胁胀痛或肝胃不和之胃脘疼痛、肾阳不足、命门火衰之阳痿、腰膝冷痛等病证。

九、消食药

山楂：源于蔷薇科植物山里红或山楂的干燥成熟果实。其性微温，味酸、甘，有消食健胃、行气散瘀、化浊降脂的功效，可治疗肉食积滞、胃脘胀满、泻痢腹痛、疝气疼痛、血瘀经闭、产后瘀阻、心腹刺痛、胸痹心痛、高脂血症、冠心病以及高血压病等病证。

麦芽：源于禾本科植物大麦的成熟果实经发芽干燥的炮制加工品。其性平，味甘，有行气消食、健脾开胃、回乳消胀的功效，可治疗食积不化、脘腹胀满、脾虚食少、乳汁郁积、乳房胀痛、妇女断乳、肝郁胁痛、肝胃气痛等病证。

莱菔子：源于十字花科植物萝卜的干燥成熟种子。其性平，味辛、甘，有消食除胀、降气化痰的功效，可治疗饮食停滞、脘腹胀痛、大便秘结、积滞泻痢、痰壅咳喘等病证。

鸡内金：源于雉科动物家鸡的干燥沙囊内壁。其性平，味甘，有健胃消食、涩精止遗、通淋化石的功效，可治疗食积不消、呕吐泻痢、小儿脾虚疳积、遗精、遗尿、石淋涩痛、胆胀胁痛等病证。

十、止血药

小蓟：源于菊科植物刺儿菜的干燥地上部分。其性凉，味甘、苦，有凉血止血、散瘀解毒消痈的功效，可治疗衄血、吐血、尿血、血淋、便血、崩漏、外伤出血、痈肿疮毒等病证。

侧柏叶：源于柏科植物侧柏的干燥枝梢和叶。其性寒，味苦、涩，有凉血止血、化痰止咳、生发乌发的功效，可治疗吐血、衄血、咯血、便血、崩漏下血、肺热咳嗽、血热脱发、须发早白或头发不生等病证。

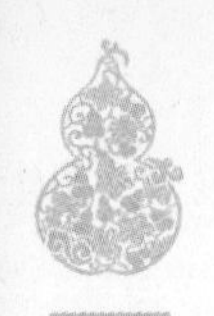

白茅根：源于禾本科植物白茅的干燥根茎。其性寒，味甘，有凉血止血、清热利尿的功效，可治疗血热吐血、衄血、尿血、血淋、热病烦渴、肺热咳嗽、胃热呕吐、湿热黄疸、水肿尿少、热淋涩痛等病证。

三七：源于五加科植物三七的干燥根和根茎。其性温，味甘、微苦，有散瘀止血、消肿定痛的功效，可治疗咯血、吐血、衄血、尿血、便血、崩漏、外伤出血、胸腹刺痛、跌打损伤、筋骨折伤、痈疽肿痛、痈疽溃烂等病证。

茜草：源于茜草科植物茜草的干燥根和根茎。其性寒，味苦，有凉血、祛瘀、止血、痛经的功效，可治疗吐血、衄血、尿血、崩漏、外伤出血、瘀阻经闭、风湿痹痛、跌扑肿痛等病证。

蒲黄：源于香蒲科植物水烛香蒲、东方香蒲或同属植物的干燥花粉。其性平，味甘，有止血、化瘀、通淋的功效，可治疗吐血、衄血、咯血、崩漏、尿血、外伤出血、经闭痛经、产后瘀阻腹痛、胸腹刺痛、跌扑肿痛、血淋涩痛等病证。

仙鹤草：源于蔷薇科植物龙芽草的干燥地上部分。其性平，味苦、涩，有收敛止血、截疟、止痢、解毒、补虚的功效，可治疗咯血、吐血、崩漏下血、疟疾寒热、血痢、赤白痢、久泻久痢、痈肿疮毒、阴痒带下、脱力劳伤等病证。

艾叶：源于菊科植物艾的干燥叶。其性温，味辛、苦，有小毒，有温经止血、散寒止痛、调经、安胎、外用祛湿止痒的功效，可治疗吐血、衄血、崩漏下血、月经过多、少腹冷痛、下焦虚寒、月经不调、经行腹痛、宫冷不孕、带下清稀、脘腹冷痛、胎动不安、胎漏下血、湿疹、阴痒、疥癣等各种皮肤瘙痒等病证。

炮姜：源于姜科植物姜的干燥根茎的炮制加工品。其性热，味辛，有温经止血、温中止痛的功效，可治疗阳虚失血、吐衄崩漏、脾胃虚寒、腹痛吐泻、寒凝脘腹冷痛、产后血虚寒凝、小腹疼痛等病证。

十一、活血化瘀药

延胡索：源于罂粟科植物延胡索的干燥块茎。其性温，味辛、苦，有活血、行气、止痛的功效，可治疗气血瘀滞、寒滞胃痛、肝郁气滞血瘀所致胸胁脘腹疼痛、心血瘀阻之胸痹心痛、经闭癥瘕、产后瘀阻、寒疝腹痛、睾丸肿痛、风湿痹痛、跌扑损伤、瘀血肿痛等病证。

川芎：源于伞形科植物川芎的干燥根茎。其性温，味辛，有活血行气、祛风止痛的功效，可治疗血瘀气滞、胸痹心痛、肝血瘀阻、积聚痞块、胸胁刺痛、跌扑损伤、瘀肿疼痛、月经不调、经闭痛经、癥瘕腹痛、产后瘀阻腹痛、恶露不行、头痛、风湿痹痛、肢节疼痛等病证。

郁金：源于姜科植物温郁金、姜黄、广西莪术或蓬莪术的干燥块根。其性寒，味辛、苦，有活血止痛、行气解郁、清心凉血、利胆退黄的功效，可治疗气滞血瘀、胸胁刺痛、胸痹心痛、月经不调、经闭痛经、乳房胀痛、癥瘕痞块、热病神昏、癫痫发狂、血热吐衄、妇女倒经、尿血、血淋、黄疸尿赤、肝胆结石、胆胀胁痛等病证。

姜黄：源于姜科植物姜黄的干燥根茎。其性温，味辛、苦，有破血行气、通络止痛的功效，可治疗气滞血瘀、胸胁刺痛、胸痹心痛、痛经经闭、产后腹痛、癥瘕、跌打损伤、瘀肿疼痛、风湿肩臂疼痛等病证。

乳香：源于橄榄科植物乳香树及同属植物树皮渗出的树脂。其性温，味辛、苦，有活血定痛、消肿生肌的功效，可治疗跌打损伤、痈肿疮疡、痈疽、瘰疬、痰核、疮疡溃破久不收口、气滞血瘀、胃脘疼痛、胸痹心痛、痛经经闭、产后瘀阻、癥瘕腹痛、风湿痹痛、筋脉拘挛等病证。

没药：源于橄榄科植物地丁树或哈地丁树的干燥树脂。其性平，味辛、苦，有散瘀定痛、消肿生肌的功效，可治疗跌打损伤、痈肿疮疡、痈疽肿痛、瘰疬、痰核、疮疡溃破久不收口、气滞血瘀、胃脘疼痛、胸痹心痛、痛经经闭、产后瘀阻、癥瘕腹痛、风湿痹痛、筋脉拘挛等病证。

五灵脂：源于鼯鼠科动物复齿鼯鼠的干燥粪便。其性温，味苦、咸、甘，有活血止痛、化瘀止血的功效，可治疗瘀血阻滞、胸痹心痛、脘腹胁痛、痛经经闭、产后瘀滞腹痛、骨折肿痛、瘀滞出血证等病证。

丹参：源于唇形科植物丹参的干燥根和根茎。其性微寒，味苦，有活血祛瘀、通经止痛、清心除烦、凉血消痈的功效，可治疗瘀血阻滞之月经不调、痛经经闭、产后腹痛、瘀阻心脉之胸痹心痛、脘腹胁痛、癥瘕积聚、跌打损伤、热痹疼痛、热毒瘀阻之疮痈肿痛、心烦不眠等病证。

红花：源于菊科植物红花的干燥花。其性温，味辛，有活血通经、散瘀止痛的功效，可治疗瘀血阻滞之经闭、痛经、产后恶露不行、瘀滞腹痛、胸痹心痛、胸胁刺痛、癥瘕痞块、跌打损伤、瘀滞肿痛、疮疡肿痛、热郁血瘀、斑疹色暗等病证。

桃仁：源于蔷薇科植物桃或山桃的干燥成熟种子。其性平，味苦、甘，有活血祛瘀、润肠通便、止咳平喘的功效，可治疗瘀血阻滞之经闭痛经、产后瘀滞腹痛、瘀血蓄积之癥瘕痞块、下焦蓄血证、跌打损伤、瘀肿疼痛、肺痈、肠痈、肠燥便秘、咳嗽气喘等病证。

益母草：源于唇形科植物益母草的新鲜或干燥地上部分。其性微寒，味苦、辛，有活血调经、利尿消肿、清热解毒的功效，可治疗瘀滞月经不调、血瘀痛经经闭、产后恶露不尽、瘀滞腹痛、或难产、胎死腹中、水肿尿少、血热及瘀滞之血淋、尿血、跌打损伤、瘀滞肿痛、疮痈肿毒等病证。

泽兰：源于唇形科植物毛叶地瓜儿苗的干燥地上部分。其性微温，味苦、辛，有活血调经、祛瘀消痈、利水消肿的功效，可治疗血瘀月经不调、经闭痛经、产后瘀血腹痛、跌打伤痛、疮痈肿毒、胸胁损伤疼痛、水肿、腹水等病证。

牛膝：源于苋科植物牛膝的干燥根。其性平，味苦、甘、酸，有逐瘀通经、补肝肾、强筋骨、利尿通淋、引血下行的功效，可治疗瘀血阻滞之经闭、痛经、产后腹痛、胞衣不下、跌打损伤、腰膝酸痛、筋骨无力、足膝痿软、热淋、血淋、砂淋、水肿、小便不利、吐血、衄血、齿龈肿痛、口舌生疮、头痛、眩晕等病证。

鸡血藤：源于豆科植物密花豆的干燥藤茎。其性温，味苦、甘，有活血补血、调经止痛、舒筋活络的功效，可治疗月经不调、痛经、闭经、风湿痹痛、肢体麻木、血虚萎黄、中风手足麻木、肢体瘫痪等病证。

王不留行：源于石竹科植物麦蓝菜的干燥成熟种子。其性平，味苦，有活血通经、下乳消肿、利尿通淋的功效，可治疗血瘀经闭、痛经、难产或胎死腹中、产后乳汁不下、乳痈肿痛、淋证涩痛等病证。

莪术：源于姜科植物蓬莪术、广西莪术或温郁金的干燥根茎。其性温，味苦、辛，有破血行气、消积止痛的功效，可治疗癥瘕痞块、瘀血经闭、胸痹心痛、食积气滞、小儿疳积、脘腹胀痛、跌打损伤、瘀肿疼痛等病证。

三棱：源于黑三棱科植物黑三棱的干燥块茎。其性平，味辛、苦，有破血行气、消积止痛的功效，可治疗癥瘕痞块、瘀血经闭、胸痹心痛、食积气滞、小儿疳积、脘腹胀痛、跌打损伤、瘀肿疼痛等病证。

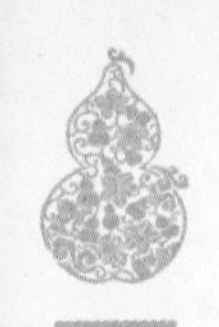

十二、化痰止咳平喘药

半夏：源于天南星科植物半夏的干燥块茎。其性温，味辛，有毒，有燥湿化痰、降逆止呕、消痞散结的功效，可治疗湿痰寒痰、咳喘痰多、痰饮眩悸、风痰眩晕、痰厥头痛、呕吐反胃、胸脘痞闷、梅核气、痈疽肿毒、瘰疬痰核、毒蛇咬伤等病证。

白附子：源于天南星科植物独角莲的干燥块茎。其性温，味辛，有毒，有祛风痰、定惊搐、止痛、解毒散结的功效，可治疗中风痰壅、口眼㖞斜、语言謇涩、惊风癫痫、破伤风、痰厥头痛、眩晕、偏正头痛、瘰疬痰核、毒蛇咬伤等病证。

皂荚：源于豆科植物皂荚的干燥成熟果实。其性温，味辛、咸，有小毒，有祛痰开窍、散结消肿的功效，可治疗中风口噤、昏迷不醒、癫痫痰盛、关窍不通、痰阻喉痹、顽痰咳喘、咳痰不爽、大便燥结、痈肿等病证。

川贝母：源于百合科植物川贝母、暗紫贝母、甘肃贝母、梭砂贝母、太白贝母或瓦布贝母的干燥鳞茎。其性微寒，味苦、甘，有清热润肺、化痰止咳、散结消痈的功效，可治疗肺热咳嗽、肺燥咳嗽、干咳少痰、阴虚劳嗽、痰中带血、瘰疬、乳痈、肺痈等病证。

浙贝母：源于百合科植物浙贝母的干燥鳞茎。其性寒，味苦，有清热化痰止咳、解毒散结消痈的功效，可治疗风热咳嗽、痰火咳嗽、瘰疬、瘿瘤、疮毒、肺痈、乳痈等病证。

瓜蒌：源于葫芦科植物栝楼或双边栝楼的干燥成熟果实，其性寒，味甘、微苦，有清热涤痰、宽胸散结、润燥滑肠的功效，可治疗肺热咳嗽、痰浊黄稠、胸痹心痛、结胸痞满、肺痈、肠痈、乳痈、大便秘结等病证。

竹茹：源于禾本科植物青秆竹、大头典竹或淡竹的茎秆的干燥中间层。其性微寒，味甘，有清热化痰、除烦、止呕的功效，可治疗痰热咳嗽、胆火夹痰、惊悸不宁、心烦失眠、中风痰迷、舌强不语、胃热呕吐、妊娠恶阻、胎动不安、血热吐血、衄血、尿血及崩漏等病证。

桔梗：源于桔梗科植物桔梗的干燥根。其性平，味苦、辛，有宣肺、祛痰、利咽、排脓的功效，可治疗咳嗽痰多、胸闷不畅、咽痛音哑、肺痈吐脓、癃闭及便秘等病证。

苦杏仁：源于蔷薇科植物山杏、西伯利亚杏、东北杏或杏的干燥成熟种子。其性微温，味苦，有小毒，有降气止咳平喘、润肠通便的功效，可治疗咳嗽气喘、胸满痰多、肠燥便秘、湿温初起等病证。

紫苏子：源于唇形科植物紫苏的干燥成熟果实。其性温，味辛，有降气化痰、止咳平喘、润肠通便的功效，可治疗痰壅气逆、咳嗽气喘、肠燥便秘等病证。

十三、安神药

龙骨：源于古代哺乳动物如三趾马类、犀类、鹿类、牛类、象类等骨骼化石或象类门齿的化石。其性平，味甘、涩，有镇惊安神、平肝潜阳、收敛固涩的功效，可治疗心神不宁、心悸失眠、惊痫癫狂、肝阳上亢、头晕目眩、滑脱诸证、湿疮痒疹、疮疡久溃不敛等病证。

酸枣仁：源于鼠李科植物酸枣的干燥成熟种子。其性平，味甘、酸，有养心补肝、宁心安神、敛汗、生津的功效，可治疗虚烦不眠、惊悸多梦、体虚多汗、津伤口渴等病证。

灵芝：源于多孔菌科真菌赤芝或紫芝的干燥子实体。其性平，味甘，有补气安神、止咳平喘的功效，可治疗心神不宁、失眠心悸、肺虚咳喘、虚劳短气、不思饮食等病证。

首乌藤：源于蓼科植物何首乌的干燥藤茎。其性平，味甘，有养血安神、祛风通络的功效，可治疗失眠多梦、血虚身痛、风湿痹痛、皮肤瘙痒等病证。

合欢皮：源于豆科植物合欢的干燥树皮。其性平，味甘，有解郁安神、活血消肿的功效，可治疗心神不安、忧郁失眠、肺痈、跌扑伤痛等病证。

十四、平肝熄风药

牡蛎：源于牡蛎科动物长牡蛎、大连湾牡蛎或近江牡蛎的贝壳。其性微寒，味咸，有潜阳补阴、重镇安神、软坚散结、收敛固涩、制酸止痛的功效，可治疗肝阳上亢、眩晕耳鸣、虚风内动之四肢抽搐、惊悸失眠、瘰疬痰核、癥瘕痞块、自汗盗汗、遗精滑精、崩漏带下、胃痛吞酸等病证。

钩藤：源于茜草科植物钩藤、大叶钩藤、毛钩藤、华钩藤或无柄果钩藤的干燥带钩茎枝。其性凉，味甘，有熄风定惊、清热平肝的功效，可治疗肝风内动、惊痫抽搐、高热惊厥、头痛眩晕、感冒夹惊、小儿惊哭夜啼等病证。

天麻：源于兰科植物天麻的干燥块茎。其性平，味甘，有息风止痉、平抑肝阳、祛风通络的功效，可治疗小儿惊风、癫痫抽搐、破伤风、肝阳上亢、头痛眩晕、手足不遂、肢体麻木、风湿痹痛等病证。

全蝎：源于钳蝎科动物东亚钳蝎的干燥体。其性平，味辛，有毒，有息风镇痉、通络止痛、攻毒散结的功效，可治疗肝风内动、痉挛抽搐、小儿惊风、中风口㖞、半身不遂、破伤风、风湿顽痹、偏正头痛、疮疡瘰疬等病证。

蜈蚣：源于蜈蚣科动物少棘巨蜈蚣的干燥体。其性温，味辛，有毒，有息风镇痉、通络止痛、攻毒散结的功效，可治疗肝风内动、痉挛抽搐、小儿惊风、中风口㖞、半身不遂、破伤风、风湿顽痹、顽固性偏正头痛、疮疡、瘰疬、蛇虫咬伤等病证。

地龙：源于钜蚓科动物参环毛蚓、通俗环毛蚓、威廉环毛蚓或栉盲环毛蚓的干燥体。其性寒，味咸，有清热定惊、通络、平喘、利尿的功效，可治疗高热神昏、惊痫抽搐、癫狂、关节痹痛、肢体麻木、半身不遂、肺热喘咳、水肿尿少、肝阳上亢证原发性高血压等病证。

僵蚕：源于蚕蛾科昆虫家蚕4～5龄的幼虫感染（或人工接种）白僵菌而致死的干燥体。其性平，味咸、辛，有息风止痉、祛风止痛、化痰散结的功效，可治疗肝风夹痰、惊痫抽搐、小儿急惊、破伤风、中风口眼㖞斜、风热头痛、目赤咽痛、风疹瘙痒、瘰疬痰核、发颐痄腮、乳痈疔疮等病证。

十五、开窍药

石菖蒲：源于天南星科植物石菖蒲的干燥根茎。其性温，味辛、苦，有开窍豁痰、醒神益智、化湿开胃的功效，可治疗痰蒙清窍、神昏癫痫、健忘失眠、耳鸣耳聋、脘痞不饥、噤口下痢等病证。

十六、补虚药

人参：源于五加科植物人参的的干燥根和根茎。其性微温，味甘、微苦，有大补元气、复脉固脱、补脾益肺、生津养血、安神益智的功效，可治疗体虚欲脱、肢冷脉微、脾虚食少、肺虚喘咳、阳痿宫冷、气虚津伤口渴、内热消渴、气血亏虚、久病虚羸、心气不足、惊悸失眠等病证。

党参：源于桔梗科植物党参、素花党参或川党参的干燥根。其性平，味甘，有健脾益肺、养血生津的功效，可治疗脾肺气虚、食少倦怠、咳嗽虚喘、气血不足、面色萎黄、心悸气短、气津两伤、气短口渴、内热消渴等病证。

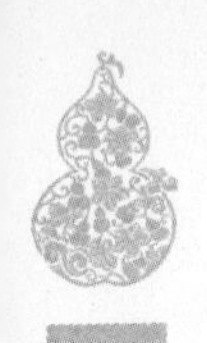

太子参：源于石竹科植物孩儿参的干燥块根。其性平，味甘、微苦，有益气健脾、生津润肺的功效，可治疗脾虚体倦、食欲不振、病后虚弱、气阴不足、自汗口渴、肺燥口渴等病证。

黄芪：源于豆科植物蒙古黄芪或膜荚黄芪的干燥根。其性微温，味甘，有补气升阳、固表止汗、利水消肿、生津养血、行滞通痹、托毒排脓、敛疮生肌的功效，可治疗气虚乏力、食少便溏、水肿尿少、中气下陷、久泻脱肛、便血崩漏、肺气虚弱、咳喘气短、表虚自汗、内热消渴、血虚萎黄、气血两虚、气虚血滞、半身不遂、痹痛麻木、气血亏虚、痈疽难溃、久溃不敛等病证。

白术：源于菊科植物白术的干燥根茎。其性温，味甘、苦，有健脾益气、燥湿利水、止汗、安胎的功效，可治疗脾虚食少、腹胀泄泻、痰饮眩悸、水肿、带下、气虚自汗、脾虚胎动不安等病证。

山药：源于薯蓣科植物薯蓣的干燥根茎。其性平，味甘，有补脾养胃、生津益肺、补肾涩精的功效，可治疗脾虚食少、久泻不止、白带过多、肺虚喘咳、肾虚遗精、带下、尿频、虚热消渴等病证。

甘草：源于豆科植物甘草、胀果甘草或光果甘草的干燥根和根茎，其性平，味甘，有补脾益气、清热解毒、祛痰止咳、缓急止痛、调和诸药的功效，可治疗脾胃虚弱、倦怠乏力、心气不足、心悸气短、脉结代、痈肿疮毒、咽喉肿痛、咳嗽痰多、脘腹及四肢挛急疼痛、药物或食物中毒等病证。

大枣：源于鼠李科植物枣的干燥成熟果实。其性温，味甘，有补中益气、养血安神的功效，可治疗脾虚食少、乏力便溏、妇女脏躁、失眠等病证。

杜仲：源于杜仲科植物杜仲的干燥树皮。其性温，味甘，有补肝肾、强筋骨、安胎的功效，可治疗肝肾不足、腰膝酸痛、筋骨无力、头晕目眩，肝肾亏虚、妊娠漏血、胎动不安等病证。

益智：源于姜科植物益智的干燥成熟果实，其性温，味辛，有暖肾固精缩尿、温脾止泻摄唾的功效，可治疗肾虚遗尿、小便频数、遗精白浊、脾寒泄泻、腹中冷痛、口多唾涎等病证。

菟丝子：源于旋花科植物南方菟丝子或菟丝子的干燥成熟种子。其性平，味辛、甘，有补益肝肾、固精缩尿、安胎、明目、止泻、外用消风祛斑的功效，可治疗肝肾不足、腰膝酸软、阳痿遗精、遗尿尿频、目昏耳鸣、肾虚胎漏、胎动不安、脾肾虚泻、白癜风等病证。

当归：源于伞形科植物当归的干燥根。其性温，味甘、辛，有补血活血、调经止痛、润肠通便的功效，可治疗血虚萎黄、眩晕心悸、月经不调、经闭痛经、虚寒腹痛、风湿痹痛、跌扑损伤、痈疽疮疡、血虚肠燥便秘等病证。

熟地黄：源于生地黄的炮制加工品。其性微温，味甘，有补血滋阴、益精填髓的功效，可治疗血虚萎黄、心悸怔忡、月经不调、崩漏下血、肝肾阴虚、腰膝酸软、骨蒸潮热、盗汗遗精、内热消渴、精血亏虚、眩晕耳鸣、须发早白等病证。

白芍：源于毛茛科植物芍药的干燥根。其性微寒，味苦、酸，有养血调经、敛阴止汗、柔肝止痛、平抑肝阳的功效，可治疗血虚萎黄、月经不调、自汗、盗汗、胁痛、腹痛、四肢挛急疼痛、肝阳上亢、头痛眩晕等病证。

何首乌：源于蓼科植物何首乌的干燥块根。其性微温，味苦、甘、涩，有补肝肾、益精血、乌须发、强筋骨、化浊降脂、解毒消痈截疟、润肠通便的功效，可治疗血虚萎黄、眩晕耳鸣、须发早白、腰膝酸软、肢体麻木、崩漏带下、高脂血症、疮痈、瘰疬、风疹瘙痒、久疟体虚、肠燥便秘等病证。

北沙参：源于伞形科植物珊瑚菜的干燥根。其性微寒，味甘、微苦，有养阴清肺、益胃生津的功效，可治疗肺热燥咳、劳嗽痰血、胃阴不足、热病津伤、咽干口渴等病证。

南沙参：源于桔梗科植物轮叶沙参或沙参的干燥根。其性微寒，味甘，有养阴清肺、益胃生津、化痰、益气的功效，可治疗肺热燥咳、阴虚劳嗽、干咳痰黏、胃阴不足、食少呕吐、气阴不足、烦热口干等病证。

百合：源于百合科植物卷丹、百合或细叶百合的干燥肉质鳞叶。其性寒，味甘，有养阴润肺、清心安神的功效，可治疗阴虚燥咳、劳嗽咳血、虚烦惊悸、失眠多梦、精神恍惚等病证。

麦冬：源于百合科植物麦冬的干燥块根。其性微寒，味甘、微苦，有养阴润肺、益胃生津、清心除烦的功效，可治疗肺燥干咳、阴虚劳嗽、喉痹咽痛、胃阴不足、津伤口渴、内热消渴、肠燥便秘、心阴虚及温病热扰心营、心烦失眠等病证。

天冬：源于百合科植物天冬的干燥块根。其性寒，味甘、苦，有养阴润燥、清肺生津的功效，可治疗肺燥干咳、顿咳痰黏、肾阴亏虚、腰膝酸痛、骨蒸潮热、内热消渴、热病伤津、咽干口渴、肠燥便秘等病证。

石斛：源于兰科植物金钗石斛、鼓槌石斛或流苏石斛的栽培品及其同属植物近似种的新鲜或干燥茎。其性微寒，味甘，有益胃生津、滋阴清热的功效，可治疗热病津伤、口干烦渴、胃阴不足、食少干呕、病后虚热不退、肾阴亏虚、目暗不明、筋骨痿软、阴虚火旺、骨蒸劳热等病证。

黄精：源于百合科植物滇黄精、黄精或多花黄精的干燥根茎。其性平，味甘，有补气养阴、健脾、润肺、益肾的功效，可治疗脾胃气虚、体倦乏力、胃阴不足、口干食少、肺虚燥咳、劳嗽咳血、精血不足、腰膝酸软、须发早白、内热消渴等病证。

枸杞子：源于茄科植物宁夏枸杞的干燥成熟果实。其性平，味甘，有滋补肝肾、益精明目的功效，可治疗肝肾阴虚、虚劳精亏、腰膝酸痛、眩晕耳鸣、阳痿遗精、内热消渴、血虚萎黄、目昏不明等病证。

女贞子：源于木犀科植物女贞的干燥成熟果实。其性凉，味甘、苦，有滋补肝肾、明目乌发的功效，可治疗肝肾阴虚、眩晕耳鸣、腰膝酸软、须发早白、目暗不明、内热消渴、骨蒸潮热等病证。

龟甲：源于龟科动物乌龟的背甲及腹甲。其性微寒，味咸、甘，有滋阴潜阳、益肾强骨、养血补心、固精止崩的功效，可治疗阴虚潮热、骨蒸盗汗、阴虚阳亢、头晕目眩、虚风内动、肾虚筋骨痿软、囟门不合、阴血亏虚、心虚健忘、阴虚血热、崩漏经多等病证

十七、收涩药

浮小麦：源于禾本科植物小麦的干燥轻浮瘪瘦的颖果。其性凉，味甘，有固表止汗、益气、除热的功效，可治疗自汗、盗汗、骨蒸劳热等病证。

五味子：源于木兰科植物五味子的干燥成熟果实。其性温，味酸、甘，有收敛固涩、益气生津、补肾宁心的功效，可治疗久咳虚喘、梦遗滑精、遗尿尿频、久泻不止、自汗、盗汗、津伤口渴、内热消渴、心悸失眠等病证。

诃子：源于使君子科植物诃子或绒毛诃子的干燥成熟果实。其性平，味酸、苦、涩，有涩肠止泻、敛肺止咳、降火利咽的功效，可治疗久泻久痢、便血脱肛、肺虚喘咳、久嗽不止、咽痛音哑等病证。

山茱萸：源于山茱萸科植物山茱萸的干燥成熟果肉。其性微温，味酸、涩，有补益肝

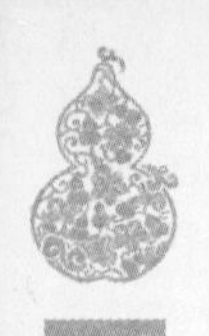

肾、收涩固脱的功效，可治疗眩晕耳鸣、腰膝酸痛、阳痿、遗精滑精、遗尿尿频、月经过多、崩漏带下、大汗虚脱、内热消渴等病证。

桑螵蛸：源于螳螂科昆虫大刀螂、小刀螂或巨斧螳螂的干燥卵鞘。其性平，味甘、咸，有固精缩尿、补肾助阳的功效，可治疗遗精滑精、遗尿尿频、小便白浊、肾虚阳痿等病证。

第五篇 理疗篇

第二十二章 非药物疗法

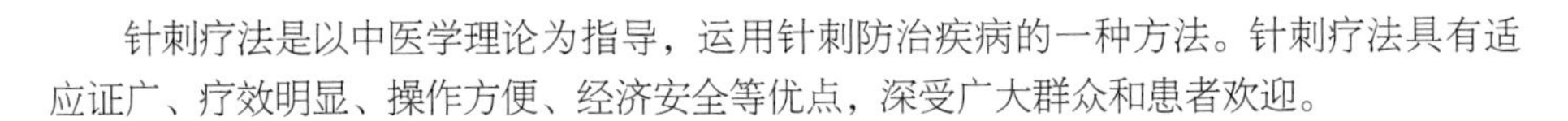

第一节　针刺疗法

针刺疗法是以中医学理论为指导，运用针刺防治疾病的一种方法。针刺疗法具有适应证广、疗效明显、操作方便、经济安全等优点，深受广大群众和患者欢迎。

一、基本分类

根据针具的不同形制、用途、刺激方式等，针刺疗法主要有以下几种。

（一）毫针疗法

毫针疗法又称“体针疗法”，是以毫针为针刺工具，通过在人体十四经络上的腧穴施行一定的操作方法，以通调营卫气血，调整经络、脏腑功能而治疗相关疾病的一种方法。毫针疗法，是我国传统针刺医术中最主要、最常用的一种疗法，是刺疗法的主体。

（二）皮肤针疗法

皮肤针疗法是以皮肤针为丛针浅刺法，是以多支短针浅刺人体一定部位（穴位）的一种针刺方法。皮肤针疗法可以“疏通经络”“调和气血”，促使机体恢复正常，从而达到防治疾病的目的。

（三）皮内针疗法

皮内针疗法以特制的小型针具固定于腧穴部的皮内或皮下、进行较长时间埋藏来治疗疾病的一种方法，称皮内针疗法，又称“埋针”，是用图钉型和麦粒型的两种针具。它是将针具刺入皮内，固定后留置一定时间，利用其持续刺激作用，来治疗疾病的一种方法。本法可以给穴位以持续刺激，减少反复针刺的麻烦，患者还可以自己手压埋针以加强刺激。

（四）火针疗法

火针疗法是用特制的针，针尖用火烧红，迅速刺入人体的一定穴位或部位，以治疗疾病的方法。具有温经散寒、通经活络作用。以往临床多用以治疗虚寒性的痈肿，近代扩展了火针的治疗范围。对某些病证有其显著的功效，如扁平疣、痣、瘰疬等。

（五）水针疗法

水针疗法是指在经络、腧穴、压痛点，或皮下反应物上，用注射针刺入皮肤后，注射

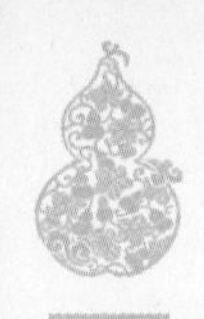

适量的药液，以治疗疾病的方法。又称腧穴注射疗法、穴位注射疗法。由于应用药液剂量较常规小，故又名小剂量药物穴位注射。如采用麻醉性药物（如普鲁卡因）者，则称为穴位封闭疗法。

（六）鍉针疗法

鍉针疗法是用鍉针按压经络穴位表面以治疗疾病的一种方法。鍉针为古代九针之一，长为 3～4 寸，现多用粗钢丝制成（也有用硬木或骨质材料制成者），针头钝圆如黍粟，不致刺入皮肤，用于穴位表面的推压。其原埋是通过皮部与体内经络的联系，起到疏导气血的作用。临床上多用于某些疼痛性的虚证，以及属于气分的病症，如胃痛、腹痛、消化不良、神经性呕吐、妊娠呕吐、神经官能症等。

（七）电针疗法

电针疗法是以毫针刺入腧穴后，针柄通过电流，以加强刺激量来治疗疾病的方法。凡用针灸治疗有效的病症均可用电针治疗。其中对癫痫、神经症、神经痛、神经麻痹、脑血管意外后遗症、小儿麻痹后遗症、胃肠疾病、心绞痛、高血压等疗效较好。在针刺麻醉手术中，电针更有独特的优点。

（八）刺络疗法

刺络疗法是用三棱针刺血络以放血治病的方法，有点刺法、散刺法和挑刺法 3 种，具有开窍泄热、通经活络、祛瘀消肿的作用。

（九）圆利针疗法

圆利针疗法是用圆利针点刺体表或挑刺皮下组织，是治疗急慢性软组织损伤疾病的一种新的针灸疗法。

二、针具选择

针具应具有一定的硬度、弹性和韧性，临床上有金质、银质和不锈钢 3 种。金质和银质的针，弹性较差，价格昂贵，故较少应用。临床应用一般以不锈钢为多。

选针具应根据患者的性别、年龄的长幼、形体的肥瘦、体质的强弱、病情的虚实、病变部位的表里浅深和所取腧穴所在的具体部位，选择长短、粗细适宜的针具。如男性、体壮、形肥，且病变部位较深者，可选稍粗稍长的毫针。反之若女性、体弱、形瘦，而病变部位较浅者，就应选用较短、较细的针具。

至于根据腧穴的所在具体部位进行选针，一般是皮薄肉少之处和针刺较浅的腧穴，选针宜短而针身宜细；皮厚肉多而针刺宜深的腧穴宜选用针身稍长、稍粗的毫针。

临床上选针常以将针刺入腧穴至之深度，而针身还应露在皮肤上稍为宜。如应刺入 0.5 寸，可选 1.0 寸的针，应刺入 1.0 寸时，可选 1.5～2.0 寸的针。

三、体位选择

针刺时患者体位选择是否适当，对腧穴的正确定位，针刺的施术操作，持久的留针以及防止晕针、滞针、弯针，甚至折针等，都有很大影响。如病重体弱，或精神紧张的患者，采用坐位，易使患者感到疲劳，往往易于发生晕针。又如体位选择不当，在针刺施术时，或留针过程中，患者常因移动体位而造成弯针、滞针，甚至发生折针事故。因此根据病情选取腧穴的所在部位，选择适当的体位，既有利于腧穴的正确定位又便于针灸的施术操作和较长时间的留针而不致疲劳的原则。临床上针刺时常用的体位，有以下几种。

（一）仰卧位

仰卧位适宜于取头、面、胸、腹部腧穴，及上、下肢部分腧穴。

（二）侧卧位

侧卧位适宜于取身体侧面少阳经腧穴和上、下肢的部分腧穴。

（三）伏卧位

伏卧位适宜于取头、项、脊背、腰尻部腧穴和下肢背侧及上肢部分腧穴。

（四）仰靠坐位

仰靠坐位适宜于取前头、颜面和颈前等部位的腧穴。

（五）俯伏坐位

俯伏坐位适宜于取后头和项、背部的腧穴。

（六）侧伏坐位

侧伏坐位适宜于取头部的一侧，面颊及耳前后部位的腧穴。

四、消毒

消毒针刺前必须做好消毒工作，其中包括针具消毒，腧穴部位的消毒和医者手指的消毒。消毒的方法如下。

（一）针具消毒

针具消毒常见有高压蒸汽消毒和75％乙醇消毒两种。后者将针具置于75％乙醇内，浸泡30分钟，取出拭干使用。置针的用具和镊子等，可用2％甲酚溶液与1∶1000的汞溶液浸泡1～2小时后应用。对某些传染病患者用过的针具，必须另行放置，严格消毒后再用。现临床多用一次性针具，注意用过的针具应放入医疗锐器盒由专门机构回收处理。

（二）腧穴和医者手指的消毒

在需要针刺的腧穴部位消毒时，可用75％乙醇棉球拭擦即可。在拭擦时应由腧穴部位的中心向四周绕圈擦拭。或先用25％碘酊棉球拭擦，然后再用75％乙醇棉球涂擦消毒。当腧穴消毒后，切忌接触污物，以免重新污染。

（三）医者手指的消毒

在施术前，医者应先用肥皂水将手洗刷干净，待干后再用75％乙醇棉球擦拭即可。施术时医者应尽量避免手指直接接触针体，如必须接触针体时，可用消毒干棉球作间隔物，以保持针身无菌。

五、针刺操作

（一）进针法

在进行针刺操作时一般应双手协同操作，紧密配合。

1. 左手抓切按压所刺部位或辅助针身，故称左手为“押手”；右手持针操作，主要是以拇指、示指、中指三指夹持针柄，其状如持毛笔，故称右手为“刺手”。

刺手的作用，是掌握针具，施行手法操作。进针时，运指力于针尖，而使针刺入皮肤；行针时便于左右捻转，上下提插或弹震刮搓以及出针时的手法操针的进针。

2. 夹持进针法（又称骈指进针法）：夹持进针法是指用左手拇指、示指二指持捏消毒干棉球，夹住针身下端，将针尖固定在所刺腧穴的皮肤表面位置；右手捻动针柄，将针

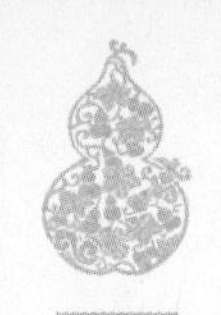

刺入腧穴。此法适用于长针的进针。

3. 舒张进针法：舒张进针法是指用左手拇指、示指二指将所刺腧穴部位的皮肤向两侧撑开，使皮肤绷紧；右手持针，使针从左手拇指、示指二指的中间刺入。此法主要用于皮肤松弛部位腧穴。

4. 提捏进计法：提捏进针法是指用左手拇、示指二指将针刺腧穴部位的皮肤捏起，右手持针，从捏起的上端将针刺入。此法主要用于皮肉浅薄部位的腧穴进针，如印堂穴等。

（二）留针法

将针刺入腧穴行针施术时，使针留置穴内，称为留针。

留针的目的是为了加强针刺的作用和便于继续行针施术。一般病症只要针下得气而施以适当的补泻手法后，即可出针或留针 10～20 分钟；但对一些特殊病症，如急性腹痛、破伤风、角弓反张、寒性、顽固性疼痛或痉挛性病证，即可适当延长留针时间，有时留针可达数小时，以便在留针过程中做间歇性行针，以增强、巩固疗效。

（三）出针法

在行针施术或留针后即可出针。

出针时一般先以左手拇指、示指按住针孔周围皮肤，右手持针做轻微捻转，慢慢将针提至皮下，然后将针起出，用消毒干棉球揉按针孔，以防出血。若用除疾、开阖补泻时，则应按各自的具体操作要求，将针起出。出针后患者应休息片刻方可活动，医者应检查针数以防遗漏。

六、针刺禁忌

1. 患者在过度饥饿、暴饮暴食、醉酒后及精神过度紧张时，禁止针刺。

2. 孕妇的少腹部、腰骶部、会阴部及身体其他部位具有通气行血功效，针刺后会产生较强针感的穴位（如合谷、足三里、风池、环跳、三阴交、血海等），禁止针刺。月经期禁止针刺。

3. 患者严重的过敏性、感染性皮肤病者，以及患有出血性疾病（如血小板减少性紫癜、血友病等）。

4. 小儿囟门未闭时头顶部禁止针刺。

5. 重要脏器所在处，如胁肋部、背部、肾区、肝区不宜直刺、深刺；大血管走行处及皮下静脉部位的腧穴如需针刺时，则应避开血管，使针刺斜刺入穴位。

6. 对于儿童、破伤风、癫痫发作期、躁狂型精神分裂症发作期等，针刺时不宜留针。

七、注意事项

在针刺治疗过程中，由于患者心理准备不足等多种原因，可能出现如下异常情况，应及时处理。

1. 晕针：晕针是针刺治疗中出现晕厥，是较常见的异常情况。如患者在针刺或留针过程中突然出现头晕、恶心、心慌，面色苍白，出冷汗等表现。

【原因】主要由于患者心理准备不足，对针刺过度紧张，或者患者在针刺前处于饥饿、劳累等虚弱状态，或患者取姿不舒适，医者针刺手法不熟练等。

【处理】立即停止针刺，起出全部留针，让患者平卧，闭目休息，并饮少量温开水，周围环境应避免噪杂。若症状较重，则可针刺人中、内关、足三里、素髎等穴，促其恢复。经上述方法处理后如不见效并出现心搏无力，呼吸微弱，脉搏细弱，应采取相应急救措施。

【预防】为了防止晕针，针刺前应先与患者交代针刺疗法的作用，可能出现的针感，消除患者的恐惧心理。对于过度饥饿，体质过度虚弱者，应先饮少量水后再行针刺；对于刚从事重体力劳动者，应令其休息片刻后才针刺。

2. 滞针：在针刺行针及起针时，医者手上对在穴位内的针体有涩滞、牵拉、包裹的感觉称滞针。滞针使针体不易被提插、捻转，不易起针。

【原因】针刺手法不当，使患者的针刺处发生肌肉强直性收缩，致肌纤维缠裹在针体上。

【处理】出现滞针后，不要强行行针、起针。应让患者全身放松，并用手按摩针刺部位，使局部肌肉松弛。然后，轻缓向初时行针相反方向捻转，提动针体，缓慢将针起出。

【预防】为了防止滞针，针刺前应向患者做好解释工作，不使患者在针刺时产生紧张，并在针刺前将针体擦净，不可使用针体不光滑，甚至有锈斑或者弯曲的毫针。针刺时一旦出现局部肌肉挛缩造成体位移动时，应注意术者手不能离开针柄，此时可用左手按摩针刺部位，缓慢使患者恢复原来体位，轻捻针体同时向外起针，不得留针。另外，在行针时应注意不要大幅度向单方向捻转针体，避免在行针时发生滞针。

3. 弯针：针刺在穴位中的针体，于皮下或在皮外发生弯曲，称弯针。

【原因】在皮外的弯针多是由于留针被其他物体压弯、扭弯。起针时应注意用手或镊子持住弯针曲角以下的针体，缓慢将针起出。发生在皮下的弯针，多在走针时被发现，是由于患者在留针，或行针时变动了体位，或肌肉发生挛缩，至使针刺在关节腔内、骨缝中、两组反向收缩的肌群中的针体发生弯曲。另是由于选穴不准确，手法过重、过猛，使针刺在骨组织上也会发生针尖弯曲或针尖弯成钩状。

【处理】起针时若发现在皮下的弯针，应先令患者将变动的肢体缓慢恢复到原来进针时姿态，并在针刺穴位旁适当按摩，同时用右手捏住针柄做试探性、小幅度捻转，找到针体弯曲的方向后，顺着针体弯曲的方向起针。若针尖部弯曲，应注意一边小幅度捻转，一边慢慢提针，同时按摩针刺部位，减少疼痛。切忌强行起针，以免钩撕肌肉纤维或发生断针。

【预防】为防止弯针，针刺前应先使患者有舒适的体位姿势，全身放松。留针时，针柄上方不要覆盖过重的衣物，不要碰撞针柄，不得变动体位或旋转，屈伸肢体。

4. 断针：针体部分或全部折断在针刺穴位内，称为断针。

【原因】常见原因是由于针根部锈蚀，在针刺时折断。另一个原因是因滞针、弯针处理不当或强行起针，造成部分针体断在皮下或肌肉组织中。

【处理】如果自针根部折断时，部分针体仍暴露在皮肤外，可立即用手或镊子起出残针。此时应令患者肢体放松，不得移动体位，对于皮下断针，可用左手拇指、示指垂直下压针孔旁的软组织，使皮下断针的残端退出针孔外，并右手持镊子捏住断针残端起出断针。若针体折断在较深的部位时，则需借助于 X 线定位，手术取针。

【预防】为了防止断针，应注意在针刺前仔细检查针具，对于针柄松动、针根部有锈斑、针体曾有硬性弯曲的针，应及时剔弃不用。针刺时，切忌用力过猛。留针期间患者不应随意变动体位，当发生滞针、弯针时，应及时正确处理。

5. 血肿：出针后，在针刺部位引起皮下出血，皮肤隆起，称为皮下血肿。

【原因】针尖刺伤血管。

【处理】出现皮下血肿时，应先持乙醇棉球压按在针孔处的血肿上，轻揉片刻。如血肿不再增大，不需处理。局部皮肤青紫可逐渐消退。如经上述按揉血肿继续增大，可加

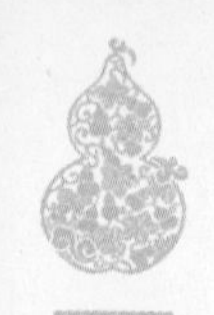

大按压并冷敷，然后加压包扎，48小时后局部改为热敷，消散瘀血。

【预防】为了防止血肿的发生，针刺前应仔细检查针具，针尖有钩的不能使用。针刺时一定要注意仔细察看皮下血管走行，避开血管再行针刺。

八、治疗举例

1. 腰椎间盘突出症：腰突症是临床常见多发病之一，患者以20～50岁多见。常因椎间盘变性、纤维环破裂、骨髓核突出刺激或压迫神经根、马尾神经所表现一系列综合征，是腰腿痛常见病因之一。操作：针刺采用局部取穴与循经取穴相结合，主要取腰3～骶1夹脊穴，若疼痛沿膀胱经放射取环跳、承扶、殷门、委中、承山、昆仑等穴。若沿胆经放射取风市、阳陵泉、足三里、悬钟各穴。均采用平补平泻，留针30分钟，每日1次。针刺以得气为准。

2. 面瘫：又称周围性面神经炎，多因受风或受凉而突然起病。急性期（5天以内）一般不宜针刺，尤其不宜电针治疗。因此时神经正处在急性炎症水肿期，若用电针连续刺激，可使神经组织水肿加剧，而神经管内压力升高，而神经进一步受到挤压，妨碍或中断神经冲动传递，加速和加重而神经的变性。故急性期宜选择能消炎和消肿的温热柔和的治疗方法，如超短波、微波、红外线、蜡疗等。操作：额纹变浅或消失者，用2寸毫针从阳白穴进针透至鱼腰穴，或从阳白穴进针斜刺至攒竹穴；眼睑不能闭合者，用1寸半毫针从太阳穴透至外眼角；若不用太阳穴可针刺听会穴（相当于面神经运动点），用1寸毫针直刺半寸。听会和太阳两穴一般交替针刺，即一日针听会穴，一日针太阳穴；若鼻翼向上及向内消失者，用1寸半毫针从迎香穴进针透至内眼角，或从迎香穴进针透至承泣穴；口角低垂或㖞斜者，用2～3寸毫针从地仓穴进针透至颊车穴，这样既可治疗口轮匝肌瘫痪所致的口眼㖞斜，又能治疗颊肌瘫痪而引起的面部肌肉松弛鼻唇沟变浅或㖞斜。配合电针效果更佳。

3. 失眠症：是指入睡困难时常觉醒睡而不稳或醒后不能再睡晨醒过早，夜不能入睡，白天昏沉欲睡，睡眠不足5小时，有反复发作史。操作：百会穴、神门穴、四神聪穴、内关穴和辨证选取副穴进行针灸，每日针灸1次，连续针灸3周为1个疗程。可配合艾灸：主穴安眠穴、内关穴；配穴心脾两虚者加百会穴、心俞穴、脾俞穴；肝郁化火者加太冲穴、肝俞穴；阴虚火旺者加太溪穴、三阴交穴；胃腑不和者加中脘穴、丰隆穴。配合耳穴：刺百会、印堂、四神聪、安眠、内关、神门、三阴交、申脉、照海等穴，配合王不留行贴压心俞、脾俞、肾俞、神门、交感、皮质下穴等。

〔附一〕穴位功能分类（之一）

1. 解表穴：凡具有疏散外邪、解除表证作用，能够治疗表证所引起的恶寒发热、头痛身痛、鼻塞流涕、咳嗽、脉浮等症的腧穴，称为解表穴。此类人体腧穴包括风府穴、大椎穴、陶道穴、玉枕穴、大杼穴、风门穴、风池穴、当阳穴、颞颥穴、太阳穴、百虫窝穴、京骨穴。

2. 清热穴：

（1）清心热穴：清心热穴具有清心泻热、镇惊安神的作用，能够治疗癫狂、痫证、心烦、口苦、齿龈肿痛、衄血、喉痹等症。此类人体腧穴包括天柱穴、小海穴、少海穴、通里穴、阴郄穴、神门穴、少府穴、曲泽穴、筑宾穴。

（2）清肺热穴：清肺热穴具有宣肺泄热功效，可用于治疗邪热壅肺所致的咳喘、鼻塞、鼻衄、胸痛、咽痛、乳痈等症。此类人体腧穴包括上星穴、尺泽穴、孔最穴、鱼际穴、虎口穴、前谷穴、百劳穴、灸痨穴、身柱穴、灵台穴。

（3）清肝胆热穴：清肝胆热穴具有清除肝热、利胆泻火的功效，能够治疗因肝郁化热、胆火内炽引起的耳鸣、耳聋、目赤肿痛、偏头痛、口苦咽干等症。此类人体腧穴包括阳白穴、头临泣穴、五处穴、颔厌穴、悬颅穴、悬厘穴、曲鬓穴、浮白穴、脑空穴、头窍阴穴、完骨穴、浊浴穴、五枢穴、足五里穴、胆囊穴、光明穴、中封穴、足临泣穴、地五会穴、侠溪穴。

（4）清胃肠热穴：清胃肠热穴具有清胃降逆、通腑泄热作用，能够治疗胃肠实热引起的胃痛、呕吐、便秘、痢疾等症。此类人体腧穴包括曲池穴、手三里穴、下廉穴、合谷穴、三间穴、二白穴、下极俞穴、下腰穴、尾穷骨穴、长强穴、阳纲穴、肓门穴、小肠俞穴、阑尾穴、下巨虚穴、解溪穴、冲阳穴、内庭穴。

（5）清三焦热穴：清三焦热穴具有清利三焦、除热泻火等功效，能够治疗热邪弥漫三焦所致的头痛、目赤肿痛、耳鸣耳聋、咽肿、鼻衄、咳嗽、泄泻、便秘、肩背痛、手指拘挛等症。此类人体腧穴包括瘈脉穴、消泺穴、天井穴、支沟穴、外关穴、阳池穴、渊腋穴。

（6）清热解毒穴：凡具有清热泻火、解毒消肿作用，能够治疗咽喉肿痛、面赤颊肿、疮疖痈疽等症的腧穴，称为清热解毒穴。此类人体腧穴包括夹承浆穴、地合穴、龈交穴、颊里穴、角孙穴、耳尖穴、颧髎穴、肘尖穴、温溜穴、偏历穴、阳溪穴、二间穴、臂间穴、八邪穴、大指甲根穴、乳上穴、腰俞穴、昆仑穴、外踝尖穴、八风穴、内踝尖穴。

3. 止咳平喘化痰穴：凡具有宣肺止咳、降气平喘、化痰散结作用，能够治疗咳嗽、气喘、痰多及癫痫、瘿瘤和瘰疬等症的腧穴，称为止咳平喘化痰穴。此类人体腧穴包括天突穴、气舍穴、水突穴、天府穴、列缺穴、小指尖穴、璇玑穴、华盖穴、紫宫穴、玉堂穴、肋头穴、胸膛穴、俞府穴、彧中穴、神藏穴、灵墟穴、神封穴、气户穴、库房穴、屋翳穴、膺窗穴、云门穴、中府穴、周荣穴、天溪穴、祟骨穴、灸哮穴、定喘穴、魄户穴、譩譆穴、丰隆穴。

4. 消食导滞穴：凡具有消化食积、导滞和胃作用，能够治疗消化不良、饮食停滞所致的脘腹胀满疼痛、嗳气吞酸、恶心呕吐、大便异常等症的腧穴，称为消食导滞穴。此类人体腧穴包括：上脘穴、中脘穴、建里穴、下脘穴、脐中四边穴、幽门穴、不容穴、承满穴、梁门穴、关门穴、太乙穴、长谷穴、食窦穴、腹哀穴、接脊穴、四缝穴。

5. 益气壮阳穴：凡具有益气健脾、回阳固脱、壮阳益肾作用，能够治疗呕吐、呃逆、胃脘胀满、肠鸣腹泻、脱肛、便秘、下肢痿痹、腰痛膝软、遗精滑泄、阳痿、小便频数或癃闭不通等症的腧穴，称为益气壮阳穴。此类人体腧穴包括百会穴、石关穴、商曲穴、神阙穴、气海穴、石门穴、关元穴、胃上穴、大巨穴、提托穴、脊中穴、命门穴、腰阳关穴、脾俞穴、肾俞穴、中膂俞穴、意舍穴、胃仓穴、志室穴、京门穴、环跳穴、足三里穴、仆参穴、束骨穴、太溪穴、商丘穴、公孙穴、太白穴。

6. 补阴穴：凡具有益肾填精、养阴润肺作用，能够治疗因肾精亏耗、肺阴虚损所致的阳痿、遗精、不育不孕、小儿陷囟、肺痨、咯血、盗汗、骨蒸潮热等症的腧穴，称为补阴穴。此类人体腧穴包括肺俞穴、膏肓穴、腰眼穴、小儿龟胸穴、脐上脐下穴、大赫穴、横骨穴、照海穴、然谷穴。

7. 温里穴：凡具有温中散寒、温肾助阳作用，能够治疗因脾胃虚寒、肾阳虚衰所导致的呕吐清水、腹痛泄泻、肠鸣、小便不利、遗精带下等症的腧穴，称为温里穴。此类人体腧穴包括龙颔穴、三角灸穴、大横穴、腹结穴、胃俞穴、气海俞穴、大肠俞穴、关元俞穴、会阳穴、关仪穴、地机穴、漏谷穴、大都穴。

8. 平肝熄风穴：凡具有平肝潜阳、熄风止痉作用，能够治疗肝阳上亢、肝风内动所致的头痛眩晕，耳鸣耳聋，烦躁易怒、痉挛抽搐等症的腧穴，称为平肝熄风穴。此类人体

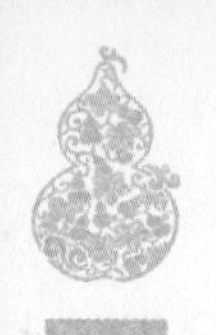

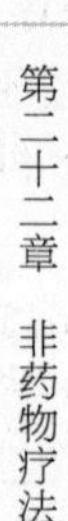

腧穴包括鼻交頞中穴、发际穴、神庭穴、前顶穴、本神穴、率骨穴、天冲穴、后顶穴、强间穴、滑肉门穴、筋缩穴、太冲穴、行间穴、足心穴、里内庭穴。

9. 理气穴：凡具有宣肺理气、宽胸行气、疏肝利胆、理气和胃、通调腑气等作用，能够治疗因肺气不宣、气积胸中、肝气郁结、肝气犯胃、胃气不和、腑气不通所致等症的腧穴，称为理气穴。此类人体腧穴包括天容穴、人迎穴、缺盆穴、极泉穴、天泉穴、侠白穴、青灵穴、经渠穴、中泉穴、中魁穴、膻中穴、中庭穴、步廊穴、胸乡穴、辄筋穴、天池穴、乳根穴、期门穴、日月穴、大包穴、鸠尾穴、巨阙穴、腹通谷穴、阴都穴、肓俞穴、天枢穴、外陵穴、章门穴、府舍穴、气冲穴、羊矢穴、急脉穴、至阳穴、中枢穴、血压点穴、厥阴俞穴、督俞穴、胃管下俞穴、肝俞穴、胆俞穴、肘椎穴、膈关穴、魂门穴、痞根穴、后腋穴、上巨虚穴、阳陵泉穴、外丘穴、中都穴。

10. 理血穴：凡具有益血活血、清肠摄血作用，能够治疗吐血衄血、肠风脏毒、月经不调、产后恶露不绝等症的腧穴，称为理血穴。此类人体腧穴包括太渊穴、养老穴、阴交穴、膈俞穴、竹杖穴、阳刚穴、闾上穴、血海穴、三阴交穴、合阳穴。

11. 调经止带穴：凡具有调理冲任、清热利湿作用，能够治疗月经不调、经闭、崩漏、赤白带下、阴痒阴肿、小便淋沥等症的腧穴，称为调经止带穴。此类人体腧穴包括中注穴、经中穴、四满穴、气穴、气门穴、绝孕穴、维胞穴、归来穴、子宫穴、冲门穴、带脉穴、维道穴、上髎穴、次髎穴、中髎穴、下髎穴、白环俞穴、阴廉穴、阴包穴、曲泉穴、阴谷穴、蠡沟穴、交信穴、营池穴、水泉穴、独阴穴。

12. 利水通淋穴：凡以利水渗湿或清热通淋为主要功效，能够治疗水湿不行所引起的水肿或湿热下注引起的小便淋沥难下等症的腧穴，称为利水通淋穴。此类人体腧穴包括水分穴、利尿穴、中极穴、水道穴、曲骨穴、三焦俞穴、胞肓穴、膀胱俞穴、淋泉穴、委阳穴、箕门穴、阴陵泉穴、复溜穴、大钟穴、陷谷穴。

13. 安神穴：凡具有安神定志、宁心除烦、镇惊止痉作用，能够治疗心神不宁、烦躁不安、心悸怔忡、失眠多梦、头痛昏晕及癫狂惊痫等症的腧穴，称为安神穴。此类人体腧穴包括安眠穴、伴星穴、燕口穴、支正穴、阳谷穴、手逆注穴、郄门穴、间使穴、内关穴、灵道穴、大陵穴、臣觉穴、巨阙俞穴、神道穴、神堂穴、心俞穴、腰奇穴、女膝穴、足通谷穴。

14. 开窍苏厥穴：凡是具有通关开窍、苏厥醒神作用，能够治疗邪陷心包或痰浊蒙蔽清窍所致神昏谵语、中风口噤、癫狂惊痫等症的腧穴，称为开窍苏厥穴。此类人体腧穴包括：水沟穴、兑端穴、承浆穴、悬命穴、内迎香穴、四神聪穴、劳宫穴、后溪穴、少泽穴、少冲穴、关冲穴、中冲穴、商阳穴、少商穴、十宣穴、十王穴、夺命穴、乳中穴、会阴穴、委中穴、金门穴、隐白穴、大敦穴、厉兑穴、足窍阴穴、至阴穴、气端穴、涌泉穴。

15. 利窍穴：

（1）利鼻穴：凡具有宣通鼻窍、疏风清热作用，能够治疗鼻塞流涕、鼻渊、鼻室、鼻衄等症的腧穴，称为利鼻穴。此类人体腧穴包括迎香穴、上迎香穴、禾髎穴、素髎穴、囟会穴、通天穴、承灵穴、散笑穴、鼻流穴。

（2）利耳穴：凡具有明目利窍、祛风泻火作用，能够治疗视物不明、目生翳障、暴发火眼、头晕目眩等症的腧穴，称为利目穴。此类人体腧穴包括睛明穴、攒竹穴、瞳子髎穴、球后穴、承泣穴、四白穴、鱼腰穴、上明穴、丝竹空穴、睛中穴、眉冲穴、承光穴、目窗穴、头维穴、翳明穴、天牖穴、拳尖穴、大骨空穴、凤眼穴。

（3）利口舌咽喉穴：利口舌咽喉穴具有利窍通关、疏风泄热之功效，能够通利口舌咽喉诸窍，治疗唇吻强急、牙关紧闭、口噤不语、咽肿喉痹等症的腧穴。此类人体腧穴包括正营穴、脑户穴、哑门穴、颊车穴、大迎穴、上廉泉穴、廉泉穴、洪音穴、扶突穴、天鼎穴、唇里穴、聚泉穴、海泉穴、金津穴、玉液穴、龙玄穴。

（4）通利诸窍穴：兼具明目通鼻之力的腧穴。此类人体腧穴包括巨髎穴、印堂穴、曲差穴、上关穴、耳和髎穴、络却穴、下关穴、翳风穴、天窗穴、四渎穴、三阳络穴、中渚穴、液门穴、小骨空穴。

16. 祛风除湿穴：凡具有祛风除湿、活络止痛、强壮腰膝等作用，能够治疗因感受风寒湿或风湿热邪气闭阻于四肢，表现为关节冷痛麻木、腰痛膝肿、四肢拘挛等症的腧穴，称为祛风除湿穴。此类人体腧穴包括肩髎穴、臂中穴、伏兔穴、阴市穴、髋骨穴、梁丘穴、鹤顶穴、膝眼穴、犊鼻穴、条口穴、陵后穴、膝关穴。

17. 舒筋活络穴：凡具有舒通筋络、散寒祛湿、理气止痛作用，能够治疗筋脉拘急、麻木不仁、风湿痹痛、半身不遂、下肢痿弱等症的腧穴，称为舒筋活络穴。此类人体腧穴包括牵正穴、地仓穴、肩髎穴、肩贞穴、臑会穴、臂臑穴、手五里穴、肘髎穴、上廉穴、清冷渊穴、手踝穴、腕骨穴、肩前穴、泽前穴、腰痛点穴、落枕穴、五虎穴、新设穴、颈臂穴、肩井穴、天髎穴、巨骨穴、秉风穴、曲垣穴、天宗穴、肩中俞穴、肩外俞穴、附分穴、悬枢穴、肩头穴、臑俞穴、夹脊穴、新建穴、居髎穴、十七椎穴、秩边穴、髀关穴、拇趾里横纹穴、风市穴、中渎穴、膝阳关穴、阳交穴、阳辅穴、悬钟穴、丘墟穴、承扶穴、殷门穴、浮郄穴、膝旁穴、承筋穴、承山穴、飞扬穴、跗阳穴、申脉穴。

〔附二〕穴位功能分类（之二）

1. 补气穴：气海、中脘、关元、足三里、三阴交。

2. 补血穴：脾俞、膈俞、章门、三阴交、阴陵泉、足三里。

3. 理气穴：膻中、内关、气海、太冲、行六、大陵。

4. 通脉穴：太渊、内关、神门、心俞、厥阴俞、膈俞、血海、三阴交、足三里。

5. 散瘀穴：

（1）急性腰扭伤：委中（刺血）。

（2）胸中瘀血：足三里。

（3）胸肋扭伤：大包、阳陵泉。

（4）腕关节扭伤：阳池、大陵。

（5）肩臂扭伤：肩井、曲池。

（6）踝关节扭伤：丘墟、昆仑。

（7）膝关节扭伤：膝眼、阳陵泉。

6. 止呕穴：内关、足三里、天枢、中脘、公孙、膻中、劳宫、三阴交。

7. 发汗穴：合谷、复溜、大都。

8. 止汗穴：后溪、合谷。

9. 止咳穴：列缺、太渊、尺泽、孔最。

10. 祛痰穴：丰隆、中脘、内关、列缺。

11. 消食穴：足三里、公孙、中脘、天枢、合谷。

12. 清热穴：大椎、曲池、合谷、血海、劳宫、少商、商阳、行间、大都。

13. 祛寒穴：神阙、命门、中脘、阴陵泉、气海、关元、列缺、膻中。

14. 壮阳穴：命门、肾俞、关元、气海、神阙。

15. 降血压穴：血海、足三里、曲池、少海、太冲、涌泉。

16. 醒脑穴：人中、百会、十宣、劳宫、涌泉。

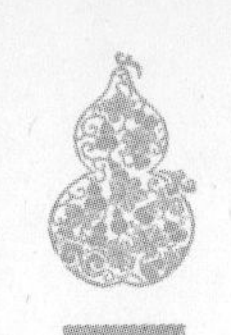

17. 安神穴：百会、神门、内关、心俞、三阴交、太溪、安眠。

18. 通便穴：天枢、大肠俞、足三里、丰隆、支沟、阳陵泉、照海、大敦、内庭。

19. 止泻穴：天枢、大肠俞、足三里、大横、曲泽、委中、内庭。

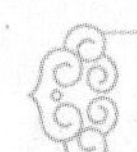

第二节　灸疗法

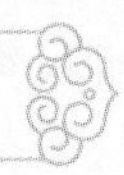

运用艾绒或其他药物在体表的穴位或患处烧灼、温熨，借灸火的热力以及药物的作用，通过经络的传导，以起到温通气血、扶正祛邪，达到防治疾病的一种治疗方法。

一、作用与机制

1. 调和阴阳：人体阴阳的平衡是疾病发生和发展的根本。运用灸疗法的补泻作用，达到调和阴阳之功效。

2. 温通经络，驱散寒邪：艾叶性温加之点燃熏灸，使热力深达肌层，温气行血。灸法具有温通经络，散寒除湿、调理气血、宣痹止痛之功效。

3. 行气活血，消瘀散结：气见热则行，见寒则凝，气温则血行。灸为温热刺激，可使气血协调、营卫和畅、血脉和利而行气活血，消瘀散结。

4. 温阳补虚，补中益气。

5. 回阳救逆。

6. 防病保健，强身益寿。

艾灸疗法的作用是多方面的。如所取穴位不同，灸法不同，刺激程度不同或施灸所用材料不同，因而功效也不同；因此，临床应用时应当视具体病情选择不同的穴位和操作方法。

其机制包括艾或药物药性作用及成分、温热效应、光辐射效应、燃烧生成物及芳香疗法 5 个主要因素及其综合作用。

二、基本分类

灸疗法的基本分类如图 22－1 所示。

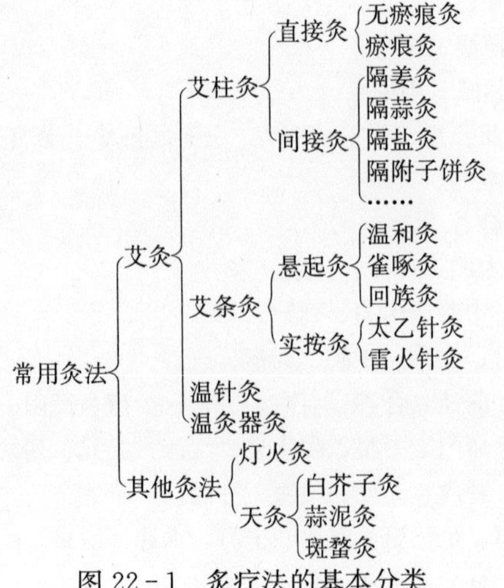

图 22－1　灸疗法的基本分类

（一）艾柱灸

把艾绒做成圆椎形的艾柱，大的如半截枣核，小的如米粒，用它在穴位上灸，就是艾柱灸。艾柱灸分直接灸和间接灸两种。

1. 直接灸：又称明灸、着肤灸，是将艾炷直接放在穴位皮肤上施灸的一种方法。根据灸后对皮肤刺激程度的不同，分有瘢痕灸和无瘢痕灸。若施灸时需将皮肤烧伤化脓，愈后留有瘢痕者，称为瘢痕灸。若不使皮肤烧伤化脓，不留瘢痕者，称为无瘢痕灸。

2. 间接灸：又称隔物灸，就是将艾炷下面垫着姜片、蒜片、食盐或药饼等辛温芳香的药物作衬隔，具有温经通络的作用，又不会像直接灸那样灼伤皮肤，间接灸的种类有很多种，可根据病证的不同选用不用的物品作隔垫。

（1）隔姜灸：将鲜姜切成直径为 2～3 cm，厚为 0.2～03 cm 的薄片，中间以针刺数孔。然后将姜片置于应灸的腧穴部位或患处，再将艾炷放在姜片上点燃施灸。当艾炷燃尽，再易炷施灸。灸完所规定的壮数，以使皮肤红润而不起泡为度。常用于因寒而致的呕吐、腹痛以及风寒痹痛等，有温胃止呕、散寒止痛的作用。

（2）隔蒜灸：用鲜大蒜头，切成厚为 0.2～0.3 cm 的薄片，中间以针刺数孔（捣蒜如泥亦可），置于应灸腧穴或患处，然后将艾炷放在蒜片上，点燃施灸。待艾炷燃尽，易炷再灸，直至灸完规定的壮数。此法多用于治疗瘰疬、肺痨及初起的肿疡等病证，有清热解毒、杀虫等作用。

（3）隔盐灸：用干燥的食盐（以青盐为佳）填敷于脐部，或于盐上再置一薄姜片，上置大艾炷施灸。多用于治疗伤寒阴证或吐泻并作、中风脱证等，有回阳、救逆、固脱之力。但需连续施灸，不拘壮数，以期脉起、肢温、证候改善。

（4）隔附子饼灸：将附子研成粉末，用酒调和做成直径约 3 cm，厚约 0.8 cm 的附子饼，中间以针刺数孔，放在应灸腧穴或患处，上面再放艾炷施灸，直至灸完所规定壮数为止。多用于治疗命门火衰而致的阳痿、早泄或疮疡久溃不敛等。有温补肾阳等作用。

（二）艾条灸

一般分为悬起灸和实按灸两大类。

1. 悬起灸：施灸时将艾条悬放在距离穴位一定高度上进行熏烤，不使艾条点燃端直接接触皮肤，称为悬起灸。悬起灸根据实际操作方法不同，分为温和灸、雀啄灸和回旋灸。

（1）温和灸：施灸时将灸条的一端点燃，对准应灸的腧穴部位或患处，距皮肤 2～3 cm，进行熏烤。

（2）雀啄灸：施灸时，将艾条点燃的一端与施灸部位的皮肤并不固定在一定距离，而是像鸟雀啄食一样，一上一下活动地施灸。

（3）回旋灸：施灸时，艾卷点燃的一端与施灸部位的皮肤虽然保持一定的距离，但不固定，而是向左右方向移动或反复旋转地施灸。

以上诸法对一般应灸的病证均可采用，但温和灸多用于灸治慢性病，雀啄灸、回旋灸多用于灸治急性病。

2. 实按灸：若将点燃的艾条隔布或隔绵纸数层实按在穴位上，使热气透入皮肉，火灭热减后重新点火按灸，称为实按灸。

（1）太乙针灸：医生将艾条一端点燃，对准施术部位快速点按，如雀啄食，一触即起，此为 1 壮，每次 3～6 壮，以不灼伤皮肤为度。此法治疗风寒湿痹、肢体顽麻、痿弱无力、半身不遂等均有效。

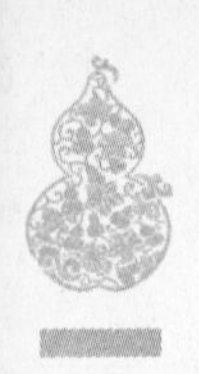

(2) 雷火针灸：大体与“太乙针灸”主治相同。

(3) 温针灸：是针刺与艾灸结合应用的一种方法，适用于既需要留针而又适宜用艾灸的病证。

(4) 温灸器灸：又称灸疗器，临床常用的有温灸盒和温灸筒。有调和气血、温中散寒的作用。一般需要灸治者均可采用。对小儿、妇女及畏惧灸治者最为适宜。

(三) 其他灸法

1. 灯火灸：又称灯草灸、油捻灸、十三元宵火，也称神灯照，是民间沿用已久的简便灸法。具有疏风解表，清神止搐，行气化痰等作用。多用于治疗小儿痄腮、小儿脐风和胃痛、腹痛、痧胀等症。

2. 天灸：又称药物灸、发泡灸，是用对皮肤有刺激性的药物，涂敷于穴位或患处，使局部充血、起泡，犹如灸疮，故称天灸。

(1) 白芥子灸：一般可用于治疗关节痹痛、口眼㖞斜，或配合其他药物治疗哮喘等症。

(2) 蒜泥灸：如敷涌泉穴治疗咯血、衄血，敷合谷穴治疗扁桃体炎，敷鱼际穴治疗喉痹等症。

(3) 斑蝥灸：可治疗癣、痒等症。

三、灸法的注意事项

1. 施灸体位必须要舒适，包括患者体位和医者施灸姿势。

2. 艾灸完半小时内，不可以用冷水洗手洗脸。艾灸完毕，全身毛细孔打开，易受寒凉。

3. 注意艾灸的燃烧，若灰烬有掉落皮肤的危险，及时清除。

4. 若不小心灼伤皮肤，局部出现小水疱，只要不擦破及注意卫生，可任其吸收，勿挤压，抓搔。

四、禁灸及慎重施灸

1. 凡暴露在外的部位，如颜面，不要直接灸，以防形成瘢痕，影响美观。

2. 皮薄、肌少、筋肉结聚处，妊娠期妇女的腰骶部、下腹部，男女的乳头、阴部、睾丸等不要施灸。另外，关节部位不要直接灸。此外，大血管处、心脏部位不要灸，眼球属颜面部也不要灸。

3. 极度疲劳，过饥、过饱、酒醉、大汗淋漓、情绪不稳，或妇女经期忌灸。

4. 某些传染病、高热、昏迷、抽风期间，或身体极度衰竭，形瘦骨立等忌灸。

5. 无自制能力的人如精神病患者等忌灸。

五、晕灸的处理

应迅速停止施灸，将患者扶至空气流通处。抬高双腿，头部放低（不用枕头），静卧片刻，即可。如患者仍感不适，给予温热开水或热茶饮服。如必要时，配合施行人工呼吸，注射强心剂及针刺水沟、涌泉等。

六、治疗举例

1. 原发性痛经：痛经是指妇女经期前后或行经期出现小腹疼痛或痛引腰骸，甚或剧痛至昏厥的临床常见疾病，中医学又称经行腹痛。临床分为原发性痛经和继发性痛经。

前者无明显生殖系统病变，多见于青年女性且初潮后就会发生。操作：取地机穴、至阴穴、子宫穴、中极穴、大抒穴，随症配穴，肝郁气滞加太冲穴，气血亏虚加足三里穴、三阴交穴，寒邪凝滞加关元穴。于月经周期之间开始双侧同时温和灸，每穴每次 3～5 个月经周期为 1 个疗程。

2. 支气管哮喘：是由多种细胞和细胞组分参与的气道慢性炎症性疾病，其可出现广泛可逆性气流受限，引起发作性的喘息，气急，胸闷，胸痛或咳嗽等临床症状。方法一：化脓灸，对哮喘患者连续 3 年施灸，并每年选取不同穴位艾灸，第一年灸肺俞、灵台等穴；第二年灸风门穴、大椎穴；第三年灸身柱穴、膻中等穴。一般会有皮肤剧痛感，灸过后局部皮肤被烧破，呈焦黑色，约至 1 周局部化脓，疮口结痂，痂脱后遗留瘢痕，又称“瘢痕灸”。方法二：间接灸隔姜灸法，于发作期选取穴位肺俞、隔俞等，并在间接灸的同时加服补肾药，增强疗效，在缓解期选取穴位风门、大椎、膻中等治疗。灸药时间为每年隔 10 日灸 1 次，3 次为 1 个疗程。艾炷燃烧至患者感到微有灼痛时，即换炷再灸。每穴每次灸 3～5 壮，灸至局部皮肤红晕而不起水疱为度。方法三：天灸疗法，用白芥子、细辛、延胡索、甘遂等中药制成细末，加入姜汁调成如硬币大小的药饼，在定喘、膏肓、膻中、双肺俞、双心俞、双膈俞等穴常用治疗哮喘的穴位进行三伏天灸，效果显著。

3. 带状疱疹：带状疱疹是临床常见的一种由水痘-带状疱疹病毒感染所引起的以周围神经分布的群集疱疹和神经痛为特征的皮肤病。灸法以其引邪外出，引热外出，化瘀解毒，消肿止痛之功已越来越多地应用于临床治疗带状疱疹。方法一：通过在疱疹簇集处及其周围作广泛性回旋灸。方法二：麦粒灸，麦粒灸的特点在于麦粒灸的灼痛、穿透感以及灼伤皮肤产生长久继发炎症刺激，同时局部炎症化脓引发“疫苗样效应”影响人体免疫系统。在皮损阿是穴使用麦粒灸，每次不超过 6 处；皮损融合成片者，按其出疹先后，分为头、体、尾 3 点，同时施治。方法三：隔姜灸或隔蒜灸，艾叶和生姜均性温，在清热解毒、活血化瘀及其祛湿止痛方面有奇效；大蒜和艾灸均有提高机体免疫功能和较好的抗病毒作用。将生姜或大蒜切成直径 2～3 cm、厚 0.2～ 0.3 cm 的薄片，中间以三棱针穿刺数孔，上置艾炷，隔姜灸放在水疱密集的部位，隔蒜灸放在疱疹周围，点燃施灸，当艾炷燃尽后，更换艾炷再灸。每次 3～5 炷，每日 1 次，7～10 日为 1 个疗程。隔姜灸尤适用于老年人带状疱疹。方法四：神灯照灸法，借助热力和药力以达到消肿、止痛等目的，使火毒发散、腠理疏通、气血流畅。将搓好之棉纸条或桑皮纸条浸入麻油中浸透，将一端提出油面置碗缘处点燃，对准距患处 2.5～3.5 cm 照灸慢烤，以患者自觉温热不灼痛为度。其最快者 2 小时后痛止，最慢者每次照 2 小时，每日 2 次，连续 3 日，痛止。

七、保健灸法

1. 灸中脘穴：中脘穴属任脉，位于腹部正中线，脐上 4 寸。中脘穴有调胃补气、化湿和中、降逆止呕的作用。艾灸中脘穴有利于提高脾胃功能，促进消化吸收和增强人的抵抗力，对于胃脘胀痛、呕吐、呃逆、吞酸、食欲不振等有较好疗效。

2. 灸关元穴：关元穴属任脉，位于腹部正中线，脐下 3 寸。关元穴为小肠之“募穴”，足三阴经、任脉之会，一身元气之所在。又称“丹田”。中医学认为，关元其部位为真阳所居、化生精气之处。艾灸关元穴能使清阳上升，浊阴下降，元阳温暖，血液充盈，能培肾固本，补气回阳，通调冲任、理气活血。能治积冷，男子疝气，梦遗淋浊，女子瘕聚，经产带下，诸虚百损。艾灸关元可防治遗尿、尿频，隆闭、少腹胀痛，脱肛、疝气、遗精，白浊、阳痿、早泄、月经不调、经闭、痛经、崩漏、恶露不尽、不孕，中风脱证、虚劳羸瘦等。

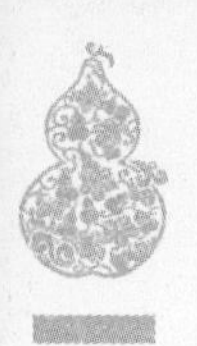

3. 灸气海穴：气海穴属任脉，位于腹部正中线，脐下1.5寸。灸气海穴有延年益寿、养生保健的作用。艾灸气海穴可防治下腹部疼痛、大便不通、泄痢不止，遗尿、遗精、阳痿、滑精，闭经、崩漏、带下、子宫脱垂，中风脱证、脘腹胀痛、气喘、疝气，失眠、神经衰弱、肠炎等。

4. 灸神阙穴：神阙穴属任脉经。又称脐中。艾灸神阙穴有温补元气，健运脾胃，固脱复苏之功效。灸神阙穴还能治泄泻、便血及病后大便不通。虚劳人及病后艾灸神阙穴，对泄泻、绕脐腹痛、脱肛、中风脱证、角弓反张、产后尿潴留、慢性腹泻、皮肤瘙痒、荨麻疹有较好的防治作用。

5. 足三里穴：足三里穴属足阳明胃经，位于小腿的前外侧，在犊鼻下3寸距胫骨前缘一横指。足三里穴是胃经的主要穴位，具有调理脾胃，健运脾阳，温中散寒，补中益气，调和气血，宣通气机，导气下行，补虚强身的作用。艾灸足三里穴对消化系统的胃肠功能低下、食欲不振，消化吸收不良、急慢性胃炎、口腔及胃溃疡、胃下垂、腹泻、便秘，对心脑血管系统的高血压、低血压、动脉粥样硬化、冠心病、心绞痛、脑血管意外，对呼吸系统的感冒、肺结核，对泌尿生殖系统的尿频遗尿、小便不通、遗精、阳痿、早泄等也均有防治作用。艾灸足三里穴还能增强体力，解除疲劳，调节神经，有较强的延缓衰老的作用，是养生保健的重要方法。

6. 灸三阴交穴：三阴交穴属足太阴脾经，位于小腿内侧，内踝高点上3寸胫骨内后缘。三阴交穴是足三阴经（脾经、肾经、肝经）的交会穴，对肝、脾、肾三脏的疾病有防治作用，具有健脾和胃化湿，疏肝益肾，调经血，主生殖的功能。灸三阴交穴可以防治夜尿增多，小便不利，膀胱炎，急、慢性肾小球肾炎，睾丸炎，阳痿，遗精，遗尿，月经不调，经闭崩漏，产后血晕。对神经系统的失眠、神经衰弱、心悸，心脑血管方面的冠心病、高血压，消化系统的脾胃虚弱、肠鸣腹胀、泄泻、消化不良、腹痛、便血、便秘等都有防治作用。

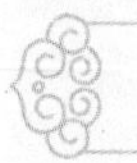

第三节　按摩推拿疗法

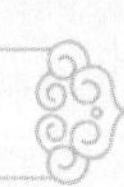

推拿按摩疗法，是在人体体表上运用各种手法以及作某些特定的肢体活动来防治疾病的中医外治法，具有疏通经络、滑利关节、调整脏腑气血功能和增强人体抗病能力的作用。

一、基本手法

（一）推揉类

推揉类有推法、揉法、摩法、擦法、抹法。

1. 推法：用手指或手掌在人体某一个部位或穴位上做前后、上下或左右的推动。用力大时，作用达肌肉、内脏；用力小时，作用达皮下组织。一般频率50～150次/min，开始稍慢，逐渐加快。推法根据不同的部位和病情可分为拇指推、手掌推、肘尖推、拳推。推法的主要作用是舒筋活血，解痉止痛，增加皮肤强性，促进肌肉生长，消除疲劳和使肌肉放松。

2. 揉法：用手指或手掌面在身体某个部位做回旋揉动。揉法的作用力一般不大，仅达到皮下组织，但重揉时作用到肌肉。频率较慢50～100次/min，一般是由轻到重再至轻。操作时手指和手掌应紧贴皮肤，与皮肤之间不能移动，而皮下的组织被揉动，幅度可逐渐扩大。根据按揉的部位不同可分为拇指揉、大鱼际揉、肘揉、掌揉等。揉法的主要作用是消肿止痛，活血化瘀，消积理气，助消化等。此种手法较温和，多在疼痛部位或强手法刺激后使用，也可在放松肌肉、解除局部痉挛时用。

3. 摩法：用手指或手掌在身体某一部位或穴位上，做皮肤表面顺、逆时针方向的回旋摩动。操作时指或掌不要紧贴皮肤，在皮肤表面做回旋性的摩动，作用力温和而浅，仅达皮肤与皮下。摩法的频率根据病情的需要而定，一般慢的 30～60 次/min，快的 100～200 次/min。摩法的转动方向一般是顺时针方向运动，摩法根据不同部位有指摩、掌摩、掌根摩 3 种。摩法的主要作用是疏气活血，消肿止痛，消积导滞，健脾和胃，调补脏腑，增强皮肤弹性等。常用在按摩的开始，或疼痛较剧烈的部位及用强手法按摩后，使肌肉放松。

4. 抹法：用手指或手掌平伏按于按摩部位后，以均衡的压力抹向一边的一种手法。其作用力可浅在皮肤，深在肌肉。根据不同的部位有指抹、掌抹、理筋 3 种方法。抹法不同于推法，它的着力一般较推法为重，推法是单方向的移动，抹法则可根据不同的治疗位置任意往返移动。抹法的频率也较推法慢。抹法的主要作用是开窍，镇静，清醒头目，扩张血管和增加皮肤弹性等。

5. 擦法：是用手指或手掌在皮肤上来回摩擦的一种手法。其作用力浅，仅作用于皮肤及皮下。其频率较高，达 100～200 次/min。对皮肤引起反映较大，常要擦到皮肤发红，但不要擦破皮肤，故在操作时多用介质润滑，防止皮肤受损。此法可单手操作，根据不同的部位有指擦和手掌擦。擦法的主要作用是益气养血，活血通络，加快血液循环，消肿止痛，祛风除湿，湿经散寒等。

（二）按拍类

按拍类有按法、掐法、拨法、振法、弹法、拍捶法、踩跷法、滚法。

1. 按法：用手指或手掌在身体某处或穴位上用力向下按压。按压的力度可浅到皮肉，深达骨骼、关节和部分内脏处。操作时按压的力量要由轻而重，使患部有一定压迫感后，持续一段时间，再慢慢放松。也可以有节律的一按一松，这种按压法在操作时一定要注意按压的强度与频率，不可过重、过急，应富有弹性。按法在施术时根据不同部位，不同疾病及不同治疗目的，可分为拇指按、中指按、拳按、掌按、肘按。按法的主要作用是通经活络，散瘀止痛，矫正畸形等。

2. 掐法：是用拇指、中指或示指在身体某个部位或穴位上，做深入并持续的掐压。掐法刺激较强，常用于穴位刺激按摩。操作时用力须由小到大，使其作用为由浅到深。掐法用在穴位时，可有强烈的酸胀感觉称“得气”反应。掐法也可称指针法，是以指代针的意思。掐法的主要作用是刺激穴位，疏通经脉，消肿散瘀，镇静安神，开窍等。

3. 拨法：是将手指端嵌入软组织缝隙中，然后做横向的拨动。拨法的刺激很强，局部可有酸胀反应，用的力更应以患者能忍受为度。另有一种称刮法，也是用手指端摸到软组织有肥厚或硬结处做刮拨的手法。刮拨的方向可根据病变部位走向而定。拨法和刮法的主要作用是缓解肌肉痉挛，松解组织粘连，舒筋通络，滑利关节，消肿止痛等。

4. 振法：用指端或手掌紧压身体某一部位或穴位上做持续震颤的一种手法。操作时主要依靠前臂和手都的肌肉持续用劲发力，使力量集中于指端或手掌，形成震动力，使按摩部位随之而发生震颤。操作时要着力实而频率快，使其有向深部渗透的感觉。通常每个穴位可做 1 分钟左右。根据治疗部位不同可分为指振法、掌振法、电振法 3 种。振法的主要治疗作用是放松肌肉，调节神经，解痉止痛，消除疲劳等。

5. 弹法：用手指背面弹打身体某一部位的方法。弹时用拇指或中指扣住示指，然后示指发出拨动滑脱，使示指指背在患部着力弹打。弹打的强度需由轻而重，着力也要有

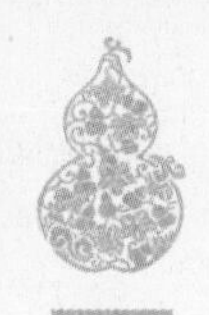

弹性，以不引起疼痛为宜。此手法多用单手操作，适用于关节部位，弹时可沿关节周围进行。弹法的主要作用是通利关节，放松肌肉，祛风散寒，消除疲劳等。

6. 拍捶法：用手指或手掌轻巧地拍打身体某一部位的方法，称拍法。用空心拳或拳侧面捶击身体某部位的方法为捶法。拍法着力较轻，多用于胸廓、背部及表浅的关节部位；捶法作用力较重，可达肌肉、关节与骨骼。捶法轻而缓慢的操作可使筋骨舒展；重而快速的捶击可使肌肉兴奋。不论拍、捶在操作时要以腕发力，由轻而重，由慢而快，或一阵快，一阵慢交替操作。动作要协调、灵活，着力要有弹性。拍法可分为指拍、指背拍和掌拍。捶法可分为直拳捶、卧拳捶和侧拳捶。捶法的主要作用是行气活血，放松肌肉，祛风散寒，消除肌肉疲劳，缓解局部酸胀等。

7. 踩跷法（脚踩法）：是用脚掌踩踏人体某一部位并做各种动作的一种方法。踩踏时以脚掌前部着力于治疗部位，一松一踩，力量要适宜，切不可过力。频率要慢，做腰部治疗时应与患者呼吸相配合，切忌屏气。踩跷法是按、压、揉、推几种手法的结合，且按摩强度较大。此法应用时要慎重，对年老体弱、小儿均不宜用。此法多用于腰骶部及四肢的近侧部。一般常用于腰椎间盘病变的治疗。

8. 滚法：是用手背部着力在身体上滚动的一种手法。操作时将掌指关节略为屈曲，以手掌背部近小指侧部分，紧贴于治疗部位上，连续摆动腕掌部，进行前臂旋转和腕关节屈伸的协调运动。为了使滚动力集中到手指，在滚动前将手腕稍屈，各指略微伸开，手背平贴推拿部位以助发力。滚法主要作用是舒筋活血，解痉止痛，强筋壮骨，滑利关节，缓解肌肉，筋膜的痉挛，消除疲劳。

（三）捏拿类

捏拿类有捏法、拿法、搓法、捉法。

1. 捏法：将皮肤提起，作用于皮肤与皮下组织。捏拿类捏法有两种：一种是用拇指和示指、中指两指相对，夹提皮肤，双手交替捻动，向前推进。手法强度可轻可重。轻的，患者感到温和舒展；重的，患者则感到酸胀。频率可快可慢，快者 100 次/min 以上，慢者 30～60 次/min。另一种手握空拳状，用示指中节和拇指指腹相对，夹提皮肤，双手交替捻动，向前推进。捏法可用单手操作，也可用双手操作。捏法常用于治疗小儿疾病，如食欲不振、消化不良、腹泻，也可用于成年人按摩。

2. 拿法：用拇指与示指、中指或其他指相对做对应钳形用力，捏住某一部位或穴位，做一收一放或持续的揉捏动作。拿法不同于捏法，力量集中指尖上，而是指腹和手指的整个掌面着力。使用拿法时，腕要放松灵活，要由轻到重，再由重到轻。在拿法的同时可结合提法，提拿并用。多在提拿某肌腹时用，作用力要与肌腹相垂直。即纵行肌腹横向提拿，横行肌腹纵向提拿。拿法的主要作用是缓解肌肉痉挛，调节、兴奋神经，通络散寒，消除疲劳等。

3. 搓法：是用双手在肢体上相对用力进行搓动的一种手法。其作用力可达肌肉、肌腱、筋膜、骨骼、关节囊、韧带等处。强度轻时感觉肌肉轻松，强度大时则有明显的酸胀感。频率一般 30～50 次/min，搓动速度开始时由慢而快，结束时由快而慢。搓法有掌搓和侧掌搓两种。搓法的主要作用是疏散经络，调和气血，通利关节，松弛肌肉，消除疲劳等。

4. 提法：是指医者用双手对按而向上提，或双手按于施治部位使劲向上（反方向）提，或垂手拿起的手法。在临床分为顿提法和端提法两种。

(1) 顿提法：患者正坐。医者立于患者前面，嘱患肢抬举过头并伸直（手心向内），医者的左手握示指、拇指，右手握环指、中指、小指，先缓慢导引放松局部，再使劲上提

3次，每提1次关节可发出1次弹响。但操作时避免使用暴力。

(2) 端提法：患者正坐。医者立于患者背后，双手虎口置于患者同侧耳垂下，拇指于耳后高骨处，示指于下颌角缘，置准贴实后，双手同时用力向内合立并向上提。但施本法时，必须注意双手虎口必须对准患者同侧耳垂下后侧，并将患者头部卡于两手之中，同时应严密观察患者，切勿压及颈总动脉，造成危险。

（四）牵抖类

牵抖类有抖法、引伸法等。

1. 抖法：是抖动身体的一种方法，也是属于被动运动按摩。操作时握住患者远端，在牵拉的同时做上下，或左右的抖动。即像抖动绳子一样用柔劲来抖动肢体，使肢体随着抖动的力量似波浪样的起伏。根据不同部位、不同疾病，抖动的次数也不同。抖法一般多应用于腕、上肢、下肢和腰部。此法的力量作用于肌肉、关节、韧带，具有舒展筋骨、滑利关节，消除疲劳、整复和恢复解剖位置的异常。如腰椎间盘突出症常采用抖法来进行治疗。

2. 引伸法：是在肌肉放松时被动地牵伸关节的一种方法。本法属于特殊的被动性运动按摩。此种方法的作用力，可使关节发生一时性超过正常生理活动幅度的运动。这种操作技巧较难，要顺势而行，使引伸的动作有劲而不蛮，幅度大而不野，达到恰如其分，恰到好处的程度。引伸法可有上肢引伸、下肢引伸、腰部引伸等多种。引伸法的治疗作用，是牵伸关节挛缩，纠正关节错位，增强肢体的活活动能力等。

（五）运动类

运动类有屈伸法、摇法、扳法、背法。

1. 屈伸法：又称展法或伸展法。是对有活动障碍的关节，帮助其伸展和屈曲活动的一种方法。此法必须顺其势，不可用暴力，伸展力要作用在引起关节挛缩的软组织上，以克服其牵拉力，利用反向作用力而使关节活动范围加大。运动的方向要按各关节正常的运动方向和角度进行。在活动时一定要用缓慢、均衡、持续的力量慢慢加大其可能屈伸的幅度，并在此幅度范围内连续活动，使其逐渐增加同伸活动的角度。当屈伸到最大角度后要固定1～2分钟，然后再慢慢放松还原。如此反复数次。此法在操作时要注意患者的体位，应置于能使被运动的关节达到充分活动，并保证被按摩者不会因疼痛的闪躲而发生异外的体位。伸展法适用于人体各个关节。屈伸法的作用是松解粘连，滑利关节，增加肢体活动能力等。

2. 摇法：是以关节为轴心，做肢体顺势轻巧的缓慢回旋运动。在施术时要将体位安置合适，摇动的动作要缓和稳妥，速度要慢，幅度应由小到大，并要根据病情，适可而止。同时也要注意被运动关节的正常生理活动范围。摇法常用来预防和治疗各种关节活动功能障碍。双轴和多轴关节都可做环绕运动治疗，如腕关节摇动等。摇法的作用是松解粘连，滑利关节，增加肢体活动能力，恢复体力等。

3. 扳法：是用一手压住人体某一部位，另一手扳动其他部位，两者使用力量相等、作用相反的外力，使关节旋转或伸展。常用于治疗四肢关节的功能障碍及脊椎小关节的交锁与错位等症。适用于如肩、胸、腰、颈等。扳法不是一个大幅度的被动运动，在施术时必须将要扳动的关节极度伸展或旋转，在保持这一位置的基础上，再做一个稍微加大幅度的运作。扳动时一定要因势利导，了解正常关节活动范围，不可超出生理功能。根据用力方向和施行方法的不同，有侧扳、后扳、斜扳等几种。扳法的主要作用松解粘连，帮助复位，滑刮关节，缓解痉挛，消除疼痛，牵伸肌肉、韧带之作用。

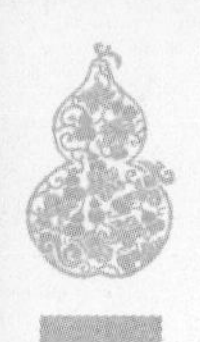

4. 背法：医者和患者背靠背站立。医者两肘屈曲挽住患者肘弯部，然后弯腰屈膝，以臀部着力顶住患者腰部，将患者背起，使其双脚离地。做左右方向的摆动和上下方向的抖动，使腰部有牵动感。在施术时要注意肘部勾紧不要滑脱，嘱患者不要打挺。背法常用于治疗急性腹扭伤、腰椎间盘病变、腰肌劳损等症。

二、禁忌证

1. 传染性疾病，严重感染性疾病，脓毒血症，精神病，疾病的急性期病情危重，有高热，神志不清，血液病有出血倾向，结核，恶性肿瘤，按摩局部有较严重的皮肤病、皮肤损伤或炎症（如蜂窝织炎、丹毒、脓肿、骨髓炎等），均不适应按摩治疗。

2. 孕妇不能按摩肩井穴、合谷穴、三阴交穴、昆仑穴、小腹部、腰骶部和髋部；女性经期不应做腰骶部与双髋部的按摩。

3. 骨折未愈合、韧带和肌肉断裂的固定期，均不宜按摩治疗。

4. 年老体弱、血压过高，以及心、肺、肾等重要脏器功能严重损害者，应慎用或禁用按摩治疗。

三、注意事项

按摩时，必须注意如下几点。

1. 根据不同疾病与按摩部位的不同，采用合适的按摩体位。这个体位要使患者舒适，治疗方便，有利于各种手法的操作。不论是自我按摩或由别人按摩，都要注意。

2. 按摩的操作程序、强度、时间，需根据治疗中患者的全身与局部反应及治疗后的变化随时调整。急则治“标”，缓则治“本”的原则。

3. 做好患者的解释工作，嘱患者不要紧张，肌肉要放松，呼吸自然，宽衣松带。做腰背和下腹部的按摩，应先排空大小便。患者在过饥、过饱以及醉酒后均不适宜按摩，一般在餐后2小时按摩较妥。对患者要耐心、认真、亲切、负责，使患者对医生既信任又能配合治疗。自我按摩时也要注意放松和时间安排。

4. 按摩时操作者的双手要保持清洁、温暖、勤修指甲，不要损伤被按摩部位的皮肤。并要注意室温及被按摩部位的保暖。

5. 在单独检查异性患者和进行按摩时，要态度庄重、严肃。尤其给女患者按摩时，应避开乳房、阴部。如治疗上需要，应先与患者讲明，取得患者同意后进行治疗，同时要有第三者在场（患者家属或其他女同志）。

6. 在按摩结束之后，被按摩者应感到全身轻松舒适，原有症状改变。有时会有不同程度的疲劳感，这是常见反应。按摩后要注意适当休息，避免寒凉刺激，更不要再度损伤。应配合治疗，保持治疗效果。

四、治疗举例

1. 腰椎间盘突出症：腰突症是临床常见多发病之一，患者多以20～50岁多见。常因椎间盘变性、纤维环破裂、骨髓核突出刺激或压迫神经根、马尾神经所表现一系列综合征，是腰腿痛常见病因之一。操作：患者俯卧于按摩床上，术者站于床边，先用滚法自患侧胸腰段至下肢按摩4～5次使肌肉放松。同时做被动背伸运动6～7次。用拇指按压夹脊、肾俞、关元俞以及承扶、委中、承山等穴位，以酸胀为度。之后患者采用侧卧位，医者轻摇患者腰部，放松腰部肌群，再用肘臂的相反力量，旋转腰部，腰椎关节可发出清脆弹响复位声。听到复位声后，扶住患者下肢，一手拇指抵住腰部病变部位，使腰骼部背伸，拇指配合按压腰部 1～2 次。之后一手固定患者膝关节，一手扶下肢，屈曲按压下肢，并使下肢抬高达最高位，将踝关节快速有力背伸 5～6 次。最后双手握拳，用拳的桡侧依次叩击腰部 1～2 分钟，使腰部放松。

2. 肩周炎：又称肩关节周围炎。以肩部逐渐产生疼痛，夜间为甚，逐渐加重，肩关节活动功能受限而且日益加重，达到某种程度后逐渐缓解，直至最后完全复原为主要表现的肩关节囊及其周围韧带、肌腱和滑囊的慢性特异性炎症。肩周炎是以肩关节疼痛和活动不便为主要症状的常见病证。本病的好发年龄在 50 岁左右，女性发病率略高于男性，多见于体力劳动者。如得不到有效的治疗，有可能严重影响肩关节的功能活动。操作：阿是穴、肩髃穴、肩髎穴、肩贞穴。在患者肩部施行轻柔的一指禅推法 5 分钟，滚法 6 分钟；再用拇指按揉以上穴位，每穴 1 分钟；在阿是穴及肌肉痉挛处用弹拨法操作 3 分钟，最后用擦法作用于患肩部，以局部透热为度。每次治疗 20 分钟。

第四节　其他非药物疗法

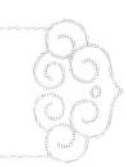

一、拔罐法

拔罐法是以罐为工具，利用燃烧或抽吸等方法排除罐内空气，造成负压，使之吸附于腧穴或应拔部位的体表，产生刺激，造成瘀血现象，以达到防治疾病目的的一种治疗方法。外科、内科等都有它的适应证，且因其操作简单、治疗效果较好，经常和针刺配合使用，成为针灸治疗中的一种重要方法。

（一）常用的罐具

竹罐、玻璃罐、抽气罐等。

（二）拔罐的方法

1. 闪火法：用镊子夹乙醇棉球点燃，在罐内绕一圈再抽出；迅速将罐罩在应拔部位上，即可吸住。

2. 留罐：将罐吸附在体表后，使罐子吸拔留置于施术部位，一般留置 5～10 分钟；多用于风寒湿痹、颈肩腰腿疼痛。

3. 走罐罐口涂万花油，将罐吸住后，手握罐底，上下来回推拉移动数次，至皮肤潮红；用于面积较大、肌肉丰厚的部位，如腰背；多用于感冒、咳嗽等病证。

4. 闪罐罐子拔住后，立即起下，反复吸拔多次，至皮肤潮红；多用于面瘫。

5. 刺络拔罐先用梅花针或三棱针在局部叩刺或点刺出血；再拔罐使罐内出血 3～5 mL；多用于痤疮等皮肤疾病。

（三）拔罐的作用和适用范围

拔罐法具有通经活络、行气活血、消肿止痛、祛风散寒等作用。其适用范围较为广泛，如风湿痹痛，各种神经麻痹，以及一些急慢性疼痛，如腹痛、腰背痛、痛经、头痛等均可应用，还可用于感冒、咳嗽、哮喘、消化不良、胃脘痛、眩晕等脏腑功能紊乱方面的病证。此外，如丹毒、红丝疔、毒蛇咬伤、疮疡初起未溃等外科疾病亦可用拔罐法。

（四）拔罐的注意事项

1. 拔罐时要选择适当的体位和肌肉丰满的部位，若体位不当或有所移动及骨骼凸凹

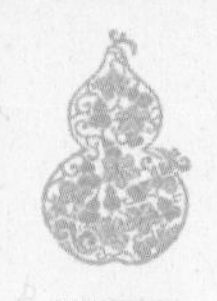

不平、毛发较多的部位，均不可用。

2. 拔罐时要根据所拔部位的面积大小而选择大小适宜的罐。操作时必须迅速，才能使罐拔紧，吸附有力。

3. 用火罐时应注意勿灼伤或烫伤皮肤，若烫伤或留罐时间太长而皮肤起水疱时，小的无须处理，仅敷以消毒纱布，防止擦破即可。水疱较大时，用消毒针将水疱刺破放出水液，涂以龙胆紫药水或用消毒纱布包敷，以防感染。

4. 皮肤有过敏、溃疡、水肿者及大血管分布部位，不宜拔罐。高热抽搐者以及孕妇的腹部、腰骶部，亦不宜拔罐。

（五）治疗举例

颈源性肩周炎：是指颈椎病变压迫或刺激周围神经引起肩部长期、慢性疼痛而出现的肩关节周围组织形成慢性炎性反应、组织粘连的一种疾病。操作：以 3 号玻璃火罐，以闪火法吸附于肩前部、肩后部、肩头及天宗、肩井、肩中俞处，留罐 5 分钟。每日治疗 1 次，1 周为 1 个疗程，连续治疗 2 个疗程。结合针刺疗法效果更佳。

二、放血疗法

放血疗法又称“针刺放血疗法”，是根据经络学说和针刺原理，用针具刺破特定部位或穴位，放出少量血液，以外泄内蕴之热毒达到治疗疾病的一种方法。

（一）放血工具

1. 三棱针：由不锈钢制成，分为粗细两种，针尖部有三面三棱，十分锋利。粗针长 7～10 cm，针柄直径 2 mm，适用于四肢、躯干部位放血。细针长 5～7 cm，针柄直径 1 mm，适用于头面部及手足部放血。

2. 小眉刀：长 7～10 cm，刀刃长 1 cm，十分锋利。

（二）放血方法

临床常用的放血方法有刺络法和划割法两种。

1. 刺络法：该法又分点刺、挑刺、散刺 3 种刺法。

(1) 点刺法：先在针刺部位上下推按，使郁血积聚。右手拇指、示指两指持针柄，中指紧靠针身下端，留出 1～2 cm 针尖，对准已消毒的穴位迅速刺入 1～2 cm，立即出针，轻轻挤压针孔周围，使出血数滴（对重症患者有时可出血数十滴，血由黑紫变红为止），然后用消毒棉球按压针孔（针刺曲泽穴、委中穴，在孔穴周围上下推按之后，可先在孔穴近心端扎紧止血带或布带，这样静脉暴露的更明显，更容易出血，刺出血后，再将止血带放松）。同时还经常配合拔罐疗法。

(2) 挑刺法：以左手按压施术部位的两侧，使皮肤固定，右手持针，将腧穴或反应点的表皮挑破出血。有时需挑破部分纤维组织，然后局部消毒，覆盖敷料。常用于目赤肿痛、痔疮等症的治疗。如治疗红丝疔，应在红丝近心端尽头处以及红丝之上寸寸挑刺出血。

(3) 散刺法：又称围刺法，是在病灶周围点刺出血，主要用于丹毒、痈疮。

2. 划割法：多采用小眉刀等刀具，持刀法以操作方便为宜，使刀身与划割部位大致垂直，然后进刀划割。适用于口腔内膜、耳背静脉等处的放血。

（三）放血疗法的功效及适用范围

放血疗法具有疏通经脉、调气理血、消肿止痛、祛风止痒、开窍泄热、镇吐止泻、促邪外出的功效，适用于各种实证、热证、瘀血、经络瘀滞、疼痛的疾病及体质壮实的患者，如瘟病、间歇热、稽留热、弛张热、痈疽、疖肿、疮疡、痛风、丹毒、湿疹、麻风病等。

（四）禁忌证

1. 患有血小板减少症、血友病等有出血倾向疾病的患者以及晕血、血管瘤、外伤大出血患者，一般禁止用本疗法。

2. 体质虚弱、小儿、70 岁以上老年人、贫血、低血压、妊娠期、产后及习惯性流产者；过饥过饱、醉酒、过度疲劳及严重心、肝、肾功能损害者，不宜使用本疗法。

（五）注意事项

1. 首先给患者作好解释工作，消除不必要的顾虑。

2. 放血针具必须严格消毒，防止感染。

3. 针刺放血时应注意进针不宜过深、创口不宜过大，以免损伤其他组织，划割血管时，宜划破即可，切不可割断血管。

4. 针刺放血后的短时间内一般不要外敷草药，避免感染。

5. 点刺、散刺时，手法宜轻、宜浅、宜快，泻血法一般出血不宜过多，注意切勿刺伤深部大动脉。

6. 每次针刺数 5～15 针，不宜过多，以免患者不能忍受，静脉放血只能 1～2 处，血量一般不应超过 10 mL，如出血不易停止，要采取压迫止血。

7. 如本疗法仅为对症急救应用，待病情缓解后，要全面检查，再进行治疗，切不可滥用放血疗法。

8. 若发生晕针，可刺人中、中冲等穴，或立即给饮温开水。

（六）治疗举例

发热：是临床常见症状，可表现为体温升高，也可表现为体温虽不高，但患者自己有发热感觉。中医学认为，本症由外感或内伤引起，外感常包括风寒、风热等病因，内伤则包括心火、肝火、瘀血、虚弱等因素，临床按表、里、虚、实进行辨证论治。放血疗法适用于发热辨证中证属表证、实证者。选穴：针刺手足十宣、攒竹、大椎等穴放血，治疗表证高热。针刺百会、太阳、耳尖、人中、十二井穴、尺泽、委中等穴以放血，治疗气营高热。放血清热具有以下特点：①刺末端部：人体四肢末端部离心脏最远，血管内的血流动力最小，故血中的病邪杂质往往沉积于此处的毛细血管中，造成“微循环障碍”，所以此处的穴位常被用来行放血之术。②刺血量大：对于热证辨证属实证、表证者在辨证准确的基础上应当大胆正确的运用放血疗法，往往取得良好效果。病例：①于某，女，教师，34 岁。患者外出受寒后出现发热、恶寒 2 日，伴咽痛、恶心呕吐。体格检查：38.8 ℃，咽部充血，双侧扁桃体Ⅱ度肿大，舌质红，苔黄，脉弦数。诊断：感冒发热风寒证。治疗：大椎穴放血，加拔火罐，另少商、曲池、合谷点刺放血 10 余滴，复诊，诸症已愈。②李某，女，5 岁。其母代诉：2 日前因高热，咽痛，全身酸痛，经某医院门诊诊断为流行性感冒，经肌内注射柴胡、青霉素，服安乃近，乙醇擦浴治疗高热不退，昏睡而求诊。体格检查：40 ℃，急性病容，咽红赤，扁桃体Ⅰ度肿大，心率 130 次/min，肺呼吸音粗糙，触其四肢冷凉。即刺双少商、商阳出血。半小时后，体温降至 39.5 ℃，2 小时后体温降至 38.6 ℃，四肢转温，微汗，神清，6 小时后体温降至正常，未再复升。

三、刮痧疗法

刮痧是以中医经络腧穴理论为指导，通过特制的刮痧器具和相应的手法，蘸取一定

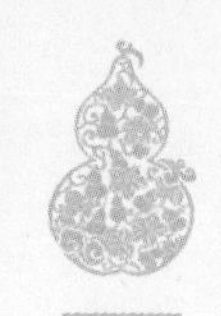

的介质，在体表进行反复刮动、摩擦，使皮肤局部出现红色粟粒状，或暗红色出血点等“出痧”变化，从而达到活血透痧的作用。

（一）刮痧用具

1. 刮痧板：水牛角、玉石、砭石等。

2. 刮痧油：凉开水、植物油、药油、凡士林、润肤霜、蛇油、扶他林乳膏等，宜根据病情需要选择适当的刮痧介质。

（二）操作要点

1. 充分暴露刮拭部位，在皮肤上均匀涂上刮痧油等介质。

2. 手握刮拭板，先以轻、慢手法为主，待患者适应后，手法逐渐加重、加快，以患者能耐受为度。宜单向、循经络刮拭，遇痛点、穴位时重点刮拭，以出痧为度。

3. 可先刮拭背部督脉和足太阳膀胱经背俞穴循行路线，振奋一身之阳、调整脏腑功能、增强抗病能力；再根据病情刮拭局部阿是穴或经穴，可取得更好疗效。

4. 刮痧后嘱患者饮用温开水，以助机体排毒祛邪。

（三）刮痧疗法的功效及适用范围

本疗法刮痧具有调气行血、活血化瘀、舒筋通络、祛邪排毒等功效。刮痧疗法以往主要用于痧症，现扩展用于呼吸系统和消化系统等疾病。包括痧症、中暑、伤暑表证、伤暑里证、湿温初起、感冒、发热咳嗽、风热喉痛、呕吐、腹痛、疳积、伤食所致呕吐腹泻、头昏脑胀、小腿痉挛疼痛、汗出不畅、风湿痹痛等。

（四）注意事项

1. 刮痧后1～2日局部出现轻微疼痛、痒感等属正常现象；出痧后30分钟忌洗凉水澡；夏季出痧部位忌风扇或空调直吹；冬季应注意保暖。

2. 刮痧疗法具有严格的方向、时间、手法、强度和适应证、禁忌证等要求，如操作不当易出现不适反应，甚至病情加重，故应严格遵循操作规范或遵医嘱，不应自行在家中随意操作。

3. 有出血倾向、皮肤高度过敏、极度虚弱、严重心力衰竭的患者均应禁刮或慎刮。

（五）治疗举例

1. 颈源性眩晕症：颈源性眩晕症是临床最常见的一种眩晕症，本病是由于颈椎错位或椎间盘突出压迫椎动脉使椎动脉管腔变细血流量减少引起脑供血不足继发眩晕症。其特点是眩晕反复发作且与颈部转动有明显关系，如身体躺下或起来、翻转、左顾右盼、长时间低头等都可引起眩晕发作，一般时间较短，数秒至数分钟，也有持续较长时间者。操作：华佗夹脊（双侧）、肾俞（双侧）、膀胱俞（双侧）。采用补法，先在需刮痧部位涂抹适量刮痧油，先刮华佗夹脊，方向为自上而下来回刮动，至皮肤发红、皮下紫色痧斑、痧痕形成为止。肾俞及膀胱俞宜用刮板角部稍重刮，每个部位约30次，出痧为度，每周2次。

2. 腰肌劳损：腰肌劳损主要指腰骶部肌肉、韧带、筋膜等软组织慢性损伤。好发于中老年人，腰部或腰骶部酸痛或肿痛，反复发作。疼痛可在劳累后或气候变化如阴雨天气时加重，病多反复，缠绵不愈。生活中人们不注意正确的站立、用力等姿势，腰部多年负重劳动，长期造成腰骶部劳损、后关节紊乱即所谓关节炎综合征，都称腰肌劳损。主要临床症状为腰痛、活动受限，腰部肌肉痉挛，压痛；腰部韧带浅压痛。多数患者前屈受限，而后伸可以，严重者可出现护痛性脊柱侧凸，造成生活不能自理，给患者的生活带来极大的痛苦。操作：刮拭部位如下。头面部：人中；背部：风府、膈俞、肝俞、志室、肾俞、命门、腰阳关；下肢：委中、阳陵泉、太溪、照海、足三里、昆仑；下腹部：关元。刮拭手法辨证采用补法、泻法、补泻结合的刮拭手法，循督脉、膀胱经、胃经、胆经、肾经，重点刮拭人中、腰阳关、委中、足三里。每个部位约 30 次，出痧为度，每周 2 次。

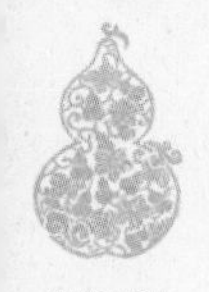

第二十三章 医用器械疗法

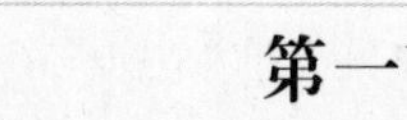

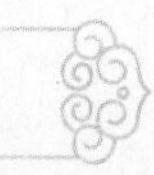

第一节 能量治疗器械理疗

一、神灯治疗仪

神灯治疗仪是指 TDP 治疗器，因为该仪器在各医院被广泛使用，有特殊的治疗效果，广泛应用于理疗科、内外科、妇科、骨科、五官科、皮肤科、神经科等各种疾病，是一种疗效高、见效快、无疼痛、应用广、无副作用的新型医疗保健器械，因此被百姓称为“神灯”。

（一）治疗原理

神灯——TDP 治疗器的治疗板，是根据人体必须的几十种元素，通过科学配方涂制而成。在温度的作用下，能产生出带有各种元素特征信息的振荡信号，故命名为“特定电磁波谱”，它的汉语拼音缩写“TDP”。治疗板受热产生出的各种元素的振荡信号，随红外线进入机体后，与机体相应元素产生共振，使元素所在的原子团、分子团的活性得以大幅度提高，激活体内各种酶的活性，增强对缺乏元素的吸收，调整体内元素的相对平衡，抑制体内自由基的增多、修复微循环通道等。提高人体自身免疫功能和抗病能力。所以，TDP 治疗器是一种高效、安全、简单的理疗型医疗器械。

（二）治疗功效

1. 具有消炎镇痛、活血化瘀、舒筋活络，增强脑啡呔的分泌，持久镇痛。
2. 能迅速改善血液循环功能，促进微循环系统的通畅，促进血液循环。
3. 能提高机体内各种酶的活性，增强缺乏元素的转换和吸收。增强胃肠功能。
4. 能提高机体自身的免疫功能，增强人体的抗病能力。
5. 能促进血液载氧率，增强脑细胞活力，改善睡眠质量，提高记忆力。

（三）适应证

1. 软组织损伤：肩周炎、腰肌劳损、网球肘、腱鞘炎、急性软组织拉伤、扭伤、挫伤。
2. 骨骼病变：骨关节炎、风湿性关节炎、骨质增生、腰椎间盘突出。
3. 神经系统及血液循环系统障碍性疾病：中风后遗症、坐骨神经痛、三叉神经痛、静脉曲张、前列腺炎、神经衰弱、头痛、失眠等。

4. 健美、养生保健。

（四）禁忌证

高热、开放性肺结核、严重动脉硬化、出血症等不适用于 TDP 治疗。其他已导致体温升高的病证及提升体温会导致病情加重的病证。

（五）使用方法

1. 接通电源、打开开关。

2. 预热 5 分钟对准所需照射的部位。

3. 照射治疗时，照射部位皮肤应裸露，距离约 30 cm，一般在病床或病损区直接辐射，一般只用一个辐射头，如病损范围广，也可同时用 2～4 个射头。皮肤感觉温度 40 ℃治疗效果最好。或以患者自感舒适为宜，温度过低疗效差，温度太高易灼伤皮肤。对婴幼儿使用时，皮肤温度酌减。

4. 照射时间通常每次 30～60 分钟，每日 1～2 次，7～10 日为 1 个疗程，也可根据病情确定照射时间，也可作长期保健性照射。

（六）注意事项

1. 本治疗器配用的单相三线插头，必需接好地线，以确保使用安全。用后即关闭电源。要防止强烈震动、受潮，注意保护板面。

2. 辐射部位必须完全裸露，否则影响疗效。但辐射面部时，患者应戴上有色眼镜或眼罩，保护双眼，以免眼球发生干涩现象。

3. 辐射距离不宜过近，否则容易发生皮肤灼伤（如发红或起水疱）误触辐射头而被烫伤，但距离过远，也会影响疗效。使用中随时检查照射距离及温度，婴幼儿肤温度酌减。

4. 使用时，要放平稳，防止倾倒。

5. 使用中不得用金属物品接触远红外片以防触电。

6. 请勿接触灯罩外壳，以防烫伤。

7. 生活不能自理的人，应在他人帮助监护下使用。

二、电针治疗仪

电针治疗仪是一种能产生包括有各种类型脉冲的仪器。利用这种仪器所产生的脉冲通过扎针输入人体各部分的经络，产生刺激作用，以代替用手不断运针所产生的人工机械震荡刺激作用。

（一）治疗原理

电针仪输出各种脉冲波形，脉冲电刺激能够调节人体的神经体液系统功能，促进白细胞释放，提高免疫力，同时改善血液循环，促进毛细血管对出血渗出的吸收和组织修复，达到止痛消肿的目的。脉冲电刺激可以通过神经反射，起到解痉止痛的作用；适量的电刺激，通过体表神经感受器，对大脑皮质起保护性的抑制作用，发挥镇静安神的治疗作用。

（二）适应证

1. 神经系统疾病：三叉神经痛、偏头痛、面神经麻痹、坐骨神经痛等。

2. 颈肩腰腿疼：颈椎病、肩周炎、腰间盘突出等。

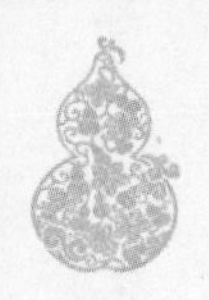

3. 消化系统疾病：腹泻、便秘、腹痛、胆绞痛、急慢性阑尾炎等。

4. 内分泌系统：胰腺炎、内分泌失调、减肥等。

5. 软组织损伤：急慢性扭挫伤、肌肉劳损、肌力低下等。

（三）禁忌证

1. 安装有植入式电子装置（心脏起搏器）的患者。

2. 过敏性体质者。

3. 精神异常不能配合和无法接受实验者。

4. 身体极度虚弱的患者。

5. 出血倾向的患者。

（四）使用方法

1. 毫针刺入所选穴位得气后，将电针仪的输出线分别夹持在毫针体上。每一对输出电极最好连接同一侧的两个穴位。把电针仪的输出电位器调至“0”，再打开电源开关，再选择所需的频率和强度。

2. 在治疗过程中，患者往往会发生电适应，即觉得刺激强度逐渐变小，应及时进行调整。电针刺激时间一般为10～20分钟，但也有长达0.5～1小时。电针刺激强度，多以患者能够耐受力度。

3. 治疗完毕，先把电位器调到“0”，再关闭电源，以避免关闭电源时产生突然增强的电刺激，再撤去导线，将毫针轻轻捻动几下拔出。起针后要观察毫针计体有否变黑、变细或缺损，如出现这种情况，要停止使用这种电针仪。

4. 电针的穴位配方和毫针法相同，但一般要求成双取穴，因为用单穴不能形成电流回路，达不到电刺激的目的。如仅需取1穴时，可把电针仪的输出线，一根接在毫针上，另一根接在用水浸湿的纱布上，湿纱布可放置在同侧的皮肤上。

（五）注意事项

1. 刺激强度应逐渐从小到大；不要突然加强，以免出现晕厥（晕针）等异常现象。

2. 避免电流回路经过心脏；在邻近脊髓等部位电针时，电流的强度要小一些，切不可作强电刺激，以免发生意外。

3. 作为使用过的毫针，针柄表面往往由于氧化而导电不良，不宜使用。

4. 如遇到输出电流时断时续，往往是电针输出部分发生故障或导线根部有断损，应修理后再用。

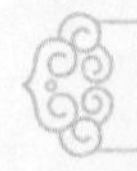

第二节 药物治疗器械理疗

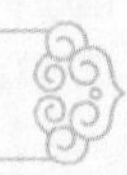

一、中医定向透药治疗仪

通过独创的非对称中频电流产生的电场，对药物离子产生定向的推动力，使药物中的有效成分更深入、更有效地透过皮肤黏膜快速的进入人体，靶向作用患部病灶。仪器在设计上引用了先进的中频技术，成功的把药物定向导入和中频仿生按摩治疗技术及热治疗技术融为一体，因而该机具有定向药物导入和中频仿生按摩及热治疗的多重功能，调制的中频电流能促进皮肤电阻下降，扩张小动脉和毛细血管，改善局部血液循环，比低频电流更能到达人体组织的深部，靶向作用于患者病灶。

（一）治疗特点

1. 定向透药，直达病灶。仪器特设的非对称中频电流，保留了一定能量的负向脉冲，让皮肤组织细胞重新排列，促进皮肤电阻下降，扩张小动脉和毛细血管，血管壁透性增加，改善局部血液循环，对药物离子产生定向的推动力。

2. 温热治疗，安全有效。热疗是中医常用的祛风除湿治疗方法，可通经活络、促进血液循环、加速水肿的吸收消散。运用较低的安全电压，通过螺旋电热线产生 35 ℃～50 ℃热量，使药物在热雾器内被加热，激活而雾化成分子微粒，形成涡流和雾场，导引药物分子微粒向体内深层移动，达到“定向透药”目的，以产生一系列热效应和药物效应。

3. 螺旋动态，生物磁疗。动态生物磁场，一定剂量的磁场作用于人体穴位可以调和气血、疏通经络，有明显的止痛、消炎、活血化瘀的功效。仪器治疗电极上的螺旋电热线通过 50 Hz 交流电，产生交变动态磁场，能有效调节患者患处的局部生物磁场，使人体组织中的水分子受磁活化，并软化和溶解血管中的沉积物，从而到气血通顺目的。

4. 综合治疗，更多选择。可同时或选择地进行定向透药、热疗、磁疗、按摩等方式治疗，使各种治疗机制相互补充，更充分的调节人体的生理功能、改善微循环、增强免疫功能，实现对疾病的多角度综合治疗，达到更加理想的治疗效果。

（二）适应证

1. 疼痛骨科：关节炎、颈椎病、腰腿痛、膝肘关节、坐骨神经痛、软组织扭挫伤等症。

2. 儿科：小儿肺炎、腹泻、肺炎引起的咳嗽、咽痛、支气管炎等症。

3. 消化科：慢性胃炎、胃溃疡、十二指肠球部溃疡、胃痛、溃疡性结肠炎、直肠炎慢性腹泻、痢疾、肠粘连等症。

4. 妇科：痛经、盆腔炎、附件炎、妇女结扎后遗症等症。

（三）使用方法

1. 连接电源线，接通电源，开机预热 30 分钟。

2. 将导联电极的插头插入所选择通道的输出插孔内。

3. 根据治疗的需要，通过温度调节旋钮选择适当温度档。

4. 设置治疗时间。

5. 根据不同病证选择贴片。

6. 将被药物浸湿的贴片平整贴附于疾病的对应穴位或体表投影，上面放置电极，用手轻托，防止脱落，切忌不能用力按压或绷带过紧挤压；否则可能会导致皮肤灼伤。

7. 按动“开始”键启动治疗。按动增加键“＋”，逐步调节剂量，当患者刚刚有脉动感和轻微的刺激感时停止增加，按动减少键“－”减小剂量到患者几乎无感觉为止。

8. 电极放置位置一般在病变部位对应穴位点、疼痛点、阿是穴、经络穴位，肌肉两侧或遵医嘱放置。

9. 在治疗过程中时间不能修改，若患者有不适感觉，可直接按停止键停止治疗。

10. 治疗停止仪器会自动切断输出电流，并有声音提示。停止后其时间、剂量的显示均回到开机的初始状态。

11. 取下电极和贴片，关闭电源开关。

（四）注意事项

1. 本治疗仪应在专业医生指导下使用。

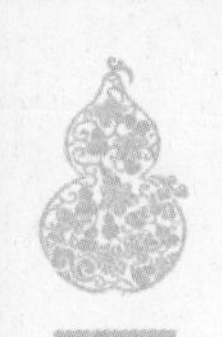

2. 电极板放置在人体后，禁止开关仪器电源，否则有电击的危险。

3. 治疗仪工作时，应远离强电磁及高频设备，不和电冰箱、空调、微波炉等电器公用一个电源插座，以防干扰和出现电击现象。

4. 驾驶或操作机器时不能使用。

5. 洗澡或身体出汗时不能使用。

6. 加热温度不宜超过 45 ℃，以免造成皮肤烫伤。

7. 电极板切忌接触油性物质，以免造成导电面损伤，造成阻抗增加，有灼伤危险；以及影响电极板使用寿命。

8. 两个电极板禁止置于心脏区前后位置，有心脏起搏器、金属异物携带者，禁止使用。

9. 配套专用耗材（理疗贴），只能专人使用，避免交叉感染。

10. 人体皮肤干燥，有自然分泌物，容易造成接触不良，对治疗造成不良影响，因此应在每次治疗前用清水或医用乙醇清洁需治疗部位皮肤，并使皮肤保持湿润。

二、中药离子导入治疗仪

中药离子导入治疗仪是根据中国传统中医学理论，结合人体经络学、生物物理学及现代数字电子技术，离子导入技术研制开发的高科技新产品。药物离子导入、针灸按摩、远红外热疗三大功能。具有推、拿、按、敲、捏、揉、拔、针灸等十几种治疗模式，使人体内外气血畅通，阴阳协和，表里如一，濡养全身。

（一）治疗原理

通过热疗和促进剂（水化剂、角质层剥离剂）的应用对皮肤进行预处理，增加皮肤的通透性；通过脉冲电流使 α-螺旋结构的多肽发生翻转形成平行排列，由无序变为有序，产生允许生物大分子药物通过的通道，人为造成药物通过的直接通道，使药物顺利通过。通过离子导入的电泳作用和电趋向性，使药物粒子充分水活化，以利于离子的透皮转运。通过以上方法的协同作用促进了药物向体内的有效转运，并结合中医经络理论，通过对相应穴道的刺激达到疏通经络、行气活血、扶正祛邪从而提高人体免疫能力。

（二）治疗特点

1. 将药物直接导入局部组织，使局部组织中药物浓度明显升高，对四肢关节部位的骨质增生或“骨刺”治疗效果较好。因为，四肢关节周围软组织较少，病变部位离体表较浅，药物的离子容易达到。

2. 药物作用时间较长。经直流电导入的药物在局部形成“离子堆”，然后逐渐进入人体内。所以药物在人体内停留的时间比其他给药方法要长，作用时间也比较长。由于骨质增生属于慢性的发展过程，治疗时间也比较长，因此，直流电药物离子导入疗法有利于骨质增生的治疗。

3. 直流电药物离子导入疗法从体外给药，避免了口服或注射药物带来的副作用或毒副作用。如口服药物可引起的胃肠道刺激症状；注射给药容易引起感染，出血，疼痛。同时直流电药物离子导入疗法不损伤皮肤，不引起疼痛，操作简单，患者易于接受。

4. 做直流电药物导入治疗时，直流电场和药物除了作用于组织局部外，还通过神经反射等原理作用于全身组织，具有局部治疗和全身治疗相结合的特点。

（三）适用范围

1. 适用于关节炎、肩周炎、颈椎病、坐骨神经痛、风湿类风湿、骨质增生、股骨头坏死、软组织挫伤、腱鞘炎、腰肌劳损、腰间盘突出症、网球肘等骨关节病。

2. 高血压、脑供血不足、心肌梗死、心律失常、动脉硬化症等心脑血管疾病。

3. 胃酸胃胀胃痛、脾气虚、慢性胃肠炎、便秘、饭后腹部胀痛等胃肠疾病。

4. 常见妇科病（痛经、附件炎、子宫内膜炎、产后恢复）等常见病的治疗功能。

（四）操作方法（以智能数码多功能治疗仪为例）

1. 将电源插头插到 220 V 电源插座上，打开机体背面的总电源开关，仪器进入待机状态。

2. 治疗之前用湿毛巾或稀释的乙醇抹净患部，根据病情选用不同的药物贴片。

3. 先将仪器配备的药物电极紧贴于人体的治疗部位或者穴位上，两电极片之间保持一定的距离（注意：操作时两电极片不要相碰，以免造成短路），将电极固定好后，再将电极头插于仪器治疗输出插孔上。

4. 设定显示屏下方的“时间设定”，再选择治疗部位，再设置“处方设定”，最后调整强度和温度。因人体病变部位神经敏感度降低，或不同部位的感觉不同，则会出现一块电极刺激强，一块电极弱的现象，属正常现象，必须时刻变更另一个穴位，或对调两极位置即可。

5. 治疗过程中，要注意观察患者的表情。当患者提出有烫或者痛的感觉时，要及时降低治疗温度或揭开贴片，查看电极贴片与药芯是否完全接触好，尽量避免电极贴片的电极直接与人皮肤接触，引起烫伤。

6. 治疗结束时会有语音提示，治疗结束，仪器进入待机状态，如果进行下一次治疗，则重复以上步骤操作，治疗仪操作过程中仪器一直伴随语音提示。

7. 仪器使用完毕后，关闭电源，拔下电源插头，将配件清洗晾干，待下次使用。

（五）注意事项

1. 不要让电极一前一后放置在心脏两侧，或者一左一右太阳穴两侧。

2. 对高血压后期，严重心脏病患者，癫痫患者禁用。

3. 对于皮肤破溃及炎性渗出的患者禁用。

4. 使用过程中感觉不适时，请立即暂停使用。

5. 两电极最好成队靠近或要求邻近配穴治疗。

6. 经治疗后神经敏感度提高，可能有轻微痛感，属正常现象。

7. 两电极避免直接相碰，以免损坏仪器。

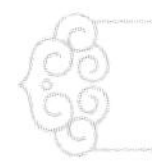

第三节　自体治疗器械理疗

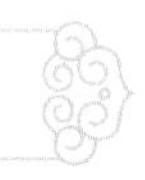

臭氧自血疗法——臭氧治疗仪

臭氧自血疗法是由医护人员，将患者自己的静脉血液抽出一定数量，通过利用医用臭氧的强氧化性进行对血液过滤，氧化血液中的脂肪物质与蛋白多糖复合体，杀灭致病微生物，然后再输入到人体的一种治疗疾病的方法。

（一）治疗原理

1. 调节机体抗氧化能力：臭氧通过与机体作用，瞬间增加自由基数量，诱导并激活机体抗氧化酶系统，SOD 等自由基清除剂大量产生，清除机体过多自由基，调节机体抗

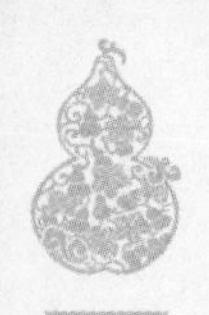

氧化能力。臭氧作为超氧化物能激活抗氧化酶，起到“以毒攻毒”作用。这一作用可清除慢性炎症过程中形成的自由基，用于治疗慢性关节炎症和血管炎症，以及抗衰老作用。

2. 提高血氧饱和度和血氧分压：使红细胞弹性增大和分散，改变血小板聚合方式及多项血液流变学指标，从而使其通过毛细血管的能力提高，使向组织的供氧供能量的能力增强，激活细胞活性，使组织的代谢和功能恢复。

3. 氧化降解石化物：臭氧的超强氧化分解能力还能氧化降解石化物，可作用于血管壁，减轻动脉硬化斑块。从一定程度上还可防止结石的发生。臭氧疗法对于高尿酸血症以及所有由于尿酸增加造成的疾病都具有较好的疗效。

4. 促进机体对糖的利用：促进三羧酸循环，增加能量释放，使基础代谢恢复而进入正常状态。因此可用于糖尿病的治疗。对糖尿病的治疗优势：①降血糖作用；②改善血流变，防治并发症；③综合治疗糖尿病坏疽。

5. 分解代谢中产生的废物及有毒物质：臭氧能氧化分解机体代谢中产生的废物及有毒物质，并促进其排出体外。臭氧可降低血液中的脂质，不仅仅是针对各种高脂血症，而且还针对所有由于脂肪量过高引发的疾病，如慢性胰腺炎、肾病、肝病、胰岛素依赖型糖尿病、动脉硬化症。在使用臭氧后，血清中的自由脂肪酸、胆固醇以及胆固醇脂都会减少。

6. 臭氧对红细胞的作用：臭氧能提高红细胞的代谢，如激活糖的氧化旁路（PPW），增加红细胞内 2,3-DPG（2,3－二磷酸甘油酸）含量，增加组织供氧效应。臭氧也增加红细胞内 ATP 含量，即促进红细胞代谢作用。

7. 辅助抗癌作用：癌症发展的关键是细胞水平上的缺氧。臭氧的参加，增加了血的氧含量，并使其直接向组织供氧能力增强，改善了癌细胞缺氧状态，提高其对放射线的敏感性，减少其对化学药物治疗的耐药性。同时促使干扰素、IL－Ⅱ、肿瘤坏死因子的产生，在肿瘤防治方面有积极的作用。

8. 保肝、护肝作用：臭氧的保肝、护肝作用主要体现在促进血红蛋白的携氧能力，改善肝脏供氧：同时激活肝脏的自由基清除系统，提高肝脏的抗氧化能力。臭氧通过激活红细胞的戊糖磷酸途径从而最终激活全部红细胞代谢。臭氧诱导红细胞内 ATP 增高，可以提高红细胞膜的机械抵抗力，改善血流变特性：臭氧同时诱导产生 2,3－DPG，后者促进氧合血红蛋白中的氧向组织内释放。臭氧促进自由基清除的作用在欧洲还广泛用于抗衰老、老年医学及运动医学领域。

（二）适用范围

1. 缺血缺氧性疾病：脑血栓、脑梗死、心绞痛、心律不齐、心动过缓、糖尿病坏疽等。

2. 免疫性疾病：风湿性关节炎、类风湿关节炎、强制性脊柱炎、牛皮癣、红斑狼疮等。

3. 炎症感染性疾病：坏死性溃疡、动物咬伤、难以愈合的伤口、烫伤等。

4. 动脉粥样硬化症、脉管炎等。

5. 代谢性疾病：痛风、高脂血症等。

6. 肝病。

7. 癌症。

（三）操作方法

臭氧自血疗法是由医护人员，将患者自己的静脉血液，抽出一定数量，经臭氧气体处理后，回输体内，达到治疗某些疾病的方法。包括大自血和小自血治疗。大自血一般抽取血液 100～200 mL/次，经适量的臭氧处理后回输到静脉血管内；小自血一般只抽取 5～10 mL/次，经臭氧处理后进行肌内注射，一般注射到臀大肌里面。

（四）使用禁忌

1. 葡萄糖-6-磷酸脱氢酶（G6PD）明显缺陷。
2. 妊娠尤其是妊娠早期及生理期。
3. 甲状腺功能亢进症。
4. 对臭氧过敏者。

第六篇　养护篇

第二十四章 康复调理

第一节 心理调理

疾病康复不可忽视心理调理，心病还需心药医。中医学认为形与神是一个统一的整体，神的旺盛充沛在建立在形体强健的基础之上的。养神最为重要，养形也必须注意调神。在现代化的工业社会中，新技术急剧更新，信息量猛增，快节奏、高速度的生活，激烈的竞争，环境污染等，使得人们整日处于精神高度紧张和疲劳之中。这容易破坏一个人的心理平衡，造成心理障碍，从而产生各种不同程度的心理、生理疾病。因此，以“清静养神”为核心内容的心理调理，不可或缺。

中医调神强调 3 个方面：四时调神、清静养神、舒畅情志。①四时调神：中医学认为人以天地之气生，四时之法成，因此，养生必须顺应自然，要求人体的心理与自然的步奏相协调，主动地适应自然，达到身心安康的目的。根据四季的不同特点，采取不同的养生调神方法，如春天使精神活泼、充满生机；夏天使情志愉快、不要发怒；秋天使意志安逸、收敛神气；冬天使情志隐匿、藏而不泄。这样就不会损伤内脏功能，有助于脏腑阴阳协调、气血畅达，保持精神情志的稳定和健康。每日也可按照四时规律，顺应自然，适时养生调神，如清晨舒展情志，白日精神饱满，傍晚安神悦志，睡前静心勿思，使情志、精神有规律地活动，以适应生命的节律。②清静养神：清静恬淡，精神内守。清静养神可以保障身体的正常生理功能，提高抗病能力，防病于未然。但是，《黄帝内经》主张清静，并不主张无为，也不是教人放任自流，甚至去世离俗，而是要“提挈天地，把握阴阳”。陶弘景《养性延命录·教诫》针对清静养神更具体地提出“十二少”，即“少思、少念、少欲、少事、少语、少笑、少愁、少乐、少善、少怒、少好、少恶行”。还强调“此十二少者，养性之都契也”。也就是返璞归真、不淫其性、不溢其情、节欲去奢。要避免外邪的侵袭，思想上安闲清静，不要妄想，则体内的真气能够和顺，精神亦内守而不耗散，疾病便不会产生；即使疾病也容易康复。③舒畅情志：心理正常是保证体内气血通畅、脏腑和调、健康不病的重要条件。一切以安静乐观为目的，使情志舒畅，则形体不易衰老，精神不易耗散，可以健康长寿。在疾病发展过程中，心理过激还能改变疾病的传变规律，使疾病走向恶化。一个人在疾病的状态下尤其要求勿大怒，勿大悲伤，令少思，尽量对现在的衣食住行及工作条件满意，尽量保持乐观的情绪。安心静养才能有利于疾病的良性发展，最终走向康复。

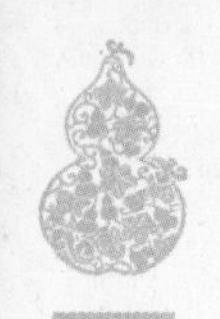

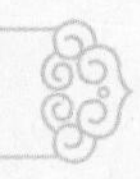

第二节 饮食调理

饮食调节以开胃为先导，以营养为目的，其调理的关键点是饮食宜杂，搭配合理，饮食规律，饮食禁忌。①饮食宜杂：主食不限，体弱之人宜适当偏补，阳生质人宜适当偏清，不同的饮食，含有不同的营养元素，杂食则营养摄入均衡，若一味偏食，则会有某一营养摄入不足的可能，继而出现异常状况，因此，只要不是特别禁忌的东西，一般都可以正常食用。②搭配合理：饮食搭配要有一定的科学性，荤素搭配、冷热搭配、寒热搭配、粗细搭配、干鲜搭配、颜色搭配等，一般宜在每一顿中出现，这样能增进食欲，起到相互克制的作用。③饮食规律：定时进食，定量为佳，以适应机体的要求，过饱过饥均不可取，暴饮暴食有害无宜，烟酒宜量少而有节制，空腹最有害而须禁行。④饮食禁忌：有些人的健康状态是要有一定的禁忌的，进食是要有一定的要求的，如胃病须控制生、硬、冷、燥之物，痛风控制高嘌呤食物，高血压、高血脂须控制高盐、高油脂类食物，糖尿病需少食多餐等。

保健品可以作为饮食调理的一个方面，但是，不可过于依赖或者夸大保健品的功能作用，更不可滥用。现代的保健品名目繁多，功能各不相同，保健品是食品，不是药品，它所富含的一种或几种元素，能适当地促进机体某一个功能的恢复，或是补充某一个方面自身摄入的不足部分。一般说来，正常的饮食中，已含有足够的每日所需的营养要素，无需另外补充；只在某些特殊时段，才会形成相对不足，如身体虚弱、妊娠期、老年期钙的补充，病后、产后蛋白质的补充、偏食之儿童维生素的补充，大运动量后水电解质及碳水化合物的补充，等等；对于一般情况，则不主张使用。

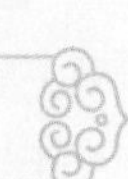

第三节 生活调理

生活调理包括居处环境、睡眠习惯、饮食结构、起居劳逸、心理状态、家庭婚姻、夫妻生活、社会关系、价值观念，等等，如高血压患者生活中嗜食咸鱼、咸蛋、咸菜、咸肉及其肉制品，摄入过多食盐、动物脂肪；长期嗜好烟酒，长期精神处于紧张状态或受“高分贝”噪声刺激，缺乏合理运动等，需要患者在持之以恒的坚持治疗的基础上，营养合理，运动适量，强身健体，避免肥胖，心情平静，睡眠充足，有劳有逸并具有良好的自我保健能力和相应的保健知识，能定期自测血压，了解自己的健康状况，做到有的放矢的自身健康维护。一些慢性疲劳综合征患者的生活起居常常没有规律，拼命、硬撑、狂贪、颠倒、忧郁、无知等，根本不注重采取科学的生活方式，久而久之，极易造成恶性循环，损害健康，加重疾病，需要实施全方位的健康生活方式。

中医学认为生活调理可以改善体质，防治疾病。生活调理在于自身理念主动作为，在于持之以恒习以为常。生活调理做得好不好，在很大的程度上取决于人们的健康教育素质。人们的健康教育素质，直接影响身体健康及疾病康复状况。现代生活的空间和自由度很大，人们对生活品位的追求，以致生活调理的某些方面是说起来容易，做起来难。需要指出的是，现代社会存在各种生活调理保健门店，必须理性对待。

第二十五章
预防养生

第一节　体质养生

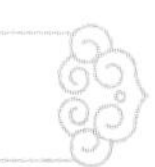

一、基本内容

（一）定义

体质是由先天遗传和后天获得所形成的，人类个体在形态结构和功能活动方面所固有的、相对稳定的特性，与心理性格具有相关性。“体”，指身体，“质”为性质、本质。所谓体质，就是机体因为脏腑、经络、气血、阴阳等的盛衰偏颇而形成的素质特征。个体体质的不同，表现为在生理状态下对外界刺激的反应和适应上的某些差异性，以及发病过程中对某些致病因子的易感性和疾病发展的倾向性。

（二）体质分类

1. 阴虚质：体型瘦长，经常感觉身体、脸上发热，皮肤干燥，经常感到手、脚、心发热，面颊潮红或偏红，易长斑，眼睛干涩，口干咽燥，容易失眠，经常大便干结。性情急躁，外向好动活泼。不耐暑热干燥，耐受冬季。

2. 气虚质：肌肉不健壮，呼吸短促，接不上气；喜欢安静，不喜欢说话，说话声音低弱，容易感冒，常出虚汗，经常感到疲乏无力。性格内向，情绪不稳，胆小，不喜欢冒险。平时体质虚弱，不耐受寒邪、风邪、暑邪易患感冒；或发病后难以痊愈。

3. 阳虚质：肌肉不健壮，总是手脚发凉，胃脘部总是怕冷，冬不耐受寒冷，夏不耐受空调冷气，喜欢安静，喜夏厌冬，易感受湿邪。吃（喝）凉的东西总会感到不舒服，容易大便稀溏，小便颜色清，量多。性格多沉静、内向，易患泄泻、阳痿。

4. 血瘀质：瘦人居多，皮肤常出现紫瘀斑（皮下出血）、干燥、粗糙，面色晦暗或色素沉着、黄褐色斑块，眼眶暗黑，眼睛充血，刷牙时牙龈容易出血，舌下静脉曲张、下肢静脉曲张。易烦躁，健忘，性情急躁。易患出血、中风、冠心病、身体疼痛等。

5. 痰湿质：腹部肥满松软，汗多而黏腻，手足心潮湿多汗，常感到肢体酸困沉重、容易困倦、不轻松，面部经常有油腻感，眼睛浮肿，嘴里甜腻痰多。不适应梅雨季节及湿环境。性格温和，处事稳重，为人恭谦，多善忍耐。易患糖尿病、中风、眩晕、咳喘、痛风、高血压、冠心病等。

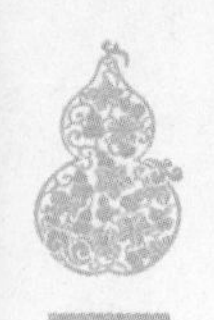

6. 湿热质：形体偏胖或苍瘦，面部和鼻尖总是油光发亮，易生粉刺、疮疖，常感到口苦、口臭或嘴里有异味，经常大便黏滞不爽，小便有发热感，尿色发黄，女性常带下色黄，男性阴囊总是潮湿多汗。对湿环境或气温偏高，尤其夏末秋初，湿热交蒸气候较难适应，性格多急躁易怒。

7. 气郁质：形体瘦者为多，常感到闷闷不乐、情绪低沉，唉声叹气、紧张心悸、焦虑不安，多愁善感或容易受到惊吓，常感到乳房及两胁部胀痛，胸闷。喉部经常有堵塞感或异物感，容易失眠；性格内向不稳，忧郁脆弱，敏感多疑。对精神刺激适应能力较差，不喜欢秋冬季节和阴雨天。

8. 平和质：体型匀称健壮。面色、肤色润泽，头发稠密有光泽，目光有神，嗅觉、味觉正常，唇色红润，不易疲劳，精力充沛，耐受寒热，睡眠良好，食欲良好，大小便正常。性格随和开朗。平时患病较少。对自然环境和社会环境适应能力较强。

9. 特禀质：容易过敏，即使不是感冒也经常鼻塞、打喷嚏、流鼻涕，容易患哮喘，容易对药物、食物、气味、花粉、季节过敏，皮肤容易起荨麻疹，皮肤常出现紫红色瘀点、瘀斑，一抓就红而出现抓痕。对季节适应能力差，易引发宿疾。

（三）多种体质的成因

1. 地理环境因素：生活在不同地理环境条件下，由于受着不同水土性质、气候类型、生活条件的影响，从而形成了不同地区人的体质。

2. 先天因素：先天因素即“禀赋”，先天禀赋就是指父母先天的遗传及婴儿在母体里的发育营养状况。按现代生物学的解释，遗传是由染色体传给后代的，父母的强弱肥瘦以及性格的类型可以通过染色体而遗传给后代，使后代亦可出现相应的强、弱、大、小、肥、瘦等不同的体型与性格。如小儿的五软、五迟、鸡胸等大多由于先天不足而影响发育，以致体质异于常人。人类遗传学的研究还发现人的各种体质如体型、眼型、发型、肤色、眉毛式样、血型、免疫性、对药物的反应、代谢类型乃至智力、寿命等都由遗传决定或与遗传有关。总之，形体始于父母，体质是从先天禀赋而来，所以父母的体质特征往往能对后代产生一定影响。

3. 性别因素：《灵枢·五音五味》提出“妇人之生，有余于气，不足于血”的论点，对妇女的体质特点作了概括说明。中医学认为男子以气为重，女子以血为先，女子由于有经、带、胎、产的特点，所以体质与男子不同。

4. 年龄因素：体质可随着年龄的增长而发生变化，因为人体的结构、功能和代谢是随着年龄而发生改变的。俗话说“一岁年纪，一岁人”便是这个道理。《灵枢·逆顺肥瘦》又具体指出：“婴儿者，其肉脆血少气弱。”清代吴鞠通提出小儿为“稚阴稚阳”之体，言“小儿稚阳未充，稚阴未长者也”。这些都总的概括了小儿脏腑娇嫩、形气未充、筋骨未坚的生理特点，同时也说明了其发育阶段中的体质特点。而青壮年则不同，如《灵枢·营卫生会》曰：“壮者之气血盛，其肌肉滑、气道通、营卫之行不失其常。”老年人又不一样，“老者之气血衰，其肌肉枯，气道涩。”老年人之所以容易发病，这是由于体质因素决定的。

5. 精神因素：《素问·疏五过论》指出：“暴乐暴苦，始乐后苦，皆伤精气，精气竭绝形体毁沮。”这说明强烈的精神刺激可直接损伤人的机体结构，使健康体质的基础发生动摇。《红楼梦》中描写的林黛玉由于长期处于悲悲戚戚的抑郁伤感情绪中，从而形成了“多愁多病的身”，国外精神病专家维兰特曾指出：“人精神遭受痛苦，就意味着身体健康遭到至少长达五年的损害。”这说明抑郁的精神状态不但对健康有害，还会促使某些疾病较早发生，衰老提前到来。此外，《淮南子·精神训》曰：“人大怒破阴，大喜坠阳，大忧内崩，大怖生狂。”同样说明了精神创伤可引起机体阴阳气血失调，改变体质。现代医学证实了精神心理因素能影响机体的免疫状态，临床上常见一些患者自知患癌症后，其精神萎靡而加速了死亡。

6. 饮食营养：《素问·平人气象论》曰“人以水谷为本”，这说明体质不仅与先天享赋有关，而且依赖于后天水谷的滋养，水谷是人体不断生长发育的物质基础。但营养不当，也会引起人体发病。《素问·至真要大论》里就指出：“久而增气，物化之常也，气增而久，夭之由也。”虽然五味本身不能致病，但一旦它们因为数量的积蓄，改变了机体的适应能力而激发反应力的时候，便可诱发疾病或改变机体生理功能，继之发生体质的变应，甚至危及生命。

此外，体质形成的差异，还与社会因素、体育锻炼因素、疾病因素有关。如人们由于所处的社会地位不同，因此情志、劳逸各不相同，物质生活也有优劣之分，从而导致了不同的体质特征。

二、常用方法

（一）阴虚体质养生法

1. 体质特点：形体消瘦、面色潮红、口燥咽干、心中时烦、手足心热、少眠、便干、尿黄、不耐春夏、多喜冷饮、脉细数、舌红少苔。

2. 养生原则：补阴清热，滋养肝肾，阴虚体质者关键在补阴；五脏之中，肝藏血，肾藏精，同居下焦，所以，以滋养肝肾二脏为要。

3. 养生方法：

（1）精神调养：此体质之人性情较急躁，常常心烦易怒，这是阴虚火旺、火扰神明之故，故应遵循《黄帝内经》中“恬淡虚无”“精神内守”之养神大法。平素在工作中，对非原则性问题，少与人争，以减少激怒，要少参加争胜负的文娱活动。

（2）环境调摄：此种人形多瘦小，而瘦人多火，常手足心热，口咽干燥，畏热喜凉，冬寒易过，夏热难受，故在炎热的夏季应注意避暑。

（3）饮食调养：应保阴潜阳，宜清淡，远肥腻厚味、燥烈之品；可多吃些芝麻、糯米、蜂蜜、乳品、甘蔗、鱼类等清淡食物，对于葱、姜、蒜、韭、薤、椒等辛味之品则应少吃。

（4）节制性欲：因为精属阴，阴虚者当护阴，而性生活太过可伤精，方应节制性生活。

（5）药物治疗：肺阴虚者，宜服百合固金汤；心阴虚者，宜服天王补心丹；肾阴虚者宜服六味地黄丸；肝阴虚者，宜服一贯煎；其他滋阴生津中药女贞子、山茱萸、墨旱莲亦可选用。

（二）阳虚体质养生法

1. 体质特点：形体白胖或面色淡白无华、平素怕寒喜暖、四肢倦怠、小便清长、大便时稀、唇淡口和、常自汗出、脉沉乏力、舌淡胖。其人患病则易从寒化、可见畏寒蜷卧、四肢厥冷，或腹中绵绵作痛、喜温喜按；或身面浮肿、小便不利；或腰脊冷痛、下利清谷；或阳痿滑精、宫寒不孕；或胸背彻痛、咳喘心悸；或夜尿频多、小便失禁。

2. 养生原则：祛阳法寒，温补脾肾，因为阳虚者关键在补阳。五脏之中，肾为一身的阳气之根，脾为阳气生化之源，故当着重补之。

3. 养生方法：

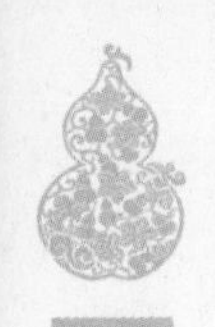

(1) 精神调养：《黄帝内经》曰“肝气虚则恐”，意思是肝脏功能差的人，容易恐惧，又指出：“心气虚则悲”，这是说心脏功能低下者精神上易出现悲哀的情绪。中医学认为，阳虚是气虚的进一步发展，故而阳气不足者常表现出情绪不佳，易于悲哀，故必须加强精神调养，要善于调节自己的情感，去忧悲、防惊恐、和喜怒、消除不良情绪的影响。

(2) 环境调摄：此种体质多形寒肢冷，喜暖怕凉，耐春夏不耐秋冬，故阳虚体质者尤应重环境调摄，提高人体抵抗力。有人指出，若在夏季进行20～30次日光浴，每次15～20分钟所得的紫外线将能使用一年。对于年老及体弱之人，夏季不要在外露宿，不要让电扇直吹，亦不要在树阴下停留过久。

(3) 加强体育锻炼：因为“动则生阳”，春夏秋冬，每日进行1～2次，具体项目因体力而定。

(4) 饮食调养：多食有壮阳作用的食品，如羊肉、狗肉、鹿肉、鸡肉，根据“春夏养阳”的法则，夏日三伏，每伏可食羊肉附子汤一次，配合天地阳旺之时，以壮人体之阳。

(5) 药物治疗：偏心阳虚者，宜用桂枝加附子汤；偏脾阳虚者，选理中汤；偏肾阳虚者，宜服金匮肾气丸。

（三）气虚体质养生法

1. 体质特点：形体消瘦或偏胖，体倦乏力，面色苍白，语声低怯，常自汗出，且动则尤甚，心悸食少，舌淡苔白，脉虚弱，是其基本特征。若患病则诸症加重，或伴有气短懒言、咳喘无力；或食少腹胀、大便溏泄；或脱肛、子宫脱垂；或心悸怔忡、精神疲惫；或腰膝酸软、小便频多，男子滑精早泄、女子白带清稀。

2. 养生原则：补气养气，因肺主一身之气，肾藏元气，脾胃为“气生化之源”，故脾、胃、肺、肾皆当温补。

3. 养生方法：

(1) 气功锻炼：肾为元气之根，故气虚宜做养肾功。其功法如下。

1) 屈肘上举：端坐，两腿自然分开，双手屈肘侧举，手指伸直向上，与两耳平。然后，双手上举，以两胁部感觉有所牵动为度，随即复原，可连做10次。本动作对气短、吸气困难者，有缓解作用。

2) 抛空：端坐，左臂自然屈肘，置于腿上，右臂屈肘，手掌向上，做抛物动作3～5次，然后，右臂放于腿上，左手做抛空动作，与右手动作相同，每日可做五遍。

3) 荡腿：端坐，两脚自然下垂，先慢慢左右转动身体3次，然后，两脚悬空，前后摆动十余次。本动作可以活动腰、膝，具有益肾强腰的功效。

4) 摩腰：端坐，宽衣，将腰带松开，双手相搓，以略觉发热为度；再将双手置于腰间，上下搓摩腰部，直到腰部感觉发热为止。搓摩腰部，实际上是对腰部命门穴、肾俞、气海俞、大肠俞等穴的自我按摩，而这些穴位大多与肾脏有关。待搓至发热之时，可起到疏通经络、行气活血、温肾壮腰之作用。

5) “吹”字功：直立，双脚并拢，两手交叉上举过头，然后，弯腰，双手触地，继而下蹲，双手抱膝，心中默念“吹”字音，可连续做10余次，属于“六字诀”中的“吹”字功，常练可固肾气。

(2) 饮食调养：可常食粳米、糯米、小米、黄米、大麦、山药、籼米、莜麦、马铃薯、大枣、胡萝卜、香菇、豆腐、鸡肉、鹅肉、兔肉、鹌鹑、牛肉、狗肉、青鱼、鲢鱼。气虚甚者，当选用“人参莲肉汤”补养。

(3) 药物养生：平素气虚之人宜常服金匮薯蓣丸。脾气虚者，宜选四君子汤，或参苓白术散；肺气虚者，宜选补肺汤；肾气虚者，多服肾气丸。

（四）血虚体质养生法

1. 体质特点：面色苍白无华或萎黄、唇色淡白、头晕眼花、心悸失眠、手足发麻、舌质淡、脉细无力。

2. 养生方法：

（1）起居调摄：要谨防“久视伤血”，不可劳心过度。

（2）饮食调养：可常食桑椹、荔枝、松子、黑木耳、菠菜、胡萝卜、猪肉、羊肉、牛肝、羊肝、甲鱼、海参、平鱼等食物，因为这些食物均有补血养血的作用。

（3）药物养生：可常服当归补血汤、四物汤或归脾汤。气血两虚者，则须气血双补，选八珍汤。十全大补汤或人参养荣汤，亦可改汤为丸长久服用。

（4）精神修养：血虚的人，时常精神不振、失眠、健忘、注意力不集中，故应振奋精神。当烦闷不安、情绪不佳时，可以听一听音乐，欣赏一下戏剧，观赏一场幽默的相声或哑剧，能使精神振奋。

（五）阳盛体质养生法

1. 体质特点：形体壮实，面赤时烦，声高气粗，喜凉怕热，口渴喜冷饮，小便热赤，大便熏臭为其特点。若病则易从阳化热，而见高热、脉洪大、大渴、饮冷等症。

2. 养生方法：

（1）精神修养：阳盛之人好动易发怒，故平日要加强道德修养和意志锻炼，培养良好的性格，用意识控制自己，遇到可怒之事，用理性克服情感上的冲动。

（2）体育锻炼：积极参加体育活动，让多余阳气散发出去。游泳锻炼是首选项目，此外，跑步、武术、球类等，也可根据爱好选择进行。

（3）饮食调理：忌辛辣燥烈食物，如辣椒、姜、葱等，对于牛肉、狗肉、鸡肉、鹿肉等温阳食物宜少食用。可多食水果、蔬菜，像香蕉、西瓜、柿子、苦瓜、番茄、莲藕，可常食之。酒性辛热上行，阳盛之人切戒酗酒。

（4）药物调养：可以常用菊花、苦丁茶沸水泡服。大便干燥者，用麻子仁丸，或润肠丸；口干舌燥者，用麦门冬汤；心烦易怒者，宜服丹栀逍遥散。

（六）血瘀体质养生法

1. 体质特点：面色晦滞，口唇色暗，眼眶暗黑，肌肤甲错，易出血，舌紫暗或有瘀点，脉细涩或结代。若病则上述特征加重，可有头、胸、胁、少腹或四肢等处刺痛。口唇青紫或有出血倾向、吐血、便黑等，或腹内有癥瘕积块，妇女痛经、经闭、崩漏等。

2. 养生方法：

（1）运动锻炼：多做有益于心脏血脉的活动，如各种舞蹈、太极拳、八段锦、动桩功、长寿功、内养操、保健按摩术，均可实施，总以全身各部都能活动，以助气血运行为原则。

（2）饮食调理：可常食桃仁、油菜、山慈菇、黑豆等具有活血祛瘀作用的食物，酒可少量常饮，醋可多吃。山楂粥、花生粥亦颇相宜。

（3）药物养生：可选用活血养血之品，如地黄、丹参、川芎、当归、五加皮、地榆、续断、茺蔚子等。

（4）精神调养：血瘀体质在精神调养上，要培养乐观的情绪。精神愉快则气血和畅，营卫流通，有利血瘀体质的改善。反之，苦闷、忧郁则可加重血瘀倾向。

（七）痰湿体质养生法

1. 体质特点：形体肥胖、嗜食肥甘、神倦、懒动、嗜睡、身重如裹、口中黏腻或便

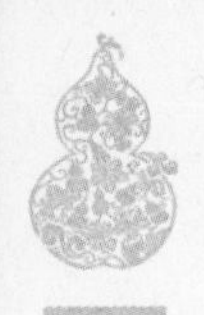

溏、脉濡而滑、舌体胖、苔滑腻。若病则胸脘痞闷，咳喘痰多；或食少，恶心呕吐，大便溏泄；或四肢浮肿，按之凹陷，小便不利或浑浊；或头身重困，关节疼痛重着、肌肤麻木不仁；或妇女白带过多。

2. 养生方法：

(1) 环境调摄：不宜居住在潮湿的环境里；在阴雨季节，要注意湿邪的侵袭。

(2) 饮食调理：少食肥甘厚味，酒类也不宜多饮，且勿过饱。多吃些蔬菜、水果，尤其是一些具有健脾利湿、化痰祛痰的食物，更应多食之，如白萝卜、荸荠、紫菜、海蜇、洋葱、枇杷、白果、大枣、扁豆、薏苡仁、赤小豆、蚕豆、包菜等。

(3) 运动锻炼：痰湿之体质，多形体肥胖，身重易倦，故应长期坚持体育锻炼，散步、慢跑、球类、游泳、武术、八段锦、五禽戏，以及各种舞蹈，均可选择。活动量应逐渐增强，让疏松的皮肉逐渐转变成结实、致密之肌肉。气功方面，以动桩功、保健功、长寿功为宜，加强运气功法。

(4) 药物养生：痰湿之生，与肺脾肾三脏关系最为密切，故重点在于调补肺脾肾三脏。因肺失宣降，津失输布，液聚生痰者，当宣肺化痰，方选二陈汤；因脾不健运，湿聚成痰者，当健脾化痰，方选六君子汤，或香砂六君子汤；肾虚不能制水，水泛为痰者，当温阳化痰，方选金匮肾气丸。

（八）气郁体质养生法

1. 体质特点：形体消瘦或偏胖，面色苍暗或萎黄，平素性情急躁易怒，易于激动，或忧郁寡欢，胸闷不舒，时欲太息，舌淡红，苔白，脉弦。若病则胸胁胀痛或窜痛；或乳房小腹胀痛，月经不调，痛经；或咽中梗阻，如有异物；或颈项瘿瘤；或胃脘胀痛，泛吐酸水，呃逆嗳气；或腹痛肠鸣，大便泄利不爽；或气上冲逆，头痛眩晕，昏仆吐衄。

2. 养生方法：

(1) 调摄情志：此种人性格内向，神情常处于抑郁状态，根据《黄帝内经》“喜胜忧”的原则，应主动寻求快乐，多参加社会活动、集体文娱活动，常看喜剧、滑稽剧、听相声，以及富有鼓励、激励意义的电影、电视，勿看悲剧、苦剧。多听轻快、开朗、激动的音乐，以提高情志。多读积极的、鼓励的、富有乐趣的、展现美好生活前景的书籍，以培养开朗、豁达的意识，在名利上不计较得失，知足常乐。

(2) 多参加体育锻炼及旅游活动：因体育和旅游活动均能运动身体，流通气血，既欣赏了自然美景，调剂了精神，呼吸了新鲜空气，又能沐浴阳光，增强体质。气功方面，以强壮功、保健功、动桩功为宜，着重锻炼呼吐纳功法，以开导郁滞。

(3) 饮食调养：可少量饮酒，以活动血脉，提高情绪。多食一些能行气的食物，如佛手、橙子、橘皮、荞麦、韭菜、茴香菜、大蒜、火腿、高粱皮、刀豆、香橼等。

(4) 药物养生：常用以香附、乌药、川楝子、小茴香、青皮、郁金等疏肝理气解郁的药为主组成的方剂，如越鞠丸等。气郁引起血瘀者，当配伍活血化瘀药。

（九）特禀体质养生法

1. 体质特点：先天失常，以生理缺陷、过敏反应等为主要特征。常见哮喘、风团、咽痒、鼻塞、喷嚏等；患遗传性疾病者有垂直遗传、先天性、家族性特征；患胎传性疾病者具有母体影响胎儿个体生长发育及相关疾病特征。有的人即使不感冒也经常鼻塞、打喷嚏、流鼻涕，容易患哮喘，容易对药物、食物、气味、花粉、季节过敏；有的人皮肤容易起荨麻疹，皮肤常因过敏出现紫红色瘀点、瘀斑寒凉体质，皮肤常一抓就红。

2. 养生方法：

（1）饮食调养：饮食宜清淡、均衡，粗细搭配适当，荤素配伍合理。少食荞麦（含致敏物质荞麦荧光素）、蚕豆、白扁豆、牛肉、鹅肉、鲤鱼、虾、蟹、茄子、酒、辣椒、浓茶、咖啡等辛辣之品、腥膻发物及含致敏物质的食物。

（2）环境调摄：保持室内清洁，被褥、床单要经常洗晒，室内装修后不宜立即搬进居住。春季减少室外活动时间，可防止对花粉过敏。不宜养宠物。

（3）运动锻炼：起居应有规律，积极参加各种体育锻炼，避免情绪紧张。

（4）药物养生：玉屏风散具有调节人体免疫力的功效，有“中药免疫调节剂”和“中成药中的丙种球蛋白”之美称，玉屏风散具有益气、固表、止汗之功效，对于抵抗外邪入侵，预防感冒及过敏性疾病的改善，功效明显，主要适用于变应性鼻炎、荨麻疹以及易患伤风感冒者。还可经常吃些灵芝粉可以起到一定的预防过敏的作用。

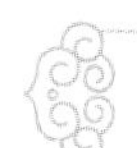

第二节　顺时养生

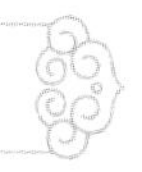

一、基本内容

（一）定义

顺时养生是根据气候时间变化防寒避暑，顺从四季、时辰、气候等特点调养身体，从而达到养生保健之目的。

（二）原则

顺时养生是中医养生中一条非常重要的原则。人体只有适应四季变化的规律，才能与环境保持协调平衡，从而达到祛病强身的目的。

1. 要做到“天人相应、道法自然”：《秦问·上古天真论》中有记载“上古之人，其知道者，法于阴阳，和于术数。饮食有节，起居有常，不忘作劳。故能形与神俱，而尽终其百年，度百岁乃去”。因此，首先要做到生活有规律，不吸烟、少喝酒，养成一个良好的生活习惯。若是“逆于生乐、起居无节”，时间长了，健康肯定会受到影响。

2. 精神乐观，积德行善：世界卫生组织提出“健康的一半是心理健康”的概念。因此，提倡民众用乐观的心态、积极的态度去看待和解决问题。因为乐观是一种开放的心态。孙树椿说，人高兴时身体会分泌内啡肽，它能使人心情愉快，性格变得乐观、开朗，对身体健康非常有益。

3. 生命在运动：无论哪个年龄阶段的人都应该增加散步的时间，若散步后身体能微微出汗，效果最好。正确的散步方式是，保持从容又清闲的心态，“左顾右盼，胜似闲庭散步”。另外，冬季气候寒冷，应适当减少户外运动的数量和时间。

4. 饮食有节、各取所需：《素问·六节脏象论》曰“天食人以五气，地食人以五味”。人的盲目主观规定不符合客观规律是不行的，当你想吃什么东西的时候，就是你的身体缺乏这种东西，就应该摄入这些食物。“早上要吃好、中午要吃饱、晚上要吃少”的养生观点并不能适用于所有人，应该按照不同人群的生活习惯、工作情况而决定饮食的次数和数量。

二、常用方法

（一）十二时辰养生法

在古代，人们把一天分为十二个时辰，这也是中医说的五脏六腑以及经络与十二时

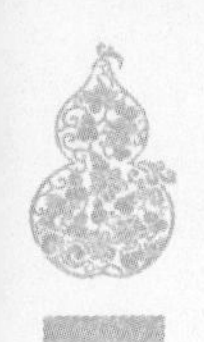

辰密切相关。

1. 子时：睡觉保护阳气。子时是23～1点，是胆经当令。此时为昼夜更替之时，阳气虚弱，因此最好用睡觉来养护脏腑。

2. 丑时：肝经造血时间。丑时是1～3点，是肝经当令。肝脏要解毒造血，就是在这个时候进行，所以不应熬夜。

3. 寅时：号脉的最好时机。寅时是3～5点，是肺经当令。此时，天刚刚亮，这时候中医号脉是最准的时候。这个时候往往是肺病患者最爱咳嗽的时间。

4. 卯时：空腹喝水，排出毒素。卯时是5～7点，是大肠经当令。卯时起床后要喝一杯水，以利排便。

5. 辰时：早餐营养要均衡。辰时是7～9点，是胃当令。这个时候吃早饭最宜接纳食物。

6. 巳时：工作学习的第一个黄金时间。巳时是9～11点，是脾经当令。脾经是主消化的，要吸收营养。这个时候也是大脑最具活力的时候，是一日当中的第一黄金时间，是老人锻炼身体的最好时候，是上班人最出效率的时候，也是学生效率最高的时候。

7. 午时：睡好午觉养阳气。午时是11～13点，是心经当令。心经值班的时候我们要吃午饭、睡午觉。体质阴虚的人午时只需休息半小时到一小时就能起到养阳护心的作用。

8. 未时：保护血管多喝水。未时是13～15点，是小肠经当令。小肠经吸收食物里的营养送到了血液，这个时候必须要喝一杯水，用来稀释血液。

9. 申时：工作学习的第二个黄金时间。申时是15～17点，是膀胱经当令。膀胱经是一条通过脑部的经脉，在申时，气血容易上输于脑部，所以学习效率很高。

10. 酉时：预防肾病的最佳时期。酉时是17～19点，是肾经当令。此时再喝一杯水，可以清洗肾和膀胱，以远离肾结石、膀胱癌、肾炎等疾病。

11. 戌时：工作学习的第三个黄金时间。戌时是19～21点，是心包经当令。是一日当中的第三个黄金段，可以学习、可以散步锻炼身体。

12. 亥时：准备休息。亥时是21～23点，是三焦经当令。三焦指连辍五脏六腑的那个网膜状的区域。一般来说，人体心肺属上焦，中间脾胃属中焦，肝肾属下焦。这时候都应该休息，所以23点前就一定要上床。

（二）四季养生法

春、夏、秋、冬是四季的寒热温凉的变化，是一年中阴阳消长形成的。冬至阳生，由春到夏是阳长阴消的过程，所以有春之温、夏之热；夏至阴生，由秋至冬是阴长阳消的过程，所以有秋之凉、冬之寒。人类作为自然界的一部分，不能脱离客观自然条件而生存，而是要顺应四时的变化以调摄人体，以达到阴阳平衡、脏腑协调、气血充盛、经络通达、情志舒畅的养生保健目的。

1. 春季养生：春天，是指从立春之日起到立夏之日止，包括立春、雨水、惊蛰、春分、清明、谷雨6个节气。《黄帝内经》这样描述春天的节气特点：春三月，此谓发陈，天地俱生，万物以荣，夜卧早起，广步于庭，被发缓形，以使志生，生而勿杀，予而勿夺，赏而勿罚，此春气之应，养生之道也。逆之则伤肝，夏为寒变，奉长者少。春天，气候转暖，温热毒邪开始活动，致病的微生物、细菌、病毒等，随之生长繁殖，因而风温、春温、温毒、温疫等，包括现代医学所说的流行性感冒、肺炎、麻疹、流行性脑脊髓膜炎、猩红热等传染病多有发生和流行，因此，春季一定要重视防病保健。具体地说，应当注意肝病、红眼病、腮腺炎的预防，以及春天困倦的防治、当心春寒伤人、春季感冒的防治、体内积热的清除，并警惕痼疾复发。

春季饮食要掌握一个原则：根据气温变化，食物由温补、辛甘逐渐转为清淡养阴之品。早春饮食取温避凉。早春应适当吃些春笋、香椿、菠菜、柳芽、荠菜、葱、姜、蒜、韭菜、芥菜等偏于温补的蔬菜和野菜，不能一味食用人参等温热补品，以免春季气温逐渐上升，加重身体内热，损伤到人体正气；应少食黄瓜、冬瓜、茄子、绿豆等性凉食物。仲春饮食宜辛甘。适当进食山药、大枣、蜂蜜、芹菜等平补脾胃的食物，同时注意摄取足量的维生素，以提高机体的免疫力，少食酸性食物，以免伤及脾胃。晚春饮食宜清补，可以适当选择甘蔗汁、荠菜、百合、螺、鸭肉、苦瓜、紫菜、海带、海蜇、绿豆等平补食物，少食辛辣、黏冷、肥腻之物。

2. 夏季养生：夏天，指阴历 4～6 月，即从立夏之日起到立秋之日止，其间包括立夏、小满、芒种、夏至、小暑、大暑 6 个节气。《黄帝内经》这样描述夏天的节气特点：夏三月，此谓蕃秀，天地气交，万物华实。意思是说，在夏天的 3 个月，天阳下济，地热上蒸，天地之气上下交合，各种植物大都开花结果了，所以是万物繁荣秀丽的季节。在一年四季中，夏季是一年里阳气最盛的季节，气候炎热而生机旺盛，对于人来说，此时是新陈代谢旺盛的时期，同时又要注意保护人体的阳气。又因为暑为夏季的主气，湿为长夏之主气，所以夏季防病有其明显的季节特征。夏令酷热多雨，不管是热邪还是湿邪，皆能伤人致病，对于疾病的预防必须重视。具体地说，应当注意感冒的预防、疰夏的预防、中暑的防治、汗斑的防治、痱子的防治、疖子的防治、日光性皮炎与痢疾的防治、急性胃肠炎的防治、流行性腹泻的防治和食物中毒的防治。

夏季是阳气最盛的季节，此时也是人体新陈代谢最旺盛的时候，人体出汗过多而容易丢失津液，因此夏季养生应该以清淡食物为主，避免伤津耗气。夏季饮食多清淡。夏季暑热，人的脾胃消化功能相对较弱，应适当吃些清热解毒的食物，蔬菜类如茼蒿、芹菜、小白菜、香菜、苦瓜、竹笋、黄瓜、冬瓜等；鱼类如青鱼、鲫鱼、鲢鱼等，这些食物能起到清热解暑、消除疲劳的作用，对中暑和肠道疾病有一定的预防作用。夏季饮食宜补气。可适当选择一些滋阴补气的食物，如胡萝卜、菠菜、桂圆、荔枝、花生、番茄等。多食，杂粮，蔬果等改善体质，但生冷瓜果当适可而止，不可过食，以免过于寒凉，损伤脾胃。夏季心气旺盛，易伤人气阴，在这个季节里，应以补气养阴、清暑热为主，如冬瓜、西瓜、莲藕、鸭肉等，不宜多食温补、滋腻厚味之品。

3. 秋季养生：秋天，是从立秋之日起，到立冬之日止，其间经过处暑、白露、秋分、寒露、霜降等 6 个节气，并以中秋（农历八月十五日）作为气候转化的分界。秋季在防病保健方面，人们一定不要掉以轻心，原因是秋季气候变化较大，若不谨慎起居便会患病。秋季的气候，以秋分节气为分野。《黄帝内经》这样描述夏天的节气特点：秋三月，此谓容平，天气以急，地气以明，早卧早起，与鸡俱兴。使志安宁，以缓秋刑，收敛神气，使秋气平，无外其志，使肺气清，此秋气之应，养收之道也。逆之则伤肺，冬为飧泄，奉藏者少。初入秋令，天气仍然很热，所以有火烧七月半、八月木樨蒸之说。但是，立秋早晚凉，这时虽然中午炎热，早晚气温已明显下降，一天之中温差较大，人们晚间能够安寐。秋分以后的深秋，才是典型的秋凉时节，秋风送爽，云淡天高，气候干燥。若到了晚秋，则秋霜降临，气候已经转冷。由上可知，秋天是气温多变的季节，热、燥、寒气候皆有，在我国一些地区还以湿为主，如四川盆地。因此，在秋天一定要高度重视防病保健。具体地说，应当注意疟疾的防治、支气管哮喘的防治、便秘的防治、小儿秋季腹泻的防治、脱发的防治、慢性咽炎的防治、阳痿的防治、姜片虫病的防治等。

（1）饮食润燥：秋季气候的特点是干燥，燥是秋令主气。中医学认为肺是娇脏，喜润恶燥，然而燥邪最易犯肺，伤津耗液，使人发生鼻干咽燥、声哑干咳、大便干结等所谓的

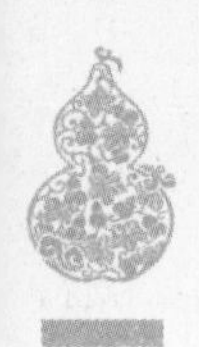

“秋燥症”。因此，为防燥邪为患，秋季宜多吃生津增液的食物，如芝麻、梨、藕、香蕉、苹果、银耳、百合、柿子、橄榄以及鸭肉、猪肺、龟、鳖、蜂蜜、蔬菜等以润燥养肺，凡辛热麻辣、煎烤熏炸等食物，宜少吃或不吃。

(2) 摩鼻健身：中医学理论认为“肺开窍于鼻”。不少人鼻黏膜对冷空气过敏，秋风一吹，便不断伤风感冒，打喷嚏，流清涕、咽痛、咳嗽。这类患者应从初秋起就开始做预防工作，每日坚持用冷水洗脸、洗鼻，然后按摩鼻部，做法是将两拇指外侧相互搓热，沿鼻两侧（重点是鼻孔两旁的“迎香穴”）上下按摩 30 次，每日 1～2 遍，以增强耐寒能力。

4. 冬季养生：冬季是从立冬日开始，经过小雪、大雪、冬至、小寒、大寒，直到立春的前 1 日为止。《黄帝内经》这样描述冬天的节气特点：冬三月，此谓闭藏，水冰地坼，无扰乎阳，早卧晚起，必待日光，使志若伏若匿，若有私意，若已有得，去寒就温，无泄皮肤，使气亟夺，此冬气之应，养藏之道也。逆之则伤肾，春为痿厥，奉生者少。寒冷比平常更容易侵袭人体，特别是那些严重威胁生命的疾病，如中风、脑出血、心肌梗死等不仅发病率明显增高，而且死亡率亦急剧上升。国外许多研究认为，冬季有 80%以上的死亡率高峰与寒冷气候有关。我国的有关统计也表明，冬季有 85% 以上的死亡率高峰的前 5 日内有冷空气降温。对于心血管疾病来说，往往在冷空气过境后 2 日内死亡率达到高峰，呼吸系统疾病则在冷空气过境后 3 日死亡率达到高峰，脑血管疾病多在冷空气过境后的 1 日和 5 日各出现一个高峰。我国民间都比较重视冬至这个日子。农历从冬至开始数九，它标志着寒冬来临。据我国近 30 年来的气象资料反映，在每年的冬至前后都有强大的冷空气和寒潮南下，造成骤然降温，这时往往伴有大风、雨雪、冰冻等恶劣气候。对那些年老体弱者以及患有上述疾病的人来说，这时会感到浑身难受，并引起病情恶化甚至死亡，因此，民间有“冬至老人关”的说法。对于老年人来说，在冬至前后一定要加强防病保健，尽量把不利的气候因素对人体的影响减少到最低限度，同时还必须重视寒冷对于人的侵袭。

冬季是万物生机潜伏闭藏的季节，此时天寒地冻人体血液循环减慢。中医学认为，此时寒邪强盛，易伤及人体阳气，因此，冬季养生重在滋补。冬季饮食宜滋补。冬季饮食养生的基本原则是要顺应体内阳气的潜藏，敛阳护阴。可适当选用羊肉、狗肉、虾、韭菜、桂圆、木耳、栗子、核桃、甲鱼等食物；多吃些薯类，如甘薯、马铃薯等；蔬菜类如大白菜、圆白菜、白萝卜、黄豆芽、绿豆芽、油菜等。冬季忌食寒性物。冬三月草凋零、冰冻虫伏，是自然界万物闭藏的季节，人的阳气也要潜藏于内，脾胃功能相对虚弱，若再食寒凉，宜损伤脾胃阳气。因此，冬季应少吃荸荠、柿子、生萝卜、生黄瓜、西瓜、鸭等性凉的食物。同时，不要吃得过饱，以免引起气血运行不畅，更不要饮酒御寒。

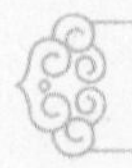

第三节　动静养生

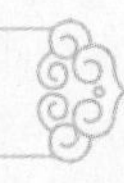

一、基本内容

动静养生体现了动静结合的养生观。静以养神，动以养形，动静结合，充分调动自身潜在生命力，是实现形神俱养而尽终其天年的重要原则。

动以养形，导引行气（吐纳）都是以动养形之术，主要表现为形体导引和意念导引两类。形体导引注重外部肢体活动，以摇筋骨，动肢节，按皮肉，举手足的形式，使经络气血得以疏通，属现代气功中的动功一类；意念导引强调导之以意，引之以心的以意领气之法，亦称经络导引，属现代气功中的静功一类。动以养形须适度，以不损不伤为要。古代养生家强调运动的量及其强度，应与自身相得为度，“人体欲得劳动，但不当使极耳”。同时，运动养生应以防伤为本，熟知“久坐伤肉，久行伤筋，久立伤骨，久视伤血”等致伤因素，从而科学地防伤，才是正确的运动养生之道。

静意味着人体阴阳，刚柔调节至安泰平稳状态，实质上是人体脏腑、经络、气血即人体各系统形态及其生理功能的平衡态。清虚宁静的心绪可以对亢奋的欲求起缓和、制约、化解作用，产生抑亢持衡的效应，防止体能过度滥用，节约生命耗能。精神上的自我控制与调节，消除浮躁的心境与紧张的情绪，使身心获得最佳的松弛、静穆、充实状态。同时，静又可使合乎自然规律的生命代谢在稳态平衡中悄然进行，从而延缓衰老过程，以达延年益寿。

二、常用方法

（一）动静结合的养生法则

养生学基于这种对生命动静相依的深刻认识，强调了动静结合的养生法则。提出生命需要运动，倡导适宜运动的“小劳之术”；形体宜动，以导引、推拿、调气、咽津等传统养生方法以及各种劳动、体育运动之类形体之动，使精气流通，气血和调，气机顺畅则百病不生；“出入废则神机化灭”，神机亦宜动，勤用脑以锻炼思维的灵敏度，中国传统养生学中的存想就是锻炼“脑动”的一种好方法。动静相依，养生学重视相对的静养。形宜静养，反对形体过劳，强调“坐不欲至倦，行不欲至劳，频行不已，然宜稍缓”；神宜静养，强调“静则神藏，躁则消亡”。总之，动与静，必须结合，二者必须适度，不能出现单方面的太过或不及，动、静、形、神之间是相互依存、协调统一的辨证关系：形是动静变化的物质基础；神既是物质的动静变化的主宰，也是物质运动的外在表现；动静变化的结果能生养形质，保养精神。人体生命的正常存在依赖于动、静、形、神四者的协调统一。因此，养生应动静结合，刚柔相济，动为健，静为康，动以养形，静以养神，柔动生静，精以生气，气化生神，形神合一，尽终天年。

1. 动静适度：动与静，一阳一阴，相互依存，不可偏废，也不可太过，强调动静适度。日常生活中保持动静的适宜，主要是适度劳逸。否则，过劳或过逸都会影响健康。如《素问·宣明五气》指出：“久视伤血，久卧伤气，久坐伤肉，久立伤骨，久行伤筋。”练功锻炼也必须动静适度。中国传统的一些体育运动，其性质多是外动而内静、动静结合。外动即形体在运动，内静即指精神内守。太极拳、五禽戏、八段锦等导引术式和推拿按摩等均应达到“动中求静”“以静御动”的要求。而传统的调气、存想、咽津等气功锻炼，其性质则多以静为主、外静而内动。外静是指在练功时，不论坐式或卧式，一般均闭目垂帘，身体静止不动；内动则是指在身体静止不动的情况下或以意行气，或以意动脑，或以意咽唾。这种“外静内动，静中有动”的练功，是通过调控意识、呼吸、思想、唾液吞咽等去调整内脏功能活动，调整免疫功能，加强身体稳态机制，从而提高防病能力。动静适宜是养生一大法则，养生实践中应通过权衡来决定动静适宜的具体量度。一般而言，体力强的人可以适当多动，体力较差的人可以少动，皆不得疲劳过度；病情较重、体质较弱的，可以静功为主，配合动功，随着体质的增强，可逐步增加动功的分量；早晨先静后动，以升发阳气，晚上先动后静，以潜藏神气；春夏宜动，秋冬宜静。

2. 动以炼形：形体的动静状态与精气神的生理功能状态有着密切关系，静而乏动则易导致精气郁滞、气血凝结，久即损寿。形体的运动可使精气流通，气血畅达，增强抗御

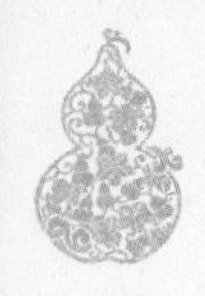

病邪的能力，提高生命活力。适当运动不仅能锻炼肌肉、四肢等形体组织，还可增强脾胃的健运功能，促进食物消化输布。脾胃健旺，气血生化之源充足，故健康长寿。要完美地完成一项运动需要全身各部分协调，要通过思考和实践掌握其中的要领进行，当一个人通过努力能够非常好地完成某项运动常使人产生满足感和欣快感，因此适当的运动还能愉悦心情、增进智慧。炼形的方法多种多样，如劳动、舞蹈、散步、导引、按摩等，通过活动形体来调和气血、疏通经络、通利九窍、防病健身。

3. 静以养神：由于神对形起着主宰作用，因此，我国历代养生家十分重视神与人体健康的关系，认为神气清静，可致健康长寿。由于"神"有任万物而理万机的作用，常处于易动难静的状态，故人之心神总宜静，清静养神显得特别重要。静以养神，传统养生学称为守神。《老子》认为"静为躁君"，主张"至虚极，守静笃"，即要求尽量排除杂念，以"至虚"与"守静"的工夫，达到心境空明宁静的境界。《黄帝内经》从医学角度提出了"恬淡虚无"的摄生防病的思想。后世的很多养生家对"去欲"以养心神的认识，无论在理论上和方法上都有深化和发展。然而心神之静，不是提倡饱食终日、无所用心，而是指精神专一、摒除杂念、心无妄用。正常用心，能"思索生知"，对强神健脑会大有益处；若心动太过，精血俱耗，神气失养而不内守，则可引起脏腑和机体的病变。静神养生的方法也是多方面的，如少私寡欲、调摄情志、顺应四时、常练静功等。

综上，足见只有做到动静兼修，动静适度，才能达到养生保健目的。

（二）国医大师郭诚杰教授养生保健操

1. 梳理头部：立正姿势，双脚打开与肩同宽，双膝关节微屈，双上肢自然下垂，放于身体两侧，抬头挺胸，然后双手慢慢上举，在上举的过程中，掌心向面，十指微微分开并屈曲，再低头含胸，用双手十指的指腹紧贴头皮，分别从前发际经过头顶向头后梳理至后发际，再从前发际的两侧经耳上头侧弧行梳理至头的后外侧。一次做40～60次，每日1～2次。

2. 八穴养目与运目：

（1）按揉养目八穴：这8个穴位分别是攒竹穴、鱼腰穴、丝竹空穴、睛明穴、承泣穴、阳白穴、太阳穴、风池穴。将这8个穴位分为五组按压、轻揉。首先点按压轻揉第一组的攒竹穴、丝竹空穴位：用左、右手拇指和示指分别按在同侧的攒竹穴、丝竹空穴上，稍用力向下点压、按揉30～40次，按揉时顺逆时针均可；同法向下点压、按揉第二组的鱼腰穴和太阳穴、第三组的睛明穴、第四组的承泣穴和阳白穴；最后点压、按揉第五组的双侧风池穴：用左（右）手拇指按在同侧的风池穴处，其余四指向耳上扇形分开，拇指、示指稍用力按揉30～40次，按揉时顺逆时针均可。

（2）运目：抬头，目视正前方，双眼球自行向左→上→右→下顺时针方向环转运动30～40次，再反向逆时针环转30～40次。

3. 调息通鼻窍：

（1）揉按迎香：双手示指指腹下压、揉按同侧迎香穴1分钟，其按揉的方向顺逆时针均可，每侧按揉30～40次。

（2）调息屏气：一手拇指和示指分开微屈，放在鼻翼的两侧，向中央挤捏鼻翼，并闭嘴鼓气停留30秒，再呼气，然后深呼吸3次，如此反复操作3遍。

4. 叩齿：口微张开，上下牙齿微微用力自然叩击，此时可听见上下牙齿叩击的声音，一般每日1次，一次叩击80～100次。

5. 聪耳三宝：

（1）按压耳穴：双手上举，放于头侧，用拇指、示指分别反复按压、放开同侧翳风穴

30～40 次、听会穴 30～40 次。

(2) 冲压耳道：双手自然张开，用手掌部紧按同侧耳孔，然后突然放开，如此反复操作 30～40 次。

(3) 鸣天鼓：双手掌部紧按同侧耳孔外侧，双手中指伸直贴于耳后头部两侧，示指压在中指指背上，示指稍用力向拇指侧迅速下滑，敲击头后部 30～40 次。

6. 伸运颈项：用左右手分别按揉来回推搓同侧颈部 10～20 次。向左向右侧屈颈部各 40～50 次。向左向右各环转颈项部各 30～40 次。后伸颈项 1 次，前屈颈项 3 次，为一组动作，重复做 10 遍。

7. 甩手击掌：

(1) 站立姿势，双脚打开与肩同宽，抬头挺胸，双上肢自然下垂伸直，然后双上肢分别向前、向后摆动至最大限度，一前一后为 1 次，共摆动 20～30 次。

(2) 姿势同前，双上肢做最大限度的外展、内收动作各 20～30 次。

(3) 姿势同前，双上肢伸直，一手握拳，另一手伸开手掌向上，握拳之手稍用力敲击另一手的手掌。1 次敲击 15～20 次，同法敲击另一手的手掌，1 次敲击 15～20 次。

8. 动腰踢腿：

(1) 站立姿势，双脚分开，与肩同宽，双手叉腰，固定胯部，腰部自然向一侧旋转至最大限度，再恢复，共进行 40～50 次，再做另一侧 40～50 次。

(2) 站立姿势，双脚并拢，一脚立地，另一下肢伸直并分别向前、向后踢腿各 15～20 次，再做另一下肢。

(3) 站立姿势，双脚并拢，下肢伸直弯腰至最大限度，恢复，共做 10～15 次。

9. 一拍三揉：

(1) 一拍：站立姿势，双脚自然分开与肩同宽，双上肢放松，十指松开微屈，双肘适度弯曲，虚掌适度用力交替拍击胸部 30～40 次。

(2) 三揉：一揉耳郭。双手护于同侧耳郭部，做上下搓揉耳郭动作 15～20 次。二揉腹部。站立姿势，双脚自然分开与肩同宽，双手掌叠加于神阙穴上，以神阙穴为中心，顺、逆时针推揉腹部各 30～40 次。双手手指曲成空拳状，叩击上下腹部 100 次。三揉膝部。取坐位姿势，双脚自然分开与肩同宽，低头含胸，双手敷于膝关节上，分别向内、向外推揉髌骨各 30～40 次，再双手同时点揉同侧内、外膝眼穴处各 30～40 次。

(三) 房事养生

中国房事养生学历史悠久，源远流长，内容广博，学术精湛。在人类历史发展的长河中，中国古代的贤哲们对于房事养生学的研究，取得了辉煌的成就，作出了杰出的贡献，其主要成就可概括为以下几点。

1. 关于婚姻的研究：

(1) 婚姻不取同姓：婚姻是一种文化现象，当先民从无婚姻到有婚姻，这是一种文明的走向。初民愚昧无知，成熟之男女，出于其性本能、杂交、乱交是很自然的事情，到了母系社会的一妻多夫，及父系社会的一夫多妻，虽然对上述杂交现象得到了限制，但其中的血缘婚的现象仍大量存在。这种情况直接影响着人口的质量及生命的年寿。据考察，夏朝和商朝时期，人的平均寿命是 18 岁，跟牛、马、狗的寿数差不多。当然，生命的寿夭有多种因素，但其中最主要的当属人的先天素质。随着人类社会的发展，又经过长期的生活实践，直到春秋时期，才逐渐认识到“男女同姓，其生不藩”（《左传·僖公二十三年》）。须知这一认识，不知经过了多少万年，用多少代人的寿夭换来的。于是在反映周朝典章制度的著作《礼记》中有“娶妻不娶同姓”，“合两姓之好”这样明确的法律规定。

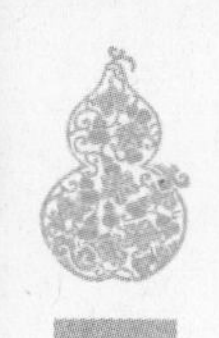

同姓不婚，这是人类健康长寿的首要保证。现在我国的婚姻法中规定姑表亲、姨表亲不通婚，这就更加完善了。

(2) 婚龄与健康：关于婚龄问题，古人通过长期的实践，逐渐认识到早婚的危害，最早提出婚龄问题的是孔子，他说："男子三十而娶，女子二十而嫁。"《礼记》把它收入书中。这种说法与现代科学的论证基本相符。《黄帝内经》则从男女的生理发育上加以论证，后世医家多依而遵之。元代医家李鹏飞在其所著《三元延寿参赞书·欲不可早篇》中写道"男破阳太早则伤其精气，女破阴太早则伤其血脉""精未通而御女以通其精，则五体有不满之处，异日有难状之疾"。明代医家万全在其所著《养生四要》中曰："今之男子，方其少也，未及二八而御女，以通其精，则精未满而先泻，五脏有不满之处，他日有难状之疾。至于半百，其阳也萎，求女强合则隐曲未得而精先泄矣。及其老也，则其精益耗，复近女竭之。则肾之精不足，取给于脏腑，脏腑之精不足，取给于骨髓。故脏腑之精竭，则小便淋痛，大便干涩。髓竭则头倾瞳软，腰脊酸痛，尸居于气。"清代医家汪昂在《勿药元诠·色欲伤》中曰："男子二八而天癸至，女子二七而天癸至，交合太早，所丧天元，乃夭之由。"以上所言，充分说明了反对早婚，提倡晚婚与健康长寿的关系。

2. 关于房事节度的研究：男女居室，人之大伦。孤阴不生，独阳不长，人道不可废者。成年之男女，若长期没有性生活，对身体也是不利的。但是也要防止另一个极端，这就是纵欲。早在《礼记》上就写下了"不可纵欲"这一句话。这方面历代养生家论述极多，毋用赘言。那么如何把握房事节度呢？关于这个问题，历代房中养生家及医家都有论述，兹举《素女经》为例，《素女》曰 ："人年二十者，四日一泄；三十者，八日一泄；四十者，十六日一泄；五十者，二十日一泄；六十者，当闭经勿泄，若气力尚壮盛者，亦不可强忍，久而不泄，致生痈疾。"当然这只是一种参考说法，每人要视自己具体身体状况而定。

3. 关于子嗣优生的研究：历代医家对这个问题论述者甚多，如种子、胎教等，都为世人所接受，但其中也不乏伪科学成分，如经清后一三五交合成男，二四六成女，以及转女为男等说法，皆是不足取的。然而从养生及子嗣优生的角度来讲，生育的间隔要稀疏，也就是要计划生育。这既关系到夫妇的性健康，更直接关系到优生优育子代的生命素质。但若频频流产，同样不合"疏"之义。

4. 关于房中术的研究：两性生活能使人享受夫妇间的快乐，但过度了又会摧残健康，甚至伤害生命，于是房中术的研究产生了。性欲过度给人带来伤害，是因为耗精亡阳。精是人体生命的本源，本源一耗，自然会招致疾病，甚至会损命。最早提出房室养生理论的人是春秋时期著名思想家、哲学家、中国养生学的祖师老子。老子对于人体生命之学的研究是从对婴儿的实验性观察开始的，从而探究出养生长寿之根蒂。老子房中养生的基本观点是节欲宝精："含德之厚，比于赤子。毒虫不螫，猛兽不据，鸷鸟不搏。骨弱筋柔而握固，未知牝牡之合而朘作，精之至也；终日号而不嘎，和之至也。知和日常，知常曰明，益生曰祥，心使气曰强。物壮则老，谓之不道，不道早已。"《老子》五十五章老子在这种实验性的观察中发现：婴儿虽然骨骼脆弱，筋肉柔嫩，可小拳头却握得很紧；他不知道性交的事情，可阴器却常常勃起。这是由于他精气充沛的缘故。精，是人体生命之本源。精气充足，则生命强健；精气虚弱，则生命衰败。这是深究天地万物的本源之论。婴儿为什么精气充沛而具有极强的生命力呢？老子在继续观察中发现：婴儿终日号哭而不嘶哑，这是由于他极度平和无欲，因而精气不耗的缘故。婴儿无知无欲，无畏无惧，他所含元精最充足，所以生命力极强，不知道毒虫会咬他，猛兽会抓他，鸷鸟会搏他。善养生者，当使所含元精深厚程度，能比得上初生婴儿。老子认为：能做到平和无欲，就是懂得了生命的法则；懂得了生命的法则，就叫做智慧聪明；贪图性欲就叫作自招灾殃；性欲耗费精气，就叫作硬性消精亡阳。人成长到壮大，就会因耗精而衰老，这就叫做不合平和无欲，保持柔弱的养生之道。

5. 医家房中术的研究：历代医家遵循老子节欲宝精的观点，在房事养生术的研究上作出了巨大的贡献，取得了丰硕的成果。自《黄帝内经》而下，有《褚氏遗书》、巢元方《诸病源候论》、陈自明《妇人良方》、李鹏飞《三元延寿参赞书》、朱丹溪《房中补益论》、万全《养生四要》及《广嗣纪要》、张介宾《宜麟策》、岳甫嘉《种子篇》、叶天士《秘本种子金丹》等，这些著作中的房事养生术的论述都较切实可行，很有指导意义。

当然，历代医家的研究，其成就还不止于此，还有疾病和医药方面的研究，如对于性传播疾病的研究，自《华佗结毒科秘传》，到清代陈实功的《外科正宗》，积累了丰富的理论、经验和方法，甚有其临床价值。至于治疗性功能障碍，其著作就更多了，因事涉专门，在此不必赘述了。

新婚夫妇读一些房事养生学相关的房中著作是很有必要的。在中国长期的封建社会中，这些著作被认为是诲淫的污品，大多列为禁书，其实这种说法和做法是不正确的，起码是不全面的。像《素女经》这样的房中著作，可供已婚夫妇阅读。把健康的科学的性养生学读物作为家庭必备之书，对于提高人口质量、优生优育、养生长寿都是有百利而无一害的。

第四节　带病养生

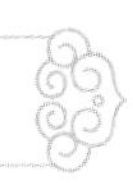

一、基本内容

生老病死乃是自然规律，就像金无足赤，人无完人。就人的健康而言，也是如此。随着岁月的推移，无病的“完人”大概不多，据统计，真正无病“老”死的人只占10%左右。因此，人老体弱的带病者何以长寿，则是人们十分关心的问题。人老免疫力弱，像磨损的旧机器，会常出故障。但是，有病不能听天由命，而应积极治疗，带病养生。

带病养生是指那些身体患有某种或多种疾病的人通过医治和保养而延年益寿。

二、常用方法

老年人带病养生十法主要如下。

1. 宁静平和心态：保持平和乐观的良好心态，情绪宁静淡定，心胸宽广豁达，知足常乐，慎思、戒怒，减轻精神负担，这是老人养生保健的首要条件和要求。要想达到这一目的，就必须善于忘却（忘掉悔恨、仇恨等一切该忘的东西），对偶然突发的不良事件要能挺得住，生活中要充满正能量，坚定信心，相信自己的免疫力和抗病能力，这是战胜疾病、延年益寿的重要保证。

2. 保证生活规律：患病老人不管是住院或在家休养，生活一定要有规律，按时进餐，按时睡眠，按时活动。要戒除吸烟、酗酒等不良嗜好。特别是睡眠，每日应保证7～8小时。要保证睡眠的环境清静幽雅，在睡前和睡眠中要避免与减少各种不良刺激，以保证睡眠质量，这是消除疲劳、保证脏腑组织修复、防止与减少细胞变异的重要条件和保证。

3. 保证膳食均衡：对患病老人而言，一要保证营养供给，二要避免肠胃负担过重。

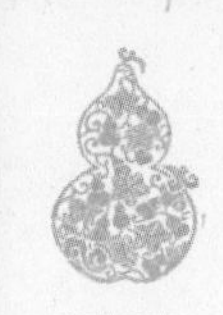

所以，必须根据每个老人的具体情况，尽量做到食物多品种多变化，做到合理搭配，食物宜温、宜软、营养丰富易消化。要注意低脂、低盐、低糖。要注意食物的色、香、味，烹调方法宜多用蒸、煮、煨、炖，少用煎、炒和油炸。应适当增加鸡、鱼等白肉的摄入，而减少猪、牛、羊等红肉的摄入，可适当多吃些蔬菜、水果，吃些粗粮、杂粮、牛奶、干果、豆制品、木耳等，而油腻、熏烤、盐腌制品宜少吃，绝对不吃腐败变质和霉变食品。要根据所患不同疾病按医嘱要求注意饮食宜忌。要注意适当节制饮食，每餐只吃七八成饱，要细嚼慢咽，既可减轻肠胃负担，又有利于延年益寿。

水是生命之源，水也是最好的药物。所以一年四季都要重视及时饮水，不可怕夜尿增多而过于限制饮水。饮水以白开水、淡热茶和矿泉水为最佳，并应采取少量多次法以补水，不可总等口渴了才饮水。这对防止与减少呼吸、循环、泌尿、心血管系统疾病的发生与加重，意义重大。

4. 坚持合理治疗：患有各种急慢性疾病的老人，一定要配合医生进行积极合理的治疗。在治疗过程中在战略上要藐视疾病，在战术上要重视疾病，要随时关注自己的体征变化，“既来之，则安之”，正视出现的困难和问题。要遵医嘱按时服药，对医生提出的其他指导意见也要遵照执行，特别是不可因年、节等而随意间断和停止治疗。治疗不可过于急躁，要相信自己抗病和康复能力。特别是高血压、冠心病、糖尿病和癌症等疾病对健康威胁最大，更要加强防治。患有心血管疾病者，不管是在家和外出，要随时备好硝酸甘油、硝酸异山梨酯（消心痛）和速效救心丸等急救药品，做好急救准备。

5. 避免过度消耗：患病老人大多体质虚弱，精力下降。所以，一不可熬夜；二要避免过度劳累；三要注意休息，宜适当多些静坐、静卧、静养，避免耗气、伤精、伤神，防止过度消耗人的精力。

6. 适度运动锻炼：要做到动静结合、劳逸结合，保证气血流畅、血液循环良好、经络畅通。应根据个人年龄、体质、所患疾病不同进行运动锻炼，如散步、打太极拳、做健身操等。运动强度不宜过大，不可过于剧烈，运动后以感到微微汗出、不感到疲劳为度。在雨雪、大风和雾霾天气不宜外出活动。此外，患者有一两项业余爱好，如吹拉弹唱、书法、绘画、养花等，不但精神有寄托，又可愉悦身心，对提高生活质量，活得更愉快大有帮助。

7. 适应气候变化：天人合一，适者长寿。所以，一定要注意“春夏养阳，秋冬养阴”，重视随气候变化而增减衣服。“春天要注意防风，夏天注意防暑，长夏（夏秋之交）注意防湿，秋天注意防燥，冬季注意防寒”，特别是对酷暑、严寒的侵袭要特别重视预防。春秋要早卧早起，夏季要适当晚睡早起，冬季应早睡晚起，以最大限度地适应气候变化，维护健康。

8. 正视自己短板：每个患病老人都有自己的“短板”，如睡眠不好，或脾胃虚弱消化功能太差，或心脏功能较差、心律不齐，或患有慢性便秘，甚至因患病出现肢体偏瘫、失语等后遗症。对这些短板，老人养生保健要有一定的针对性，应在家人帮助下，采取食疗、理疗、针灸、运动和中西药物等综合疗法重点防治，使脏腑组织得到一定修复，增强生活自理能力。

9. 防止意外伤害：老年人不管是在家还是出行，一定要保证安全，一切行动要注意一个“慢”字。在家要注意环境幽静和卫生，不可杂乱无章，要有方便的照明，不可登高涉险。外出最好拄一拐杖，走路、上下楼和上下车一定要慢，防止摔倒。老人记忆下降，容易遗忘，办事最好备一记事本。特别是要时刻注意水、电、气的安全，防止与避免意外危险和伤害发生。最后要特别提醒老人注意的是，老年人一定要服老，不可逞强好胜，不干自己精力达不到的事情。

10. 定期进行体检：没有患什么重大疾病的老人，一般每年可进行一次体检。若突然出现一些症状异常，应随时进行有针对性的检查。若患有较严重的疾病，在出院后要遵医嘱按时进行复查；即使没到复查时间，若发现有异常，也应提前复查，以防疾病突然发生不良转化。

图书在版编目（CIP）数据

中医入门捷径 / 周德生著. -- 长沙 ： 湖南科学技术出版社，2020.5
ISBN 978-7-5357-9909-8

Ⅰ. ①中… Ⅱ. ①周… Ⅲ. ①中医学—基本知识Ⅳ. ①R2

中国版本图书馆 CIP 数据核字(2020)第 027431 号

中医入门捷径

著　　者：周德生
责任编辑：李　忠
出版发行：湖南科学技术出版社
社　　址：长沙市湘雅路 276 号
http://www.hnstp.com
邮购联系：本社直销科　0731 - 84375808
印　　刷：湖南凌宇纸品有限公司
（印装质量问题请直接与本厂联系）
厂　　址：长沙市长沙县黄花镇黄花工业园
邮　　编：410137
版　　次：2020 年 5 月第 1 版
印　　次：2020 年 5 月第 1 次印刷
开　　本：710mm×1000mm　1/16
印　　张：28
字　　数：748000
书　　号：ISBN 978-7-5357-9909-8
定　　价：68.00 元